38

28

TRAITÉ
D'ANATOMIE
TOPOGRAPHIQUE

PARIS. — IMP. E. MARTINET, RUE MIGNON, 2.

TRAITÉ
D'ANATOMIE
TOPOGRAPHIQUE

COMPRENANT

LES PRINCIPALES APPLICATIONS A LA PATHOLOGIE

ET A LA MÉDECINE OPÉRATOIRE

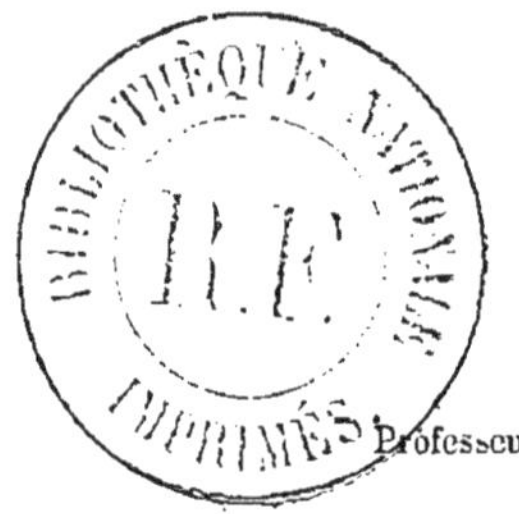

PAR

V. PAULET

Professeur agrégé à l'École impériale du Val-de-Grâce
Membre de la Société de chirurgie

Texte de l'Atlas d'Anatomie topographique

DE MM. PAULET ET SARAZIN

PREMIÈRE PARTIE — LA TÊTE ET LE TRONC

PARIS

VICTOR MASSON ET FILS

PLACE DE L'ÉCOLE-DE-MÉDECINE

1867—1870

TRAITÉ

D'ANATOMIE TOPOGRAPHIQUE

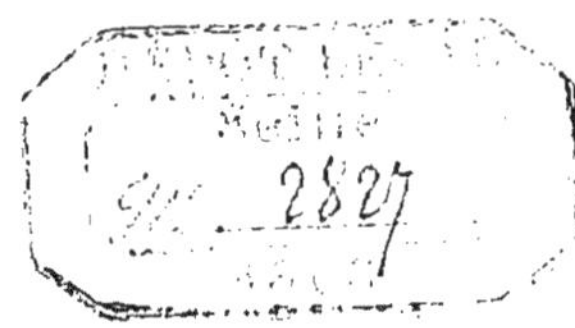

PREMIÈRE PARTIE

DE LA TÊTE.

La *tête* se subdivise naturellement en deux parties, le *crâne* et la *face*. La première forme une cavité ovoïde dans laquelle sont contenues et protégées les masses nerveuses décrites sous les noms de cerveau, cervelet et moelle allongée. La seconde est plus spécialement destinée à loger les organes des sens, et constitue en outre le plus parfait des appareils d'expression que l'on rencontre dans tout le règne animal.

La tête se continue en bas avec le cou, dont la sépare un plan qui raserait le bord inférieur du maxillaire inférieur et irait passer immédiatement au-dessous du trou occipital. Cette division nous permet de faire rentrer dans les régions de la tête la région parotidienne, que quelques auteurs d'anatomie chirurgicale ont à tort rangée parmi les régions du cou.

CHAPITRE PREMIER

DU CRANE.

Le *crâne* présente la forme d'un ovoïde à grosse extrémité postérieure ; il est libre dans ses deux tiers supérieurs ; réuni et confondu avec la face, dans son tiers inférieur, par une surface irrégulière profondément située et tout à fait inaccessible à l'œil comme à la main du chirurgien : aussi m'a-t-il paru inutile de donner une description spéciale de la région de la base du crâne.

L'ovoïde crânien se divise en deux parties distinctes : 1° la cavité encéphalique, 2° les parois qui la limitent ; ces dernières se subdivisent elles-mêmes en trois régions : les régions *occipito-frontale*, *temporale* et *mastoïdienne*. Les auteurs d'anatomie chirurgicale débutent ordinairement par l'étude des régions qui constituent les parois du crâne, et consacrent ensuite un chapitre spécial à la cavité crânienne ; fidèle à l'ordre de superposition des plans que je me suis imposé, j'ai dû m'écarter un peu des usages reçus à cet égard et décrire la cavité immédiatement après la région occipito-frontale et avant la région temporale. Quant à la petite région mastoïdienne, elle est si peu étendue et si peu importante au point de vue de la pratique, que je n'ai pas voulu augmenter inutilement le nombre déjà si considérable de nos planches pour la décrire à part ; j'exposerai sa description avec celle des régions auriculaire et parotidienne, lorsque j'étudierai les parties latérales de la face.

Région occipito-frontale.

Pl. 1.—Fig. 1. La région *occipito-frontale* occupe toute la partie supérieure du crâne, et correspond assez exactement à ce que l'on appelle voûte ou calotte du crâne. Elle est limitée inférieurement par une ligne horizontale légèrement sinueuse qui, partant de la protubérance occipitale externe, se dirigerait de chaque côté vers la bosse nasale, en suivant la ligne courbe occipitale supérieure, la ligne courbe du pariétal et la dépression qui surmonte les arcades sourcilières.

En forme de calotte sphérique plus ou moins régulière, la région occipito-frontale présente cependant quelques éminences arrondies, quelques *bosses* sur lesquelles je dois un instant appeler l'attention. De ces éminences, les unes sont constantes, quoique inégalement développées chez les différents sujets. Ce sont : sur la ligne médiane, en avant, la *bosse nasale*, dont le relief est dû au développement variable des sinus frontaux ; en arrière, la *protubérance occipitale externe*, qui correspond, non pas au cervelet, comme on l'a dit, mais au confluent postérieur des sinus veineux intra-crâniens, ou pressoir d'Hérophile ; sur les côtés, les bosses frontales et pariétales. Quant aux autres éminences que peut présenter la voûte du crâne, leur développement, leur distribution n'offre rien de fixe ; en un mot, elles sont purement accidentelles. C'est cependant sur leur étude que repose la crânioscopie ou phrénologie, système tout hypothétique, dont le succès éphémère doit être attribué beaucoup plus à la brillante imagination de son auteur qu'à l'exactitude de ses résultats, car jusqu'à ce jour l'expérience n'a cessé de les démentir. L'observation la plus superficielle nous démontre en effet que la plupart de ces bosses ne sont dues qu'à une plus grande épaisseur de la paroi osseuse en ce point, et que, loin de correspondre à une saillie du cerveau, elles sont souvent en rapport, soit avec une surface plane, soit même avec une convexité de la table interne. D'ailleurs, a-t-on jamais prouvé par des faits bien établis la localisation de tel ou tel penchant, de telle ou telle aptitude dans une circonvolution cérébrale à l'exclusion des autres?

La peau de la région occipito-frontale porte le nom de *cuir chevelu*; son épaisseur augmente en allant du front vers l'occiput; glabre en avant, elle est recouverte par les cheveux dans tout le reste de son étendue; partout elle loge dans son épaisseur de nombreuses glandes sébacées dont les orifices sont visibles sur la peau du front sous forme de petits points noirâtres; ailleurs ces glandes sont annexées aux bulbes pilifères, et l'humeur onctueuse qu'elles sécrètent contribue à donner aux cheveux leur brillant naturel. Les cheveux sont obliquement implantés dans le derme, et semblent partir d'un point central médian que l'on appelle sommet de la tête ou *vertex* (de *vertere*, tourner), parce que leur disposition autour de ce point ressemble à une rosace ou à un tourbillon; de là ils se portent en divergeant vers la périphérie de la région.

Dans les cas de plaie de tête, la présence des cheveux est toujours gênante pour le chirurgien; agglutinés par le sang, ils se collent entre eux, se durcissent, et forment une espèce de carapace qui dérobe à la vue les parties lésées et au-dessous de laquelle le pus est forcément emprisonné; alors même qu'ils sont coupés très-courts, ils irritent sans cesse les lèvres de la plaie et s'opposent à leur cicatrisation: aussi est-il de règle de les raser le mieux possible dans toute plaie qui intéresse les parties molles du crâne.

C'est vainement qu'on chercherait à démontrer dans la région occipito-frontale la présence d'un *fascia superficialis* distinct, la face profonde du cuir chevelu est intimement unie aux parties sous-jacentes par un tissu conjonctif dense et résistant dont les trabécules emprisonnent des pelotons adipeux très-serrés, au milieu desquels le scalpel de l'anatomiste doit aller sculpter, pour ainsi dire, les vaisseaux et les nerfs de la région. On a voulu voir dans ces pelotons adipeux le point de départ des *loupes* du cuir chevelu, mais il est aujourd'hui bien démontré que ces tumeurs ne sont pas des lipomes: ce ne sont le plus souvent que des kystes sébacés, et quelquefois d'anciennes bosses sanguines. Celles-ci sont dues à la densité et à l'inextensibilité du tissu conjonctif sous-dermique, qui force les collections liquides, quelles que soient leur nature et leur origine, à rester confinées dans un espace circonscrit, et les empêche de fuser au loin ; aussi ne voit-on jamais dans ce tissu d'épanchement purulent un peu étendu, et l'inflammation s'y propage-t-elle plutôt sous forme érysipélateuse que sous forme phlegmoneuse ; on sait du reste avec quelle facilité l'érysipèle du cuir chevelu s'étend à la face, aux oreilles et à la nuque.

Après avoir enlevé la peau et la couche qui la double, on met à nu le *muscle occipito-frontal*, véritable muscle digastrique dont les deux corps charnus sont reliés entre eux par un large tendon aplati, l'*aponévrose épicrânienne*.

Le ventre antérieur de ce digastrique, ou muscle *frontal* des auteurs [*a*], est aplati, peu épais, assez large pour occuper toute l'étendue du front ; constitué par des fibres verticales qui, parties de l'arcade sourcilière et des os propres du nez, viennent se perdre sur la portion antérieure de l'aponévrose épicrânienne, nous le verrons à la face se continuer avec le pyramidal.

Le muscle *occipital* [*b*] présente à la partie postérieure de la région une disposition analogue à celle du frontal ; il est un peu plus large que ce dernier, et ses fibres naissent au niveau de la ligne courbe supérieure de l'occipital. Rien de plus variable que le développement de ces muscles : rudimentaires chez certains individus, ils sont, chez d'autres, assez puissants pour que leur contraction imprime au cuir chevelu des mouvements très-apparents.

L'*aponévrose épicrânienne* [*c c*] est une sorte de coiffe aponévrotique qui recouvre exactement la voûte du crâne ; les anciens lui donnaient le nom de *galea capitis*. Très-épaisse au milieu de la région, elle s'amincit sur les côtés et devient tout à fait celluleuse ; c'est sous cette dernière forme qu'elle se prolonge dans la région temporale et va se fixer à l'apophyse zygomatique ; elle s'insère, d'autre part, en avant à l'arcade sourcilière et en arrière à la ligne courbe supérieure de l'occipital. Les nombreuses adhérences qui l'unissent à la face profonde du cuir chevelu nous expliquent comment les contractions du muscle occipito-frontal agissent sur le tégument du crâne et lui impriment des mouvements : c'est ainsi que se forment sur le front ces plis cutanés transversaux qui, à un certain âge, finissent par devenir des rides permanentes. Enfin, tout à fait en dehors, l'aponévrose épicrânienne reçoit le muscle *auriculaire supérieur* [*d*], dont la description se rattache surtout à celle de la région temporale.

Au-dessous de l'aponévrose épicrânienne se trouve le *péricrâne*, qui lui est uni par un tissu conjonctif lâche dans lequel l'inflammation phlegmoneuse se développe et se propage rapidement ; les suffusions sanguines ou purulentes s'y étalent avec facilité, soulèvent l'aponévrose et la décollent quelquefois jusqu'à ses insertions : elles peuvent ainsi fuser vers les arcades sourcilières ou dans les régions temporales, si une large incision faite en temps opportun ne vient leur donner issue. C'est encore dans cette couche sous-aponévrotique que se développent les céphalématomes, tumeurs sanguines causées par une trop forte pression exercée sur la tête du fœtus pendant l'accouchement.

Le péricrâne est assez peu adhérent aux os qu'il recouvre : chez le vieillard cette adhérence est toujours plus prononcée que chez l'adulte ; quel que soit l'âge du sujet, elle est plus intime au niveau des sutures et des trous pariétaux qu'au milieu des surfaces osseuses. Malgré le nom de périoste interne que quelques auteurs ont voulu donner à la dure-mère, nous verrons bientôt que cette membrane ne prend que peu ou point de part à la nutrition du tissu osseux qui compose les parois de la boîte crânienne ; le péricrâne seul paraît être le véritable périoste, aussi présente-t-il une vascularisation relativement considérable et son décollement s'accompagne-t-il d'une petite hémorrhagie sous-périostale. Ce décollement n'est pas un cas forcé de nécrose pour les os du crâne, car, ainsi que l'a depuis longtemps démontré Tenon, on peut, après une dénudation complète, réappliquer un lambeau comprenant le péricrâne, et l'on obtient presque toujours une réunion parfaite, sans élimination de la moindre parcelle osseuse. Le périoste crânien, bien qu'alimenté par un riche réseau vasculaire, ne paraît cependant pas doué de la propriété de reproduire le tissu osseux comme le périoste des autres os de l'économie ; avec quelque soin qu'on l'ait conservé et réappliqué dans les opérations de trépan faites sur l'homme et les animaux, jamais on n'a vu se reformer la rondelle osseuse enlevée, et toujours l'ouverture est restée fermée par une simple lame fibreuse.

On a plusieurs fois tenté depuis Malaval de réunir en une classe distincte les épanchements qui peuvent se faire au-dessous du péricrâne, entre cette membrane et les os ; mais il faut reconnaître que jusqu'à présent l'existence de ces épanchements est loin d'être démontrée par l'observation, au moins chez l'adulte, et que les symptômes distinctifs qu'on a voulu leur assigner sont assez obscurs.

Le squelette de la région occipito-frontale est constitué en avant par le *frontal*, au milieu par les *pariétaux*, en arrière par la portion écailleuse de l'*occipital* ou os *épactal*. Chez le fœtus et chez l'enfant, ces os sont séparés par les fontanelles ; chez l'adulte, ils sont réunis par des sutures dentelées auxquelles on a donné les noms de suture *sagittale* (fronto-bipariétale) [*B*] et suture *lambdoïde* (occipito-bipariétale) [*C*]. Il importe de bien connaître le siége et la direction de ces sutures pour éviter de les confondre, au fond d'une plaie, avec une fêlure des os du crâne ; on devra aussi se rappeler que les os de la voûte crânienne ne sont pas toujours unis directement les uns aux autres, et que des os surnuméraires, ou *os wormiens*, viennent quelquefois s'interposer entre eux et rendre leur union médiate. On peut trouver de ces os wormiens en plusieurs points de la région occipito-frontale, mais leur siége le plus fréquent est l'espace compris entre le pariétal et l'occipital. En général, les sutures osseuses sont beaucoup plus dentelées que les solutions de continuité dues à une violence extérieure ; cependant, dans certains cas, il ne serait pas impossible de s'y tromper.

Le pariétal présente, sur sa face externe, près de son bord supérieur, et par conséquent au voisinage de la suture bipariétale, un trou [*D*] appelé *trou pariétal*, par lequel une *veine émissaire de Santorini* pénètre dans l'intérieur de la cavité crânienne pour aller s'aboucher dans le sinus longitudinal supérieur.

Les os du crâne sont essentiellement constitués par deux lames de tissu compacte entre lesquelles est compris un tissu spongieux auquel on a plus spécialement donné le nom de *diploé*. Les deux lames compactes n'ont pas tout à fait la même structure : l'interne est lisse, dure, d'un tissu dense et comme éburné, aussi sa fragilité est-elle bien plus grande que celle de la lame externe ; on l'appelle *lame vitrée*. Ces deux tables sont, jusqu'à un certain point, indépendantes l'une de l'autre ; il n'est pas rare, par exemple, de voir la table externe se nécroser seule, sans que la table interne participe le moins du monde à cette lésion ; une chute, une contusion quelconque peut produire une fêlure de l'une des deux tables à l'exclusion de l'autre.

Lorsqu'on pratique l'opération du trépan, on remarque qu'à l'instant où la couronne pénètre dans le diploé, il s'écoule une quantité de sang assez considérable : cette hémorrhagie est due à la présence au milieu du tissu spongieux de canaux sanguins dirigés en divers sens, décrits sous le nom de *sinus veineux des os du crâne*, et bien connus seulement depuis les travaux de Breschet et Dupuytren. C'est à l'ouverture de ces sinus qu'on a attribué la phlébite et l'infection purulente qui compliquent si souvent les plaies de tête avec fracture du crâne.

L'épaisseur des os dans les différents points de la voûte crânienne est très-variable d'un sujet à un autre ; je ne puis donc rien dire de général à ce propos, sinon que le point le plus épais se rencontre ordinairement au niveau de la protubérance occipitale externe, le plus mince sur la partie la plus saillante des bosses frontales et pariétales.

Vers la partie antérieure de la région, les deux lames compactes du frontal s'écartent, l'épaisseur de l'os augmente, mais en même temps le diploé disparaît, et à sa place se montre au-dessus de la racine du nez une double cavité connue sous le nom de *sinus frontaux*. La cloison verticale qui sépare en deux la cavité des sinus frontaux est bien rarement située sur la ligne médiane ; on la trouve presque toujours déjetée tantôt à droite, tantôt à gauche ; quelquefois elle est percée d'une ouverture qui fait communiquer entre eux les deux sinus. La muqueuse qui les tapisse se continue avec celle des fosses nasales, dont ils ne sont qu'une annexe, une arrière-cavité, et le produit de leur sécrétion est versé dans le méat moyen par l'intermédiaire des cellules ethmoïdales antérieures. L'étendue des sinus frontaux n'est pas rigoureusement la même chez tous les sujets ; très-peu développés dans certains cas, ils acquièrent parfois des dimensions considérables chez les individus à front bombé ; on les a même vus se prolonger jusque dans l'épaisseur des pariétaux : ce qui prouve une fois de plus que le développement de certains points de la boîte crânienne est plus souvent en rapport avec celui des parois osseuses qu'avec celui des parties contenues. L'ampleur des sinus frontaux varie aussi selon les âges : chez le fœtus, on n'en trouve aucun vestige, et la partie du frontal où ils seront situés plus tard présente à l'époque de la naissance la même conformation que les autres os du crâne. Ils ne commencent en général à paraître que dans le cours de la première ou de la seconde année après la naissance, et leur développement, comme celui de la plupart des cavités osseuses, semble se continuer jusqu'à la vieillesse la plus avancée.

La muqueuse qui tapisse les sinus frontaux participe aux maladies de celle des fosses nasales : elle s'enflamme par continuité dans le coryza et occasionne des douleurs frontales parfois intolérables ; on l'a vue donner naissance à certains polypes des fosses nasales.

Les plaies du front avec fracture de la paroi antérieure des sinus frontaux peuvent être suivies de la sortie de l'air par la plaie dans les mouvements d'expiration ; l'emphysème qui les accompagne quelquefois est toujours un signe pathognomonique de l'ouverture des sinus.

Peut-on trépaner au niveau des sinus frontaux ? En réponse à cette question je dois d'abord faire observer que les indications précises de l'emploi du trépan sont assez rares, surtout à notre époque, où cette opération est très-peu usitée; cependant s'il se présentait un cas où elle fût formellement indiquée, il n'y aurait pas à hésiter, et l'on devrait y procéder, en se rappelant que les deux parois du sinus ne sont pas parallèles, et en employant, pour la faciliter, deux couronnes de trépan de différente largeur, comme le conseille Larrey.

Vaisseaux. — Les *artères* de la région occipito-frontale rampent dans l'épaisseur de la couche sous-cutanée et au-dessus de l'aponévrose épicrânienne; elles sont très-nombreuses, mais en général de petit calibre, et présentent cette disposition remarquable que tous leurs troncs principaux convergent vers le milieu de la région. Ces vaisseaux sont loin d'avoir une direction rectiligne, ils sont au contraire très-flexueux et réunis par de nombreuses anastomoses, de manière à constituer un réseau à mailles assez serrées; aussi est-il bien rare qu'une plaie rectiligne d'une étendue médiocre n'en intéresse pas plusieurs du même coup. C'est par ces flexuosités nombreuses que l'on s'explique pourquoi le cuir chevelu est une des parties du corps où l'on rencontre le plus fréquemment la dilatation variqueuse des artères connue sous le nom d'*artériectasie.*

Les deux artères que l'on trouve en avant de la région au niveau du front sont la *sus-orbitaire* ou *frontale externe* [1] et la *frontale* [2], toutes deux fournies par l'artère ophthalmique. La première sort par le trou sus-orbitaire et monte verticalement sur le front, où elle se divise en deux rameaux : l'un, profond, chemine au-dessous du muscle frontal; l'autre, superficiel, le seul visible dans la figure, marche au-dessus de ce muscle, puis se dirige en dehors vers la fosse temporale, et s'anastomose à plein canal avec la branche antérieure de l'artère temporale superficielle.

L'artère *frontale* [2] est une des branches de terminaison de l'ophthalmique, elle sort par l'angle supérieur et interne de l'orbite, et, devenue verticale, suit un trajet sensiblement parallèle à celui de la sus-orbitaire; ses rameaux externes s'anastomosent avec ceux de cette dernière artère, en dedans elle s'abouche avec la frontale du côté opposé. Dans la rhinoplastie par la méthode indienne, le lambeau taillé aux dépens de la peau du front doit nécessairement comprendre dans son pédicule l'une des deux artères frontales, si l'on veut éviter sa gangrène par défaut de nutrition; cependant il ne faut pas exagérer la portée de cet excellent conseil donné par Blandin, et s'efforcer d'assurer au lambeau le plus grand nombre possible d'artères, les deux frontales par exemple : on s'exposerait alors à avoir une pléthore sanguine par insuffisance de circulation veineuse, et une mortification consécutive. Aussi, et toujours d'après le conseil de Blandin, dans les cas où le lambeau rougit et devient livide, on obtiendra de très-bons résultats par l'application d'une ou deux sangsues à sa base.

Les autres artères de la région occipito-frontale sont : sur les côtés, en avant du pavillon de l'oreille, les branches de la *temporale superficielle ;* en arrière de ce pavillon, des rameaux venus de l'*auriculaire postérieure ;* enfin, sur le muscle occipital, les dernières ramifications de l'artère *occipitale.*

Le tronc de la *temporale superficielle* se subdivise au niveau du bord supérieur de l'arcade zygomatique et envoie deux ou trois branches [3-4-5] qui s'épanouissent sur l'aponévrose épicrânienne ; l'antérieure s'anastomose avec l'artère sus-orbitaire, la postérieure avec l'auriculaire postérieure et l'occipitale, la moyenne se raccorde aux deux autres par de longues arcades.

Les rameaux fournis par l'*auriculaire postérieure* [6-6] sont beaucoup moins importants que les précédents, et se distribuent à la portion du cuir chevelu comprise entre le pavillon de l'oreille et l'occiput.

Les branches de l'*occipitale* [7-7] montent verticalement au-dessus du muscle occipital ; quelques-unes sont sous-musculaires, toutes sont d'ailleurs d'un très-petit calibre.

Les ramifications artérielles que je viens d'indiquer constituent, par leurs innombrables anastomoses, un admirable réseau dans lequel le sang chemine avec une égale facilité dans tous les sens : aussi quelle richesse de circulation dans les téguments du crâne ! Et si leur section est le plus souvent accompagnée d'hémorrhagie, combien ce léger inconvénient n'est-il pas racheté par la facilité plus grande qu'ont les lèvres d'une plaie à se recoller et à se réunir immédiatement ! Si, d'autre part, on se rappelle l'union intime du cuir chevelu et de l'aponévrose épicrânienne, on comprendra que dans toute plaie oblique, les lambeaux seront nécessairement constitués par la peau, l'aponévrose épicrânienne et l'abondant lacis vasculaire qui les sépare ; grâce à ce dernier, leur nutrition sera suffisamment assurée et leur mortification efficacement prévenue. De là cette règle générale en chirurgie : *Dans toute plaie à lambeaux des téguments du crâne, on doit, après avoir nettoyé les lambeaux, les réappliquer avec soin, quelle que soit leur étendue, et alors même qu'ils ne tiendraient plus au reste que par un étroit pédicule.*

Les *veines* sont situées, comme les artères, dans l'épaisseur de la couche sous-cutanée ; elles sont plus volumineuses que ces dernières et ne suivent pas rigoureusement le même trajet : les plus antérieures [8-8] se portent du côté de la face. Un de ces troncs, plus volumineux que les autres, a reçu des anciens le nom de *veine préparate* [9] ; il descend verticalement vers le grand angle de l'œil, où il s'anastomose largement avec la veine ophthalmique, établissant ainsi une communication entre la circulation veineuse des téguments et la circulation intra-crânienne. La saignée de la veine préparate était autrefois fort en honneur lorsqu'il s'agissait d'obtenir une déplétion du système sanguin céphalique, mais aujourd'hui cette petite opération est complétement tombée en désuétude, malgré les efforts de quelques praticiens modernes pour la réhabiliter.

Les veines de la partie moyenne du cuir chevelu [10-10] se dirigent vers la région temporale, où par leur réunion elles forment la veine temporale superficielle ; une d'entre elles fournit la veine émissaire de Santorini, que nous avons vue s'enfoncer dans le trou pariétal et pénétrer dans l'intérieur du crâne.

Enfin, à la partie postérieure de la région, outre les veines *occipitales* [11], on rencontre encore la veine *mastoïdienne* [12], dont une branche volumineuse pénètre par le trou mastoïdien et va se jeter dans le sinus latéral, large communication veineuse entre l'extérieur et l'intérieur du crâne, sur la connaissance de laquelle est fondée la méthode de Gama pour le traitement de l'encéphalite traumatique. On sait que cette méthode consiste à mettre des sangsues en petit nombre et en permanence sur les apophyses mastoïdes.

Les *lymphatiques* suivent, comme les vaisseaux sanguins, trois directions différentes : ceux de la partie antérieure descendent vers la face et vont en définitive aboutir aux ganglions sous-maxillaires ; ceux de la partie moyenne convergent vers la région temporale, passent au devant du pavillon de l'oreille et se jettent dans les ganglions parotidiens ; ceux de la portion occipitale se rendent dans les ganglions mastoïdiens et sous-occipitaux. L'engorgement de ces différents ganglions est la conséquence ordinaire des diverses lésions dont le cuir chevelu peut être le siége.

Nerfs. — Ils suivent une direction analogue à celle des artères, et, comme elles, proviennent de plusieurs sources. Le *frontal interne* [13] et le *frontal externe* [14], branches de l'ophthalmique, montent verticalement sous la peau du front, et peuvent être suivis par la dissection jusque vers le milieu de la région ; plusieurs de leurs rameaux cheminent quelque temps au-dessous du muscle frontal, qu'ils perforent ensuite pour se porter au cuir chevelu.

Le nerf *auriculo-temporal* [15], branche du maxillaire inférieur (cinquième paire), envoie des rameaux qui passent au devant du pavillon de l'oreille; en arrière de ce pavillon se voient les extrémités de la branche *mastoïdienne* [16] du plexus cervical; ces deux nerfs se distribuent aux parties latérales de la région. Tout à fait en arrière, plusieurs rameaux du nerf *sous-occipital* [17-17] (branche postérieure de la deuxième paire cervicale) se répandent au-dessus du muscle occipital.

Tous ces nerfs peuvent être le siége de névralgies extrêmement douloureuses, contre lesquelles on a malheureusement trop souvent employé sans succès la section ou l'excision ; aucun d'eux n'est moteur, et tous sont exclusivement affectés à la sensibilité des téguments du crâne. Le muscle occipito-frontal est animé par le nerf facial ; chacune de ses deux portions reçoit de ce nerf un petit rameau situé trop bas pour que nous ayons pu le faire voir dans notre figure. On peut, du reste, sans avoir recours à la dissection, s'assurer physiologiquement que c'est bien le nerf facial qui anime le muscle frontal. Que l'on examine un individu atteint de paralysie faciale et qu'on le fasse regarder en l'air tout en lui maintenant la tête baissée, de manière à déterminer sur le front l'apparition des plis transversaux dus à la contraction du muscle frontal, on verra que ces plis ne se produiront pas du côté où siége la paralysie. Ce signe peut même suffire à lui seul pour faire diagnostiquer une paralysie de la septième paire.

Les contusions du crâne sont très-douloureuses, ce qui s'explique aisément par la situation des rameaux nerveux sous une peau peu matelassée de graisse et sur un plan osseux résistant. Quant aux troubles qui accompagnent certaines de ces contusions, tels que l'amaurose consécutive aux chocs violents portés sur le front, j'examinerai cette question lorsque j'aurai décrit la distribution de la branche ophthalmique dans la région orbitaire interne.

Face supérieure des méninges et du cerveau.

La *cavité crânienne*, dont les parties molles et les os que nous venons d'étudier forment la paroi supérieure, est destinée à loger la portion la plus importante du système nerveux cérébro-spinal ; elle Pl. 1.—Fi contient en effet les hémisphères cérébraux et le cervelet, centres sensitifs, moteurs et intellectuels, dont il fallait avant tout assurer la protection efficace et l'intégrité de fonctionnement. Aussi la masse encéphalique n'est-elle point en rapport immédiat avec les parois qui la renferment : trois enveloppes propres l'en séparent, auxquelles on a donné le nom collectif de *méninges* (*). La première de ces méninges, la plus superficielle, celle qui se présente à nous immédiatement au-dessous de la voûte du crâne, est la *dure-mère* [*a a*], membrane fibreuse épaisse, résistante, d'aspect nacré, et dont les fibres sont entrecroisées en divers sens et comme feutrées. Ainsi que je l'ai dit plus haut, la dure-mère a été longtemps considérée comme le périoste interne des os du crâne, et, partant, comme présidant à une partie de la nutrition de ces os. Cette manière de voir est incontestablement vraie si l'on parle de l'individu en bas âge, elle ne l'est plus s'il s'agit d'un vieillard. Effectivement, si l'on enlève la voûte crânienne sur un cadavre d'enfant, on voit que la face profonde des os est reliée à la dure-mère par une grande quantité de prolongements dont la nature vasculaire ne saurait être mise en doute ; d'où l'on est en droit de conclure que, chez l'enfant, la dure-mère participe activement à la nutrition de la face interne des os du crâne. Mais chez l'adulte il n'en est déjà plus ainsi : une grande partie de ces prolongements vasculaires est devenue imperméable et s'est convertie en tractus fibreux ; à peine trouve-t-on encore quelques vaisseaux allant de la dure-mère au péricrâne à travers la membrane suturale. Chez le vieillard, enfin, les sutures ont le plus souvent disparu, et dans tous les cas il n'y a plus traces de vaisseaux entre les méninges et la lame vitrée de la voûte. Cependant la table interne se nourrit encore, et nous sommes forcément amenés à admettre que le rôle de la dure-mère comme périoste interne n'a qu'une durée limitée.

De la face profonde de la dure-mère partent trois cloisons fibreuses destinées à séparer les différentes parties de l'encéphale, à assurer leur immobilité, et à les empêcher de se comprimer mutuellement pendant les mouvements variés qu'exécute la tête ; deux de ces cloisons sont verticales, la troisième est horizontale. Celle-ci, appelée *tente du cervelet*, supporte par sa face supérieure les lobes postérieurs du cerveau, tandis que sa face inférieure recouvre et protége les lobes du cervelet ; son pourtour s'insère à la protubérance occipitale interne,

(*) On pourra suivre la description de la dure-mère et de ses sinus sur la figure 1 de la planche XVI, et la figure 1 de la planche VIII.

à toute l'étendue des gouttières latérales de l'occipital, au bord supérieur des deux rochers et aux apophyses clinoïdes postérieures ; son bord antérieur concave forme avec la gouttière basilaire de l'occipital une ouverture elliptique, le *foramen ovale* de Pacchioni, par laquelle le bulbe se porte de la face inférieure des hémisphères cérébraux au trou occipital. Sur la face supérieure de la tente du cervelet vient s'implanter le bord postérieur de la *faux du cerveau*, long repli vertical médian interposé aux deux hémisphères cérébraux et étendu de l'apophyse crista-galli à la protubérance occipitale interne. Le bord inférieur de la faux du cerveau est concave ; il est en rapport avec la face supérieure du corps calleux ; son bord supérieur, convexe, longe toute la suture sagittale et se prolonge en arrière jusqu'au pressoir d'Hérophile : c'est dans ce bord qu'est logé le *sinus longitudinal supérieur* [1-1], sur lequel je reviendrai dans un instant.

La *faux du cervelet* n'est qu'un petit repli sans importance situé entre les hémisphères cérébelleux et implanté sur la crête occipitale interne.

Outre ces cloisons, la dure-mère envoie sur chacun des nerfs cérébraux un prolongement en forme de gaîne qui les accompagne jusqu'aux trous par lesquels ils s'échappent de la base du crâne ; à ce niveau, elle se continue avec le périoste externe. Le plus remarquable de tous ces prolongements est celui qui accompagne le nerf optique dans l'orbite, où il va constituer l'aponévrose orbito-oculaire.

La face supérieure de la dure-mère présente, tout le long de la suture sagittale, des granulations blanchâtres appelées *glandes de Pacchioni* [*b b*], en nombre très-variable suivant les individus. Ce sont de petits corps de nature fibreuse, sur l'origine et la fonction desquels nous n'avons encore aucune donnée certaine.

L'*arachnoïde*, membrane séreuse mince et transparente, est située au-dessous de la dure-mère ; elle enveloppe le cerveau et en recouvre les circonvolutions, mais sans s'enfoncer dans les dépressions qui les séparent. On a décrit pendant longtemps, depuis Bichat, deux feuillets de l'arachnoïde, un feuillet viscéral enveloppant l'encéphale, et un feuillet pariétal qui tapisserait la face interne de la dure-mère ; il est aujourd'hui bien démontré que l'arachnoïde viscérale existe seule comme membrane distincte, et que la face interne de la dure-mère est tapissée d'un simple revêtement d'épithélium pavimenteux qui fait suite à celui de la séreuse.

L'arachnoïde n'existe qu'à la surface extérieure du cerveau ; en aucun point elle ne se continue avec la membrane intra-ventriculaire, et le prétendu canal arachnoïdien par lequel Bichat suivait cette membrane jusque dans l'intérieur du troisième ventricule, le long des veines de Gallien, n'était que le résultat d'un mode vicieux de préparation et d'une de ces illusions dont les plus grands hommes mêmes ne sont pas toujours à l'abri.

De même que la dure-mère, l'arachnoïde forme une gaîne aux nerfs crâniens et les accompagne jusqu'à leur sortie du crâne ; mais elle ne s'engage pas dans les trous osseux, et c'est sur leur face interne que son épithélium se continue avec celui de la dure-mère.

Le liquide *céphalo-rachidien*, ou liquide *sous-arachnoïdien*, occupe le tissu conjonctif lâche qui sépare l'arachnoïde de la pie-mère : il baigne ainsi médiatement la surface extérieure du cerveau, du cervelet et de la moelle ; il remplit toutes les anfractuosités, tous les sillons au-dessus desquels passe l'arachnoïde, et s'y accumule comme dans autant de petits réservoirs; toutes les cavités intérieures de l'encéphale en contiennent, et ce liquide intra-ventriculaire communique avec le liquide périphérique par une ouverture située en arrière de l'aqueduc de Sylvius, à la pointe du calamus scriptorius. On n'est pas encore d'accord aujourd'hui sur le rôle qu'il convient d'assigner au liquide céphalo-rachidien, et il serait hors de propos de rapporter dans un ouvrage d'anatomie topographique toutes les expériences que mentionnent les traités de physiologie à ce sujet. Une seule de ces expériences me paraît concluante, elle est due à Longet ; en voici le résumé : Lorsqu'on soustrait à un animal une certaine quantité de liquide céphalo-rachidien par une ponction faite entre l'atlas et l'occipital, sans intéresser les muscles de la nuque, l'animal n'est nullement incommodé par cette opération et n'a pas même l'air de s'en apercevoir ; en peu d'heures le liquide revient à sa quantité normale, et l'on peut recommencer l'expérience avec le même résultat.

Si le liquide céphalo-rachidien paraît avoir peu d'importance au point de vue physiologique, il n'en est pas de même au point de vue chirurgical ; son écoulement à travers une plaie du crâne ne peut laisser le moindre doute sur le diagnostic d'une fracture, puisqu'il indique une communication directe du tissu conjonctif sous-arachnoïdien avec l'air extérieur; un semblable écoulement suppose, en même temps que la fracture, une déchirure de la dure-mère et de l'arachnoïde. Or, dans les lésions de la voûte crânienne, où les os sont superficiellement situés, si la plaie est assez profonde et assez large pour donner issue au liquide céphalo-rachidien, il y aura à coup sûr d'autres symptômes qui suffiront à eux seuls pour faire affirmer l'existence de la fracture. Mais lorsqu'il s'agit des solutions de continuité de la base du crâne, de celles du rocher en particulier, en l'absence d'une plaie extérieure, il est souvent fort difficile de se prononcer, et c'est alors surtout, comme l'a fait voir Laugier, que l'écoulement de ce liquide par l'oreille devient un signe précieux pour le diagnostic.

La troisième méninge, la *pie-mère*, est une membrane celluleuse extrêmement fine et délicate ; elle enveloppe partout le cerveau et le cervelet, et pénètre jusqu'au fond de toutes les dépressions que présente leur surface, tandis que nous avons vu l'arachnoïde recouvrir ces dépressions sans y pénétrer. C'est à la pie-mère qu'aboutissent toutes les artères de l'encéphale ; c'est sur sa toile celluleuse que ces vaisseaux se ramifient, se subdivisent à l'infini pour pénétrer dans la substance nerveuse à l'état de capillaires d'une extrême ténuité, et, en considérant ce chevelu vasculaire dont les innombrables divisions s'entrecroisent au milieu de la pulpe cérébrale, on est fondé à dire que les centres nerveux sont constitués par un tissu érectile dans les mailles duquel sont contenus les éléments nerveux.

La pie-mère se continue dans l'intérieur des ventricules, où elle forme les plexus choroïdes et la toile choroïdienne.

Vaisseaux. — Les artères que l'on rencontre dans l'intérieur de la cavité crânienne peuvent être divisées en *artères méningées* et *artères cérébrales*. Les premières sont situées dans l'épaisseur même de la dure-mère et s'y épuisent ; les autres rampent à la surface de la pie-mère et sont destinées aux masses nerveuses encéphaliques. Bien qu'elle paraisse formée par une membrane unique, la dure-mère se dédouble sur un assez grand nombre de points, et constitue des canaux dont quelques-uns sont destinés à loger les artères ; les autres, beaucoup plus volumineux, sont les *sinus veineux*.

Toutes les artères contenues dans l'épaisseur de la dure-mère portent le nom collectif d'artères *méningées*. Ce sont : en avant, quelques rameaux assez grêles fournis par les artères ethmoïdales : on les nomme *méningées antérieures* [2] ; en arrière, les *méningées postérieures* [4], branches de la pharyngienne inférieure ou de la vertébrale. La *méningée moyenne* [3-3] est la seule réellement importante : née de la maxillaire interne, elle pénètre dans le crâne par le trou sphéno-épineux ; arrivée au niveau de l'angle antérieur et inférieur du pariétal, elle se divise en deux ou trois branches dont les rameaux, toujours compris dans l'épaisseur de la dure-mère, se logent dans les sillons que l'on remarque sur la face interne du pariétal et auxquels on a donné le nom de *feuille de figuier*. La méningée moyenne est une artère aussi volumineuse que chacune des branches de bifurcation de la temporale superficielle à leur origine ; on comprend sans peine qu'intéressée dans une plaie des parois du crâne, elle ait pu donner lieu à une hémorrhagie souvent sérieuse, quelquefois mortelle, non pas autant à cause de son abondance que par l'épanchement sanguin intra-crânien qu'elle peut occasionner. Dans ces cas, la ligature est presque toujours chose impossible ; l'artère est profondément située sous les os, emprisonnée dans une gaîne fibreuse dont on ne peut la dégager, et le seul moyen, à mon avis, de sortir d'embarras, c'est d'essayer une compression modérée, quitte à la suspendre si elle retentissait d'une manière par trop fâcheuse sur les centres nerveux.

Les artères qui se montrent sur la face supérieure du cerveau sont au nombre de deux, la *cérébrale antérieure* et la *cérébrale moyenne*.

La *cérébrale antérieure* [5-5] naît de la carotide interne au niveau de l'extrémité antérieure du sinus caverneux ; elle se porte de bas en haut, contourne le genou antérieur du corps calleux, pénètre dans la grande scissure médiane interhémisphérique et aborde la moitié correspondante du cerveau de dedans en dehors ; ses branches se distribuent au lobe cérébral antérieur.

La *cérébrale moyenne* [6-6], née comme la précédente de l'artère carotide interne, s'enfonce dans la scissure de Sylvius, qu'elle suit d'un bout à l'autre, et fournit des branches aux parties moyennes et postérieures de l'hémisphère cérébral du même côté.

Le cerveau reçoit une troisième artère, la *cérébrale postérieure*, branche de l'artère vertébrale, située trop profondément et trop en arrière pour que nous ayons pu la figurer.

Les *veines* [7-7] restent, comme les artères, à l'état presque capillaire tant qu'elles sont contenues dans la substance cérébrale ; c'est seulement sur la pie-mère qu'elles se réunissent pour former des troncs de quelque volume, qui tous vont s'aboucher dans les différents sinus de la dure-mère. Ceux de ces troncs qui sillonnent la face supérieure du cerveau se logent dans les intervalles compris entre les circonvolutions ; ils se dirigent vers la ligne médiane et se jettent dans le sinus longitudinal supérieur. Il est à remarquer que toutes les veines de l'encéphale sont dépourvues de valvules.

Les *sinus* de la dure-mère reçoivent le sang veineux qui revient des organes encéphaliques, et le versent, soit directement, soit par l'entremise d'autres sinus, dans la veine jugulaire interne. Chacun d'eux est constitué par une tunique fibreuse formée par la dure-mère elle-même, et dont la face interne est tapissée d'un épithélium semblable à celui que l'on rencontre dans toutes les veines du corps ; on n'y trouve rien d'analogue aux tuniques des parois veineuses, et si la cavité de quelques-uns d'entre eux est entrecoupée de tractus, de brides fibreuses, il est impossible d'assimiler ces obstacles aux valvules que l'on trouve dans les veines des membres ; d'ailleurs ils ne s'opposent nullement au cours rétrograde du sang, comme il est facile de s'en assurer en y poussant une injection même grossière, dont la matière pénétrera dans quelque sens qu'on la dirige.

Le seul de ces sinus que l'on puisse apercevoir immédiatement au-dessous de la voûte du crâne est le *sinus longitudinal supérieur* [1-1], étendu d'avant en arrière du trou borgne à la tente du cervelet, où il communique avec le pressoir d'Hérophile ou *torcular*.

Le *sinus longitudinal inférieur* occupe le bord libre de la faux du cerveau.

Le *sinus droit* est situé sur la ligne médiane et dans la ligne d'intersection de la faux du cerveau et de la tente du cervelet.

Les *sinus occipitaux* longent la faux du cervelet.

Les *sinus latéraux* occupent les gouttières latérales de l'occipital et aboutissent au trou déchiré postérieur.

Tous ces sinus s'abouchant par une de leurs extrémités dans le pressoir d'Hérophile sont dits *sinus torculariens*.

Les autres versent directement le sang dans le golfe de la veine jugulaire, ce sont : les sinus *caverneux*, *coronaire*, *transverse*, *pétreux supérieur* et *pétreux inférieur ;* on les appelle *sinus atorculariens*.

On s'est demandé si l'opération du trépan pouvait être pratiquée au niveau des sutures, et pendant longtemps on a résolu cette question par la négative ; il me semble qu'il importe de distinguer. S'il s'agit d'une des sutures latérales de la voûte du crâne telles que la fronto-pariétale ou l'occipito-pariétale, il est évident que rien dans la disposition anatomique des parties ne contre-indique l'opération et qu'il n'y a pas plus de raison pour ne pas la faire en ce lieu qu'au milieu même d'un os. Si, au contraire, il s'agit de la ligne médiane, la crainte de blesser le sinus longitudinal supérieur peut arrêter la main de l'opérateur ; cependant on a conseillé de passer outre, ce qui, à mon avis, est au moins imprudent, car l'ouverture d'un vaisseau aussi volumineux n'est pas indifférente, et peut-être ne serait-il pas facile d'arrêter l'hémorrhagie qui pourrait s'ensuivre. Ajoutons à ce danger immédiat les chances de phlébite et d'infection purulente, conséquences possibles de toutes les opérations que l'on pratique sur les veines, et nous aurons suffisamment motivé nos réserves. Il est bien entendu que je ne raisonne ici que dans l'hypothèse d'un épanchement situé entre les os et la dure-mère, car pour ceux qui siégent au-dessous de cette membrane et surtout au milieu même de la substance cérébrale, rien n'est moins certain que leur diagnostic, et l'on ne peut prendre pour règle générale de conduite l'observation fameuse de Dupuytren reproduite par tous les auteurs classiques ; il ne faut voir dans ce fait que le résultat d'une heureuse audace alliée à un grand génie chirurgical.

Lorsqu'on examine une portion du cerveau mise à nu au fond d'une plaie accidentelle ou faite à dessein sur un animal, ou bien encore lorsque chez l'enfant nouveau-né la substance cérébrale fait hernie à travers une perforation anormale du crâne et forme une *encéphalocèle*, on remarque que la masse encéphalique est animée de deux mouvements : l'un, peu prononcé, isochrone aux battements du cœur, est un mouvement de soulèvement occasionné par les pulsations des grosses artères qui occupent la base du cerveau; l'autre, isochrone aux mouvements respiratoires, consiste en des alternatives d'expansion et de retrait : l'expansion est due à la stase du sang veineux pendant l'expiration ; le retrait, qui coïncide avec l'inspiration, tient à ce que le sang abandonne alors la cavité crânienne et se précipite vers la veine cave supérieure, où l'appelle la dilatation du thorax.

Cavité crânienne. — Encéphale.

2—Fig. 1. La capacité de la cavité crânienne est évaluée à un litre et demi environ, d'après les mensurations de Parchappe. Cet espace est occupé par le cerveau, le cervelet, le bulbe rachidien, les nerfs crâniens et les vaisseaux de l'encéphale ; on y rencontre en outre les méninges et le liquide céphalo-rachidien dont il a déjà été question.

La masse nerveuse encéphalique de l'homme présente à elle seule un volume considérable, surtout si on la compare à celle des autres animaux ; son poids moyen est de 1450 grammes chez l'homme, tandis que chez la femme il ne s'élève pas ordinairement au-dessus de 1200 à 1250 grammes.

Les hémisphères cérébraux remplissent la plus grande portion de la boîte crânienne, dont ils occupent les parties supérieures et antérieures ; le cervelet, complétement caché sous les lobes postérieurs du cerveau, est en rapport avec la moitié inférieure de l'occipital ; quant au bulbe, il est situé tout à fait à la base et fait suite aux pédoncules cérébraux. L'encéphale est divisé en deux moitiés remarquablement symétriques ; une prédominance marquée de l'un des côtés sur l'autre entraîne presque toujours avec elle des troubles notables de l'intelligence, souvent l'idiotie ; cependant il ne faudrait pas croire que cette règle est d'une rigoureuse exactitude, car des faits nombreux prouvent qu'une légère asymétrie est parfaitement compatible avec l'intégrité des fonctions intellectuelles. Les deux moitiés des centres nerveux sont réunies par des jetées transversales de substance nerveuse appelées commissures, et dont la description détaillée est du ressort de l'anatomie descriptive.

La face supérieure du cerveau est située au-dessous de la voûte du crâne, dont la séparent les méninges ; on y remarque la plus grande partie des circonvolutions cérébrales, et au milieu la grande scissure interhémisphérique ; sa situation relativement superficielle l'expose bien plus que toutes les autres parties de l'encéphale à l'action des corps vulnérants.

La face inférieure du cerveau, profondément enfoncée dans la cavité crânienne, repose sur la base du crâne dans ses deux tiers antérieurs ; on y trouve sur la ligne médiane le chiasma des nerfs optiques, le *tuber cinereum* et le corps pituitaire ou hypophyse ; ces deux dernières éminences sont en rapport avec la face supérieure du corps du sphénoïde. Plus en arrière, la face inférieure du bulbe rachidien est couchée dans une gouttière formée par l'apophyse basilaire. Sur les côtés sont les lobes cérébraux, au nombre de trois selon les auteurs d'anatomie descriptive, division que je ne saurais admettre, car il est impossible de démontrer une ligne de démarcation entre le lobe moyen et le lobe postérieur.

Le lobe antérieur repose sur la voûte de l'orbite, cloison osseuse d'une minceur extrême, à travers laquelle des corps piquants introduits dans la cavité orbitaire ont pu quelquefois pénétrer dans le crâne. La scissure de Sylvius sépare le lobe antérieur du lobe postérieur. Celui-ci repose par sa moitié antérieure dans la fosse cérébrale moyenne, au-dessous de laquelle est directement située la fosse zygomatique ; son extrémité postérieure est soutenue par la tente du cervelet. La face inférieure du cerveau, à cause de sa situation profonde, est beaucoup moins exposée à l'action des corps vulnérants que la surface convexe des hémisphères, toutefois ses blessures sont toujours beaucoup plus graves, vu l'importance des parties atteintes.

C'est de la base de l'encéphale qu'émergent les douze paires de nerfs crâniens dont je me borne à faire ici l'énumération. Ce sont les nerfs : 1° olfactif, 2° optique, 3° moteur oculaire commun, 4° pathétique, 5° trijumeau, 6° moteur oculaire externe, 7° facial, 8° acoustique, 9° glosso-pharyngien, 10° pneumogastrique, 11° spinal, 12° grand hypoglosse. Les nerfs olfactif, optique et acoustique sont affectés aux sensations spéciales de l'olfaction, de la vision et de l'audition. Ceux des 3e, 4e, 6e, 7e, 11e et 12e paires sont des nerfs moteurs, les autres sont des nerfs de sensibilité générale, à l'exception de certains rameaux du trijumeau (lingual) et du glosso-pharyngien qui se distribuent à la langue et président au sens du goût.

Sous le rapport du système sanguin, les deux moitiés de l'encéphale communiquent par de larges anastomoses artérielles; la carotide interne donne au cerveau les deux artères cérébrales antérieure et moyenne, le tronc basilaire lui fournit en arrière la cérébrale postérieure, et toutes ces branches, reliées entre elles près de leur origine par les artères communicantes, forment sur la base du crâne une espèce de polygone qu'on appelle *cercle artériel de Willis*.

La coupe horizontale du cerveau suivant la face supérieure du corps calleux porte le nom de *centre ovale de Vieussens;* elle présente de chaque côté un grand amas de substance blanche entouré par la substance grise des circonvolutions. On remarque souvent dans la substance blanche une certaine quantité de petits points rougeâtres formés par des gouttelettes sanguines qui s'échappent des vaisseaux divisés; lorsque cette disposition est un peu prononcée, elle constitue le *sablé*, le *pointillé*, le *piqueté* du cerveau, qu'on considère comme indiquant une congestion des centres nerveux et qu'on note avec soin dans les autopsies. Peut-être en a-t-on un peu exagéré la valeur.

La ligne médiane est occupée par le *corps calleux* [*a*], grande commissure blanche dont la face supérieure se voit au fond de la grande scissure interhémisphérique dès qu'on a enlevé la dure-mère. Le corps calleux recouvre le *septum lucidum* [*b*] et la *voûte à trois piliers* [*c*], au-dessous de laquelle on trouve la *toile choroïdienne* et le *plexus choroïde ;* de chaque côté il s'étend au-dessus des ventricules latéraux.

Les *ventricules latéraux* sont deux grandes cavités situées au centre même des hémisphères cérébraux; leur paroi supérieure est formée par la face inférieure du corps calleux, leur paroi inférieure, qu'on appelle encore leur plancher, se subdivise en deux étages ; c'est dans l'étage supérieur que l'on remarque le *corps strié* [*d*], renflement grisâtre à grosse extrémité tournée en avant, et dont la partie postérieure contourne et limite en dehors une éminence blanche arrondie, la *couche optique* [*e*]. Le corps strié et la couche optique sont séparés par la *lame cornée* et la *bandelette semi-circulaire* [*h*]. En arrière se voit une espèce de diverticulum de forme recourbée, la *cavité ancyroïde* [*i*] dans laquelle fait saillie l'*ergot de Morand* [*k*] ou *petit hippocampe.*

Les *trous de Monro* [*f*] font communiquer les ventricules latéraux avec le ventricule médian, c'est par ces ouvertures que les épanchements passent souvent de l'une de ces cavités dans les autres et vont jusqu'au quatrième ventricule. Un repli de la pie-mère pénètre dans l'intérieur de l'encéphale par la pointe du *calamus scriptorius*, tapisse la voûte du troisième ventricule sous le nom de toile choroïdienne et se porte dans les ventricules latéraux, où il forme les *plexus choroïdes* [*g*].

Les parois des cavités ventriculaires sont revêtues d'une membrane très-délicate, l'*épendyme*, qu'on regardait autrefois comme une continuation de l'arachnoïde dans l'intérieur du cerveau ; j'ai déjà dit que cette assertion n'a rien de fondé. D'après Longet et la plupart des anatomistes français, l'épendyme serait le prolongement de la pie-mère et se rattacherait directement à la toile choroïdienne et aux plexus choroïdes. Telle n'est pas la manière de voir de Virchow : pour lui l'épendyme est plutôt une surface qu'une véritable membrane, et sa face profonde serait en continuité avec la *névroglie*, c'est-à-dire avec ce tissu spécial qu'il rapproche du tissu conjonctif et qui forme la charpente, le soutien de toutes les masses nerveuses centrales. L'épendyme renferme toujours, à l'état normal, un grand nombre de corpuscules amyloïdes qui, dans certains cas pathologiques, peuvent se multiplier énormément et se substituer aux éléments nerveux. Toute la surface épendymaire est recouverte d'un épithélium cylindrique à cils vibratiles.

De toutes les lésions de l'encéphale, la *commotion* du cerveau est une de celles qui ont le plus attiré l'attention des chirurgiens; après l'étude si complète qu'en a faite Dupuytren, après sa description si exacte de la maladie et de ses trois degrés, il est resté peu de chose à en dire au point de vue clinique ; mais l'anatomie pathologique n'en a jamais été bien clairement connue, et je dois ajouter que nous ne sommes pas beaucoup plus avancés que nos devanciers. Un homme tombe sur les talons, sur le bassin, il perd connaissance, reste insensible plus ou moins longtemps et quelquefois succombe au bout d'un temps variable, sans qu'une lésion palpable d'aucun de ses organes puisse rendre compte de sa mort; voilà la *commotion cérébrale*. Pour étudier ce qui peut se passer en pareil cas dans la masse nerveuse encéphalique, Gama avait institué sa fameuse expérience, dans laquelle un matras représentait le crâne tandis que son col tourné en bas simulait le canal rachidien ; le tout était rempli d'une solution d'ichthyocolle à laquelle on donnait *à peu près* la consistance de la matière cérébrale et au sein de laquelle flottaient des fils entrecroisés en divers sens ; les chocs appliqués sur les parois du matras se transmettaient à la gélatine et de là aux fils qui, par leur agitation dans tel ou tel sens, rendaient compte du mode d'ébranlement de la masse. Ces expériences, reprises par Nélaton, ne lui ont donné que des résultats négatifs ; mais, en donnassent-elles de positifs à cent expérimentateurs différents, elles ne prouveraient absolument rien, car, ainsi que le font judicieusement observer les auteurs du *Compendium de chirurgie*, « un matras ne ressemble que bien imparfaitement à la boîte du crâne, et il n'y a pas non plus une analogie suffisante entre cette masse gélatineuse homogène, hermétiquement enfermée dans un vase de verre, et l'encéphale, avec les cloisons fibreuses qui le soutiennent, les membranes qui l'enveloppent, la densité inégale de ses parties constituantes, ses cavités intérieures, le liquide céphalo-rachidien qui le baigne de toutes parts, les vaisseaux sanguins qui le pénètrent, et dont le calibre et la capacité sont susceptibles de varier à chaque instant, suivant la quantité de sang qui se porte vers la tête et la rapidité avec laquelle s'y effectue la circulation. » Les expériences de Gama sont donc restées sans résultat pratique.

Littre, Sabatier et Dupuytren professaient que l'effet de la commotion cérébrale était un retrait du cerveau ; ils s'appuyaient sur quelques autopsies où l'on a trouvé l'encéphale revenu sur lui-même et séparé des os du crâne par un espace plus considérable qu'à l'ordinaire ; mais n'est-il pas évident que ce retrait, en admettant qu'il soit constant, ne tient qu'à une absence de liquides et nullement au tassement de la substance cérébrale, comme on l'a dit ? D'autre part, Bayard et les auteurs du *Compendium*, tout en admettant que la commotion produit la diminution de volume du cerveau quand elle a été rapidement mortelle, ont constaté à l'autopsie, lorsque le blessé avait survécu quelque temps, un piqueté dont l'existence se rattache à une congestion des vaisseaux du cerveau. En résumé, et ainsi que je le disais tout à l'heure, la question est encore indécise, et nous ignorons comment les vibrations que détermine un choc dans les parois du crâne se transmettent à la pulpe cérébrale, et en quoi celle-ci en est affectée.

Il est constant que sur le vivant l'encéphale remplit à peu près exactement la boîte crânienne; c'est ce dont il est facile de s'assurer par l'examen direct d'une perforation du crâne ; la pulpe cérébrale a même une tendance constante à faire hernie au dehors, et l'on sait combien elle s'épanouit quand elle est en rapport avec l'air extérieur. De ce contact entre la paroi et les masses nerveuses il résulte que le moindre choc imprimé au contenant se transmet au contenu ; si la force agissante est considérable, il pourra ainsi se produire des désordres étendus dans l'intérieur du crâne, sans même qu'il y ait fracture des os de la tête, et comme le cerveau est d'une texture plus molle et plus délicate que le cervelet et le bulbe rachidien, c'est presque toujours sur les hémisphères cérébraux que se manifestent les effets de la *contusion* à la suite d'un coup ou d'une chute.

Le cerveau peut être atteint par des instruments tranchants ou piquants qui pénètrent dans la substance cérébrale après avoir traversé les os du crâne, et l'on est étonné lorsqu'on voit avec quelle force certains de ces instruments ont dû être poussés par une main homicide. Une chose non moins remarquable c'est de voir des blessés survivre plusieurs jours, quelquefois même guérir, à la suite de lésions que l'on jugerait à priori rapidement mortelles. Richet cite l'histoire d'un cordonnier qui vécut huit jours après avoir reçu un coup de tranchet sur le pariétal droit, sans présenter aucun symptôme alarmant, et qui succomba tout à coup en vingt-quatre heures : on vit à l'autopsie que l'instrument, après avoir perforé le pariétal droit, avait traversé le corps calleux, les deux ventricules latéraux, et était allé se briser dans le rocher gauche, où sa pointe était restée enfoncée. Lapeyronie a guéri un jeune homme qui, à la suite d'un coup de pierre, avait au crâne une large plaie au fond de laquelle on voyait le corps calleux. A. Bérard a eu dans son service un homme dans le crâne duquel un ciseau de menuisier avait été enfoncé jusqu'au manche, et qui guérit parfaitement. Il existe au musée du Val-de-Grâce une tête dans laquelle un fer de zagaie entré dans la fosse temporale droite, en perforant la grande aile du sphénoïde, a traversé obliquement le crâne et s'est implanté dans la protubérance occipitale interne, où il est encore solidement fixé ; le blessé n'est mort que le vingt et unième jour.

Les contusions, les plaies du crâne, s'accompagnent quelquefois d'épanchements sanguins qui peuvent siéger à des profondeurs différentes et qui, par leur présence, peuvent exercer une *compression* fâcheuse sur les centres nerveux ; ceux dont il est surtout question dans les auteurs sont les épanchements extérieurs au cerveau et principalement les collections sanguines développées entre la dure-mère et les os du crâne. On sait combien les anciens ont abusé de l'opération du trépan ; ils l'ont employée non-seulement pour combattre des accidents déjà existants, mais encore pour s'opposer à des complications souvent hypothétiques, et tout ce qu'on peut conclure de leurs succès, c'est, suivant la juste remarque de Richet, que l'opération du trépan est assez innocente par elle-même. Cependant une réaction s'est faite, on est peu à peu revenu de cet engouement, et c'est en grande partie à Serres et à Malgaigne que revient le mérite d'avoir restreint cette opération à quelques cas assez rares où elle est évidemment indiquée. Sans entrer dans le détail de toutes les discussions qui ont eu lieu à ce sujet, je rappellerai seulement que les expériences de Serres et de Malgaigne ont démontré que, si l'on excepte les cas, très-rares du reste, dans lesquels l'artère méningée moyenne ou un sinus volumineux sont ouverts, les épanchements ne peuvent jamais être assez abondants pour exercer sur les centres nerveux une compression bien manifeste, et que la lenteur avec laquelle ils se produisent les rend facilement supportables pour l'encéphale ; il est en effet bien reconnu qu'il existe une grande différence, au point de vue des résultats, entre une compression lente et une compression brusque exercée sur les centres nerveux. L'opération du trépan sera donc presque exclusivement réservée pour les cas où des corps étrangers ou des esquilles seront enfoncés dans l'intérieur du crâne.

Un certain degré de compression semble nécessaire à l'intégrité des fonctions de l'encéphale ; dans un cas où A. Bérard avait dû appliquer de nombreuses couronnes de trépan pour extraire un encéphaloïde des os et de la dure-mère, dès que le cerveau fut mis à nu par cette énorme perte de substance de la paroi crânienne, le malade tomba immédiatement sans respiration et en état de mort apparente. Une légère compression pratiquée avec la main lui rendit aussitôt l'usage de ses sens, mais dès qu'on la fit cesser les accidents se renouvelèrent, et l'expérience répétée plusieurs fois donna toujours les mêmes résultats. Le malade succomba au bout de trente-quatre heures.

La *congestion* des centres nerveux suffit à elle seule pour apporter un certain trouble dans les fonctions du cerveau, mais elle est surtout dangereuse en ce qu'elle prédispose aux épanchements ; or, si la nocuité d'une collection sanguine peu considérable située entre les os et la dure-mère peut être discutée, personne ne met en doute les dangers d'une rupture vasculaire au milieu même de la substance nerveuse ; toutefois, il faut reconnaître que dans la grande majorité des cas la rupture des artères de l'encéphale est précédée d'un défaut d'élasticité et de résistance de leurs parois dû à leur dégénérescence stéatomateuse ou athéromateuse. Lorsque ces épanchements sanguins sont abondants ou qu'ils atteignent et désorganisent des parties importantes de l'encéphale, la mort en est ordinairement la conséquence ; dans les cas contraires ils s'enkystent, commencent à se résorber au bout d'un certain temps et finissent par disparaître en laissant à leur place une cicatrice à laquelle la matière colorante du sang épanché donne une couleur rouillée.

Une diminution subite dans la quantité du sang que reçoivent les centres nerveux peut avoir des conséquences aussi fâcheuses qu'un excès de pression dans le système sanguin. La ligature de l'artère carotide primitive est quelquefois suivie de troubles de la vision, de l'ouïe, et parfois d'hémiplégie du côté opposé à la ligature. Rey perdit ainsi un malade qui succomba presque immédiatement après l'application d'un fil sur la carotide droite ; l'autopsie fit voir que la carotide gauche était presque oblitérée au niveau de son origine et que les vertébrales trop petites n'avaient pu suppléer à l'insuffisance de la circulation sanguine.

L'arrêt du cours du sang dans une portion limitée du cerveau par suite de l'oblitération d'un certain nombre de capillaires produit une rapide désorganisation de la substance cérébrale dans le point où ces capillaires se distribuent ; les recherches modernes de l'histologie pathologique ont montré qu'un bon nombre de ramollissements circonscrits du cerveau sont dus à des embolies artérielles.

Les centres nerveux, ai-je dit, peuvent impunément supporter une compression considérable, à la condition toutefois que cette compression, d'abord peu sensible, n'augmente que d'une manière graduelle. C'est ainsi qu'on voit des fongus de la dure-mère acquérir petit à petit un volume vraiment énorme sans que rien indique un état de souffrance de l'encéphale. Un homme meurt presque subitement à la suite de quelques accidents épileptiformes, et à l'autopsie nous trouvons dans un des lobes du cervelet une tumeur, du volume d'une noix, évidemment d'origine ancienne, et dont l'existence avait jusque-là passé inaperçue. Alors même que la compression a été brusque les symptômes qu'elle a occasionnés au début peuvent disparaître, il s'établit une sorte d'accoutumance et les fonctions cérébrales reprennent toute leur régularité.

Le 14 mars 1862 un militaire mourait à l'hôpital du Val-de-Grâce avec une fonte tuberculeuse des deux poumons ; en examinant le cadavre, je trouvai un enfoncement sensible du frontal immédiatement au-dessus de l'apophyse orbitaire externe du côté droit ; il y avait là une fracture ancienne tout à fait consolidée. A la table interne de l'os adhérait encore un fragment de bâlle, la dure-mère était notablement épaissie et le cerveau présentait au point correspondant une dépression en cupule de 8 centimètres de long, sur 5 de large et un de plus grande profondeur. Cet homme avait été blessé le 24 juin 1859 à la bataille de Solférino ; avait-il présenté des troubles intellectuels dans les moments qui ont suivi sa blessure? je l'ignore, c'est même probable ; mais ce que je puis affirmer, c'est qu'il était resté en activité de service et que, depuis sa dernière entrée à l'hôpital jusqu'à sa mort, il a toujours joui d'une intelligence très-lucide, sans aucune lésion de la sensibilité ni du mouvement.

La physiologie des différentes parties de l'encéphale laisse encore beaucoup à désirer ; on sait pourtant que ni le cerveau ni le cervelet ne sont doués de sensibilité propre ; on peut les couper, dilacérer leur substance dans tous les sens, les enlever même en totalité, sans que l'animal sur lequel on opère donne le moindre signe de douleur. Gall voulait que le cervelet présidât aux fonctions génitales, une seule observation de Combette est venue réduire cette vue à néant ; elle est relative à une fille qui présentait un tel développement du sens génésique qu'elle se livrait avec frénésie à la masturbation et chez laquelle il y avait cependant absence complète de cervelet. Flourens a placé dans les hémisphères cérébelleux le principe coordinateur des mouvements. Dans une remarquable publication sur l'anatomie et la physiologie des centres nerveux, Luys considère les couches optiques comme les centres sensitifs du corps humain, les corps striés en seraient les centres moteurs et serviraient de point de départ aux fibres motrices comme les couches optiques serviraient de point d'arrivée aux fibres sensitives ; les hémisphères cérébraux seraient des centres d'activité psychique et le cervelet un générateur de la force nerveuse. On est allé plus loin, et, dans une récente discussion soulevée au sein de l'Académie de médecine à propos de l'*aphasie*, d'habiles orateurs en même temps que praticiens très-distingués ont voulu localiser la faculté du langage parlé dans la troisième circonvolution cérébrale gauche ; c'est ce que je me garderai bien de contester, mais c'est ce que je ne saurais non plus admettre comme chose bien démontrée.

Malgré ces tentatives il est encore bien difficile aujourd'hui, étant donné un symptôme, de dire quelle est la partie du système nerveux central où est située la lésion. Le seul fait qui paraisse constant c'est celui des paralysies croisées : une lésion d'un des côtés de l'encéphale se traduit par des troubles de la sensibilité ou du mouvement du côté opposé à celui où elle siége.

Outre les tumeurs de différente nature dont j'ai parlé, l'encéphale peut contenir des entozoaires qui, par leur présence, occasionnent des troubles graves, souvent la mort; Davaine rapporte une quarantaine de cas de cysticerques ou d'échinocoques des centres nerveux.

Voûte du crâne chez le fœtus à terme.

La disposition toute particulière que présente la voûte du crâne de l'enfant au moment de la naissance offre une importance assez grande, au point de vue de l'obstétrique, pour que je croie devoir lui consacrer quelques lignes. Pendant les premiers mois de la vie intra-utérine l'encéphale de l'embryon est contenu dans une poche représentant ce qui sera plus tard la boîte crânienne. Certains points de cette enveloppe déterminés à l'avance deviennent d'abord cartilagineux, puis osseux, et ces centres d'ossification s'étendant de proche en proche dans tous les sens, finissent par se rencontrer ou plutôt par n'être plus séparés que par des lignes plus ou moins sinueuses que nous avons précédemment étudiées sous le nom de sutures. Une lame fibreuse, la membrane suturale, remplit les intervalles restés vacants entre les os, elle se rétrécit au fur et à mesure des progrès de l'ossification et disparaît ordinairement vers la trentième année, époque à laquelle le développement du crâne est achevé. Chez le fœtus à terme la base du crâne est déjà solidement constituée, non pas que l'ossification y soit complète, mais parce que les os, encore en partie cartilagineux, ont déjà pris la forme qu'ils devront garder plus tard. Du côté de la voûte il n'en est point ainsi, et le travail est loin d'être aussi avancé; la portion verticale du frontal, développée par deux points d'ossification distincts, est encore séparée en deux portions symétriques par une suture médiane [*a*] d'autant plus large qu'on l'examine plus supérieurement; d'autre part, les angles supéro-antérieurs des pariétaux sont encore mousses et ne se rejoignent pas : il en résulte

Pl. 2—Fig. 2.

un espace membraneux rhomboïdal connu sous les noms de *fontanelle antérieure* [d], *grande fontanelle*, *fontanelle bregmatique*, dont les deux côtés inférieurs formés par le frontal sont beaucoup plus longs que les deux supérieurs formés par les pariétaux.

La suture *interpariétale* [c–c] continue la suture *médio-frontale* en arrière de la fontanelle antérieure, de sorte que la tête du fœtus présente depuis la racine du nez jusqu'à l'occipital une solution de continuité médiane plus large au niveau de la fontanelle que partout ailleurs.

La *fontanelle postérieure* [e] ou *petite fontanelle* se trouve entre l'angle supérieur de l'occipital et l'angle postéro-supérieur des pariétaux; elle a la forme d'un triangle à base tournée vers l'occipital, est toujours plus petite que la fontanelle antérieure et se trouve très-souvent comblée à la naissance, comme c'était le cas sur le sujet qui nous a servi de modèle.

Il existe encore sur les côtés du crâne deux *fontanelles latérales* que je ne fais que mentionner, parce que leur situation profonde les rend tout à fait inaccessibles.

Les bords des os de la voûte du crâne sont très-finement dentelés, mais ils ne sont point encore réunis par les sutures en engrenage qu'ils présenteront plus tard et la membrane suturale leur est interposée; ces bords sont minces et disposés de manière à pouvoir chevaucher les uns sur les autres, le frontal et l'occipital pouvant glisser au-dessous des pariétaux, disposition en vertu de laquelle la tête du fœtus peut diminuer de volume pendant l'acte de l'accouchement.

On a vu des enfants à terme présenter une ossification du crâne encore moins avancée au moment de leur naissance, ce qui n'a pas grand inconvénient ni pour l'accouchement ni pour la conservation de l'enfant, car en prenant quelques précautions il est facile de prévenir la compression du cerveau. On comprend, au contraire, quelles graves conséquences peut avoir le cas inverse, c'est-à-dire l'ossification précoce des os du crâne; l'agrandissement de la boîte crânienne est forcément empêché, le développement du cerveau s'arrête, de là l'idiotie, souvent la mort.

La connaissance des dimensions de la tête du fœtus n'est pas moins nécessaire à l'accoucheur que celle de sa structure. Je n'entrerai point ici dans le détail des mensurations qui ont été faites dans tous les sens, ce sont là des chiffres que l'on trouvera dans les traités d'accouchement, et je me bornerai à rappeler la longueur des deux diamètres principaux. Sur une tête bien conformée, le diamètre *fronto-*

occipital [A-A], mené de la bosse nasale à la protubérance occipitale externe, doit avoir 108 millimètres, et le diamètre *bipariétal* [B-B], perpendiculaire à celui-ci, 90 millimètres.

La souplesse des os du fœtus diminue à mesure que l'ossification devient plus parfaite, cependant, pendant les premières années qui suivent la naissance, elle est encore assez grande pour leur permettre de supporter des chocs quelquefois considérables sans se briser, aussi les fractures du crâne sont-elles extrêmement rares pendant la première enfance.

Chez le fœtus à terme le péricrâne est uni aux os par un tissu conjonctif lâche dans lequel les liquides peuvent facilement s'infiltrer; si la tête supporte des pressions exagérées pendant son passage à travers le bassin, quelques vaisseaux sous-périostiques peuvent se rompre et donner lieu à ce genre de tumeur connu des accoucheurs sous le nom de *céphalœmatomes* sous-péricrâniens. Nous avons vu plus haut que l'existence des épanchements sous-péricrâniens chez l'adulte n'est pas un fait bien établi.

Région temporale.

1er *plan.* — La *région temporale* occupe les parties latérales du crâne, elle est située au-dessous de la région occipito-frontale et au-dessus des régions auriculaire et parotidienne; elle est limitée en bas par l'arcade zygomatique, en haut et en arrière par la ligne courbe temporale, en avant par le bord supéro-externe de l'os malaire et l'apophyse orbitaire externe. De ces limites, l'arcade zygomatique et l'apophyse orbitaire externe sont seules faciles à déterminer sur le vivant, car la ligne courbe temporale, naturellement peu marquée sur le squelette, disparaît presque toujours sous les parties molles qui la recouvrent. Pl. 3—Fig. 1.

La région temporale n'a pas la même forme chez tous les sujets; ordinairement plane ou très-légèrement convexe chez l'homme en bonne santé, elle présente chez la femme ou chez l'enfant une convexité marquée, due à l'abondance relative du tissu adipeux; au contraire, chez les individus malades et émaciés, sa forme devient concave, et c'est alors surtout que l'exagération des saillies osseuses rend ses limites bien visibles. La contraction énergique du muscle crotaphyte soulève la peau et contribue à augmenter la convexité de la région; si cette contraction se répète souvent, le muscle prend un développement exagéré et son volume rappelle jusqu'à un certain point celui qu'il présente normalement chez les mammifères carnassiers. C'est ce dont il est facile de s'assurer en examinant ces bateleurs qui font profession de soulever entre leurs dents de très-lourds fardeaux.

La *peau* de la région temporale est glabre dans sa moitié antérieure, les cheveux qui en recouvrent la partie postérieure sont ordinairement les premiers à blanchir par l'effet de l'âge, de là le nom que les anciens avaient donné à cette région et que nous lui avons conservé (*tempora*). Dans toute son étendue elle renferme de nombreuses glandes sébacées ; les kystes sébacés y sont assez fréquents. La peau de la tempe se continue directement avec celle de la région occipito-frontale, aussi présente-t-elle les caractères de cette dernière, mais avec quelques modifications, ainsi elle est plus fine à la tempe, elle y est aussi plus mobile, le tissu conjonctif qui la double est plus lâche, moins résistant, il est possible de démontrer dans la couche profonde de ce tissu l'existence d'un véritable *fascia superficialis* sous lequel rampent les vaisseaux et les nerfs superficiels, la dissection de ceux-ci y est infiniment plus facile qu'à la région occipito-frontale, et la ligature des artères superficielles pourrait s'y faire aisément si elle était nécessaire. D'ailleurs ce n'est que par une transition graduée et presque insensible que se fait cette modification, et à la limite, la peau se continue d'une région à l'autre sans aucune différence appréciable. Cette continuité de tissu nous explique comment des inflammations furonculeuses de la peau de la tempe ont pu occasionner des érysipèles de tout le cuir chevelu.

Au-dessous du *fascia superficialis*, et avant d'arriver à l'aponévrose temporale, on rencontre l'*aponévrose épicrânienne*. Ainsi que je l'ai dit plus haut, la coiffe aponévrotique du crâne se continue sur les parties latérales de la tête, où l'on peut la suivre jusqu'à son insertion au bord supérieur de l'arcade zygomatique, mais en passant dans la région temporale elle est bien loin de conserver la texture fibreuse qu'elle présente sur la voûte du crâne, et ce n'est plus ici qu'une toile celluleuse assez mince que j'ai complétement enlevée avant de faire dessiner la préparation. C'est entre le *fascia superficialis* et l'aponévrose épicrânienne que rampent les vaisseaux et les nerfs superficiels, dont l'étude nous occupera dans un instant. Sur cette aponévrose se fixent deux petits muscles sous-cutanés destinés à mouvoir le pavillon de l'oreille et dont le degré de développement est soumis à de fréquentes variétés individuelles ; je puis même assurer que dans certains cas il est impossible d'en trouver le moindre vestige après la dissection la plus minutieuse. L'un, l'*auriculaire supérieur* [*a*], dont les fibres divergentes sont disposées en éventail, rappelle un peu, pour la forme, le muscle crotaphyte, mais avec des dimensions restreintes ; l'autre, l'*auriculaire antérieur* [*b*], est constitué par un petit faisceau aplati, souvent confondu avec le muscle précédent, et qui de la partie antérieure de la conque se dirige horizontalement en avant. On sait du reste combien l'action de ces muscles est bornée chez l'homme, dont le pavillon de l'oreille est à peu près immobile.

Après avoir enlevé la lame celluleuse qui, dans la région temporale, représente l'aponévrose épicrânienne, on met à nu une aponévrose épaisse, resplendissante et nacrée, dont les principales fibres sont disposées en faisceaux verticaux ; c'est là le plan fibreux réellement important de la région, celui qui peut opposer une barrière véritablement efficace à l'extension des collections sanguines ou purulentes, et qu'on désigne sous le nom d'*aponévrose temporale*.

L'aponévrose temporale s'insère à tout le pourtour de la région ; formée par une seule lame fibreuse dans ses trois quarts supérieurs, elle se subdivise, dans son quart inférieur, en deux feuillets qui viennent se fixer au bord supérieur de l'arcade zygomatique, l'un à la lèvre externe, l'autre à la lèvre interne de ce bord ; entre ces deux feuillets s'amasse constamment une petite quantité de tissu adipeux qui les sépare. On voit donc qu'en raison de ses insertions, cette aponévrose ferme en dehors la fosse temporale et sépare complétement la peau et l'aponévrose épicrânienne du muscle crotaphyte qu'elle recouvre. Elle forme la paroi externe d'une loge étroite en haut, d'autant plus large qu'on l'examine plus inférieurement, dont la paroi interne est constituée par les os du crâne et dont la base répond à l'espace qui sépare l'apophyse zygomatique de la grande aile du sphénoïde; cette base largement ouverte fait librement communiquer la fosse temporale et la fosse zygomatique. L'aponévrose temporale est tellement résistante que rien de ce qui est contenu dans cette loge ne peut se faire jour directement en dehors ; aussi les épanchements de sang ou de pus se portent-ils constamment en bas ; ils longent la face profonde de la branche du maxillaire inférieur et viennent faire saillie à la face interne de la joue sous la muqueuse buccale. Par contre, des tumeurs développées en dehors de la région temporale peuvent suivre un trajet inverse et, après avoir traversé la fosse zygomatique, venir soulever les téguments de la tempe.

D'après Richet, l'aponévrose temporale serait, dans toute son étendue, composée de deux feuillets distincts dont le plus superficiel n'est que la continuation du péricrâne. J'ai quelquefois pu vérifier l'exactitude de sa description, mais, sur plusieurs sujets, il ne m'a pas été possible de retrouver cette disposition qu'il indique comme constante. D'ailleurs je n'insiste pas sur ce point d'anatomie, qui ne me paraît pas avoir une bien grande importance pratique.

VAISSEAUX. — Ils sont compris dans l'épaisseur de la couche sous-cutanée et cheminent au-dessus de l'aponévrose épicrânienne, sur le même plan que les muscles auriculaires. Les artères sont : la temporale superficielle et quelques branches terminales de l'auriculaire postérieure.

L'artère *temporale superficielle* [1], née de la carotide externe au niveau du col du condyle de la mâchoire inférieure, monte verticalement au devant du pavillon de l'oreille, et arrive dans la région temporale après un parcours d'environ trois centimètres ; elle croise perpendiculairement l'arcade zygomatique et 5 ou 6 millimètres plus haut se subdivise en trois branches dont deux sus-aponévrotiques. L'*antérieure* [2] se porte obliquement en avant et en haut pour gagner les téguments du front, où quelques-uns de ses rameaux s'anastomosent avec ceux de la sus-orbitaire ; la *postérieure* [3] continue en haut le trajet du tronc principal et couvre de ses ramifications presque toute l'étendue de la région temporale : elle se termine en s'anastomosant avec l'auriculaire postérieure et l'occipitale. La troisième branche a reçu le nom d'artère *temporale moyenne* [4] ; presque dès son origine elle perfore l'aponévrose temporale et chemine quelque temps entre ses deux feuillets, puis, devenue sous-aponévrotique, elle se distribue au muscle temporal.

Les petits rameaux [5] sans importance que l'*auriculaire postérieure* fournit en arrière du pavillon de l'oreille se réunissent aux branches de la temporale superficielle et de l'occipitale.

J'ai déjà insisté sur la disposition flexueuse de ces artères en parlant des téguments du crâne, leur situation superficielle dans un endroit peu protégé les expose à être intéressées dans les blessures de la région temporale, et dans certains cas l'artère temporale superficielle ou ses principales branches ont un calibre assez considérable pour donner lieu à des hémorrhagies de quelque importance. Le chirurgien appelé en pareille circonstance n'aurait aucune difficulté, en raison même de la situation superficielle des vaisseaux, à saisir entre les mors d'une pince le bout qui donne et à l'étreindre d'un fil ; mais, dans l'immense majorité des cas, la ligature n'est même pas nécessaire, les os du crâne offrent un point d'appui solide sur lequel on peut aisément arrêter l'hémorrhagie au moyen d'un simple bandage compressif. C'est à cette facilité d'interrompre le cours du sang dans les artères superficielles que l'artériotomie de la temporale a dû le succès dont elle a joui pendant si longtemps comme moyen déplétif énergique dans les cas d'apoplexie cérébrale. Cette petite opération est bien peu en usage de nos jours; cependant, si l'on voulait la pratiquer, on choisirait de préférence la branche antérieure de l'artère, comme le faisait Boyer, car, en ouvrant le tronc même de la temporale, on s'expose à intéresser en même temps des branches importantes du nerf auriculo-temporal qui l'accompagnent, ou la grosse veine temporale qui lui est accolée, ce qui ne serait pas toujours sans inconvénients. Au lieu de déterminer à l'avance le point où l'on doit sectionner le vaisseau, au moyen des mensurations données par les ouvrages d'anatomie, il est infiniment plus simple et plus sûr de sentir avec le doigt les battements artériels et d'ouvrir l'artère à l'endroit qui semblera le plus propice. En général, la saignée de la temporale donne peu de sang, le jet n'est pas toujours saccadé et s'arrête souvent plus tôt qu'on ne voudrait; pour remédier à cet inconvénient, on a proposé de ne diviser l'artère que dans les deux tiers de son calibre, en se fondant sur ce que les plaies transversales incomplètes des artères donnent lieu à des hémorrhagies plus abondantes que leur section complète. En théorie, la chose est incontestable; il resterait à démontrer qu'elle est applicable en pratique. Quant au bandage compressif dit *nœud d'emballeur*, on fera bien de le remplacer par quelques tours de bande, car, de l'aveu de Magistel, un des plus chauds partisans de l'artériotomie, il est insupportable pour les malades.

Les *veines* [6-6] ne suivent pas rigoureusement le trajet des artères : celles de la partie postérieure de la région s'anastomosent avec les branches d'origine de la *veine mastoïdienne* [7]; celles de la partie antérieure descendent en convergeant, se réunissent au devant du pavillon de l'oreille, et forment un gros tronc qui accompagne l'artère et descend vers la région parotidienne.

Nerfs. — Les rameaux nerveux de la région temporale sont, comme les vaisseaux, répartis sur deux points principaux. En avant du pavillon de l'oreille, les branches du nerf *auriculo-temporal* (rameau du maxillaire inférieur, 5e paire) [8-8] se répandent dans la peau de la tempe et montent vers la région occipito-frontale; toutes ces branches sont affectées à la sensibilité. J'ai déjà parlé des douleurs névralgiques dont elles peuvent être le siége.

Le nerf *facial* [9] envoie des rameaux destinés aux muscles auriculaire supérieur, auriculaire antérieur, orbiculaire des paupières, frontal et sourcilier; ces derniers ne font que traverser la région dans l'épaisseur de la couche sous-cutanée qui recouvre l'arcade zygomatique.

En arrière du pavillon de l'oreille, la branche *mastoïdienne* du plexus cervical [10] fournit quelques-unes de ses dernières ramifications au tégument des parties latérales du crâne.

Pl. 3.—Fig. 2. 2e *plan.* — La loge limitée en dehors par l'aponévrose temporale est entièrement occupée par le muscle *temporal* ou *crotaphite* [*a*], dont les fibres s'insèrent sur toutes les parois de la cavité qui les renferme, tant du côté des os que de celui de l'aponévrose. Ce muscle, le plus puissant élévateur de la mâchoire inférieure, est très-développé chez les carnassiers, dont les mâchoires sont destinées à broyer des corps d'une dureté très-grande, tels que des os; ses faisceaux charnus, disposés en éventail, aboutissent en bas aux deux faces d'un très-fort tendon qui passe au-dessous de l'arcade zygomatique et va se fixer à l'apophyse coronoïde du maxillaire inférieur. On trouve constamment entre ce tendon et l'aponévrose une certaine quantité de tissu conjonctif rougeâtre, mollasse, infiltré de graisse et baigné de liquide, qui se continue en bas avec le tissu conjonctif de la fosse zygomatique, et qui semble faire l'office de synoviale pour faciliter les mouvements du muscle dans sa loge.

Vaisseaux. — Outre les artères *temporales profondes* [1-1] qui lui sont exclusivement destinées, et sur lesquelles j'aurai à revenir, le muscle crotaphite reçoit l'artère *temporale moyenne*, que nous avons vue partir de la temporale superficielle et perforer l'aponévrose temporale.

Les nerfs sont situés entre le muscle et le squelette, aucun d'eux n'est visible dans ce plan.

Pl. 4.—Fig. 1. 3e *plan.* — Immédiatement au-dessous du muscle temporal, on rencontre le squelette de la région formé en haut par toute la portion du *pariétal* située au-dessous de la ligne courbe temporale, en bas par l'*écaille du temporal* [*b*] et la *grande aile du sphénoïde* [*c*], en avant par le *frontal* [*d*] et le *malaire* [*e*].

La région temporale est bien certainement celle où il serait le plus facile de confondre une fracture avec une suture normale des os du crâne ; elle contient en effet un assez grand nombre de sutures dont il importe d'avoir la disposition présente à l'esprit. La suture *fronto-pariétale* [*f*] descend à peu près verticalement jusqu'à la rencontre de la grande aile du sphénoïde ; là elle se divise en deux branches divergentes : l'antérieure est la suture *sphéno-frontale* [*g*], la postérieure la suture *sphéno-pariétale* [*h*]. La première se subdivise à son tour en suture *fronto-malaire* [*i*] et *sphéno-malaire* [*j*], tandis que la suture sphéno-pariétale donne naissance aux deux sutures *sphéno-temporale* [*k*] et *temporo-pariétale* [*l*] ; cette dernière traverse la plus grande partie de la région temporale en affectant la forme d'un arc de cercle à concavité inférieure.

La portion écailleuse du temporal est un des points de la boîte crânienne où le tissu osseux est réduit à sa moins grande épaisseur ; on n'y trouve le plus souvent qu'une mince lame de tissu compacte comme papyracée et presque translucide : aussi, malgré la présence du muscle temporal et celle de l'apophyse zygomatique, un coup un peu violent porté sur la région temporale y détermine souvent une fracture du crâne. Si nous ajoutons que la présence de nombreux vaisseaux peut compliquer ces lésions d'hémorrhagies, on ne sera pas surpris de l'opinion vulgaire qui attribue un danger tout particulier aux blessures de la tempe.

Vaisseaux. — Le muscle crotaphite est alimenté par trois artères volumineuses. L'une d'elles, la *temporale moyenne*, nous est déjà connue ; elle pénètre le muscle de dehors en dedans et s'anastomose dans son épaisseur avec les deux autres. Celles-ci sont la *temporale profonde antérieure* [1] et la *temporale profonde postérieure* [2] ; elles naissent toutes deux de la maxillaire interne, et après avoir traversé de bas en haut la fosse zygomatique, arrivent dans la région temporale, où elles se placent entre le muscle crotaphite et les os. Leurs branches, presque exclusivement musculaires, s'anastomosent entre elles et avec celles de la temporale moyenne. Il arrive assez souvent que la temporale profonde antérieure passe entre les deux faisceaux du muscle *ptérygoïdien externe*, c'était le cas chez le sujet qui nous a servi de modèle ; cette dernière artère donne en outre quelques petits rameaux qui pénètrent dans l'orbite à travers les trous malaires et se réunissent aux branches de l'artère ophthalmique.

Chacune de ces artères est accompagnée de veines collatérales qui descendent dans la fosse zygomatique, mais qui, d'autre part, communiquent largement avec le réseau veineux superficiel par le moyen d'une ou deux veines satellites de l'artère temporale moyenne, qui perforent l'aponévrose temporale avec cette artère et se jettent dans la veine temporale superficielle.

Nerfs. — Trois nerfs *temporaux profonds* sont destinés au muscle crotaphite; tous trois sont fournis par la branche maxillaire inférieure de la cinquième paire; ils sont, comme les artères, situés entre les os et le muscle et pénètrent celui-ci par sa face profonde. Le nerf *temporal profond antérieur* [3] arrive dans la région temporale en passant entre les deux faisceaux du muscle ptérygoïdien externe, il fournit au muscle buccinateur une branche descendante appelée *nerf buccal* [4]. Le *temporal profond moyen* [5] et le *temporal profond postérieur* [6] passent au-dessous du ptérygoïdien externe; le dernier de ces deux nerfs donne une branche descendante, le nerf *massétérin*, qui n'est pas visible dans la figure. Les trois nerfs temporaux profonds sont de véritables nerfs mixtes, dont les fibres proviennent en partie de la grosse racine du trijumeau et en partie de la racine grêle ou masticatrice du même tronc.

4.—Fig. 2. 4e *plan.* — Les os qui composent le squelette de la région temporale forment, du côté de l'intérieur du crâne, une concavité assez profonde qui limite en dehors la fosse cérébrale moyenne. C'est dans cette concavité que vient se loger la portion la plus proéminente du lobe postérieur du cerveau; la dure-mère est ici beaucoup plus adhérente à la paroi qu'elle ne l'est plus haut à la voûte du crâne. Les os présentent sur leur face interne des sillons divergents dont la disposition a été comparée aux nervures d'une feuille de figuier, et qui sont destinés à loger les ramifications de l'artère *méningée moyenne* [1]. Celle-ci pénètre dans le crâne par le trou petit rond ou sphéno-épineux, et monte sans se diviser jusqu'un peu au-dessous de l'angle antéro-inférieur du pariétal. Là elle fournit deux branches: l'antérieure [2] s'engage dans les sillons de la portion antérieure du pariétal; la postérieure [3-3] monte verticalement derrière la partie moyenne du même os, et fournit une branche [4] horizontale d'avant en arrière, logée d'abord dans un sillon de la portion écailleuse du temporal, et qui plus loin se ramifie à la manière des deux autres. Toutes ces branches artérielles sont comprises dans l'épaisseur de la dure-mère.

La région temporale présente donc trois plans d'artères, le premier entre la peau et l'aponévrose, un second entre le muscle temporal et les os, le troisième au-dessous des os et dans l'intérieur du crâne. En présence d'une aussi grande richesse vasculaire, on comprend quel doit être le danger d'une blessure profonde de cette région, avec perforation des parois du crâne, puisque le corps vulnérant court le risque de blesser au moins un de ces plans artériels, peut-être tous les trois. Je m'abstiendrai de répéter ici ce que j'ai dit plus haut de la difficulté d'arrêter les hémorrhagies de la méningée moyenne; je ferai toutefois remarquer que le danger devient plus sérieux à la région temporale, puisque l'artère est plus voisine de son origine, partant plus volumineuse et plus susceptible de produire un épanchement considérable.

Les auteurs d'anatomie chirurgicale se sont tous demandé si l'opération du trépan devait être pratiquée à la région temporale. A l'époque où l'on employait préventivement cette opération dans toute fracture du crâne, cette question pouvait être soulevée; aujourd'hui elle me paraît oiseuse. Si l'on a affaire à une fracture avec esquilles, et si l'on constate que l'enfoncement des fragments osseux déchire le cerveau ou produit des accidents de compression pouvant amener la mort, il n'y a pas le moindre doute, il faut alors à tout prix relever ou extraire les fragments, et les dangers de l'opération, quels qu'ils soient, ne sauraient être mis en balance avec ceux que court le malade si on ne l'opère pas.

CHAPITRE II.

DE LA FACE.

Située au-dessous et en avant du crâne, dont elle semble n'être qu'un appendice, animée par un grand nombre de muscles presque tous peauciers, la *face* est, dans l'espèce humaine, un admirable appareil d'expression passionnelle. Son squelette anfractueux, d'une forme bizarre, creusé de cavités destinées à loger les organes des sens; la présence des appareils de la vision, de l'olfaction, de la gustation et de l'audition, en font une des parties les plus compliquées du corps humain. C'est en raison même de cette complication qu'on l'a subdivisée en un grand nombre de régions dont chacune, bien que resserrée dans un espace restreint, n'en présente pas moins une importance réelle pour le chirurgien. C'est ainsi qu'on y étudie les régions sourcilière, orbitaire externe, orbitaire interne, nasale, olfactive, génienne, labiale, etc., etc. Tout en reconnaissant l'utilité d'une semblable division, il ne m'a pas été possible de l'adopter dans un ouvrage iconographique; elle m'eût conduit à faire représenter un nombre excessif de figures sans aucun avantage pour l'étude. J'ai donc cru bien faire en réunissant dans un même groupe plusieurs régions qui, outre leur rapport topographique de voisinage, sont intimement liées au point de vue chirurgical, car il est bien rare qu'une violence extérieure en atteigne une seule en laissant les autres intactes.

Je diviserai la face en trois groupes de régions : 1° régions supérieures; 2° régions inférieures; 3° régions latérales. Le premier de ces trois groupes comprendra les régions sourcilière, orbitaire, zygomato-sous-orbitaire et nasale des auteurs ; dans le second viendront se ranger les régions génienne, labiale, mentonnière, olfactive interne, buccale et pharyngienne ; le troisième se composera des régions massétérine, parotidienne et auriculaire ; j'y rattacherai en outre la petite région mastoïdienne, que j'ai à dessein négligée en parlant des régions du crâne.

RÉGIONS SUPÉRIEURES DE LA FACE.

Les quatre régions sourcilière, orbitaire, olfactive externe et zygomato-sous-orbitaire que je réunis sous ce titre forment un ensemble qui comprend le sourcil, les paupières, les voies lacrymales, toutes les parties contenues dans l'orbite, le nez et la portion de la face comprise entre le bord inférieur de l'orbite et la région génienne proprement dite. On peut les limiter en haut par une ligne horizontale menée au niveau de la dépression qui surmonte les arcades sourcilières, en bas par une ligne parallèle à la première, et qui longerait la racine du nez, sur les côtés par une ligne verticale passant par l'apophyse orbitaire externe. Toutefois la cavité orbitaire et l'appareil de la vision, bien que compris dans le quadrilatère ainsi limité, méritent d'être décrits à part sous le nom de région *orbitaire interne.*

Régions sourcilière, orbitaire externe, nasale et zygomato-sous-orbitaire.

5.—Fig. 1. 1er *plan.* — Le sourcil constitue une saillie transversale en forme d'arc à concavité inférieure, située au-dessus de l'orbite, et recouverte de poils obliquement dirigés de dedans en dehors ; la présence de ces poils paraît avoir pour but d'arrêter la sueur qui découle du front, ou les corps étrangers dirigés de haut en bas vers l'orbite. L'extrémité interne du sourcil est ordinairement un peu renflée, on l'appelle *tête;* l'autre extrémité terminée en pointe porte le nom de *queue du sourcil;* la tête recouvre l'arcade orbitaire, tandis que la queue est située plus haut que le bord tranchant du frontal, c'est ce dont il est facile de s'assurer par le toucher.

La couleur des poils du sourcil est généralement en rapport avec celle des cheveux ; d'ailleurs leur teinte et leur abondance sont très-variables suivant les individus, et l'on sait quel caractère de dureté présente une face surmontée de sourcils à poils longs et rudes, en même temps que leurs têtes brusquement arquées arrivent au contact au-dessus de la racine du nez. Les sourcils n'ont pas la même direction dans toutes les races humaines ; leur obliquité dans la race jaune est un fait trop connu pour qu'il soit nécessaire d'y insister ici.

La région *orbitaire externe*, à laquelle on donne encore le nom de région *palpébrale*, est située au-dessous de la région sourcilière ; elle est essentiellement constituée par les deux paupières, voiles musculo-membraneux sans cesse en mouvement pendant la veille, et dont l'action a pour but de lubrifier la surface du globe oculaire en y étendant les larmes. Il est assez difficile de préciser les limites des paupières, car elles se continuent sans ligne de démarcation bien tranchée, la supérieure avec le sourcil, l'inférieure avec la région zygomato-sous-orbitaire ; à l'exemple de la plupart des anatomistes, je leur assignerai pour limite le pourtour de l'orbite. La paupière supérieure présente un assez grand nombre de plis transversaux, dont un, plus accusé et plus profond que les autres, divise le voile palpébral en deux parties ; toute la portion de paupière située au-dessous de ce pli recouvre le globe oculaire, tout ce qui est au-dessus est en rapport avec les parties molles contenues dans l'orbite. Des plis semblables existent à la paupière inférieure, mais en moins grand nombre.

Les deux paupières sont réunies à leurs deux extrémités par les *commissures*, entre lesquelles existe un espace libre nommé *fente palpébrale*, dont l'étendue variable fait dire que tel individu a les yeux grands, tel autre les a petits, ronds, en amande, etc. ; mais ces locutions, reçues dans le langage ordinaire, ne s'appliquent évidemment qu'au degré d'écartement naturel de l'ouverture palpébrale et non point au globe oculaire lui-même dont la grosseur et la forme sont sensiblement les mêmes chez tous les sujets. Quelle que soit du reste la grandeur de la fente palpébrale, on peut dire d'une manière générale que cette ouverture ne permet guère d'apercevoir plus du quart du globe de l'œil. Les deux extrémités de la fente palpébrale sont appelées angles de l'œil : l'angle externe est toujours aigu, mais à un degré variable ; l'angle interne est toujours plus ou moins arrondi, on l'appelle *grand angle*. La fente palpébrale ne correspond point au diamètre transversal du globe oculaire ; en examinant la hauteur comparative des deux paupières sur le sujet vivant, on peut voir qu'elle est située au-dessous de ce diamètre. C'est en dehors de la commissure externe des paupières que se développent ordinairement les premières rides ; elles y affectent une disposition rayonnée à laquelle on donne le nom de *patte-d'oie*.

Le bord libre des paupières présente dans ses cinq sixièmes externes la forme d'un arc assez régulier, dont le degré de courbure est déterminé par la saillie du globe oculaire ; dans son sixième interne, il se dévie brusquement, forme un petit angle saillant à chaque paupière, puis s'arrondit en fer à cheval au niveau du grand angle de l'œil. C'est dans l'aire circonscrite par cette courbe interne que l'on voit la *caroncule lacrymale*, petit amas de glandes sébacées et de poils follets dont les usages sont encore problématiques, mais qui devient souvent le siége de tumeurs désignées sous le nom d'*encanthis*. Immédiatement en dehors de la caroncule lacrymale, la conjonctive forme un repli vertical, à bord externe concave, nommé *membrane clignotante*, qui ne représente que d'une façon tout à fait rudimentaire la troisième paupière si développée chez les oiseaux et les reptiles. L'espace compris entre la caroncule lacrymale et l'angle saillant de chaque paupière s'appelle *lac lacrymal*.

Les *cils* sont implantés sur les bords libres des paupières, mais ils n'en occupent que les cinq sixièmes externes, et cessent immédiatement en dehors de la limite externe du lac lacrymal ; leur direction n'est pas rectiligne, mais sensiblement arquée, de manière que les deux rangées de poils se regardent par leur convexité lorsque l'œil est ouvert. Quand les paupières se rapprochent, ces poils s'entrecroisent et garantissent efficacement le globe oculaire contre les petits corps étrangers qui auraient de la tendance à s'insinuer dans la fente palpébrale. Dans l'affection connue sous le nom de *trichiasis*, les cils déviés croissent dans une direction vicieuse, et leur pointe, dirigée vers le globe oculaire, devient une cause constante d'inflammation ; dans ces cas, l'arrachement simple des poils ne produit qu'un soulagement momentané, et l'on ne peut obtenir de guérison définitive qu'à la condition de détruire complétement les bulbes pilifères. A chaque cil sont annexées des glandes sébacées dont l'inflammation produit la *blépharite ciliaire*.

On admettait autrefois que le bord libre de chaque paupière était taillé en biseau aux dépens de sa face postérieure, de sorte que lorsque ces voiles membraneux étaient rapprochés pendant le sommeil, la juxtaposition de leurs bords déterminait entre eux et la face antérieure du globe oculaire la formation d'un canal (canal de Ferrein), par lequel les larmes pouvaient librement se porter au lac lacrymal. L'observation la plus simple a suffi pour faire justice de cette erreur, qui s'était ainsi propagée comme tant d'autres, faute de vérification. Le bord libre de chaque paupière est horizontalement coupé, et présente une véritable facette qui s'accole à sa congénère dans toute son étendue, sans que la marche des larmes au devant de l'œil soit le moins du monde gênée par cette disposition. On voit, le long de l'arête postérieure de ce bord, une rangée de petits orifices blanchâtres qui ne sont autre chose que les embouchures des conduits excréteurs des *glandes de Meibomius*. Une des affections les plus communes du bord libre des paupières est l'*orgelet* ou *orgeolet*, petite tumeur inflammatoire qui paraît avoir son siége dans les follicules piloso-sébacés des cils.

L'angle saillant qui limite en dehors le lac lacrymal présente à chaque paupière un petit tubercule surmonté d'une ouverture qu'on appelle *point lacrymal*. Les orifices des points lacrymaux sont tous deux dirigés un peu en arrière, de sorte que pour bien les voir, il est nécessaire de faire basculer en avant le bord libre de la paupière correspondante, ce qui se fera aisément, en exerçant avec le doigt une légère pression à quelques millimètres de ce bord libre. Chaque point lacrymal conduit dans un des canaux lacrymaux. On a prétendu que le point lacrymal inférieur était normalement plus large que le supérieur d'un dixième de millimètre environ ; je ne saurais me prononcer sur l'exactitude, de cette mensuration, et dans tous les cas, je me demande quelle en peut être l'importance : la seule différence que je croie devoir signaler entre les deux points lacrymaux, c'est que l'inférieur est plus facile à découvrir que le supérieur, et que la commodité de prendre un point d'appui sur la joue y rend l'introduction de la canule d'Anel bien plus aisée que dans l'autre ; cependant j'en ai vu plusieurs qui n'ont pu admettre cette canule sans dilatation préalable. Il est du reste très-facile de les élargir par le cathétérisme, et, lorsque je parlerai plus loin du calibre et de la direction des conduits lacrymaux, j'exposerai les règles à suivre pour le pratiquer.

La peau se continue avec la *conjonctive* sur le bord libre des paupières. La muqueuse tapisse d'abord la face postérieure de chaque paupière, où elle prend le nom de *conjonctive palpébrale;* puis elle se réfléchit pour tapisser la face antérieure du globe de l'œil et devenir *conjonctive oculaire.* Elle forme ainsi en haut et en bas deux culs-de-sac, ou plutôt deux rigoles transversales qu'on appelle *sillons oculo-palpébraux.* Deux culs-de-sac semblables existent en dedans et en dehors, mais l'interne est à peine marqué, l'externe au contraire est profond de 4 ou 5 millimètres. La distance qui sépare le fond des sillons oculo-palpébraux du bord libre des paupières a été diversement évaluée par les auteurs, ce qui tient probablement à des variétés individuelles et au plus ou moins de tension qu'on fait subir à la paupière sur laquelle on effectue la mensuration. Les moyennes auxquelles je suis arrivé sont d'environ un centimètre pour la paupière inférieure et 2 centimètres pour la paupière supérieure.

La conjonctive palpébrale présente une coloration rosée assez uniforme, elle prend seulement une teinte d'un rouge vif dans la portion située immédiatement en arrière des orifices des glandes de Meibomius. Elle est assez transparente pour laisser voir ces glandes à travers son épaisseur, lorsqu'on renverse en dehors le bord libre des paupières; les glandes se montrent alors comme de petites lignes blanches finement ondulées, quelquefois ramifiées, toutes parallèles entre elles et perpendiculaires à la direction de la fente palpébrale. La surface de la conjonctive des paupières est tomenteuse et comme hérissée d'une innombrable quantité de petites papilles dont la composition histologique est absolument identique avec celle des papilles vasculaires du derme, et dont l'hypertrophie paraît donner lieu aux granulations conjonctivales si fréquentes chez les individus qui ont eu plusieurs ophthalmies successives.

Sur le globe oculaire la muqueuse est encore plus mince que sur les paupières, et sa transparence permet de voir nettement la sclérotique et le réseau vasculaire sous-conjonctival qui l'en sépare. On ne discute plus aujourd'hui pour savoir si la conjonctive tapisse ou non la face antérieure de la cornée; l'examen direct a tranché la question, et les anatomistes reconnaissent unanimement que l'épithélium conjonctival seul passe au devant de cette membrane. Cet épithélium est pavimenteux dans toute l'étendue de la conjonctive, soit oculaire, soit palpébrale. La muqueuse oculaire est unie à la sclérotique par un tissu conjonctif très-lâche qui permet les glissements de ces deux membranes l'une sur l'autre, et qui se laisse facilement infiltrer par le sang ou la sérosité. Il n'est pas rare d'observer dans cette couche de petits épanchements sanguins dus à la rupture d'un des vaisseaux sous-conjonctivaux pendant un effort de toux ou d'éternument, quelquefois même spontanément à la suite d'une congestion un peu violente. On ne confondra pas ces petits foyers apoplectiques avec les ecchymoses sous-conjonctivales venues de plus loin et presque toujours symptomatiques d'une fracture de la base du crâne.

Les inflammations un peu intenses du globe oculaire sont souvent accompagnées d'un épanchement séreux, d'un œdème du tissu sous-conjonctival ; le liquide épanché soulève la muqueuse dans toute son étendue, mais il est nécessairement arrêté par les adhérences de la conjonctive à la circonférence de la cornée : il se forme là un bourrelet circulaire saillant, auquel on a donné le nom de *chémosis*, et au fond duquel la cornée semble déprimée.

La conjonctive oculaire est quelquefois le siége de diverses altérations avec ou sans développement vasculaire anormal, qu'on désigne sous les noms de *pannus*, *pinguicula*, *ptérygion*, et pour l'étude desquelles je renvoie aux traités spéciaux de pathologie oculaire.

La surface de la conjonctive est continuellement humectée par les larmes, mais elle reçoit en outre le produit de la sécrétion d'un assez grand nombre de glandes muqueuses qu'elle contient dans son épaisseur. Cette surface est douée d'une exquise sensibilité, qu'elle doit à des rameaux nerveux fournis par la cinquième paire et dont nous verrons plus loin l'origine : sur des animaux plongés dans un sommeil profond et insensibles à un bruit assez fort, le moindre chatouillement de la conjonctive suffit pour provoquer à l'instant un mouvement réflexe de clignotement. On sait d'ailleurs quelle sensation pénible provoque la présence du plus petit corps étranger emprisonné entre l'œil et les paupières.

L'ouverture de la fente palpébrale ne permet guère d'apercevoir, sur le sujet vivant, qu'une petite portion de la sclérotique et la surface tout entière de la cornée. La *sclérotique*, ou *cornée opaque*, vue par transparence à travers la conjonctive, présente une teinte d'un blanc légèrement bleuâtre ; chez le vieillard, elle devient jaunâtre. Sa texture est celle d'une membrane fibreuse dont les fibres s'entrecroisent dans tous les sens. Son épaisseur et sa résistance ne lui permettent pas de se laisser facilement distendre : cependant, dans certains cas pathologiques, elle devient le siége d'un amincissement partiel ; les points ainsi amincis cèdent à la pression excentrique des parties contenues dans le globe oculaire, et forment des tumeurs saillantes, arrondies, d'une couleur bleue plus ou moins foncée, qu'on désigne sous le nom de *staphylômes* de la sclérotique. Il va sans dire que les staphylômes du segment antérieur de la sclérotique sont seuls visibles au dehors; ceux qui siégent sur le segment postérieur font saillie dans la profondeur de l'orbite, et ne peuvent être constatés qu'avec le secours de l'ophthalmoscope.

Les solutions de continuité de la sclérotique ne sont pas douloureuses et guérissent facilement lorsqu'elles sont peu étendues; qu'il me suffise de citer comme exemple l'innocuité de la ponction faite à cette membrane dans l'opération de la cataracte par abaissement.

La *cornée* transparente occupe la partie moyenne de la fente palpébrale; elle est plus superficielle que la sclérotique et plus exposée que cette dernière aux lésions traumatiques ou à l'introduction des corps étrangers. En l'observant un peu attentivement, il est facile de s'assurer que sa face antérieure n'est pas régulièrement circulaire, mais légèrement ellipsoïde, à grand axe transversal; la dissection a démontré que sa face postérieure est au contraire parfaitement arrondie. A l'état sain, la cornée présente une assez grande résistance; mais lorsqu'elle s'enflamme, elle ne tarde pas à se ramollir, son tissu se mortifie par places avec une grande facilité, et l'on peut dire qu'il y a bien peu de kératites dans lesquelles la face antérieure de la cornée ne soit le siége d'ulcérations. Lorsque ces ulcérations sont très-petites et qu'on regarde le malade en face, on peut ne pas les apercevoir; mais il suffira, pour en constater la présence, de se placer sur le côté et d'observer l'œil sous l'incidence de rayons lumineux un peu obliques. Après la guérison de la kératite, les cicatrices qui succèdent aux ulcérations présentent cette particularité, qu'elles sont toujours opaques, à moins que le tissu de la cornée n'ait été détruit d'une façon très-superficielle. Les taches opalines ainsi formées portent le nom général de *taies:* lorsqu'elles n'intéressent que les lames superficielles de la cornée, elles constituent l'*albugo;* lorsqu'elles comprennent toute l'épaisseur de la membrane, on les appelle *leucoma*. Les taies de la cornée situées en dehors du champ visuel n'ont en général pas d'autre désavantage que de troubler l'harmonie des traits de la face; mais lorsqu'elles siégent au devant de la pupille, elles gênent la vision, et peuvent même l'abolir entièrement, si elles sont assez étendues. C'est pour remédier à la cécité ainsi produite par des leucomes incurables, que Reisinger avait proposé de transplanter sur l'œil humain une cornée prise sur un animal; mais cette opération, faite depuis par Wutzer, Kissam et Plouviez, n'a donné que des insuccès.

Les collyres à l'acétate de plomb ont l'inconvénient de laisser un dépôt métallique sur les ulcérations de la cornée, et de donner lieu à la formation de taches opaques ; on fera bien de ne les point employer dans le traitement de la kératite.

La cornée transparente est assez souvent le siége de staphylômes toujours incurables, dont le mode de production est absolument le même que celui des staphylômes de la sclérotique, amincissement ou ramollissement d'abord, puis distension de la membrane par pression excentrique.

L'examen histologique de la cornée démontre qu'elle est entièrement composée par un tissu conjonctif spécial dans lequel la partie fibrillaire fondamentale fait complétement défaut et se trouve remplacée par une substance hyaline ; quant aux cellules plasmatiques, elles y sont abondantes et très-manifestement anastomosées entre elles. Ce tissu affecte une disposition lamelleuse, et se continue avec celui de la sclérotique, dont il est absolument impossible de le séparer autrement que par des moyens artificiels, tels que la coction ou une macération prolongée, mauvais procédés, qui ont presque toujours conduit à des erreurs et qui ne sauraient en aucune façon être comparés à l'examen direct. Le tissu de la cornée ne renferme point de vaisseaux sanguins ; il n'en renferme *jamais*, pas même dans l'état pathologique, et le réseau capillaire qu'on observe quelquefois à sa surface dans certaines kératites n'est pas compris dans son épaisseur : il siége dans la couche amorphe interposée à l'épithélium conjonctival et au tissu propre de la cornée, et n'est qu'une extension pathologique du réseau vasculaire sous-conjonctival avec lequel il est en communication directe. Les recherches de Kölliker et de Virchow ont mis ce point hors de doute. Comment donc comprendre qu'un tissu dépourvu de circulation sanguine puisse s'enflammer ? Car la cornée s'enflamme, le terme seul de *kératite*, universellement adopté, suffirait pour le prouver ; et de plus, la profondeur de certaines ulcérations, l'épaisseur de certains leucomes, nous démontrent que l'inflammation ne reste pas localisée dans la couche amorphe sous-épithéliale où se développe le réseau vasculaire de nouvelle formation. Pour ceux qui ne voient dans l'inflammation qu'un travail essentiellement vasculaire, et qui, d'autre part, sont obligés par les faits de reconnaître que la cornée s'enflamme, il faut absolument qu'il se développe dans cette membrane des vaisseaux sanguins, et on les admet, alors même qu'on n'en a point constaté l'existence. C'est tout simplement une pétition de principe. Mais si l'on admet avec l'école allemande, et la chose me paraît démontrée, que le processus inflammatoire est primordialement et avant tout un phénomène purement cellulaire, et que l'élément vasculaire, bien qu'intimement lié à ce travail dans la plupart des cas, n'y joue pourtant qu'un rôle secondaire et non indispensable, on s'expliquera, sans forcer les faits, que des tissus totalement dépourvus de vaisseaux sanguins, comme la cornée, puissent devenir le siége d'une inflammation ulcérative et même suppurative.

La transparence de la cornée permet, sur le vivant, d'apercevoir nettement la face antérieure de l'*iris*, diaphragme vertical dont la couleur, variable selon les sujets, est due à la présence d'un pigment particulier développé dans la trame même de son tissu ; la teinte du pigment rétro-irien, ou *uvée*, vient se combiner avec la précédente, et contribue pour sa part à modifier la couleur de l'œil. Dans les yeux noirs ou bruns, c'est la teinte propre du pigment de l'iris qu'on aperçoit, et le rôle de l'uvée est à peu près nul ; lorsque le pigment irien fait défaut, l'uvée, vue par transparence à travers l'iris, lui donne une teinte bleue. Chez les albinos, où il y a absence de tous les pigments, la transparence à peu près absolue du diaphragme irien permet d'apercevoir le réseau vasculaire du fond de l'œil, et l'iris paraît rouge.

L'iris est percé à son centre de l'ouverture pupillaire, dont les dimensions variables sont toujours calculées sur la quantité de rayons lumineux qui doivent pénétrer au fond de l'œil et impressionner la rétine. La pupille n'occupe pas toujours le centre de l'iris ; des observations exactes faites par Fano lui ont démontré qu'il est très-fréquent de trouver cette ouverture dans une position légèrement excentrique, tantôt d'un côté, tantôt de l'autre. A l'état normal, les bords de la pupille sont un peu déchiquetés, mais cette ouverture est toujours sensiblement circulaire ; dans les cas d'iritis, elle se déforme et devient irrégulière, sans qu'il soit possible d'établir une relation entre le sens dans lequel se fait la déformation et la nature spéciale de l'iritis. En même temps des dépôts plastiques envahissent le champ pupillaire et viennent en augmenter l'irrégularité.

Il n'est pas rare que de petits corps étrangers à bords tranchants ou pointus, comme des paillettes de fer forgé, aillent s'implanter dans la face antérieure de l'iris, après avoir traversé la cornée et la chambre antérieure de l'œil.

On donne le nom de *coloboma* à un vice de conformation constitué par la division congénitale de l'iris.

La région *olfactive externe*, ou région *nasale*, est située en dedans et au-dessous des régions sourcilière et orbitaire ; elle occupe la ligne médiane et forme le *nez*, portion sinon essentielle, au moins très-importante de l'appareil de l'olfaction, pavillon collecteur destiné à diriger les émanations odorantes vers les branches de terminaison du nerf olfactif.

Le nez a la forme d'une pyramide triangulaire à base inférieure, adhérente par une de ses faces ; on y distingue la *racine* ou sommet, le *dos* et la *base*. La racine du nez est ordinairement séparée du front par une dépression plus ou moins prononcée, mais constante ; c'est là un caractère que paraissent avoir négligé à dessein les sculpteurs grecs, car cette dépression ne se trouve indiquée sur aucun des chefs-d'œuvre de la statuaire antique.

Le dos du nez est formé par la réunion des deux faces latérales de la pyramide ; son extrémité inférieure se termine par le *lobe* ou pointe du nez, et chacune de ses deux faces est séparée de la joue correspondante par le sillon *naso-génien*, auquel fait suite en bas le sillon *naso-labial*. La forme du nez est très-variable. Aplati et écrasé chez les enfants, par suite du peu de développement des os qui en forment la charpente, il conserve cette disposition chez les individus à nez *épaté*; d'autres fois il est droit; d'autres fois encore le dos s'allonge outre mesure, la pointe se dirige en bas : de là les noms de nez aquilin, nez en bec de corbeau, etc. On a prétendu que les sujets à nez épaté étaient, plus que les autres, prédisposés à la fistule lacrymale ; c'est là une assertion que les faits n'ont point justifiée.

Au bas de chacune des faces latérales se voit l'*aile du nez*, espèce de volet mobile placé en dehors de la narine, et dont les mouvements de soulèvement ou d'abaissement, selon les passions qui agitent l'individu, contribuent puissamment à l'expression de la physionomie.

Le lobe du nez est tantôt pointu, tantôt renflé en boule ; en le comprimant d'avant en arrière avec la pulpe du doigt, on sent très-bien la ligne de séparation des deux cartilages qui le soutiennent. On sait que l'extrémité du nez est une des parties du corps qui sont le plus facilement atteintes de congélation.

La base du nez est triangulaire, tantôt horizontale, tantôt oblique, soit en haut, soit en bas ; elle présente au milieu la sous-cloison, et sur les côtés les ouvertures des narines dont les dimensions n'ont rien de fixe. Chaque narine a la forme d'un ovale à grosse extrémité dirigée en arrière et en dehors ; leur pourtour est garni de poils roides appelés *vibrisses*, destinés à tamiser l'air inspiré et à s'opposer à l'introduction des corps étrangers dans les voies respiratoires ; c'est sur le bord des narines que la peau du nez se continue avec la muqueuse pituitaire. Il est à remarquer que le plan de la base du nez est situé un peu au-dessous du plancher des fosses nasales, de sorte que pour explorer l'intérieur de ces cavités, il faut toujours avoir le soin de relever le lobe du nez.

Le nez est rarement vertical au milieu du visage, il est très-souvent dévié d'un côté, et le cartilage de la cloison se trouve déjeté dans le même sens. Cette déviation tient-elle à l'habitude de se moucher toujours de la même main ? On l'a dit, mais je ne saurais l'affirmer, faute de recherches suffisantes à ce sujet.

Dans les diverses régions dont je viens d'exposer l'anatomie des formes, la *peau* ne présente pas partout les mêmes caractères, et, en raison de ces différences, elle n'est pas partout sujette aux mêmes affections. Au sourcil, elle est épaisse et donne insertion par sa face profonde aux muscles sous-jacents ; couverte de poils abondants, elle renferme une grande quantité de glandes sébacées annexées aux bulbes pilifères : aussi les kystes produits par l'oblitération des conduits excréteurs de ces glandes y sont-ils relativement fréquents ; on y rencontre assez souvent des lipomes. La peau du sourcil est très-mobile, ce qui permet de la déplacer facilement dans les différentes opérations que l'on peut avoir à exécuter dans cette région, soit pour l'ablation de ces diverses tumeurs, soit pour la résection des nerfs frontaux, etc. Or, comme il n'est pas indifférent de laisser ou non des cicatrices visibles dans une portion si apparente du visage, il faut toujours, autant que possible, faire les incisions dans la ligne des poils, après les avoir préalablement rasés ; lorsqu'ils seront revenus à leur longueur primitive, ils dissimuleront toute trace de l'opération.

Les plaies verticales du sourcil ont toujours de la tendance à rester béantes par le fait de la rétraction des fibres musculaires transversales qui s'insèrent à la face profonde du derme ; on devra les réunir par la suture entortillée, qui, en comprenant une plus grande épaisseur de tissus, permettra d'en mieux affronter les bords.

En passant du sourcil aux paupières, la peau change de caractère ; elle acquiert une grande finesse, en même temps que sa mobilité augmente, et ne redevient plus épaisse qu'en se portant de la paupière inférieure à la joue. L'épaisseur du tégument va aussi en augmentant de chaque côté de la région orbitaire, vers la région temporale ou vers la portion adhérente du nez. La peau des paupières doit son extrême mobilité au tissu conjonctif très-lâche qui la double ; ce tissu ne contient jamais de graisse, mais en revanche il se laisse infiltrer de liquide avec la plus grande facilité : de là la fréquence de l'œdème des paupières, de là encore la production d'ecchymoses après les contusions même les plus légères ; aussi recommande-t-on, pour éviter ces épanchements sanguins de ne jamais appliquer de sangsues sur la peau des paupières. Le pus se répand facilement au milieu du tissu conjonctif palpébral.

La chirurgie met à profit la souplesse et la mobilité de la peau des paupières pour la confection de lambeaux autoplastiques dans les opérations de *blépharoplastie*, et grâce à l'abondance du réseau vasculaire sous-cutané, la partie transplantée n'est presque jamais atteinte de mortification.

Les kystes sébacés des paupières ne sont pas rares, leur ablation ne présente ordinairement aucune difficulté, et la cicatrice qui succède à l'opération sera complétement dissimulée si l'on a soin de faire les incisions transversales, c'est-à-dire dans le sens des plis cutanés dont j'ai signalé l'existence.

En dedans du grand angle de l'œil, la peau conserve en grande partie sa mobilité et sa minceur, et l'on y sent avec le doigt la saillie du tendon de l'orbiculaire que l'on suit jusqu'à ses insertions à l'apophyse montante du maxillaire supérieur en avant de la gouttière lacrymale. On peut rendre ce tendon plus apparent en tirant les paupières en dehors, la commissure interne se trouve tendue, et l'on voit que le tendon est horizontalement placé entre deux petites dépressions qu'il sépare; c'est à la dépression inférieure que correspond le *sac lacrymal.*

Certains vices de conformation des paupières, congénitaux ou acquis, ont reçu des noms particuliers que l'on trouvera indiqués dans tous les ouvrages de pathologie et que je me borne à rappeler ici. On appelle *lagophthalmie* la division congénitale des paupières, *phimosis palpébral* l'étroitesse de leur ouverture entraînant l'impossibilité de découvrir une portion suffisante du globe oculaire, *ankyloblépharon* l'adhérence des deux paupières entre elles, *symblépharon* leur adhérence avec le globe de l'œil. L'*épicanthus* est un repli vertical formé par la peau de l'angle interne de l'œil; il est quelquefois assez développé pour recouvrir une partie de la cornée et gêner la vision latérale; les mots *entropion* et *ectropion* indiquent le renversement de l'une ou des deux paupières en dedans ou en dehors.

L'intégrité absolue de ces voiles membraneux n'est pas aussi indispensable à l'exercice de la vision qu'on pourrait le penser à priori; la première condition pour que l'œil reste sain c'est que sa surface antérieure soit entièrement recouverte lorsque les paupières se rapprochent, car pour peu qu'une partie de cette surface soit continuellement en contact avec l'air extérieur, la conjonctive s'enflamme, la cornée et les parties plus profondes de l'œil ne tardent pas à être atteintes à leur tour, et finalement la perte de la vision s'ensuit. Mais je le répète, il n'est pas absolument nécessaire pour prévenir un pareil résultat que les paupières conservent intégralement leur longueur normale ; plusieurs faits démontrent qu'après la destruction d'une notable portion du bord libre de l'une ou de l'autre paupière, les contractions de l'orbiculaire ont été suffisantes pour produire une occlusion convenable de la fente palpébrale.

Sur la racine et sur le dos du nez la peau est encore fine et peu adhérente, sa face profonde est séparée des parties sous-jacentes par un véritable *fascia superficialis ;* à mesure que l'on descend elle devient de moins en moins mobile, et sur l'aile du nez il est tout à fait impossible de l'isoler, même par la dissection la plus attentive. Elle renferme une très-grande quantité de glandes sébacées dont les orifices ressemblent à ceux qui garnissent la peau d'une orange ; ces orifices sont surtout visibles chez les personnes brunes qui ont dépassé l'âge de trente ans. Leur oblitération donne lieu à une variété d'acné, l'*acné sebacea*, spécialement caractérisée par de petites pustules remplies d'une matière grasse au milieu de laquelle on constate presque toujours au microscope la présence d'un ver parasitaire, le *demodex folliculorum.* Une autre affection semble avoir fait son siége d'élection de la peau du nez, c'est la *couperose*, improprement appelée *acne rosacea*, car loin d'être constituée par des pustules elle consiste en une dilatation variqueuse des capillaires sanguins. Ai-je besoin d'ajouter que c'est une des maladies les plus incommodes et les plus désolantes par leur ténacité.

Fig. 2. 2e *Plan.* — Après avoir enlevé la peau et le tissu adipeux généralement peu abondant qui la double, on met à découvert un plan constitué par des muscles pâles, diversement entrecroisés, et qui, pour la plupart, s'insèrent à la face profonde du derme.

Au sourcil les fibres les plus superficielles appartiennent à la moitié supérieure du muscle *orbiculaire des paupières* [*b b*] ; elles sont horizontales et affectent la forme d'arcs à convexité supérieure. Les fibres du muscle *frontal* [*a*] descendent verticalement de la région occipito-frontale et disparaissent au-dessous des précédentes. Quant au muscle *sourcilier*, il est situé plus profondément, entre le muscle orbiculaire qui le recouvre et l'arcade sourcilière ; ses fibres traversent celles de l'orbiculaire et vont s'insérer à la face profonde de la peau du sourcil, aussi n'y a-t-il pas de *fascia superficialis* en ce point.

Le muscle *orbiculaire des paupières* [*bb*] est sans contredit le plus important de tous les muscles de ce plan ; non-seulement il entre dans la composition des paupières, mais il s'étend encore sur les régions voisines, en haut vers le sourcil, en bas dans la région zygomato-sous-orbitaire, en dedans sur la racine du nez, et en dehors jusqu'aux limites de la région temporale. On peut le diviser en deux portions, une portion orbitaire et une portion palpébrale ; cette dernière se compose de fibres dont le ton pâle et jaunâtre tranche d'une manière assez nette avec la couleur beaucoup plus rouge de la portion orbitaire. Il semble au premier abord que les fibres de l'orbiculaire forment une suite de cercles concentriques d'autant plus petits que l'on se rapproche davantage de la fente palpébrale, mais on s'assure par une dissection exacte que ces fibres ne forment pas des cercles complets, elles constituent seulement des arcs plus ou moins longs, entrecroisés à angles très-aigus, dont une extrémité se fixe aux os du pourtour de l'orbite tandis que l'autre s'insère à la peau. La résultante de l'action combinée de toutes ces fibres arciformes est l'occlusion de la fente palpébrale dont l'orbiculaire est le muscle constricteur.

En examinant le côté externe de l'orbite, on voit que les fibres de la moitié supérieure de l'orbiculaire se continuent avec celles de la moitié inférieure sans que rien vienne interrompre cette continuité. Du côté interne, les fibres superficielles semblent aussi le plus souvent se porter de haut en bas sans interruption, mais il n'en est plus de même pour les fibres profondes ; les unes vont directement s'insérer soit sur l'apophyse montante du maxillaire supérieur, soit sur le sac lacrymal ; les autres, et ce sont les plus nombreuses, se jettent sur un tractus fibreux horizontal qui divise le muscle en deux portions et que l'on décrit sous le nom de *tendon direct* de l'orbiculaire des paupières. Ce tendon direct n'est en réalité qu'une espèce de ligament transverse étendu de l'apophyse montante à la commissure interne des paupières, au point de réunion des deux cartilarges tarses, et j'adopterais volontiers la dénomination de *ligament interne des tarses* que lui assigne Richet, si je ne craignais que la multiplicité des noms pour une même chose n'amenât quelque confusion. Au reste, l'important est avant tout de s'entendre sur les choses.

Le tendon direct de l'orbiculaire est toujours peu visible quand on examine le muscle par sa face superficielle, quelquefois même, comme je viens de le dire, il n'est pas possible de l'apercevoir, et la continuité des fibres ne semble point interrompue ; mais si l'on rabat l'orbiculaire de dehors en dedans et qu'on l'étudie par sa face profonde, le tendon se montre sous la forme d'une petite bandelette bien distincte dès que l'on a dépassé la commissure interne des paupières. De la face postérieure du tendon direct de l'orbiculaire part une expansion fibreuse qui se porte en arrière vers le fond de l'orbite, s'accolle à la paroi externe du sac lacrymal qu'elle renforce et va se fixer à la lèvre postérieure de la gouttière lacrymale; c'est là ce qu'on appelle *tendon réfléchi* de l'orbiculaire des paupières, dénomination tout aussi vicieuse que celle de *tendon direct.*

Le muscle orbiculaire est le seul muscle que l'on rencontre à la paupière inférieure, ses fibres sont immédiatement appliquées sur la charpente fibreuse de la paupière qui les sépare de la conjonctive. A la paupière supérieure on rencontre en outre la terminaison du muscle releveur de la paupière supérieure que nous aurons occasion d'étudier dans le quatrième plan.

De la partie inférieure et externe de l'orbiculaire part un faisceau de fibres qui va former le muscle *petit zygomatique* [*g*], en dehors de celui-ci descend le *grand zygomatique* [*h*] dont les insertions supérieures à l'os malaire sont un peu recouvertes par les fibres les plus externes de l'orbiculaire. Les deux muscles zygomatiques se portent à la commissure labiale dont ils sont élévateurs.

Dans la région nasale, la couche musculeuse forme un seul plan de peu d'importance; elle se compose de muscles aplatis, à peine développés, dont l'action contribue à l'expression de la face, mais dont l'intérêt au point de vue chirurgical est absolument nul. Ce sont : en haut, sur la racine du nez, le *pyramidal* [*c*], ordinairement décrit comme un faisceau du muscle frontal, mais qui, pour Sappey, est tout a fait indépendant de ce muscle dont il est même un antagoniste; plus bas, sur le dos du nez, le *transverse* [*d*], enfin, sur les côtés, l'*élévateur superficiel* ou *releveur commun* de l'aile du nez et de la lèvre supérieure [*f*] et le *myrtiforme* [*e*] dont la portion antérieure est seule visible dans la figure.

Vaisseaux. — Le tronc de l'*artère faciale* [1] est situé au-dessous des deux muscles zygomatiques, il ne devient visible que sur les côtés du nez où il monte vers le grand angle de l'œil. Tous les autres troncs artériels ne sont représentés dans ce plan que par leurs branches. Au sourcil, celles de la *frontale interne* [4] et de la *sus-orbitaire* [5] se portent verticalement vers la région occipito-frontale; dans la région zygomato-sous-orbitaire, les rameaux de la *transversale de la face* [2] viennent se répandre sur la moitié inférieure de l'orbiculaire et sur les deux muscles zygomatiques. Le nez reçoit un très-grand nombre d'artérioles venues de la nasale et de l'artère de l'aile du nez.

La *veine faciale* [5-5] parcourt en diagonale presque tout le champ de la préparation; dans toute son étendue, elle est située en dehors de l'artère du même nom et sur un plan plus superficiel que cette artère. Elle commence à la partie inférieure du bord interne de l'orbite où elle fait directement suite à la *veine préparate* [6] et reçoit, chemin faisant, les veines des parties circonvoisines; la grosse branche anastomotique qui l'unit à la veine ophthalmique dès son origine fait largement communiquer la circulation intra-crânienne avec celle de la face.

Outre la veine préparate, il existe encore d'autres veines frontales que j'ai précédemment désignées sous le nom de *veines frontales externes* [7-7-7], les unes traversent l'orbiculaire des paupières et pénètrent dans l'orbite où elles vont s'anastomoser avec quelqu'une des branches de la veine ophthalmique, les plus externes se portent en arrière et vont se jeter dans la veine temporale superficielle.

Les *lymphatiques* peuvent être divisés en deux groupes ayant chacun une destination différente; ceux de la moitié externe de ce plan ont une direction oblique en arrière et aboutissent aux ganglions parotidiens; ceux de la moitié interne forment par leur réunion quelques troncs qui accompagnent la veine faciale et descendent avec elle jusqu'aux ganglions sous-maxillaires.

NERFS. — Ils doivent être distingués en nerfs de sensibilité et nerfs de mouvement; les premiers proviennent du trijumeau, ils sont fournis, soit par la branche ophthalmique, soit par le nerf maxillaire supérieur. Les rameaux de la branche ophthalmique sont le nerf *frontal externe* [8], le nerf *frontal interne* [9] et le nerf *nasal* [10] ou nerf *sous-trochléateur;* ce dernier nom lui vient de ce qu'il sort de l'orbite en passant au-dessous de la poulie (trochlée) de réflexion du muscle grand oblique de l'œil. Je ne fais que mentionner ici le petit nerf *naso-lobaire* qui n'est pas visible dans la figure. Le nerf maxillaire supérieur fournit, par l'entremise du nerf *sous-orbitaire*, des rameaux [11] qui se répandent dans la peau de la région zygomato-sous-orbitaire. C'est à la présence de ces nombreuses ramifications nerveuses que la peau des régions supérieures de la face doit son exquise sensibilité.

Le nerf *facial* [12-12-12] envoie à chacun des muscles de ce plan un ou plusieurs filets moteurs chargés de présider à leur contraction.

Il s'ensuit que dans les paralysies de la septième paire, le muscle orbiculaire, animé par le facial, ne peut plus se contracter, et le malade est dans l'impossibilité de fermer l'œil du côté paralysé.

—Fig. 1. 3e *Plan.* — Les parties molles des régions supérieures de la face n'ont pas une égale épaisseur partout; limitées au plan musculaire que nous venons d'étudier dans les régions sourcilière, orbitaire et nasale, elles comprennent à la région zygomato-sous-orbitaire deux autres plans de muscles que j'indiquerai successivement.

Dans la région sourcilière, l'orbiculaire des paupières, le frontal et le sourcilier sont séparés des os par un tissu conjonctif à larges mailles qui rend facile le glissement de ces muscles et leur permet de se déplacer avec la peau ; c'est dans ce tissu que cheminent les vaisseaux et les nerfs frontaux à leur sortie de l'orbite.

La portion palpébrale de l'orbiculaire recouvre la charpente fibreuse des paupières et les *deux cartilages tarses* [c d]. Ceux-ci occupent le bord libre de chaque paupière et en déterminent la forme, ils ont pour utilité manifeste de maintenir les paupières tendues et de s'opposer au plissement qu'y détermineraient inévitablement les contractions du muscle orbiculaire, car il est bien évident que sans leur présence, toutes les fois que le muscle agirait, les lèvres de la fente palpébrale se plisseraient en bourse ; ils agissent, selon la juste comparaison de Cruveilhier, comme ces rouleaux de bois qu'on met aux deux extrémités de certaines cartes pour les maintenir étendues. Les deux cartilages tarses n'ont pas précisément la même forme ni la même grandeur, tandis que l'inférieur est à peu près rectangulaire, le supérieur ressemble à une portion de sphère creuse limitée par deux arcs, ou, pour me servir d'une image plus facilement compréhensible, à la peau d'un quartier d'orange ; il présente à sa partie moyenne beaucoup plus de hauteur que l'inférieur. Leur face antérieure est convexe comme celle des paupières, leur face postérieure concave s'adapte à la forme du globe oculaire ; leur bord libre est coupé carrément, leur bord adhérent donne insertion à l'aponévrose palpébrale, le supérieur reçoit en outre sur ce bord le tendon terminal du muscle releveur de la paupière supérieure. Les deux cartilages tarses se réunissent au niveau des commissures palpébrales, et de leur point de réunion part un trousseau fibreux transversal qui les fixe solidement aux os du pourtour de l'orbite. On peut donner à ces ligaments le nom de *ligaments des tarses ;* l'externe s'insère à l'apophyse orbitaire externe, quant à l'interne nous avons vu plus haut qu'il n'est autre chose que le tendon direct de l'orbiculaire des paupières ; il s'insère à l'apophyse montante et sur le bord antérieur de la gouttière lacrymale.

Le tissu des cartilages tarses appartient à la classe des fibro-cartilages, il loge dans son épaisseur, du côté de sa face conjonctivale, les glandes de Meibomius, qu'on aperçoit, du reste, parfaitement par transparence, à travers la face antérieure des deux cartilages.

L'*aponévrose palpébrale* fait suite au bord adhérent des cartilages tarses, elle s'insère d'autre part à tout le pourtour de l'orbite et forme avec les deux tarses une toile fibro-cartilagineuse verticale, interrompue dans son milieu par la fente palpébrale. Ses deux faces sont recouvertes d'une couche de tissu conjonctif, qui, à la face antérieure la sépare du muscle orbiculaire des paupières, et à la face profonde l'unit à la conjonctive ; or, comme cette aponévrose ne présente point de solution de continuité, il suit de là qu'elle sépare exactement le tissu conjonctif sous-cutané du tissu sous-conjonctival, de sorte que les épanchements liquides développés dans une de ces deux couches ne passeront pas dans l'autre tant que l'aponévrose restera intacte ; c'est donc immédiatement au-dessous de la conjonctive et non pas sous la peau que se répandront les liquides venus des parties profondes de l'orbite, de là la formation des ecchymoses sous-conjonctivales après les fractures de la base du crâne.

L'angle interne de l'orbite est occupé par un petit appareil qui, malgré son peu de volume, n'en présente pas moins un grand intérêt physiologique et chirurgical. Je veux parler des *voies lacrymales* [*c*], c'est-à-dire des *points* et des *conduits lacrymaux*, ainsi que du *sac lacrymal* qui leur fait suite. Nous avons vu plus haut que l'angle saillant de chaque paupière est surmonté d'une très-petite ouverture arrondie que nous avons nommée *point lacrymal;* c'est par là que disparaissent les larmes qui ont baigné la surface du globe de l'œil, et pour mieux assurer sa fonction, chaque point lacrymal est garni d'un petit anneau cartilagineux destiné à le maintenir toujours béant. Au point lacrymal fait suite un canal creusé dans l'épaisseur de chaque paupière, plus près de sa face muqueuse que de sa face cutanée, et auquel on a donné le nom de *canal* ou *conduit lacrymal.* Dirigés d'abord d'avant en arrière, les deux canaux lacrymaux s'infléchissent après un très-court trajet, se portent en dedans et vont s'ouvrir sur le côté externe du sac lacrymal, soit isolément, soit par une ouverture unique. Malgaigne fait observer avec raison que, lorsque les deux paupières sont rapprochées, les canaux lacrymaux sont à peu près parallèles et rectilignes, tandis que lorsqu'elles sont écartées ils sont coudés, mais l'inférieur l'est toujours beaucoup plus que le supérieur, et dans ce cas, leurs deux concavités sont tournées l'une vers l'autre.

Les canaux lacrymaux ont 6 à 7 millimètres de long, l'inférieur est ordinairement un peu plus court que le supérieur.

Le cathétérisme des canaux par les points lacrymaux est une petite opération sans difficulté réelle, mais qui demande toujours un peu d'attention et de dextérité. S'agit-il de faire pénétrer une injection dans le sac lacrymal, on s'adressera de préférence au point lacrymal inférieur pour introduire la canule d'Anel ; on prendra un point d'appui sur la joue du malade et l'on fera basculer la paupière en dehors pour rendre l'ouverture plus évidente, en même temps qu'on portera la commissure en dehors pour redresser le canal lacrymal. Mais il est clair qu'en agissant ainsi on n'arrivera jamais à détruire l'angle que fait le canal lacrymal avec le sac et le canal nasal, aussi, si l'on veut introduire dans les voies lacrymales un stylet qui ait chance de les traverser dans toute leur étendue, on devra choisir le point lacrymal supérieur. L'opérateur se placera derrière le malade et relèvera fortement en haut la paupière supérieure au moyen de la pulpe d'un doigt appliqué au-dessus de la commissure interne ; il arrivera ainsi à redresser suffisamment le canal lacrymal pour que son instrument puisse être poussé directement jusque dans les fosses nasales, si aucun obstacle pathologique ne l'arrête en chemin.

Le *sac lacrymal* est situé à l'angle interne de l'orbite, il occupe la gouttière lacrymale formée par l'apophyse montante du maxillaire supérieur et la moitié antérieure de l'os unguis. Le tendon de l'orbiculaire le croise perpendiculairement en passant au devant de lui, et plusieurs des fibres de ce muscle s'insèrent sur sa face antérieure. On assigne ordinairement au sac lacrymal la forme d'une poire renversée dont la portion la plus rétrécie marquerait la limite qui le sépare du canal nasal ; c'est là effectivement une disposition qu'il affecte souvent, mais il est aussi très-fréquent de voir le sac et le canal se continuer directement, sans ligne de démarcation, le sac présente alors la forme d'un cylindre surmonté par une calotte sphérique. La hauteur du sac lacrymal varie entre 12 et 15 millimètres, sa largeur moyenne est de 4 à 6 millimètres, mais on la voit quelquefois s'élever jusqu'à 8 ou 9 ; il est en rapport en dedans avec les deux os qui forment la gouttière lacrymale, une ouverture horizontale faite à ce niveau conduirait dans le méat moyen des fosses nasales ; en dehors il est recouvert et bridé par l'expansion fibreuse appelée tendon réfléchi de l'orbiculaire des paupières ; en avant il est recouvert par le muscle orbiculaire, de la graisse, la caroncule lacrymale et la peau de l'angle interne des paupières.

On se fera une idée exacte des rapports du sac et des conduits lacrymaux en exécutant la préparation que j'ai déjà indiquée plus haut, c'est-à-dire en renversant de dehors en dedans le muscle orbiculaire des paupières ; on verra alors qu'au moment où le tendon direct de ce muscle va croiser le sac de dehors en dedans, il émet (ou reçoit, car il n'y a là qu'une question de mots) sur sa face postérieure une expansion fibreuse qui se porte d'avant en arrière, s'accole à la paroi externe du sac lacrymal, et va se fixer à la lèvre postérieure de la gouttière lacrymale ; c'est ainsi qu'il faut comprendre la disposition du tendon direct et du tendon réfléchi de l'orbiculaire. Enfin, de la portion la plus antérieure du tendon réfléchi partent deux petits faisceaux musculaires qui se portent sur chaque canal lacrymal et s'y insèrent, c'est là ce qu'on appelle le *muscle de Horner*. On comprendra sans peine, d'après la description qui précède, pourquoi certains auteurs, considérant l'aponévrose qui renforce le sac lacrymal comme une émanation du tendon direct de l'orbiculaire des paupières, lui ont imposé le nom de tendon réfléchi, et ont décrit le muscle de Horner comme une simple dépendance du muscle orbiculaire, et pourquoi d'autres anatomistes ont décrit à part et le muscle de Horner et l'aponévrose, en admettant que cette dernière part de la lèvre postérieure de la gouttière lacrymale, se porte d'arrière en avant et vient s'unir à la face postérieure du ligament interne des tarses (tendon direct). Ces diverses manières de voir ont un peu embrouillé la question, mais en somme, les différences ne portent que sur l'interprétation; le fait anatomique et fondamental reste toujours le même.

On a beaucoup discuté relativement aux usages du muscle de Horner ; exposer en détail toutes ces discussions serait chose fastidieuse autant qu'inutile, cependant la théorie de la pénétration des larmes dans les points lacrymaux me paraît assez importante pour que je m'y arrête un instant, lorsque j'aurai décrit le canal nasal et que les voies lacrymales nous seront connues dans leur ensemble.

Lorsqu'un obstacle quelconque empêche les larmes de s'écouler dans les fosses nasales, elles s'accumulent dans le sac lacrymal, le distendent, et l'on observe alors que la petite fossette située au-dessous du tendon de l'orbiculaire et du grand angle de l'œil ne tarde pas à disparaître ; elle est bientôt remplacée par une tumeur que forme le sac distendu et qu'on appelle *tumeur lacrymale*. Plus tard, si l'obstacle n'est pas levé, le sac s'enflamme, sa paroi antérieure moins résistante et moins bien soutenue que les autres s'ulcère, le muscle orbiculaire et la peau se perforent à leur tour et le liquide contenu dans le sac se fait jour au dehors par une *fistule lacrymale* située au-dessous du grand angle de l'œil. La tumeur lacrymale se manifeste toujours au-dessous du tendon de l'orbiculaire, ce qui tient à ce que celui-ci croise le sac beaucoup plus près de son fond que de sa partie inférieure ; dans les cas très-rares où la tumeur est bilobée, l'étranglement correspond au passage du tendon et le lobe inférieur est toujours beaucoup plus prononcé que le supérieur. Il suit de ces rapports que si l'on veut pénétrer directement dans le sac lacrymal pour opérer une fistule, on devra ponctionner au-dessous du tendon de l'orbiculaire entre ce tendon et le bord inférieur de l'orbite ; l'instrument divisera la peau, le muscle orbiculaire et la paroi antérieure du sac. (Voy. pl. 5, fig. 1, C.)

La région zygomato-sous-orbitaire ne présente dans ce plan qu'un seul muscle, le *releveur propre de la lèvre supérieure* [*a*], qui serait beaucoup mieux nommé releveur commun profond, car ainsi que l'a démontré Sappey, il envoie constamment un faisceau à l'aile du nez. Ce muscle est immédiatement sous-jacent au releveur superficiel, tous deux s'entrecroisent en X, celui-ci se dirigeant de dedans en dehors tandis que le releveur profond se porte de dehors en dedans ; ces deux muscles ont la même action sur la lèvre supérieure et l'aile du nez.

Vaisseaux. — La distribution des artères *sus-orbitaire* et *frontale interne* nous est déjà connue ; je ne ferai donc qu'indiquer ici les points par lesquels ces artères arrivent dans la région sourcilière. La première [1] sort par le trou sus-orbitaire et se divise immédiatement en deux branches, quelquefois même la division s'opère avant sa sortie de la cavité orbitaire. La *frontale interne* [2] passe au-dessous et en dedans de la poulie de réflexion du muscle grand oblique de l'œil ; d'abord horizontale, elle se recourbe sur l'apophyse orbitaire interne et devient verticale.

Les artères *palpébrales* [5] longent horizontalement le bord libre de chaque paupière de dedans en dehors ; elles sont placées entre le muscle orbiculaire et le cartilage tarse.

Le nez est recouvert de branches artérielles petites mais très-nombreuses, fournies par l'artère *faciale* et par l'artère *ophthalmique*. L'artère *faciale* [4] arrivée au-dessus de la commissure labiale s'engage entre l'élévateur superficiel et l'élévateur profond de la lèvre supérieure ; elle se place à 5 ou 6 millimètres en dehors de l'aile du nez et continue son trajet ascendant jusqu'au-dessous et en dedans du grand angle de l'œil où elle s'anastomose à plein canal avec l'artère nasale qui, à ce niveau, prend le nom d'*angulaire*. Elle fournit, chemin faisant, l'artère de l'aile du nez et les rameaux dorsaux de cet organe. L'artère *nasale* [5] sort de l'orbite au-dessous de l'artère frontale, quelquefois même elle se détache du tronc de cette dernière artère. Le nez reçoit encore, par sa base, l'artère de la sous-cloison, petite branche de la *coronaire* ou *labiale supérieure*. Tous ces rameaux artériels forment, principalement sur le lobule du nez, un réseau extrêmement abondant, à mailles serrées, qui nous rend compte de la facilité avec laquelle se réunissent les solutions de continuité de cette partie de la face. Depuis la fameuse observation de Garengeot, rapportée dans tous les livres classiques, il y a même dans la science des cas bien authentiques de nez complétement arrachés et remis en place avec succès.

L'artère *sous-orbitaire* fournit à ce plan quelques petites artérioles [6] qui, d'abord situées au-dessous de l'élévateur profond, contournent le bord externe de ce muscle, deviennent superficielles et se distribuent aux parties molles de la région zygomato-sous-orbitaire.

Les branches artérielles sont accompagnées par des *veines* qui, en définitive, aboutissent à la *veine faciale* [9]. Je ne reviendrai pas sur ce que j'ai dit plus haut de la distribution et du trajet de cette dernière ; si je l'ai conservée dans la préparation, c'est afin de mieux faire voir combien elle s'éloigne de l'artère faciale à sa partie moyenne.

Les lymphatiques suivent le même trajet que ceux du second plan.

NERFS. — Ils sont *sensitifs* ou *moteurs*, et j'ai déjà mentionné leur distribution d'une manière sommaire en décrivant le plan précédent. Les premiers émanent de la cinquième paire, ce sont les deux *frontaux*, le *nasal*, le *naso-lobaire* venus de la branche ophthalmique et le *sous-orbitaire* fourni par le maxillaire supérieur. Quant aux branches du *facial* [18-18] elles sont exclusivement destinées aux muscles.

Le nerf *frontal externe* [15-15] est celui dont les branches sont le plus ordinairement le siége de la névralgie *sus-orbitaire*. La section simple du nerf à sa sortie du trou sus-orbitaire, soit à ciel ouvert, soit par la méthode sous-cutanée, a rarement donné des résultats définitifs, et presque toujours l'opération a été suivie du retour des douleurs. Pour prévenir la réunion des deux extrémités du nerf sectionné, il vaut beaucoup mieux reséquer une portion plus ou moins considérable du bout périphérique et replier sur elle-même l'extrémité qu'on laisse dans la plaie, mais même en prenant ces précautions, l'opération n'a pas toujours été aussi avantageuse qu'on l'avait d'abord espéré, ce qui se comprend aisément, car le plus souvent les causes de la névralgie sont situées beaucoup plus profondément que le point qu'on peut atteindre. Quoi qu'il en soit, si l'on voulait sectionner ou reséquer le nerf frontal, il faudrait faire une incision transversale dans la ligne des poils du sourcil (Voy. pl. 5, fig. 1, A). Sur certains sujets, la place du trou sus-orbitaire est indiquée par une petite échancrure du frontal qu'on sent très-bien sous la peau.

Le nerf *frontal interne* [14] sort de l'orbite au-dessous et en dedans du précédent, entre le trou sus-orbitaire et la poulie du muscle grand oblique ; son trajet et sa distribution sont analogues à ceux du frontal externe.

Le nerf *nasal* [15] accompagne les artères frontale et nasale à leur sortie de l'orbite ; il donne des rameaux ascendants qui vont au front et aux sinus frontaux ; ses rameaux descendants se perdent sur le dos du nez.

Le nerf *naso-lobaire* [16] est la terminaison du filet ethmoïdal du rameau nasal ; plus curieux par la singularité de son trajet qu'intéressant au point de vue pratique, ce petit nerf est situé au-dessous des os du nez, puis il devient superficiel en traversant un trou percé entre ces os et le cartilage ; ses rameaux terminaux vont au lobule et à l'aile du nez.

Les paupières et la conjonctive doivent leur sensibilité à des filets palpébraux venus du nerf lacrymal pour la paupière supérieure et du nerf sous-orbitaire pour la paupière inférieure. J'ai déjà signalé les branches [17] que ce dernier envoie dans la région zygomato-sous-orbitaire.

—Fig. 2. 4ᵉ *plan*. — Si l'on enlève les parties que je viens de décrire comme constituant le troisième plan, on met à nu le squelette du sourcil et de l'orbite ainsi que la charpente ostéo-cartilagineuse du nez. Cependant les régions palpébrale et zygomato-sous-orbitaire sont encore occupées par des parties molles d'un certain intérêt dont l'étude doit d'abord nous arrêter un instant.

A la paupière supérieure on rencontre derrière l'aponévrose palpébrale l'extrémité antérieure du muscle *releveur de la paupière supérieure* [m] dont le tendon très-aplati s'insère au bord supérieur du cartilage tarse. Du côté externe de la paupière la *glande lacrymale palpébrale* [n] ou *glande lacrymale accessoire* est située entre la charpente fibreuse de la paupière et la conjonctive. Ce petit corps qui n'est, à proprement parler, qu'une dépendance de la glande lacrymale, est formé par un amas de lobules acineux, d'un volume variable et dont les canaux excréteurs, au nombre de deux ou trois, vont s'ouvrir, par autant d'orifices, dans la portion externe du sillon oculo-palpébral supérieur, où ils sont confondus avec ceux de la glande lacrymale. Du côté interne de la paupière supérieure se montre la portion réfléchie du muscle *grand oblique* [o].

Les larmes sont donc sécrétées à l'angle externe et supérieur de l'orbite et, pour arriver aux points lacrymaux, il est nécessaire qu'elles traversent la fente palpébrale dans le sens de son plus grand diamètre ; ce trajet suffirait seul à prouver que leur rôle est bien de lubrifier la surface antérieure du globe oculaire, et je m'étonne que Malgaigne ait voulu leur contester cette fonction.

L'intérieur de l'appareil lacrymal est tapissé par une membrane muqueuse qui fait suite à la conjonctive et qui, d'autre part, se continue avec la muqueuse des fosses nasales dont elle présente plusieurs caractères ; elle est, comme cette dernière, revêtue d'un épithélium vibratile dans toute son étendue, tandis que l'épithélium conjonctival est pavimenteux. L'union du *sac lacrymal* [q] et du *canal nasal* [r] est souvent marquée par un rétrécissement ou collet, à l'intérieur duquel la muqueuse proémine et forme valvule ; d'autres fois, au contraire, comme c'était le cas sur le sujet qui a servi à la préparation, la continuité du sac et du canal s'établit sans changement de calibre, sans pli de la muqueuse, et il est impossible de dire où commence l'un et où finit l'autre.

Le *canal nasal* [r] s'étend du sac lacrymal au méat inférieur des fosses nasales sur une longueur de 12 à 16 millimètres, il n'est pas exactement rectiligne, mais un peu convexe en avant et en dehors, en outre son axe n'est pas vertical, mais un peu oblique en bas et en dehors, de sorte que si l'on prolongeait en haut les deux canaux, leurs axes se rencontreraient sur la ligne médiane à 3 centimètres environ au-dessus de la bosse nasale et formeraient un angle de 10 à 12 degrés à ouverture inférieure. C'est cette direction que l'on devra suivre pour y enfoncer les instruments dans l'opération de la fistule lacrymale. Le calibre du canal nasal est rarement cylindrique, le plus souvent il est un peu aplati transversalement ; sa largeur moyenne varie entre 3 et 5 millimètres. Son ouverture supérieure est située immédiatement derrière la crête osseuse qui sert de guide pour pénétrer dans le sac lacrymal, son orifice inférieur aboutit dans le méat inférieur et à 2 centimètres environ au-dessus du plancher des fosses nasales. La forme de cette dernière ouverture est assez variable, tantôt on la trouve circulaire, d'autres fois elle est elliptique, sept ou huit fois sur dix elle se présente sous l'aspect d'une fente antéro-postérieure ; mais, dans tous les cas, quelle que soit sa figure, on y observe que la muqueuse dépasse les os du côté interne et forme là une sorte de valvule qui, en se relevant, oblitère suffisamment l'ouverture pour empêcher l'entrée de l'air dans le canal et permettre au vide de s'y produire dans une certaine mesure, si une aspiration quelconque s'exerce sur l'ouverture supérieure. Richet décrit cette disposition de la muqueuse comme constante, et je dois dire que, de mon côté, toutes les fois que je l'ai cherchée, je l'ai rencontrée telle que je viens de l'indiquer. Il me serait difficile de citer à cet égard le nombre exact de mes dissections, mais en disant une trentaine, je suis certainement au-dessous de la vérité. Cependant, il faudrait se garder de donner à ces chiffres évidemment insuffisants une valeur qu'ils ne doivent réellement pas avoir ; c'est là une série et rien de plus, car d'excellents observateurs, entre autres Taillefer, Osborn, Sappey, n'ont pas constamment rencontré cette valvule, et l'on signale comme assez fréquente une disposition de l'ouverture inférieure du canal nasal dans laquelle la muqueuse présenterait un trou central très-petit il est vrai, mais toujours béant. Quoi qu'il en soit, la difficulté de rencontrer sur le vivant l'ouverture inférieure du canal nasal au-dessous du cornet inférieur, la possibilité d'endommager ce cornet, et la certitude presque absolue de déchirer la muqueuse qui garnit l'ouverture doivent faire rejeter d'une manière formelle le cathétérisme du canal nasal par le procédé de Laforest.

C'est ici le lieu de rechercher en vertu de quel mécanisme les larmes pénètrent dans les points lacrymaux et sont portées dans les fosses nasales, au lieu de passer par-dessus le bord libre de la paupière inférieure et de se déverser sur la joue. A l'époque de Petit, on comparait les voies lacrymales à un siphon dont la courte branche serait représentée par les conduits lacrymaux, et la longue branche par le canal nasal. Le siphon était naturellement amorcé, et la différence de niveau entre ses deux ouvertures suffisait pour rendre compte de la marche des larmes. J. L. Petit faisait en outre jouer un rôle au rapprochement des paupières qui, en exerçant une pression sur les larmes, les forçaient à s'engager dans les points lacrymaux. La théorie du syphon est insoutenable ; elle est réduite à néant par le procédé de Woolhouse qui, pour guérir la fistule lacrymale, versait directement les larmes dans le méat moyen des fosses nasales par une ouverture faite à la paroi interne du sac lacrymal et à l'os unguis, supprimant ainsi d'un seul coup toute la longue branche du siphon. Woolhouse a eu des insuccès ! Soit. Mais à quoi doit-on les atribuer? Est-ce à la destruction du siphon qu'il remplaçait par un tube à peu près horizontal? Évidemment non, puisque l'épiphora cessait immédiatement après l'opération et ne revenait qu'à la longue. N'est-ce pas plutôt parce qu'il était impossible à l'opérateur de conserver béante l'ouverture artificielle qu'il avait pratiquée à travers une mince paroi osseuse où les corps dilatants ne sauraient être efficacement maintenus.

Lorsqu'il s'agit d'expliquer la pénétration des larmes dans les points lacrymaux, il est un fait que l'on ne doit jamais perdre de vue, c'est que toutes les fois que le muscle orbiculaire des paupières est *complétement* paralysé, les larmes ne passent plus dans le canal nasal ; tous les malades atteints de paralysie faciale complète se plaignent de la sécheresse de la narine correspondant au côté paralysé, en même temps qu'ils accusent de l'épiphora ; n'est-on pas en droit d'en conclure logiquement que la contraction de l'orbiculaire a une influence incontestable sur le cours des larmes ? Au point de vue de l'action physiologique le muscle orbiculaire se divise en deux portions bien distinctes : 1° la portion orbito-palpébrale ; 2° le muscle de Horner. Les contractions de la première ont pour résultat le rapprochement des deux paupières, en même temps que, par les fibres qui s'insèrent sur la paroi antérieure du sac lacrymal, le muscle tire en avant cette paroi, augmente l'ampleur de la cavité du sac et tend à y produire le vide. D'autre part, on peut, par une expérience très-simple, se rendre compte de l'action des deux petits faisceaux qui composent le muscle de Horner, et qui se portent, comme nous l'avons vu, du tendon réfléchi de l'orbiculaire sur les conduits lacrymaux : on se placera devant l'œil qu'on voudra observer, on en maintiendra, avec deux doigts, les paupières solidement écartées, et l'on commandera au sujet de les rapprocher, tandis que l'on empêchera ce mouvement de se produire. Il est évident que l'action de la portion orbito-palpébrale du muscle orbiculaire sera ainsi complétement neutralisée, et que le muscle de Horner agira seul. On observera alors que les points lacrymaux deviendront plus saillants et tendront à se porter légèrement en dedans vers le lac lacrymal. Or, il ne faut pas oublier que les deux portions du muscle orbiculaire sont animées par les mêmes branches du nerf facial, et que la paralysie du muscle de Horner accompagne celle de la portion orbito-palpébrale. C'est en se fondant sur cette action du muscle de Horner que Molinelli et Janin autrefois, Duchenne (de Boulogne) plus récemment, ont admis l'explication suivante : les larmes ne peuvent s'engager dans les voies lacrymales qu'à la condition que les points lacrymaux plongeront dans le lac lacrymal pour aller les y puiser, et toutes les fois que le muscle de Horner est paralysé, ce mouvement des points lacrymaux ne pouvant plus s'effectuer, les larmes ne passent plus dans le sac, et l'épiphora survient.

Richet déclare cette théorie inadmissible : pour lui, à chaque contraction de l'orbiculaire, ce muscle porte en avant la paroi antérieure du sac lacrymal, de là, tendance à la production du vide et aspiration vers l'intérieur des voies lacrymales; mais le vide serait bientôt comblé par l'air contenu dans les fosses nasales, s'il n'existait à la partie inférieure du canal nasal un obstacle capable de s'opposer efficacement à ce que les liquides ou les gaz s'introduisent dans les voies lacrymales par leur ouverture inférieure; cet obstacle, nous le connaissons, c'est la valvule muqueuse dont j'ai plus haut signalé l'existence, de sorte que lorsque la paroi antérieure du sac se porte en avant, rien ne peut pénétrer de bas en haut dans cette cavité et toute la force d'aspiration se porte sur les points lacrymaux, dont les ouvertures sont maintenues béantes par les petits anneaux cartilagineux qui en garnissent le pourtour.

Quoi qu'en ait dit Malgaigne, cette théorie ne laisse pas que d'être fort séduisante, et j'avoue que, pendant plusieurs années, je l'ai considérée comme la seule qui expliquât d'une manière acceptable les faits pathologiques et physiologiques. On peut cependant lui faire une objection sérieuse : la valvule muqueuse qui ferme hermétiquement le canal nasal à sa partie inférieure n'est pas constante, comment donc le larmoiement ne se produit-il pas chez les sujets qui ont cette ouverture toujours béante? Pour moi, cette objection ne m'arrêtait pas; Sappey a trouvé plusieurs fois cet orifice arrondi et sans valvule, c'est vrai, mais il ne dit pas si les sujets qui présentaient cette disposition avaient été ou non atteints d'épiphora pendant la vie. D'ailleurs j'avais, de mon côté, constamment rencontré la valvule muqueuse, et l'on est naturellement si enclin à supposer une erreur d'observation chez les autres. Pour que la théorie de Richet pût être définitivement jugée, il faudrait, chez un individu, détruire à coup sûr cette valvule et voir si, après sa destruction, les larmes continueront à prendre, comme par le passé, le chemin des fosses nasales. Voici le fait qui m'a décidé à abandonner cette théorie, jusqu'à preuve contraire je le considère comme concluant. Au mois de mars 1865, il y a six mois environ, j'enlevai le maxillaire supérieur à un malade atteint d'une tumeur encéphaloïde de l'antre d'Highmore ; une incision étendue de la commissure labiale gauche à la région temporale coupa toutes les branches du nerf facial qui se distribuent aux muscles de la moitié supérieure de la face, l'orbiculaire des paupières entre autres fut complétement paralysé, et les larmes commencèrent immédiatement à s'écouler sur la joue du malade. Jusque-là la théorie n'était point en défaut, et elle rendait parfaitement compte de l'épiphora, puisque j'avais du même coup détruit le mouvement de projection en avant de la paroi antérieure du sac en paralysant l'orbiculaire, et supprimé non-seulement l'ouverture inférieure du canal nasal, mais encore ce canal tout entier. J'espérais que la paralysie musculaire ne serait pas de longue durée, et j'observais avec attention ce qui se passerait du côté des voies lacrymales. Le *vingt-septième* jour, la régénération nerveuse était accomplie, l'orbiculaire avait recouvré sa contractilité normale, le muscle de Horner ainsi que la portion orbito-palpébrale avaient repris leur action, et je vis avec étonnement que l'épiphora avait cessé. Depuis ce temps, je n'ai pas perdu le malade de vue, et jamais le larmoiement n'est revenu un seul instant. Que conclure de ce fait ? N'est-il pas évident que l'action seule du muscle orbiculaire détermine les larmes à pénétrer dans les points lacrymaux, et que la valvule en question, supposé même qu'elle soit constante, n'est absolument pour rien dans la production de ce phénomène ? A moins d'admettre, ce qui n'est guère vraisemblable, qu'il se soit reformé après coup une seconde valvule, hypothèse à laquelle on ne saurait sérieusement s'arrêter.

La pénétration des larmes dans les voies lacrymales me paraît devoir être attribuée à l'action simultanée de la portion oculo-palpébrale de l'orbiculaire et du muscle de Horner; la première augmente l'ampleur du sac lacrymal pendant que le muscle de Horner porte les points lacrymaux vers le lac lacrymal et les met en contact avec le liquide dont la pénétration est sollicitée par la tendance au vide. Peut-être les replis muqueux que l'on rencontre à l'orifice inférieur du canal nasal ou dans la continuité de ce canal viennent-ils en aide à cette action ; mais, dans tous les cas, leur rôle est purement secondaire et peut être supprimé sans grand inconvénient.

Le canal nasal est revêtu d'une fibro-muqueuse semblable à celle qui forme les parois du sac lacrymal, et dont l'inflammation chronique donne souvent lieu à la formation d'une tumeur lacrymale, en empêchant le cours des larmes. La muqueuse du canal nasal présente une teinte rosée, parfois on la trouve violacée en dehors de tout état pathologique, et il serait bien difficile de dire à quoi tiennent ces différences de coloration. On a décrit, sous les noms de valvule de Taillefer, de Béraud, etc., des replis de cette muqueuse auxquels on a attribué une certaine influence sur la marche des larmes et la production de la tumeur lacrymale; non-seulement ces replis n'occupent aucune position fixe dans l'intérieur du canal nasal, mais on doit regarder comme exceptionnels les cas dans lesquels on les rencontre.

La longueur et le diamètre des canules qu'on voudra introduire dans le canal nasal après l'opération de la fistule lacrymale devront être calculés sur les dimensions de ce canal, et si nous admettons, ce qui est exact, que la longueur du canal soit de 12 à 16 millimètres, il faudra en donner environ 12 ou 15 aux canules pour être certain de ne les avoir ni trop longues ni trop courtes. Une largeur de 3 ou 4 millimètres sera généralement suffisante.

La paupière inférieure ne présente aucun muscle analogue au releveur de la paupière supérieure; lorsqu'on a mis à découvert le tissu adipeux de la face antérieure de l'orbite, on n'aperçoit que l'extrémité antérieure du muscle *petit oblique* [*p*], dont les insertions se font à la partie du plancher de l'orbite située presque immédiatement en arrière du rebord orbitaire du maxillaire supérieur.

Le plan profond des muscles de la face dans la région zygomato-sous-orbitaire est formé par un seul muscle, le *canin* [*a*], qui s'insère à toute la fosse canine du maxillaire supérieur, et se porte en bas et un peu en dehors à la lèvre supérieure, dont il est élévateur. L'extrémité supérieure du muscle canin est située au-dessous du trou sous-orbitaire, c'est donc sur la face antérieure de ce muscle que cheminent d'abord les vaisseaux et le nerf sous-orbitaire avant de se porter à la peau; d'autre part, le muscle élévateur profond de la lèvre supérieure s'insère au bord inférieur de l'orbite et recouvre le trou sous-orbitaire; il en résulte que les vaisseaux et le nerf de ce nom sont compris entre ce dernier muscle et le canin; c'est dans cet interstice qu'on devra aller les chercher lorsqu'on voudra agir sur eux.

Quatre os concourent à former le *squelette* des régions sourcilière et orbitaire externe. Ce sont : le *frontal*, l'*os propre du nez*, le *malaire* et le *maxillaire supérieur*. Rappelons qu'un cinquième os, l'*un-*

guis, affecte des rapports importants avec la paroi interne du sac lacrymal et concourt à la formation de la gouttière lacrymale.

Au sourcil, la partie inférieure du *frontal* [*b*] présente une éminence, la bosse sourcilière qui correspond, non pas au lobe antérieur du cerveau, comme on le répète trop souvent, mais au sinus frontal du même côté; le développement de cette protubérance est toujours en rapport exact avec les dimensions de la cavité, et les fractures qui atteignent le frontal à ce niveau peuvent être accompagnées de l'ouverture des sinus frontaux. L'éminence sourcilière est surmontée d'une dépression transversale qui marque la limite entre le sourcil et la région occipito-frontale; elle se termine en bas par un rebord tranchant, l'*arcade sourcilière*, qui, à l'union de son tiers interne avec son tiers moyen, présente soit un trou, soit une échancrure convertie en trou par un ligament et destinée au passage du *nerf frontal externe* et des *vaisseaux sus-orbitaires* [D]. Tous ces os sont recouverts par une lame cellulo-fibreuse qui se continue plus haut avec l'aponévrose épicrânienne, mais qu'il est tout à fait impossible de séparer du périoste au niveau du sourcil.

La circonférence ou la base de l'*orbite* est formée en haut par le *frontal* [*b*], en bas par le *maxillaire supérieur* [*e*] et le *malaire* [*d*] en dedans par la jonction de l'*apophyse montante* et de l'*apophyse orbitaire interne*, en dehors par l'union de l'*apophyse orbitaire externe* [*c*] et du *malaire* [*d*]. Le plan limité par ces os regarde en dehors et un peu en bas, de sorte que le bord supérieur de l'orbite avance plus que le bord inférieur, son bord interne plus que son bord externe. L'œil est donc moins bien protégé en dehors qu'en dedans, mais ce désavantage est compensé par une étendue bien plus grande du champ de la vision en dehors. Le chirurgien met cette disposition à profit en attaquant l'orbite par le côté externe dans toutes les opérations qui doivent se pratiquer sur le globe oculaire ou ses dépendances. D'après Vésigné, la largeur de l'orbite s'étend de 36 à 40 millimètres.

Tandis que les os sont solides et résistants en dehors, du côté interne, au contraire, on ne trouve que des lames minces, presque papyracées, faciles à défoncer par une pression modérée, appartenant à l'unguis et à la face orbitaire du maxillaire supérieur. C'est sur cette considération qu'ont été basés les procédés proposés par Woolhouse et par Laugier pour la cure de la fistule lacrymale. Le premier de ces chirurgiens a conseillé de perforer l'unguis et d'ouvrir aux larmes une voie directe dans le méat moyen des fosses nasales; Laugier voulait qu'on attaquât le plancher de l'orbite en dehors du sac lacrymal et qu'on fît tomber directement les larmes dans le sinus maxillaire; les résultats immédiats de ces deux opérations ne laissent rien à désirer, et les liquides s'échappent facilement par la voie artificielle, plus large et plus accessible que la voie naturelle obstruée. Mais l'impossibilité de fixer un corps dilatant tel qu'un clou ou une canule dans la mince cloison que l'on a perforée amène nécessairement un rétrécissement de l'ouverture artificielle, son oblitération complète au bout d'un certain temps, et l'opération est à refaire.

Le *trou sous-orbitaire* est situé à 7 millimètres au-dessous du bord inférieur de l'orbite et sur le trajet d'une ligne verticale menée entre les deux premières molaires ; il est creusé dans la face antérieure du maxillaire supérieur et un peu au-dessus de la fosse canine. Le *nerf sous-orbitaire* [3] est un des troncs nerveux que l'on a le plus souvent reséqués pour obtenir la guérison des névralgies douloureuses de la face, et quoique l'opération ne soit pas toujours suivie de succès, comme, en définitive, c'est souvent la seule ressource du chirurgien, mieux vaut encore en courir les chances que de rester inactif, d'autant plus qu'elle est par elle-même assez inoffensive. On peut atteindre le nerf sous-orbitaire au sortir de son canal, soit par la face cutanée, soit par la face muqueuse de la joue. Je ne mentionne que pour mémoire la section sous-cutanée proposée par Bonnet ; on ne peut obtenir par ce moyen qu'une simple section transversale, les deux bouts du nerf restent en présence, la continuité du tronc ne tarde pas à se rétablir, et l'on n'obtient que des résultats temporaires. En relevant fortement la joue en haut et en l'attaquant par sa face muqueuse, on va chercher le nerf derrière le cul-de-sac muqueux bucco-génien, mais l'opération est d'une exécution difficile et doit être rejetée. Le procédé qui consiste à atteindre directement le nerf à sa sortie du trou sous-orbitaire, en incisant des parties superficielles vers les parties profondes, est infiniment préférable. Pour l'exécuter, on déterminera aussi exactement que possible la position du trou sous-orbitaire d'après les données que j'ai établies (Voy. pl. 5, fig. 1, B), et l'on se rappellera que le tronc nerveux est situé au-dessous du muscle élévateur profond de la lèvre supérieure, entre ce muscle et le canin. Malgaigne et A. Guérin conseillent de récliner l'élévateur profond pour arriver sur le nerf, mais il me semble préférable de couper ce muscle en travers, comme le recommandait A. Bérard.

On ne saurait se dissimuler que le plus grand désavantage de ces différents procédés est d'atteindre le nerf beaucoup trop loin de son origine, et d'exposer bien plus sûrement le malade à une récidive. Il est beaucoup plus avantageux d'aller sectionner le nerf sur le plancher de l'orbite, et sous ce rapport je donne la préférence au procédé de Sédillot. Ce procédé consiste à faire une incision horizontale le long du rebord inférieur de l'orbite et à décoller le périoste, en soulevant le globe de l'œil et tout le contenu de la cavité orbitaire, jusqu'à ce qu'on aperçoive le nerf à travers la membrane fibreuse qui complète le canal sous-orbitaire dans la moitié postérieure du plancher de l'orbite. On incise la fibreuse, on sépare le nerf de l'artère sous-orbitaire pour éviter la section de celle-ci et l'hémorrhagie qui s'ensuivrait, on coupe le nerf en travers, puis disséquant de haut en bas la lèvre inférieure de l'incision faite aux téguments de la joue, on va chercher le tronc nerveux à sa sortie du trou sous-orbitaire, et on l'attire au dehors avec des pinces avant de le reséquer. Malgaigne avait proposé de couper du même coup le plancher de l'orbite et le canal sous-orbitaire avec tout ce qu'il renferme, en introduisant un ténotome par une simple piqûre faite à la peau du bord inférieur de l'orbite, mais ce procédé me paraît moins avantageux que le précédent, quoique d'une exécution plus facile, parce qu'il entraîne avec lui la section de l'artère sous-orbitaire, et qu'il peut quelquefois donner lieu à une hémorrhagie d'une certaine importance.

L'os malaire présente à sa partie inférieure un petit tubercule plus ou moins saillant suivant les sujets, désigné sous le nom de *tubercule malaire*, et auquel Nélaton fait jouer un rôle important dans la luxation de la mâchoire inférieure. D'après lui, ce tubercule s'opposerait à la réduction en accrochant le bec de l'apophyse coronoïde et en l'empêchant de revenir en arrière. J'insisterai plus particulièrement sur ce détail à propos de l'articulation temporo-maxillaire.

La région *nasale* présente un squelette mixte, formé en haut par des os et en bas par des cartilages. Les *os propres du nez* [*f*] sont quelquefois désignés par les auteurs anciens sous le nom d'*os carrés*, dénomination justifiée par leur forme ; ils s'articulent entre eux sur la ligne médiane, en dehors avec l'apophyse montante du maxillaire supérieur, en haut avec le frontal et en bas avec les cartilages. Ils forment par leur réunion une petite voûte dont la partie concave est soutenue en arrière par la lame verticale de l'ethmoïde. Ce rapport nous explique pourquoi la fracture de cette lame accompagne presque toujours celle des os du nez ; dans les cas ordinaires, cette complication est sans grand danger, mais il n'en est pas ainsi lorsque la violence extérieure a été considérable, et l'on a vu la lame verticale avec des fragments de l'ethmoïde enfoncés dans l'intérieur du crâne, où leur présence a donné lieu à des accidents mortels. Les fractures des os du nez sont constamment le résultat d'une contusion dirigée d'avant en arrière, aussi s'accompagnent-elles toujours de l'enfoncement de ces os ; on a prétendu qu'elles sont très-faciles à réduire, c'est souvent vrai, mais parfois aussi l'on n'obtient qu'une réduction fort incomplète, et lorsque le déplacement a été un peu prononcé, il est bien rare qu'il n'en reste pas de traces sensibles après la guérison. Richet signale, comme pouvant accompagner les fractures des os du nez, la perte de l'odorat par suite de la compression ou de la déchirure des rameaux du nerf olfactif. Ce chirurgien cite un cas dans lequel il se formait, pendant les premiers temps, à la racine du nez, une tumeur emphysémateuse, lorsque le malade se mouchait. J'ai été à même d'observer un cas tout semblable chez un cavalier qui avait reçu un coup de pied de cheval entre les deux yeux, une petite portion du fer avait seule porté, et l'homme en était quitte pour une simple contusion de la peau avec fracture des os carrés.

Il n'est pas rare de voir les os du nez détruits par la carie ou la nécrose, soit par suite de la syphilis, soit surtout sous l'influence de la scrofule ; la destruction du tissu osseux et l'élimination des séquestres produisent un affaissement de la racine du nez qui donne à la physionomie quelque chose de hideux et de repoussant.

Cinq pièces principales, deux paires et une impaire, constituent la charpente fibro-cartilagineuse du nez. Le *cartilage de la cloison* [*g*] continue et complète sur la ligne médiane le plan vertical formé en arrière par le vomer et la lame verticale de l'ethmoïde ; il sépare l'une de l'autre les deux moitiés de l'organe et présente une forme trapézoïde. Les *cartilages latéraux* [*h*] sont triangulaires, ils se fixent en dehors à l'apophyse montante du maxillaire supérieur, et vers la ligne médiane s'unissent au cartilage médian. Les *cartilages des ailes du nez* [*i-k*] s'attachent en dehors au maxillaire supérieur, en haut aux précédents ; sur la ligne médiane ils arrivent au contact, mais ils ne sont que juxtaposés, de sorte qu'on peut, sans les intéresser et en se bornant à les séparer, arriver sur le cartilage de la cloison.

La face interne des os et des cartilages est revêtue par la muqueuse pituitaire qui, en arrière, se continue avec celle des fosses nasales.

La perte du nez n'expose pas, en général, à des dangers sérieux, mais elle laisse après elle une difformité si choquante de la face, que dès l'enfance de la chirurgie on a dû chercher à y remédier en remplaçant le nez perdu par un nouvel organe fait de toutes pièces. La *rhinoplastie* est certainement la plus ancienne des opérations autoplastiques. On a complétement abandonné aujourd'hui la *méthode italienne* par laquelle on faisait au patient un nez emprunté à la peau de son propre bras, et l'on n'emploie que la *méthode indienne* ou la *méthode française*. La première de ces deux méthodes emprunte le lambeau à la peau du front (voy. pl. 5, fig. 1, L M N O) ; la méthode française, nommée encore méthode de Celse ou méthode d'autoplastie par glissement, prend un double lambeau de chaque côté de la partie à réparer, dans la peau des joues ; on comprend qu'elle ne soit guère applicable qu'aux pertes de substance peu considérables. Lorsqu'il s'agit de rhinoplastie, la conservation des os du nez est d'une importance capitale pour le résultat qui doit suivre, car si ces os ont été détruits, presque toujours alors le nouveau nez, manquant de soutien, s'affaisse à sa base, s'aplatit et prend une forme des plus disgracieuses. Le déplacement du périoste paraît un bon moyen de fournir au lambeau le soutien qui lui manque, par le développement d'un tissu osseux de nouvelle formation. L'opération ne présente d'ailleurs pas de bien grandes difficultés, puisqu'il ne s'agit que de comprendre le périoste du frontal dans le lambeau taillé selon la méthode indienne ; en supposant même qu'un os nouveau ne se forme pas dans tous les cas, je ne vois pas pourquoi on n'essayerait pas toujours cette ressource, puisque les dangers de l'opération n'en sont pas augmentés, et que l'on court les chances d'une réussite. Ce procédé, suivi par Nélaton en 1862, vient d'être appliqué de nouvea par Ollier, et paraît-il, avec le plus grand succès.

Région orbitaire interne.

Face externe. — 1er *plan.* — On décrit, en anatomie chirurgicale, Pl. 7. sous le nom de région orbitaire interne, l'orbite et les parties molles qu'elle contient. A l'exemple des auteurs qui m'ont précédé j'étudierai d'abord les parois osseuses de la cavité orbitaire, puis les muscles, vaisseaux et nerfs de l'orbite, enfin je consacrerai un paragraphe spécial au globe de l'œil, dont la connaissance est d'une si haute importance.

La *cavité orbitaire* est une boîte osseuse ouverte en avant ; elle présente la forme d'une pyramide quadrangulaire, dont deux faces sont verticales, et deux horizontales ; le sommet de la pyramide est dirigé en arrière et en dedans, la base regarde en avant et en dehors. Sa face supérieure est un peu concave inférieurement, on l'appelle voûte de l'orbite ; elle est inclinée en bas et en arrière, et supporte le lobe antérieur du cerveau; elle est creusée en avant de deux petites fossettes; l'externe, de beaucoup la plus profonde, loge la glande lacrymale; l'interne, à peine marquée, est occupée par la poulie de réflexion du muscle grand oblique de l'œil. Les os qui la forment sont : en avant, la portion du frontal appelée *face orbitaire*, en arrière, la petite aile du sphénoïde ou apophyse d'Ingrassias; ces os sont minces, et l'on a vu des instruments piquants, tels que des pointes de fleuret, les traverser et aller blesser le cerveau.

La face inférieure de l'orbite est inclinée d'arrière en avant et de haut en bas, elle regarde aussi un peu en dehors; elle est plane et porte le nom de plancher de l'orbite; on y remarque en arrière une gouttière longitudinale convertie en canal osseux complet dans sa moitié antérieure, c'est le canal sous-orbitaire dont nous avons déjà étudié l'orifice antérieur. Le plancher de l'orbite est plus mince que la paroi supérieure; chez quelques sujets, il présente la minceur d'une feuille de papier, et comme il est situé immédiatement au-dessus du sinus maxillaire, il se laisse aisément soulever par les tumeurs solides ou liquides développées dans l'intérieur de cette cavité et projette le globe oculaire en avant, aussi les tumeurs de l'antre d'Highmore sont-elles presque toujours accompagnées d'exorbitisme. Les os qui le composent sont : en avant, la face dite *orbitaire* du maxillaire supérieur, en arrière une petite facette insignifiante du palatin.

La face interne de l'orbite est la plus longue de toutes, elle est verticale et formée par l'apophyse montante du maxillaire supérieur, l'unguis, l'os planum de l'ethmoïde, et tout à fait en arrière, par une petite portion du sphénoïde; on y remarque la gouttière lacrymale limitée en avant par l'apophyse montante et complétée par l'unguis, en haut sont les deux conduits orbitaires internes. Cette face est extrêmement mince, surtout au niveau de l'os planum; une observation de Nélaton prouve que des corps vulnérants peuvent aller blesser la carotide interne après avoir traversé les os de cette paroi. Lorsqu'on pratique la résection du maxillaire supérieur, on peut opérer la section de l'apophyse montante avec la scie à chaîne, en faisant passer l'instrument à travers l'unguis et en le ramenant par l'ouverture antérieure des fosses nasales, après avoir détaché les cartilages du nez de leurs insertions au maxillaire supérieur; la section au ciseau est beaucoup plus expéditive.

La face externe de la cavité orbitaire est verticale comme la face interne, mais elle est fortement inclinée en dehors et regarde presque directement en avant, aussi est-il préférable de longer cette face lorsqu'on veut pénétrer profondément dans l'orbite pour extirper le globe oculaire : elle est beaucoup plus épaisse et plus solide que les trois autres. Deux os la constituent : le malaire en avant, et la grande aile du sphénoïde en arrière.

Les quatre faces de la pyramide orbitaire sont reliées entre elles par quatre arêtes un peu mousses, convergentes en arrière, dont les deux externes seules méritent une mention spéciale. La supérieure est occupée dans presque toute son étendue par la *fente sphénoïdale*, solution de continuité située entre la grande et la petite aile du sphénoïde, par laquelle l'orbite communique avec l'intérieur de la cavité crânienne. C'est par cette fente que pénètrent, pour se porter au globe oculaire et à ses annexes, les nerfs : moteur oculaire commun, pathétique, ophthalmique et moteur oculaire externe ; la veine ophthalmique traverse aussi la fente sphénoïdale.

L'arête inférieure et externe de l'orbite présente une seconde fente située entre le sphénoïde et le maxillaire supérieur, et nommée, en raison de sa position, *fente sphéno-maxillaire ;* celle-ci établit une large communication entre l'intérieur de l'orbite et le fond de la fosse zygomatique ; elle donne passage aux vaisseaux et aux nerfs sous-orbitaires. Les tumeurs profondes de la fosse zygomatique envoient souvent des prolongements dans la cavité orbitaire par la fente sphéno-maxillaire. On profite de cette communication lorsqu'on exécute la résection du maxillaire supérieur pour diviser avec la scie à chaîne toute la portion du malaire qui limite l'orbite en bas et en dehors ; l'aiguille qui entraîne la scie sera introduite dans l'angle externe et inférieur de l'orbite, on aura soin de l'enfoncer au moins à une profondeur de 2 centimètres, car la fente spléno-maxillaire ne commence qu'à 1 centimètre et demi environ du bord de l'orbite, puis on la ramènera par la fosse zygomatique en contournant le malaire en arrière et en bas. Cette manœuvre s'exécute sans trop de difficulté sur le cadavre, si l'on a le soin de se munir d'une aiguille suffisamment longue et d'une courbure convenable, mais il n'en est plus ainsi lorsqu'il s'agit de faire l'opération sur le vivant, car presque toujours alors le maxillaire supérieur est plus ou moins augmenté de volume, et la fente spléno-maxillaire rétrécie ne saurait donner passage à la scie à chaîne ; c'est donc encore au ciseau et au maillet que je donne la préférence pour détacher le maxillaire supérieur de son union à l'os malaire.

Le sommet de l'orbite est tronqué, il est occupé par le *trou optique* dans lequel s'engagent le nerf optique et l'artère ophthalmique. On remarque en dehors du trou optique un petit tubercule osseux, auquel vient se fixer l'expansion fibreuse improprement nommée *ligament de Zinn.* Qu'il me suffise d'avoir mentionné ce détail sans importance pratique.

Le périoste qui revêt l'intérieur de l'orbite se continue avec celui des os voisins à travers les trous et les fentes dont sont percées les parois de l'orbite.

La cavité orbitaire renferme, outre l'appareil spécial de la vision, les muscles moteurs du globe oculaire, le releveur de la paupière supérieure, de nombreuses branches artérielles fournies par l'artère ophthalmique, des veines et des nerfs importants.

Les *muscles* visibles sur la face externe de l'orbite sont : le releveur de la paupière supérieure, le droit supérieur, le droit externe, le droit inférieur et le petit oblique.

Le muscle *releveur de la paupière supérieure* [c] s'insère en arrière à la face inférieure de la petite aile du sphénoïde, et traverse l'orbite d'arrière en avant, en longeant sa face supérieure au-dessous de laquelle il est immédiatement situé ; nous avons vu qu'il s'insère antérieurement au bord adhérent du cartilage tarse supérieur, en arrière de l'aponévrose palpébrale.

Les muscles *droit supérieur* [d], *droit externe* [e] *et droit inférieur* [f] se fixent en arrière à la partie supérieure de la gaîne du nerf optique et au ligament de Zinn ; en avant, ils s'insèrent à la sclérotique, mais à inégale distance de la circonférence de la cornée. Sappey a mesuré avec beaucoup de soin l'intervalle qui sépare l'insertion antérieure des quatre muscles droits du point où la cornée se confond avec la sclérotique ; voici les chiffres qu'il a obtenus : 8 ou 9 millimètres pour le droit supérieur, 7 ou 8 pour le droit externe, 6 ou 7 pour le droit inférieur et 5 ou 6 pour le droit interne. On voit que la ligne qui suivrait ces insertions en se portant du droit interne au droit inférieur, au droit externe puis au droit supérieur, serait disposée en hélice, et qu'elle irait en s'éloignant de la circonférence de la cornée.

Le *petit oblique* [g] prend son insertion antérieure sur le plancher de l'orbite, en dehors du sac lacrymal et immédiatement en arrière du rebord orbitaire ; il se porte en haut, en arrière et en dehors, s'enroule autour du globe oculaire et va s'insérer au-dessus du diamètre transverse de ce globe.

La face externe de l'orbite est occupée en avant et en haut par la *glande lacrymale* [h], petite glande en grappe du volume d'une aveline, dont la couleur et la consistance rappellent celles des glandes salivaires. La glande lacrymale se subdivise en deux portions ; la portion accessoire est, comme nous l'avons vu, comprise dans l'épaisseur de la paupière supérieure, et descend à peu près jusqu'au bord supérieur du cartilage tarse. La glande principale se loge dans la fossette que nous avons notée sur le côté externe de la face supérieure de l'orbite ; sa face supérieure s'arrondit et se moule exactement sur la forme de cette fossette.

La glande lacrymale est renfermée dans une loge fibreuse formée par un dédoublement de l'aponévrose orbito-oculaire, elle est séparée de la peau par l'aponévrose palpébrale, le muscle orbiculaire des paupières et les plans de tissu conjonctif étendus entre ces diverses couches. Les conduits excréteurs des deux glandes lacrymales sont au nombre de sept ou huit en tout, et vont s'ouvrir dans l'angle externe du sillon oculo-palpébral supérieur ; quatre ou cinq appartiennent en propre à la glande principale.

Au-dessous de l'orbite, le squelette de la face est formé par le *maxillaire supérieur* [*b b*] et la portion verticale du sphénoïde [*a*] ou apophyse ptérygoïde. L'articulation de ces deux os se fait par simple juxtaposition, et n'est point un obstacle pour l'ablation du maxillaire supérieur, car lorsque celui-ci a été détaché dans tous les autres points où il s'unit aux os voisins, il suffit de le faire basculer de haut en bas pour le séparer de l'apophyse ptérygoïde ; la surface de séparation n'est pas ordinairement très-nette, et des pointes irrégulières indiquent que l'un des deux os s'est brisé, mais, à cela près, leur désunion n'exige pas un grand effort, et c'est l'important. On remarque entre le maxillaire supérieur et l'apophyse ptérygoïde une fente verticale, la fente *ptérygo-maxillaire*, à la partie supérieure de laquelle se trouve le *ganglion de Meckel* [13] ou *ganglion sphéno-palatin ;* on y rencontre aussi la terminaison de l'artère maxillaire interne.

Le maxillaire supérieur est creusé d'une vaste cavité, le *sinus maxillaire* ou *antre d'Highmore*, qui l'occupe presque tout entier ; un coup d'œil jeté sur la figure suffira pour montrer que des parois osseuses qui circonscrivent l'antre d'Highmore, la supérieure qui correspond au plancher de l'orbite est de beaucoup la plus mince. Le sinus maxillaire présente sur sa face interne une ouverture arrondie [*i*] par laquelle il communique avec le méat moyen des fosses nasales.

VAISSEAUX. — Les branches artérielles visibles dans ce plan sont peu nombreuses.

L'artère *carotide interne* [1] logée dans le sinus caverneux s'avance jusqu'à l'apophyse clinoïde antérieure et fournit l'artère ophthalmique au niveau du trou optique. Celle-ci, profondément située sous les muscles de l'œil et au milieu du tissu adipeux, donne naissance à un grand nombre de branches dont deux seulement sont visibles dans la figure; la *sus-orbitaire* [3] qui s'engage dans le trou sourcilier pour se porter aux régions sourcilière et occipito-frontale, et l'artère *lacrymale* [2] qui, à cause de son petit volume, ne mérite qu'une simple mention.

Nerfs. — Lorsqu'on sépare les deux lames de la dure-mère qui forment la paroi externe du sinus caverneux, on constate que quatre nerfs sont compris dans l'épaisseur de cette paroi ; le *moteur oculaire commun* [4] occupe la position la plus interne, le *pathétique* [5] est situé en dehors du précédent, la *branche ophthalmique de Willis* [7] est placée plus en dehors et sur un plan un peu supérieur, enfin le *moteur oculaire externe* [6] est situé en bas et disparaît bientôt au-dessous des autres nerfs, au moment où il s'enfonce dans l'orbite. Ces quatre nerfs pénètrent dans la cavité orbitaire par la fente sphénoïdale; le pathétique est destiné au muscle grand oblique, le moteur oculaire externe au droit externe, le moteur oculaire commun à tous les autres muscles contenus dans l'orbite, c'est-à-dire au droit supérieur, au droit interne, au droit inférieur, au petit oblique et au releveur de la paupière supérieure; quant à la branche ophthalmique, née de la partie supérieure du ganglion de Gasser, elle se divise, au niveau de la fente sphénoïdale, en trois rameaux, qui sont : le nerf lacrymal, le nerf frontal et le nerf nasal ; ce dernier, situé profondément sous les muscles, n'est pas visible dans le plan superficiel.

Le nerf *frontal* [8] et le nerf *lacrymal* [9] se portent d'arrière en avant; le premier longe la face supérieure de l'orbite où nous le retrouverons, le second se distribue à la glande lacrymale et à la conjonctive.

On trouve au-dessous de la partie postérieure de l'orbite un gros tronc nerveux, le nerf *maxillaire supérieur* [10], seconde branche du ganglion de Gasser, qui, après avoir fourni les racines sensitives du ganglion de Meckel et les nerfs dentaires supérieurs, se termine en avant par le nerf *sous-orbitaire* [11]. Celui-ci passe dans la fente sphéno-maxillaire, s'engage dans le canal du plancher de l'orbite qu'il suit dans toute sa longueur, et fournit, chemin faisant, un rameau orbitaire dont les divisions vont à la glande lacrymale et à la moitié inférieure de la conjonctive.

Les branches fournies par le *ganglion sphéno-palatin* [13] sont destinées à la muqueuse nasale et aux muscles du voile du palais.

2e *plan.* — Les parties profondes situées dans l'orbite sont plongées dans une gangue adipeuse au milieu de laquelle il n'est possible de les apercevoir qu'après une dissection longue et minutieuse. Le coussinet graisseux de l'orbite occupe l'intérieur d'un cône dont la surface extérieure est limitée par les quatre muscles droits; sa présence a pour but de soutenir et de protéger les nombreuses branches vasculaires et nerveuses destinées au globe de l'œil et à ses dépendances; sans lui, les ramifications si délicates des artères et des nerfs ciliaires fussent demeurées flottantes et exposées à se déchirer à la moindre violence. Pl. 7.

Les muscles ont été décrits avec le plan précédent.

Vaisseaux. — L'*artère ophthalmique* [1] traverse l'orbite de dehors en dedans et d'arrière en avant, depuis le trou optique par lequel elle pénètre dans la région, jusqu'à la commissure interne des paupières derrière laquelle elle se divise en artères frontale et nasale. Pendant ce trajet elle est située d'abord en dehors, puis au-dessus, puis en dedans du nerf optique, et fournit douze ou treize branches dont l'énumération serait sans intérêt. Les branches de l'artère ophthalmique destinées à l'appareil de la vision portent le nom d'*artères ciliaires;* on les distingue en ciliaires courtes, ciliaires longues et ciliaires antérieures. Les ciliaires courtes et les ciliaires longues sont fournies directement par le tronc de l'ophthalmique derrière le globe oculaire; elles perforent la sclérotique autour du point d'implantation du nerf optique et cheminent d'arrière en avant entre la sclérotique et la choroïde. Les ciliaires courtes sont nombreuses et de petit calibre; elles se distribuent aux procès ciliaires. Les ciliaires longues sont au nombre de deux seulement pour chaque œil, leur calibre est supérieur à celui des ciliaires courtes, et les ouvertures par lesquelles elles s'engagent sous la sclérotique sont situées en dehors de celles des précédentes; elles se dirigent d'arrière en avant sans décrire de flexuosités, jusqu'à la circonférence de l'iris où elles se subdivisent, s'anostomosent et forment le grand cercle irien. Dans leur parcours elles suivent exactement l'équateur du globe oculaire; il faut donc, pour les éviter, ponctionner la sclérotique un peu au-dessous du diamètre transverse de l'œil, lorsqu'on pratique l'opération de la cataracte par abaissement. Faute de cette précaution, on s'exposerait à intéresser ces artères, et l'hémorrhagie à laquelle donnerait lieu leur section, sans être bien dangereuse par elle-même, aurait au moins l'inconvénient de remplir de sang les deux chambres de l'œil et d'empêcher le chirurgien de continuer l'opération.

Les artères ciliaires antérieures sont ordinairement au nombre de quatre, elles ne sont pas fournies par le tronc de l'ophthalmique et proviennent des artères musculaires.

Malgré la protection efficace fournie par le coussinet adipeux de l'orbite, on a vu quelquefois l'artère ophthalmique se déchirer à la suite d'une contusion du globe de l'œil et donner lieu à la formation d'une tumeur anévrysmale intra-orbitaire. La compression digitale, appliquée au traitement des anévrysmes de l'artère ophthalmique, n'a pas jusqu'ici donné de résultats heureux, il est difficile de l'exercer efficacement sur le tronc de la carotide primitive, et les malades la supportent plus difficilement encore. La ligature est le meilleur moyen de traitement pour ces anévrysmes. Travers a obtenu une guérison rapide par la ligature de la carotide primitive; le même procédé à réussi à Dalrymple, à Busck, à Velpeau, à Jobert, tout dernièrement encore à Nélaton. Cependant il me semble qu'il vaut mieux, pour plus de sûreté, porter un fil, non-seulement sur la carotide primitive, mais encore sur l'une de ses deux branches, car on ne saurait prendre trop de précautions pour interrompre le cours du sang dans des artères si largement anastomosées avec toutes celles des régions voisines. C'est en suivant ce dernier procédé que Legouest a obtenu un très-beau succès dont j'ai été témoin.

Après l'ablation du globe oculaire, l'artère ophthalmique donne quelquefois du sang en abondance; la disposition des parties se prête mal à l'apposition d'une ligature sur l'extrémité divisée; d'autre part la cautérisation n'est guère applicable non plus, car il serait imprudent d'aller porter le fer rouge dans le fond de l'orbite au voisinage du cerveau; mais en revanche, l'inextensibilité des parois de l'orbite permet de tamponner efficacement cette cavité, et de se rendre ainsi maître de l'écoulement sanguin.

Les *veines* ne suivent pas régulièrement le trajet des artères; elles sont volumineuses, et j'ai dû les supprimer pour la netteté de la préparation. Elles se réunissent toutes en un seul tronc, la *veine ophthalmique*, qui s'abouche en arrière dans le sinus caverneux, tandis qu'en avant elle se porte au grand angle de l'œil. Nous l'avons vue se continuer avec la veine faciale sous le nom de veine angulaire. La communication des veines de l'orbite avec les sinus de la dure-mère rend compte de la turgescence et de l'injection du globe oculaire, lorsque l'insolation, un violent accès de colère, déterminent une congestion cérébrale.

Nerfs. — Les nerfs de l'orbite sont sensitifs ou moteurs. Le nerf optique et la branche ophthalmique appartiennent à la première de ces deux classes; à la seconde se rattachent les nerfs moteur oculaire commun, pathétique et moteur oculaire externe. De tous ces nerfs, le nerf optique seul pénètre dans l'orbite par le trou optique; tous les autres passent par la fente sphénoïdale.

Le nerf *optique*, affecté à la sensation spéciale de la vision, forme un gros tronc suspendu au milieu de l'orbite, dont il représente en quelque sorte l'axe antéro-postérieur. La lumière est l'excitant naturel du nerf optique, cependant il n'est pas nécessaire que la rétine soit frappée par des rayons lumineux pour que la sensation lumineuse se produise; la contusion du globe oculaire, la section du nerf optique pendant l'extirpation de l'œil donnent lieu à la perception de clartés éblouissantes, phénomène purement subjectif, dont la production dépend, non point de la qualité de l'agent excitant, mais de la nature particulière des cellules nerveuses auxquelles se transmet l'excitation. Par contre, on peut couper, déchirer le nerf optique sans provoquer aucune sensation douloureuse.

Au côté externe du nerf optique est accollé le ganglion ophthalmique [13], petit amas de substance nerveuse quadrilatère, dont le bord postérieur reçoit trois petits filets nerveux ou racines du ganglion; la racine sensitive, ou racine grêle, aboutit à l'angle supérieur du ganglion; elle est fournie par le nerf nasal; la courte racine, ou racine motrice, est la plus inférieure, elle vient de la *branche inférieure* [5] *du nerf moteur oculaire commun* [3]. Entre ces deux racines, aboutit un petit filet émané du plexus du grand sympathique qui enlace l'artère carotide interne, c'est la racine grise ou ganglionnaire. Le ganglion ophthalmique fournit par son bord antérieur les nerfs ciliaires qui perforent la sclérotique comme les artères ciliaires, et se distribuent au globe de l'œil.

Les contusions violentes portées sur le sourcil sont quelquefois suivies d'amaurose, et l'on a voulu expliquer la perte de la vision par la lésion des branches du nerf frontal, qui, comme nous l'avons vu, traversent verticalement la région sourcilière, mais il est facile de réfuter victorieusement cette hypothèse, en s'appuyant sur les données anatomiques autant que sur la physiologie. Les nerfs ciliaires viennent du ganglion ophthalmique, c'est incontestable ; mais ce ganglion lui-même n'a aucune communication avec le nerf frontal ; sa racine sensitive lui vient du nerf nasal. De plus, si Magendie a démontré que la branche ophthalmique a une influence manifeste sur la nutrition du globe oculaire, cet éminent physiologiste n'a jamais prouvé que cette propriété réside dans le nerf frontal, ni seulement que ce nerf prenne la moindre part à cette influence ; le contraire est même certain, car les résections du nerf frontal pratiquées par le chirurgien dans un but thérapeutique ne sont jamais accompagnées de troubles de la vision. Il est donc infiniment probable que l'amaurose est due à l'ébranlement causé par la contusion, soit sur la rétine, soit sur le nerf optique, et si l'on soumettait ces cas à l'examen ophthalmoscopique, peut-être ne rencontrerait-on le plus souvent qu'un simple décollement de la rétine qui rendrait parfaitement compte des phénomènes observés. D'ailleurs n'a-t-on pas vu des cas dans lesquels un soufflet violent a produit la cécité ? Il est bien évident que le nerf frontal n'avait nullement été contusionné, et que la commotion seule doit être mise en cause.

— Fig. 3. *Face interne de l'orbite.* — Si l'on examine l'orbite par son côté interne, après avoir fait sauter la mince cloison qui la sépare des fosses nasales, on trouve au-dessous de l'aponévrose orbito-oculaire le muscle *grand oblique* de l'œil et le *droit interne*. Ce dernier [*b*] s'insère en arrière à l'anneau fibreux que forment, autour du nerf optique, les insertions postérieures des quatre muscles droits ; en avant, son tendon s'épanouit sur la sclérotique, à 5 ou 6 millimètres de la circonférence de la cornée. Le muscle droit interne est, sans contredit, celui de tous les muscles moteurs de l'œil dont la contracture occasionne le plus souvent le strabisme. Je rappelle qu'il est innervé par un rameau du nerf moteur oculaire commun.

Le *grand oblique* [*a*] ou *oblique supérieur*, se fixe au fond de l'orbite, au pourtour de la gaîne du nerf optique, et son insertion se confond un peu avec celle du releveur de la paupière supérieure, c'est le plus long et le plus étroit de tous les muscles de l'œil, il se porte d'arrière en avant, entre le droit supérieur et le droit interne ; puis arrivé à la portion antérieure de l'orbite, se termine par un tendon qui s'engage dans un petit anneau fibreux désigné sous le nom de poulie de réflexion du muscle grand oblique de l'œil. La direction de ce tendon devient alors antéro-postérieure, et son extrémité va se fixer en arrière du globe oculaire et au-dessous du diamètre transverse de ce globe, quelquefois au niveau même de ce diamètre. Si maintenant nous nous rappelons que le petit oblique, né de la partie antérieure du plancher de l'orbite, s'insère sur le segment postérieur et au-dessus du diamètre transverse du globe de l'œil, il nous sera facile de comprendre l'action de ces deux muscles. On admettait autrefois que les deux muscles obliques tendaient à porter l'œil en avant, et que de plus, le grand oblique tournait la pupille en haut et en dedans, tandis que le petit oblique la dirigeait en bas et en dehors; de là le nom de muscle *pathétique* donné au premier, celui de *méprisant* donné au second.

Lorsqu'on veut déterminer l'action du grand oblique, il est évident qu'on doit faire abstraction de toute la portion de ce muscle comprise entre son insertion postérieure et sa poulie de renvoi, il ne faut considérer le muscle qu'à partir de sa réflexion; le point fixe est le point même de cette réflexion, tandis que le point mobile, situé en arrière du précédent, est représenté par l'insertion du tendon à la sclérotique. Il est aisé de voir que, lorsque le muscle se contracte, cette dernière insertion, pour se rapprocher du point fixe, se porte en haut et en dedans, le globe de l'œil décrit un mouvement de rotation sur son axe, et la pupille est portée, non point en haut et en dedans, mais bien en bas et en dehors. Le petit oblique, au contraire, fait tourner l'œil de manière que la pupille se dirige en haut et en dedans; il serait donc justement nommé *pathétique*, et c'est au grand oblique qu'il faudrait réserver le nom de *méprisant*. Une expérience aussi simple que facile à répéter, instituée par Bonnet, fait voir que c'est bien ainsi que les choses se passent. Que l'on attaque l'orbite par son extrémité postérieure, que l'on découvre le grand oblique sans intéresser les parties voisines, et qu'on exerce une traction sur ce muscle, on verra la pupille se porter en bas et en dehors, pendant que le globe de l'œil sera légèrement déplacé en avant. Si, d'autre part, on saisit l'insertion orbitaire du petit oblique, par une incision faite à la paupière inférieure, et qu'on tire sur le muscle, la pupille se dirigera en haut et en dedans, et le globe de l'œil sera encore porté en avant. Il est clair que, dans l'action simultanée des deux obliques, ces deux muscles se contrarieront réciproquement, le mouvement de rotation du globe oculaire ne pourra plus se produire, et le mouvement de projection en avant s'effectuera seul.

Dans toute sa moitié interne et antérieure, l'orbite est recouverte par les *sinus frontaux* [*c*] dont elle n'est séparée que par une mince cloison, en bas elle est supportée par la portion du maxillaire supérieur qui forme la paroi externe des fosses nasales et sur laquelle vient s'articuler le cornet inférieur. Ce cornet, emporté par le trait de scie, a disparu dans la préparation, mais on peut voir la *crête* [*d*] où il était fixé. Immédiatement au-dessous de cette crête, on aperçoit l'orifice inférieur du *canal nasal* [*e*] dans le méat inférieur.

VAISSEAUX. — L'*artère ophthalmique* [5] se termine sur la face interne de l'orbite où elle se subdivise en *frontale* et *nasale*. Quant à la *veine ophthalmique* (non représentée dans la figure), c'est également au côté interne de l'orbite qu'elle vient s'unir à la veine faciale à peu près au point de jonction de cette veine avec la préparate.

L'artère *carotide interne* [1] a été sectionnée dans le canal carotidien.

NERFS. — Le nerf *nasal* [6] est le seul nerf visible sur la face interne de l'orbite, il chemine d'arrière en avant et se place entre les muscles grand oblique et droit interne; nous l'avons vu sortir de l'orbite au-dessous du nerf frontal interne, et nous avons suivi ses rameaux à la face, sur le front et dans la région nasale.

—Fig. 1. *Face supérieure de l'orbite. — 1er plan. — Côté gauche de la figure.* — La face supérieure de l'orbite est formée par le frontal et la petite aile du sphénoïde; du côté du crâne, ces os constituent le plancher des fosses cérébrales antérieures, et leur surface est parsemée d'éminences et de dépressions à la forme desquelles s'accommodent les circonvolutions du lobe antérieur du cerveau. Cette paroi osseuse est mince, et des corps pointus introduits dans l'orbite peuvent facilement la perforer et aller blesser le cerveau. J'ai déjà signalé cette particularité. Les deux orbites sont séparées par un espace médian dans lequel est situé l'ethmoïde, c'est là que viennent se répandre les branches du *nerf olfactif* [N], de sorte que le sens de l'odorat se trouve comme enclavé entre les deux moitiés de l'appareil de la vision.

Je n'entrerai pas dans de longs détails sur la disposition que présente l'intérieur de l'orbite quand on l'examine par sa face supérieure. Après les descriptions qui précèdent, les éléments que l'on rencontre sur cette face nous sont à peu près connus, et un seul coup d'œil jeté sur la figure suffira pour détruire le vague qui pourrait encore rester dans l'esprit du lecteur.

Immédiatement au-dessous de la voûte osseuse et de la lame fibreuse qui la double, apparaissent trois muscles qui, réunis par leurs bords à leur extrémité postérieure, vont en divergeant à mesure qu'ils s'avancent vers la partie antérieure de l'orbite; ces trois muscles sont : au milieu, le *releveur de la paupière supérieure* [*a*], en dedans, le *grand oblique* [*d*], en dehors, le *droit externe* [*c*]. Ce dernier est situé un peu plus profondément que les deux autres, et à peu près à mi-hauteur de la paroi externe de l'orbite. Un quatrième muscle, le *droit supérieur* [*b*] placé au-dessous du releveur, dépasse un peu le bord externe de celui-ci, et montre une petite portion de sa face supérieure.

2e *plan. — Côté droit de la figure.* — Au-dessous des muscles releveur de la paupière, droit supérieur et grand oblique, le fond de l'orbite est rempli d'un tissu adipeux au milieu duquel cheminent les vaisseaux et les nerfs; en avant, la cavité est occupée par le globe oculaire [*b*].

VAISSEAUX. — L'artère *carotide interne* [H], à sa sortie du canal carotidien, s'engage dans le sinus caverneux, parcourt ce sinus d'arrière en avant, puis arrivée au niveau de son extrémité antérieure, se recourbe en haut, en arrière, et se termine en se bifurquant; les deux branches de cette bifurcation sont l'artère *cérébrale antérieure* et l'artère *cérébrale moyenne*. En outre, l'artère *communicante postérieure* [J] la relie en arrière à l'artère *cérébrale postérieure*, de sorte que les deux artères carotides primitives sont ainsi largement anastomosées avec les vertébrales. La communication est assez spacieuse pour permettre aux injections les plus grossières, poussées dans l'une quelconque de ces artères, de passer facilement dans les autres.

La *communicante antérieure*, anastomose transversale entre les deux cérébrales antérieures, complète en avant le *cercle artériel de Willis*.

L'artère *ophthalmique* [I] se détache de l'extrémité antérieure de la *carotide interne* immédiatement en arrière du trou optique; elle s'engage dans ce trou avec le nerf optique en dehors duquel elle est située, et reste, pendant tout son trajet, profondément cachée dans les graisses de l'orbite, dans l'intérieur du cône formé par les muscles droits. D'abord externe, par rapport au nerf optique, elle passe ensuite au-dessus de ce nerf, et enfin lui devient interne; c'est alors qu'elle se termine entre le grand oblique et le muscle droit interne. Ses branches contenues dans l'orbite ne présentent aucun intérêt, sauf les ciliaires qui nous sont déjà connues.

La *veine ophthalmique* [2] reçoit le sang de toutes les parties renfermées dans la cavité orbitaire; elle communique en avant avec les veines de la face. Son extrémité postérieure [G] sort de l'orbite par la partie la plus externe de la fente sphénoïdale et va se jeter dans le sinus caverneux, en passant au-dessous des nerfs qui se portent dans l'orbite.

Les *sinus caverneux* sont au nombre de deux, situés symétriquement de chaque côté de la selle turcique et dirigés longitudinalement. Comme tous les autres sinus de la dure-mère, ils sont creusés dans un dédoublement de cette membrane, et doivent leur nom à ce que leur intérieur est occupé par un grand nombre de tractus fibreux, ce qui leur donne quelque ressemblance avec les tissus caverneux; au reste, la similitude s'arrête là, car ces sinus sont simplement des cavités veineuses dont les parois, solidement maintenues contre les os du crâne, ne sauraient se prêter à aucun changement de volume. (Les deux sinus caverneux sont représentés ouverts dans notre figure.) Chacun de ces sinus s'abouche en avant à la veine ophthalmique; en arrière il communique avec les sinus *pétreux supérieur* [E], *pétreux inférieur* [F] et *transverse* (caché dans la figure) qui se réunissent au niveau de son extrémité postérieure. En outre, ces deux sinus sont réunis à leur partie moyenne par le *sinus coronaire*.

Nerfs. — Les nerfs optiques, après s'être entrecroisés en avant de la fosse pituitaire, et avoir formé ce quadrilatère de substance blanche auquel on donne le nom de *chiasma* [O], se dirigent en avant, en dehors, et s'engagent dans le trou optique où les accompagne l'artère ophthalmique; ils sont, après les *trijumeaux* [R], les plus gros de tous les nerfs crâniens.

Les autres nerfs de l'orbite passent par la fente sphénoïdale; ils sont d'abord situés beaucoup en dehors du nerf optique et dans l'épaisseur de la paroi externe du sinus caverneux. Cette paroi est un repli de la dure-mère tendu longitudinalement entre l'apophyse clinoïde antérieure et le sommet du rocher où il se continue avec la tente du cervelet; formé par deux lames fibreuses simplement adossées, ce repli regarde par sa face externe les fosses cérébrales moyennes, tandis que sa face interne limite en dehors le sinus caverneux dont elle est en réalité la véritable paroi externe; son bord supérieur est tranchant et tout à fait libre. C'est entre ces deux lames que sont compris les nerfs moteur oculaire commun, pathétique, ophthalmique et moteur oculaire externe avant leur arrivée à la fente sphénoïdale.

Le nerf *moteur oculaire commun* [P] est d'abord situé en dedans, puis il passe au-dessous du pathétique et de la branche ophthalmique ; ses branches animent les muscles : releveur de la paupière supérieure, droit supérieur, droit interne, droit inférieur et petit oblique ; il fournit en outre la racine motrice du ganglion ophthalmique.

Le nerf *pathétique* [5] (côté gauche [4]) est placé en dehors du précédent et immédiatement en dedans de la branche ophthalmique à laquelle il est accollé dans la paroi externe du sinus. Il se distribue exclusivement au muscle grand oblique qu'il pénètre par sa face superficielle, contrairement à toutes les autres branches motrices de l'orbite qui sont situées au-dessous des muscles qu'elles innervent.

La *branche ophthalmique* vient de la partie supérieure du ganglion de Gasser ; elle est située sur le même plan que le pathétique et en dehors de ce nerf ; comme lui, elle passe au-dessus de l'anneau fibreux formé par les insertions postérieures des muscles droits et se divise en trois branches. Le nerf *lacrymal* [3] (côté gauche [1]) et le nerf *frontal* [4] (côté gauche [2]) nous sont connus ; quant au nerf *nasal* [6] (côté gauche [3]), il est placé profondément au-dessous des muscles de l'œil, au milieu des graisses de l'orbite et traverse diagonalement cette cavité. Il donne, chemin faisant, la racine sensitive du ganglion ophthalmique ; son filet *ethmoïdal* [7] devient à la face le nerf *naso-lobaire*.

Le nerf *moteur oculaire externe* [S] est situé au-dessous des nerfs précédents et se distribue seulement au muscle droit externe.

Je reconnais volontiers que les détails anatomiques dans lesquels je viens d'entrer ont un intérêt pratique au moins contestable ; cependant, j'ai cru devoir indiquer d'une manière sommaire la disposition des vaisseaux et des nerfs de l'orbite, parce que je sais par expérience que les descriptions, même les meilleures, des traités d'anatomie descriptive, ne sont pas toujours comprises, faute de figures à l'appui du texte, et qu'une bonne planche avec quelques mots d'explication suffit souvent pour enlever le vague de l'esprit et donner de la précision aux connaissances acquises.

Si maintenant nous jetons un coup d'œil rétrospectif sur la distribution des nerfs de l'orbite, il nous sera facile de nous rendre compte des symptômes produits par la paralysie de ces différents nerfs. Mettons tout d'abord la branche ophthalmique de côté, la paralysie de ce nerf exclusivement sensitif n'amènerait qu'une perte de sensibilité dans la peau du front, du nez, des paupières et de la conjonctive oculaire et palpébrale. Je dois cependant ajouter que, comme l'a démontré Magendie, la branche ophthalmique exerce une influence sensible sur l'intégrité du sens de la vision, car lorsqu'elle est sectionnée ou paralysée, la sécrétion des larmes se supprime, la conjonctive s'enflamme, la cornée se dessèche, devient opaque, s'ulcère, et finalement la vue est perdue. Mais tous ces phénomènes ne sont que consécutifs à une altération de nutrition dans la conjonctive et la cornée, les organes percepteurs de l'impression visuelle, c'est-à-dire la rétine et le nerf optique, conservent toute leur intégrité, seulement ils ne fonctionnent plus, parce que la lumière n'arrive plus jusqu'à eux.

La paralysie de la *troisième paire* prive de mouvement cinq des muscles de l'orbite : le releveur de la paupière supérieure, le droit supérieur, le droit inférieur, le droit interne et le petit oblique. La perte d'action du premier de ces cinq muscles entraîne la chute de la paupière supérieure du côté paralysé ; il y a *blépharoptose*, et la fente palpébrale ne peut plus être ouverte aussi largement que du côté sain. Nous avons vu, au contraire, que lorsque les mouvements de l'orbiculaire des paupières sont abolis par suite de la paralysie de la septième paire, c'est le phénomène inverse qui se produit, et les deux paupières ne peuvent plus être rapprochées. Outre la blépharoptose, la paralysie du moteur oculaire commun produit encore d'autres symptômes ; le premier et le plus constant est le strabisme externe, causé par la contraction du muscle droit externe resté intact, et dont l'action n'est plus contrebalancée par celle du droit interne. Richet a noté deux fois un mouvement de projection du globe oculaire en avant, avec direction de la pupille en bas et en dehors ; cette déviation s'explique naturellement par l'action persistante du grand oblique et la paralysie du petit oblique, cependant elle a été notée par un très-petit nombre d'observateurs ; peut-être l'a-t-on négligée ? Enfin la troisième paire a une influence sur les mouvements de l'iris par la courte racine du ganglion ophthalmique, et sa paralysie occasionne dans les dimensions de la pupille des changements sur lesquels j'insisterai plus particulièrement lorsqu'il sera question des mouvements du diaphragme irien.

La paralysie de la *quatrième paire* (pathétique) entraîne le défaut d'action du muscle grand oblique, les quatre muscles droits et le petit oblique restant intacts ; de là rotation du globe oculaire produite par ce dernier muscle, et transport de la pupille en haut et en dedans ; il y a dérangement dans le parallélisme des deux axes visuels, les objets ne se peignent plus sur les deux points correspondants de chaque rétine, et le sujet voit deux images situées à des hauteurs différentes ; c'est à ce phénomène, bien décrit par Cusco, qu'on donne le nom de *diplopie oblique.*

La paralysie de la *sixième paire* (moteur oculaire externe) produit un strabisme interne, la pupille restant dans le même plan horizontal ; le muscle droit externe est paralysé, et son antagoniste, le droit interne, contribue seul à produire la déviation.

Coupe antéro-postérieure de l'orbite. — Le *globe de l'œil*, organe essentiel de la vision, est un véritable appareil d'optique, d'une composition très-complexe et dont les différentes parties sont susceptibles de s'adapter instantanément avec une admirable précision pour la vision à toutes les distances. Sa forme est celle d'un sphéroïde assez régulier dont la portion antérieure serait surmontée d'une calotte sphérique d'un plus petit diamètre, de sorte que son axe antéro-postérieur l'emporte de 1 à 2 millimètres sur ses axes vertical et transverse. La partie la plus antérieure du globe de l'œil est seule visible à travers l'ouverture de la fente palpébrale ; les cinq sixièmes postérieurs de l'organe sont cachés dans l'orbite et contenus dans une loge spéciale que lui forme l'aponévrose orbito-oculaire. La description de cette loge suivra celle du globe de l'œil. Pl. 8.

On peut diviser les différentes parties qui entrent dans la composition du globe oculaire en *membranes* et *milieux.* Les membranes sont de trois sortes : une *fibreuse* qui forme la sclérotique et la cornée, une *vasculaire* qui se subdivise en choroïde et iris, enfin une *nerveuse*, la rétine. Les milieux sont : l'humeur aqueuse, le cristallin et l'humeur vitrée.

La *sclérotique* [*g*] est une membrane fibreuse, peu extensible, qui occupe environ les huit neuvièmes postérieurs du globe oculaire ; comme la plupart des autres tissus fibreux de l'économie, elle offre une coloration d'un blanc légèrement bleuâtre, sa partie la plus épaisse est située tout à fait en arrière, vers le point d'implantation du nerf optique, et, à partir de ce point, son épaisseur va graduellement en diminuant d'arrière en avant. Dans le segment antérieur du globe oculaire, à l'endroit où elle présente une moins grande épaisseur, elle paraît percée d'une ouverture arrondie, d'un diamètre de 10 à 11 millimètres, dans laquelle semble s'enchâsser la circonférence de la cornée. La sclérotique porte encore le nom de *cornée opaque;* chez le vieillard, sa couleur bleue fait place à une teinte jaunâtre. En arrière, elle présente une seconde ouverture pour le passage du nerf optique, et il est à remarquer que l'insertion de ce nerf ne se fait pas sur le prolongement de l'axe antéro-postérieur du globe de l'œil, mais un peu en bas et en dedans de cet axe. Tout autour du point d'insertion du nerf optique, de petites ouvertures laissent pénétrer à travers la sclérotique les vaisseaux et les nerfs ciliaires. Des petits pertuis semblables percés sur cette membrane à peu de distance de la circonférence de la cornée servent au passage des artères ciliaires antérieures.

J'ai déjà indiqué le mode de formation des staphylômes et j'ai attribué ces tumeurs d'abord à l'amincissement ou au ramollissement des membranes, puis à la tendance constante qu'ont les humeurs de l'œil à s'échapper au dehors, par suite de l'action des mucles moteurs du globe oculaire. Les effets de cette pression excentrique ne tardent pas à se manifester lorsque la cornée ou la sclérotique ont été un peu largement ouvertes et il n'est pas rare de voir, dans ces cas, le globe de l'œil se vider en un instant de toutes les humeurs qu'il contient. Les staphylômes qui siégent sur le segment antérieur de l'œil sont facilement accessibles à l'examen direct, mais lorsqu'ils siégent sur le segment postérieur, l'ophthalmoscope seul permet d'aller en constater la présence jusque dans le fond de l'orbite. C'est grâce à ce précieux instrument qu'on a pu reconnaître combien ces tumeurs intra-orbitaires sont fréquentes, au point que la majeure partie des cas de myopie ne reconnaît pas d'autre cause que la présence d'un de ces staphylômes plus ou moins développé.

La *cornée* [*h*], située en avant, est plus superficielle que la sclérotique, et toute sa surface est accessible à nos moyens d'exploration; elle est lisse, brillante, et il est facile d'y constater les ulcérations qui en ternissent le poli; j'ai indiqué les bons résultats que donne dans ce cas un éclairage oblique.

Les deux faces de la cornée sont tapissées d'un épithéliun pavimenteux, celui de la face antérieure fait suite à l'épithélium conjonctival, celui de la face postérieure se trouve compris dans la chambre antérieure de l'œil, et a été longtemps décrit sous le nom impropre de membrane de Demours ou de Decemet; il n'y a là rien qu'on puisse assimiler à une membrane séreuse, et avec quelque soin qu'on examine la face postérieure d'une cornée, on n'y trouve qu'une couche de cellules épithéliales supportées par une lamelle amorphe absolument semblable à celle qui double l'épithélium de la face antérieure. Tout au plus pourrait-on dire, et cette fois avec raison, que la face postérieure de la cornée présente une *surface* séreuse.

Je ne saurais trop le répéter, car il s'agit de détruire une erreur généralement accréditée, la cornée ne peut être séparée de la sclérotique, toutes deux se composent d'un seul et même tissu qui se modifie en passant de l'une à l'autre, mais qui est toujours et partout fondamentalement le même : du tissu conjonctif. La couche amorphe qui supporte l'épithélium de la face antérieure doit être considérée comme la continuation directe de la muqueuse modifiée, et ce qui le prouve bien, ce sont les prolongements vasculaires qu'y envoie le réseau sous-conjonctival dans les cas de kératites, tandis que ces vaisseaux ne se prolongent *jamais* jusque dans le tissu de la cornée. Kölliker a trouvé dans cette membrane des nerfs fournis par la branche ophthalmique.

L'espace qui sépare la face postérieure de la cornée de la face antérieure de l'iris, forme la *chambre antérieure* de l'œil, son étendue antéro-postérieure peut être évaluée en moyenne à 2 millimètres ou 2 millimètres et demi, on comprend du reste qu'elle puisse varier selon que la cornée sera plus ou moins convexe.

La cornée est épaisse de plus d'un demi-millimètre, c'est là un détail qu'il ne faut jamais perdre de vue lorsqu'on veut pratiquer la kératotomie, car il importe de ne pas faire basculer l'instrument avant qu'il ait traversé toute l'épaisseur de la membrane, et qu'il soit arrivé dans la chambre antérieure. Il n'est pas moins important d'attaquer toujours la cornée au voisinage de sa circonférence, car les cicatrices qui succéderont à l'opération seront nécessairement opaques, et l'on doit éviter avec soin la formation de *taies* dans le champ visuel.

La sclérotique et la cornée sont à peine extensibles, aussi les inflammations phlegmoneuses profondes de l'œil, et généralement toutes les maladies qui tendent à augmenter le volume du globe oculaire sont-elles très-douloureuses.

La face interne de la sclérotique est tapissée par la *choroïde* [*i*], toile celluleuse d'une couleur brun noirâtre, destinée à servir de soutien aux vaisseaux et aux nerfs ciliaires qui, du fond du globe oculaire, vont gagner la grande circonférence de l'iris. La couleur noire de la choroïde tient à ce que cette membrane est recouverte d'un abondant pigment, dont les cellules les plus internes présentent une régularité remarquable ; la présence du pigment choroïdien a pour but d'absorber les rayons lumineux qui ont traversé la rétine et d'empêcher ainsi qu'en se réfléchissant ils ne donnent lieu à des images diffuses : ce pigment joue donc, dans l'intérieur de l'œil, le même rôle que la couleur noire dont les opticiens enduisent l'intérieur des tubes de leurs instruments d'optique. Arnold subdivisait la choroïde en deux membranes distinctes, sa description n'a pas tenu devant un examen plus approfondi, et il est bien reconnu aujourd'hui que la choroïde n'est qu'une simple toile cellulo-vasculaire. Percée en arrière pour le passage du nerf optique, elle se prolonge en avant jusqu'au segment antérieur de l'œil où elle est unie, d'une part, à la grande circonférence de l'iris par le grand cercle ciliaire, et d'autre part, à la zone de Zinn et au pourtour du cristallin par les procès ciliaires.

Les artères et les nerfs ciliaires parcourent la choroïde d'arrière en avant, et ne présentent dans leur trajet aucune particularité qui mérite d'être signalée ; les veines, au contraire, se réunissent sur quelques points isolés de cette membrane, et forment des espèces de tourbillons qui leur ont fait donner le nom de *vasa vorticosa*.

On trouve, sur la face interne de la choroïde, la membrane réellement importante du globe oculaire, celle dont l'intégrité est absolument nécessaire à l'exercice de la vision : la *rétine*. La *rétine* [*j*], examinée quelques heures après la mort, apparaît comme une membrane pulpeuse, très-molle et très-délicate, d'un blanc rosé légèrement grisâtre ; mais on se tromperait en croyant qu'elle présente le même aspect pendant la vie. Sur le vivant, la rétine est absolument transparente et permet d'apercevoir comme à découvert le réseau vasculaire choroïdien, lorsqu'on se livre à l'examen ophthalmoscopique ; c'est ainsi qu'on a pu s'assurer, contrairement à ce que l'on avait cru jusqu'à ces derniers temps, que les affections de la choroïde sont incomparablement plus fréquentes que celles de la rétine.

En arrière, au point où les fibres du nerf optique viennent s'épanouir dans le globe oculaire, la rétine est occupée par la *papille* du nerf optique, du centre de laquelle s'épanouit un faisceau vasculaire composé des artères et des veines centrales de la rétine. La *papille* n'est pas située sur le prolongement de l'axe visuel, car nous avons vu que le nerf optique s'insère sur la sclérotique un peu en dedans et au-dessous de cet axe, il en résulte que lorsqu'on examine un œil à l'ophthalmoscope, la papille ne se présentera pas à l'observateur si le malade regarde devant lui ; pour qu'on puisse l'apercevoir, il faut que le segment postérieur de l'œil décrive un léger mouvement de dedans en dehors, ce qui aura lieu lorsqu'on fera décrire au segment antérieur un mouvement en sens inverse, c'est-à-dire de dehors en dedans. On recommandera donc au malade de regarder un point fixe situé en dedans de l'œil à observer. Lorsqu'on n'a pas à sa portée de corps convenablement disposé, l'oreille de l'observateur est un très-bon point de ralliement, et c'est l'oreille placée en diagonale avec l'œil observé que l'on fera fixer ; par exemple l'œil gauche du malade regardera l'oreille gauche de l'observateur. La situation un peu inférieure de la papille, par rapport à l'axe de l'œil, rend nécessaire une légère différence de niveau entre le miroir de l'ophthalmoscope et la rétine qu'on examine, il s'agit, si je puis m'exprimer ainsi, d'obtenir un feu plongeant, aussi le chirurgien fera-t-il bien de s'asseoir sur un siége élevé, de façon que son œil soit situé à quelques centimètres au-dessus de celui du malade.

L'histologie nous a appris que loin d'être une simple membrane nerveuse comme on l'avait pendant longtemps supposé, la rétine est un organe complexe, formé par plusieurs couches différentes d'aspect et de composition, reliées entre elles par des fibres spéciales (fibres de Müller). C'est là une description dans le détail de laquelle je ne puis évidemment pas entrer, et qu'on trouvera dans les ouvrages d'histologie. Je veux seulement faire observer qu'au niveau de la papille toutes les couches de la rétine sont interrompues et l'on ne trouve absolument que les fibres du nerf optique.

La rétine paraît se terminer en avant à la zone de Zinn, avec laquelle elle contracte d'intimes adhérences.

Quoique la choroïde soit le siége le plus ordinaire des lésions profondes du globe oculaire, la rétine n'en est cependant point tout à fait exempte ; les décollements de cette membrane ne sont pas très-rares. On y a signalé la présence de cysticerques.

L'*iris* [*k*] est verticalement situé entre les deux chambres de l'œil ; son ouverture centrale, la *pupille*, fait communiquer entre elles ces deux cavités. Je me suis déjà longuement étendu sur les différences de coloration que présente, suivant les sujets, la face antérieure du diaphragme irien, il n'est pas indifférent d'ajouter que cette face est recouverte d'un épithélium pavimenteux qui fait suite à celui de la face postérieure de la cornée et qui, comme lui, représente la prétendue membrane de Demours ; cet épithélium cesse brusquement au bord de l'ouverture pupillaire. La face antérieure de l'iris peut être facilement explorée, grâce à la transparence de la cornée, elle paraît naturellement un peu tomenteuse et comme veloutée ; l'inflammation lui donne une couleur sale et terne, en même temps qu'elle y détermine la formation de dépôts plastiques plus ou moins abondants. Suspendu au milieu de l'humeur aqueuse, l'iris est normalement libre d'adhérences par ses deux faces; ses mouvements en avant et en arrière sont peu prononcés. Lorsque des adhérences pathologiques l'unissent à la cornée ou au cristallin, on dit, dans le premier cas, qu'il y a *synéchie antérieure*, dans le second, qu'il y a *synéchie postérieure*. Lorsque la cornée se trouve divisée un peu largement, soit par accident, soit dans un but chirurgical, l'humeur aqueuse s'écoule immédiatement par l'ouverture, et l'iris, poussée d'arrière en avant par le cristallin et l'humeur vitrée, a une grande tendance à s'engager entre les lèvres de la plaie et à faire *hernie* au dehors; c'est là un accident contre lequel il faut se mettre en garde lorsqu'on opère la cataracte par extraction.

La face postérieure de l'iris est située au devant du cristallin et l'on donne le nom de *chambre postérieure* à l'espace qui sépare le diaphragme de la lentille; les auteurs ne sont pas d'accord sur les dimensions qu'il convient d'assigner à cet espace, les uns lui donnent un demi-millimètre, un millimètre même; les autres avancent que cet espace n'existe pas, qu'il est absolument virtuel, et que la face postérieure de l'iris est immédiatement en contact avec la face antérieure du cristallin. Aucune de ces deux opinions ne me paraît rigoureusement exacte, mais je crois qu'il y a du vrai dans les deux. Si l'on examine obliquement un œil sain dans un jour convenable, presque toujours on constatera que l'iris est légèrement bombée en avant, ce qui tient à ce que la portion la plus saillante de la face antérieure du cristallin pousse dans ce sens les points de l'iris situés au voisinage de l'ouverture pupillaire: donc il est exact de dire qu'à la partie moyenne la chambre postérieure de l'œil n'est qu'un espace virtuel; mais vers la circonférence, le cristallin s'éloigne un peu de l'iris, et il existe là une espèce de fente, à peine large d'un demi-millimètre, à laquelle on peut conserver le nom de chambre postérieure. C'est dans cette fente que devraient s'engager les instruments lorsqu'on opère la cataracte par abaissement, mais Gosselin s'est assuré que très-souvent l'aiguille plonge directement dans le corps vitré et n'est ensuite que secondairement ramenée le long de la face antérieure du cristallin. On se demande d'ailleurs quel inconvénient il peut y avoir à ponctionner ainsi la sclérotique un peu trop en arrière, à la condition, bien entendu, que l'on n'enfoncera pas l'aiguille assez profondément pour aller du premier coup embrocher le cristallin, comme je l'ai vu faire à un opérateur que ce petit accident embarrassa quelques moments. Il serait beaucoup plus gênant de diriger l'aiguille trop en avant, car sa pointe ne manquerait pas de piquer l'iris et le sang qui remplirait les deux chambres de l'œil empêcherait de continuer l'opération.

La face postérieure de l'iris est tapissée par l'*uvée*, qu'on a décrite comme une membrane distincte, mais qui n'est en réalité qu'une couche de pigment.

La grande circonférence de l'iris adhère à la sclérotique en dehors du point où la cornée se continue avec celle-ci ; il en résulte que le diamètre du diaphragme irien est un peu plus grand que le diamètre apparent de la cornée. D'après Richet, l'insertion de l'iris sur la sclérotique se ferait à trois millimètres en dehors de la circonférence de la cornée, c'est donc à un peu plus de 3 millimètres de cette circonférence qu'il faut plonger l'aiguille à cataracte pour passer derrière l'iris sans courir le risque de blesser cette membrane. Le pourtour de l'iris adhère en même temps au grand cercle et aux procès ciliaires, mais cette adhérence n'est pas très-solide, et il est facile de la détruire lorsqu'on veut établir une pupille artificielle par le procédé de Cheselden (*iridodialyse*).

La petite circonférence de l'iris circonscrit l'ouverture pupillaire par laquelle les deux chambres de l'œil sont mises en communication ; les bords de cette circonférence sont toujours un peu déchiquetés et comme légèrement frangés. La *pupille* est mobile, ses dimensions varient suivant la quantité des rayons lumineux qui frappent la cornée ; dans les cas d'iritis, elle se déforme, devient irrégulière, mais, ainsi que je l'ai dit, il n'est pas possible d'établir une relation entre le sens dans lequel se produit la déformation et la nature spéciale de l'iritis, comme le voulait l'école de Beer.

L'iris se compose d'une trame de tissu conjonctif entremêlée de fibres musculaires lisses affectant deux directions différentes ; les unes, rayonnées, vont de la petite à la grande circonférence et sont disposées en faisceaux distants les uns des autres ; les autres, circulaires, forment un sphincter unique entourant immédiatement l'ouverture pupillaire. Ces fibres musculaires paraissent être sous la dépendance de nerfs provenant d'origines différentes ; l'iris reçoit un très-grand nombre de filets nerveux fournis par les nerfs ciliaires, or nous avons vu que ces nerfs sont une émanation du ganglion ophthalmique, et que ce ganglion, outre sa racine sensitive qui lui vient du nasal, tire ses fibres motrices de deux sources : du moteur oculaire commun par sa courte racine, et du grand sympathique par sa racine carotidienne. Les expériences de Cl. Bernard et de Donders ont démontré que les fibres rayonnées de l'iris sont animées par le grand sympathique, tandis que les fibres circulaires sont sous la dépendance du moteur oculaire commun. C'est ainsi qu'on peut se rendre compte d'un symptôme que j'ai à dessein passé sous silence lorsque j'ai parlé de la paralysie de la troisième paire : la *mydriase*, c'est-à-dire la dilatation permanente de la pupille qui accompagne cette paralysie ; dans ce cas, l'action des fibres rayonnées n'est plus contrebalancée par celle des fibres circulaires.

On sait que si l'on instille dans l'œil une solution contenant de la belladone ou de l'atropine, on produit une mydriase artificielle qu'on utilise en oculistique, soit pour empêcher la formation d'adhérences entre l'iris et le cristallin, soit pour explorer une plus grande étendue du fond de l'œil dans les investigations ophthalmoscopiques. On s'est demandé si l'action de la belladone avait pour résultat de paralyser la troisième paire ou d'exciter le grand sympathique. Dans ses dernières recherches, Donders a démontré d'une manière péremptoire que la belladone agit, non pas en paralysant le moteur oculaire commun, mais en excitant le grand sympathique ; en effet, sur des animaux chez lesquels il avait déterminé une paralysie complète du moteur oculaire commun et une mydriase consécutive, il a pu augmenter la mydriase par des instillations de belladone. D'ailleurs, l'excitation directe du grand sympathique sur les animaux produit la dilatation de la pupille.

Les mouvements qu'exécute l'iris sous l'influence de la lumière sont tout à fait inconscients et appartiennent à la classe des mouvements réflexes ; ceux qui sont sous la dépendance du grand sympathique ont leur point de départ dans une portion de la moelle dorsale désignée dans ces derniers temps sous le nom de *centre cilio-spinal*, et comprise entre la troisième et la sixième vertèbre dorsales.

Lorsque le champ visuel est occupé par une taie de la cornée, sans que la rétine ait perdu son impressionnabilité à la lumière, l'opération de la pupille artificielle est indiquée ; le procédé de Cheselden, l'*iridodyalise*, est le plus facile à exécuter, car la circonférence de l'iris se décolle aisément ; mais il est rare que les résultats de l'opération soient durables, les lèvres de la solution de continuité se rapprochent peu à peu, et la nouvelle pupille finit par s'oblitérer ; la section simple de l'iris ou *iridotomie* donne peu de jour et l'ouverture se referme aisément ; de tous les procédés, l'*iridectomie* est encore le meilleur, il consiste à sectionner l'iris et à enlever un lambeau de cette membrane.

Les adversaires quand même de l'histologie ont argué de la facilité avec laquelle s'oblitère la pupille artificielle dans l'iridodyalise et l'iridotomie, pour mettre en doute l'existence des muscles iriens, « car, disent-ils, s'il y avait là des fibres musculaires, leur contraction devrait plutôt tendre à agrandir l'ouverture, et dans tous les cas, elle en préviendrait l'oblitération ». D'abord, l'existence d'un muscle ne se discute pas, elle se constate ; ce n'est point une affaire de croyance, mais une question de fait ; et puis, c'est absolument comme si l'on disait qu'il n'y a point de fibres musculaires en dehors de la commissure labiale, parce qu'il est si difficile de maintenir béantes les incisions que l'on y fait pour remédier à l'atrésie buccale. N'est-il pas évident que là aussi la contraction des fibres musculaires devrait tendre à élargir l'incision ; or il n'en est rien, et si l'on n'a eu la précaution de border, avec la muqueuse, les lèvres de la solution de continuité, l'ouverture buccale ne tarde pas à reprendre ses anciennes dimensions.

Les artères *ciliaires longues* forment autour de la grande circonférence de l'iris le *grand cercle artériel ;* de là partent des branches qui se portent vers l'ouverture pupillaire où, par leurs divisions et leurs anastomoses, elles constituent le *petit cercle artériel* de l'iris. Ces nombreuses ramifications se subdivisent dans l'épaisseur du diaphragme irien et font de cette membrane une espèce de tissu érectile.

Les *veines* de l'iris sont en nombre considérable comme les artères, elles vont toutes se jeter dans le *canal de Schlemm* ou de *Fontana*, sinus veineux situé autour de la circonférence de la cornée, entre cette membrane et la sclérotique.

Quoique recevant un grand nombre de rameaux nerveux, l'iris n'est pas très-sensible, ses solutions de continuité ne sont pas ordinairement accompagnées de beaucoup de douleur, et jamais on ne les voit donner lieu à des vomissements, comme on le prétendait autrefois.

Chez le fœtus, l'ouverture pupillaire n'existe pas, elle est oblitérée par une réunion d'anses vasculaires dont la convexité regarde le centre de l'iris, et à l'ensemble desquelles on a donné le nom de *membrane pupillaire*. Vers la fin de la vie intra-utérine, ces anses se rétractent, s'atrophient, et la pupille est complétement libre à la naissance.

On considère généralement le *coloboma* ou la division congénitale de l'iris comme un arrêt de développement ; à l'exemple de Richet, je ne saurais partager une semblable opinion, car, jusqu'à présent, personne n'a démontré que l'iris se développe par deux portions distinctes destinées à se réunir pendant la vie fœtale.

Les trois *milieux* du globe de l'œil sont : l'humeur aqueuse, le cristallin et le corps vitré.

L'*humeur aqueuse* remplit les deux chambres de l'œil, et l'on sait avec quelle facilité se reproduit ce liquide lorsqu'il a été évacué par une ouverture faite à la cornée. Tous les auteurs ont noté combien les corps susceptibles d'être résorbés disparaissent facilement lorsqu'ils sont plongés dans l'humeur aqueuse. Je me rappelle, pour ma part, avoir vu, pendant une opération de cataracte par abaissement, le cristallin s'échapper et passer dans la chambre antérieure, d'où l'opérateur, je ne sais pour quel motif, ne chercha pas à l'extraire; moins d'un mois après, la lentille était réduite à un petit fragment d'un volume insuffisant pour gêner bien sensiblement la vision. Je ne doute pas que plus tard la résorption n'en ait été complète, mais je ne saurais l'affirmer, car je n'ai pas revu le malade. Les choses se passeraient-elles aussi simplement dans tous les cas? Je crois que si un semblable accident se renouvelait, il vaudrait infiniment mieux tenter immédiatement l'extraction du cristallin luxé, ce qui ne serait pas bien difficile; je n'ai, du reste, cité ce fait que comme prouvant la rapidité avec laquelle des corps peuvent être résorbés dans l'humeur aqueuse, et non point comme exemple à suivre.

Le *cristallin* [*l*] est un corps lenticulaire, transparent, situé derrière l'ouverture pupillaire et destiné à réfracter fortement les rayons lumineux engagés dans cette ouverture; il a la forme d'une lentille biconvexe dont la face postérieure est généralement un peu plus bombée que la face antérieure; son diamètre varie entre 9 et 11 millimètres chez l'adulte, et son poids moyen, d'après Sappey, est de 21 milligrammes; il est toujours beaucoup plus bombé chez l'enfant que chez l'adulte, et s'aplatit par les progrès de l'âge jusque dans la vieillesse la plus avancée; à partir de soixante ans environ, il prend une teinte d'un jaune ambré.

La face antérieure du cristallin est appliquée contre l'iris qu'elle projette un peu en avant; il en résulte qu'au niveau de l'ouverture pupillaire la chambre antérieure de l'œil se trouve en réalité limitée en arrière par le cristallin. Sa face postérieure est enchâssée dans le corps vitré.

Le tissu du cristallin, diffluent à la périphérie, devient de plus en plus solide à mesure que l'on s'avance vers les parties profondes; le centre de la lentille est occupé par un noyau résistant qu'il n'est pas toujours facile d'écraser entre les doigts. Chez l'enfant, le noyau central est à peine marqué, et sa grosseur augmente avec l'âge. La cataracte dure est rare dans l'enfance; chez le vieillard, au contraire, elle est la règle; aussi, chez ce dernier, convient-il plutôt de l'opérer par extraction.

Le cristallin est entouré de tous côtés par la capsule cristalloïde, membrane hyaline transparente dont la circonférence est unie aux procès ciliaires; les adhérences de la capsule et des procès ciliaires sont assez résistantes pour s'opposer à l'abaissement en masse de l'appareil cristallinien; on ne devra donc jamais tenter de récliner le cristallin que la capsule n'ait été largement ouverte et la lentille complétement mise en liberté. En aucun point de sa surface la capsule n'adhère au cristallin.

Lorsqu'on soumet le cristallin à l'ébullition ou à l'action d'un acide fort, il devient opaque et son tissu se subdivise en un grand nombre de lames concentriques disposées comme celles du bulbe d'un oignon; on remarque en outre que sa face antérieure se sépare en trois ou un plus grand nombre de segments dont les interstices affectent la forme de rayons; lorsque le nombre de ces segments dépasse trois, c'est presque toujours un multiple de trois que l'on rencontre. Il arrive quelquefois que les interstices seuls de ces segments deviennent opaques dans une cataracte commençante, ce qui constitue la variété dite *cataracte étoilée*.

L'opacité de la lentille cristalline forme à elle seule la presque totalité des cas de cataracte, mais on aurait tort d'en conclure que la capsule cristalloïde ne peut jamais devenir opaque. Malgaigne lui-même qui, le premier, avait mis en doute l'existence de la *cataracte capsulaire*, en a rencontré quelques exemples incontestables, et cette espèce de cataracte est aujourd'hui généralement admise par les pathologistes, seulement elle est infiniment plus rare que la *cataracte lenticulaire*.

On admettait autrefois, entre le cristallin et sa capsule, l'existence d'un liquide particulier que personne n'a jamais pu constater, mais qu'on n'en décrivait pas moins sous le nom d'*humeur de Morgagni*, et auquel même on attribuait la formation de certaines cataractes appelées *cataractes morgagniennes*. Rien de semblable n'existe sur le vivant; si l'on examine avec soin les deux feuillets de la capsule cristalloïde, on trouve que le feuillet antérieur est tapissé en arrière par une couche d'épithélium pavimenteux, tandis que le feuillet postérieur ne présente d'épithélium sur aucune de ses faces. Les cellules épithéliales, qui sont en rapport immédiat avec la face antérieure du cristallin, paraissent, par leurs transformations successives, donner naissance aux prismes allongés dont la substance de la lentille est entièrement composée, car on rencontre dans les couches les plus externes et les plus molles du cristallin toutes les formes intermédiaires entre les cellules épithéliales de la capsule et les prismes parfaits du centre de la lentille. Il en résulte que le cristallin est, comme l'admettaient quelques auteurs anciens sans démonstration, un produit de sécrétion de la capsule cristalloïde, mais non pas des deux feuillets de cette capsule, car le feuillet antérieur seul prend part à cette sécrétion par son épithélium. L'humeur de Morgagni n'est autre chose qu'un mélange *post mortem* des couches les plus externes du cristallin et de débris d'épithélium de la cristalloïde antérieure. Je le répète, on ne trouve rien de pareil pendant la vie, ni sur des yeux d'animaux récemment tués.

La reproduction du cristallin a été constatée quelquefois sur l'homme, et ce fait ne présente aujourd'hui rien de bien extraordinaire, puisqu'on peut le répéter chez les animaux ; il suffit, en effet, pour qu'une nouvelle lentille soit sécrétée, que l'épithélium de la cristalloïde antérieure ait été conservé intact.

Lorsqu'on est sur le point d'opérer un individu atteint de cataracte, il est toujours important de s'assurer à l'avance que la cataracte ne se complique pas d'amaurose, et que la rétine est restée susceptible de percevoir les impressions lumineuses, car si le contraire avait lieu, il est bien évident qu'on n'aurait plus aucun motif de faire l'opération. Il est rare qu'une cataracte soit assez opaque pour intercepter complétement les rayons lumineux, et empêcher le malade de distinguer le jour de la nuit, c'est ce dont on devra d'abord s'assurer. Dans les cas douteux, Serres d'Alais a proposé d'avoir recours à la production des *phosphènes*. Ce mode d'exploration est fondé sur l'image lumineuse que développe sur la rétine une impression tactile. Nous savons qu'un ébranlement, ou même un attouchement léger exercé sur le nerf optique ou la rétine détermine une vive sensation de lumière, sensation toute subjective du reste, et dont l'individu en expérience peut seul rendre compte ; or si la rétine a perdu son impressionnabilité propre, on aura beau l'ébranler ou la toucher, aucune sensation de ce genre ne se produira. Ceci posé, si l'on comprime avec le doigt ou avec l'extrémité d'un corps mousse un des points du globe oculaire situé en arrière de la circonférence de la cornée, la compression portera sur le point de la rétine placé au-dessous de l'endroit comprimé, et si cette membrane est restée impressionnable, il se formera instantanément là un cercle noir entouré d'anneaux concentriques lumineux, que le malade rapportera à l'extrémité du globe oculaire diamétralement opposée. C'est à cette image qu'on donne le nom de *phosphène*. Ainsi, en comprimant l'œil en dehors, on déterminera l'apparition d'un phosphène nasal, en le comprimant en bas on aura un phosphène frontal, etc., etc. En théorie, ce moyen paraît excellent, mais il est rare que dans l'application il permette d'arriver à quelque résultat bien tranché, le plus souvent on a affaire à des malades qui ne comprennent pas ce qu'on leur demande et qui ne savent point rendre compte de leurs impressions; quelques-uns, de guerre lasse, harcelés de questions, finissent par dire tout ce que veut l'expérimentateur, et l'on ne peut raisonnablement rien conclure de leurs réponses. D'ailleurs, je le répète, la distinction du jour et de la nuit est ordinairement possible lorsque la cataracte ne se complique pas d'amaurose, et cela suffit. Laissons donc de côté les phosphènes, et malgré les grandes espérances que Serres avait fondées sur ce mode d'exploration, il est bien probable que ce ne sera jamais qu'une petite curiosité physiologique.

On n'a jusqu'ici trouvé dans le cristallin ni vaisseaux ni nerfs.

Le *corps vitré* [*m*] occupe toute la partie du globe de l'œil située en arrière du cristallin ; il représente une espèce de sphéroïde creusé en avant pour recevoir cette lentille, et dans ses quatre cinquièmes postérieurs il est recouvert par la rétine dont il remplit la concavité. Le corps vitré est essentiellement constitué par une membrane transparente et ténue, la *membrane hyaloïde*, de la face profonde de laquelle partent des trabécules qui en cloisonnent la cavité et la divisent en un grand nombre de loges ; ces loges sont remplies par un liquide transparent et filant comme du blanc d'œuf, l'*humeur vitrée*. D'après Robin, l'humeur vitrée serait contenue dans une cavité unique, et les cloisons fournies par la membrane hyaloïde ne seraient qu'un produit de l'imagination ; cependant Sappey me paraît avoir démontré d'une manière incontestable l'existence de ces trabécules. Un fait tendrait à prouver que les loges du corps vitré ne sont point des cavités indépendantes, mais qu'elles communiquent toutes entre elles ; si l'on fait en un point quelconque de la membrane hyaloïde une petite ouverture, toute l'humeur vitrée s'écoule par ce point, lentement, il est vrai, mais le corps vitré tout entier finit par se vider.

Chez le fœtus, un petit rameau de l'artère centrale de la rétine traverse d'arrière en avant la portion moyenne du corps vitré et va se distribuer au feuillet postérieur de la capsule du cristallin; chez l'adulte, il n'est plus possible de retrouver ce rameau artériel, quelque pénétrantes que soient les injections qu'on emploie.

Tandis que l'humeur aqueuse se reconstitue rapidement lorsqu'elle a été évacuée par une solution de continuité de la cornée, l'humeur vitrée, au contraire, ne se remplace pas, aussi importe-t-il d'éviter autant que possible sa sortie lorsqu'on opère la cataracte par extraction. Toutefois, on a vu des cas dans lesquels une notable portion du corps vitré s'était échappée accidentellement et où la vision paraissait n'avoir pas trop souffert.

Maintenant que la structure du globe oculaire nous est connue, il ne sera pas hors de propos de dire quelques mots de l'accommodation. On appelle *accommodation* la propriété que possède l'œil de s'*adapter* à des distances diverses. Il est incontestable que nous avons la faculté de voir nettement des objets situés très-près ou très-loin de nous, et dans les deux cas, les rayons envoyés à notre œil par ces objets doivent, après avoir été réfractés par les milieux oculaires, converger sur la rétine et y former une image nette. Or il est absolument nécessaire qu'il se fasse un changement dans le pouvoir réfringent des milieux de l'œil, car si l'organe visuel est adapté pour une courte distance, il ne saurait en même temps l'être pour une longue, et *vice versa ;* dans l'un des deux cas, la force du système étant trop grande ou trop faible, les rayons convergeraient en deçà ou au delà de la rétine, et l'une des images ne pourrait être perçue distinctement. Pour que le foyer du système réfringent tombe constamment sur la rétine, il faut que la force de ce système soit augmentée lorsqu'on regarde des objets rapprochés, et diminuée pour la vision à longue distance.

On a expliqué d'abord le mécanisme de l'accommodation, en admettant une élongation du diamètre antéro-postérieur de l'œil par le fait de la compression exercée par les muscles droits et obliques, il en serait donc résulté des changements dans le degré de courbure de la cornée ; or, Young s'est assuré, par des mensurations exactes, que les images des corps lumineux réfléchis par la surface de la cornée ne changent nullement de forme, quelle que soit la distance à laquelle regarde l'œil qu'on observe, donc la convexité de la cornée n'est modifiée dans aucun cas. D'ailleurs, comme le fait justement observer Dugès, en admettant que la contraction des muscles de l'œil détermine les changements de forme nécessaires à l'adaptation chez l'homme et les mammifères, cette théorie ne serait plus applicable aux oiseaux, aux reptiles et aux poissons, dont la sclérotique osseuse en totalité ou en grande partie ne saurait céder sous l'action de ces muscles, et cependant ces animaux jouissent comme les autres de la faculté de voir à des distances bien différentes.

La seule théorie que l'on puisse admettre aujourd'hui, la seule qui s'appuie sur une démonstration satisfaisante, c'est que le pouvoir d'accommodation réside dans le cristallin. Lorsqu'on regarde un objet rapproché, l'iris fait saillie en avant ; ainsi que l'a démontré Helmholtz, les deux faces de la lentille deviennent plus bombées, son pôle antérieur s'avance tandis que son pôle postérieur reste en place et que le diamètre de sa circonférence extérieure diminue. Faut-il admettre, comme le voulaient Dugès et Young, que les changements de forme qui s'accomplissent dans le cristallin sont occasionnés par la contractilité propre des éléments histologiques dont se compose cet organe ? Certainement non, et nous savons aujourd'hui que rien ne ressemble moins à des éléments musculaires que les prismes allongés de la substance du cristallin. Au reste, jamais l'électricité appliquée directement sur un cristallin n'a pu en modifier la forme. Il faut donc qu'il y ait, en dehors de la lentille, un organe contractile en connexion avec elle et dont l'action produise ces modifications de forme nécessaires à l'accommodation. Cet organe, dont je n'ai pas encore parlé, est en relation directe avec la choroïde et les procès ciliaires ; il se compose de deux muscles qu'on peut nommer, à bon droit, *muscles accommodateurs*.

La choroïde, ai-je dit, se termine en avant par le *grand cercle ciliaire* et les *procès ciliaires ;* le premier se prolonge jusqu'au point où la cornée s'unit à la sclérotique, et n'oublions pas que c'est en ce point que nous avons placé le sinus veineux circulaire nommé canal de Schlemm ou de Fontana ; les procès ciliaires se portent directement en dedans, entre l'iris et le corps vitré, et vont se terminer à la zone de Zinn, c'est-à-dire au pourtour de la circonférence du cristallin. Le grand cercle ciliaire est occupé par un muscle à fibres lisses, le *muscle ciliaire*, découvert presque en même temps par Bowmann et par Brücke, dont les fibres s'insèrent à la paroi postérieure du canal de Schlemm et se prolongent d'autre part jusqu'à la zone de Zinn en suivant les procès ciliaires. Il est facile de voir que l'action du muscle ciliaire tire en dehors la zone de Zinn (dans tous les sens puisque ce muscle fait tout le tour du globe de l'œil), tend la cristalloïde, et diminue la convexité de la lentille. On admettait jusqu'à ces derniers temps que le cristallin, naturellement adapté pour la vision à courte distance, reprenait sa convexité par le fait seul de son élasticité, mais

H. Müller a récemment découvert, au milieu des procès ciliaires, des fibres musculaires lisses, disposées en cercles concentriques et formant un véritable sphincter dont l'action, si cette découverte se confirme, aurait pour but de contre-balancer la contraction du muscle ciliaire, en rapprochant du centre tous les points de la zone de Zinn. Telle est la théorie moderne de l'adaptation, dont l'exposition aurait certainement mérité de plus longs détails, mais que je ne pouvais évidemment qu'indiquer d'une manière sommaire dans un ouvrage comme celui-ci, où la physiologie n'est pour ainsi dire qu'un hors-d'œuvre.

Aponévrose orbito-oculaire. — C'est seulement après avoir étudié la cavité orbitaire et les parties qu'elle renferme, qu'on pourra comprendre la disposition de ce feuillet fibreux, bien décrit par Tenon, sous le nom de *tunique albuginée*, et désigné depuis sous celui d'*aponévrose orbitaire* ou *aponévrose orbito-oculaire.*

Pour s'en faire une première idée, qu'on imagine une toile fibreuse verticale, étendue à toute la base de l'orbite, fixée au pourtour de cette base et dans laquelle on aurait enchâssé le globe oculaire par une pression d'avant en arrière, de manière à refouler la partie moyenne de l'aponévrose vers le fond de la cavité orbitaire. Cette toile, ainsi déprimée, coifferait toute la partie postérieure du globe oculaire, et formerait une cloison qui diviserait l'orbite en deux loges : la loge antérieure, largement ouverte en avant, serait occupée par le globe de l'œil, tandis que la loge postérieure contiendrait les annexes de l'appareil de la vision, c'est-à-dire les muscles, les vaisseaux, les nerfs et le tissu adipeux de l'orbite. Telle est superficiellement la disposition de cette aponévrose, mais on se tromperait en pensant que les choses sont aussi simples, et il est indispensable que j'entre dans plus de détails explicatifs à ce sujet.

L'aponévrose orbito-oculaire fait suite à la dure-mère dont elle n'est qu'une dépendance, elle forme d'abord la gaîne fibreuse que la dure-mère envoie sur le nerf optique, et pénètre dans l'orbite avec ce nerf. Dès qu'elle a franchi le trou optique, elle s'éloigne du nerf, s'évase en cône et tapisse toute la face interne des parois de l'orbite. Arrivée à la base de cette cavité, elle se divise en deux lames ; l'une, que je ne fais qu'indiquer sans la poursuivre plus loin, se continue avec le périoste des os de la face ; l'autre, qui forme la véritable aponévrose orbito-oculaire, s'adosse à la charpente fibreuse des paupières et la tapisse jusqu'à la rencontre du cul-de-sac oculo-palpébral auquel elle s'accolle et qu'elle fortifie ; elle rencontre alors le globe oculaire, se continue sur lui et le coiffe dans ses trois quarts postérieurs. Parvenue au niveau du point où le nerf optique traverse la sclérotique, l'aponévrose orbito-oculaire a beaucoup perdu de son épaisseur, elle se prolonge alors sur le nerf optique et lui forme une gaîne celluleuse qu'il n'est pas possible de poursuivre jusqu'au fond de l'orbite.

Dans son trajet, cette aponévrose adhère très-peu aux os qui forment les parois de la cavité orbitaire, excepté au niveau des sutures et au pourtour de la base de l'orbite, où elle se continue avec le périoste; elle envoie dans les fentes sphénoïdale et sphéno-maxillaire des prolongements en forme de gaînes autour des vaisseaux et des nerfs qui s'engagent dans ces ouvertures. Entre la face postérieure du globe de l'œil et l'aponévrose orbito-oculaire est interposé un tissu conjonctif très-lache, espèce de synoviale qui permet à l'organe de la vision de se mouvoir facilement dans tous les sens.

En résumé, et comme je le disais il n'y a qu'un instant, l'aponévrose orbito-oculaire divise la cavité de l'orbite en deux loges secondaires : l'antérieure, largement ouverte en avant, contient le globe oculaire; la postérieure, complétement close, si ce n'est au niveau du trou optique et des deux fentes sphénoïdale et sphéno-maxillaire, forme une espèce d'arrière-cavité dans laquelle sont contenus les muscles, les vaisseaux, les nerfs, ainsi que le coussinet adipeux de l'orbite. Les vaisseaux et les nerfs ciliaires, d'abord compris dans la loge postérieure, se portent à la sclérotique, en perforant l'aponévrose dans sa partie celluleuse, au point où elle va constituer la gaîne du nerf optique.

Les muscles moteurs de l'œil sont dans le même cas, et doivent également passer d'une loge dans l'autre pour aller s'insérer à la sclérotique; ils traversent donc aussi la membrane orbito-oculaire d'arrière en avant, mais cette aponévrose n'est pas simplement perforée pour leur livrer passage, elle fournit à chacun d'eux une gaîne que l'on peut suivre pendant quelque temps sur le corps charnu, mais qui devient trop mince en arrière pour pouvoir être démontrée jusqu'au fond de l'orbite.

La glande lacrymale est contenue dans une petite loge spéciale que lui forme un dédoublement de l'aponévrose orbito-oculaire, et qui n'est en définitive qu'une dépendance de la grande cavité postérieure.

La disposition de l'aponévrose orbito-oculaire nous rend bien compte des phénomènes qui accompagnent l'inflammation phlegmoneuse du coussinet adipeux de l'orbite et des dangers que peut entraîner cette redoutable inflammation, si l'art n'intervient pas en temps opportum. En effet, lorsque le phlegmon siége dans la profondeur de la cavité orbitaire, l'expansion ne peut se faire que dans un seul sens, en avant ; la tuméfaction des parties enflammées refoule dans ce sens l'aponévrose orbito-oculaire qui tend ainsi à devenir plane, enfin le globe de l'œil peut être chassé de sa cavité, si l'on n'a soin de donner de bonne heure issue au pus en incisant à la partie la plus déclive, c'est-à-dire le long du bord adhérent de la paupière inférieure. On a vu quelquefois le phlegmon profond de l'orbite suivi de méningite.

On s'explique aussi comment l'ecchymose sous-conjonctivale n'accompagne pas nécessairement toutes les fractures de la base du crâne, puisque, pour qu'un semblable épanchement sanguin se produise, il faut qu'il y ait en même temps fracture des parois de l'orbite et déchirure de l'aponévrose orbito-oculaire.

Fig. 1. *Face antérieure de l'aponévrose orbito-oculaire.* — Si l'on veut s'assurer que l'aponévrose orbito-oculaire, en se réfléchissant de l'orbite sur le globe de l'œil, divise la cavité orbitaire en deux loges séparées, il suffit d'enlever le globe de l'œil en coupant les muscles près de leurs insertions à la sclérotique, et de mettre à découvert la face antérieure de l'aponévrose, suivant le procédé de préparation que j'indique en regard de la figure. On voit alors que la face antérieure de l'aponévrose orbito-oculaire présente, à sa partie centrale, un tissu mince et dont les fibres n'ont point de direction bien définie, tandis que dans sa portion périphérique elle est manifestement constituée par des fibres divergentes qui s'attachent solidement au pourtour de l'orbite. Les fibres qui vont transversalement s'insérer à chacune des extrémités du diamètre horizontal de l'orbite forment de chaque côté un épaississement déjà indiqué par Tenon, et décrit depuis par Richet qui donne à ces deux tractus le nom d'ailerons latéraux de l'aponévrose orbito-oculaire; l'aileron externe renforce le ligament externe des tarses et, comme lui, se fixe à l'apophyse orbitaire externe ; l'aileron interne va s'insérer à l'apophyse orbitaire interne, en renforçant le ligament interne des tarses, c'est-à-dire le tendon direct du muscle orbiculaire des paupières. L'aponévrose orbito-oculaire présente encore des fibres verticales qu'on peut considérer comme formant un aileron supérieur et un aileron inférieur, mais ceux-ci sont toujours beaucoup moins prononcés que les tractus latéraux. C'est par leur face antérieure que les ailerons de l'aponévrose orbitaire s'accolent aux ligaments des tarses ; nous verrons plus bas que par leur face postérieure ils renforcent les insertions orbitaires des muscles droits.

Le *nerf optique* [*g*] traverse l'aponévrose un peu en dedans de son point central.

Les muscles *droits* de l'œil [*a b c d*] ne sont pas rigoureusement rectilignes dans toute leur longueur. En jetant un coup d'œil sur la figure, on verra qu'au point où ils traversent l'aponévrose orbito-oculaire, ces quatre muscles sont plus éloignés l'un de l'autre que lorsqu'ils s'insèrent à la sclérotique. Nés en arrière du pourtour de la gaîne du nerf optique, ils se portent d'arrière en avant en divergeant, jusqu'à ce qu'ils franchissent l'aponévrose orbito-oculaire, c'est là qu'ils sont séparés par leur distance maximum ; puis ils se rapprochent un peu dans le petit intervalle compris entre l'aponévrose et leur insertion à la sclérotique. Chacun d'eux subit donc, sur l'aponévrose orbito-oculaire, une réflexion en vertu de laquelle il s'insère sur la sclérotique beaucoup moins parallèlement à l'axe antéro-postérieur de l'œil, qu'il ne le ferait si sa direction était rectiligne ; cette disposition est éminemment favorable à l'action des muscles droits, et grâce à leur réflexion, ces muscles, au lieu d'attirer directement le globe de l'œil en arrière, lui impriment un mouvement de rotation sur son axe. L'extrémité antérieure des muscles de l'œil comprise entre l'aponévrose orbito-oculaire et leurs insertions à la sclérotique, s'aperçoit dès que l'on a incisé la conjonctive oculaire ; elle est donc facilement accessible aux instruments du chirurgien, et celui-ci peut en faire la section pour remédier au strabisme, sans pénétrer, pour ainsi dire, dans la cavité orbitaire.

Au-dessous de l'orbite, on aperçoit dans la figure l'intérieur du *canal nasal* [K] dont la paroi antérieure a été enlevée ; une mince cloison osseuse sépare en dehors ce canal du *sinus maxillaire* [N] ; en dedans la paroi externe des fosses nasales le sépare des méats moyen et inférieur. La fibro-muqueuse du canal nasal est peu adhérente à la paroi osseuse, et en examinant la disposition de ces parties, il est facile de se rendre compte de l'oblitération de ce canal par une exostose du maxillaire supérieur.

Insertions orbitaires des muscles de l'œil. — Pour avoir une idée exacte du mode de terminaison des muscles de l'œil à leur extrémité antérieure, il faut étudier ces muscles d'arrière en avant, c'est-à-dire en disséquant du fond de l'orbite vers le globe oculaire. On verra alors que chacun des quatre muscles droits, un peu avant de s'engager dans l'aponévrose orbito-oculaire, se divise en deux tendons ; l'un, le tendon *oculaire*, nous est déjà connu, il continue en avant la direction du muscle, traverse l'aponévrose orbito-oculaire en se réflé- Pl. 9.—

chissant comme je l'ai indiqué, et va s'insérer sur la sclérotique à une faible distance de la circonférence de la cornée; l'autre, le tendon *orbitaire*, s'éloigne du muscle à angle droit; il s'accolle à la face postérieure de l'aponévrose orbito-oculaire, renforce l'aileron correspondant de cette aponévrose, et s'insère, avec cet aileron, au pourtour de l'orbite. Le tendon orbitaire des muscles *droit interne* [*e*] et *droit externe* [*d*] est toujours plus fort que le tendon oculaire de ces mêmes muscles, celui du droit interne est le plus large et le plus apparent.

Le muscle *droit supérieur* [*b*] envoie dans la paupière supérieure une expansion fibreuse qui s'accole à l'aponévrose du releveur de la paupière et, comme elle, s'insère au cartilage tarse supérieur; en outre, deux prolongements latéraux fixent le droit supérieur au pourtour de l'orbite, le plus externe limite en haut la *loge de la glande lacrymale* [*h*], l'interne se porte vers la poulie de réflexion du *grand oblique* [*f*]. L'expansion que le muscle *droit inférieur* [*c*] envoie à la paupière inférieure est généralement très-peu épaisse et presque celluleuse, elle passe au-dessous du muscle *petit oblique* [*g*], dont elle croise la direction, et se porte à la charpente fibreuse de la paupière.

L'existence de ce tendon palpébral du droit inférieur, primitivement démontré par Tenon, a été mise en doute par Malgaigne; Richet, au contraire, le considère comme constant; de mon côté je l'ai cherché souvent et jamais je ne l'ai vu manquer. J'accepte donc sans réserve l'opinion de ce dernier anatomiste qui, d'autre part, me paraît avoir parfaitement établi les usages de cette expansion tendineuse. Nous savons que la paupière inférieure manque de muscle abaisseur; l'orbiculaire, en se contractant, la porte en haut, la rapproche de sa congénère et produit l'occlusion de la fente palpébrale; mais lorsque la contraction de ce muscle cesse, la paupière inférieure retombe par son propre poids. Cependant, depuis longtemps déjà, on avait observé, sans en donner exactement la raison, que lorsque la paupière inférieure est complétement retombée, il est possible de l'abaisser davantage en portant fortement le globe de l'œil en bas, c'est-à-dire en contractant énergiquement le muscle droit inférieur. Gerdy expliquait ce fait en supposant que la paupière était entraînée en bas par la saillie de la cornée qui l'accrochait au passage, mais cette explication n'était pas admissible, il était d'ailleurs facile de s'assurer qu'elle était inexacte; si, avec les doigts, on éloigne la paupière inférieure de la cornée, on sent, en portant l'œil en bas, que la paupière est toujours attirée dans ce sens. Dugès attribuait l'abaissement de la paupière aux adhérences de la conjonctive et du globe oculaire, explication tout aussi inadmissible que la précédente. Richet a démontré que ce phénomène est produit par les contractions du muscle droit inférieur, dont le tendon palpébral n'a pas d'autre destination que d'entraîner en bas la paupière inférieure.

On peut vérifier cette action sur le cadavre, en faisant une expérience analogue à celle de Bonnet pour démontrer l'action des deux muscles obliques, c'est-à-dire en attaquant l'orbite par la partie postérieure, et en exerçant des tractions sur le muscle droit inférieur mis à découvert. J'ajouterai, pour ma part, qu'un bon moyen de rendre l'expérience plus frappante encore, c'est de faire au préalable la section du tendon oculaire du muscle droit inférieur, en allant couper ce tendon à ses insertions à la sclérotique, comme pour l'opération du strabisme, sans intéresser en aucune façon la paupière; on voit alors, en exerçant des tractions sur la partie postérieure du muscle, que la paupière est abaissée sans que le globe de l'œil fasse un mouvement, ce qui démontre clairement du même coup l'existence et l'action du tendon palpébral de ce muscle.

La présence des tendons orbitaires des muscles droits justifie les tentatives faites dans le but de guérir le strabisme par une opération chirurgicale, en même temps qu'elle rend compte des résultats quelquefois peu encourageants de cette opération, tels que la persistance du strabisme existant ou la production du strabisme opposé. La déviation permanente de l'axe visuel peut tenir à deux causes bien différentes : 1° à la *paralysie* de l'un des muscles de l'œil avec intégrité du muscle antagoniste; 2° à la *contracture* de l'un de ces muscles. Dans le premier cas, le globe oculaire sera entraîné du côté opposé au muscle malade; dans le second, il sera dévié dans le même sens que lui. Il est bien évident que lorsqu'il s'agit de guérir le strabisme par une opération, il ne peut être question que du dernier de ces deux cas, car si l'on a affaire à une paralysie, on se demande quel avantage le malade pourrait retirer d'une opération. Cette distinction importante n'a cependant pas toujours été faite, et bon nombre d'insuccès peuvent être attribués à ce que les opérateurs se sont pressés d'agir sans avoir porté un diagnostic bien précis. Si l'opération est indiquée et qu'on veuille pratiquer la section d'un des muscles droits (le plus souvent le droit interne), il faut attaquer le muscle à son extrémité antérieure, dans la portion comprise entre l'aponévrose orbito-oculaire et l'insertion à la sclérotique; il importe surtout d'éviter avec le plus grand soin l'incision de l'aponévrose orbito-oculaire et l'ouverture de la loge postérieure de l'orbite, car cet accident, observé quelquefois, peut déterminer un phlegmon profond, et faire courir au malade des dangers sérieux. Une légère incision faite à la conjonctive permet de découvrir le tendon oculaire du muscle à diviser; il faut se souvenir alors que les adhérences de ce tendon à la sclérotique s'étendent souvent beaucoup plus loin qu'on ne serait tenté de le supposer de prime abord, et ne point faire la section avant d'avoir soulevé *tout* le tendon sur un crochet mousse. Incise-t-on incomplétement ces adhérences, il en résulte que le muscle, n'étant pas séparé du globe oculaire, ne se rétracte pas du tout, et que le strabisme persiste sans modification. Si le muscle a été entièrement détaché de la sclérotique, il se retire vers le fond de l'orbite, et c'est ici qu'apparaît toute l'utilité du tendon orbitaire. Grâce à la présence de ce tendon, le muscle, toujours maintenu par son insertion à l'orbite, ne peut se rétracter que dans de certaines limites suffisantes pour permettre son élongation et le rétablissement de l'axe visuel dans sa direction normale. Qu'est-il arrivé dans les cas où l'on a poussé les choses à l'extrême, et où l'on a sectionné non-seulement le tendon oculaire, mais encore le tendon orbitaire? Les insertions antérieures ont été complétement détruites, le muscle s'est retiré dans le fond de l'orbite d'une quantité trop grande pour que de nouvelles adhérences au globe oculaire pussent s'établir, et l'œil, attiré par le muscle antagoniste, a contracté un strabisme persistant opposé au premier et cette fois irrémédiable.

L'opération du strabisme a joui pendant un moment d'une vogue incroyable, puis tout à coup elle est tombée dans un discrédit complet, et c'est à peine si maintenant, en France, quelques rares chirurgiens osent de temps en temps faire une myotomie oculaire. Pourquoi tant de défaveur après tant d'engouement? Il y a eu de nombreux insuccès, c'est vrai, mais il est tout aussi certain qu'il y a eu de nombreuses réussites, et si l'on avait mieux posé le diagnostic, si les opérateurs s'étaient entourés de toutes les précautions convenables, peut-être les revers eussent-ils été moins fréquents. En Allemagne, où la strabotomie me paraît appréciée à sa juste valeur, cette opération est restée dans la pratique chirurgicale, et de Graefe en obtient journellement les résultats les plus satisfaisants. Quant aux accidents inflammatoires qu'elle peut entraîner, si l'on se borne à couper le tendon oculaire, et si l'on a soin de ne pas ouvrir la loge postérieure de l'orbite, on est à peu près certain de les éviter, et l'on peut dire que l'opération est inoffensive par elle-même.

Les deux muscles *obliques* [f-g] n'ont point de tendon orbitaire, aussi est-il tout à fait irrationnel d'en pratiquer la section.

RÉGIONS INFÉRIEURES DE LA FACE.

Les régions inférieures de la face comprennent un ensemble de parties spécialement affectées à la mastication, à la déglutition et à la phonation. Une ligne verticale menée en avant du masséter les sépare des régions latérales de la face, une ligne horizontale suivant la base du nez les isole des régions supérieures dont je viens de terminer l'étude, enfin un plan qui raserait le bord inférieur du maxillaire inférieur établit une ligne de démarcation entre les régions de la face et les régions du cou. On trouve dans cet espace la cavité buccale, ses parois et ses annexes, c'est-à-dire la bouche proprement dite, les joues, les lèvres, le menton, l'isthme du gosier, le pharynx et les arrière-narines. Il est aisé de voir, par cette simple énumération, que, quelque désir qu'on en ait, il est bien difficile, en anatomie, de poser des limites avec une précision mathématique, car le pharynx, que je fais rentrer dans les régions de la face, descend beaucoup au-dessous du bord inférieur du maxillaire, et s'étend même au cou jusqu'au bas du larynx. D'un autre côté la région olfactive interne ou région des fosses nasales est en connexion intime avec le pharynx et la cavité buccale ; il y aurait, à mon avis, plus d'inconvénients que d'avantages à séparer ces régions et à étudier les fosses nasales dans les régions supérieures de la face, tandis qu'on peut fort bien, comme je l'ai fait, étudier séparément le nez et la région olfactive interne. Je décrirai donc d'abord les trois régions qui forment les parois de la bouche, c'est-à-dire les régions *génienne*, *labiale* et *mentonnière*, puis la région *olfactive interne;* la *cavité buccale* et l'*isthme du gosier* seront l'objet d'un même paragraphe ; enfin, je terminerai par l'étude du *pharynx* ce qui est relatif aux régions inférieures de la face.

Régions génienne, labiale et mentonnière.

1er *plan.* — Je réunis dans une seule description les trois régions Pl. 10.— qui forment les parois de la cavité buccale.

La région *génienne* est située au-dessous de la région zygomato-sous-orbitaire, au-dessus de la région sus-hyoïdienne, en arrière des régions labiale et mentonnière, en avant des régions massétérine et parotidienne; elle forme la plus grande partie de ce qu'on appelle ordinairement la *joue*, et correspond par sa face profonde à la cavité buccale dont elle est en réalité la paroi externe. Ses limites sont : en haut la ligne horizontale qui s'étend de la base du nez au bord inférieur de la pommette, en bas le bord du maxillaire inférieur, en avant le sillon naso-jugal, en arrière la glande parotide et le bord antérieur du muscle masséter; sa forme est celle d'un quadrilatère.

La région génienne est paire et latérale, les régions *labiale* et *mentonnière*, au contraire, sont situées sur la ligne médiane. La région *labiale* comprend les deux lèvres, elle commence en haut immédiatement au-dessous de la racine du nez et se termine en bas à un petit sillon transversal, légèrement creusé en fossette, qui trace une ligne de démarcation entre la lèvre inférieure et le menton ; on l'appelle indifféremment *sillon mento-labial* ou *fossette sus-mentonnière*. Sur les côtés, la région labiale est limitée en haut par le sillon naso-jugal, mais en bas elle se continue avec la région génienne sans qu'il soit possible de dire où commence l'une et où finit l'autre, car rien n'indique leur séparation. On donne, en langage ordinaire, le nom de *bouche* à l'ouverture en forme de fente transversale comprise entre les deux lèvres; en anatomie, ce mot s'applique exclusivement à la cavité buccale; or les dimensions de l'ouverture interlabiale sont très-variables selon les sujets, de là les expressions de bouche petite, moyenne, etc., tandis que celles de la cavité buccale sont au contraire sensiblement les mêmes chez tous les individus.

La région *mentonnière* est située au-dessous de la précédente; on lui assigne ordinairement pour limites, en haut le sillon mento-labial, en bas le bord du maxillaire inférieur, et sur les côtés une ligne verticale abaissée de chaque commissure labiale.

Sous le rapport de l'anatomie des formes, la joue est, sans contredit, une des régions les plus importantes de la face; bombée, arrondie chez les enfants et chez les individus à tissu adipeux abondant, elle se creuse d'une façon caractéristique par les excès, la misère ou les maladies, et son enfoncement est rendu plus sensible encore par la saillie persistante de la pommette; quel que soit d'ailleurs l'embonpoint du sujet, on peut toujours sentir sous la peau le relief formé par le malaire. Par les colorations diverses qu'elle présente selon la santé, la maladie ou l'état passionnel de l'individu, la joue devient un véritable organe d'expression dans l'espèce humaine; on connaît la teinte particulière qu'elle revêt chez les gens atteints d'affections anciennes du cœur; chez les buveurs d'alcool, elle prend une couleur violacée due au développement variqueux des veinules cutanées.

Le bord libre de la lèvre supérieure est occupé, sur la ligne médiane, par un tubercule plus ou moins saillant auquel fait suite en haut un sillon vertical qui se prolonge jusqu'à la sous-cloison du nez; ce sillon est lui-même limité de chaque côté par une crête à peu près verticale. Sur la lèvre inférieure, le milieu du bord libre est indiqué par une dépression dans laquelle est reçu le tubercule médian supérieur lorsque les deux lèvres se rapprochent. Le relief formé par les lèvres offre beaucoup de variétés ; elles sont, chez les individus scrofuleux, le siége d'un gonflement œdémateux, principalement marqué à la lèvre supérieure. Dans la race nègre, les deux lèvres sont très-fortement proéminentes, ce qui tient d'abord à l'épaisseur considérable de leur couche musculeuse et surtout à la proclivité des incisives qui, au lieu d'être verticales, sont obliquement implantées aux deux mâchoires, de manière à faire saillie en avant; ce prognathisme de la race nègre coïncide ordinairement avec une saillie exagérée des deux pommettes.

C'est aux lèvres qu'on observe le *bec-de-lièvre*, solution de continuité congénitale due à un arrêt de développement de la portion maxillaire de la face. En raison de la présence du bourgeon incisif médian, le bec-de-lièvre de la lèvre supérieure est toujours latéral et siége au niveau de la crête naso-labiale, tantôt d'un seul côté, tantôt des deux côtés à la fois. La division congénitale de la lèvre inférieure est infiniment plus rare, et occupe toujours la partie moyenne de la lèvre, ce qui s'explique par l'absence de bourgeon médian, à la mâchoire inférieure. La préoccupation constante des chirurgiens qui opèrent le bec-de-lièvre de la lèvre supérieure est de chercher à rétablir autant que possible le tubercule qui en occupe le milieu; c'est dans ce but qu'ont été imaginés les procédés de Malgaigne, de Clemot de Rochefort, de Mirault d'Angers, de Nélaton, procédés dont la description ne saurait trouver place ici, mais qui tous reposent sur ce principe: reconstituer le tubercule médian en utilisant les parties que l'on aurait enlevées par l'avivement des bords de la solution de continuité.

La forme ronde, pointue, etc., du menton, tient à la direction de la symphyse et à l'abondance du tissu adipeux sous-cutané. De tous les animaux, l'homme seul a un menton (Siebold).

La *peau* des régions inférieures de la face est glabre chez l'enfant; chez la femme, la joue et la lèvre supérieure présentent des poils follets. Le système pileux est en général peu développé dans les races colorées ; dans la race blanche, au contraire, la joue, les lèvres et le menton se recouvrent chez l'homme, à l'époque de la puberté, de poils roides obliquement implantés et dirigés en bas ; la peau de la pommette en est seule dépourvue. Les poils manquent à la lèvre supérieure dans toute la hauteur du sillon naso-labial médian ; à la lèvre inférieure, il n'en existe qu'un petit bouquet occupant la fossette sus-mentonnière. A la face comme dans les autres régions du corps, le développement des glandes sébacées de la peau est en rapport avec celui du système pileux.

La *peau* est épaisse sur la joue et au menton, elle devient très-mince sur le bord libre des lèvres, y présente une coloration rosée et perd ses caractères pour prendre ceux de la muqueuse buccale avec laquelle elle se continue. Le derme du bord libre des lèvres renferme toujours un certain nombre de papilles semblables aux papilles nerveuses de la peau des doigts, et renfermant comme celles-ci des corpuscules du tact ou corpuscules de Meissner.

La peau des lèvres et des joues semble être l'un des siéges de prédilection des taches érectiles, des ulcérations cancéreuses, des épithéliomas, et sous ce rapport, c'est à la face surtout que l'intervention active de l'art produit, dans un but thérapeutique, des solutions de continuité avec perte de substance ; mais en revanche, les tissus mêmes qu'il vient d'attaquer fournissent à l'opérateur le moyen de combler les vides qu'il a produits ; aux lèvres, aux joues, au menton, la peau présente en effet une souplesse et une extensibilité qu'on ne rencontre nulle part ailleurs ; elle se prête merveilleusement aux déplacements que nécessite la méthode d'autoplastie par glissement, à laquelle se rattachent les procédés de Chopart, de Dieffenbach et tant d'autres dans le détail desquels je ne puis entrer.

Dans toute l'étendue de la joue et sur les côtés du menton, la peau présente, au-dessous du tissu adipeux qui la double, une couche sous-cutanée distincte, un *fascia superficialis*, qui se prolonge en haut jusque dans le tissu sous-cutané des paupières et qui, en bas, s'étale sur le peaucier auquel il forme une gaîne et se continue directement avec le fascia superficialis du cou. Ces connexions nous expliquent la tuméfaction des paupières qui accompagne les phlegmons de la joue, et l'extension des inflammations de la face aux régions latérales du cou. Aux lèvres et à la partie moyenne du menton, rien de semblable, la face profonde du derme adhère intimement aux parties sous-jacentes par des trabécules fibreuses qui plongent entre les faisceaux musculaires et se continuent directement avec le tissu conjonctif interfibrillaire ; il en résulte que les tissus de ces parties se laissent difficilement distendre, et que les inflammations y sont très-douloureuses, mais généralement peu étendues. L'adhérence de la peau et des muscles assure leur dépendance mutuelle, aussi les solutions de continuité verticales des lèvres présentent-elles une tendance manifeste à l'écartement, et se transformeraient en bec de lièvre accidentel, si l'on n'avait soin d'en effectuer au plus tôt la réunion. Pour ces cas, les chirurgiens préfèrent généralement la suture entortillée, qui comprend, avec la peau, une certaine épaisseur de muscles. Le cancer épithélial semble plus particulièrement se développer et se propager dans le tissu conjonctif sous-dermique des lèvres et du menton ; il occupe très-souvent la lèvre inférieure, et, d'après quelques auteurs, son développement reconnaîtrait pour cause l'action continue de certains excitants locaux, principalement l'usage immodéré du tabac à fumer. On désigne quelquefois cette maladie sous le nom de *cancer des fumeurs*.

La peau du menton et des joues est fréquemment le siége de l'affection parasitaire nommée *mentagre* ou *sycosis*.

2e *plan* (*). — Le premier plan musculaire de la face est entièrement composé de muscles qui s'insèrent à la peau, au moins par une de leurs extrémités ; tous ceux des régions *génienne*, *labiale* et *mentonnière* convergent vers l'orifice buccal, où leurs fibres se continuent dans l'épaisseur des deux lèvres, et forment le muscle orbiculaire des auteurs. Une ligne horizontale, partant de la commissure labiale, divise les régions inférieures de la face en deux portions, dans chacune desquelles les muscles ont des directions différentes : au-dessus de cette ligne les fibres musculaires se dirigent de haut en bas, au-dessous elles vont de bas en haut. Au niveau de la commissure labiale, le *risorius de Santorini* [*i*], petit muscle dépendant du *peaucier* [*o*], se porte horizontalement à cette commissure, dont il est diducteur. Le risorius de Santorini manque souvent, quelquefois il n'existe que d'un seul côté, et lorsqu'il se contracte pendant le rire, il détermine, au milieu de la joue, la formation d'une petite fossette ; de là son nom. Pl. 10.

On remarque, au-dessus de la lèvre supérieure, l'*élévateur com-*

(*) Cette figure et la suivante représentent une dissection d'ensemble des régions supérieures et inférieures de la face. J'ai pensé qu'il y aurait avantage pour le lecteur à revoir de profil les régions qu'il a déjà étudiées de face ; la description ne s'applique qu'aux trois régions génienne, labiale et mentonnière.

mun [*d*] de cette lèvre et de l'aile du nez, le *myrtiforme* [*e*], et plus en dehors les *petit* [*f*] et *grand zygomatiques* [*g*], les trois premiers de ces muscles aboutissent à la lèvre supérieure; quant au grand zygomatique, né de l'os de la pommette, il se rend à la commissure labiale, et ses fibres, prolongées dans la lèvre inférieure, contribuent à former la moitié inférieure de l'orbiculaire des lèvres. Un petit faisceau [*h*] détaché de ce muscle va quelquefois renforcer le risorius de Santorini. Le myrtiforme, l'élévateur superficiel, les petit et grand zygomatiques sont élévateurs de la lèvre supérieure, et concourent à l'expression des passions gaies.

Les muscles qui s'insèrent à la lèvre inférieure sont tous abaisseurs de cette lèvre, et leur contraction détermine sur la face l'expression de la tristesse, de la sévérité ou du mépris. Ce sont : au milieu, la *houppe du menton* [*l*], petit muscle souvent problématique, composé de quelques faisceaux clair-semés qu'il est parfois bien difficile de distinguer, au milieu du tissu conjonctif adipeux qui les englobe ; sur les côtés, le *carré* [*m*] et le *triangulaire* [*n*], les fibres de ce dernier muscle passent tout entières dans la moitié supérieure de l'orbiculaire des lèvres. Enfin, le *peaucier du cou* [*o*] vient recouvrir la moitié inférieure de la joue ; sa portion externe, devenue horizontale, va constituer le risorius de Santorini, tandis que ses fibres internes passent sous le triangulaire et vont renforcer le carré ; d'autres, en grand nombre, se perdent dans le tissu sous-cutané. Dans toute la portion de la face où l'on rencontre le peaucier, le fascia superficialis est subdivisé en deux lames qui comprennent ce muscle dans leur écartement. Le développement du peaucier présente des différences vraiment incroyables ; on sait combien il est difficile de le démontrer sur la plupart des sujets émaciés de nos amphithéâtres. D'autre part, je l'ai rencontré une fois tellement développé, qu'il recouvrait toutes les parties latérales de la face, et que j'ai pu aisément en suivre les faisceaux supérieurs jusqu'au grand angle de l'œil.

Il résulte de cette description qu'il n'existe pas, à proprement parler, d'orbiculaire des lèvres, mais que toutes les fibres musculaires qui déterminent la constriction de l'ouverture buccale proviennent des muscles que je viens d'indiquer. Nous verrons plus bas que le buccinateur concourt, pour une large part, à la formation des deux moitiés de l'orbiculaire.

VAISSEAUX. — Les principaux troncs vasculaires sont recouverts par le plan musculaire superficiel dans toute la moitié inférieure de la face ;

ils ne commencent à devenir visibles qu'au-dessus de l'aile du nez, où nous les avons déjà étudiés. Les seuls vaisseaux que l'on rencontre dans ce plan sont quelques ramifications des artères *transversale de la face* [4] et *mentonnière* [5], qui, par leur petit volume et leur peu d'importance, échappent à toute description.

Les *lymphatiques* aboutissent presque tous aux ganglions sous-maxillaires; quelques-uns des plus élevés vont seuls se jeter dans les ganglions parotidiens; aussi les ulcérations cancéreuses, les abcès de la joue, les chancres indurés, les plaques muqueuses, les épithéliomas du bord libre des lèvres s'accompagnent-ils ordinairement de l'engorgement des ganglions sous-maxillaires.

NERFS. — Comme les vaisseaux sanguins, les *nerfs* ne montrent dans ce plan que leurs dernières ramifications; quelques branches du *facial* [10] sortent de la parotide, et vont, au milieu du tissu adipeux de la joue, se distribuer aux fibres du peaucier; des rameaux du *plexus cervical superficiel* [11] et du nerf *mentonnier* [12] traversent le plan musculaire et innervent la peau. On peut quelquefois poursuivre les filets terminaux du nerf *naso-lobaire* jusque dans la lèvre supérieure.

3e *plan.* — La joue est occupée par un second plan musculaire interposé au précédent et à la muqueuse buccale. On trouve en haut les muscles *canin* [*d*] et *releveur profond de la lèvre supérieure* [*b*], dont j'ai signalé la disposition et les attaches en parlant de la région zygomato-sous-orbitaire. Plus en dehors, le muscle *buccinateur* [*e*] remplit à lui seul tout l'espace intermaxillaire; d'abord situé, en arrière, au-dessous de la région massétérine, il se dirige à peu près horizontalement vers la commissure labiale, et ses fibres se divisent en deux parties, dont chacune se prolonge dans une des moitiés du muscle *orbiculaire* [*f f*]. Le buccinateur n'est pas immédiatement en rapport avec les muscles du plan superficiel; il en est séparé par une aponévrose assez mince en avant, mais qui, en arrière, se divise en deux feuillets, entre lesquels se trouve comprise une masse de tissu adipeux, appelée *boule graisseuse de la joue*. Ce muscle présente, à peu près vers son tiers supérieur, à un centimètre environ du bord antérieur du masséter, souvent moins, une ouverture en forme de fente transversale, destinée au passage du *canal de Sténon* [*j*]. Pl. 11.

Dirigé d'abord horizontalement, suivant une ligne menée du milieu du lobule de l'oreille à la base du nez, le canal de Sténon arrive dans la région génienne, en avant du bord antérieur du *masséter* [i]. A 8 ou 10 millimètres au delà de ce bord, il s'infléchit en dedans, traverse le tissu adipeux de la joue, se renfle sensiblement et perfore le buccinateur, puis la muqueuse génienne. Son ouverture buccale, très-obliquement taillée dans l'épaisseur de cette membrane, se trouve située au niveau du collet de la deuxième grosse molaire et à 7 ou 8 millimètres au-dessous du sillon génio-gingival supérieur. Au point où le canal de Sténon traverse le muscle buccinateur, il est entouré de quelques glandules salivaires. Quoique le volume de ce conduit soit au moins supérieur à celui d'une plume de corbeau, son calibre n'est cependant pas très-considérable, même au niveau de son renflement, ce qui tient à la grande épaisseur de ses parois, aussi est-il assez facile d'en retrouver les deux bouts dans une section verticale comprenant toute l'épaisseur de la joue; c'est même sur cette possibilité que sont basés les procédés de Langenbeck et de Riberi pour la cure des fistules salivaires de la région génienne. C'est pour remédier à la même affection qu'ont été imaginés les nombreux procédés dus à Deguise, Monro, Deroy, Duphénix, Flajani, Desault, Percy, etc., qui tous ont pour but de ramener la salive dans la cavité buccale, en créant une fistule interne. Je n'ai pas besoin d'ajouter que ces procédés seraient tout à fait inapplicables, si la fistule siégeait dans la portion massétérine du canal de Sténon.

La muqueuse qui tapisse la face profonde de la joue et des lèvres est séparée des muscles par une couche de glandules salivaires; elle forme la paroi externe du vestibule de la bouche et sera décrite avec la cavité buccale.

VAISSEAUX. — Les artères des régions génienne, labiale et mentonnière sont fournies par deux troncs principaux : la faciale et la transversale de la face; quelques petits rameaux proviennent en outre des artères mentonnière, buccale, sous-orbitaire et sous-mentale.

L'*artère faciale* [1] arrive dans la région génienne perpendiculairement au bord du maxillaire inférieur et en avant du muscle masséter; elle se dirige vers l'aile du nez, en décrivant des flexuosités plus ou moins prononcées, et gagne ensuite le sillon naso-génien, où elle se termine en s'anastomosant avec la *nasale* [3]. Au point où elle parvient à la face, cette artère est très-superficielle et immédiatement sous-jacente au peaucier, dont on connaît le peu d'épaisseur ; il est facile d'en sentir, à travers la peau, les battements au devant du masséter, à l'endroit même où l'on rencontre, sur le maxillaire inférieur, une petite dépression, dans laquelle elle se loge. Sa situation sur un plan osseux peu profond et résistant permet de la comprimer efficacement, et si sa ligature pouvait être de quelque utilité sur le vivant, il serait aisé de la pratiquer ; sur le cadavre, cette ligature est une opération des plus simples (voy. pl. 10, fig. 1, A). La faciale se relie à toutes les artères voisines et à celles du côté opposé de la face par un grand nombre d'anastomoses ; aussi, lorsqu'elle est intéressée dans une plaie, il est toujours nécessaire d'en lier les deux bouts.

A la hauteur de la commissure labiale, cette artère fournit les deux *coronaires* [2-2], branches volumineuses, eu égard aux dimensions des parties auxquelles elles se distribuent. Chaque artère coronaire se porte transversalement dans l'épaisseur de la lèvre correspondante, et va, sur la ligne médiane, s'anastomoser à plein canal avec celle du côté opposé ; les quatre coronaires forment ainsi, autour de l'ouverture buccale, un cercle artériel complet, qui entretient dans ces parties une circulation des plus actives. L'*artère de la cloison* est une petite branche ascendante qui de la coronaire supérieure se dirige vers le milieu de la base du nez.

Le calibre des artères coronaires n'est pas assez considérable pour que leur section puisse donner lieu à une hémorrhagie inquiétante. Lorsqu'elles sont divisées accidentellement ou pendant une opération chirurgicale, il n'est pas ordinairement nécessaire de les lier, il suffit de la simple compression des doigts et de l'application de la suture pour arrêter l'écoulement sanguin. En parlant de l'opération du bec de lièvre, je disais qu'il était préférable d'employer la suture entortillée pour réunir les plaies verticales des lèvres ; avant de l'appliquer, on devra toujours se rappeler que les deux artères coronaires sont beaucoup plus rapprochées de la face muqueuse que de la face cutanée (la supérieure est toujours un peu plus profonde que l'inférieure). On fera donc bien d'enfoncer les épingles à suture au moins jusqu'aux deux tiers ou aux trois quarts postérieurs de la lèvre ; on exercera ainsi une sorte d'acupressure, et l'on évitera de laisser en arrière une plaie verticale béante, par laquelle l'hémorrhagie pourrait se continuer du côté de la cavité buccale. Cette précaution est d'une importance capitale lorsqu'on opère sur les enfants, qui sucent et avalent le sang à mesure qu'il s'écoule, et qui peuvent ainsi succomber à l'hémorrhagie avant qu'on l'ait même soupçonnée.

Les autres artères de la face sont beaucoup moins volumineuses et moins importantes que la faciale. La *transversale de la face* [4] suit le canal de Sténon à une faible distance et s'épuise souvent au-dessus du muscle buccinateur ; la *dentaire inférieure* donne, au niveau du trou *mentonnier* [8], quelques rameaux qui sortent par ce trou et se distribuent aux muscles et à la peau du menton. Quant aux rameaux venus de la *buccale*, de la *sous-orbitaire* et de la *sous-mentale*, ce ne sont que de petites artérioles sans intérêt.

Grâce au nombre considérable de ces vaisseaux et à la multiplicité de leurs anastomoses, les parties molles de la face sont douées d'une circulation capillaire abondante, se faisant presque également bien dans tous les sens, et éminemment favorable à la réunion des lambeaux autoplastiques qui, dans cette région du corps, ne se mortifient presque jamais. Aussi, dans les plaies de la face, quelque décollées que soient les parties lésées, quelque petit que paraisse le pédicule qui les tient encore attachées, alors même que la violence de la contusion semble avoir détruit leur vitalité, il ne faut jamais désespérer de les voir se réunir, et l'on doit les réappliquer avec soin. Il n'est point de médecin militaire qui n'ait vu, comme moi, pendant nos dernières guerres, d'affreuses plaies de la face par éclats d'obus, entourées de lambeaux déchirés et meurtris, dont la réunion par seconde intention se faisait comme par enchantement. Larrey appliquait même la réunion immédiate aux plaies de la face par coup de feu, et plus d'une fois il a obtenu des résultats très-remarquables.

En raison de cette grande richesse vasculaire, les plaies de la face, dans quelque sens qu'elles soient dirigées, sont presque toujours accompagnées d'hémorrhagie ; la ligature des vaisseaux divisés se fera dans la plaie sans grande difficulté, surtout si le chirurgien est appelé peu d'instants après la blessure.

Le développement exagéré du système capillaire sur un point occasionne ces *nævi materni*, ces tumeurs érectiles, dont j'ai déjà signalé la fréquence à la face.

Des *veines* sans importance accompagnent les artères et vont se jeter dans la veine faciale. Celle-ci nous est déjà connue ; elle se dirige du grand angle de l'œil vers l'extrémité inférieure du bord antérieur du masséter, où elle se place en arrière de l'artère faciale.

Les *lymphatiques* ont été décrits avec le plan précédent.

Nerfs. — Ils sont sensitifs ou moteurs. Les premiers proviennent de la cinquième paire, ce sont : le *nasal* [12] et le *naso-lobaire* pour la lèvre supérieure ; les branches du nerf *mentonnier* [8] pour la lèvre inférieure et le menton ; enfin, les branches du *plexus sous-orbitaire* [7] pour la peau de la joue. On rencontre, sur la face externe du muscle buccinateur, une branche du nerf maxillaire inférieur, le *nerf buccal* [13], dont les rameaux semblent s'épuiser dans ce muscle. Malgré l'assertion de quelques auteurs, et quoique le nerf buccal se distribue en apparence au buccinateur, ce nerf n'en doit pas moins être considéré comme un nerf sensitif. Hirschfeld a démontré, en effet, que les filets nerveux du buccal pénètrent entre les faisceaux musculaires, mais ne s'y arrêtent pas, et vont plus profondément se distribuer à la muqueuse ; le buccinateur reçoit d'ailleurs une branche motrice du nerf facial. Le nerf buccal et l'artère de même nom arrivent à la région génienne en passant au-dessous du muscle masséter; ils cheminent dans un tissu conjonctif adipeux qui fait suite à celui de la région temporale et de la fosse zygomatique. On s'explique dès lors que du pus formé dans ces deux dernières régions puisse venir se montrer à la joue en suivant cette voie.

Tous les muscles des régions génienne, labiale et mentonnière sont animés par le nerf *facial*, dont les branches [15-15-15], venues des régions parotidienne et massétérine, forment, par leurs nombreuses anastomoses, un véritable plexus qui couvre toutes les parties latérales de la face. Les plaies verticales et un peu profondes de la joue s'accompagnent nécessairement de la section de quelques-uns des rameaux du facial et entraînent la paralysie des muscles auxquels ces rameaux se distribuent ; mais ce symptôme ne présente par lui-même rien d'inquiétant : au bout de quelque temps, la régénération nerveuse s'opère, et les muscles paralysés recommencent à se contracter normalement. Les physiologistes ne sont pas d'accord sur le temps nécessaire au rétablissement de la fonction nerveuse : s'appuyant sur quelques faits, peut-être discutables, les uns ont prétendu que les nerfs étaient susceptibles d'une véritable réunion immédiate et recouvraient toutes leurs propriétés en trois ou quatre jours ; d'autres, au contraire, avancent qu'il faut au moins six semaines ou deux mois pour que la portion périphérique du nerf se détruise d'abord et puis se régénère. C'est là une question de physiologie générale qu'il ne m'appartient pas de développer ici ; mais, puisque je l'ai soulevée à propos de la paralysie traumatique des branches du facial, je rappellerai que je citais plus haut (voy. p. 65) un fait observé avec le plus grand soin, et duquel on peut conclure qu'après la section des branches du facial, les muscles paralysés peuvent avoir recouvré leurs mouvements normaux le vingt-septième jour.

Squelette. — Le squelette des régions génienne, labiale et mentonnière est formé par les deux os maxillaires.

Le *maxillaire supérieur* est sans contredit l'un des os les plus remarquables de cette partie de la tête. Enclavé au milieu de la face, il se montre à la fois dans l'orbite, dans les fosses nasales, dans la cavité buccale et dans la fosse zygomatique ; sa forme est très-irrégulièrement prismatique. Quoique presque exclusivement composé de tissu compacte, il présente cependant une grande légèreté, due à la présence du *sinus maxillaire*, vaste cavité qui en occupe toute la partie moyenne, et dont je renvoie la description à l'article consacré aux fosses nasales.

L'ablation du maxillaire supérieur (voy. pl. 5, fig. 1) a été longtemps considérée comme tout à fait impraticable ; plus tard, quelques tentatives isolées démontrèrent qu'on pouvait extraire cet os au moins en partie ; mais il faut arriver jusqu'à Gensoul pour voir cette opération prendre définitivement rang dans la science. L'habile chirurgien de Lyon a prouvé, en effet, qu'il est non-seulement possible d'enlever le maxillaire supérieur en totalité, mais que cela est même jusqu'à un certain point facile, quoique un peu laborieux ; il a minutieusement étudié et soigneusement décrit les différents temps du manuel opératoire, et l'on peut dire que, grâce à lui, cette opération est devenue aujourd'hui l'une des mieux réglées de la chirurgie.

Le maxillaire supérieur s'unit aux autres os de la face par quatre points : en haut et en dedans, il s'articule avec l'apophyse orbitaire interne du frontal, l'unguis et l'os planum de l'ethmoïde ; en dehors, il se continue avec l'os de la pommette par l'apophyse malaire ; en bas, il est réuni à son congénère dans toute la longueur de l'apophyse palatine ; enfin, en arrière, sa tubérosité s'applique contre la face antérieure de l'apophyse ptérygoïde. J'ai déjà dit (pages 72 et 73), en parlant de l'orbite, comment on doit opérer la section de l'apophyse montante et de l'apophyse malaire, et pourquoi je préfère le ciseau à la scie à chaîne pour effectuer ce temps de l'opération. Une fois ces deux points séparés, il s'agit de diviser la voûte palatine sur la ligne médiane et de disjoindre les deux maxillaires supérieurs. Quelques chirurgiens recommandent d'opérer cette section avec une scie à chaîne introduite par les fosses nasales et ramenée au dehors par la bouche ; mais il est évident que si l'on veut conserver le voile du palais intact, et c'est ce que l'on doit toujours faire, il faudra d'abord détacher ce voile de ses insertions à la voûte palatine, et puis ramener la scie par l'ouverture ainsi faite ; or ce n'est pas chose facile sur le cadavre, à plus forte raison sur le vivant. N'est-il pas infiniment plus simple de diviser la voûte palatine en appliquant un ciseau entre les deux incisives médianes? Outre sa facilité d'exécution, ce moyen ne met pas l'opérateur dans l'obligation d'enlever l'une des deux incisives, comme il doit forcément le faire s'il veut se servir de la scie à chaîne. Il n'est pas indifférent d'éviter cette perte de temps, car n'oublions pas que le malade auquel on enlève un maxillaire supérieur ne jouit pas du bénéfice de l'action anesthésique, et que le *citò* doit toujours tenir une large place dans les préoccupations du chirurgien. L'union de la tubérosité maxillaire avec l'apophyse ptérygoïde est plutôt une simple juxtaposition qu'une véritable articulation, aussi n'est-il pas nécessaire de porter les instruments de ce côté; lorsque les trois premières articulations ont été divisées, il suffit de faire basculer le maxillaire du côté de la bouche pour le détacher complétement.

La forme du maxillaire supérieur n'est pas la même à tous les âges; chez le fœtus, l'antre d'Highmore n'existe pas encore, et l'os est tellement déprimé de haut en bas, que le rebord alvéolaire vient presque toucher la face orbitaire. A mesure que le sinus maxillaire se développe, la face s'allonge, mais elle ne prend ordinairement sa forme définitive que vers l'époque de la puberté.

Le corps seul du *maxillaire inférieur* entre dans la composition du squelette de la joue et du menton, la branche verticale étant située dans la région massétérine. La hauteur du corps du maxillaire inférieur est de 3 centimètres chez l'adulte, abstraction faite des dents. Par sa situation superficielle, cet os est facilement accessible à l'action des agents vulnérants, aussi lui arrive-t-il fréquemment de se fracturer. En revanche, il est très-aisé de l'explorer, et la palpation permet d'y reconnaître les plus légers changements de forme ou de volume. Le trou mentonnier occupe la face externe du maxillaire inférieur, et, d'après les auteurs, ce trou correspondrait à l'espace qui sépare la canine de la première molaire. En cherchant à déterminer exactement sa position, je fus d'abord étonné de ne pas le rencontrer à la place qu'on lui assigne ordinairement, mais toujours plus en arrière. J'ai examiné, dans le but d'élucider cette question, plus de cinquante têtes, dont la plupart figurent encore au musée du Val-de-Grâce, et constamment j'ai trouvé le trou mentonnier, soit directement au-dessous de la seconde petite molaire, soit un peu en avant, entre celle-ci et la première, mais jamais entre la canine et la première molaire. Je crois pouvoir m'en tenir à ces résultats, car il ne m'est pas possible d'admettre que je sois tombé sur une série d'exceptions aussi nombreuses. C'est donc au-dessous de la seconde molaire ou un peu en avant de ce point qu'on ira chercher le nerf mentonnier, si l'on veut en pratiquer la section; on le trouvera à 15 millimètres au-dessus du bord inférieur de l'os.

Les caries dentaires sont parfois accompagnées de nécrose de l'alvéole; il en résulte un petit abcès ossifluent dont le pus vient faire saillie dans le sillon génio-gingival, et que l'on devra ouvrir de bonne heure, si l'on ne veut s'exposer à voir le pus se faire jour par la face externe de la joue et occasionner une fistule dentaire.

Le canal dentaire suit le corps du maxillaire inférieur dans presque toute sa longueur, à 18 ou 20 millimètres du bord inférieur de cet os; il loge les vaisseaux et le nerf dentaire inférieur.

La face interne du maxillaire inférieur n'est recouverte que par la muqueuse buccale, elle est donc plus superficielle encore que la face externe; c'est par l'intérieur de la bouche que l'on constate la saillie que font les fragments, lorsque l'os est fracturé, et qu'on arrive souvent à réduire leur déplacement.

Le maxillaire inférieur est presque entièrement composé de tissu compacte; on y rencontre seulement, près du bord supérieur et au voisinage des alvéoles, une petite quantité de tissu spongieux, dont les alvéoles se laissent quelquefois distendre énormément, et donnent lieu aux tumeurs connues sous le nom de kystes séreux du maxillaire inférieur. Malgré sa texture compacte, cet os est très-souvent envahi par le cancer; c'est aussi l'un de ceux qui sont le plus fréquemment atteints de nécrose phosphorique.

Les deux moitiés du maxillaire sont réunies sur la ligne médiane par la symphyse du menton, dont la face antérieure, l'*éminence mentonnière*, fait sous la peau un relief appréciable. Chez l'homme et chez le singe seuls, la symphyse du menton est verticale; chez tous les autres animaux, elle est oblique de haut en bas et d'avant en arrière. Les traces de l'union des deux moitiés de l'os disparaissent d'assez bonne heure dans l'espèce humaine; chez presque tous les vertébrés, au contraire, ces deux moitiés restent distinctes pendant toute la vie, et l'on sait que ces deux pièces, mobiles chez les ophidiens, permettent aux mâchoires de ces animaux un écartement énorme. On trouve en arrière de la symphyse du menton quatre petits tubercules, les *apophyses géni*, destinés à l'insertion des muscles génio-glosses et génio-hyoïdiens.

La symphyse est la partie la plus épaisse du corps de l'os; aussi Boyer prétendait-il que des fractures ne pouvaient jamais siéger à ce niveau, mais des faits observés postérieurement à ce chirurgien ont démontré le contraire. On observe souvent de véritables disjonctions de la symphyse dans les suicides par coup de feu, lorsque l'arme a été tirée dans la bouche ; l'os, violemment poussé de dedans en dehors par la brusque expansion des gaz, cède dans sa portion moyenne et se divise en deux parties parfaitement symétriques.

Région des fosses nasales.

Coupe transversale (*). — Les *fosses nasales* sont la partie réellement importante de l'appareil olfactif. Leur cavité affecte la forme d'un tronc de pyramide dont la base inférieure serait environ quatre fois plus large que la base supérieure ; on les compare encore à un coin dont la partie la plus étroite serait tournée en haut, comparaison qui répond exactement à la première. Cette cavité est limitée en haut par la partie moyenne des fosses cérébrales antérieures, en bas par la cavité buccale, en avant par le nez, en arrière par la portion supérieure du pharynx et sur les côtés par les orbites et les sinus maxillaires. Pl. 11.

Quelques auteurs décrivent en même temps que les fosses nasales, et sous le nom d'*arrière-narines*, une cavité limitée en haut par l'apophyse basilaire, en bas par la face supérieure du voile du palais, en avant par l'ouverture postérieure des fosses nasales, en arrière par la face antérieure des premiers corps vertébraux, et sur les côtés par les parois latérales du pharynx. Mais n'est-il pas plus rationnel d'adopter une autre division et de rattacher les arrière-narines à la région pharyngienne dont aucune limite ne les sépare et dont elles forment en réalité la partie supérieure ? D'un autre côté, le sinus maxillaire est un véritable diverticulum de la cavité des fosses nasales, sa muqueuse est en continuité de tissu avec celle qui recouvre les cornets et les méats ; très-souvent les maladies d'une de ces deux cavités se transmettent directement à l'autre, et il y a là des rapports intimes de structure et de voisinage qui me déterminent à comprendre l'étude du sinus maxillaire dans le paragraphe consacré à la région olfactive interne.

La cavité des fosses nasales est divisée, par une cloison verticale médiane, en deux parties à peu près symétriques, et il suffit d'avoir examiné avec soin l'un des deux côtés, pour avoir une bonne idée de l'ensemble.

(*) On trouvera, dans les deux figures de la planche 16, des coupes antéro-postérieures des fosses nasales, qu'on pourra consulter pour l'intelligence de la description.

Lorsqu'on étudie l'*ouverture antérieure* des fosses nasales sur une tête sèche, on constate que cette ouverture ressemble à un cœur de carte à jouer, et que les contours en sont formés : en bas par l'apophyse palatine du maxillaire supérieur, sur les côtés par l'apophyse montante du même os, et en haut par les os propres du nez ; on voit de plus qu'elle a des dimensions sensiblement égales sur toutes les têtes d'adultes. Lorsque les parties molles sont restées en place, il n'en est plus de même ; l'ouverture antérieure n'est plus visible, elle se confond avec la cavité du nez, dans laquelle elle débouche, de sorte que l'air et les émanations odorantes ne peuvent avoir accès que par les narines.

Les *ouvertures postérieures* des fosses nasales ont la forme de deux quadrilatères allongés verticalement et dont les angles sont arrondis ; elles regardent en arrière, un peu en bas et sont séparées par le vomer, qui, en ce point, forme la cloison. Elles sont limitées en haut par le corps du sphénoïde, en bas par la lame horizontale du palatin et le voile du palais, en dehors par l'aile interne de l'apophyse ptérygoïde et la portion verticale du palatin, en dedans par le vomer ; c'est au niveau de ces ouvertures que la muqueuse des fosses nasales se continue avec celle des arrière-narines et de la face supérieure du voile du palais. On peut explorer directement les ouvertures postérieures des fosses nasales, en introduisant dans la bouche le doigt recourbé en crochet dirigé en haut, et en contournant le bord postérieur du voile du palais.

La *voûte* des fosses nasales forme une double gouttière antéro-postérieure, dont la largeur ne dépasse pas 7 à 8 millimètres, et dont l'axe longitudinal décrit en même temps une légère courbe à concavité inférieure. Elle est constituée en avant par les os du nez, dont la face postérieure regarde en arrière et en bas ; plus loin, la lame criblée de l'ethmoïde affecte une direction à peu près horizontale, tandis qu'en arrière la face inférieure du sphénoïde et l'apophyse basilaire regardent en avant et en bas. Il en résulte que si la tête est fortement penchée en arrière, la moitié postérieure de la voûte des fosses nasales deviendra verticale et se présentera de face ; il sera donc possible, dans cette position, d'atteindre la face inférieure de l'apophyse basilaire avec un instrument horizontalement dirigé. Toute la partie de cette voûte formée par la lame criblée de l'ethmoïde est d'une minceur extrême, et comme elle correspond au point de la cavité crânienne situé en avant de la selle turcique, on comprend que des corps aigus, poussés avec un peu de force, puissent la perforer et aller blesser les lobes antérieurs du cerveau. Sous le corps du sphénoïde, cette paroi est beaucoup plus épaisse ; elle l'est davantage encore au niveau de l'apophyse basilaire. C'est par les trous de la lame criblée que passent les filets du nerf olfactif pour se distribuer à la muqueuse ; c'est également dans un de ces trous que s'engage le filet ethmoïdal, dont le nerf naso-lobaire est la terminaison.

Le *plancher* des fosses nasales [Q] forme, comme la voûte, une double gouttière antéro-postérieure, environ quatre fois plus large que la supérieure, ce qui permet au chirurgien d'introduire ses instruments en suivant la partie inférieure de la cavité ; il se dirige un peu d'avant en arrière et de haut en bas, mais son obliquité est beaucoup moins prononcée que celle de la voûte, de sorte que les fosses nasales sont un peu plus hautes en avant qu'en arrière. Cette paroi est formée en avant par l'apophyse palatine des deux maxillaires supérieurs, et en arrière par la portion horizontale des deux palatins ; la gouttière représentée par ces os est longue de 5 centimètres à 5 centimètres et demi ; elle correspond dans toute son étendue à la voûte palatine et se continue en arrière avec le voile du palais.

La *cloison* des fosses nasales [G H] représente un plan vertical abaissé du milieu de la voûte au milieu du plancher ; sa forme est irrégulièrement trapézoïde. Osseuse dans sa partie postérieure, où elle est constituée par la lame verticale de l'ethmoïde et le vomer, elle est simplement cartilagineuse en avant, où elle n'est plus formée que par le cartilage médian. Il est rare que, dans sa portion cartilagineuse, la cloison des fosses nasales soit rigoureusement verticale ; elle est presque toujours déjetée d'un côté, sans qu'on puisse assigner une cause précise à cette déviation ; en arrière, au contraire, le vome est presque toujours plan et vertical.

Les *parois latérales* des fosses nasales sont irrégulières et anfractueuses, par suite de la présence de lamelles osseuses, contournées sur elles-mêmes, auxquelles on donne le nom de *cornets*. Chaque cornet est formé par une lame mince, triangulaire, dont l'extrémité pointue est dirigée en avant, et dont le bord supérieur rectiligne est fixé à la paroi externe des fosses nasales ; le sens dans lequel se fait l'incurvation de cette lame détermine la formation d'une convexité supérieure et interne ; la face inférieure de chaque cornet représente donc une espèce de rigole antéro-postérieure. Les *méats* sont les espaces libres situés entre la face inférieure des cornets et la paroi externe des fosses nasales. Les cornets sont au nombre de trois ; ils sont superposés, et comme leur longueur augmente en allant du supérieur à l'inférieur, et que, d'autre part, leurs extrémités postérieures sont placées sur une même ligne verticale, il s'ensuit que le cornet inférieur se rapproche plus de l'ouverture antérieure des fosses nasales que le cornet moyen, et celui-ci plus que le cornet supérieur.

Le *cornet supérieur* [K], ou *cornet de Morgagni*, est une lamelle dépendante de l'ethmoïde; il limite en haut le *méat supérieur* [L], dans lequel on rencontre une ouverture qui communique avec les cellules ethmoïdales postérieures; les sinus sphénoïdaux s'ouvrent en arrière et un peu au-dessous du cornet supérieur.

Au-dessous du *cornet moyen* [M], le *méat moyen* [N] présente en avant l'orifice de communication des cellules ethmoïdales antérieures et une ouverture qui conduit dans les sinus frontaux : celle-ci porte le nom d'*infundibulum;* à la partie moyenne de ce méat, on trouve encore un trou, ordinairement très-petit, par lequel on pénètre dans le sinus maxillaire.

Le *cornet inférieur* [O] est le plus long des trois, c'est aussi le plus large, et son bord libre est peu distant du plancher des fosses nasales. C'est au-dessous de lui et dans le *méat inférieur* [P] que vient s'ouvrir le canal nasal. Je me suis déjà longuement étendu (voy. p. 62) sur les différentes formes que peut affecter cette ouverture, et sur la disposition de la valvule muqueuse qui en garnit le plus souvent l'entrée, et sans admettre que cette valvule soit absolument indispensable pour la marche des larmes, j'ai rejeté d'une manière absolue le cathétérisme du canal nasal par la méthode de Laforêt. Sur le vivant, en effet, cette opération présente plus d'inconvénients que d'avantages, le bec de l'instrument déchire presque toujours la muqueuse ; pour peu que l'opérateur y mette de force, il s'expose à fracturer le cornet inférieur, le tout, pour détruire un obstacle le plus souvent imaginaire. Comme exercice d'amphithéâtre, ce cathétérisme peut être conservé.

Si l'on veut le pratiquer, on se rappellera que l'ouverture inférieure du canal nasal correspond à la partie supérieure du méat inférieur, immédiatement au-dessous de la crête qui sert de point d'implantation au cornet inférieur, c'est-à-dire à 2 centimètres au-dessus du plancher des fosses nasales ; elle est placée derrière l'apophyse montante qui la limite en avant, et à 2 centimètres ou 2 centimètres et demi de l'ouverture du nez. On poussera d'abord le cathéter jusqu'au delà du point occupé par l'ouverture inférieure du canal nasal, puis on le ramènera en avant, en raclant avec le bec de l'instrument la face inférieure du cornet inférieur, jusqu'à ce qu'on soit arrêté par l'apophyse montante; la pointe du cathéter se trouvera alors engagée dans l'orifice du canal, et l'on n'aura plus qu'à la diriger en haut.

La *trompe d'Eustache* s'ouvre sur le prolongement du méat inférieur, dans la partie supérieure du pharynx. En étudiant la région pharyngienne, je décrirai cette ouverture, et j'exposerai les données anatomiques nécessaires pour en pratiquer le cathétérisme.

Le *sinus maxillaire* [R], ou *antre d'Highmore*, occupe la presque totalité du maxillaire supérieur; cette cavité limite en dehors les fosses nasales, dont elle n'est pour ainsi dire qu'une annexe, et affecte les rapports les plus importants avec l'orbite, la fosse zygomatique et la cavité buccale. Le sinus maxillaire présente la forme d'une pyramide irrégulière, limitée par quatre parois : la paroi supérieure correspond à l'orbite; elle est mince, se laisse facilement soulever par les tumeurs développées au-dessous d'elle, et par la saillie qu'elle fait alors dans la cavité orbitaire, chasse l'œil en avant et détermine l'exorbitisme. La paroi antérieure et la paroi postérieure sont toutes deux verticales. La première est épaisse et correspond à la fosse canine; l'autre est beaucoup plus mince, elle forme la tubérosité maxillaire et constitue le fond de la fosse zygomatique. La paroi interne est la plus mince de toutes; comme les deux précédentes, elle est verticale, et sépare le sinus maxillaire de la cavité des fosses nasales. Sur un maxillaire supérieur désarticulé, cette paroi est percée d'une ouverture qui semble établir une large communication entre le sinus et l'intérieur des fosses nasales; mais lorsque l'os est en place, la présence du cornet inférieur et la muqueuse qui recouvre toutes ces parties rétrécissent considérablement cet orifice et le réduisent à de très-petites dimensions; située profondément au milieu du méat moyen, cette ouverture échappe à toute tentative de cathétérisme. Il arrive souvent que le sinus maxillaire communique avec le méat moyen par une seconde ouverture aboutissant à la partie antérieure de ce méat.

L'intérieur du sinus maxillaire présente en bas, à la réunion des parois antérieure, postérieure et interne, une gouttière qui correspond au rebord alvéolaire du maxillaire supérieur. Bien que très-épaisse en apparence, cette portion de l'os ne se compose en réalité que d'une lame extrêmement mince, interposée entre l'intérieur du sinus et le fond des alvéoles. On utilise cette disposition pour donner issue aux collections liquides désignées sous le nom d'hydropisies du sinus maxillaire, en perforant le fond d'un alvéole après avoir extrait la dent qui l'occupe. Si une dent est cariée, c'est celle-là qu'il faudra choisir, car, quel que soit l'alvéole auquel on s'adresse, l'épaisseur de l'os à perforer n'est jamais très-considérable. Si toutes les dents sont saines, on enlèvera de préférence la seconde ou la troisième molaire, parce que c'est à leur niveau que l'os est le plus mince; il arrive même assez souvent que, dans les cas de carie dentaire, l'avulsion d'une de ces deux dents brise la petite lamelle osseuse du fond de l'alvéole, et qu'il se forme ainsi une fistule par laquelle l'intérieur du sinus maxillaire communique avec la cavité buccale. Lorsque ces fistules ne s'accompagnent pas de carie de l'alvéole, elles guérissent spontanément.

On a vu quelquefois, après des blessures de la face, des corps étrangers, tels que des balles, séjourner plus ou moins longtemps dans le sinus maxillaire; parmi ces corps étrangers, Bordenave cite un plumasseau de charpie. Le cancer, l'enchondrome du sinus maxillaire sont des affections assez fréquentes.

L'ensemble des fosses nasales présente donc une suite de cavités anfractueuses, dont la continuité est interceptée par un grand nombre de lames osseuses bizarrement contournées; on s'explique, par la connaissance de cette disposition, comment du mucus épaissi a pu séjourner dans ces anfractuosités et y donner naissance à des concrétions calculeuses. Des corps étrangers, tels que des haricots, peuvent y être introduits, et devenir d'autant plus difficiles à extraire, que, gonflés par l'humidité, ils s'enclavent entre les lamelles des cornets. Malgré la présence de ces obstacles, on peut cependant introduire dans la cavité des fosses nasales des instruments d'un certain volume, soit pour tenter l'extraction des corps étrangers venus du dehors, soit pour pratiquer l'arrachement des polypes. En jetant un coup d'œil sur la figure, on se rendra facilement compte de la route à suivre pour faire pénétrer les instruments par la voie la plus directe et la plus commode; on y voit en effet, à la partie inférieure de la cavité et de chaque côté de la cloison, un espace libre limité en haut par le cornet moyen, en bas par le plancher des fosses nasales, et en dehors par le cornet inférieur; il faudra donc suivre le plancher et appuyer les instruments contre la cloison, en évitant autant que possible la paroi externe.

Les os qui circonscrivent et occupent la cavité des fosses nasales sont tous recouverts par la fibro-muqueuse de Schneider, ou *membrane pituitaire*, dont l'épaisseur et l'adhérence varient suivant les différents points où on l'examine. Par les ouvertures du méat supérieur, la membrane pituitaire se prolonge dans les cellules ethmoïdales postérieures et dans les sinus sphénoïdaux ; par celles du méat moyen, elle va tapisser les cellules ethmoïdales antérieures, les sinus frontaux et tout l'intérieur du sinus maxillaire ; par celle du méat inférieur, elle se continue avec la fibro-muqueuse du canal nasal et avec la conjonctive dont celle-ci n'est que le prolongement ; enfin, en arrière, elle revêt les arrière-narines, c'est-à-dire la partie supérieure du pharynx, et de là se prolonge jusque dans l'oreille moyenne par l'intérieur de la trompe d'Eustache. Cette continuité avec des muqueuses si diverses nous explique comment, dans le coryza, l'inflammation se transmet aux sinus sphénoïdaux, aux sinus frontaux, à la conjonctive, au pharynx et à l'oreille moyenne ; au début de cette affection, la muqueuse des fosses nasales se boursoufle, le passage laissé à l'air devient insuffisant, et le malade est enchifrené.

La membrane de Schneider est mince et très-adhérente dans les sinus frontaux, les sinus sphénoïdaux, les sinus maxillaires et les cellules ethmoïdales ; en se prolongeant sur l'apophyse basilaire, elle devient presque fibreuse ; sur le plancher des fosses nasales et à la partie inférieure de la cloison, elle est épaisse et résistante ; dans la portion qui tapisse les cornets et la lame criblée de l'ethmoïde, elle est mollasse et comme pulpeuse. En se réfléchissant sur le bord libre des cornets, elle présente parfois un peu plus de longueur que les os, et forme, au-dessous de ce bord, de petits replis flottants. Dans toute son étendue, elle est recouverte d'un épithélium à cils vibratiles.

Chez les enfants scrofuleux, chez les sujets syphilitiques, la muqueuse des fosses nasales devient le siége d'ulcérations rebelles dont la présence occasionne un enchifrènement constant, et donne lieu à un écoulement fétide qui caractérise l'*ozène*. L'attouchement de ces ulcérations avec la teinture d'iode ou une solution de nitrate d'argent amène souvent une amélioration rapide ; mais lorsqu'elles sont un peu profondément situées, elles se dérobent à la vue, et il n'est pas toujours facile d'y porter le topique.

Lorsqu'on veut explorer les fosses nasales, il faut renverser fortement la tête du malade en arrière, et relever le bout du nez, en même temps qu'avec le manche d'une spatule de trousse ou des pinces, on écartera en dehors l'aile du nez correspondante au côté que l'on examine ; un bon éclairage est indispensable, et l'on devra, autant que possible, placer la tête du malade dans un rayon de soleil. Si le soleil fait défaut, on emploiera le miroir d'un ophthalmoscope pour projeter dans l'intérieur des fosses nasales la lumière d'une bonne lampe; on pourra même s'aider d'une lentille convexe, à foyer un peu long, absolument comme si l'on voulait explorer le fond de l'œil. Je ne saurais trop recommander l'emploi de ce moyen, qui permet de voir très-loin et donne les résultats les plus satisfaisants.

VAISSEAUX. — Les *artères* qui se distribuent à la muqueuse des fosses nasales sont nombreuses; mais, en raison de leur petit calibre, elles ne sauraient donner lieu à une hémorrhagie importante et ne méritent guère qu'une simple mention. La coronaire labiale supérieure fournit l'*artère de la cloison*, dont les rameaux se perdent dans la portion antérieure de la membrane de Schneider; les deux artères *ethmoïdales* se ramifient sur les cornets supérieurs et la partie supérieure de la cloison; la *pharyngienne inférieure* et la *ptérygo-palatine* sont plutôt destinées aux arrière-narines, cependant quelques-uns de leurs rameaux vont à l'orifice postérieur des fosses nasales; citons encore des branches de l'*alvéolaire supérieure*, de la *vidienne* et de la *sous-orbitaire;* enfin les *sphéno-palatines*, branches de terminaison de la maxillaire interne, pénètrent par le trou sphéno-palatin et se ramifient dans la muqueuse des cornets, des méats et de la cloison; un de leurs rameaux se prolonge en avant jusqu'au canal palatin antérieur.

Les *veines* accompagnent les artères, mais elles l'emportent sur ces dernières par leur nombre et leur volume.

Si l'on examine la muqueuse des fosses nasales sur le cadavre, on la trouve, le plus souvent, d'un rouge violacé; quelquefois, sur des sujets émaciés par une longue maladie, elle présente seulement une teinte légèrement rosée. Sur le vivant, au contraire, cette muqueuse est d'un rouge vif, ce qui tient à la richesse de son réseau capillaire, dans lequel les veines entrent pour la plus grande part; c'est de ce réseau que viennent les hémorrhagies nasales, les *épistaxis*, qu'il est parfois si difficile d'arrêter. Dans le tamponnement par la méthode de Belloc, on ferme à la fois l'ouverture antérieure et l'ouverture postérieure des fosses nasales du côté qui fournit l'hémorrhagie; la cavité se trouve ainsi complétement close, et grâce à la résistance des parois osseuses, la compression exercée par le sang lui-même sur l'orifice des vaisseaux béants est assez énergique pour mettre fin à l'écoulement sanguin. On s'imagine généralement, lorsqu'on pratique ce tamponnement, qu'il faut introduire dans l'ouverture postérieure un tampon bien volumineux, c'est une erreur; si l'on se rappelle les dimensions de cet orifice, on verra qu'un tampon de la grosseur de la dernière phalange du petit doigt suffit pour l'oblitérer; un tampon trop gros devient parfois intolérable pour le malade, par la gêne extrême et les nausées continuelles qu'il occasionne. On réussit souvent à arrêter des épistaxis rebelles en se bornant à tamponner l'orifice des narines, en faisant coucher les malades sur le ventre, et en leur recommandant de faire de larges inspirations. C'est pour éviter les ennuis du tamponnement que Martin-Saint-Ange a proposé l'emploi de son *rhinobyon*, petite vessie de baudruche qu'on introduit vide dans les fosses nasales, et qu'on gonfle ensuite en l'insufflant, de façon qu'elle vienne se mouler sur les anfractuosités des cornets et des méats, et comprime efficacement tous les points de la membrane de Schneider.

Le réseau capillaire de la muqueuse pituitaire n'est pas partout également développé; les parties où cette membrane est mollasse et épaisse, comme la moitié antérieure des cornets, sont infiniment plus vascularisées que celles où la muqueuse est dure et adhérente, et sous ce point de vue, il est nécessaire de diviser en deux catégories distinctes les polypes des fosses nasales. Les polypes *muqueux* ou *vésiculeux* sont mous et très-vasculaires; ils siégent principalement sur la paroi externe des fosses nasales, et dans la moitié antérieure de cette paroi; leur vascularisation nous rend compte des hémorrhagies quelquefois si considérables qui succèdent à leur arrachement, mais en revanche leur position les rend plus faciles à explorer et plus accessibles aux instruments. Les polypes *durs* ou *fibreux* se développent de préférence sur les parties où la muqueuse est moins molle et plus adhérente; ils s'implantent ordinairement sur la face inférieure du corps du sphénoïde ou sur l'apophyse basilaire, aussi leur donne-t-on plus spécialement le nom de polypes *naso-pharyngiens*. Leur dureté, la profondeur à laquelle ils sont situés, l'extrême difficulté, l'impossibilité même d'introduire des instruments jusqu'à leur base d'implantation, font que les chirurgiens n'arrivent à les atteindre et à les extraire sûrement qu'en s'ouvrant une voie artificielle, plus large que les voies naturelles. Le procédé opératoire a varié selon les époques et selon les chirurgiens : Dupuytren, pour se donner du jour, fendait le nez au milieu. Manec divisa longitudinalement le voile du palais et attaqua un polype naso-pharyngien par la cavité buccale. Flaubert (de Rouen) s'ouvrit une route plus large en enlevant un maxillaire supérieur. Avant Flaubert, Syme avait déjà pratiqué une opération semblable.

Nélaton enlève toute la voûte palatine, et par cette large ouverture arrive facilement sur le point d'implantation de la tumeur. Une heureuse modification vient d'être faite à ce procédé par la conservation du périoste de la voûte palatine ; on transforme ainsi l'ablation de cette voûte en une véritable résection sous-périostée, et l'on a quelques chances d'obtenir une reproduction osseuse, bien que, jusqu'à présent, cette reproduction n'ait pas été constatée d'une manière certaine. Enfin, dans ces derniers temps encore, Langenbeck vient d'ouvrir une voie nouvelle à la chirurgie, en proposant le simple déplacement momentané du maxillaire supérieur au lieu de son extirpation totale, procédé auquel il donne le nom de *résection temporaire*, et dont il est inutile de faire ressortir les avantages. Cette opération n'a été pratiquée jusqu'ici qu'un trop petit nombre de fois pour qu'il soit possible de la juger ; l'expérience seule pourra nous apprendre si elle donne d'aussi beaux résultats qu'on l'a annoncé.

Quel que soit le procédé suivi, il sera toujours prudent, après l'extraction d'un polype naso-pharyngien, de porter un cautère rougi à blanc sur le point d'implantation du pédicule.

Les *lymphatiques* des fosses nasales se rendent aux ganglions sous-maxillaires ; les ulcérations de la membrane pituitaire sont très-souvent accompagnées de l'engorgement de ces ganglions.

Nerfs. — Les *nerfs* des fosses nasales sont de deux sortes : les uns président à la sensation spéciale de l'odorat ; les autres sont affectés à la sensibilité générale de la muqueuse.

Les branches des *nerfs olfactifs* sont très-nombreuses ; nées de la face inférieure des bulbes olfactifs, elles pénètrent dans les fosses nasales à travers les trous de la lame criblée de l'ethmoïde, et se distribuent à la partie supérieure de la muqueuse, point où les particules odorantes doivent nécessairement arriver. Il est ordinairement impossible de suivre leurs rameaux plus bas que les cornets moyens chez l'homme. Tous les naturalistes savent que chez certains herbivores l'organe de Jacobson, situé de chaque côté de la partie inférieure de la cloison, reçoit une grosse branche du nerf olfactif.

Les nerfs de sensibilité générale viennent de la branche ophthalmique et du ganglion de Meckel : les premiers sont les rameaux du *frontal interne* et du *nasal interne ;* quant aux branches du ganglion de Meckel, ce sont les nerfs *palatins* et *sphéno-palatins*. Ces derniers entrent par le trou sphéno-palatin et se distribuent à la muqueuse des cornets et des méats ; un de leurs rameaux, le nerf *naso-*

palatin, suit la cloison des fosses nasales jusqu'au canal palatin antérieur, dans lequel il s'engage pour aller s'épuiser dans la muqueuse palatine.

Région buccale.

La *bouche* forme la première portion du tube digestif; c'est une cavité dans laquelle les aliments sont introduits pour subir, avant la digestion proprement dite, les opérations préparatoires de la gustation, de la mastication et de l'insalivation.

La cavité buccale a la forme d'un ovoïde dont les parois sont constituées : en haut par la voûte palatine et le voile du palais, en bas par la langue et le plancher de la bouche, sur les côtés par la face interne des joues. Elle présente en outre une ouverture en avant et une en arrière. L'ouverture antérieure, circonscrite par les deux lèvres et leurs commissures, est susceptible de se fermer complétement ou de s'ouvrir à un degré variable; c'est à cet orifice qu'on donne plus spécialement en langage vulgaire le nom de *bouche*. L'ouverture postérieure, également capable de resserrement et d'ampliation, a pour limite inférieure la base de la langue; elle est circonscrite en haut par le voile du palais et sur les côtés par les piliers de ce voile et l'amygdale. Cet orifice porte le nom d'*isthme du gosier* et se trouve décrit comme région distincte dans la plupart des ouvrages d'anatomie chirurgicale; mais c'est là une division qu'il m'a paru inutile de conserver, surtout au point de vue iconographique, et je réunis en un seul paragraphe l'étude de l'isthme du gosier et de la cavité buccale.

Les dimensions de la bouche sont plus considérables que celles du pharynx qui lui fait suite; aussi a-t-on pu dire avec raison que la partie supérieure du tube digestif présente une disposition infundibuliforme qui se continue jusqu'à l'œsophage : ne voit-on pas très-souvent des corps volumineux franchir aisément la cavité buccale et se trouver arrêtés dans le pharynx ! La grandeur de la bouche est d'ailleurs très-variable; lorsque les arcades dentaires sont rapprochées, toutes les parois arrivent au contact, et la cavité se trouve complétement effacée; ouverte à son maximum, elle présente au contraire un hiatus considérable, dont les diamètres peuvent encore être augmentés par la distension des lèvres et des joues.

La bouche se subdivise en deux cavités secondaires : l'une centrale, circonscrite par les arcades dentaires et occupée par la langue, est la cavité buccale proprement dite; l'autre, qu'on désigne sous le nom de *vestibule*, est cet espace limité d'un côté par la face externe des deux rebords alvéolo-dentaires, et de l'autre par la face interne des lèvres et des joues. A l'état ordinaire, lorsque la bouche est vide et que les mâchoires sont rapprochées, la cavité du vestibule n'existe que virtuellement, car la muqueuse de la paroi vient partout s'appliquer contre les dents et les gencives; cette cavité ne devient distincte que lorsque les aliments y pénètrent pendant la mastication, ou bien encore lorsqu'en y soufflant de l'air, on éloigne la paroi externe des rebords alvéolo-dentaires.

A la partie postérieure du vestibule buccal, la muqueuse génienne se porte de dehors en dedans, pour tapisser la tubérosité du maxillaire supérieur et le bord antérieur de l'apophyse coronoïde; cette réflexion de la muqueuse se fait à peu près à un centimètre et demi en arrière de la dernière molaire: il en résulte que, lorsque les mâchoires sont rapprochées, le vestibule et la cavité buccale communiquent par ce petit espace resté libre entre la face postérieure des deux dernières molaires et le bord antérieur de l'apophyse coronoïde. Cette ouverture permet le passage des liquides, et on l'utilise pour faire boire les aliénés ou les malades atteints de trismus, chez lesquels les mâchoires ne peuvent s'écarter.

Il est à remarquer que pendant la mastication, la presque totalité des aliments vient successivement passer et repasser dans la cavité vestibulaire; c'est là un mouvement éminemment favorable à l'insalivation, puisque c'est dans cette cavité que les conduits de Sténon versent toute la salive parotidienne.

2.—Fig. 1. *Face supérieure.* — 1er *et* 2me *plans.* — La face supérieure de la cavité buccale comprend une portion du vestibule de la bouche, l'arcade alvéolo-dentaire supérieure, la voûte palatine et la face inférieure du voile du palais.

La muqueuse des joues et des lèvres est ordinairement d'une couleur rosée ou rouge, chez les sujets bien portants; mais, dans les cas d'anhémie, elle se décolore et prend une teinte blafarde, qu'on peut considérer comme un des signes les plus certains de l'appauvrissement du sang. Au niveau du bord adhérent de chaque lèvre, cette muqueuse se réfléchit, à la façon de la conjonctive palpébrale sur le globe de l'œil, et va se continuer avec celle des gencives, en formant sur la ligne médiane un petit repli qu'on appelle *frein* ou *filet* de la lèvre. Cette membrane est le siége de prédilection des ulcérations aphtheuses et des plaques muqueuses. En comprimant entre deux doigts la lèvre ou la joue, on sent que la muqueuse est soulevée par une quantité de granulations dures, arrondies, et dont la plupart atteignent le volume d'une lentille. Ces granulations ne sont autre chose que des glandules acineuses, analogues par leur structure histologique aux glandes salivaires, et dont chacune verse, par un petit canal excréteur, le produit de sa sécrétion dans le vestibule de la bouche. On admet généralement que ce liquide est d'une nature identique avec celle de la salive, mais ce n'est là qu'une hypothèse, puisque, jusqu'à présent, il n'a pas été possible de l'étudier isolément. Les glandules manquent à la partie moyenne de la joue, et ce n'est qu'exceptionnellement qu'on en trouve à ce niveau. Les plus volumineuses de toutes ces glandes se rencontrent dans la portion la plus reculée du vestibule, où elles prennent le nom spécial de *glandes molaires.*

L'*arcade dentaire* a la forme d'un fer à cheval ou d'une parabole; les dents qui la garnissent sont au nombre de dix chez l'enfant, pendant la première dentition; chez l'adulte, on en compte seize: quatre incisives, deux canines et dix molaires, cinq de chaque côté; ces dernières se subdivisent elles-mêmes en petites et grosses molaires. La dernière molaire, ou *dent de sagesse,* se distingue des autres par son apparition tardive; elle ne se montre en général que de la seizième à la vingtième année, quelquefois plus tard. Il n'est pas rare de rencontrer des individus chez lesquels la mâchoire ne porte que quatorze ou quinze dents, par suite de l'avortement des dernières molaires. Je dois d'ailleurs faire remarquer que, sur un très-grand nombre de sujets, les dents de sagesse ne font pas un long usage, car elles se carient très-peu de temps après leur développement complet.

Les incisives et les canines ont une seule racine conique, beaucoup plus longue et plus forte aux canines qu'aux incisives; les petites molaires en ont une ou deux; quant aux grosses molaires, elles en ont deux, le plus souvent trois, et même quelquefois quatre. Lorsque ces racines sont recourbées de manière à être plus écartées à leur milieu qu'à leurs deux extrémités, la dent est dite *barrée*, et l'on comprend qu'il soit impossible de l'extraire sans emporter en même temps la portion du rebord alvéolaire renfermée dans l'espèce de barillet que forment les racines. Si l'on emploie la clef de Garengeot pour extraire les dents, on se rappellera qu'à la mâchoire supérieure les molaires sont légèrement dirigées en dehors, de sorte qu'il est plus facile de les luxer du côté externe; le crochet devra donc être appliqué au côté interne du collet de la dent. Au reste, dans quelque sens qu'on agisse avec la clef, il est bien rare qu'on puisse éviter une fracture de l'alvéole; c'est là un accident à peu près constant, et qui dépend de la disposition même de l'instrument et de son mode d'action.

Des dents arrachées et remises en place peuvent-elles reprendre et continuer à vivre? Je n'oserais affirmer que, dans ce cas, la dent contracte de nouveaux rapports avec son bulbe, et que la nutrition continue à s'y faire comme par le passé. J'avoue même que je suis plutôt porté à croire le contraire; mais ce que je puis certifier après beaucoup d'observateurs dignes de foi, c'est que les dents ainsi replacées sont fort bien tolérées, qu'elles se consolident rapidement, et servent encore utilement à la mastication. Il y a quelques années, j'ai remis en place la seconde petite molaire gauche sur un homme à qui j'avais, dans la même séance, enlevé la première grosse molaire du même côté. Cinq jours après, et quoique la dent replacée ne fût pas soutenue en arrière, puisque l'alvéole de la grosse molaire était resté vide, son raffermissement était assez complet pour que cet homme pût impunément mâcher de ce côté, et je me suis assuré depuis que la consolidation ne s'est pas démentie.

Les *gencives* recouvrent le rebord alvéolaire du maxillaire et le collet des dents; elles se terminent en dedans et en dehors de l'arcade dentaire par un double bord festonné, dont les deux parties sont réunies l'une à l'autre par des crêtes transversales qui séparent les alvéoles. Elles sont constituées par une muqueuse épaisse et rigide, doublée d'un tissu conjonctif de consistance presque cartilagineuse. Ce tissu adhère intimement au périoste avec lequel il se confond, et tapisse l'intérieur de tous les alvéoles; de là le nom de *périoste alvéolo-dentaire*, sous lequel on le désigne. La muqueuse des gencives est rosée ou rouge, comme celle des lèvres; l'anhémie la décolore comme cette dernière; l'empoisonnement par les composés saturnins y détermine, sur le bord libre, l'apparition d'un liséré bleuâtre, livide, nommé *liséré de Burton*, dont l'existence coïncide ordinairement avec le développement de la colique de plomb. Cette muqueuse est recouverte d'un épithélium à un grand nombre de couches, dont la disposition rappelle celle de l'épiderme cutané. Elle est le siége d'une sécrétion qui, mélangée à une abondante végétation cryptogamique, forme le *tartre*. On sait que chez les individus peu soigneux, lorsque le tartre est abondant, il se durcit, s'accumule à la base des dents, les déchausse, et devient une cause incessante de stomatite; quelques soins de propreté suffisent pour guérir le mal et en supprimer la cause.

Les gencives maintiennent les dents en place et assurent leur solidité; aussi lorsque le tissu gingival devient mollasse et fongueux, soit sous l'influence de la diathèse scorbutique, soit après un usage excessif des mercuriaux, les dents s'ébranlent et tombent facilement.

On a donné le nom vague d'*épulis* à presque toutes les tumeurs gingivales; ce nom n'indique que le siége de ces productions morbides, et non point leur nature; le plus souvent, ces tumeurs ne sont que des épithéliomas ou des cancers qui prolifèrent rapidement, envahissent les os, les détruisent, et dont l'ablation, quand elle est possible, est malheureusement trop souvent suivie de récidive.

L'aire circonscrite par le rebord alvéolo-dentaire est occupée par la *voûte palatine* [*e*], qui, en arrière, se continue sans limite bien tranchée avec le *voile du palais;* ces deux parties ainsi réunies forment une cloison qui sépare la bouche des fosses nasales, de sorte que ces deux cavités ne peuvent communiquer entre elles qu'en arrière du voile du palais, et encore là leur communication n'est-elle que médiate, car il faut nécessairement passer par le pharynx pour aller de l'une à l'autre. Il est fort difficile d'assigner une longueur précise à la paroi supérieure de la cavité buccale, mesurée des incisives à la pointe de la luette, car si les dimensions de la portion osseuse, sensiblement les mêmes chez tous les sujets, sont comprises entre 5 centimètres et 5 centimètres et demi, celles du voile du palais au contraire, et surtout celles de la luette, sont soumises à de grandes variétés individuelles.

La voûte palatine est concave dans tous les sens, mais elle est plus creusée transversalement que dans le sens antéro-postérieur; elle est quelquefois en forme d'ogive; d'autres fois sa courbure se rapproche de la disposition dite à plein cintre. On a prétendu dans ces derniers temps que l'exhaussement exagéré de cette voûte correspond à un développement insuffisant des lobes antérieurs du cerveau, et par suite à l'idiotie; j'ignore ce qu'une pareille assertion peut avoir de fondé, mais il me semble, à priori, que la seule conséquence rigoureuse de cet exhaussement est une diminution correspondante de l'étendue verticale des fosses nasales.

Le milieu de la voûte palatine présente un raphé longitudinal qui se continue en arrière jusque sur le voile du palais, et qui se termine en avant à un petit tubercule [*f*] situé immédiatement derrière les incisives moyennes. C'est au-dessus de ce point que vient aboutir le canal naso-palatin. Au raphé médian correspond quelquefois une petite crête osseuse.

La muqueuse de la voûte palatine est d'une coloration rosée, rarement d'un rouge vif, à moins d'inflammation; elle est irrégulièrement parsemée d'éminences et de sillons, vestiges des rugosités qu'on rencontre plus profondément sur les os; sa surface est criblée d'un grand nombre de petits pertuis, presque toujours visibles à l'œil nu, orifices des canaux excréteurs de nombreuses glandes muqueuses situées au-dessous d'elle. Son tissu ferme, criant sous le scalpel, ressemble un peu à celui des gencives, mais il est d'une texture moins dense et moins fibreuse.

Le voile du palais prolonge en arrière la voûte palatine; il est obliquement dirigé de haut en bas et d'avant en arrière, de sorte que son bord libre vient tomber un peu au-dessus de la base de la langue, mais sa mobilité lui permet de se tendre et de se relever jusqu'à devenir horizontal; il vient alors s'appuyer contre la paroi postérieure du pharynx, et s'y applique assez exactement pour interrompre toute communication entre la bouche et les fosses nasales. Le voile du palais forme ordinairement une courbe symétrique, mais il se laisse facilement déprimer par les polypes naso-pharyngiens implantés sur l'apophyse basilaire ou sur la face inférieure du sphénoïde; il est même assez facile, dans ce cas, de constater la présence du polype en explorant, avec la pulpe du doigt, la face inférieure du voile du palais. Il se termine en arrière par un bord recourbé, ogival, à convexité antéro-supérieure, dont les extrémités se continuent avec les piliers, et du milieu duquel la *luette* [*g*] se détache comme une espèce de pendentif.

Les *piliers* du voile du palais semblent naître de chaque côté de la luette; rapprochés à leur origine, ils se portent, en divergeant, de haut en bas et de dedans en dehors, pour aller former la paroi latérale de l'isthme du gosier, et laissent entre eux un intervalle qui loge l'*amygdale* [*k*]: c'est l'*excavation amygdalienne*. Bien que situés l'un derrière l'autre, les deux piliers sont cependant visibles à la fois lorsqu'on examine le fond de la gorge par l'ouverture buccale, ce qui tient à ce que le *pilier postérieur* [*i*] est placé sur un plan plus interne que le *pilier antérieur* [*h*]. Chez certains individus, les contractions du voile du palais sont assez énergiques pour que les deux piliers postérieurs arrivent à se toucher sur la ligne médiane.

La *luette* [*g*] est quelquefois réduite à un petit tubercule faisant à peine saillie sur le bord postérieur du voile du palais: dans la plupart des cas, elle flotte librement dans l'arrière-gorge; mais lorsqu'elle est œdématiée, elle s'allonge considérablement, son sommet tombe sur la base de la langue, au devant de l'épiglotte, et la titillation qui résulte de ce contact provoque des mouvements incessants de déglutition, souvent même une toux sèche, très-fatigante pour les malades. Pour peu que l'œdème de la luette soit ancien, on a beaucoup de peine à en obtenir la résolution, et au lieu de perdre son temps à essayer un traitement le plus souvent insuffisant, mieux vaut se décider, de prime abord, à retrancher la portion exubérante. Abaisser la langue, saisir l'extrémité de la luette avec des pinces à pansement, et couper avec des ciseaux courbes sur le plat la partie que l'on veut enlever, tels sont les temps de cette petite opération, aussi facile d'exécution qu'inoffensive, et d'une efficacité surprenante dans bien des cas. Il importe seulement de ne point abandonner l'extrémité que l'on vient de retrancher ; si ce fragment venait à tomber dans le pharynx, le malade le déglutirait, et l'accident n'aurait point de suite fâcheuse ; mais s'il venait à s'introduire dans la glotte, il pourrait déterminer la suffocation. Il suffit du reste qu'on soit prévenu de la possibilité d'un semblable accident pour qu'il soit aisé de l'éviter, et il me paraît inutile de recourir à un instrument spécial, tel que celui de Warem (de Boston), pour pratiquer une opération aussi légère. Il est rare que l'on ait à se préoccuper de l'hémorrhagie après l'excision de la luette, et un peu d'eau vinaigrée suffit ordinairement pour arrêter le petit écoulement sanguin qui se produit quelquefois.

On rencontre très-souvent des luettes bifides dans une certaine partie de leur longueur, mais jamais, à ma connaissance, on n'a vu la bifurcation partir du voile du palais.

La *muqueuse* de la voûte palatine est épaisse ; de nombreux tractus fibreux, partis de sa face profonde, l'unissent aux os et la rendent très-difficile à détacher. Sur le voile du palais elle est beaucoup plus mince et moins adhérente ; le tissu conjonctif qui la double est lâche et se laisse facilement infiltrer, lorsqu'il s'enflamme. Il n'est pas rare de rencontrer de ces œdèmes aigus du voile du palais dans l'angine inflammatoire, le coryza, etc.

Les tractus qui unissent la muqueuse aux parties sous-jacentes forment autant d'aréoles, dans lesquelles sont logées un grand nombre de glandes qui, par leur juxtaposition, forment un plan continu depuis les incisives jusqu'au bord libre du voile du palais. Ces glandes sont appelées *glandes palatines* [*l*] ; elles ont la même structure histologique et paraissent de même nature que les glandules labiales. On trouve toujours, autour des glandes palatines, une petite quantité de tissu adipeux.

La muqueuse de la paroi supérieure de la bouche est recouverte d'un épithélium pavimenteux à plusieurs couches, qui s'étend jusqu'au bord libre du voile du palais.

Quelques vaisseaux sanguins et quelques nerfs sans importance viennent se distribuer à cette membrane.

Les vaisseaux lymphatiques forment un riche réseau sous-muqueux, dont les différents troncs aboutissent aux ganglions situés derrière l'angle de la mâchoire ; aussi l'engorgement de ces ganglions coïncide-t-il fréquemment avec les affections de la muqueuse palatine.

2.—Fig. 2. *Plan profond.*—Quatre os constituent, par leur réunion, le squelette de la voûte palatine ; ce sont : en avant, les apophyses palatines des deux maxillaires supérieures ; en arrière, la lame horizontale des deux palatins. Dans toute leur étendue, ces os présentent des rugosités auxquelles vont se fixer les tractus fibreux détachés de la face profonde de la muqueuse. Certains points de ce squelette peuvent manquer, de là des perforations plus ou moins étendues de la voûte palatine. Lorsqu'elles sont congénitales, ces perforations sont dues à un arrêt de développement, le bourgeon incisif ne s'étant point réuni aux bourgeons maxillaires ; elles accompagnent alors le bec de lièvre simple ou double, et c'est à cette difformité que l'on donne le nom de *gueule de loup*. Lorsqu'elles sont accidentelles, elles sont quelquefois le résultat d'une tentative de suicide ; d'autres fois, et le plus souvent, elles ont succédé à une nécrose syphilitique ou scrofuleuse. Quelle que soit leur cause, ces solutions de continuité établissent une communication directe entre la cavité buccale et les fosses nasales ; elles permettent aux aliments de refluer de bas en haut ; laissent écouler dans la bouche le mucus nasal ; s'opposent à la production du vide dans cette dernière cavité, et rendent ainsi la succion impossible ; empêchent l'articulation nette des sons, etc. ; en un mot, donnent lieu à une des infirmités les plus gênantes.

Lorsque l'ouverture anormale n'a pas plus de 2 ou 3 millimètres de diamètre, quelques cautérisations suffisent en général pour amener la coarctation de ses bords et déterminer son oblitération définitive : mais si elle est plus étendue ; si, comme on le voit quelquefois, l'orifice peut admettre le bout du doigt, il serait inutile d'attendre un résultat quelconque de l'emploi d'un pareil moyen. On s'est pendant longtemps contenté d'un simple palliatif, pour interrompre la communication entre la bouche et les fosses nasales ; c'est dans ce but que A. Paré avait inventé son obturateur à chapeau, et depuis, l'art prothétique s'est enrichi d'une foule d'appareils du même genre. D'autre part, l'idée de combler la perte de substance avec un lambeau emprunté aux parties voisines s'est bien souvent offerte aux chirurgiens, et l'on a vu successivement apparaître les procédés de Kremer, de Sanson, de Velpeau, de Roux, de Pancoast, de Botrel, de Bonfils, de Warren et d'autres encore. Dans ces dernières années, Baizeau a imaginé un procédé qui, jusqu'à présent, paraît avoir donné d'excellents résultats : il avive les bords de la fistule en les redressant, et prolonge l'incision de 5 millimètres en avant et en arrière ; puis il fait, de chaque côté de l'orifice et le long de l'arcade dentaire, une incision longitudinale qui dépasse la fistule de 6 millimètres en avant et en arrière ; il détache ensuite, avec des bistouris et une spatule recourbée sur le plat, les deux lambeaux qui, une fois séparés des parties profondes, se rapprochent naturellement et arrivent presque au contact ; l'application de la suture faite en dernier lieu n'offre plus aucune difficulté.

Tous ces différents procédés se bornent à recouvrir la perforation avec des lambeaux empruntés à la muqueuse seule. Langenbeck a eu l'idée de décoller, en même temps que cette membrane, le périoste très-épais et très-adhérent de la voûte palatine, et de combler ainsi la perte de substance par une véritable autoplastie périostale ; il espère obtenir la production d'un nouveau tissu osseux, et redonner ainsi à la voûte palatine toute sa solidité : c'est à cette opération qu'il a donné le nom d'*uranoplastie*. Déjà en 1826, Diffenbach avait conseillé, dans les cas de bec de lièvre avec défaut de réunion des maxillaires, de couper la voûte palatine par deux traits de scie latéraux, et de rapprocher par de fortes sutures les portions osseuses mobilisées ; mais personne, à ma connaissance, n'a jamais pratiqué cette opération sur le vivant. Il est difficile de porter dès aujourd'hui un jugement sur l'uranoplastie périostée pratiquée par la méthode de Langenbeck ; parmi le petit nombre de chirurgiens qui l'ont exécutée en France, on peut citer Sédillot, Michel (de Strasbourg), Ehrmann (de Mulhouse). Langenbeck seul l'a faite trente fois, il est vrai, mais les résultats obtenus dans tous ces cas semblent contradictoires, et il est encore impossible de conclure si la régénération osseuse est la règle ou l'exception. Je crois toutefois qu'il est toujours bon de chercher à l'obtenir, car bien que le décollement du périoste ajoute un peu aux difficultés de l'opération, il n'en augmente en rien les dangers.

Le voile du palais présente une composition plus complexe que la voûte palatine ; les muqueuses nasale et buccale, confondues au niveau de son bord libre, forment une sorte d'étui dans lequel sont renfermés, outre une double couche glanduleuse, une charpente fibreuse et des muscles destinés à imprimer à cet organe des mouvements variés.

La charpente fibreuse est une lame horizontale dont le bord antérieur se fixe au bord postérieur des deux os palatins, et dont l'extrémité postérieure se perd dans l'épaisseur du voile du palais.

Les muscles sont disposés sur plusieurs plans et ont des directions très-diverses. Après avoir enlevé la couche des glandules palatines, on découvre le *glosso-staphylin* [*o*, *o*] et le *pharyngo-staphylin* [*p*, *p*], qui, d'abord confondus sur le voile du palais, dont ils occupent toute l'étendue antéro-postérieure, se séparent ensuite et se portent de haut en bas, sur les parties latérales de l'isthme du gosier. Le glosso-staphylin occupe le pilier antérieur et se rend à la langue; le palato-staphylin forme le pilier postérieur. Ce dernier muscle paraît spécialement destiné à appliquer la face inférieure du voile du palais sur le bol alimentaire pendant la déglutition.

Le *péristaphylin externe* [*n*, *n*] est immédiatement situé au-dessus des deux muscles précédents : d'abord vertical sur la face postérieure de l'apophyse ptérygoïde, il devient horizontal après s'être réfléchi sous le crochet de l'aile interne de cette apophyse, et n'est plus alors composé que d'une aponévrose qui s'étale horizontalement et se confond avec la lame fibreuse du voile du palais, dont il est tenseur.

Les muscles *péristaphylin interne* et *palato-staphylin*, situés tous deux beaucoup plus profondément, du côté des fosses nasales, ne peuvent être vus que lorsqu'on étudie le voile du palais par sa face supérieure.

La division congénitale du voile du palais, par arrêt de développement, accompagne ordinairement le bec de lièvre compliqué d'écartement des os de la voûte palatine; on l'observe aussi quelquefois seule, sans solution de continuité des os ni des lèvres. Il va sans dire que, dans ces cas, l'articulation des sons vocaux est toujours plus ou moins gênée; mais, chose remarquable, la déglutition s'effectue avec facilité et comme à l'état normal. Si l'on observe le voile du palais en même temps qu'on fait exécuter au malade des mouvements de déglutition, on s'aperçoit que les lèvres de la solution de continuité se rapprochent l'une de l'autre, au lieu d'avoir de la tendance à s'écarter, comme on serait tenté de le supposer à priori. Ce fait a beaucoup surpris les premiers observateurs ; mais aujourd'hui, grâce à l'extension de nos connaissances en physiologie, l'explication en est devenue presque banale : on sait, en effet, que le voile du palais, loin de se relever et de s'étaler pendant la déglutition, comme on l'a cru pendant si longtemps, s'abaisse au contraire, et subit une espèce de tassement en vertu duquel chacun de ses points se rapproche de la ligne médiane. C'est pour remédier aux divisions du voile du palais que Roux, l'un des premiers, pratiqua en 1819 la staphylorhaphie, dont on le regarde comme l'inventeur, bien qu'avant lui Graefe eut déjà exécuté cette opération en 1816.

VAISSEAUX. — Les principales *artères* de ce plan sont les artères *palatines postérieures* [1-1] fournies par la maxillaire interne; elles arrivent à la voûte palatine par les canaux palatins postérieurs; cheminent d'arrière en avant, en donnant de nombreux rameaux à la couche glanduleuse, à la muqueuse et au périoste, et se terminent derrière les incisives en s'anastomosant, au niveau du trou *naso-palatin* [*f*], avec les derniers rameaux des artères naso-palatines. La section des artères de la voûte palatine, pendant l'opération de l'uranoplastie, donne quelquefois lieu à une hémorrhagie de quelque importance, mais dont on se rend cependant toujours maître par une compression modérée ou l'emploi de la glace.

Les gencives, le périoste alvéolo-dentaire et le voile du palais reçoivent, en outre, un très-grand nombre d'artérioles venues des artères alvéolaire supérieure (maxillaire interne), sous-orbitaire (maxillaire interne), coronaire supérieure (faciale), pharyngienne inférieure (carotide externe) et palatine inférieure (faciale). Les branches de ces deux dernières artères sont exclusivement destinées au voile du palais.

Des *veines* accompagnent toutes ces artères; leur trajet ne mérite d'ailleurs aucune mention spéciale.

Les *lymphatiques* profonds aboutissent aux mêmes ganglions que les lymphatiques superficiels.

NERFS. — Si l'on fait abstraction de quelques rameaux sensitifs fournis à la muqueuse par le nerf *glosso-pharyngien*, toutes les branches nerveuses qui se distribuent à la voûte palatine et au voile du palais viennent du ganglion de Meckel, ou ganglion sphéno-palatin. Ces branches sont de deux ordres : les unes président à la sensibilité tactile; ce sont les nerfs *palatins inférieurs* et *sphéno-palatins;* les autres sont motrices. Fournies par les nerfs *palatins supérieurs* et *moyens*, elles animent presque tous les muscles du voile du palais; or, il est démontré aujourd'hui que le ganglion de Meckel tire ses fibres motrices du nerf facial, par l'entremise du filet crânien du nerf vidien ou grand nerf pétreux superficiel; il en résulte que c'est, en définitive, le nerf facial qui anime le voile du palais: aussi toutes les fois que ce nerf est paralysé, et que la cause de la paralysie siége entre l'origine du nerf et le ganglion géniculé (point d'émergence du grand nerf pétreux), les mouvements du voile du palais sont abolis.

—Fig. 3. *Face inférieure, ou plancher de la bouche.* — Le plancher de la bouche affecte les rapports les plus intimes avec la région sus-hyoïdienne, dont il forme en réalité le plan le plus profond; aussi plusieurs auteurs réunissent-ils ces deux parties en un seul tout, auquel Blandin a donné le nom de région *glosso-sus-hyoïdienne.* Il me semble cependant qu'il y a quelque inconvénient à morceler ainsi l'étude de la cavité buccale, et, à l'exemple de Richet, je ne puis admettre une semblable division, me fondant, comme cet éminent anatomiste, sur ce que les opérations qui intéressent le plancher de la bouche se pratiquent presque toujours par la cavité buccale elle-même, et très-rarement par la région sus-hyoïdienne. D'ailleurs, la langue, qui occupe presque tout le plancher buccal, est en relation si intime avec toutes les autres parties de la bouche, comme organe de gustation, de déglutition et d'articulation des sons, qu'il me paraît bien difficile de ne pas voir, dans la cavité buccale, un tout indivisible dont l'étude ne peut être scindée.

Comme la voûte palatine, le plancher de la bouche est limité latéralement et en avant par la moitié inférieure du vestibule et l'arcade dentaire inférieure. La cavité vestibulaire ne nous offre aucune particularité importante à signaler.

La parabole représentée par le rebord alvéolo-dentaire inférieur est un peu plus petite que la courbe décrite par la mâchoire supérieure, de sorte que les dents inférieures sont partout débordées en dehors par les dents supérieures; cette disposition, peu sensible au niveau des molaires, est surtout prononcée en avant, et les incisives inférieures sont presque entièrement recouvertes par les incisives supérieures, lorsque les mâchoires sont rapprochées. La disposition inverse s'observe sur quelques sujets, mais elle est tout à fait exceptionnelle. La légère inclinaison en dedans que présentent les molaires inférieures rend plus facile leur luxation dans ce sens : on devra donc, si l'on veut les extraire avec la clef de Garengeot, appliquer le crochet de l'instrument au côté externe du collet de la dent; nous avons vu que le contraire est de règle pour les molaires supérieures.

Les épulis se développent de préférence sur les gencives de la mâchoire inférieure.

La *langue* recouvre tout le plancher de la bouche et occupe l'espace circonscrit par la parabole dentaire ; elle n'adhère au plancher buccal que par ses deux tiers postérieurs, tandis que son tiers antérieur est libre sur toutes ses faces. Lorsque la bouche est fermée, la langue remplit entièrement la cavité buccale, et sa face dorsale va s'appliquer contre la voûte palatine. Sa grande mobilité, si bien en rapport avec ses multiples fonctions, lui permet de faire saillie hors de la bouche, et chez quelques individus sa pointe peut atteindre, soit le bout du nez, soit le bord inférieur du menton. En soulevant la pointe de la langue, et en examinant la partie du plancher buccal située en avant de sa portion adhérente, on voit sur la ligne médiane un repli saillant, espèce de raphé, qui des incisives se porte, en augmentant de hauteur, à la face inférieure de la langue, où il se confond avec la muqueuse linguale : on le nomme *frein* ou *filet* de la langue. De chaque côté de la partie antérieure du frein se montre une petite éminence papillaire, percée à son sommet d'une ouverture par laquelle le canal de Wharton s'ouvre dans la cavité buccale ; les canaux excréteurs des glandes sublinguales, connus sous le nom de canaux de Rivinus ou de Bartholin, s'ouvrent un peu plus en arrière. Enfin, plus en arrière encore et tout à fait sous la langue, une double saillie correspond aux principales glandes sublinguales, et présente une coloration bleuâtre due à la présence, sous la muqueuse, des veines sublinguales ou veines ranines.

La section du frein de la langue se pratique ordinairement avec l'aide du pavillon de la sonde cannelée, qui sert de corps protecteur ; mais cet instrument n'est pas indispensable, et l'on peut très-bien, en soulevant la pointe de la langue et en se servant des ciseaux seuls, éviter la lésion des veines ranines, contre laquelle on doit toujours se mettre en garde. Il me semble d'ailleurs qu'on a beaucoup exagéré la fréquence et les dangers de cet accident ; il est bien rare que l'on ait une hémorrhagie lorsqu'on opère prudemment ; et lorsque, par exception, il se produit un écoulement sanguin, une simple cautérisation au nitrate d'argent suffit, le plus souvent, pour l'arrêter. Pour plus de sûreté on peut, au lieu d'agir avec l'instrument tranchant, soulever la muqueuse avec des pinces et la déchirer avec l'ongle, en prolongeant la déchirure jusqu'aux muscles.

La face supérieure de la langue présente un raphé médian plus ou moins accusé, quelquefois même une fente profonde ; elle est convexe, de forme parabolique, d'une couleur rosée ou rouge, presque toujours voilée en partie par des dépôts blancs ou jaunâtres composés de cellules épithéliales caduques et d'une végétation cryptogamique, le *Leptothrix buccalis*. Cette face est rendue légèrement rugueuse ou plutôt veloutée, par la présence d'un nombre infini de papilles gustatives de différentes formes, suivant les portions de la langue qu'on examine. Sous le rapport de la gustation, la face dorsale est divisée en deux parties, par une double ligne en forme de V à ouverture antérieure, dont le sommet médian est situé à l'union des deux tiers antérieurs avec le tiers postérieur de cette face. Le V lingual est ormé par des papilles *caliciformes* au nombre de douze à quinze, et son sommet renferme une de ces papilles, plus grosse que les autres, d'une forme spéciale, à laquelle on a donné le nom de *foramen cœcum* de Morgagni [G]. C'est principalement en avant du V lingual que l'on trouve les papilles *fungiformes* ou *mûriformes*, et les papilles *filiformes;* ces dernières occupent surtout la partie médiane de la langue.

Le tiers postérieur de la face dorsale est fortement oblique en bas et en arrière; à la hauteur de l'os hyoïde, la muqueuse linguale se continue sur l'épiglotte, en présentant trois replis *glosso-épiglottiques*, un médian et deux latéraux; la muqueuse, déprimée entre ces trois saillies, forme donc une double rigole antéro-postérieure que suivent les liquides pour passer dans le pharynx, sans pénétrer dans le larynx.

L'*épiglotte* [H], située plus bas que la face dorsale de la langue, n'est pas ordinairement visible, lors même que la bouche est ouverte à son maximum; pour l'apercevoir, il faut déprimer fortement la base de la langue ou tirer cet organe hors de la bouche. L'épiglotte en avant et les *cartilages aryténoïdes* [I-I] en arrière, circonscrivent l'ouverture supérieure du larynx, au fond de laquelle on voit la *fente glottique* [K], limitée par les cordes vocales. Ajoutons que les dimensions de l'épiglotte sont assez considérables pour lui permettre de recouvrir toute l'ouverture supérieure du larynx.

Cette disposition une fois bien comprise, il est facile de se rendre compte du mécanisme de la déglutition. Lorsque le bol alimentaire a été soumis à une insalivation et à une mastication suffisantes, il est poussé par la langue jusqu'à l'isthme du gosier, et s'engage alors dans un canal recourbé, formé en bas par la base de la langue, et dans tous les autres sens par le voile du palais et ses piliers, qui s'appliquent fortement sur lui, comme nous l'avons vu précédemment. Pour passer de l'arrière-bouche dans le pharynx, les aliments doivent forcément franchir l'ouverture laryngienne; mais par le fait même de la progression du bol alimentaire, l'épiglotte, poussée d'avant en arrière, s'abaisse et ferme assez complétement cette ouverture pour qu'il ne puisse s'y introduire que quelques parcelles insignifiantes ou quelques gouttes tout au plus, si c'est un liquide qu'on déglutit : telle est la théorie généralement admise en physiologie.

La muqueuse de la face dorsale de la langue est épaisse et très-adhérente aux muscles sous-jacents, qui s'insèrent sur la face profonde du derme muqueux. En arrière des papilles caliciformes, cette membrane renferme dans son épaisseur un très-grand nombre de glandes acineuses analogues aux glandes labiales, et des follicules clos composés, semblables à ceux de l'amygdale. A partir des bords de la langue et sur tout le plancher buccal, elle est unie aux parties profondes par un tissu conjonctif lâche, se laissant facilement décoller, et dans lequel Fleichmann a trouvé, de chaque côté du frein, une bourse muqueuse qui, selon lui, serait le siége de la grenouillette, au moins aussi souvent que le canal de Wharton. L'existence de cette bourse n'a pas été constatée par la plupart des anatomistes français ; j'ai de mon côté plusieurs fois cherché à la voir, soit par l'insufflation, soit par l'injection ou la dissection directe du tissu sous-muqueux, et je n'ai jamais pu trouver autre chose que du tissu conjonctif ordinaire à larges mailles.

La muqueuse de la langue et du plancher de la bouche est recouverte, comme celle de toute la cavité buccale, d'un épithélium pavimenteux à couches multiples. Cet épithélium, exposé à des frottements pour ainsi dire permanents, est soumis à une mue constante ; d'innombrables cellules se détachent sans cesse, et sont successivement remplacées par la prolifération des couches profondes. L'épithélium buccal se rapproche beaucoup de l'épiderme cutané par sa disposition physique, mais il s'en distingue par sa perméabilité aux liquides aqueux. On sait en effet que cette perméabilité est nulle ou à peine sensible pour l'épiderme.

La langue est très-fréquemment le siége de plaques muqueuses, et d'après quelques syphilographes, cet accident consécutif s'y présenterait toujours sous la forme de gerçures. Cette remarque est vraie si elle s'applique aux parties de la langue où la muqueuse est épaisse et fortement adhérente aux muscles, comme la face dorsale ; mais sur les bords et à la face inférieure, les plaques muqueuses sont absolument semblables à celles que l'on rencontre sur la muqueuse labiale ou sur les piliers du voile du palais.

Les tumeurs gommeuses de la langue, bien étudiées par Bouisson, font partie des manifestations syphilitiques tardives, et siégent toujours plus profondément, au milieu des masses musculaires.

L'usage abusif des mercuriaux détermine, chez certains malades impressionnables, une glossite mercurielle; la langue, énormément tuméfiée, sort en partie de l'ouverture buccale, sans qu'il soit possible de la réduire, et les arcades dentaires y impriment un sillon profond. Le meilleur moyen de la ramener à son volume normal en peu de temps consiste à pratiquer près de ses bords deux profondes incisions longitudinales; il est rare alors que la réduction se fasse attendre.

On sait combien sont fréquentes les tumeurs malignes de la langue, et combien aussi ces affections sont sujettes à récidive, même après l'éradication la plus complète. L'excision d'une partie ou de la totalité de la langue est une des opérations où l'on emploie avec le plus d'avantage la méthode de l'écrasement linéaire. Je reviendrai sur la pratique de cette opération, lorsque j'aurai exposé les rapports de la langue avec la région sus-hyoïdienne.

Que faut-il penser du renversement de la langue en arrière, après l'ablation de la partie moyenne du maxillaire inférieur? Disons d'abord que cet accident est infiniment plus rare que ne l'avait cru Bégin, mais reconnaissons en même temps qu'il n'est pas impossible, et que dans certains cas bien authentiques, le renversement de la langue qui s'est produit pendant l'opération, et l'asphyxie imminente qui s'en est suivie, n'ont pu reconnaître d'autre cause que la section des génio-glosses à leurs attaches, et la persistance d'action de leurs muscles antagonistes (stylo-glosse, glosso-staphylin, hyo-glosse). Mais, je le répète, ces cas sont rares, et le plus souvent, immédiatement après la résection du corps de la mâchoire, pour peu que le malade incline la tête en avant, la langue devient pendante et sort de la bouche. D'autres fois, après l'opération en apparence la plus heureuse, alors que le malade semble s'acheminer vers la guérison, le renversement de la langue se produit d'une manière consécutive, par la rétraction lente des muscles que je viens d'énumérer, et l'asphyxie arrive alors fatalement.

L'action des muscles stylo-glosse et glosso-staphylin se manifeste donc quelquefois d'une manière incontestable; cependant il ne faudrait pas exagérer l'importance de cette action, et admettre, par exemple, avec les anciens, qu'un homme peut volontairement avaler sa langue, ou avec J. L. Petit, que la section du frein a pu être suivie de la déglutition de la langue chez les enfants; ce sont là des assertions contre lesquelles s'est fort judicieusement élevé Cruveilhier, et qu'il faut reléguer au rang des fables.

Une cause peut-être plus fréquente d'oblitération du larynx par la base de la langue, c'est, comme le fait observer Richet, le refoulement de cet organe, lorsqué après avoir enlevé la portion moyenne du maxillaire, on cherche à rapprocher les deux fragments latéraux restés libres, afin d'éviter la production de trop longues brides fibreuses. En effet, la langue remplit exactement toute la parabole alvéolo-dentaire, et si l'on vient à rétrécir cette courbe, elle ne pourra plus être entièrement logée dans la cavité buccale, au moins pendant les premiers moments qui suivront l'opération; il pourra donc se faire qu'elle soit ainsi refoulée en arrière vers le pharynx.

L'*amygdale* [E], située sur les côtés de la base de la langue, occupe les parties latérales de l'isthme du gosier; sa face interne fait saillie vers la ligne médiane; sa face externe repose sur les fibres du muscle amygdalo-glosse, espèce de sangle transversale, étendue d'une tonsille à l'autre, et passant par la base de la langue. J'aurai à revenir plus bas sur la structure et les rapports de l'amygdale; je me borne, pour le moment, à renvoyer le lecteur à l'examen de la figure que je décris : il verra que l'amygdale est séparée de l'artère *carotide interne* [2] par un espace d'environ un centimètre, d'où il pourra conclure que cette artère ne saurait être intéressée lorsqu'on pratique l'ablation de l'amygdale.

Face latérale. — 1er *plan.* — Si l'on enlève la région génienne et la plus grande partie du maxillaire inférieur, qui en constitue le squelette, on ouvre largement la cavité buccale par le côté, et l'on peut se rendre exactement compte des rapports de cette cavité avec la région sus-hyoïdienne. On voit alors que ces deux régions sont séparées l'une de l'autre, dans leurs deux tiers antérieurs, par le muscle mylo-hyoïdien, et que ce muscle forme en réalité ce que l'on appelle *plancher de la bouche.* Pl. 1

Le muscle *mylo-hyoïdien* [*c*] prend ses insertions supérieures à la ligne myloïdienne du maxillaire inférieur; ses fibres sont toutes dirigées en bas et en dedans; les plus postérieures s'insèrent directement au corps de l'os hyoïde, tandis que toutes les autres se fixent sur un raphé fibreux médian, étendu de l'os hyoïde à la symphyse du menton. On peut donc considérer les deux muscles mylo-hyoïdiens comme un seul et même muscle, fermant en bas la cavité de la bouche de la même façon que nous verrons plus loin le releveur de l'anus fermer celle du bassin. Le plan musculaire formé par les mylo-hyoïdiens est peu épais, mais il ne présente point d'interruption, et sépare complétement les parties intra-buccales de la région sus-hyoïdienne. Dans le tiers postérieur de la région, les choses sont autrement disposées : le muscle mylo-hyoïdien se termine en arrière par un bord nettement limité, au delà duquel existe une large communication entre la cavité buccale et la région sus-hyoïdienne : c'est par là que la base de la langue va se fixer à l'os hyoïde, et que le canal de Wharton se porte de la glande sous-maxillaire à la muqueuse du plancher de la bouche ; c'est encore en suivant cette voie, que des tumeurs solides ou liquides, ayant leur point de départ dans la cavité buccale, peuvent aller se montrer dans la région sus-hyoïdienne, et *vice versâ.*

Les organes situés au-dessous du mylo-hyoïdien font partie de la région sus-hyoïdienne, et doivent être étudiés avec cette région. Je me bornerai donc simplement à les indiquer ici. Le ventre antérieur du *digastrique* [*d*] croise perpendiculairement le mylo-hyoïdien, pour aller s'insérer sur les côtés de la symphyse du menton. La *glande sous-maxillaire* [F] est immédiatement sous-jacente à la face inférieure du mylo-hyoïdien ; elle se prolonge toujours, en arrière, au delà du bord postérieur de ce muscle, pénètre dans la cavité buccale proprement dite, et vient souvent faire saillie sous la muqueuse du plancher de la bouche.

Le *canal de Wharton* se détache de la partie postérieure de la glande sous-maxillaire, et le plus ordinairement du prolongement que cette glande envoie au-dessus du mylo-hyoïdien ; il est donc, dans toute sa longueur, situé sur la face supérieure de ce muscle. Il glisse d'abord entre la face externe de l'hyo-glossse et le mylo-hyoïdien, s'insinue ensuite entre la face interne des glandes sublinguales et le muscle génio-glosse, et vient s'ouvrir en avant du plancher de la bouche, au sommet d'une petite papille muqueuse dont nous avons déterminé la position en arrière des incisives et sur les côtés du frein de la langue. La grosseur du canal de Wharton est à peu près la moitié de celle du canal de Sténon ; mais tandis que la paroi de ce dernier conduit est épaisse et résistante, celle du canal de Wharton est au contraire très-mince et très-extensible.

Les *glandes sublinguales* [G] et leurs canaux excréteurs ont été le sujet de descriptions diverses, et presque toutes incomplètes depuis les travaux de Rivinus et de Bartholin. Dans ces derniers temps seulement, les recherches précises et consciencieuses de Tillaux ont fixé la position exacte de ces glandes et le nombre de leurs conduits excréteurs. J'ai plusieurs fois vérifié, dans mes dissections, l'exactitude des résultats obtenus par Tillaux, et j'ai vu comme lui, que les glandes sublinguales s'étendent d'une manière continue depuis la partie antérieure du plancher de la bouche jusqu'à la base de la langue. Cette masse glandulaire, allongée et comparable à un petit pancréas, présente en avant une extrémité renflée qui n'est autre chose que l'ancienne glande sublinguale des auteurs; celle-ci s'ouvre sur les côtés du frein par un seul canal excréteur, auquel on peut donner le nom de canal de Rivinus ou de Bartholin. Quant aux autres glandes, leurs canaux excréteurs, au nombre de dix-huit à vingt-cinq ou trente, viennent s'ouvrir sur la muqueuse du plancher de la bouche, le long du sillon qui sépare le maxillaire inférieur des côtés de la langue.

On trouve en arrière et au-dessus de la base de la langue, au voisinage de la branche du maxillaire inférieur, quelques glandes muqueuses plus grosses que les glandules labiales. Ces glandes, nommées *glandes molaires*, sont situées dans le tissu conjonctif interposé à la muqueuse buccale et au muscle ptérygoïdien interne. Elles sont semblables, histologiquement, aux glandes labiales et salivaires.

Les auteurs qui se sont occupés de l'étude de la *grenouillette* ont émis les opinions les plus variées sur le siége de cette tumeur. Pour les uns, c'est une dilatation du canal de Wharton; pour d'autres, elle tient à la rétention de la salive dans le conduit excréteur d'une glande sublinguale; pour d'autres encore, c'est un kyste séreux, une hydropisie de la bourse de Fleichmann ou du tissu conjonctif sous-muqueux. Malgaigne prétend que la grenouillette ne siége jamais dans le canal de Wharton, et qu'on trouve toujours ce canal libre à côté de la tumeur; celle-ci est formée par l'oblitération d'une glande salivaire buccale. En étudiant les faits sans parti pris, la seule conclusion à laquelle on est forcément conduit, c'est que le tort de chacun est d'avoir été trop exclusif, et que, de toutes les parties que je viens successivement d'énumérer, il n'en est aucune qui ne puisse être le point de départ d'une tumeur séreuse à laquelle s'applique le nom de grenouillette. Ce nom doit donc être compris comme synonyme de tumeur séreuse ou salivaire du plancher de la bouche, quels qu'en soient l'origine et le siége.

La partie supérieure de la préparation est disposée de façon à montrer le point où le canal de Sténon va s'ouvrir dans la cavité buccale. Ce point a toujours été assez vaguement indiqué par les auteurs d'anatomie, jusqu'à Sappey, qui, le premier, essaya de le déterminer d'une manière exacte. Bien que le cathétérisme du canal de Sténon se pratique assez rarement, il peut se faire qu'on y soit amené dans certaines circonstances, et il est toujours bon de connaître le siége précis de l'extrémité de ce conduit, soit pour l'éviter dans une incision, soit pour le retrouver en cas de fistule. Le canal de Sténon s'ouvre à la hauteur du collet des dents molaires, et au niveau du sillon vertical qui sépare la première grosse molaire de la seconde. Cependant je dois ajouter, pour être exact, qu'on le voit souvent aboutir au niveau même du milieu de la seconde molaire; mais sur un très-grand nombre de sujets où j'ai cherché la position de son orifice, je ne l'ai jamais vu s'ouvrir ni plus en avant, ni plus en arrière que les deux points que je viens d'indiquer.

Vaisseaux. — L'artère *faciale* [1] ne pénètre point dans la cavité buccale, elle reste dans la région sus-hyoïdienne, où on la trouve d'abord entre le muscle stylo-glosse [*e*] et l'aponévrose [*f*] qui recouvre le stylo-hyoïdien; plus bas elle se loge dans un sillon creusé sur la face supérieure de la glande sous-maxillaire. L'artère *sous-mentale* [2], qu'elle donne au-dessous du mylo-hyoïdien, ne présente qu'exceptionnellement un calibre assez considérable pour nécessiter l'apposition d'une ligature, lorsqu'elle est divisée dans une opération.

La veine *faciale* [3] longe la face externe de la glande sous-maxillaire, mais ne pénètre jamais dans l'épaisseur de cette glande; elle reçoit à ce niveau les veines *sous-mentales*.

Les *lymphatiques* de ce plan se rendent aux ganglions sous-maxillaires, dont l'engorgement accompagne constamment les affections de la langue, du plancher de la bouche et du maxillaire inférieur.

Nerfs. — Le muscle mylo-hyoïdien reçoit un petit nerf moteur spécial, le nerf *myloïdien*, qui lui vient du nerf dentaire inférieur, et dont les fibres paraissent tirer leur origine de la racine masticatrice du trijumeau.

Le nerf *lingual* [4] parcourt la région de haut en bas et d'arrière en avant; ce nerf, dont une petite portion seulement est visible dans ce plan, est situé entre la branche du maxillaire inférieur [C] et la face externe du muscle ptérygoïdien interne [*b*]; plus bas il se place immédiatement au-dessous de la muqueuse du plancher de la bouche. Au moment où il pénètre dans la région buccale, le nerf lingual reçoit du facial une anastomose remarquable, la corde du tympan; il donne un peu plus loin, aux ganglions sous-maxillaires et sublingual, des filets contenant à la fois des fibres sensitives venues du trijumeau et des fibres motrices fournies par la corde du tympan. Ce fait, avancé longtemps par les anatomistes, mais comme une simple hypothèse, a été mis hors de doute par les belles expériences de Claude Bernard.

2e *plan.* — Au-dessous des glandes sous-maxillaires et sublinguales, la bouche est occupée par des muscles destinés, soit à l'abaissement de la mâchoire inférieure, soit à donner à la langue cette remarquable mobilité qui lui permet de se prêter à des changements de forme pour ainsi dire infinis. De l'apophyse styloïde partent le *stylo-glosse* [*a*] et le *stylo-hyoïdien* [*b*], qui, réunis au *stylo-pharyngien* (caché dans la figure), forment le *bouquet de Riolan.* Le stylo-hyoïdien est ordinairement traversé par le tendon moyen du *digastrique* [*d*]. Pl. 13.—F

Le *génio-hyoïdien* [*f*] se porte presque horizontalement des apophyses géni inférieures à l'os hyoïde; il est situé sur la face supérieure du *mylo-hyoïdien* [*e*], et par conséquent ne peut être visible de bas en haut qu'après l'ablation de ce dernier muscle.

Trois muscles aboutissent à la langue, et leurs fibres, prolongées dans cet organe, en forment presque toute la portion charnue; ces muscles sont : le génio-glosse, l'hyo-glosse et le stylo-glosse; réunis au glosso-staphylin, ils composent les muscles extrinsèques de la langue.

Le *génio-glosse* [*g*] s'insère aux apophyses géni supérieures; ses fibres, disposées en éventail, constituent une lame charnue verticale qui pénètre dans la langue, de chaque côté du raphé médian.

L'*hyo-glosse* [*h*] a été subdivisé en trois portions : chondro-glosse, basio-glosse et cérato-glosse, en raison de ses multiples insertions à l'os hyoïde et à ses apophyses. C'est un muscle quadrilatère, en forme de lame verticale, comme le précédent, et dont les fibres sont généralement dirigées de bas en haut et d'arrière en avant. L'hyoglosse pénètre dans la langue en dehors du génio-glosse, et va former les fibres verticales qui se trouvent le long des bords de cet organe.

Le *stylo-glosse* [*a*] pénètre dans la base de la langue au-dessous de l'hyo-glosse, et se divise immédiatement en deux parties : l'une continue la direction primitive du muscle, et forme un faisceau longitudinal qui chemine sur les côtés de la langue, depuis sa base jusqu'à sa pointe, tandis que l'autre se porte en dedans, et réunie à un faisceau semblable venu du côté opposé, constitue la plus grande partie des fibres qu'on a décrites sous le nom de *lingual transverse*.

La connaissance de ces différents muscles intéresse certainement plus le physiologiste que l'opérateur; cependant, à une époque qui n'est pas encore bien éloignée de nous, la chirurgie s'est beaucoup préoccupée des moyens de guérir une des maladies qui réclament peut-être le moins l'intervention chirurgicale, le bégayement, et comme toujours, une fois la première idée lancée, les méthodes et les procédés n'ont pas manqué de surgir. La langue a été coupée dans tous les sens (incision simple, résection de la pointe, résection de la base, excision en V vertical à base supérieure de Diffenbach), les amygdales ont été sacrifiées, les piliers antérieurs du voile du palais ont été sectionnés (Herschley), et pas plus dans un cas que dans l'autre le succès n'est venu couronner de si laborieux efforts. Dans une autre série d'opérations, et pour donner plus de liberté d'action à la langue, Amussat avait commencé par couper la muqueuse du frein. Il fut bientôt dépassé par Blandin et Baudens, qui coupèrent les muscles génio-glosses; seulement, comme ces opérateurs faisaient leur section directement par la bouche et agissaient à ciel ouvert, Bonnet proposa de pratiquer la section sous-cutanée de ces muscles, en pénétrant par la région sus-hyoïdienne, et en rasant autant que possible les apophyses géni, pour éviter la lésion de l'artère ranine. Au reste, Bonnet ne s'arrêta pas là, car il coupa non-seulement les muscles génio-glosses, mais encore leur aponévrose et la membrane fibreuse de la langue. Pas plus que les résections de la langue, les sections musculaires n'ont donné de résultats encourageants. Et en pouvait-il être autrement? N'est-il pas évident que le principe dont on partait alors est faux et irrationnel? Pour que la section du génio-glosse ou de tout autre muscle pût guérir le bégayement, il faudrait démontrer au préalable que la maladie tient au défaut de longueur de ce muscle. Or c'est ce qui n'est pas. Le bégayement est une maladie toute nerveuse, et non point la maladie de tel ou tel muscle; les bègues ont autant de difficulté à prononcer les consonnes labiales que les dentales; par contre, il est des circonstances où ils les prononcent toutes également bien et où ils ne bégayent pas du tout: par exemple, lorsqu'ils chantent. Un examen un peu sérieux a suffi pour montrer le peu de fondement des théories sur lesquelles on s'appuyait, et aujourd'hui l'opération est complétement abandonnée; on lui préfère avec raison la gymnastique qui donne de bien meilleurs résultats.

VAISSEAUX. — L'artère *linguale* [1] est d'abord située au-dessous du muscle hyo-glosse et marche horizontalement, à 1 ou 2 millimètres au-dessus de la grande corne de l'os hyoïde ; au delà du bord antérieur de l'hyo-glosse, elle devient sensiblement ascendante et se place sur la face externe du génio-glosse, qu'elle suit jusqu'à la pointe de la langue. Elle se termine en s'anastomosant avec celle du côté opposé. Dans cette dernière partie de leur trajet, les deux artères linguales sont séparées l'une de l'autre par l'épaisseur des deux muscles génio-glosses, et s'envoient à travers les faisceaux de ces muscles de nombreuses anastomoses transversales.

L'artère linguale est un vaisseau volumineux, dont la section expose toujours à des hémorrhagies graves, et qu'on doit éviter autant que possible, dans toutes les opérations qui se pratiquent sur le plancher de la bouche ou les parties voisines. Lorsque cette artère se trouve ouverte, soit par accident, soit à dessein, il est presque toujours impossible, à cause de sa situation profonde, de porter une ligature sur son extrémité divisée, et le seul moyen d'arrêter l'écoulement sanguin est l'emploi du cautère actuel ; mais combien de fois n'est-il pas arrivé qu'après s'être rendu ainsi maître du sang, on a vu se produire, à la chute des eschares, des hémorrhagies consécutives, quelquefois incoercibles. Sous ce rapport, la méthode de l'écrasement linéaire est venue rendre à la chirurgie un véritable service, car elle met à l'abri de l'hémorrhagie d'une manière à peu près certaine, lorsqu'il s'agit de sectionner verticalement la base de la langue, et d'intéresser ainsi les deux artères linguales.

L'artère *sublinguale* [2], nommée aussi artère *ranine*, se détache de la linguale en avant du bord antérieur de l'hyo-glosse, et se prolonge d'arrière en avant jusque sous la muqueuse du frein de la langue. Cette artère n'est pas en général assez volumineuse pour donner lieu à un écoulement de sang bien sérieux chez l'adulte, mais sa section doit être évitée avec soin chez les enfants, et si, par hasard, on venait à l'ouvrir, on n'abandonnera jamais le petit malade à lui-même, sans avoir complétement arrêté l'hémorrhagie par la cautérisation ou tout autre moyen ; car, comme je le disais en parlant du bec de lièvre, les enfants sucent et avalent le sang au fur et à mesure qu'il s'écoule ; de sorte qu'il n'y a pas de raison pour qu'une hémorrhagie intra-buccale, quelque insignifiante qu'elle soit, s'arrête spontanément.

Les *veines linguales* sont situées sur deux plans. Un premier plan superficiel, composé souvent d'une seule veine [4], quelquefois de deux ou trois, repose sur la face externe du muscle hyo-glosse ; il tire son origine des veines *sublinguales* ou veines *ranines*, qui sont situées de chaque côté du frein. Le plan profond [5] est constitué par les veines satellites de l'artère linguale ; elles accompagnent cette artère depuis la pointe de la langue, et passent avec elle au-dessous du muscle hyo-glosse; ce muscle est donc interposé aux veines superficielles et aux veines profondes. Toutes ces veines vont se jeter dans la veine jugulaire interne.

Lorsqu'on veut lier l'artère linguale, il importe de ne point se laisser arrêter par les veines linguales superficielles ; on voit souvent les commençants chercher l'artère linguale au milieu de ces veines, c'est-à-dire sur la face externe du muscle hyo-glosse, tandis que c'est au-dessous de ce muscle qu'elle se trouve. On n'abandonnera donc pas le bistouri avant d'avoir coupé l'hyo-glosse sur la sonde cannelée, parallèlement à la grande corne de l'os hyoïde.

Nerfs. — La langue reçoit des branches nerveuses de divers ordres : les unes président à la sensibilité tactile et gustative ; les autres animent les muscles nombreux qui entrent dans la composition de l'organe du goût ; les premières viennent des nerfs lingual et glosso-pharyngien, les dernières sont fournies par le nerf grand hypoglosse.

Le *lingual* [6], arrivé sur les côtés de la langue, se subdivise en un très-grand nombre de rameaux, destinés à toute la portion de la muqueuse qui est en avant du V lingual ; il donne la sensibilité tactile et gustative aux deux tiers antérieurs de la langue.

Le *glosso-pharyngien* se porte à la base de la langue en passant entre le stylo-glosse et le stylo-pharyngien ; il ne peut donc être visible dans la figure. Ce nerf préside à la sensibilité tactile et gustative du tiers postérieur de la langue.

Le nerf moteur, le *grand hypoglosse* [7], marche d'arrière en avant sur la face externe du muscle hyo-glosse, en décrivant une courbe à concavité antérieure, sensiblement parallèle à celle du lingual ; il se divise en un grand nombre de branches qui traversent les faisceaux du génio-glosse et se distribuent aux fibres musculaires de la langue. La face externe du muscle hyo-glosse est recouverte de branches nerveuses anastomotiques entre les nerfs lingual et grand hypoglosse ; ces branches sont souvent assez nombreuses pour former un véritable plexus. On sait qu'en sectionnant les nerfs lingual et hypoglosse sur des animaux vivants, et en réunissant ensuite le bout central de chacun de ces deux nerfs à l'extrémité périphérique de l'autre, Philippeau et Vulpian ont démontré que les nerfs ne sont que de simples cordons de transmission, également aptes à propager les impressions centripètes et centrifuges. Cette belle expérience a eu trop de retentissement dans ces dernières années pour qu'il soit nécessaire d'en rappeler les détails, elle s'applique d'ailleurs à un point de physiologie générale tout à fait en dehors de mon sujet.

Région pharyngienne.

Face postérieure. — Le *pharynx* représente une sorte d'entonnoir musculo-membraneux, profondément situé derrière la bouche et les fosses nasales ; il communique en haut avec ces deux cavités qu'il faut nécessairement traverser pour l'atteindre, et s'ouvre en bas dans le larynx et l'œsophage ; c'est donc une espèce de vestibule commun au tube digestif et aux voies respiratoires. L'importance de ses rappports justifie l'étude spéciale qu'en ont faite presque tous les auteurs d'anatomie chirurgicale, sous le nom de région *pharyngienne ;* son importance physiologique n'est pas moindre, car outre le rôle secondaire qu'il joue dans les phénomènes de la respiration et de la phonation, il est un des principaux organes actifs de la déglutition. C'est au niveau de sa partie supérieure que commence cette portion du tube digestif où le bol alimentaire, une fois introduit, n'est plus soumis à l'empire de la volonté. Pl. 14.

Le pharynx s'étend verticalement depuis l'apophyse basilaire jusqu'à l'intervalle qui sépare la quatrième vertèbre cervicale de la cinquième ; mais ces limites ne doivent être considérées que comme l'expression de ce qui existe à l'état de repos ou après la mort, car les contractions des muscles qui entrent dans sa composition produisent des alternatives presque continues de raccourcissement et d'allongement. Il présente, à sa partie moyenne, un léger renflement, et en bas, un brusque rétrécissement, au point où il se contiue avec l'œsophage.

Le pharynx répond : en avant, aux fosses nasales, à l'isthme du gosier, à la base de la langue et au larynx ; en arrière, à la face antérieure de la portion cervicale du rachis ; sur les côtés, à l'apophyse ptérygoïde, ainsi qu'aux régions parotidienne, sus- et sous-hyoïdienne.

Sa paroi postérieure est située au devant des corps vertébraux et des muscles droits antérieurs de la tête et longs du cou ; elle en est séparée par une couche peu épaisse de tissu conjonctif très-lâche, très-facile à décoller, et qui, par son peu de consistance, se prête parfaitement aux mouvements de glissement nécessaires à la déglutition.

Lorsque l'inflammation s'empare de ce tissu, les mouvements du pharynx deviennent de plus en plus difficiles, et la maladie s'accompagne de dysphagie ; il est bien rare alors que l'inflammation ne se termine pas par suppuration. D'autres fois, le pus qui s'accumule dans le tissu conjonctif postpharyngien provient de la carie d'une ou de plusieurs vertèbres cervicales. Quelle que soit l'origine des abcès rétro-pharyngiens, qu'ils soient idiopathiques ou symptomatiques, ils présentent des symptômes propres qui tiennent, non pas à leur nature, mais à leur situation topographique. Pour peu que ces abcès soient développés, ils soulèvent la paroi postérieure du pharynx et la font proéminer en avant ; la simple inspection de l'arrière-gorge par l'ouverture buccale suffit ordinairement pour faire apprécier l'étendue de la tuméfaction. A défaut de la vue, le doigt introduit dans la bouche constate aisément le volume de l'abcès et le degré de la fluctuation ; en outre, la déglutition est plus ou moins gênée, suivant la saillie de la tumeur, et la voix prend un timbre qui rappelle le coassement de la grenouille. L'ouverture des abcès rétro-pharyngiens ne présente généralement pas de bien grandes difficultés. Lorsque la tumeur est bien rénitente, son enveloppe est assez mince pour qu'on puisse l'érailler avec l'ongle et donner ainsi issue au pus. Si l'on emploie le bistouri, on aura soin de garnir la lame de l'instrument de linge ou de sparadrap jusqu'à une petite distance de la pointe, pour ne pas blesser la base de la langue ou les piliers du voile du palais, et l'on ponctionnera autant que possible sur la ligne médiane, afin d'éviter la lésion des gros vaisseaux qui longent les côtés du pharynx.

La cloison qui sépare la cavité pharyngienne des corps vertébraux est tellement mince, qu'on peut, avec le doigt, constater à travers cette paroi si les corps de vertèbres sont luxés ou fracturés, à la suite d'un coup ou d'une chute. Il y a cependant une petite précaution à observer dans cette exploration, si l'on ne veut s'exposer à prendre pour un cas pathologique une disposition tout à fait normale. Il faut, lorsqu'on introduit le doigt jusqu'au pharynx, avoir soin que le malade regarde directement devant lui, car, lorsqu'on tourne la tête d'un côté, à droite, par exemple, la masse gauche de l'atlas déborde fortement l'axis en avant, et c'est elle que l'on rencontrerait d'abord.

Le pharynx est immédiatement en rapport de chaque côté avec les gros vaisseaux du cou et des nerfs importants ; tous ces organes sont contenus dans un espace prismatique, limité en arrière par la colonne vertébrale, en dedans par la paroi latérale du pharynx et en dehors par les muscles du bouquet de Riolan, le digastrique [*b*] et le sterno-cléido-mastoïdien [a]. Ils sont enveloppés de tous côtés par un tissu conjonctif lâche qui, en arrière, se continue avec celui qui sépare le pharynx de la colonne vertébrale, et qui, en bas, accompagne la gaîne des vaisseaux jusqu'au thorax. C'est dans cet espace que les collections purulentes peuvent cheminer avec facilité, depuis la base du crâne jusque dans la cavité de la poitrine, en suivant les artères carotides, la veine jugulaire interne et le nerf pneumogastrique. Les abcès profonds de la région parotidienne suivent quelquefois la même voie; nous verrons, en étudiant cette région, par où ils peuvent s'y engager.

Le pharynx est essentiellement constitué par une charpente fibreuse, doublée en avant par une membrane muqueuse, et recouverte en arrière par une tunique musculeuse. La charpente, décrite sous le nom d'aponévrose *céphalo-pharyngienne* [M], s'étend de l'apophyse basilaire à la partie inférieure du pharynx, et se continue en bas avec le derme muqueux de l'œsophage. Sur les côtés, elle s'insère à la face inférieure du rocher, au bord postérieur de l'apophyse ptérygoïde, au bord postérieur du maxillaire inférieur et à l'os hyoïde. On a voulu voir dans la partie latérale de la fibreuse pharyngienne une aponévrose à part, mais rien ne justifie une semblable division; la tunique fibreuse est partout continue à elle-même, et cette prétendue aponévrose *pétro-pharyngienne* n'est qu'une portion de la charpente commune, sur laquelle s'insère le muscle constricteur supérieur; à sa partie moyenne, elle forme un plan antéro-postérieur, interposé à la face externe de l'amygdale et à l'artère carotide interne.

La tunique musculeuse du pharynx comprend les trois constricteurs, le stylo-pharyngien, le pharyngo-staphylin, le pharyngo-glosse et le pétro-pharyngien, qui n'est pas constant.

Les trois constricteurs se font suite de haut en bas, et présentent ceci de remarquable que chacun d'eux s'enfonce, par sa partie inférieure, dans l'intérieur de celui qui lui fait immédiatement suite, disposition éminemment favorable à la progression du bol alimentaire, car chaque muscle le saisit à son tour, avant que le muscle précédent l'ait complétement abandonné.

Le *constricteur supérieur* [c] s'insère à l'apophyse ptérygoïde, à l'aponévrose buccinato-pharyngienne et au maxillaire inférieur; le tiers supérieur de ce muscle est donc situé au-dessus de la base de la langue et de l'isthme du gosier; cependant il ne faudrait pas croire qu'il reste indifférent pendant l'acte de la déglutition, car il vient alors s'appliquer contre le bord postérieur du voile du palais, interrompt toute communication entre les arrière-narines et la cavité buccale, et complète le canal incurvé que doit parcourir le bol alimentaire. Le bord supérieur de ce muscle est séparé de l'apophyse basilaire par un espace dans lequel on voit à nu l'aponévrose céphalo-pharyngienne (occipito-pharyngienne de quelques auteurs), et où l'on trouve quelquefois des fibres musculaires descendues de la face inférieure du rocher; c'est là ce que l'on appelle muscle *pétro-pharyngien.*

La limite entre le constricteur supérieur et le constricteur moyen n'est jamais nettement accusée sur la face postérieure du pharynx; mais, sur les côtés, leur séparation est indiquée par le stylo-pharyngien dont l'extrémité inférieure s'insinue entre le bord supérieur du constricteur moyen et le constricteur supérieur.

Le *constricteur moyen* [*d*] prend presque toutes ses insertions à la grande corne de l'os hyoïde, et ne présente aucune particularité digne de fixer l'attention.

Le *constricteur inférieur* [*e*] s'insère au-dessous de la ligne oblique du cartilage thyroïde; le nerf laryngé supérieur le sépare du précédent, et le nerf récurrent pénètre au-dessous de son bord inférieur. Les muscles *pharyngo-glosse* et *pharyngo-staphylin* ne peuvent être aperçus que lorsqu'on étudie le pharynx par sa face interne.

La structure presque exclusivement musculeuse du pharynx en fait un organe essentiellement contractile; outre ses mouvements de soulèvement en masse, favorisés par la laxité du tissu conjonctif prévertébral, il est susceptible de raccourcissement et d'allongement dans des limites très-étendues. D'autre part, la contraction des muscles constricteurs peut être poussée au point d'effacer presque entièrement sa cavité et d'amener ses parois presque au contact; il suffit, pour s'en convaincre, d'enfoncer profondément le doigt dans le pharynx d'un individu: la muqueuse, poussée par les muscles, vient immédiatement le presser de tous côtés. Cette occlusion du pharynx n'est cependant possible que dans une certaine partie de sa hauteur et seulement dans ses deux tiers inférieurs; car en haut, les insertions fixes de la charpente fibreuse à l'apophyse basilaire et aux apophyses ptérygoïdes rendent absolument impossible un semblable rapprochement.

Les constricteurs du pharynx sont, avec les fibres musculaires du cœur, les seuls muscles striés soustraits à l'influence de la volonté, et encore cette indépendance n'est-elle pas complète pour les muscles du pharynx.

VAISSEAUX. — L'artère *carotide primitive* [1] monte verticalement sur les côtes du pharynx, dont elle est séparée en bas par les lobes de la glande thyroïde [O]. Arrivée au niveau du bord supérieur du cartilage thyroïde, elle se bifurque, et la *carotide interne* [2] seule continue son trajet ascendant, tandis que la *carotide externe* [3] se dirige plus en avant pour aller gagner l'angle de la mâchoire.

L'artère *pharyngienne inférieure* [5-5], ou *pharyngienne ascendante*, est spécialement destinée au pharynx ; elle naît de la carotide externe à peu de distance au-dessus de son origine, et couvre de ses ramifications la face postérieure des constricteurs. Ses branches traversent les muscles et vont s'épuiser dans la muqueuse.

Des *veines* en nombre très-considérable se répandent sur la partie postérieure du pharynx ; aucun nom particulier ne les désigne, mais leurs anastomoses multipliées ont fait donner à leur ensemble celui de *plexus veineux pharyngien*. Leur trajet est tout à fait indépendant de celui des artères, et la plupart de ces veines aboutissent à la veine *thyroïdienne supérieure* [8] ; quelques-unes vont directement se jeter dans la jugulaire interne ; d'autres, les plus inférieures, communiquent avec les veines des plexus thyroïdiens.

La veine *jugulaire interne* [7] descend verticalement depuis le trou déchiré postérieur [H] jusqu'à la base du cou. D'abord située en arrière de l'artère carotide interne, elle se place ensuite en dehors et en avant de la carotide primitive ; ses rapports avec le pharynx sont donc moins intimes que ceux de ce dernier vaisseau.

Les *lymphatiques* forment, sur le pharynx, un réseau à mailles très-serrées, et leurs troncs vont se jeter dans les ganglions [N] qui, de chaque côté, entourent les gros vaisseaux dans toute la longueur du cou. Ces ganglions sont ordinairement en nombre assez considérable pour recouvrir presque entièrement les vaisseaux et les nerfs, et il a nécessairement fallu en sacrifier la plus grande partie en exécutant la préparation. Il existe aussi quelques ganglions lymphatiques, disséminés dans le tissu conjonctif qui sépare la face postérieure du pharynx de la colonne vertébrale.

NERFS. — Le spinal, le pneumogastrique et le glosso-pharyngien sortent du crâne par le trou déchiré postérieur, en avant et en dedans de la veine jugulaire interne.

Le premier de ces nerfs, le *spinal* [9], se porte en arrière et en dehors, croise obliquement la veine jugulaire interne, et va plus loin pénétrer dans le sterno-cléido-mastoïdien, après s'être anastomosé avec une branche [10] du plexus cervical.

Le *pneumogastrique* [11], situé en avant du précédent, vient se placer entre l'artère carotide primitive et la veine jugulaire interne, en arrière de ces deux vaisseaux. Il donne le *laryngé supérieur* [12], qui descend obliquement en arrière des artères carotides interne et externe, puis disparaît sous le bord supérieur du constricteur inférieur du pharynx, et va se distribuer à la muqueuse laryngienne.

Le tronc du *glosso-pharyngien* est plus profond; quelques-uns des rameaux [17] qu'il donne au pharynx sont seuls visibles dans la figure.

Le nerf *grand sympathique* [15-15] descend verticalement en arrière des vaisseaux carotidiens; son *ganglion cervical supérieur* [15] affecte les rapports les plus intimes avec les muscles constricteur supérieur et constricteur moyen; son *ganglion cervical moyen* [14-14] ne se rencontre pas sur tous les sujets.

Une petite portion du nerf *grand hypoglosse* [16] se montre sur la face postérieure du pharynx, mais le tronc nerveux s'enfonce bientôt entre la veine jugulaire interne et l'artère carotide interne, pour passer dans la région sus-hyoïdienne.

Les branches nerveuses qui appartiennent en propre au pharynx forment, en arrière de cet organe, un *plexus pharyngien* dont les divers rameaux viennent du glosso-pharyngien, du pneumogastrique et de la portion cervicale du grand sympathique; tous ces nerfs se distribuent aux muscles et à la muqueuse.

Les branches que le glosso-pharyngien fournit à la muqueuse donnent à cette membrane la sensibilité tactile et gustative; aussi le pharynx participe-t-il à la perception des saveurs, mais à un bien moindre degré que la langue.

Certains physiologistes ont attribué le sentiment de la soif à la sécheresse de la muqueuse du pharynx, d'autres en ont placé le siége dans l'œsophage ou dans l'estomac, d'autres encore, et parmi eux Haller, l'ont fait résider à la fois dans toutes ces cavités. Comme on le voit, d'après ces différentes hypothèses, ce sentiment serait sous la dépendance du plexus pharyngien, du glosso-pharyngien ou du pneumogastrique. Distinguons cependant. Si par *soif* on entend la sensation, il est incontestable que cette sensation est toute locale; elle siége dans la muqueuse de l'arrière-gorge, et l'on peut souvent l'apaiser à l'aide d'une très-petite quantité de liquide ou d'une sécrétion salivaire artificiellement provoquée. Mais si, par ce mot, on veut désigner le besoin, la soif ne saurait plus être localisée ni dans le pharynx, ni dans tel ou tel organe; c'est un sentiment général occasionné par le manque d'eau dans le sang. Ne sait-on pas qu'on fait à l'instant cesser la soif si l'on pousse une injection d'eau dans la veine crurale d'un animal altéré ? D'ailleurs, si ce besoin était sous la dépendance exclusive des nerfs de la huitième paire, il suffirait, pour l'apaiser, que de l'eau fût en contact avec la muqueuse du pharynx ou celle de l'estomac. Une expérience bien simple prouve cependant qu'il n'en est rien. Si l'on présente un vase rempli d'eau à un chien privé de boisson depuis plusieurs jours et muni d'une fistule gastrique, cet animal altéré boira avec avidité. Mais si l'on ouvre en même temps le robinet de la fistule, le liquide introduit par la bouche ne fera que traverser l'estomac, et l'absorption ne pouvant se faire en quantité suffisante, ce chien continuera à boire jusqu'à ce que la fatigue musculaire le force à s'arrêter. Après quelques instants de repos, il recommencera pour se reposer encore, et cela indéfiniment. Il est donc évident que le contact prolongé de l'eau avec le pharynx, l'œsophage et l'estomac, n'a pas suffi pour éteindre, chez cet animal, le sentiment de la soif.

Face interne du pharynx. — La face interne du pharynx est revêtue d'une *membrane muqueuse* qui se continue en avant avec celle de la cavité buccale et des fosses nasales ; en haut et en dehors, elle tapisse la trompe d'Eustache et se prolonge jusque dans l'oreille moyenne ; en bas, elle fait suite aux muqueuses du larynx et de l'œsophage. Cette membrane est toujours d'un rouge vif, quelquefois d'un rouge foncé sur le vivant, dans toute la portion qui fait face à l'isthme du gosier. Chez les sujets atteints de pharyngite granuleuse, on y remarque souvent un nombre considérable de petites aspérités. D'après quelques auteurs, cette affection serait produite, non point par l'hypertrophie et l'induration des nombreuses glandes en grappe disséminées sous la muqueuse, mais par le développement de produits pathologiques spéciaux ; c'est là du reste un point d'histologie pathologique qui demande encore de nouvelles études. Pl. 15

Dans la portion qui recouvre l'apophyse basilaire, la muqueuse est plus pâle, plus résistante et moins vasculaire ; nous avons vu que c'est à cette hauteur que s'implantent presque toujours les polypes naso-pharyngiens. En raison de leur consistance, ces polypes ont été rangés dans la classe des polypes fibreux ; ils sont ordinairement peu vasculaires au début, mais il ne faudrait pas croire qu'il en soit toujours ainsi, car lorsqu'ils ont acquis un certain volume, il s'y développe parfois de nombreux vaisseaux, et leur ablation donne lieu à des hémorrhagies considérables.

En haut et en dehors, la muqueuse recouvre le cartilage de la trompe d'Eustache [P] et s'enfonce dans l'ouverture de ce cartilage, orifice de 5 millimètres de diamètre, dirigé en haut, en dehors et en arrière. Il est important de se rappeler cette direction lorsqu'on veut en pratiquer le cathétérisme.

La paroi antérieure du pharynx est extrêmement incomplète et n'existe en réalité qu'au-dessous de l'ouverture du larynx. On y observe en allant de haut en bas : 1° l'orifice postérieur des fosses nasales ; 2° la face supérieure du voile du palais ; 3° l'isthme du gosier et la base de la langue ; 4° l'orifice supérieur du larynx et la face postérieure de cet organe.

L'*ouverture postérieure des fosses nasales* a la forme d'un quadrilatère à angles arrondis, divisé en deux parties égales par la *cloison* médiane [O], dont le vomer forme la charpente. On aperçoit à travers cette ouverture l'extrémité postérieure des *cornets inférieurs* [Q].

La *face supérieure du voile du palais* forme un plan incliné en bas et en arrière à l'état de repos ; mais lorsque les muscles tenseurs et élévateurs se contractent, elle se relève et devient horizontale. La muqueuse qui la recouvre fait suite à celle du plancher des fosses nasales et se confond, sur le bord libre du voile du palais, avec celle de la face inférieure. Cette membrane ressemble beaucoup plus à la pituitaire qu'à la muqueuse pharyngienne ; elle est mollasse, violacée et revêtue d'un épithélium vibratile qui se prolonge au pourtour des trompes d'Eustache et sur l'apophyse basilaire ; partout ailleurs l'épithélium pharyngien est pavimenteux. On trouve, au-dessous de cette muqueuse, une couche glanduleuse bien moins épaisse et moins consistante que celle qui recouvre la face buccale du voile du palais.

L'*isthme du gosier*, vu d'arrière en avant, présente une disposition un peu différente de celle que nous lui avons reconnue en l'examinant par la bouche. Ses limites inférieures et supérieures sont toujours formées par la portion verticale de la langue [S] et le bord libre du voile du palais ; mais sur les côtés, le pilier postérieur est seul visible. L'amygdale reste même complétement cachée, lorsque son volume n'est pas très-considérable, ce qui s'explique aisément, puisque nous avons vu que le pilier postérieur est sensiblement plus rapproché de la ligne médiane que le pilier antérieur.

L'*ouverture supérieure du larynx* est limitée en avant par l'épiglotte [T], en arrière par les cartilages aryténoïdes [U], et sur les côtés par les deux replis *aryténo-épiglottiques*, dans l'épaisseur desquels sont contenues les petites pièces cartilagineuses connues sous le nom de *cartilages de Wrisberg*. Le gonflement de ces replis par une accumulation de sérosité constitue la maladie improprement nommée *œdème de la glotte*.

On comprend, en examinant l'ouverture du larynx dans la cavité pharyngienne, comment les matières des vomissements ont pu pénétrer dans la glotte et causer l'asphyxie ; il est à remarquer que dans ces cas les sujets maintenaient fortement leurs mâchoires rapprochées, et empêchaient les matières vomies de se porter librement au dehors.

Au-dessous de l'ouverture du larynx, le pharynx devient un vrai tube, un canal complet, dont la paroi antérieure est formée par le larynx lui-même. La muqueuse de cette paroi renferme dans son épaisseur un très-grand nombre de glandes en grappe. A sa partie inférieure, le pharynx se continue directement avec l'œsophage, et la muqueuse passe de l'une de ces parties à l'autre sans transition.

Après avoir enlevé cette membrane et la couche glanduleuse qui la double, on découvre les muscles constricteurs du pharynx, ceux de la face supérieure du voile du palais, et ceux de la face postérieure du larynx.

Les trois muscles *constricteurs* [*a*, *b*, *c*] du pharynx nous sont déjà connus ; c'est surtout en les étudiant par leur face interne qu'on peut bien se rendre compte de leur mode d'imbrication : ils sont tous trois animés par les nerfs du plexus pharyngien.

La couche musculeuse interne de l'œsophage commence au-dessous du constricteur inférieur ; elle se compose de fibres circulaires [*d*], disposées comme une suite de véritables sphincters, qui maintiennent la cavité de l'œsophage constamment fermée, tandis que celle du pharynx est maintenue ouverte par l'écartement des apophyses ptérygoïdes et des grandes cornes de l'os hyoïde. Il existe donc, à l'entrée de l'œsophage, un brusque rétrécissement au niveau duquel s'arrêtent souvent les corps étrangers trop volumineux.

La face supérieure du voile du palais est occupée, sur la ligne médiane, par le muscle *palato-staphylin* [*e*] (*azygos uvulæ*), ou muscle releveur de la luette. Sur les côtés, le *péristaphylin interne* [*f*] (pétro-salpingo-staphylin) naît de la face inférieure du rocher et du cartilage de la trompe d'Eustache, puis descend obliquement sur la face supérieure du voile du palais, dont il occupe toute l'étendue antéro-postérieure. Par son extrémité inférieure, le péristaphylin interne est élévateur du voile du palais ; d'autre part, si on le contracte après avoir fixé préalablement ce voile, son attache supérieure devient mobile et dilate brusquement l'ouverture cartilagineuse de la trompe d'Eustache. Il se produit alors, du côté de l'oreille, un petit claquement que beaucoup de personnes répètent à volonté, et qu'on a, pendant longtemps, attribué à tort à la contraction du muscle interne du marteau.

Le *pharyngo-staphylin* [*g*] est placé au-dessous du précédent, sur les côtés et en avant du pharynx, dans l'épaisseur du pilier postérieur ; c'est le muscle qui agit le plus efficacement pour abaisser le voile du palais pendant la déglutition. Je rappelle que les muscles du voile du palais sont animés par des nerfs palatins venus du ganglion de Meckel.

Situé sur le trajet de l'air expiré par le larynx, entre la bouche et les fosses nasales, le voile du palais est comme une soupape, dont la mobilité permet d'interrompre à volonté la communication qu'ont entre elles ces deux cavités, par l'intermédiaire du pharynx. Cette situation en fait un des organes les plus importants de la phonation, non pas au point de vue de l'émission des sons vocaux, mais pour l'articulation nette de ces sons et la modification du timbre de la voix. Un simple mouvement du voile du palais suffit pour changer à l'instant le caractère phonétique d'une consonne qui, de labiale ou dentale, devient nasale, et *vice versâ*. Qu'arrive-t-il, en effet, lorsqu'on veut prononcer les consonnes labiales ou dentales B et D, par exemple ? Le voile du palais se relève, se tend et interrompt la communication entre les fosses nasales et la bouche ; le son produit par les vibrations de l'air expiré passe tout entier par cette dernière cavité. Là un mouvement brusque d'écartement des deux lèvres déterminera la prononciation du son *be*, ou bien la langue appliquée contre les incisives supérieures, puis, rapidement ramenée en arrière, produira le son *de*. S'agit-il de transformer ces deux sons en sons nasaux ? Le voile du palais s'abaisse, la colonne d'air vibrante passe à la fois par la bouche et les fosses nasales, le timbre de la voix se modifie, et, sans rien changer aux mouvements des lèvres et de la langue que nous exécutions tout à l'heure, les sons *be* et *de* se trouvent transformés en *me* et *ne*.

Que l'intégrité des mouvements du voile du palais soit compromise, comme cela se voit quelquefois pendant les paralysies du facial et très-souvent après la diphthérite, la colonne d'air vibre alors continuellement dans les fosses nasales, la voix prend un timbre nasillard, la prononciation des sons labiaux et dentaux devient impossible ; il n'y a plus que des sons nasaux, et l'on dit avec raison que le malade parle *du nez*. Le même résultat se produit, et pour la même raison physique, lorsqu'une perforation de la voûte palatine établit une communication permanente entre la bouche et les fosses nasales.

Dans le coryza, les choses se passent tout différemment, et c'est le contraire qui a lieu. La muqueuse de Schneider, boursouflée par l'inflammation, ne permet plus à l'air de passer par les fosses nasales ; toutes les consonnes nasales deviennent dentales ou labiales, et il serait juste de dire alors que le malade parle *sans le nez*.

On trouve sur la face postérieure du larynx deux muscles : l'*aryténoïdien* [*h*] et le *crico-aryténoïdien postérieur* [*j*], tous deux animés par le nerf récurrent [14]. Les branches du nerf laryngé supérieur [13], qu'on rencontre au voisinage de ces muscles, sont destinées à la muqueuse du larynx.

Coupe verticale médiane de la tête et du cou.

1er *Plan.* — Cette coupe porte sur un grand nombre de régions ; elle divise à la fois la cavité crânienne, la nuque, les fosses nasales, la bouche, le pharynx et le larynx. Revenir ici sur l'étude de la cavité crânienne serait tout à fait inutile, car il ne pourrait ressortir de cette étude aucune nouvelle application pratique ; nous étudierons plus loin en détail la région de la nuque. Je me bornerai donc à appeler l'attention sur ce qui est relatif aux fosses nasales, à la bouche et au pharynx. Pl. 16.

Les *fosses nasales* sont occupées dans toute leur hauteur par la *cloison* verticale [R], qui les divise en deux parties, ainsi que la cavité du nez. Cette cloison, formée en arrière par la lame verticale de l'ethmoïde et le vomer, en avant par le fibro-cartilage médian, est entièrement recouverte par la muqueuse pituitaire, au-dessous de laquelle rampent les vaisseaux et les nerfs.

La *voûte palatine* [L], qui sépare les fosses nasales de la cavité buccale, est beaucoup plus épaisse en avant qu'en arrière ; elle est creusée, à sa partie antérieure, d'un petit conduit vertical, le canal *palatin antérieur*, dans lequel s'engagent les branches terminales du nerf et des vaisseaux naso-palatins. Le *voile du palais* [S], qui la prolonge en arrière, est occupé par le muscle releveur de la luette (palato-staphylin), sur les deux faces duquel s'étale une couche glandulaire sous-jacente à la muqueuse. Du côté de la bouche, les glandes ont beaucoup plus d'épaisseur que sur la face supérieure, et les deux couches se confondent au niveau de l'extrémité libre de la luette.

Ainsi que nous l'avons vu, la *langue* n'adhère au plancher de la bouche que dans ses deux tiers postérieurs; son épaisseur, peu considérable à la pointe, augmente beaucoup à sa partie moyenne, et diminue sensiblement en arrière, un peu avant son attache à l'os hyoïde [N]. Boyer et Velpeau citent chacun un fait qui prouve qu'une balle a pu séjourner un certain temps au milieu des masses musculaires de la langue, sans que sa présence y ait été d'abord soupçonnée.

La face dorsale de la langue est convexe dans toute son étendue, mais, sous le rapport de la direction, on peut la diviser en deux portions. La portion antérieure, horizontale, comprend à peu près les deux tiers antérieurs de l'organe; c'est la partie qui forme la paroi inférieure de la bouche, et qui vient se mettre en contact avec la voûte palatine, lorsque les mâchoires sont rapprochées. La portion verticale commence au-dessous du bord libre du voile du palais et se continue jusqu'à l'os hyoïde; dans toute cette étendue, elle forme au pharynx une véritable paroi antérieure. D'après Blandin, il existerait, au milieu de la langue, un cartilage médian placé de champ et fixé en arrière à l'os hyoïde; ce cartilage représenterait, chez l'homme, l'apophyse osseuse qui sert de charpente à la langue de certains animaux. Richet et Sappey ont vainement cherché ce septum lingual; pour moi, je n'ai jamais trouvé qu'une simple cloison celluleuse interposée aux fibres des deux génio-glosses, et d'une hauteur bien moindre que l'étendue verticale de la langue.

Le muscle *lingual longitudinal supérieur* [*d*] est surtout visible au voisinage de la ligne médiane; il occupe la partie la plus superficielle de la face dorsale, et se trouve formé en partie par des fibres propres, et en partie par le faisceau longitudinal du stylo-glosse. Nous avons vu que le lingual vertical est constitué presque en totalité par les fibres du *génio-glosse* [*e*].

La glande de Nuhn ou de Blandin se trouve vers la pointe de la langue, au milieu même des fibres musculaires; cette glande paraît n'être autre chose qu'une glande salivaire.

On rencontre constamment, entre la base de la langue et l'épiglotte, une certaine quantité de tissu adipeux, qui communique avec des pelotons graisseux dont sont remplis les espaces formés par l'écartement des fibres du génio-glosse. En avant, où les fibres musculaires sont plus serrées, ce tissu est toujours moins abondant qu'en arrière.

On sait avec quelle rapidité se propagent les tumeurs malignes de la langue; outre les douleurs atroces qu'elles occasionnent, il s'en écoule, lorsqu'elles sont ulcérées, un ichor fétide que le malade avale sans cesse, et dont l'absorption amène tôt ou tard une véritable intoxication. Opérées dès leur début, ces tumeurs peuvent être enlevées sans que la langue ait à subir une bien grande perte de substance; mais, pour peu que l'on ait temporisé, le mal fait de rapides progrès, favorisés par la structure exclusivement parenchymateuse de l'organe, et celui-ci se trouve envahi jusqu'à l'épiglotte. Dans ces cas encore, l'extirpation du tissu morbide n'est pas impossible, et en examinant une coupe antéro-postérieure, on comprend la possibilité d'enlever la langue en totalité jusqu'à sa racine, en l'étreignant au moyen d'un lien constricteur (serre-nœud ou écraseur linéaire), dont l'anse, disposée verticalement, porte immédiatement en avant de l'épiglotte, et dont les deux chefs sont amenés, à travers le plancher de la bouche, à la partie moyenne de la région sus-hyoïdienne. Après cette première section, il est très-facile de détacher la tumeur du plancher de la bouche, soit encore à l'aide de l'écraseur, ou, ce qui est plus expéditif, avec l'instrument tranchant, et l'on n'a plus alors à craindre d'hémorrhagie sérieuse, puisque les artères linguales sont oblitérées au-dessous du point où l'on opère, par le fait de la première section. Il semble qu'après une semblable mutilation, la parole doit être à jamais perdue. Cependant des faits bien observés démontrent que des opérés auxquels on avait enlevé la langue en totalité ont pu encore parler d'une façon suffisamment intelligible; malheureusement, comme je le disais plus haut, même après les succès en apparence les plus brillants, il est rare que les malades ne succombent pas à la récidive du mal.

En arrière et au-dessus de la base de la langue, les parois latérales de l'isthme du gosier sont occupées par les deux piliers du voile du palais qui, réunis et confondus à leur partie supérieure, sont séparés en bas par l'excavation amygdalienne. Le *pilier antérieur* [T] se dirige vers l'extrémité du V lingual, le *pilier postérieur* [T'] va se perdre sur les côtés du pharynx.

L'*amygdale* [U] tire son nom de son volume, comparable en moyenne à celui d'une amande; on l'appelle aussi *tonsille*. Rien de plus variable du reste que la grosseur des amygdales : on les voit parfois réduites à un rudiment à peine apparent; d'autres fois, après des angines répétées, elles deviennent assez volumineuses pour se rejoindre sur la ligne médiane, obstruer l'isthme du gosier, et apporter une gêne notable à la déglutition et à la respiration. Dupuytren prétendait que chez les enfants, l'amygdale hypertrophiée pouvait aller oblitérer le pavillon de la trompe et amener la surdité; c'est là une exagération évidente, et l'on peut voir, d'après la distance qui sépare la trompe de l'amygdale, quel volume énorme devrait acquérir cette dernière, pour qu'un pareil résultat fût possible ; d'ailleurs, lorsque la tonsille s'hypertrophie, ce n'est pas en haut qu'elle se porte, elle se développe surtout en bas et vers la ligne médiane. A. Bérard, partageant sur ce point les idées de Dupuytren, attribuait à l'hypertrophie des amygdales non-seulement la surdité, mais encore la plupart des maladies des voies respiratoires, notamment la phthisie, ce qui est aller beaucoup trop loin. Tout en faisant la part de ce que ces idées ont d'exagéré, il ne faut cependant pas se dissimuler que l'affection dont il s'agit, si elle n'est pas souvent dangereuse, est toujours très-gênante. Il est heureusement très-facile d'y remédier en enlevant les tonsilles, soit avec le bistouri, soit avec l'instrument de Fahnestock. Lorsque l'amygdale est enchatonnée entre les deux piliers, comme cela se voit quelquefois, il n'est guère possible d'employer ce dernier instrument; mais, dans les cas ordinaires, l'opération est infiniment plus simple avec l'amygdalotome, surtout depuis que les dernières modifications apportées à son mécanisme ont permis de le manier d'une seule main.

Quel que soit le mode opératoire employé, on devra toujours se rappeler qu'une notable portion de l'amygdale descend, à l'état normal, au-dessous de la face dorsale de la langue, à plus forte raison s'il y a hypertrophie; il faudra donc abaisser fortement la langue, et appliquer l'instrument à plat sur sa base, pour pouvoir le glisser au-dessous de l'amygdale. Il est important de retrancher la plus grande partie possible de l'organe hypertrophié, la totalité si l'on peut; car si la portion restante est trop considérable, elle pourra subir une nouvelle augmentation de volume, et nécessiter une nouvelle opération. A cet effet, pour obtenir l'éradication la plus complète, on aura soin d'attirer fortement l'amygdale vers la ligne médiane, et de bien glisser l'instrument jusqu'à sa base d'implantation. Ce qui retient souvent le chirurgien dans l'exécution de ce temps de l'opération, c'est la crainte de blesser l'artère carotide interne. Cet accident a été observé quelquefois, et je n'ai pas besoin d'en faire ressortir la gravité. Cependant, malgré les faits inexplicables rapportés par Béclard, Tenon, Burns, Barclay, je n'hésite pas à dire que c'est là une crainte tout à fait chimérique : la carotide interne est située à un centimètre en dehors de l'amygdale (voy. pl. 12, fig. 3); elle ne saurait donc être lésée, et, en admettant, ce qui arrive parfois, que le vaisseau, formant une anse, vienne s'appliquer tout contre le plan fibreux qui supporte la tonsille, ce serait certainement là une des conditions les plus favorables à la blessure de l'artère. Eh bien! dans ce cas encore, il est aisé de comprendre que l'instrument tranchant ne saurait l'atteindre, puisqu'il agit toujours parallèlement au plan fibreux, contre lequel il glisse sans l'entamer.

La seule hémorrhagie qu'entraîne quelquefois après elle cette petite opération est un écoulement capillaire en nappe, qu'il est assez souvent difficile d'arrêter, et qui, lorsqu'il se prolonge, ne laisse pas d'inquiéter le malade et le chirurgien. On en vient ordinairement à bout avec la glace, les applications de perchlorure de fer, ou la compression, soit avec la pince-compresseur de Bégin, soit, comme l'a fait Hatin, en employant de longues pinces droites à polypes dont on garnit les deux branches de linge ou d'amadou; une branche est introduite dans la bouche et appliquée sur la plaie qui donne du sang, l'autre branche restée au dehors vient prendre un point d'appui sur l'angle de la mâchoire. On rapproche les deux branches de manière à exercer une compression suffisante, et on les maintient rapprochées à l'aide d'un fil.

Toute la surface libre de l'amygdale est inégale, anfractueuse, criblée d'ouvertures irrégulières, au nombre de douze à vingt, dans lesquelles s'amassent parfois des parcelles d'aliments et d'où suinte quelquefois une sorte d'humeur blanchâtre, caséiforme, fortement adhérente à la surface de l'amygdale, qu'on a pu confondre avec les fausses membranes d'une angine couenneuse. Une autre méprise, plus fréquente qu'on ne le pense généralement, consiste à prendre ces lacunes parfaitement normales pour des ulcérations; on comprend que le moindre inconvénient de cette erreur est de soumettre, pendant un temps illimité, le malade à un traitement dont il est inutile de démontrer l'inefficacité. Il importe donc de bien connaître les différentes dispositions normales que peuvent affecter les lacunes de l'amygdale. On considérait autrefois ces ouvertures comme les embouchures de glandes muqueuses dont la réunion aurait constitué la tonsille; c'est là une erreur que les connaissances histologiques modernes ont rectifiée. Nous savons aujourd'hui que l'amygdale se compose de follicules clos, disposés d'une façon spéciale, au-dessous de la muqueuse qui tapisse le fond de toutes les lacunes; on peut donc la ranger dans la classe des glandes vasculaires sanguines, et l'assimiler de tous points aux autres organes hématopoétiques, tels que les glandes lymphatiques et les follicules clos de l'intestin.

Plusieurs vaisseaux lymphatiques prennent leur origine dans l'amygdale, et vont aboutir aux ganglions situés derrière l'angle de la mâchoire ; l'engorgement de ces ganglions accompagne fréquemment les inflammations tonsillaires.

On observe quelquefois la dégénérescence cancéreuse, le chancre simple ou infectant de l'amygdale ; mais ces affections sont assez rares, et il serait hors de propos d'en exposer ici les caractères différentiels, d'autant plus que les connaissances anatomiques ne sont d'aucun secours pour arriver au diagnostic.

Le *pharynx* s'étend en avant de la colonne vertébrale, en arrière des fosses nasales, de la bouche et du larynx. On voit, sur la coupe antéro-postérieure, que cette portion du tube digestif a la forme d'un entonnoir dirigé de haut en bas et d'avant en arrière, dont l'ouverture étroite est placée en bas, et dont la paroi antérieure manque dans une notable partie de sa hauteur. Le *larynx* est situé en avant de la partie inférieure du pharynx ; il faut donc, lorsqu'on veut introduire une sonde jusque dans l'œsophage, faire glisser cet instrument le long de la paroi postérieure du pharynx, afin de lui faire éviter l'ouverture supérieure de la glotte.

Jusqu'à ces dernières années, le diagnostic des maladies du larynx ne pouvait être établi que d'une façon tout à fait approximative ; l'examen de l'isthme du gosier permettait quelquefois d'apercevoir l'épiglotte ; le doigt enfoncé profondément dans la bouche pouvait passer derrière cette soupape et toucher l'ouverture supérieure du larynx ; mais c'était là tout, et, pour une lésion située plus bas, au-dessous des cordes vocales supérieures, le chirurgien n'avait plus, pour se guider, que des symptômes subjectifs, le plus souvent vagues et trompeurs. Cependant c'est avec l'aide de ces seules ressources qu'Ehrmann, de Strasbourg, était arrivé à diagnostiquer un polype du larynx qu'il enleva avec succès. Depuis l'invention du laryngoscope par Garcia, depuis les travaux de Turk, de Czermack, de Mandl et des autres vulgarisateurs de ce précieux moyen d'investigation, le diagnostic et le traitement des maladies du larynx ont fait un pas immense, bien que le dernier mot soit loin d'être dit à ce sujet. Par l'observation directe de la glotte, Follin et Moura-Bourouilhou, entre autres, ont facilement reconnu des polypes laryngiens qu'ils ont ensuite opérés à coup sûr.

La connaissance des dispositions anatomiques du fond de la gorge n'est pas sans utilité pour l'introduction et le maniement des miroirs laryngiens, et pour l'examen de la cavité glottique. L'orifice supérieur du larynx est situé au-dessous du voile du palais, mais en arrière de la verticale abaissée de la pointe de la luette, puisque celle-ci pend au-dessus de la base de la langue ; il faudra donc, avec le miroir laryngien, refouler la luette en arrière, jusqu'à ce que l'angle postérieur du miroir (*) vienne toucher la paroi postérieure du pharynx. Il est facile de voir que la partie moyenne de l'instrument sera alors située verticalement au-dessus de l'ouverture du larynx et en arrière de l'épiglotte. Les rayons lumineux partis de la glotte sont verticaux ; ils doivent, après leur réflexion, devenir horizontaux, pour sortir par la bouche et aller frapper l'œil de l'observateur ; or, il est clair que pour obtenir ce résultat, pour que les angles d'incidence et de réflexion, égaux entre eux, fassent en somme un angle droit, le miroir devra être incliné à 45 degrés.

Pour arriver à voir nettement l'intérieur du larynx, il est nécessaire de diminuer autant que possible la convexité de la face dorsale de la langue, et d'ouvrir largement l'isthme du gosier. On croit généralement qu'il suffit, pour cela, d'employer l'abaisseur ordinaire ; c'est là une mauvaise pratique, et en voici la raison : La partie la plus élevée de la face dorsale de la langue dépasse ordinairement le niveau de la base de l'épiglotte de 4 centimètres environ. Or, l'abaisseur ne porte que sur la portion horizontale de la langue ; il la déprime directement en bas, mais en même temps il refoule en arrière la portion verticale. Celle-ci comprime à son tour l'épiglotte, qui s'abaisse et ferme ainsi plus ou moins l'ouverture supérieure du larynx, de sorte que l'exploration en devient d'autant plus difficile. Il vaut infiniment mieux saisir la pointe de la langue avec la main gauche garnie d'un linge sec, et l'attirer fortement hors de la bouche ; la convexité de cet organe se trouve effacée en grande partie, et l'épiglotte, tirée en avant, découvre largement l'ouverture du larynx.

On peut aussi, avec le même instrument, examiner l'ouverture postérieure des fosses nasales ; il suffit, pour cela, de soulever légèrement le voile du palais sur un crochet mousse, et d'introduire le miroir en sens inverse, c'est-à-dire la glace en haut et en avant.

Vaisseaux et Nerfs. — Le seul point de cette préparation où les vaisseaux et les nerfs ont été disséqués est la cloison des fosses nasales.

Les *artères*, en grand nombre, mais de petit calibre, sont les branches des artères *ethmoïdales* [2-2] et *sphéno-palatines* [3]. Une de

(*) Je suppose qu'on fait usage d'un miroir de forme rhomboïdale ; ce sont de tous les plus commodes.

ces dernières, la *naso-palatine*, s'engage dans le conduit palatin antérieur, et va s'anastomoser avec les artères de la voûte palatine.

Des *veines* d'un calibre relativement considérable accompagnent toutes ces branches artérielles.

Les nerfs de la cloison sont de deux ordres : des rameaux de sensibilité spéciale, fournis par le nerf *olfactif* [8], se répandent dans la partie supérieure de la muqueuse ; ils sont verticaux et ne peuvent pas être suivis plus bas que le milieu de la cloison. Les rameaux de sensibilité tactile [9] sont donnés par les nerfs sphéno-palatins, branches émanées du ganglion de Meckel ; leur trajet est analogue à celui des vaisseaux.

— Fig. 2. 2e *Plan*. — L'ablation de la cloison des fosses nasales met à nu la paroi latérale de cette cavité, et permet de compléter l'étude que nous en avons déjà faite sur une coupe transversale (voy. pl. 11, fig. 2). On voit que les trois cornets [Q, R, S] sont superposés, et qu'ils sont d'autant plus longs qu'ils occupent un rang plus inférieur, de sorte que le cornet inférieur s'avance beaucoup plus près de l'ouverture antérieure des fosses nasales que les deux autres. Les trois méats, vus sur cette coupe, sont disposés sous forme de fentes longitudinales.

Le pavillon de la *trompe d'Eustache* [T] est situé sur une ligne horizontale qui prolongerait en arrière le cornet inférieur. Cependant on le trouve quelquefois au-dessous de cette ligne, mais la plus grande différence que j'aie notée à cet égard ne dépasse pas 3 millimètres. Jamais je n'ai trouvé le pavillon au-dessus du cornet inférieur. L'ouverture de la trompe d'Eustache regarde en dedans, en bas et un peu en avant, de sorte que si l'on introduit par la narine un instrument coudé à angle droit, le bec de cet instrument pourra bien rencontrer l'orifice de la trompe, mais il lui sera impossible de s'engager dans sa cavité ; c'est pour ce motif qu'on dispose en angle obtus l'extrémité des sondes destinées au cathétérisme de la trompe d'Eustache. Ce cathétérisme est une petite opération, généralement facile à exécuter, mais qui demande cependant un peu d'habitude. On fera donc bien de s'y exercer de bonne heure, car les occasions de le pratiquer sont assez fréquentes. Voici en peu de mots comment on doit procéder : L'instrument sera introduit par la narine, le bec en bas, de manière que sa convexité soit tournée vers la concavité du cornet inférieur, et que son bec glisse sur le plancher des fosses nasales. On l'enfoncera de 6 centimètres et demi ou 7 centimètres, jusqu'à ce qu'il ait franchi la voûte palatine et atteint la face supérieure du voile du palais, ce dont on sera averti en sentant la sonde se porter brusquement en bas. Il suffit alors de la ramener jusqu'au contact de la voûte palatine, de lui faire décrire un quart de cercle de dedans en dehors, selon son axe, et de rapprocher le pavillon de la ligne médiane, pour que le bec se porte en dehors et s'engage dans la cavité de la trompe. On s'assurera que le cathéter est bien introduit, en essayant de lui imprimer des mouvements en avant ou en arrière ; si l'on a réussi, ces mouvements seront impossibles.

La couche musculeuse du pharynx ne présente aucune particularité que je n'aie déjà signalée ; on y voit à découvert les muscles *glosso-staphylin* [*a*] et *pharyngo-staphylin* [*b*]. Cette couche se relie à la partie postérieure de la langue par des fibres horizontales, dépendantes du constricteur supérieur, que certains auteurs décrivent comme un muscle particulier sous le nom de *pharyngo-glosse*.

Vaisseaux et Nerfs. — La muqueuse des cornets et des méats est alimentée par les branches des artères sphéno-palatines et ethmoïdales.

Les rameaux du nerf *olfactif* [1] s'épanouissent sur le cornet supérieur ; quant aux branches nerveuses de sensibilité générale, elles sont fournies par les nerfs *palatins* [2].

Le nerf *glosso-pharyngien* [3] est placé au-dessous de l'amygdale ; il se dirige de haut en bas et d'arrière en avant, pour gagner la base de la langue, et donne, chemin faisant, quelques rameaux à l'amygdale et à la muqueuse de l'excavation amygdalienne. On trouve à ce niveau un petit plexus veineux sous-tonsillaire dont l'existence paraît constante, mais dont le développement présente des différences notables suivant les individus.

Enfin on rencontre, au-dessous de la muqueuse du larynx, le nerf *laryngé supérieur* [4] dont la principale branche est exclusivement sensitive, bien que plusieurs de ses rameaux paraissent aller au muscle thyro-aryténoïdien [*d*] ; ce muscle est innervé par une branche du nerf récurrent.

RÉGIONS LATÉRALES DE LA FACE.

Pour compléter ce qui est relatif à l'étude de la tête, il nous reste à passer en revue les régions comprises dans un espace quadrilatère, limité en avant par le bord antérieur du muscle masséter, en haut par l'apophyse zygomatique, en arrière par le bord postérieur de l'apophyse mastoïde, et en bas par la ligne qui prolonge le bord inférieur du maxillaire inférieur. Les régions massétérine, parotidienne, auriculaire et mastoïdienne occupent cet espace. Les trois premières appartiennent à la face; quant à la région mastoïdienne, on se rappellera que je l'ai à dessein séparée des autres régions du crâne pour l'étudier en même temps que les régions *latérales de la face*. Je réunirai donc sous ce titre les quatre régions que je viens d'énumérer, et j'exposerai simultanément leur description, plan par plan, couche par couche, sans me dissimuler que chacune en particulier a son importance propre et donne lieu à des considérations pratiques d'un haut intérêt. J'avoue qu'au premier abord une certaine confusion semble résulter de la réunion en un seul tout de plusieurs régions si distinctes; l'esprit s'habitue difficilement à supprimer d'emblée des délimitations généralement adoptées et devenues classiques. On remarquera toutefois que dans un ouvrage de ce genre, la description devait être rigoureusement subordonnée au plan de l'atlas. Or, celui-ci, dans un but économique sur lequel je n'ai pas à revenir, a dû être réduit au moindre nombre possible de dessins, par l'agrégation de plusieurs régions dont le peu d'étendue n'eût pas justifié la confection de planches spéciales. D'ailleurs la confusion cessera, si l'on veut bien admettre pour un instant que les parties latérales de la face sont occupées par une seule région, dans laquelle on rencontre une portion massétérine, une parotidienne, une auriculaire et une mastoïdienne.

Les auteurs d'anatomie chirurgicale décrivent, sous le nom de région *zygomato-maxillaire* ou région *ptérygo-maxillaire*, l'espace limité en haut par l'arcade zygomatique et la grande aile du sphénoïde; en dehors par la branche du maxillaire inférieur, le muscle ptérygoïdien interne et l'apophyse styloïde; en dedans par l'apophyse ptérygoïde et le pharynx; en avant par la tubérosité maxillaire, et en bas par un plan horizontal passant au-dessous de la branche du maxillaire inférieur. Il m'a paru inutile de décrire séparément cette région, bien qu'elle renferme des vaisseaux et des nerfs importants; car sa description se réduit à la simple énumération des parties qu'elle contient, et l'on ne peut en tirer aucune déduction importante pour le diagnostic ou la thérapeutique. Je la réunis donc aux autres régions latérales de la face, et je considérerai celles-ci comme limitées profondément par la paroi latérale du pharynx.

Régions massétérine, parotidienne, auriculaire et mastoïdienne.

Pl. 17. 1er *Plan*. — D'après les limites que je viens d'assigner à ces quatre régions, on voit que l'espace qu'elles occupent se trouve au-dessous de la région temporale, au-dessus de la région sus-hyoïdienne, en arrière de la joue et en avant des régions occipito-frontale et sterno-cléido-mastoïdienne.

La région *massétérine* occupe la partie antérieure de cet espace ; elle a les mêmes limites que le muscle masséter, et se réunit en avant à la région génienne, avec laquelle plusieurs anatomistes la décrivent sous le nom de portion massétérine de la joue.

La région *parotidienne* emprunte son nom à la glande parotide qui en occupe toute l'étendue ; elle est limitée en haut par l'apophyse zygomatique et le conduit auditif externe, en bas par la ligne horizontale qui marque la limite inférieure de la tête, en avant par le bord postérieur de la branche de la mâchoire, et en arrière par l'apophyse mastoïde et la saillie du muscle sterno-cléido-mastoïdien.

La région *auriculaire externe* est tout entière constituée par le pavillon de l'oreille et le conduit auditif externe, dont il est inutile d'indiquer les rapports de voisinage.

Enfin la région *mastoïdienne* se compose de l'apophyse mastoïde et du peu de parties molles qui la recouvrent. La rainure de la région parotidienne lui forme en avant une limite assez naturelle ; en bas, le sommet de l'apophyse mastoïde marque le point où commence la région sterno-cléido-mastoïdienne ; mais, en haut et en arrière, elle n'est séparée des régions voisines par aucune ligne de démarcation bien accusée, la base de l'apophyse mastoïde se confond insensiblement avec le temporal et l'occipital, aussi a-t-on été forcé de la limiter conventionnellement de ce côté. On admet généralement que la ligne d'implantation des cheveux la sépare de la nuque et de la région occipito-frontale.

L'anatomie des formes extérieures présente, aux régions latérales de la face, une complication plus grande que dans aucune autre partie du corps, ce qui tient à la présence du pavillon de l'oreille. En avant, le bord inférieur de la pommette forme, en haut de la région *massétérine*, une saillie presque toujours appréciable, même sur les sujets les plus chargés d'embonpoint. Immédiatement en arrière de cette saillie, on sent rouler, sous la peau, le condyle de la mâchoire, pendant les mouvements de mastication ; très-souvent même le déplacement de cette tête osseuse est appréciable à l'œil. Le muscle masséter ne fait pas de relief bien apparent pendant l'état de repos ; mais il soulève la peau, dès qu'on exécute un effort un peu violent pour rapprocher les mâchoires.

Sur les enfants et les individus très-gras, la région *parotidienne* est plane ou convexe; mais, sur les personnes maigres, l'angle de la mâchoire se dessine en saillie, et l'espace occupé par la glande parotide se présente sous la forme d'une gouttière verticale, limitée en avant par le bord postérieur de la branche du maxillaire, et en arrière par l'apophyse mastoïde et le muscle sterno-cléido-mastoïdien. Cette gouttière commence en arrière et un peu au-dessous du conduit auditif externe; elle acquiert son maximum de profondeur au niveau de l'angle de la mâchoire, et se continue en bas avec la dépression oblique qui règne tout le long du cou, en avant du sterno-cléido-mastoïdien. La forme et les dimensions de la région parotidienne varient selon la position qu'affecte la branche du maxillaire inférieur; lorsque la mâchoire s'abaisse, son angle se porte en arrière, tandis que le condyle se déplace en avant; par l'effet de ce mouvement de bascule, la capacité du creux parotidien est augmentée en haut et diminuée en bas, mais, en somme, ses dimensions se trouvent réduites, car l'agrandissement ne compense pas la diminution. En faisant passer les incisives inférieures au devant des incisives supérieures, on porte en avant toute la branche du maxillaire inférieur, et l'on peut augmenter d'environ un centimètre l'étendue transversale de la région parotidienne, dans toute sa hauteur.

La forme de la région *mastoïdienne* est déterminée par celle de l'apophyse mastoïde; elle varie selon les âges. Chez l'enfant, cette apophyse peu développée fait à peine saillie, chez l'adulte et chez le vieillard surtout, elle présente l'aspect d'un mamelon, dont le relief est encore augmenté par l'amaigrissement des parties latérales du cou.

Le *pavillon de l'oreille* est constitué par une lame repliée sur elle-même d'une façon compliquée, mais dont l'ensemble constitue un cornet acoustique destiné à colliger et à renforcer les ondes sonores. L'importance de cet appendice chez l'homme, au point de vue de l'audition, a été singulièrement exagérée. Tandis que son développement, quelquefois énorme, et son extrême mobilité chez certains animaux, sont en rapport avec un haut degré de finesse du sens de l'ouïe; dans l'espèce humaine, au contraire, il reste en quelque sorte à l'état rudimentaire. On y rencontre bien, à la vérité, des muscles intrinsèques et extrinsèques, mais si peu développés, qu'ils sont tout à fait incapables de le mouvoir et d'en changer la direction au gré de l'individu. D'ailleurs, un très-grand nombre de faits attestent que la perte du pavillon ne porte qu'une très-médiocre atteinte à l'intégrité de l'audition; aussi doit-on le considérer plutôt comme un ornement ajouté aux parties céphaliques de l'homme, que comme un organe vraiment utile, encore moins indispensable.

Libre dans la plus grande partie de son étendue, le pavillon n'adhère aux parois latérales de la tête que par sa portion antéro-inférieure, au point où la conque se continue avec le conduit auditif externe. Sa forme et ses dimensions présentent de grandes variétés suivant les individus, suivant les peuples mêmes, car l'usage de certaines coiffures suffit pour les modifier d'une façon remarquable.

On peut considérer le pavillon comme formé par quatre saillies et trois dépressions. La plus excentrique des saillies a reçu le nom d'*hélix* [*a a*]; elle commence immédiatement au-dessus du conduit auditif, borde l'oreille en avant, puis en haut, puis en arrière, et, après avoir décrit une circonférence presque complète, vient se terminer au-dessus du lobule.

L'*anthélix* [*b*] est inscrit dans la courbe formée par l'hélix; il commence en arrière de la conque, se porte en haut parallèlement à l'hélix, et se divise en deux branches, dans l'écartement desquelles est comprise la *fossette scaphoïdienne* [*c*]. Le *tragus* [*d*] limite en avant le conduit auditif externe; il a la forme d'une petite languette triangulaire dont la base adhérente se dirige en bas et en avant. Sa face interne est garnie de poils roides, analogues aux vibrisses des narines, et qui, comme ces dernières, paraissent destinés à garantir l'oreille contre l'introduction des petits corps étrangers. Si l'on déprime le tragus avec le doigt, on bouche complétement le conduit auditif externe. L'*antitragus* [*e*] est placé au-dessous de la naissance de l'anthélix et en arrière du tragus, dont il est séparé par l'échancrure de la conque; sa forme est à peu près semblable à celle du tragus.

Les trois dépressions sont: 1° une gouttière verticale située entre l'hélix et l'anthélix; 2° la fossette scaphoïdienne, formée par les deux branches de l'anthélix; 3° la *conque* [*f*], en avant et en bas de laquelle vient s'ouvrir le conduit auditif externe.

Le *lobule* complète le pavillon de l'oreille; il est flottant et libre dans presque toute son étendue. A sa partie inférieure, la peau qui le recouvre s'adosse à elle-même, et forme comme une espèce de frein qui se perd sur la région parotidienne. Le lobule appartient en propre à l'espèce humaine, les singes mêmes en sont dépourvus.

La *peau* des régions massétérine et parotidienne présente la même épaisseur que celle de la joue ou de la partie supérieure du cou. Glabre chez l'enfant, elle se recouvre, chez l'homme adulte, de poils roides, dirigés en bas et en arrière. Sa mobilité et son extensibilité permettent au chirurgien de l'utiliser pour la confection des lambeaux autoplastiques.

Dans la région mastoïdienne, elle devient épaisse, résistante, et se continue sans différence sensible avec le tégument de la nuque et le cuir chevelu. La face profonde du derme adhère très-intimement au tissu fibreux sous-jacent, et de cette adhérence résulte un défaut d'extensibilité qui rend très-douloureuses les inflammations cutanées de cette région. Il existe constamment, dans le tissu sous-dermique de la région mastoïdienne, quelques ganglions lymphatiques, dont l'engorgement et l'induration se relient presque toujours à une infection syphilitique confirmée; ces ganglions donnent alors, à la pression, la sensation de corps roulants et durs, du volume d'un haricot.

Le pavillon de l'oreille est recouvert d'une peau fine, à travers laquelle on peut apercevoir, par transparence, les vaisseaux sanguins. Dans certains points, notamment au niveau du bord libre de l'hélix, le tégument adhère assez intimement aux cartilages pour qu'il soit très-difficile de l'en séparer; on peut dire, d'une manière générale, qu'il est plus mobile sur la face interne du pavillon que sur sa face externe. L'érysipèle de la face ou du cuir chevelu se transmet aisément au pavillon de l'oreille ; celui-ci prend alors une teinte livide et présente des dimensions quelquefois monstrueuses. Il est à remarquer que dans certaines circonstances, à la suite de contusions violentes ou souvent répétées, par exemple, la peau se laisse très-facilement séparer des cartilages par des épanchements sanguins ; on a, depuis longtemps déjà, signalé cette variété de bosses sanguines comme très-fréquentes chez les boxeurs de profession ou chez certains aliénés. Une pression modérée, mais continuée pendant un certain temps sur le pavillon de l'oreille, finit par produire des douleurs parfois intolérables ; aussi ne saurait-on prendre trop de précautions pour éviter de le comprimer par des tours de bande, dans les pansements que l'on peut avoir à faire sur la tête.

Malgré sa grande vascularité, le pavillon de l'oreille est, comme le lobule du nez, une des parties du corps qui se congèlent le plus facilement, ce qu'il faut attribuer à son petit volume et à la ténuité des nombreux vaisseaux qui le pénètrent.

Pl. 18. 2e *Plan.* — C'est au développement variable du pannicule adipeux que sont dues les différences de forme des régions massétérine et parotidienne. Au-dessous de ce pannicule, la couche sous-cutanée forme une toile cellulo-fibreuse, un véritable *fascia superficialis*, dont la présence assure la mobilité de la peau dans ces deux régions. Simple dans une grande partie de son étendue, ce fascia se dédouble au niveau de l'angle de la mâchoire, et ses deux lames comprennent, dans leur intervalle, les fibres du *peaucier* [*a*]. Le fascia superficialis se continue en avant dans la région génienne, en haut dans la région temporale et en bas dans la région sus-hyoïdienne ; mais en arrière il disparaît, et il est impossible de le démontrer dans la région mastoïdienne, où, comme je l'ai dit, la face profonde du derme vient adhérer à la gaîne du sterno-cléido-mastoïdien.

L'*aponévrose* d'enveloppe [B] s'étend au-dessous du fascia superficialis ; elle forme, sur le muscle masséter, une lame fibreuse presque toujours très-mince, qui s'insère en haut, au bord inférieur de l'apophyse zygomatique, et en bas au bord du maxillaire inférieur. En avant, cette aponévrose contourne le bord antérieur du masséter, recouvre la boule graisseuse de la joue, et vient tomber sur le feuillet fibreux qui tapisse la face externe du muscle buccinateur. En arrière, elle se prolonge dans toute la région parotidienne, où elle adhère très-intimement à la glande parotide ; des trabécules, nées de sa face profonde, l'unissent au tissu conjonctif interlobulaire. Quelques ouvertures permettent aux vaisseaux et aux nerfs contenus dans la loge parotidienne de se porter à la peau. Dans toute cette partie de son trajet, l'aponévrose d'enveloppe est peu épaisse et formée de fibres entrecroisées dans divers sens ; en arrière de la glande parotide, son épaisseur s'accroît, et elle se trouve alors constituée par des trousseaux parallèles, souvent très-apparents, dirigés de haut en bas et d'avant en arrière, qui vont se perdre sur la gaîne fibreuse du sterno-cléido-mastoïdien. Cette portion de l'aponévrose bride ce muscle, l'aplatit et le maintient rapproché de la glande parotide. Richet a beaucoup insisté sur cette disposition, et j'aurai occasion d'y revenir plus bas, en étudiant d'une façon spéciale la gaîne du sterno-cléido-mastoïdien. La portion inférieure de l'aponévrose d'enveloppe se continue directement avec le feuillet superficiel de l'aponévrose cervicale.

Le tissu fibreux qui recouvre l'apophyse mastoïde n'est autre chose que l'épanouissement de l'aponévrose d'insertion du muscle sterno-cléido-mastoïdien. Ce tissu dense, extrêmement résistant, adhère intimement à la peau par sa face superficielle, et, d'autre part, se confond avec le périoste ; il reçoit, par sa partie supérieure, les insertions de l'aponévrose épicrânienne, sur laquelle s'étale la portion la plus externe du muscle occipital [e].

La peau du pavillon de l'oreille recouvre une lame cartilagineuse, qui s'unit aux parois du crâne par des ligaments assez solides pour que l'oreille seule puisse supporter tout le poids du corps. Le ligament postérieur de la conque, le plus développé de tous, se compose de fibres horizontalement dirigées du pavillon de l'oreille à l'apophyse mastoïde. Si l'on veut le rendre bien apparent et se faire une idée de sa force, il suffit de porter la partie supérieure du pavillon en dehors et en avant.

La portion cartilagineuse du conduit auditif externe fait directement suite au cartilage de la conque ; mais il est facile de comprendre que la paroi supérieure de ce conduit doit être moins longue que sa paroi inférieure, car, tandis que le pavillon de l'oreille est sensiblement vertical, la portion écailleuse du temporal, contre laquelle il s'applique, présente, à cette hauteur, une obliquité marquée en bas et en dedans. L'espace resté libre entre l'os et la partie inférieure de la conque est comblé par une pièce cartilagineuse subdivisée en plusieurs portions par les *incisures de Santorini*.

Bien que le pavillon de l'oreille soit à peu près immobile chez l'homme, on y rencontre cependant quelques faisceaux charnus rappelant, à l'état rudimentaire, les muscles que l'on trouve si développés chez certains mammifères. L'*auriculaire antérieur* [b], l'*auriculaire supérieur* [c] et l'*auriculaire postérieur* [d] sont les muscles extrinsèques du pavillon. Les deux premiers ont été étudiés avec la région temporale ; quant au dernier, il se compose de deux ou trois faisceaux distincts, transversalement étendus de la face postérieure de la conque à l'apophyse mastoïde. Les quatre muscles intrinsèques sont signalés en anatomie descriptive sous les noms de *grand muscle de l'hélix* [f], *petit muscle de l'hélix* [g], *muscle du tragus* [h] et *muscle de l'antitragus* [j]; leur existence est bien loin d'être constante et leurs usages sont à peu près nuls. Les pièces du pavillon de l'oreille sont formées d'un véritable fibro-cartilage, dans lequel des capsules cartilagineuses sont disséminées au milieu d'une trame conjonctive ; ce tissu jouit d'ailleurs d'une vitalité analogue à celle qu'il a dans toutes les autres parties du corps, et il est reconnu aujourd'hui que les blessures du cartilage de l'oreille sont loin d'avoir la gravité que leur attribuait autrefois Leschevin.

Le lobule manque de cartilage ; il est entièrement composé d'un tissu adipeux enfermé dans une espèce d'étui cutané, dont les deux parois sont unies l'une à l'autre par des trabécules conjonctives ; celles-ci traversent la masse graisseuse et la subdivisent en lobules.

VAISSEAUX. — L'artère *temporale superficielle* [1], à partir du bord supérieur de la glande parotide, n'est plus séparée de la peau que par un feuillet fibreux peu épais, dépendant du fascia superficialis (ce feuillet a été enlevé dans la préparation et le vaisseau est mis à nu). Elle monte verticalement, à quelques millimètres en avant du pavillon de l'oreille, et ne tarde pas à passer dans la région temporale, après avoir donné deux ou trois petites branches *auriculaires antérieures*. Outre ces branches, le pavillon reçoit encore les rameaux terminaux de l'artère *auriculaire postérieure* [2]. La grande vascularité du pavillon de l'oreille est extrêmement favorable à la réunion des plaies de cette partie par première intention. Plusieurs faits prouvent même qu'une portion du pavillon complétement détachée a pu être remise en place avec succès ; un de ces faits est dû à Manec. Quelques petites branches [3-3-3] fournies par la transversale de la face, par les artères parotidiennes, ou par les rameaux massétérins de la carotide externe, perforent l'aponévrose et se distribuent au tégument des régions parotidienne et massétérine.

Les principaux troncs *veineux* [4-4] descendent de la région temporale et deviennent presque immédiatement sous-aponévrotiques. La veine temporale superficielle est ordinairement située en arrière de l'artère de même nom.

Les *lymphatiques* ont des directions différentes, suivant les points où on les examine. Ceux de la région massétérine aboutissent presque tous aux ganglions placés au-dessous de l'angle de la mâchoire. Le réseau superficiel de la région parotidienne rencontre, dans cette région même, quelques *ganglions* [C-C] situés superficiellement en dehors de la loge parotidienne ; outre ces ganglions, il en existe de profonds, situés dans l'épaisseur de la glande parotide. Quant aux vaisseaux du pavillon de l'oreille et de la région mastoïdienne, les plus antérieurs vont se jeter dans les ganglions parotidiens, tandis que ceux de la partie postérieure se portent aux ganglions sous-occipitaux et sous-mastoïdiens.

NERFS. — Les branches nerveuses qui se distribuent à la peau proviennent presque toutes du plexus cervical superficiel. La branche *cervicale transverse* fournit des rameaux [5] qui traversent le peaucier ; la branche *auriculaire* [6] donne à la peau du pavillon de l'oreille son exquise sensibilité ; la branche *mastoïdienne* [7] innerve la peau de la région mastoïdienne, et peut être suivie jusque dans les régions temporale et occipito-frontale.

Quelques petites branches nerveuses émanées du *facial* [8] perforent l'aponévrose superficielle, et cheminent dans l'épaisseur du fascia sous-cutané, où l'on peut les suivre jusque vers la commissure labiale ou sous la peau du menton. Il semble contradictoire de voir ainsi des rameaux sensitifs fournis par un nerf moteur tel que le facial, mais cette anomalie apparente s'explique d'elle-même, et j'aurai soin d'indiquer plus bas les nombreuses anastomoses qui fournissent à ce nerf des fibres sensitives, et le transforment ainsi en un véritable nerf mixte.

Pl. 10. 3[e] *Plan.* — L'ablation de l'aponévrose superficielle met à découvert la glande parotide, la plus grande partie du muscle *masséter* [a] et l'attache supérieure du *sterno-cléido-mastoïdien* [b].

La *parotide* [C] occupe toute la hauteur de la région parotidienne; elle est limitée en haut par l'apophyse zygomatique et le conduit auditif externe; en bas elle s'arrête ordinairement au niveau du bord du maxillaire inférieur, mais elle dépasse parfois cette limite de quelques millimètres. Rien de plus variable que le volume, les dimensions et le poids de cette glande. Sappey a trouvé une parotide pesant 9 grammes, tandis que la même glande, prise sur un autre sujet, en pesait 46 ; ce sont là, du reste, des chiffres extrêmes, entre lesquels sont compris les cas les plus ordinaires.

La face externe de la parotide est plane ou légèrement convexe; elle est recouverte dans toute son étendue par l'aponévrose superficielle, à laquelle elle adhère par les trabécules émanées du tissu interlobulaire ; aussi n'est-ce qu'avec quelque difficulté qu'on parvient, sur le cadavre, à mettre complétement à découvert la face externe de la glande. Son bord supérieur contracte des adhérences avec la face inférieure du conduit auditif externe ; son bord inférieur est en rapport médiat avec la glande sous-maxillaire, dont il est séparé par un feuillet aponévrotique parfois très-peu apparent. En arrière, la glande parotide est assez nettement limitée par le bord antérieur du sterno-cléido-mastoïdien ; en avant elle est creusée d'une gouttière verticale, qui s'accommode à la forme du bord postérieur de la branche de la mâchoire. L'étendue antéro-postérieure de la parotide est beaucoup plus considérable en haut qu'en bas; tandis que, dans ce dernier sens, elle dépasse à peine l'angle de la mâchoire ; dans sa moitié supérieure, au contraire, elle s'avance sur la région massétérine, recouvre une notable partie du masséter, le col du condyle et toute l'articulation temporo-maxillaire. La portion de la glande qui se prolonge au-dessus du muscle masséter, forme quelquefois une petite masse glandulaire, indépendante en apparence de la glande principale, et désignée par quelques auteurs sous le nom de *parotide accessoire*.

Le canal de Sténon [D] prend naissance dans la partie supérieure de la glande et sur la face externe du masséter ; il traverse horizontalement la région massétérine, suivant une ligne menée du milieu de la hauteur du lobule de l'oreille à la racine du nez, parallèlement à l'artère transversale de la face et à la plupart des branches du nerf facial. Nous avons suffisamment étudié les rapports de ce canal dans les régions génienne et buccale, et nous avons vu qu'après avoir perforé le buccinateur, à 8 millimètres ou 1 centimètre en avant du bord antérieur du masséter, il va s'ouvrir dans le vestibule de la bouche, soit au niveau du collet de la seconde grosse molaire, soit vis-à-vis de l'espace qui sépare celle-ci de la première.

Par sa face profonde, la parotide se moule sur toutes les anfractuosités de la loge qui la contient ; elle se met en rapport avec le ventre postérieur du digastrique, les muscles styliens et les deux ptérygoïdiens ; elle pénètre même très-souvent jusque dans la fosse ptérygo-maxillaire et sur les côtés du pharynx. Je me borne pour le moment à une simple indication de ces rapports, qui seront beaucoup mieux compris lorsque nous aurons étudié, dans leur ensemble, la loge parotidienne et les organes qui en forment les parois. On consultera avec fruit la figure 3 de la planche 12, où les rapports de la glande parotide sont représentés sur une coupe transversale.

La parotide, comme toutes les glandes salivaires, présente la structure d'une glande en grappe ; la salive fluide et aqueuse qu'elle sécrète paraît uniquement destinée à humecter les aliments pendant la mastication, et sous ce rapport elle diffère essentiellement de la salive visqueuse fournie par les glandes sublinguales et sous-maxillaires : on sait, en effet, que celle-ci a une action chimique incontestable pour la transformation des féculents en sucre.

On rencontre constamment, dans l'épaisseur de la glande parotide, et au milieu même des lobules glandulaires, un certain nombre de ganglions lymphatiques, dont la couleur rougeâtre ou violacée tranche sur le ton jaunâtre des grains acineux ; ces ganglions peuvent devenir le siége d'hypertrophie et de dégénérescences diverses, auxquelles le tissu de la glande reste complétement étranger ; en augmentant de volume, ils refoulent ce tissu, le compriment, l'atrophient, et les tumeurs exclusivement ganglionnaires qu'ils forment ont pu, dans certains cas, en imposer pour des dégénérescences de la parotide. Les erreurs de ce genre ne sont pas très-rares, et l'on pourrait citer plus d'un chirurgien qui, croyant extirper la glande, a simplement pratiqué l'ablation d'un ou plusieurs de ces ganglions..

L'effet constant des tumeurs de la région parotidienne est de gêner les mouvements d'abaissement de la mâchoire ; lorsque leur développement est un peu considérable, elles peuvent comprimer le conduit auditif externe et déterminer la surdité du côté correspondant ; elles occasionnent presque toujours des douleurs atroces, quelquefois de la paralysie, ce qui s'explique par les rapports intimes de la glande avec des nerfs sensitifs et moteurs très-importants.

Les tumeurs de la parotide peuvent être de nature très-diverse; outre les hypertrophies simples, les adénomes, les dégénérescences cancéreuses, on y rencontre assez souvent des tumeurs cartilagineuses ; on peut même dire que la région parotidienne est une de celles où les enchondromes des parties molles se développent le plus fréquemment. Elle est le siége d'abcès dits *critiques*, dont l'apparition se lie quelquefois à l'existence des fièvres graves; nous verrons plus loin comment le pus de ces abcès peut fuser profondément, sur les côtés du pharynx, et s'étendre jusque dans le thorax, en suivant les gros vaisseaux du cou, aussi devra-t-on les ouvrir dès qu'on en aura constaté l'existence. Ces tumeurs, auxquelles on donne le nom d'oreillons, paraissent avoir leur siége, non pas dans la glande parotide elle-même, mais dans les ganglions lymphatiques superficiels et dans le tissu conjonctif périphérique.

Les fistules salivaires des régions parotidienne et massétérine peuvent avoir leur point de départ, soit dans la glande, soit dans le canal de Sténon. Les fistules glandulaires correspondent à quelques lobules isolés ; une légère cautérisation au nitrate d'argent et une compression exacte, maintenue pendant quelques jours, en viennent ordinairement à bout. Celles qui siégent dans la portion massétérine du canal de Sténon sont beaucoup plus difficiles à guérir, car il est évident qu'on ne saurait leur appliquer aucun des procédés au moyen desquels on crée une fistule interne dans la portion buccinatrice de ce canal. Ici encore la cautérisation est la seule ressource du chirurgien, et l'on doit complétement rejeter la compression énergique de toute la glande, proposée par Desault et Viborg, dans le but de l'atrophier et de tarir ainsi la source de la sécrétion ; les excessives douleurs que cette compression occasionne la rendent intolérable, et, d'un autre côté, si l'on ne l'emploie que d'une façon modérée, elle est tout à fait inefficace.

Le *conduit auditif externe* [B] surmonte la glande parotide, et s'étend depuis la partie antéro-inférieure de la conque jusqu'à la membrane du tympan, qui en forme le fond et le sépare de l'oreille moyenne. Sa portion cartilagineuse fait directement suite au cartilage de la conque, et se trouve unie au pourtour de l'ouverture osseuse par des ligaments très-résistants, dont j'ai déjà signalé l'existence.

La longueur du conduit auditif externe n'est pas également évaluée par tous les auteurs : tandis que Jarjavay donne à ce canal 3 centimètres ou 3 centimètres et demi, il n'aurait, pour Sappey, Malgaigne et Richet, pas plus de 22 à 27 millimètres. D'après les mensurations que j'ai faites moi-même, je n'hésite pas à me ranger du côté de ces derniers anatomistes, car je suis arrivé à une moyenne de 25 millimètres, sans jamais aller au delà de 28.

La direction générale du conduit auditif externe est marquée par une ligne oblique d'arrière en avant et de dehors en dedans, de sorte que si l'on prolonge, par la pensée, les deux conduits jusqu'à la ligne médiane, leur point de rencontre sera situé en avant du plan transversal qui réunit les deux pavillons ; mais ces canaux sont bien loin d'être rectilignes, ils se contournent sur eux-mêmes et décrivent une espèce de pas de vis dont on ne peut se faire une idée bien exacte que par l'examen de moules obtenus en y coulant de la cire ou du plâtre. On peut cependant ramener ces diverses inflexions à trois directions principales : le conduit se porte d'abord en dehors et en avant, puis toujours en dehors et un peu en arrière, et enfin, après quelques millimètres de ce trajet, il se dirige de nouveau en dehors et en avant ; il forme ainsi deux coudes très-arrondis. Si l'on veut redresser autant que possible ces courbures pour examiner l'intérieur du conduit auditif, il faut porter le pavillon de l'oreille en haut et en arrière ; le speculum auris est un excellent auxiliaire pour ces investigations. Toutefois il est facile de comprendre que le redressement ne porte que sur la portion cartilagineuse du conduit auditif, et nullement sur la portion osseuse, dont la direction et la forme sont invariables.

La membrane du tympan, qui forme le fond du conduit auditif externe, n'est pas verticale ; elle est très-obliquement dirigée de haut en bas et de dehors en dedans, de sorte que sa face externe regarde fortement en bas. Il résulte de cette obliquité que la paroi inférieure du conduit auditif est d'environ un centimètre plus longue que la paroi supérieure. La face antérieure l'emporte également sur la face postérieure de 5 ou 6 millimètres.

La coupe du conduit auditif présente la forme d'une ellipse dont la direction n'est pas la même à tous les âges : chez l'enfant, le grand axe de l'ellipse est horizontal, tandis que chez l'adulte il se rapproche beaucoup de la verticale. Chez ce dernier, la longueur du grand axe est de 10 à 11 millimètres, celle du petit de 5 à 7 millimètres. Le calibre de ce conduit n'est pas uniforme dans toute son étendue ; il présente, à sa partie moyenne, un étranglement sensible, au niveau duquel s'arrêtent assez souvent les corps étrangers.

Dans la plupart des cas, on arrive à extraire les corps étrangers de l'oreille, en redressant la portion cartilagineuse du conduit auditif, et en employant simplement une pince à dissection. Si ces moyens ne suffisent pas, le meilleur instrument à mettre en usage est la curette articulée. Malgaigne conseille de l'introduire en suivant la paroi supérieure du conduit, afin d'éviter que la portion mobile de la curette n'aille, en se redressant, blesser la membrane du tympan ; cependant je pense, avec Richet, que cette précaution n'est rien moins qu'indispensable, car l'extrémité mobile de l'instrument présente une longueur presque insignifiante, et d'ailleurs il est bien rare qu'on ait à l'enfoncer assez profondément pour redouter un semblable accident. Il est infiniment plus commode de manier l'instrument en suivant la paroi inférieure du conduit. Se fondant sur ce que, dans le jeune âge, les dimensions antéro-postérieures du conduit auditif l'emportent sur toutes les autres, Lenoir conseillait d'introduire la curette par l'une des extrémités du diamètre horizontal chez les enfants. Il est évident que c'est là une façon de procéder très-rationnelle ; mais le plus souvent il est inutile d'y avoir recours, et l'on arrive très-bien en suivant la voie ordinaire, qui, je le répète, est de toutes la plus commode. Quel que soit le moyen que l'on veuille mettre en usage, il faut toujours, avant de procéder à l'extraction d'un corps étranger de l'oreille, s'assurer que ce corps existe bien réellement ; alors même qu'il est sorti spontanément depuis plusieurs heures, les malades en conservent encore l'impression, et, si l'on s'en rapporte à leurs sensations seules, ils ne manqueront pas de pousser le chirurgien à des manœuvres dont le moindre inconvénient serait leur inutilité.

La peau qui recouvre le cartilage de la conque s'enfonce dans le conduit auditif et en revêt toute la face interne ; mais en s'avançant vers la membrane du tympan elle s'amincit, son épithélium devient moins épais et plus perméable ; en un mot, elle perd ses caractères, pour prendre ceux des membranes muqueuses. Elle est couverte, dans presque toute son étendue, de poils semblables à ceux du tragus, et qui deviennent d'autant plus fins et plus rares, qu'ils sont plus profonds ; ces poils disparaissent un peu avant d'arriver au cercle tympanal.

A chaque poil sont annexées des glandes sébacées qui, dans cette région, ne présentent aucune particularité remarquable. Outre ces glandes, la peau du conduit auditif externe renferme encore un certain nombre de glandes tubuleuses, identiques aux glandes sudoripares, mais sécrétant une humeur jaunâtre, onctueuse, amère, le *cérumen*, dont la composition chimique diffère essentiellement de celle de la sueur. Il arrive souvent que chez les individus malpropres et peu soigneux, le cérumen s'accumule dans le conduit auditif, y acquiert en vieillissant une dureté comparable à celle de la pierre, et forme des espèces de calculs noirâtres, dont la présence amène toujours une gêne plus ou moins considérable du sens de l'audition. Des injections d'eau tiède finissent, à la longue, par ramollir ces concrétions cérumineuses, et leur extraction, à l'aide d'une curette ordinaire, ne présente plus alors aucune difficulté.

Le tégument du conduit auditif externe est extrêmement sensible ; le plus léger attouchement y produit une vive sensation de chatouillement, et les inflammations qui s'y développent, quelque légères qu'elles soient, s'accompagnent de douleurs aiguës qui privent les malades de tout repos.

Les polypes du conduit auditif sont assez fréquents. Ces polypes appartiennent presque toujours à la classe des polypes muqueux ; ils sont mous, d'une couleur gris rosé, et généralement faciles à diagnostiquer. Leur ablation est une opération des plus simples ; seulement, comme ils sont très-sujets à récidiver, on aura soin de cautériser énergiquement leur point d'implantation.

L'étude de l'oreille moyenne et de l'oreille interne appartient plutôt à l'anatomie descriptive qu'à l'anatomie topographique ; profondément situées dans l'épaisseur du rocher, ces deux cavités sont aussi inaccessibles à nos moyens d'exploration qu'à nos opérations chirurgicales. Je m'abstiendrai donc d'en parler ici, d'autant plus que le défaut d'applications pratiques rendrait leur description tout à fait sans intérêt, et je terminerai l'étude de la région auditive à la membrane du tympan, dernière portion de cet appareil accessible à la vue comme aux instruments de l'opérateur.

La *membrane du tympan* sépare l'oreille moyenne de l'oreille externe ; sa direction générale nous est déjà connue. Quant à sa forme, elle n'est pas tout à fait plane; attirée en dedans par le manche du marteau, elle présente une légère convexité du côté de la caisse du tympan, tandis que du côté du conduit auditif elle est un peu concave.

Les perforations accidentelles de la membrane du tympan ne sont pas très-rares; produites quelquefois par l'action directe d'un corps piquant, elles sont, le plus souvent, occasionnées par la brusque agitation que la déflagration de la poudre imprime à l'air atmosphérique. Quel que soit leur mode de production, ces perforations sont immédiatement suivies d'une hémorrhagie plus ou moins considérable, due à la déchirure du riche réseau vasculaire qui s'épanouit sur le feuillet fibreux de la membrane, et, chose remarquable, la surdité n'est presque jamais la conséquence de cette lésion. Loin d'être diminuée, au contraire, la faculté auditive s'exagère considérablement pendant les premiers jours, et l'on a vu des malades auxquels l'audition du plus léger bruit arrachait des cris de douleur. Il semble que cette membrane soit destinée à jouer le rôle d'étouffoir, de modérateur des ondes sonores; mais cet appareil protecteur n'est pas indispensable: après quelques semaines d'une sensibilité exagérée, l'oreille s'habitue peu à peu à ce nouvel état de choses, et l'ouïe se rétablit, sinon intégralement, au moins d'une façon très-suffisante. J'ai eu, il y a quelques années, l'occasion de voir un individu atteint de perforation accidentelle de la membrane du tympan, et chez lequel cet accident avait pour ainsi dire passé inaperçu.

Lorsque la perforation succède à une otite interne ou à une suppuration de l'oreille moyenne, les suites n'en sont ordinairement pas aussi simples. On cite, il est vrai, des cas où après une inflammation suppurative de la caisse du tympan, l'ulcération de la membrane a permis au pus de s'écouler au dehors, et a rétabli l'intégrité des fonctions auditives; mais ces cas sont exceptionnels. Le plus souvent, au contraire, la surdité persiste, non point par le fait de la perforation, mais parce que l'inflammation profonde a désorganisé des parties indispensables à l'audition.

La perforation artificielle de la membrane du tympan, pour donner issue à une collection purulente de l'oreille moyenne, avait été anciennement conseillée par Riolan et Cheselden. Pratiquée pour la première fois par A. Cooper, elle a donné de beaux succès à Deguise, Saunders, Paroisse, Cellier, Maunoir, etc. Cependant elle a échoué entre les mains de Boyer et d'Itard. Il est inutile, pour l'exécuter, de recourir à l'emploi d'instruments spéciaux, tels que ceux d'Himley, de Buchanam, de Fabrizi ou de Deleau, et rien n'est plus simple que de décoller la membrane du cercle tympanal, au moyen d'un petit bistouri, ou mieux d'un ténotome. On aura soin de se maintenir dans le segment inférieur de ce cercle, pour éviter la lésion du manche du marteau ou de la corde du tympan.

Ai-je besoin d'ajouter que les individus atteints de perforation de la membrane du tympan, peuvent faire sortir, par le conduit auditif, l'air ou la fumée, lorsqu'ils soufflent en fermant en même temps la bouche et les narines.

L'*apophyse mastoïde* présente, dans sa structure, une disposition particulière qui la met en relation directe avec l'appareil de l'audition. Formée à l'extérieur d'une lame mince de tissu compacte, elle est creusée, dans son épaisseur, d'un grand nombre de vacuoles qui communiquent toutes entre elles, et vont s'ouvrir, par un orifice unique, sur la paroi postérieure de la caisse du tympan, au voisinage de la courte apophyse de l'enclume. Toutes ces vacuoles sont tapissées par une membrane délicate qui se continue directement avec la muqueuse de l'oreille moyenne. Grâce à cette texture aréolaire, l'apophyse mastoïde se trouve transformée en une sorte de caisse vibrante, et forme comme un tympan secondaire annexé au tympan principal.

A l'époque de la naissance, l'apophyse mastoïde, presque entièrement composée de tissu compacte, fait à peine saillie, et les cellules mastoïdiennes n'existent pas encore; elles ne commencent à se développer que dans le cours de la première année, et restent fort longtemps indépendantes de l'oreille moyenne, car, d'après Arnemann, ce n'est guère que vers l'âge de seize ou dix-sept ans qu'elles communiquent avec la caisse du tympan. Comme toutes les autres cavités osseuses du corps, ces vacuoles continuent à s'agrandir jusque dans la vieillesse la plus avancée.

Les collections purulentes de l'oreille moyenne envahissent ordinairement les cellules mastoïdiennes, et, dans certains cas, on a vu le pus se faire jour au dehors, par une perforation spontanée de l'apophyse mastoïde; de là l'indication toute naturelle d'évacuer ces abcès par une ouverture artificielle faite à cette apophyse. Conseillée par Riolan, exécutée pour la première fois par Jasser, cette opération fut d'abord pratiquée avec une sorte d'enthousiasme; puis, à la suite de quelques cas malheureux, on la regarda comme très-dangereuse et on la proscrivit absolument. Il y a là une double exagération contre laquelle il faut se tenir en garde, et il est universellement reconnu aujourd'hui que la perforation de l'apophyse mastoïde est inoffensive par elle-même ; le seul reproche sérieux qu'on puisse lui adresser, serait de ne donner souvent que des résultats nuls ou insignifiants. Cependant Forget, en 1849, et Follin, en 1863, l'ont employée avec succès. On peut perforer l'apophyse mastoïde avec une petite couronne de trépan ou avec un perforatif ; si l'os était très-aminci, un simple trocart suffirait ; enfin si en même temps il y avait carie, on emporterait avec la gouge et le maillet toute la portion d'os altérée.

Les vaisseaux et les nerfs seront décrits avec le plan suivant.

Pl. 20. 4e *Plan.* — VAISSEAUX. — Presque toutes les branches nerveuses et vasculaires des parties latérales de la face ont leur point de départ dans la région parotidienne ; recouvertes par la glande parotide, enfouies au milieu même du parenchyme de cette glande, elles ne deviennent visibles qu'au delà des limites de cette région, et il faut, pour les apercevoir dans toute leur étendue, aller les sculpter au-dessous des lobules glanduleux qui les recouvrent, et auxquels leur tunique externe adhère par une foule de prolongements.

L'artère *faciale* [1] seule fait exception à cette règle ; mais elle n'appartient pour ainsi dire pas à la région massétérine, elle ne fait que se montrer au devant du bord antérieur du masséter, et disparaît immédiatement dans la région génienne, où nous avons étudié son trajet et sa distribution. La *veine faciale* [7] est située en arrière de cette artère.

L'artère *carotide externe* [2] occupe à peu près toute l'étendue verticale du creux parotidien, depuis l'angle de la mâchoire jusqu'au col du condyle, où elle finit en fournissant ses deux branches terminales : la maxillaire interne et la temporale superficielle. Dans ce trajet, elle est peu flexueuse, et se trouve enveloppée de tous côtés par les lobules de la parotide. D'après Triquet, on trouverait souvent cette artère libre par une de ses faces, et simplement logée dans un sillon creusé à la superficie de la glande ; mais Sappey et Richet n'ont jamais observé cette disposition. J'ai fait, de mon côté, de nombreuses dissections dans le but de résoudre cette question, et j'ai toujours trouvé l'artère complétement enfouie dans la parotide ; il faut donc considérer comme tout à fait anormaux les faits signalés par Triquet.

La carotide externe donne, par sa face externe, quelques petits rameaux destinés à la glande parotide ; les plus volumineuses de ces artères *parotidiennes* traversent la glande et se distribuent à la peau.

Les autres branches collatérales que la carotide externe fournit dans la région parotidienne naissent sur sa face postérieure. Ce sont :

1° Un rameau *sterno-mastoïdien* [5] que je considère comme constant.

2° L'artère *auriculaire postérieure* [4] qui donne, avant de sortir de la glande parotide, un rameau au muscle sterno-cléido-mastoïdien. Elle se dirige ensuite vers le pavillon de l'oreille et se divise en deux branches : la branche *auriculaire* (coupée dans la préparation) se distribue au pavillon (voy. pl. 18, fig. 2) ; la branche *mastoïdienne* continue sur l'apophyse mastoïde la direction primitive du vaisseau, et se termine en s'anastomosant avec les derniers rameaux de l'artère temporale superficielle et de l'artère occipitale. Elle donne quelquefois l'artère mastoïdienne, qui vient ordinairement de l'occipitale.

L'artère *maxillaire interne* s'enfonce au-dessous du col du condyle et ne peut être visible que lorsqu'on a complétement enlevé la branche de la mâchoire.

L'artère *temporale superficielle* [3-3] continue, au-devant du conduit auditif, la marche ascendante de la carotide externe ; elle fournit, dans l'intérieur de la glande parotide, l'artère *transversale de la face* [6], qui se porte horizontalement en avant, et suit une direction parallèle à celle du canal de Sténon, sur lequel elle est quelquefois immédiatement appliquée.

Les petites branches artérielles sont accompagnées par une ou deux veines collatérales, mais les gros troncs n'ont jamais qu'une seule veine satellite.

La veine *temporale superficielle* est d'abord située en arrière de l'artère correspondante, puis arrivée au niveau du conduit auditif, elle se place à son côté externe et la recouvre dans toute la hauteur de la région parotidienne. Comme l'artère, cette veine s'enfonce dans l'épaisseur de la glande parotide. A la hauteur du col du condyle, elle s'anastomose, soit avec le tronc de la veine maxillaire interne, soit avec une forte branche émanée de ce tronc, et la réunion de ces deux vaisseaux forme la veine *jugulaire externe* qui, d'abord située dans la glande parotide, s'en dégage derrière l'angle de la mâchoire, et se porte en bas et en arrière, vers la région sterno-cléïdo-mastoïdienne.

NERFS. — Nous avons suffisamment étudié le trajet et la distribution des branches *auriculaire* [9] et *mastoïdienne* [10] du plexus cervical, il est inutile d'y revenir. Les autres rameaux nerveux ont leur origine dans la région parotidienne, au-dessous de la glande ; ils sont fournis par le facial et l'auriculo-temporal.

Le nerf *facial* [12] sort du crâne par le trou stylo-mastoïdien et se trouve d'abord très-profondément situé dans le creux parotidien ; en traversant la glande parotide, il devient de plus en plus superficiel et se divise, dans l'intérieur de cette glande, en deux branches : la *temporo-faciale* [13] et la *cervico-faciale* [14] ; celles-ci fournissent à leur tour un très-grand nombre de rameaux divergents qui rayonnent à partir de la parotide, et recouvrent la face tout entière de leurs nombreuses ramifications. Sur la plupart des sujets, les branches de ce nerf s'anastomosent entre elles et forment un véritable plexus. Le nerf facial anime les deux portions du muscle occipito-frontal, les muscles du pavillon de l'oreille, le stylo-glosse, le stylo-hyoïdien, le digastrique et tous les muscles de la face.

Exclusivement moteur dans sa portion intra-crânienne, ce nerf reçoit, après le trou stylo-mastoïdien, des fibres sensitives du pneumogastrique et du glosso-pharyngien ; derrière le col du condyle, le nerf auriculo-temporal lui est uni par une grosse branche anastomotique. En outre, ses derniers filets forment, avec les nerfs sous-orbitaires et mentonniers, des plexus sur lesquels j'ai déjà appelé l'attention. Toutes ces fibres sensitives font du nerf facial un nerf mixte dans sa portion extra-crânienne, aussi ne doit-on pas s'étonner s'il fournit un assez grand nombre de branches cutanées. Il est même probable que les fibres sensitives venues des nerfs sous-orbitaire et mentonnier remontent le long des branches du facial, en suivant un trajet rétrograde, car, après la section de ce dernier nerf, l'excitation du bout périphérique provoque des signes non équivoques de sensibilité récurrente.

Le nerf *auriculo-temporal* [11] vient de la branche maxillaire inférieure du trijumeau ; d'abord situé au-dessous de la branche de la mâchoire, il se montre dans la région parotidienne en arrière du col du condyle ; ce nerf est sensitif dans toute son étendue. Après avoir fourni, dans l'épaisseur de la parotide, une branche anastomotique au facial, il se subdivise en plusieurs rameaux que nous avons vus se distribuer à la peau des régions temporale et occipito-frontale.

La glande parotide est donc traversée par des vaisseaux et des nerfs importants, aussi comprend-on que l'extirpation, même partielle de cette glande, s'accompagne nécessairement d'hémorrhagies sérieuses et de paralysies du mouvement et de la sensibilité. Les simples incisions, faites dans le but d'évacuer une collection purulente, présentent beaucoup moins de dangers ; cependant, pour les rendre aussi inoffensives que possibles, on aura soin de les faire dans la partie inférieure de la région et de leur donner une direction horizontale, c'est-à-dire parallèle à celle des vaisseaux et des nerfs les plus superficiels.

5e *Plan.* — *Loge parotidienne.* — On ne pourra prendre une idée bien exacte de la disposition de la loge parotidienne, qu'après avoir enlevé la glande parotide avec les vaisseaux et les nerfs qu'elle renferme, sans toucher à l'aponévrose qui passe au-dessous de cette glande et la sépare des organes plus profondément situés. Pl. 21.

La glande parotide repose, par sa face profonde, sur l'apophyse styloïde, le bouquet musculaire de Riolan et le ventre postérieur du digastrique ; par sa face antérieure, elle est en rapport avec le muscle ptérygoïdien interne et le bord postérieur de la branche de la mâchoire ; en arrière, elle s'accole à la face antérieure du sterno-cléïdomastoïdien et de l'apophyse mastoïde ; en haut, elle adhère au conduit auditif externe, tandis qu'en bas elle est séparée de la région sus-hyoïdienne et de la glande sous-maxillaire par un feuillet aponévrotique. Or, comme l'apophyse styloïde est située beaucoup plus profondément que le masséter et le sterno-cléido-mastoïdien, il existe donc, entre ces deux muscles, une dépression que la glande remplit entièrement, et à laquelle on donne le nom de *creux parotidien.* Veut-on maintenant savoir ce qu'il faut entendre par *loge parotidienne?* Qu'on imagine une aponévrose recouvrant à la fois le masséter, le creux parotidien et le muscle sterno-cléïdo-mastoïdien, et dont le bord supérieur s'arrêtera sur l'apophyse zygomatique, tandis que son bord inférieur se continuera avec l'aponévrose superficielle du cou. Ceci posé, si l'on suppose cette toile fibreuse extensible, il sera toujours possible d'en déprimer la partie moyenne jusqu'à ce qu'elle vienne s'appliquer sur la face externe de l'apophyse styloïde. Si l'on remplit alors le creux parotidien avec un corps mou, tel que de la charpie ou du crin, ce corps prendra la forme exacte de la glande parotide, et refoulera dans tous les sens l'aponévrose, jusqu'à ce que celle-ci soit arrêtée par les muscles et les os qui forment les parois de l'excavation parotidienne. Enfin, pour compléter la loge, il suffira de jeter, par-dessus le tout, une seconde aponévrose qui viendra se confondre avec la première, sur les limites de la glande.

Mais cette vue d'ensemble, toute juste qu'elle est, n'est pas suffisante, et nous devons maintenant étudier, avec un peu plus de détails, le trajet des feuillets fibreux destinés à contenir et à isoler la glande parotide. Prenons pour point de départ la gaîne du sterno-cléïdo-mastoïdien [F], et dirigeons-nous d'arrière en avant. Arrivée au bord antérieur du muscle, cette gaîne se subdivise en deux feuillets, l'un passe en dehors de la parotide, l'autre s'enfonce au-dessous de cette glande. Le premier a déjà été décrit avec le plan superficiel de la région ; immédiatement sous-jacent au fascia superficialis, il recouvre la parotide dans toute sa hauteur, et forme la paroi externe, le couvercle de la loge parotidienne. Cette aponévrose superficielle est toujours moins épaisse que l'aponévrose profonde ; elle s'unit à cette dernière sur tout le pourtour de la glande, et se fixe en haut à l'apophyse zygomatique et au conduit auditif externe.

Immédiatement en avant du sterno-cléido-mastoïdien, le feuillet profond est assez résistant et adhère intimement aux granulations de la glande parotide ; plus loin, il recouvre le ventre postérieur du digastrique [E], et, comme ce muscle est soulevé par l'apophyse transverse de l'atlas, la saillie qu'il fait au-dessous de l'aponévrose le rend toujours très-apparent. A partir du digastrique, l'aponévrose devient beaucoup plus mince ; chez quelques sujets même elle se trouve réduite à une simple toile celluleuse, mais ces cas sont exceptionnels, et presque toujours elle reste parfaitement démontrable dans toute son étendue. Elle s'étale ensuite sur les muscles stylo-hyoïdien, stylo-glosse, sur l'apophyse styloïde [C], et se fixe, en haut, à la face inférieure du conduit auditif externe et au bord inférieur de l'apophyse zygomatique ; tout à fait en avant, elle va tapisser la face postérieure du muscle ptérygoïdien interne, recouvre le bord postérieur de la branche de la mâchoire, et, sortie alors du creux parotidien, elle vient se continuer sur la face externe du masséter, où elle se réunit au feuillet superficiel. Sa partie inférieure, appliquée sur le digastrique et le stylo-hyoïdien, devient d'autant plus superficielle qu'elle se rapproche davantage du bord inférieur de la parotide ; elle se fixe à l'angle de la mâchoire, et se confond avec l'aponévrose sous-cutanée, au niveau de la limite inférieure de la région. La jonction de ces deux feuillets complète, dans ce sens, la loge parotidienne, et sépare la parotide de la glande sous-maxillaire [H]. On trouvera exceptionnellement, sur certains sujets, un simple tractus celluleux interposé aux deux glandes, mais cette disposition, signalée par quelques auteurs, doit être extrêmement rare, car, pour ma part, j'ai toujours trouvé la loge parotidienne complétement fermée à sa partie inférieure.

Si l'on a suivi attentivement cette description, on remarquera qu'en poursuivant l'aponévrose dans le fond du creux parotidien, je ne l'ai pas fait remonter plus haut que l'apophyse styloïde ; c'est qu'en effet elle s'insère à cette apophyse et ne va pas au delà. Il existe donc, entre le bord antérieur de l'apophyse styloïde et le bord postérieur du muscle ptérygoïdien externe, un espace libre [D] qui n'est fermé par aucun feuillet aponévrotique, ce dont il est facile de s'assurer en y introduisant le doigt. On arrive, par cette ouverture, dans un tissu conjonctif lâche, que la paroi externe du pharynx limite en dedans, et en arrière duquel sont situés l'artère carotide interne, la veine jugulaire interne, et les nerfs glosso-pharyngien, pneumogastrique et spinal. C'est dans cet *arrière-fond* que s'insinue un prolongement *pharyngien* de la glande parotide dont l'existence n'est pas constante, mais qui paraît cependant assez fréquent, puisque Richet l'a rencontré sept fois sur douze cas (*). On trouve presque toujours un autre prolongement de la glande, derrière la branche de la mâchoire, au-dessus du muscle ptérygoïdien interne.

L'aponévrose qui tapisse l'excavation parotidienne présente deux autres solutions de continuité ; l'une, située au bas de la région, entre les muscles stylo-hyoïdien et stylo-glosse, sert au passage de l'artère carotide externe [2] ; par l'autre, l'artère maxillaire interne [3] s'engage au-dessous du col du condyle, et va gagner l'interstice celluleux qui sépare les deux muscles ptérygoïdiens. Une lame fibreuse maintient cette artère appliquée contre le col du condyle.

On décrit sous les noms impropres de ligament postérieur de l'articulation temporo-maxillaire, ou ligament *stylo-maxillaire*, une bandelette fibreuse étendue de l'apophyse styloïde à l'angle de la mâchoire. Sur aucun sujet, cette bandelette ne forme un ligament distinct avant la dissection ; elle est simplement constituée par une portion de l'aponévrose parotidienne profonde qui, en ce point, se trouve renforcée par des fibres parallèles, insérées à l'apophyse styloïde.

C'est lorsqu'on connaît exactement la forme et les rapports de la loge parotidienne, qu'on peut se rendre compte des difficultés énormes qui accompagnent l'extirpation de la glande parotide ; section du nerf facial, ouverture inévitable de l'artère carotide externe et de plusieurs de ses branches collatérales, tels sont les accidents auxquels on doit nécessairement se résoudre, dans les cas les plus simples. On a con-

(*) Les rapports du prolongement pharyngien de la glande parotide sont représentés dans la figure 3 de la planche 12.

seillé, pour éviter l'hémorrhagie, de porter une ligature préalable sur la carotide primitive, mais n'est-ce pas là compliquer une grave opération par une opération au moins aussi grave, et ne vaut-il pas mieux lier les vaisseaux au fur et à mesure qu'on les divise? D'ailleurs, il est presque toujours possible de faire comprimer la carotide primitive sur le tubercule de la sixième vertèbre cervicale, et de diminuer ainsi notablement l'abondance de l'écoulement sanguin.

On conçoit, à la rigueur, qu'avec du sang-froid et de l'habileté, on puisse venir à bout d'une telle opération, et depuis les faits cités dans la thèse de A. Bérard, il est démontré que la parotide a pu être enlevée en totalité par Randolphe, Smith, Lisfranc, Gensoul, Béclard et Braamberg; mais on peut certainement affirmer que si, dans ces cas, l'extirpation totale a été possible, c'est que la glande était tout entière contenue dans la loge parotidienne, et qu'elle n'envoyait aucun prolongement du côté du pharynx. Supposons qu'on rencontre la disposition inverse, l'ablation totale n'est plus seulement une opération difficile, elle devient tout à fait impraticable, car aucun opérateur ne sera assez téméraire pour aller s'égarer jusque sur la paroi externe du pharynx, et tout contre les gros vaisseaux profonds du cou. Comment manœuvrer dans cet espace étroit, où il est matériellement impossible de voir ce qu'on fait, et à une profondeur qui, de 6 à 7 centimètres, peut être portée au double, s'il s'agit d'une tumeur un peu volumineuse? Avant donc de s'engager dans une semblable entreprise, il serait indispensable de savoir si la glande se prolonge ou non dans l'arrière-cavité de la loge; malheureusement, nous n'avons, jusqu'à présent, aucun moyen de nous en assurer. Les statistiques qui nous disent que le prolongement pharyngien existe dans la moitié des cas environ, ne nous apprennent absolument rien de pratique, puisque nous ne pouvons pas savoir à priori dans quelle catégorie se rangera le cas particulier auquel nous avons affaire. D'ailleurs, lorsqu'une tumeur parotidienne se développe, la glande ne tarde pas à pousser des prolongements dans toutes les directions, surtout si l'affection est de nature maligne, et alors que l'opération eût été relativement simple sur le sujet sain, elle ne l'est plus lorsque la marche rapide de la maladie met l'homme de l'art en demeure d'intervenir. En résumé donc, et pour toutes ces considérations, je partage entièrement l'avis des chirurgiens qui considèrent, d'une manière générale, l'extirpation totale de la parotide comme absolument impraticable. Quant à savoir si son ablation partielle doit être tentée, c'est une question que je laisse à résoudre aux traités de pathologie.

Le muscle *masséter* ne présente, au point de vue des applications pratiques, qu'un intérêt secondaire ; aplati, d'une forme quadrilatère, il recouvre à peu près complétement la région masséterine, et s'étend de l'arcade zygomatique à l'angle de la mâchoire. Ce muscle est l'un des plus puissants élévateurs de la mâchoire inférieure, et, à ce titre, il joue un certain rôle dans la production des luxations de l'articulation temporo-maxillaire. Les deux faisceaux [*a-b*] qui le composent s'entrecroisent en X, de sorte que sa direction générale, intermédiaire à celle de ces deux faisceaux, serait indiquée par une ligne oblique qui, du tiers antérieur de l'apophyse zygomatique, irait aboutir à l'angle de la mâchoire. Nous avons vu que c'est immédiatement en avant du bord antérieur de ce muscle qu'on rencontre l'artère faciale [1].

6e *Plan.* — La *branche* [D] du maxillaire inférieur forme le squelette de la région massétérine ; chez l'adulte, elle présente une direction sensiblement verticale et s'unit à peu près perpendiculairement au corps de l'os. Chez l'enfant, au contraire, tant que les dents restent renfermées dans leurs alvéoles, le corps du maxillaire se trouve réduit à sa portion basilaire, et les deux parties de l'os forment, par leur réunion, un angle obtus ouvert en avant. Dans la vieillesse, les dents tombent, la portion alvéolaire du maxillaire s'affaisse, la portion basilaire persiste seule, et, comme chez l'enfant, la branche de la mâchoire devient oblique de haut en bas et d'arrière en avant. Pl. 22.

La face externe de cette branche est presque entièrement recouverte par le masséter [*a-b*] ; sa face profonde est en rapport avec les muscles ptérygoïdiens, le ligament sphéno-maxillaire, le nerf lingual, le nerf et les vaisseaux dentaires inférieurs.

Le bord antérieur de la branche de la mâchoire est tranchant ; il fait, dans la bouche, une saillie verticale qui soulève la muqueuse, et qu'on sent aisément en portant le doigt dans l'intervalle qui sépare les dernières molaires des deux mâchoires. Nous avons vu que c'est entre ce bord et les molaires que le vestibule de la bouche communique avec la cavité buccale. Son bord postérieur est lisse, arrondi, et recouvert par la glande parotide qui l'embrasse et le déborde en dehors et en dedans ; il se termine inférieurement par l'angle de la mâchoire. Son bord supérieur présente une échancrure en forme d'arc à concavité supérieure, limitée en avant par l'apophyse coronoïde, et en arrière par le condyle. Il existe, entre l'échancrure *sigmoïde* et l'apophyse zygomatique, un espace par lequel des instruments étroits pourraient pénétrer dans la fosse ptérygo-maxillaire sans fracturer les os, et aller blesser l'artère maxillaire interne ou ses branches; l'amplitude de cet espace est en raison directe du degré d'écartement des mâchoires.

L'apophyse *coronoïde*, examinée sur l'os dénudé de ses parties molles, affecte la forme d'une lame verticale tranchante, légèrement recourbée en arrière et terminée en pointe à son extrémité supérieure; mais sur le sujet frais, le tendon du muscle crotaphite vient embrasser de toutes parts cette apophyse, de manière à en dissimuler presque complétement les bords et la pointe. Lorsque les mâchoires sont rapprochées, l'apophyse coronoïde remonte derrière l'arcade zygomatique, et il devient très-difficile d'atteindre le tendon du crotaphite; aussi doit-on abaisser fortement le maxillaire inférieur, lorsqu'on veut couper ce tendon, pour pouvoir désarticuler la mâchoire.

Le *condyle* prolonge directement en haut le bord postérieur de la branche du maxillaire, et comme la description de cette éminence articulaire se lie intimement à celle de l'articulation temporo-maxillaire, je ne saurais mieux faire que d'indiquer ici les rapports, la forme et le mécanisme de cette articulation.

L'union de la mâchoire inférieure avec le crâne se fait par une articulation condylienne, dans laquelle la tête osseuse est fournie par le maxillaire, tandis que la cavité de réception appartient au temporal. On rencontre, en effet, sur ce dernier os, une cavité *glénoïde* allongée dans le sens transversal, et située immédiatement en arrière de la racine transverse de l'apophyse zygomatique. La cavité glénoïde n'est pas articulaire dans toute son étendue, elle est subdivisée en deux portions distinctes par la scissure de Glaser, et c'est seulement la partie antérieure à cette scissure qui reçoit le condyle; un cartilage d'encroûtement revêt cette surface et favorise les glissements. Ce cartilage ne se borne pas à recouvrir le fond de la cavité; il se prolonge en avant jusque sur la racine transverse de l'apophyse zygomatique, de sorte que cette apophyse fait réellement partie des surfaces articulaires. Nous verrons, en effet, dans un instant, que c'est sur elle que vient frotter le fibro-cartilage interarticulaire, lorsque la mâchoire s'abaisse. Le grand axe de la cavité glénoïde n'est pas rigoureusement transversal, sa direction suit exactement celle du condyle. Toute la portion située en arrière de la scissure de Glaser ne prend aucune part à l'articulation, aussi n'y trouve-t-on pas de cartilage d'encroûtement; une lame osseuse très-mince, l'*apophyse engaînante*, la limite en arrière et la sépare du conduit auditif externe.

L'articulation temporo-maxillaire est donc presque immédiatement contiguë à l'oreille externe; il résulte de ce voisinage, que lorsque cette articulation est le siége d'une tumeur blanche, les tissus tuméfiés compriment la portion cartilagineuse du conduit auditif, et provoquent des douleurs aiguës du côté de l'oreille. Une portion de la glande parotide occupe toujours la petite rainure verticale intermédiaire à la branche de la mâchoire et à l'apophyse engaînante. Lorsque la glande devient le siége d'un développement morbide, la résistance des os du crâne empêche sa partie profonde de se porter en arrière; mais sa portion antérieure repousse en avant la branche de la mâchoire, et l'on a vu des luxations plus ou moins complètes dues à la présence de tumeurs parotidiennes. Dans le fait de Monteggia, la tuméfaction de la parotide n'avait produit qu'une semi-luxation. La scissure de Glaser est en connexion intime avec l'oreille moyenne et donne passage à l'artère tympanique; la corde du tympan s'y engage aussi quelquefois.

Du côté du maxillaire inférieur, la surface articulaire est représentée par le condyle, éminence olivaire, allongée transversalement et dont le grand axe, obliquement dirigé, correspond exactement à celui de la cavité glénoïde. Si l'on prolonge par la pensée le grand axe de chaque condyle, on voit que ces deux lignes se rencontreront en arrière de leur point de départ et au niveau de l'apophyse basilaire. Cette obliquité du condyle suffirait à elle seule, indépendamment de tout autre caractère, pour prouver la destination de l'homme à un régime omnivore. Chez les animaux carnassiers, en effet, les condyles du maxillaire ont une direction transversale, et les mouvements de diduction de la mâchoire inférieure sont à peu près impossibles. Chez les herbivores, au contraire, tels que les ruminants, le grand axe du condyle est antéro-postérieur, et la mastication s'effectue par une série de mouvements latéraux, dans lesquels la mâchoire inférieure passe sous la supérieure, tantôt à droite, tantôt à gauche. Ainsi qu'il est facile de le voir, l'homme tient le milieu entre ces deux types si distincts; la direction transversale de ses condyles lui permet d'abaisser fortement la mâchoire, d'ouvrir largement la bouche et de broyer des corps d'une certaine dureté, en même temps que leur léger degré d'obliquité rend possible des mouvements de latéralité nécessaires pour l'écrasement des substances herbacées par les molaires.

La surface du condyle est recouverte d'un cartilage d'encroûtement développé surtout du côté qui supporte le plus de frottements, c'est-à-dire en avant. On appelle *col* du condyle la portion rétrécie située au-dessous de la tête osseuse.

Les deux surfaces articulaires ne sont pas immédiatement en contact, elles sont séparées par un fibro-cartilage interarticulaire, dont la face inférieure, concave, recouvre la convexité du condyle, et dont la face supérieure est en rapport, non pas avec le fond de la cavité glénoïde, comme on pourrait le croire, mais avec la racine transverse de l'apophyse zygomatique. Or, comme cette racine est convexe et que le disque interarticulaire se moule sur elle, il suit de là qu'au lieu de présenter la forme d'un ménisque, ce fibro-cartilage ressemble plutôt à une lentille biconcave. Les fibres supérieures du muscle ptérygoïdien externe viennent s'insérer au bord interne du fibro-cartilage, et comme d'autre part, toute la portion inférieure de ce muscle se fixe en dedans du col du condyle, il en résulte que le disque se trouve intimement uni à la tête osseuse et l'accompagne dans tous ses déplacements; c'est lui qui glisse sur la racine transverse de l'apophyse zygomatique, lorsque la mâchoire s'abaisse.

L'intérieur de l'articulation est revêtu d'une synoviale que la présence du fibro-cartilage divise en deux cavités secondaires; dans certains cas, assez rares d'ailleurs, ce dernier est percé d'une ouverture, et les deux cavités n'en font qu'une.

Il n'existe, en réalité, pour l'articulation temporo-maxillaire, qu'un seul ligament, le *ligament latéral externe* [E], bandelette fibreuse assez résistante, dont les fibres parallèles sont obliquement dirigées de haut en bas et d'avant en arrière. Ce ligament s'insère supérieurement au tubercule qui marque le point d'union des deux racines de l'apophyse zygomatique, et se fixe en bas à la partie postérieure du col du condyle. Il n'y a donc pas de ligament du côté interne, et il est aisé de concevoir qu'un moyen d'union dans ce sens eût été inutile; les deux articulations temporo-maxillaires sont solidaires, l'une ne saurait marcher sans l'autre; tout mouvement de latéralité relâchera nécessairement un des ligaments latéraux externes, en même temps qu'il tendra celui du côté opposé, de sorte que le véritable ligament latéral interne du côté droit se trouve être le ligament latéral externe du côté gauche, et *vice versâ*. On décrit cependant, sous le nom impropre de ligament latéral interne, une bandelette fibreuse étendue de l'épine du sphénoïde à la languette osseuse qui garnit l'entrée du canal dentaire inférieur (voy. pl. 23, F); mais, ainsi que nous le verrons bientôt, cette bandelette *sphéno-maxillaire* n'est qu'un moyen de protection pour les vaisseaux et le nerf dentaire inférieur, et n'entre pour rien dans l'articulation temporo-maxillaire. Je rappelle ici que le prétendu ligament *stylo-maxillaire* n'est qu'un faisceau de renforcement de l'aponévrose qui tapisse la loge parotidienne.

Les muscles élévateurs du maxillaire inférieur, le masséter, le ptérygoïdien interne et le crotaphite, sont de véritables ligaments actifs, dont l'action contribue efficacement à maintenir le contact des surfaces articulaires; ces trois muscles énergiques ont une puissance bien supérieure à celle des muscles antagonistes. Ceux-ci sont : le digastrique et la plupart des muscles de la région sus-hyoïdienne.

Le ptérygoïdien externe porte le maxillaire inférieur en avant et détermine les mouvements de diduction; il est à remarquer que ces différents mouvements ne sont possibles que lorsque la mâchoire a été préalablement abaissée.

Si l'on connaît ces dispositions anatomiques, rien n'est plus simple que de comprendre par quel mécanisme se produisent les luxations de la mâchoire, et comment on doit procéder pour les réduire. Lorsque les mâchoires sont rapprochées, le condyle est situé derrière la racine transverse de l'apophyse zygomatique; or, il est bon de rappeler que la saillie formée par cette racine représente une espèce de demi-cylindre, dont la face postérieure appartient à l'articulation temporo-maxillaire, tandis que la face opposée fait partie de la fosse zygomatique. Qu'arrive-t-il lorsque la mâchoire s'abaisse? Le centre du mouvement étant situé au-dessous de l'insertion inférieure du ligament latéral externe, et à peu près au milieu de la hauteur de la branche de la mâchoire, il se produit, dans cette portion de l'os, un véritable mouvement de bascule. Pendant que l'angle de la mâchoire se porte en arrière, le condyle marche en avant et tend à glisser au-dessous de la racine transverse de l'apophyse zygomatique, entraînant le fibro-cartilage interarticulaire qui, comme je l'ai dit, fait corps avec lui. En même temps, le ligament latéral externe se tend d'autant plus que la mâchoire s'abaisse plus fortement. Veut-on se rendre un compte exact du chemin parcouru par le condyle? Qu'on exerce une légère compression immédiatement en avant du tragus, en même temps qu'on ouvrira graduellement la bouche. Dans le premier moment, le condyle glissera sur la face postérieure de la racine transverse; il cheminera surtout de haut en bas, très-peu d'arrière en avant, jusqu'à ce que l'ouverture buccale ait atteint à peu près la moitié de son amplitude maximum. Que l'on continue à abaisser la mâchoire, et l'on sentira alors le condyle s'engager, par un brusque mouvement, au-dessous de la racine transverse; à partir de cet instant il cesse de descendre et progresse directement en avant, jusqu'à ce que la bouche soit ouverte autant qu'il est possible de le faire sans éprouver de sensation douloureuse. La tête osseuse est alors arrivée au point où la face inférieure et la face antérieure de la racine transverse se confondent; il semble même que pendant les derniers instants de sa course, elle a une tendance à se porter de bas en haut, et à glisser sur le versant antérieur de ce double plan incliné. Si alors on rapproche les mâchoires, le condyle refait, en sens inverse, le chemin qu'il a parcouru, et tout rentre à l'état de repos. Mais si, au contraire, le maxillaire inférieur continue à s'abaisser, soit par l'effet d'une violence extérieure, soit dans un bâillement exagéré par la contraction convulsive des muscles abaisseurs de la mâchoire, le condyle passera sur la face antérieure de la racine transverse, tout naturellement et par le seul fait de l'écartement forcé des mâchoires, et l'on peut dire qu'il *tombera* (s'il est permis d'appliquer cette expression à un mouvement de bas en haut) dans la fosse zygomatique. Nul doute que la contraction du ptérygoïdien externe, attirant en avant le col du condyle, ne contribue à favoriser sa chute: mais c'est là une cause toute secondaire, qu'il n'est pas absolument nécessaire d'invoquer pour expliquer le mécanisme de la luxation en avant. C'est surtout lorsque le déplacement est effectué que l'action musculaire intervient pour le rendre permanent, le ptérygoïdien externe empêchant le condyle de revenir en arrière, pendant que le ptérygoïdien interne, le masséter et le crotaphite, l'attirent en haut et le maintiennent dans ses nouveaux rapports.

D'après Nélaton, ce qui s'oppose surtout à la réduction des luxations de la mâchoire, c'est que le bec de l'apophyse coronoïde, passant au-dessous de l'os malaire, irait s'accrocher à un petit tubercule qu'on trouve sur le bord inférieur de cet os, et ne pourrait plus être ramené en arrière. En présence de cette assertion de l'habile clinicien, ce n'est que sous toute réserve que j'ose hasarder une opinion contraire. Cependant des doutes ont déjà été émis par Richet sur la réalité de cet accrochement, et de mon côté je ferai observer que s'il est possible, facile même de le réaliser sur des têtes sèches, il n'en est plus ainsi lorsque les os sont recouverts de leurs parties molles; les fibres tendineuses du crotaphite embrassent tellement l'apophyse coronoïde dans tous les sens, que le bec de cette apophyse n'existe plus, et qu'il devient alors très-difficile de reproduire l'accrochement en question, alors même que l'on a complétement sectionné le muscle pour rendre l'expérience possible. Que doit-il en être sur le vivant, lorsque le tissu fibreux est fortement tendu par la contraction des fibres musculaires?

Le meilleur signe à l'aide duquel on puisse reconnaître une luxation de l'articulation temporo-maxillaire, est, sans contredit, l'impossibilité de rapprocher les mâchoires, survenue brusquement à la suite d'un coup, d'une chute ou d'un bâillement exagéré; cependant, la connaissance des rapports anatomiques vient encore ajouter à la certitude du diagnostic. Lorsque le condyle est en place, il fait toujours, au-dessous de l'apophyse zygomatique et immédiatement en avant du pavillon de l'oreille, une saillie appréciable dont on peut sentir le déplacement en faisant mouvoir la mâchoire; mais lorsque la tête osseuse est logée dans la fosse zygomatique, cette saillie n'existe plus; elle se trouve remplacée par une dépression, et les mouvements communiqués au maxillaire ne sont plus perçus par le doigt appliqué en ce point.

Il est évident que pour réduire une luxation de la mâchoire, on doit, comme dans toutes les luxations, ramener l'os luxé par le chemin qu'il a déjà parcouru pour se déplacer; on y arrivera donc en abaissant d'abord le maxillaire inférieur, pour ramener le condyle sous le point culminant de la racine transverse; puis, une fois ce résultat obtenu, il s'agira simplement de le repousser légèrement en arrière. Au reste, lorsqu'on a opéré le premier temps de la réduction, l'os reprend souvent sa place tout seul, sans qu'il soit nécessaire de l'y solliciter par un effort.

Dans les cas de luxation ancienne, les extrémités articulaires ont contracté des adhérences qui les maintiennent plus ou moins solidement en place, et la force développée par les doigts de l'opérateur n'est plus suffisante pour déloger l'os luxé; mais, à moins que l'accident ne remonte à plusieurs mois, il ne faut pas croire que le déplacement soit tout à fait irréductible. Les instruments spéciaux destinés à augmenter l'intensité de l'effort rendent alors des services réels, et j'ai vu Bouisson réduire facilement, à l'aide du dilatateur de Stromeyer, une luxation de la mâchoire datant de trente-six jours.

Dans tout ce qui vient d'être dit, il n'a été question que des luxations en avant, qui sont de toutes les plus fréquentes. Il suffira de se rappeler la présence de l'apophyse engaînante, en arrière de l'articulation, pour concevoir que les déplacements dans ce sens sont tout à fait impossibles. L'épine du sphénoïde met obstacle à la luxation en dedans, tandis qu'en dehors rien ne s'oppose à ce que le condyle abandonne la cavité glénoïde; mais il est clair que dans ce dernier sens encore, le déplacement ne pourra pas s'effectuer, puisque la luxation en dehors d'un côté ne saurait avoir lieu sans qu'il se produise en même temps une luxation en dedans du côté opposé. Un seul cas rend possible les luxations en dehors, c'est celui où une fracture du corps de l'os rend les deux articulations indépendantes. Dans un fait rapporté par Robert, la fracture siégeait du côté opposé à la luxation.

Le col du condyle est en rapport avec des artères volumineuses; la carotide externe et la temporale superficielle, qui lui fait suite, longent sa face postérieure; la maxillaire interne est maintenue appliquée contre sa face profonde par un feuillet aponévrotique; il y a donc à craindre, lorsqu'on désarticule la mâchoire, d'aller blesser ces vaisseaux, si l'on emploie l'instrument tranchant, et c'est pour éviter un semblable accident qu'on a proposé d'arracher l'os au lieu de le désarticuler; ce procédé a été suivi avec avantage par Maisonneuve.

On sait combien sont douloureuses les névralgies du nerf dentaire inférieur et combien aussi sont rares les guérisons définitives, lorsqu'on se contente de sectionner le nerf à sa sortie du trou mentonnier. Si l'on voulait aller le reséquer au-dessus de son entrée dans le canal dentaire, on pourrait mettre en usage le procédé suivi par Warren. On se rappellera que le nerf suit la face profonde de l'os, et que le canal dentaire est situé à égale distance entre le bord antérieur et le bord postérieur de la branche de la mâchoire. Voici en quoi consiste ce procédé qui, sans être d'une exécution bien facile, ne présente cependant pas de dangers sérieux. On détermine à l'avance la situation du canal dentaire, en se guidant sur la largeur de la branche de la mâchoire, et l'on fait, en ce point, une incision verticale, étendue de l'échancrure sigmoïde au bord inférieur du maxillaire. On ménage la parotide ainsi que le canal de Sténon, et l'on incise les fibres du masséter jusqu'à l'os. L'artère transversale de la face, nécessairement intéressée dans ce premier temps de l'opération, devra être liée avant d'aller plus loin. Une fois l'os à découvert, on y applique une couronne de trépan au-dessous de l'échancrure sigmoïde, et l'on voit alors le nerf dentaire, dont il est facile de reséquer telle portion qu'on jugera nécessaire. Si l'artère dentaire inférieure a été ouverte, on la liera sans difficulté.

On a proposé, pour arriver plus sûrement sur le canal dentaire, de se guider sur le milieu d'une ligne qui joindrait le tragus au point où l'artère faciale croise le bord du maxillaire inférieur. Il me paraît préférable de prendre, pour point de départ, les deux bords de la branche de la mâchoire, dont on peut toujours sûrement déterminer la position.

On désigne sous le nom de *resserrement permanent des mâchoires* la difficulté ou l'impossibilité de faire mouvoir le maxillaire inférieur ; mais, ainsi qu'il est aisé de le comprendre, les mouvements de la mâchoire peuvent être bornés ou rendus impossibles par une foule de causes. Tantôt il existe des brides cicatricielles, des adhérences, entre la joue et le maxillaire, suites de brûlures profondes, de stomatites mercurielles, de fièvres graves, etc. ; d'autres fois, une tumeur blanche ou même une arthrite simple, comme Follin en a rapporté un exemple, ont produit l'ankylose vraie ou fausse de l'articulation. Dans tous les cas, et quelle qu'en soit la cause, on se figure sans peine quel trouble le resserrement permanent des mâchoires doit apporter dans les principales fonctions de l'économie ; la mastication est rendue à peu près impossible, les aliments solides ne peuvent être introduits dans la bouche, de là une nutrition languissante, l'amaigrissement et quelquefois le marasme et la mort ; en outre, la prononciation est toujours incomplète, et souvent même il y a impossibilité absolue de parler. L'écartement forcé des mâchoires par des coins, la section des brides cicatricielles, l'autoplastie, d'autres moyens encore, ont été successivement mis en usage et ont quelquefois donné de bons résultats ; c'est ainsi qu'en 1839 Dieulafoy, de Toulouse, a pratiqué avec succès la section du masséter. Mais, il faut bien l'avouer, le nombre des revers a, jusqu'à présent, dépassé de beaucoup celui des guérisons définitives. Prévoyant qu'il y avait quelque chose de mieux à faire, A. Bérard avait avancé qu'on pourrait peut-être établir une fausse articulation dans la continuité du maxillaire inférieur, en avant de l'obstacle ; mais il n'eut jamais l'occasion de mettre cette idée à exécution. C'est à Esmarsh et à Rizzoli que revient l'honneur d'avoir réalisé cette conception du chirurgien français, et d'avoir introduit dans la pratique des procédés opératoires qui, sans être infaillibles, paraissent cependant supérieurs aux autres moyens employés jusqu'ici. Du reste, les procédés d'Esmarsh et de Rizzoli sont très-peu différents l'un de l'autre, tous deux reposent sur le même principe : créer une fausse articulation en avant de l'obstacle.

Tandis que Rizzoli se borne à faire à l'os une simple section, et empêche la consolidation par des mouvements imprimés à la mâchoire, Esmarsh fait une véritable résection, il enlève un fragment osseux, pour prévenir la réunion et mieux assurer la formation de la pseudarthrose. Sur un relevé de vingt-sept ou vingt-huit opérations pratiquées par les deux procédés, la guérison aurait été obtenue dans les deux tiers des cas ; cependant, il faut tout dire, il y a eu des morts, et d'un autre côté la plupart des faits publiés l'ont été trop tôt pour que l'on puisse considérer le résultat obtenu comme définitif. L'opération d'Esmarsh a été pratiquée quatre fois en France, et jamais elle n'a donné de succès durables ; Marjolin, Boinet et Bauchet ont reconnu que leurs malades n'en avaient retiré aucun bénéfice. Celui d'Hergott a semblé guéri pendant plusieurs mois, mais au bout d'un an il était revenu au même point qu'avant l'opération. Il semble même que la résection d'un fragment osseux soit inutile, car après l'ablation de 2 centimètres du corps de l'os, la réunion s'est accomplie. Aubry, de Rennes, a obtenu un très-remarquable succès par le procédé de Rizzoli, mais son second opéré a succombé. En regard des insuccès, on pourrait placer les brillants résultats obtenus par Rizzoli, Wilms, Esmarsh, Wagner, Langenbeck, Carlo Esterlé, Grube et Heath ; il est donc encore impossible de rien conclure, et nous devons attendre de nouvelles opérations pour nous prononcer définitivement sur la valeur de ces deux procédés.

Dans un travail publié en 1850, Richet a proposé, dans le cas où l'immobilité de la mâchoire tiendrait à une ankylose de l'articulation temporo-maxillaire, de reséquer une portion du col du condyle, tout en conservant le périoste qui servirait de capsule articulaire à la pseudarthrose. Cette opération n'a jamais été pratiquée sur le vivant, mais, en y réfléchissant, n'est-on pas en droit de se demander si la conservation du périoste ne serait pas plutôt un moyen d'assurer la reproduction du tissu osseux, et par conséquent de favoriser la réunion des deux fragments, qu'on doit au contraire chercher à maintenir disjoints ?

Les organes compris entre le bord postérieur de la branche de la mâchoire et l'apophyse mastoïde forment la paroi interne du creux parotidien ; ils sont immédiatement sous-jacents au feuillet profond de l'aponévrose, qui les sépare de la glande.

Le muscle *stylo-hyoïdien* [*d*] se détache du bord inférieur de l'apophyse styloïde et disparaît bientôt derrière l'angle de la mâchoire.

Le ventre postérieur du *digastrique* [*e*] naît en arrière du précédent, dans la rainure digastrique de l'apophyse mastoïde ; il se porte en bas, en avant, et s'accole au stylo-hyoïdien sur la limite inférieure de la région. Le digastrique, soulevé par l'apophyse transverse de l'atlas, décrit, dans le creux parotidien, une légère courbe à convexité externe.

Aucune lame fibreuse ne fermant, en bas, le plan sous-jacent à l'aponévrose profonde de la loge parotidienne, il en résulte que le tissu conjonctif lâche, répandu autour des muscles digastrique et stylo-hyoïdien, communique largement avec celui qui sépare les différents plans musculaires du cou ; aussi les collections purulentes développées dans ce tissu ne se réunissent-elles pas en foyer, elles fusent au loin, se répandent en nappes et sont quelquefois assez considérables pour s'interposer, sous forme de lames purulentes, entre tous les organes.

VAISSEAUX. — Je n'ai pas à revenir ici sur ce que j'ai dit précédemment de la *carotide externe* [2] ; quant à l'artère *maxillaire interne* [3], son trajet ne peut être bien compris que lorsque la branche du maxillaire inférieur aura été enlevée.

L'artère *massétérine* [4] naît de la maxillaire interne, dans l'espace qui sépare les deux muscles ptérygoïdiens. Elle se porte immédiatement en dehors, sort par l'échancrure sigmoïde, et pénètre le masséter par sa face profonde. Elle est accompagnée par une ou deux veines collatérales.

Une veine *mastoïdienne* [7] croise obliquement l'insertion supérieure du sterno-cléido-mastoïdien (*f*), contourne le bord antérieur de ce muscle et se jette dans la jugulaire interne [6].

NERFS. — La seule branche nerveuse qu'on rencontre dans ce plan est le nerf *massétérin* [8]. Il naît ordinairement du tronc même du maxillaire inférieur, et quelquefois du nerf temporal profond postérieur, sort, avec l'artère massétérine, par l'échancrure sigmoïde, et, comme cette artère, pénètre le masséter par sa face profonde. Le massétérin est un nerf moteur dont les fibres proviennent de la petite racine du trijumeau.

7e *Plan*. — La branche du maxillaire inférieur recouvre l'extrémité postérieure du muscle buccinateur, les deux muscles ptérygoïdiens, et limite, en dehors, l'espace décrit sous le nom de région ptérygo-maxillaire ou zygomato-maxillaire. Pl. 23.

Le *buccinateur* [*b*] est horizontalement dirigé ; ses fibres supérieures s'insèrent à la tubérosité du maxillaire supérieur, ses fibres inférieures se fixent à la ligne myloïdienne du maxillaire inférieur, et sa partie moyenne, après avoir croisé le bord antérieur du ptérygoïdien interne, va s'attacher à l'aponévrose buccinato-pharyngienne.

Le *ptérygoïdien externe* [*c*] occupe la partie supérieure de la préparation ; ses fibres, dirigées d'avant en arrière et de dedans en dehors, s'insèrent, d'une part, à la grande aile du sphénoïde et à la face externe de l'apophyse ptérygoïde, et d'autre part, au col du condyle et à toute la face interne de l'articulation temporo-maxillaire. Sa face externe est cachée sous le tendon du muscle crotaphite, tandis que sa face profonde recouvre les insertions supérieures du ptérygoïdien interne. Je me suis suffisamment étendu sur l'action de ce muscle, à propos du mécanisme des luxations de la mâchoire. Le ptérygoïdien externe reçoit une branche motrice du nerf maxillaire inférieur.

Le *ptérygoïdien interne* [*d*] occupe, en dedans de la branche de la mâchoire, une position symétrique à celle du masséter sur la face externe du même os ; analogue à ce dernier muscle par sa forme, son action et la disposition de ses insertions inférieures, il est quelquefois appelé *masséter interne*. Dans sa moitié supérieure, il est recouvert par le ptérygoïdien externe dont le sépare un espace celluleux, dans lequel s'engage souvent l'artère maxillaire interne ; plus bas, la bandelette *sphéno-maxillaire* [F] descend entre sa face externe et les vaisseaux dentaires inférieurs. Sa face profonde forme la paroi externe d'une cavité limitée en dedans par le pharynx, et que j'ai déjà signalée sous le nom d'*arrière-fond* de la loge parotidienne ; on voit, entre le bord postérieur de ce muscle et l'apophyse styloïde, l'ouverture qui permet à la glande parotide de se prolonger jusque sur les côtés du pharynx. Le ptérygoïdien interne est élévateur de la mâchoire inférieure, et, comme ses deux congénères, le masséter et le crotaphite, il reçoit ses branches motrices du nerf maxillaire inférieur.

En arrière du creux parotidien, on trouve, sous le muscle sterno-mastoïdien et sur la partie postérieure de l'apophyse mastoïde, les insertions supérieures du *splénius* de la tête [*h*], que je décrirai avec la région de la nuque. On voit, au-dessus de ce muscle, un petit espace limité en avant par le digastrique et la veine jugulaire interne, et au fond duquel une lame aponévrotique, plus ou moins épaisse, cache les insertions atloïdiennes du grand et du petit oblique de la nuque. Quelques ganglions lymphatiques [G], appartenant au système des ganglions cervicaux postérieurs, recouvrent cette aponévrose.

Vaisseaux. — L'artère *maxillaire interne* [2] se dirige d'abord horizontalement d'arrière en avant et un peu de dehors en dedans ; après un trajet de quelques millimètres, sur la face interne du col du condyle, elle s'engage au-dessous du bord inférieur du ptérygoïdien externe et passe entre ce muscle et le ptérygoïdien interne; d'autres fois, elle arrive à la fosse ptérygo-maxillaire, en s'insinuant entre les deux faisceaux du ptérygoïdien externe; le sujet qui nous a servi de modèle présentait la première de ces deux dispositions. Il serait tout à fait hors de propos d'énumérer les nombreuses branches que donne la maxillaire interne, et de décrire les différentes anomalies dont ces branches peuvent être le siége, car la connaissance de ces détails ne peut être d'aucune utilité au point de vue pratique.

La *dentaire inférieure* [3] seule présente quelque intérêt; elle naît de la maxillaire interne sur la face profonde du col du condyle, et se porte directement en bas, derrière la branche du maxillaire, pour gagner l'ouverture supérieure du canal dentaire. Dans ce trajet, elle est séparée du muscle ptérygoïdien interne par la bandelette sphéno-maxillaire, dont l'usage paraît être de la garantir contre toute compression exercée de dedans en dehors. L'artère dentaire inférieure est accolée au nerf du même nom et peut être facilement intéressée, lorsqu'on pratique la résection de ce nerf; son calibre, à cette hauteur, est assez considérable pour nécessiter l'apposition d'une ligature. Avant de s'engager dans le canal dentaire, elle donne une petite branche *myloïdienne*.

NERFS. — Le *buccal* [9] a été décrit précédemment (voy. p. 119).

Le *lingual* [10] devient visible, dans ce plan, au-dessous du bord inférieur du ptérygoïdien externe; il se porte de haut en bas et d'arrière en avant, entre la branche de la mâchoire et le ptérygoïdien interne, et passe dans la région buccale où nous l'avons suivi.

Le *dentaire inférieur* [11] suit un trajet parallèle à celui de l'artère et donne, comme celle-ci, une branche *myloïdienne*, petit rameau moteur destiné au muscle mylo-hyoïdien.

8° *Plan.* — La paroi externe du pharynx forme la limite profonde des régions latérales de la face. Cette paroi est constituée, à ce niveau, par le muscle *constricteur supérieur* [*b*], dont les insertions supérieures se font à l'apophyse ptérygoïde, tandis que, plus bas, ses fibres naissent d'un raphé fibreux vertical, étendu de la tubérosité du maxillaire supérieur à la ligne myloïdienne du maxillaire inférieur. En avant de ce raphé, s'insère toute la partie moyenne du *buccinateur* [*a*], ce qui justifie le nom d'aponévrose buccinato-pharyngienne, sous lequel on le désigne. Pl. 24.

L'*apophyse ptérygoïde* [E] et la *tubérosité maxillaire* [F] laissent entre elles un espace en forme de fente verticale, la fente *ptérygo-maxillaire*, où l'artère maxillaire interne vient fournir ses dernières branches. C'est aussi dans cet espace qu'aboutissent les trous sphéno-palatin, vidien, grand rond et palatin postérieur. Je me borne, du reste, à indiquer ces particularités, car la fente ptérygo-maxillaire est située trop profondément pour que son exploration puisse servir au diagnostic chirurgical.

La fosse zygomato-maxillaire est largement ouverte en haut, du côté de la fosse temporale; en avant, la fente sphéno-maxillaire la met en communication directe avec l'intérieur de la cavité orbitaire; aussi les tumeurs de la région temporale, de l'orbite, de la base du crâne, les polypes naso-pharyngiens, y poussent-ils souvent des prolongements dont l'existence n'est pas toujours facile à constater, et dont la présence peut mettre un obstacle insurmontable à l'ablation complète de ces diverses tumeurs. Le pus, développé à cette profondeur, fuse avec la plus grande facilité le long du cou.

Les trois muscles du bouquet de Riolan naissent en arrière du constricteur supérieur du pharynx et sur un plan un peu plus superficiel. Le plus profond de ces muscles, le *stylo-pharyngien*, gagne les parois latérales du pharynx où il s'insinue entre le constricteur supérieur et le constricteur moyen ; sa situation, au-dessous des deux autres, ne permet pas de l'apercevoir dans la figure. Le *stylo-glosse* [*c*] et le *stylo-hyoïdien* [*d*] se dirigent tous deux en bas et en avant; le premier s'engage au-dessous de la branche du maxillaire et passe dans la région buccale, où nous l'avons étudié; le stylo-hyoïdien gagne l'angle de la mâchoire et se porte dans la région sus-hyoïdienne; il est quelquefois percé, à sa partie moyenne, d'une ouverture en forme de boutonnière, dans laquelle s'engage le tendon moyen du *digastrique* [*e-e*], d'autres fois les deux muscles sont simplement juxtaposés.

Enfin, au-dessous du ventre postérieur du digastrique et immédiatement derrière la veine jugulaire interne, les muscles *petit oblique* [*f*] et *grand oblique* [*g*] de la nuque viennent s'insérer à l'apophyse transverse de l'atlas. Je n'insiste pas sur la direction et les rapports de ces deux petits muscles qui seront étudiés avec la région cervicale postérieure.

VAISSEAUX. — Lorsqu'on jette les yeux sur une préparation semblable à celle que je décris, il semble vraiment impossible qu'un corps vulnérant puisse pénétrer jusqu'au-dessous des muscles ptérygoïdiens sans donner lieu à une hémorrhagie des plus graves, tant est considérable le nombre des vaisseaux artériels et veineux accumulés dans un aussi petit espace. Ajoutons que le calibre énorme de la plupart de ces vaisseaux, leur situation sur plusieurs plans superposés, sont des considérations bien capables de justifier une pareille crainte. Cependant, on a vu des cas dans lesquels des instruments piquants, des balles mêmes, ont pu s'introduire jusqu'au pharynx, sans qu'aucun écoulement sanguin ait pu faire croire à la lésion d'un vaisseau de quelque importance; mais il faut reconnaître que ces faits sont exceptionnels et que, dans la plupart des cas, la blessure s'accompagne d'une hémorrhagie toujours abondante, souvent même rapidement mortelle. La lésion de la maxillaire interne seule, par une balle, a suffi pour faire périr un malade de Boyer.

Les deux troncs artériels les plus importants sont la carotide interne et la carotide externe.

La *carotide interne* [1] est placée entre la carotide externe et la veine jugulaire interne; d'abord située à peu près sur le même plan que ces deux vaisseaux, elle s'enfonce ensuite au-dessous de l'apophyse styloïde [D], et va gagner, sur la face inférieure du rocher, l'ouverture du canal carotidien. Dans l'espace compris entre le bord supérieur du digastrique et la base du crâne, cette artère est trop profondément située pour pouvoir être accessible au chirurgien; aussi peut-on poser en principe que sa lésion, à ce niveau, est nécessairement mortelle. Au-dessous du digastrique, elle est beaucoup plus superficielle, et je dirai, dans un instant, comment on pourrait aller l'atteindre et y porter une ligature.

La *carotide externe* [2] est située directement en avant de la précédente, à la partie inférieure du creux parotidien; elle passe d'abord au-dessous du ventre postérieur du digastrique, avec lequel elle s'entrecroise en X; puis elle s'engage derrière le stylo-hyoïdien et vient se montrer dans la région parotidienne, entre ce dernier muscle et le stylo-glosse, qui reste au-dessous d'elle. Les branches qu'elle donne, dans l'épaisseur de la glande parotide, nous sont connues et n'ont plus à nous occuper. Pendant qu'elle est cachée sous le digastrique, la carotide externe fournit deux branches importantes : la faciale et l'occipitale.

La *faciale* [4] naît en arrière du stylo-hyoïdien, contourne le bord supérieur, puis la face externe de ce muscle, et va gagner la glande sous-maxillaire [H] dans la région sus-hyoïdienne. Au moment où elle perfore l'aponévrose qui unit le stylo-glosse au stylo-hyoïdien, elle donne une branche ascendante, la *palatine inférieure* [5], qui monte verticalement jusqu'au bord supérieur du muscle constricteur supérieur du pharynx, et, par une brusque inflexion en dedans, pénètre jusqu'aux parties latérales de l'isthme du gosier où elle se distribue.

L'artère *occipitale* [3] naît, en moyenne, à un centimètre au-dessous de l'angle de la mâchoire, tantôt au niveau de la faciale, tantôt au niveau de la linguale. Elle est croisée, à son origine, par la portion oblique du nerf grand hypoglosse, qui recouvre les deux artères carotides et se dirige vers l'apophyse mastoïde. Dans cette portion de son trajet, l'artère est recouverte par le ventre postérieur du digastrique, et, d'après Sappey, elle serait toujours située derrière le bord supérieur de ce muscle ; cependant, je me suis assuré qu'elle suit indifféremment la partie moyenne ou le bord supérieur du digastrique. Par sa face profonde, elle est en rapport avec la carotide interne, la portion verticale du grand hypoglosse et la veine jugulaire interne. Un peu avant de s'engager au-dessous des insertions mastoïdiennes du petit complexus et du splénius, l'artère occipitale sépare la veine jugulaire de l'apophyse transverse de l'atlas ; au delà de ce point, elle appartient à la région cervicale postérieure.

On peut aller lier l'artère occipitale au-dessous et en arrière de l'apophyse mastoïde (voy. pl. 17, B). J'exposerai plus loin sur quels rapports anatomiques est fondé ce procédé. Valette a proposé de la lier dans sa première portion, entre son origine et le point où elle repose sur le tubercule latéral de l'atlas, en se guidant, comme point de ralliement, sur le ventre postérieur du digastrique. L'incision doit s'étendre depuis le bord supérieur du cartilage thyroïde, jusqu'au milieu de la distance qui sépare l'angle de la mâchoire du lieu où le lobule de l'oreille s'attache à la peau de la joue. Après avoir reconnu le bord postérieur du digastrique et porté ce muscle en haut, on trouvera l'artère occipitale placée dans la portion courbe du grand hypoglosse, et en dehors de la portion verticale de ce nerf.

Il est à remarquer que l'incision proposée par Valette permet d'arriver à la fois sur les artères occipitale, carotide interne et carotide externe, et que le chirurgien peut, à son gré, lier l'un ou l'autre de ces trois vaisseaux.

Le procédé de Valette repose certainement sur des données anatomiques exactes, et, en s'en rapportant à la description de l'auteur, il semble que rien n'est plus aisé, même pour un opérateur inexpérimenté, que d'aller isoler l'artère occipitale au point qu'il indique. Cependant, après avoir vu pratiquer souvent cette opération sur le cadavre, après l'avoir pratiquée moi-même un très-grand nombre de fois, je ne puis passer sous silence une difficulté dont il n'a pas encore été question, et qui, lorsqu'elle se présente, rend l'opération très-difficile. Si l'on examine la planche que je décris, on pourra voir que, pour découvrir les deux artères carotides et l'artère occipitale, il a fallu sectionner et enlever plusieurs gros troncs veineux qui cachaient ces artères et allaient se jeter, soit dans la jugulaire interne, soit dans la jugulaire externe. Sept ou huit fois sur dix il en est ainsi, et l'on est forcé de manœuvrer au milieu de ces veines volumineuses, qui, lors même qu'elles sont vides sur le cadavre, ne laissent pas que de gêner beaucoup l'opérateur. Que serait-ce si l'on opérait sur le vivant? N'y aurait-il pas à craindre que ces veines, gonflées par la gêne de la respiration, ne rendissent l'opération tout à fait impraticable.

Il resterait, d'ailleurs, à se demander dans quel cas cette ligature est indiquée. Lorsqu'un instrument vulnérant atteint la partie supérieure et latérale du cou, il n'est pas toujours facile de reconnaître quel est le vaisseau qui fournit le sang ; la connaissance du siége de la blessure et de sa direction ne peut, dans ce cas, être d'un bien grand secours, si l'on sait que dans le petit espace limité en haut par l'apophyse styloïde, en bas par le bord inférieur du digastrique, en avant par l'angle de la mâchoire, et en arrière par l'apophyse mastoïde, outre plusieurs troncs veineux considérables, six artères importantes peuvent être blessées et donner lieu à une hémorrhagie grave. Ces six artères sont : la carotide interne, la carotide externe, l'occipitale, l'auriculaire postérieure, la pharyngienne inférieure accolée à la face profonde de la carotide externe, et enfin, dans le canal des apophyses transverses, la vertébrale. Or, à ce niveau, toutes ces artères sont profondes et très-peu accessibles à nos moyens d'exploration. A quelques millimètres en avant de la carotide externe, l'instrument pourrait encore ouvrir la faciale ; mais celle-ci est toujours plus superficielle que les autres, et il serait plus facile de l'atteindre. Si l'on connaissait l'artère intéressée, il est clair que ce qu'il y aurait de mieux à faire serait de chercher à la lier au fond de la plaie ; mais il faut bien reconnaître que cet excellent précepte, donné par Velpeau, n'est pas toujours applicable ; le plus souvent, l'abondance de l'écoulement sanguin force le chirurgien à se hâter, et au lieu d'employer un temps précieux à poursuivre un résultat problématique, mieux vaut encore se décider alors à lier la carotide primitive. C'est en agissant ainsi que Roux et Collier ont sauvé la vie à leurs malades.

NERFS. — Le *lingual* [11] et le *dentaire inférieur* [12] ont été coupés un peu après leur sortie du crâne par le trou ovale.

Le nerf *grand hypoglosse* [13] se montre entre la veine jugulaire interne et l'artère carotide interne ; il descend obliquement sur la face externe des deux artères carotides, et, devenu horizontal, disparaît sous le muscle stylo-hyoïdien. Sa *branche descendante* [14] va, plus bas, s'anastomoser avec la branche descendante interne du plexus cervical, et se prolonge jusque dans les régions sous-hyoïdienne et carotidienne.

Le nerf *spinal* [15] se montre un instant sur la face externe de la veine jugulaire qu'il croise obliquement. Dans certains cas (voyez pl. 14), ce nerf passe en dedans de la veine.

DEUXIÈME PARTIE

DU TRONC

J'adopterai, pour l'étude du *tronc*, la division généralement admise, et je décrirai successivement : 1° le cou ; 2° le thorax ; 3° l'abdomen ; 4° le bassin.

CHAPITRE PREMIER

DU COU.

On peut dire, avec Richet, que le *cou* est une véritable région de passage ; en effet, parmi les organes si nombreux et si variés qui entrent dans sa composition, il en est à peine quelques-uns qui lui appartiennent en propre ; le larynx, la glande thyroïde, quelques muscles, sont dans ce cas. Quant aux autres, tels que la trachée, l'œsophage, la moelle épinière, les artères carotides, les nerfs des plexus brachial et cervical, ils ne font que le traverser dans une plus ou moins grande étendue, pour se porter, soit aux régions de la tête, soit à celles du thorax ou du membre supérieur.

Le cou représente un étranglement situé entre la tête et le thorax ; il est à peu près cylindrique dans ses cinq sixièmes supérieurs, tandis qu'il s'élargit inférieurement et se confond avec les régions de la poitrine et de l'épaule. Chez l'enfant, il paraît relativement étroit, à cause du volume de la tête. Il est limité supérieurement par un plan mené au-dessous du bord du maxillaire inférieur et prolongé, en arrière, jusqu'à la protubérance occipitale externe. Un plan sensiblement parallèle au précédent marque sa limite inférieure ; celui-ci joint l'apophyse épineuse de la septième vertèbre cervicale à la fourchette du sternum et rase, sur les côtés, l'articulation acromio-claviculaire.

La longueur du cou est déterminée par celle des os qui lui servent de charpente, c'est-à-dire par la hauteur des sept vertèbres cervicales ; or, en comparant entre eux plusieurs squelettes d'adultes pris au hasard, il est facile de s'assurer que la distance comprise entre la première vertèbre dorsale et l'occipital varie très-peu d'un individu à l'autre. Les différences insignifiantes que l'on peut trouver à cet égard ne suffisent donc pas pour justifier les expressions de cou *long* ou *court* employées dans le langage ordinaire. D'autre part, les cas dans lesquels on a trouvé une vertèbre cervicale, soit en moins, soit en plus, sont tellement exceptionnels, qu'il n'est pas possible de les faire entrer en ligne de compte ; aussi doit-on admettre que le cou présente, à très-peu de chose près, la même longueur chez tous les sujets. Par contre, sa largeur varie considérablement, et chez certains individus d'une constitution athlétique, le développement des masses musculaires et adipeuses peut être tel que les diamètres transverses du cou sont augmentées d'un tiers ; mais il n'est démontré, dans aucun cas, que chez les sujets à *tempérament apoplectique*, les vaisseaux qui portent le sang à la tête aient moins de longueur qu'à l'ordinaire.

Composé d'organes variés et essentiels à la vie, parcouru par de gros vaisseaux, dont la lésion suffit pour donner lieu à des hémorrhagies rapidement mortelles, traversé par un grand nombre de branches nerveuses, dont la réunion et l'enchevêtrement forment les deux plexus cervical et brachial, le cou est une des parties du corps dont l'étude présente le plus d'intérêt au chirurgien. Habituellement découvert dans une certaine étendue, il est exposé, par cela même, à des blessures de toute espèce, faites dans un but d'homicide ou de suicide. D'autre part, il est le siége d'une foule d'opérations, telles que ligatures d'artères, phlébotomie, œsophagotomie, trachéotomie, sections tendineuses, etc. ; il est donc de la plus haute importance de bien connaître la disposition et les rapports des différentes parties qui concourent à sa composition.

Grâce à la configuration spéciale de la portion cervicale du rachis, le cou jouit d'une grande mobilité ; il exécute des mouvements étendus de flexion, d'extension et de latéralité, pendant lesquels une de ses faces devient convexe, tandis que la face opposée se raccourcit et prend une forme concave. On utilise cette mobilité pour la pratique des opérations chirurgicales, et il est de règle de porter dans l'extension la partie sur laquelle on veut opérer.

On peut subdiviser le cou en trois faces, présentant sept régions distinctes, dont chacune offre un intérêt spécial à l'anatomiste et au chirurgien. De ces sept régions, trois sont impaires et médianes, quatre sont paires et latérales. Les régions sus-hyoïdienne et sous-hyoïdienne occupent la *face antérieure* du cou; les régions sterno-cléido-mastoïdienne ou carotidienne et sus-claviculaire en occupent les *faces latérales;* enfin, on ne trouve sur la *face postérieure* qu'une seule région, la région cervicale postérieure ou région de la nuque.

RÉGIONS ANTÉRIEURES DU COU.

La face antérieure du cou est circonscrite par des limites très-naturelles qui sont : en haut, le bord du maxillaire inférieur et la ligne qui le prolonge au delà de la région parotidienne; en bas, la fourchette du sternum, et sur les côtés, le bord antérieur des deux sterno-cléido-mastoïdiens. Ces deux derniers muscles sont séparés, à leur partie supérieure, par toute la distance comprise entre les deux apophyses mastoïdes. Ils se rapprochent, à mesure qu'ils descendent, et arrivent presque à se confondre sur la fourchette du sternum, où l'on peut cependant constater qu'ils sont séparés par un petit espace arrondi et concave supérieurement. Ces limites sont toujours faciles à déterminer, lorsqu'on fait étendre la tête en arrière, et surtout lorsque le pannicule adipeux n'est pas assez développé pour masquer les saillies musculaires. La face antérieure du cou a donc la forme d'un triangle à base supérieure, situé au-dessous des régions mentonnière, génienne, buccale et parotidienne, au-dessus de la région sternale, et compris entre les deux régions sterno-cléido-mastoïdiennes. Pl. 25.

Une saillie transversale, appréciable seulement au toucher et formée par l'os hyoïde, divise la face antérieure du cou en deux régions : la région *sus-hyoïdienne* et la région *sous-hyoïdienne*.

Région sus-hyoïdienne.

1er *Plan.* — Après ce que je viens de dire, il est inutile d'insister sur les limites de cette région; le maxillaire inférieur en haut, l'os hyoïde en bas, le bord antérieur des sterno-cléido-mastoïdiens sur les côtés, la séparent des régions voisines. Les auteurs ne sont plus d'accord, lorsqu'il s'agit de lui assigner une limite profonde, et quelques-uns, Blandin et Malgaigne, entre autres, la réunissent à la base de la langue et la décrivent, avec le plancher de la bouche, sous le nom de région glosso-sus-hyoïdienne.

J'ai donné plus haut, à propos de la cavité buccale (voy. p. 144), les raisons qui ne me permettent pas d'adopter une semblable division ; et, de même que j'ai assigné pour limite inférieure au plancher de la bouche le muscle mylo-hyoïdien, c'est à la face inférieure de ce muscle que je ferai terminer la région sus-hyoïdienne. Je rappellerai toutefois qu'en arrière du mylo-hyoïdien, les deux régions sont anatomiquement confondues, et qu'il est impossible de les séparer autrement que par un plan tout à fait imaginaire.

La région sus-hyoïdienne est horizontale dans sa moitié supérieure, et verticale dans sa moitié inférieure ; ces deux portions sont réunies par une espèce de gorge concave en bas et en avant, qui donne à l'ensemble une forme curviligne. La mobilité de la tête et du cou permet de modifier beaucoup cette forme ; ainsi, en étendant fortement la tête en arrière, on voit que chacune des moitiés latérales de la région n'est plus alors constituée que par un seul plan obliquement étendu du maxillaire inférieur à l'os hyoïde.

Sur la plupart des sujets, la région sus-hyoïdienne ne présente ni saillies, ni enfoncements bien remarquables ; lorsque la tête est renversée, on voit, au-dessous du bord inférieur de la mâchoire et sur les parties latérales, une petite fossette qui correspond à la glande sous-maxillaire. Cette fossette n'est, du reste, bien apparente que lorsque le bord du maxillaire est un peu saillant.

La *peau* est souple et très-mobile, ce qui permet de l'employer à la confection des lambeaux autoplastiques, on peut même la ramener jusqu'au-devant du menton, dans la chéiloplastie, par la méthode de Chopart. En raison de cette mobilité, elle se laisse facilement soulever par les tumeurs ganglionnaires ou phlegmoneuses, si fréquentes dans cette région. Le tissu conjonctif lâche qui l'unit aux parties sous-jacentes est parfois tellement infiltré de graisse, que la peau, soulevée par un énorme pannicule adipeux forme, depuis l'os hyoïde jusqu'au maxillaire, des replis étagés, simulant un double ou un triple menton. Glabre chez la femme et l'enfant, elle se recouvre, chez l'homme, de poils roides dirigés d'arrière en avant.

—Fig. 1. 2e *et* 3e *Plans.* — Le *fascia superficialis* qui double la peau est subdivisé en deux lames comprenant entre elles le peaucier. Le développement de ces lames aponévrotiques est toujours en rapport avec celui du muscle.

Le *peaucier* [*a*] recouvre presque toute la région ; ses fibres, dirigées de bas en haut et de dehors en dedans, gagnent obliquement la partie inférieure de la face, et viennent, sur la symphyse du menton, se réunir aux fibres les plus internes du peaucier opposé. Il en résulte que les deux muscles laissent entre eux, sur la ligne médiane, un espace libre triangulaire, dont la base est formée par l'os hyoïde, et le sommet par la symphyse du menton. Dans ce petit intervalle, les deux lames du fascia superficialis sont réunies en une seule. Les inflammations érysipélateuses ou phlegmoneuses de cette couche se propagent facilement, en suivant le fascia sous-cutané, soit du côté de la face, soit vers la partie inférieure du cou. En outre, lorsque du pus s'y développe, les abcès sont limités, du côté des parties profondes, par une aponévrose que je décrirai dans un instant, et ont beaucoup plus de tendance à se porter vers la peau; aussi donnent-ils lieu de bonne heure à une fluctuation bien franche.

L'aponévrose *cervicale superficielle* ou *fascia cervicalis* [c] est sous-jacente au feuillet profond du fascia superficialis et s'étend sur toute la région sus-hyoïdienne. Elle se fixe, en haut, au bord du maxillaire inférieur et en bas à l'os hyoïde; mais elle ne fait qu'y prendre un point d'appui et se prolonge plus bas dans la région sous-hyoïdienne; sur les côtés, elle se continue avec la gaîne aponévrotique du sterno-cléido-mastoïdien. De la face profonde du fascia cervicalis, partent des prolongements destinés à séparer les différents organes compris entre cette aponévrose et le plancher de la bouche. Isolée par ces cloisons, la glande *sous-maxillaire* [e] se trouve contenue dans une loge complétement fermée en bas, et ouverte seulement en haut, pour le passage du canal de Wharton et du lobule que la glande envoie au-dessus du mylo-hyoïdien. La paroi postérieure de cette loge n'est autre chose que le feuillet fibreux interposé à la région sus-hyoïdienne et à la région parotidienne, feuillet sur lequel j'ai suffisamment appelé l'attention, lorsque j'ai décrit la dernière de ces deux régions.

En bas, l'aponévrose cervicale se confond avec la lame fibreuse qui fixe le tendon moyen du digastrique à l'os hyoïde. L'épaisseur du fascia cervicalis est extrêmement variable; dans un très-grand nombre de cas, il est trop mince pour opposer une barrière sérieuse à la marche du pus; mais, d'autres fois, il est assez résistant pour brider les parties profondes et emprisonner, au-dessous de lui, les collections purulentes, qu'il sépare nettement des régions voisines. Près de la ligne médiane, cette aponévrose contracte des adhérences intimes avec les muscles digastriques, de sorte que le pus ne saurait passer d'un côté à l'autre.

VAISSEAUX ET NERFS. — Quelques petites *branches artérielles* [1-1] sans importance, venues de la sous-mentale, se distribuent à la peau, après avoir traversé l'aponévrose et le peaucier.

Une ou deux *veines* [2], d'un calibre variable, descendent verticalement sur la ligne médiane et se continuent, plus bas, avec les veines *jugulaires antérieures*. Lorsque ces veines sont au nombre de deux, elles sont parallèles et s'envoient toujours, au niveau de l'os hyoïde, une forte anastomose transversale. Elles sont généralement dépourvues de valvules.

Le système lymphatique superficiel est représenté par un nombre assez considérable de vaisseaux, qui tous aboutissent à quatre ou cinq *ganglions* [*d*] situés entre le feuillet profond du fascia superficialis et l'aponévrose cervicale. Lorsque ces ganglions se tuméfient, ils deviennent roulants sous la peau, et l'on peut facilement les amener au-devant du maxillaire inférieur; leur suppuration donne lieu à des abcès superficiels qu'on peut ouvrir sans crainte, vu leur éloignement de l'artère faciale.

Les *nerfs* viennent du plexus cervical et du nerf facial.

Les rameaux [4-4] de la *branche transverse du plexus cervical superficiel* cheminent d'abord au-dessous du peaucier et n'arrivent à la peau qu'après avoir traversé ce muscle.

Les filets du *facial* [5] proviennent de la branche cervico-faciale; ils sont situés au-dessus de l'aponévrose cervicale et s'anastomosent avec un rameau du plexus cervical superficiel.

—Fig. 2. *4e et 5e Plans.* — L'ablation de l'aponévrose cervicale met à découvert la glande sous-maxillaire et le ventre antérieur du digastrique.

Tout en tenant compte des variétés individuelles, on peut dire que le volume moyen de la *glande sous-maxillaire* [*b*] est comparable à celui d'une amande. Elle est logée dans l'arc formé par le digastrique et recouvre ordinairement un peu, en bas, le tendon moyen de ce muscle. Lorsque la tête est fléchie sur le cou, la glande, refoulée en haut, se cache derrière le corps du maxillaire inférieur et devient tout à fait inaccessible; au contraire, lorsque la tête est fortement renversée en arrière, la région sus-hyoïdienne acquiert tout son développement, et la glande se présente à découvert; mais, ainsi que le fait judicieusement observer Richet, dans aucun cas, elle ne fait saillie sous la peau, même dans l'extension forcée de la tête, et ce n'est qu'après une dissection, sinon toujours pénible, au moins toujours nécessaire, qu'on arrive à l'énucléer.

La face inférieure de la glande sous-maxillaire est immédiatement en rapport avec le feuillet de l'aponévrose cervicale qui ferme sa loge en bas; par sa face profonde, elle recouvre le muscle mylo-hyoïdien, l'hyo-glosse et une petite portion du stylo-glosse. C'est derrière le mylo-hyoïdien qu'elle se prolonge jusque sur le plancher de la bouche. Sa face externe, cachée sous le corps du maxillaire inférieur, est appliquée, en partie, contre les insertions inférieures du ptérygoïdien interne. Enfin, en arrière, elle recouvre un feuillet fibreux derrière lequel se trouvent le stylo-hyoïdien, le ventre postérieur du digastrique et la glande parotide.

Par sa structure histologique, cette glande est identique avec toutes les autres glandes salivaires. La salive visqueuse qu'elle sécrète est versée, par le canal de Wharton, immédiatement en arrière des incisives médianes, sur les côtés du frein de la langue.

On trouve constamment, autour de la glande sous-maxillaire, un certain nombre de *ganglions lymphatiques* [c] qui reçoivent des vaisseaux venus du plancher buccal et des parties inférieures de la face; aussi, leur engorgement ou leur fonte purulente accompagnent-ils fréquemment les affections de la langue, les caries dentaires, etc. Dans certains cas, la tuméfaction de ces ganglions peut être portée au point d'intercepter presque complétement la circulation de retour et d'occasionner de violentes congestions.

La diathèse scrofuleuse produit souvent, en dehors de toute lésion locale des parties voisines, des adénites sous-maxillaires à marche chronique, qui résistent aux traitements les plus rationnels et les plus variés. A une époque peu éloignée de nous, l'ablation de ces ganglions hypertrophiés était devenue, pour ainsi dire, une opération à la mode; mais l'inconvénient de ne pas toujours pouvoir enlever tous les ganglions malades, les dangers sérieux que peut présenter une semblable opération, si l'on ne se borne pas à rester dans les couches superficielles, l'ont fait abandonner de beaucoup de chirurgiens. On peut cependant, lorsque tous les moyens de traitement sont restés sans résultat, et si l'on n'a affaire qu'à deux ou trois ganglions superficiels, se décider à les enlever; mais on aura soin d'employer le moins possible l'instrument tranchant pour les énucléer et d'en tordre le pédicule, car les vaisseaux considérablement dilatés donnent souvent beaucoup de sang.

Lorsque le cancer envahit à la fois la glande sous-maxillaire et les ganglions lymphatiques voisins, il peut en résulter des tumeurs volumineuses, de forme irrégulière, et dont l'ablation est parfois extrêmement difficile. Il arrive quelquefois que de semblables tumeurs sont simplement formées par des ganglions lymphatiques dégénérés, et plus d'un opérateur, croyant avoir extirpé la glande sous-maxillaire, n'a souvent extrait que des ganglions. Cependant, il ne faudrait pas croire que ces faits sont la règle et que l'on n'a jamais affaire qu'à des ganglions, comme certains auteurs l'ont prétendu. Blandin s'est assuré une fois qu'il avait bien réellement enlevé la glande ; Malgaigne est certain de l'avoir enlevée deux fois. D'ailleurs, lorsque le cancer est limité à cet organe, il reste en général circonscrit, et l'opération ne présente pas de bien grandes difficultés.

La glande sous-maxillaire est logée dans une espèce de creux comparable au creux ischio-rectal. La paroi externe de cette excavation est verticale; elle est formée par la face interne du maxillaire inférieur [C] auquel est accolé le muscle *ptérygoïdien interne* [*h*]. La paroi interne représente un plan oblique, constitué par la face inférieure du muscle *mylo-hyoïdien* [*e*] ; cette paroi se réunit à la paroi externe sur la ligne myloïdienne, de sorte que le creux sous-maxillaire est fermé en haut, dans toute l'étendue des insertions du mylo-hyoïdien. La face postérieure du creux sous-maxillaire est représentée par le feuillet fibreux [E] qui sépare la glande sous-maxillaire de la parotide. J'ai déjà dit (page 196) que dans certains cas cette aponévrose est réduite à une simple lame celluleuse. Le tendon moyen du *digastrique* [*d*] la traverse. Enfin l'excavation est fermée en bas par le fascia cervicalis qui sépare la glande du plan sous-cutané.

Le muscle mylo-hyoïdien présente une disposition comparable à celle qu'affecte, au périnée, le releveur de l'anus. Ses fibres, parties de la ligne myloïdienne, se dirigent obliquement en bas et en dedans, et vont s'insérer : les postérieures, au corps de l'os hyoïde, les antérieures, sur un raphé médian, étendu de cet os à la symphyse du menton. En incisant ce raphé, on arriverait sur les muscles génio-hyoïdiens et génio-glosses, que j'ai décrits avec le plancher de la bouche. En arrière, le muscle mylo-hyoïdien se termine par un bord libre, au-dessous duquel s'engagent les muscles *hyo-glosse* [*f*] et *stylo-glosse* [*g*], qui, de la région sus-hyoïdienne, se rendent dans la région buccale. Un interstice celluleux sert au passage du canal de Wharton ; on comprend qu'une collection purulente développée dans le creux sous-maxillaire puisse s'engager dans ce petit espace et aller soulever la muqueuse du plancher de la bouche. Une lame celluleuse extrêmement mince recouvre les trois muscles mylo-hyoïdien, hyo-glosse et stylo-glosse.

Le *digastrique* [*d*], après s'être fixé à l'os hyoïde par un tractus fibreux, va s'insérer sur les côtés de la symphyse du menton et forme un arc dont la concavité, tournée en haut et en arrière, embrasse la glande sous-maxillaire.

Tous les organes contenus dans le creux sous-maxillaire sont entourés d'un tissu conjonctif susceptible de s'infiltrer de graisse. Ce tissu se prolonge non-seulement sur le plancher de la bouche, comme nous venons de le voir, mais encore dans les parties profondes du cou et jusque sur les côtés du pharynx, en suivant les gaînes vasculaires; aussi voit-on quelquefois les abcès de la région sus-hyoïdienne gagner, par cette voie, la gaîne profonde du cou, et arriver ainsi dans l'intérieur de la cavité thoracique.

Il est quelquefois assez difficile de reconnaître d'une manière certaine les suppurations profondes du creux sous-maxillaire, parce que l'aponévrose superficielle bride le pus et l'empêche de faire saillie vers la peau; d'un autre côté, comme la tumeur ne repose sur aucun plan résistant, elle fuit sous la pression lorsque l'on cherche à constater la fluctuation. Il est facile d'obvier à cet inconvénient en introduisant un doigt dans la bouche et en le dirigeant en bas et en dehors, de manière à soutenir la tumeur en arrière. On rend ainsi la fluctuation très-manifeste.

Le squelette de la région sus-hyoïdienne est représenté par l'os hyoïde, os éminemment mobile, qui, en raison même de cette mobilité, échappe le plus souvent à des pressions latérales suffisantes pour le fracturer. Cependant, des faits dus à Orfila, à Cazauvieilh, à Lalesque, à Diffenbach, à Auberge, à Marcinkoswski, prouvent que des fractures de cet os peuvent être produites par une double pression latérale; comme il maintient les parois du pharynx écartées, ses fractures s'accompagnent ordinairement de gêne dans la déglutition.

VAISSEAUX. — L'artère *faciale* [1 et 5] traverse diagonalement la moitié postérieure de la région sus-hyoïdienne et gagne le bord du maxillaire inférieur, sur lequel elle se recourbe pour passer dans la région génienne, au devant du muscle masséter. Dans tout ce parcours, elle est recouverte par la glande sous-maxillaire et logée dans un sillon que présente cette glande au côté externe de sa face supérieure. Quelquefois, mais rarement, ce sillon est converti en canal complet. Au point où elle pénètre dans la région, l'artère faciale est cachée par le ventre postérieur du digastrique. Si l'on voulait la lier dans la région sus-hyoïdienne, il faudrait la chercher au-dessous de la glande, ce qui ne laisserait pas que de présenter quelque difficulté sur le vivant. Nous savons, au contraire, combien il est facile de l'atteindre sur le bord du maxillaire inférieur, où on la sent battre sous la peau. Il est rare que l'on n'intéresse pas l'artère faciale lorsqu'on pratique l'extirpation d'une tumeur de la région sus-hyoïdienne; on comprend que si la tumeur est constituée par la glande sous-maxillaire, il est absolument impossible de l'enlever sans diviser l'artère, et par conséquent sans être obligé de la lier, car son calibre est toujours assez considérable pour qu'elle puisse donner lieu à une hémorrhagie sérieuse.

Pendant son trajet à la région sus-hyoïdienne, la faciale décrit des flexuosités très-prononcées; elle donne : 1° des rameaux à la glande sous-maxillaire; 2° l'artère *sous-mentale* [4] qui parcourt d'arrière en avant la face inférieure du mylo-hyoïdien, et se termine souvent en se réunissant, sur la ligne médiane, à celle du côté opposé. Quelques branches de la sous-mentale vont, au devant du menton, s'anastomoser avec les rameaux de l'artère mentonnière.

Au moment où elle s'engage sous le bord du maxillaire inférieur, la faciale fournit une artère *massétérine* [5].

L'artère *linguale* traverse la région sus-hyoïdienne; profondément cachée sous le muscle *hyo-glosse*, cette artère n'est pas visible dans la figure (voy. pl. 12, fig. 2). Elle naît de la carotide externe, un peu au-dessus et quelquefois au niveau même de la grande corne de l'os hyoïde. D'après Haller, la linguale serait fournie par la faciale sept fois sur cinquante. Quelle que soit son origine, elle marche horizontalement d'arrière en avant, en suivant le bord supérieur de la grande corne de l'os hyoïde, puis elle s'engage au-dessous du muscle hyo-glosse sans changer de direction. Arrivée à peu près à la partie moyenne de l'os hyoïde, elle devient ascendante et se distribue à la langue comme je l'ai indiqué. Ses principales branches sont : 1° l'artère dorsale de la langue; 2° un rameau sus-hyoïdien qui continue le trajet horizontal du tronc et va, sur la ligne médiane, s'anastomoser avec un rameau semblable venu du côté opposé; 3° l'artère ranine. Dans la région sus-hyoïdienne, la linguale est comprise dans la courbe formée par le digastrique, et suit une direction parallèle à la grande corne de l'os hyoïde et au nerf grand hypoglosse.

Si l'on veut lier l'artère linguale (voy. pl. 17, D, et pl. 25, C), on fera une incision horizontale à quelques millimètres au-dessus de la grande corne de l'os hyoïde; la section de l'aponévrose cervicale ouvrira la loge de la glande sous-maxillaire, et, après avoir reconnu le bord inférieur de cette glande, on la réclinera en haut, et l'on découvrira le tendon médian du digastrique. Ce tendon soulevé, on apercevra le nerf grand hypoglosse accompagné d'une ou deux veines qu'il faut bien se garder de prendre pour l'artère. Celle-ci est sous le muscle hyo-glosse, et ce n'est qu'après avoir divisé en travers ce muscle, sur la sonde cannelée, qu'on la trouvera au-dessus de la grande corne de l'os hyoïde, où il sera facile de la séparer des deux veines qui l'accompagnent ordinairement. Pendant cette ligature, l'os hyoïde se laisse souvent déprimer et fuit du côté opposé, on aura soin de le faire refouler par le doigt d'un aide. L'opération, généralement facile sur le cadavre, se complique, lorsqu'on la fait sur le vivant, de mouvements de déglutition qui la rendraient impossible si l'on ne prenait la précaution de fixer l'os hyoïde avec un ténaculum. Malgaigne fait justement observer que chez la femme, l'incision cutanée doit être un peu plus longue que chez l'homme, parce que l'os hyoïde est toujours situé beaucoup plus haut, et qu'il est recouvert, dans une bien plus grande étendue, par la glande sous-maxillaire.

Des veines *sous-mentales* et *massétérines* accompagnent les artères du même nom.

La veine *faciale* [2 et 6] est plus superficielle que l'artère ; accolée à la face postérieure de cette dernière, sur le bord du maxillaire, elle l'abandonne bientôt et longe la face inférieure de la glande sous-maxillaire. L'artère et la veine sont donc, à ce niveau, séparées par toute l'épaisseur de la glande. La veine faciale se dirige ensuite en arrière et se jette ordinairement dans la jugulaire interne ; elle aboutit quelquefois à la jugulaire externe.

Nerfs. — Le *grand hypoglosse* [8] traverse la région sus-hyoïdienne, en suivant une direction parallèle à celle de l'artère linguale, dont il est séparé par l'épaisseur du muscle hyo-glosse. Les nombreuses branches qu'il donne, sur la face externe de ce muscle, s'anastomosent avec les branches du lingual.

Le nerf *myloïdien*, exclusivement destiné au muscle mylo-hyoïdien, le pénètre par sa face supérieure. Je rappelle que ce nerf vient du dentaire inférieur.

Le nerf *laryngé supérieur* est profondément situé sur les limites de la région carotidienne, et sera décrit avec cette région et la région sous-hyoïdienne.

Il résulte de cette description que, sur la ligne médiane, la région sus-hyoïdienne ne renferme ni vaisseaux ni nerfs importants, et que des incisions étendues peuvent y être faites sans aucun danger. Cette disposition est avantageusement utilisée dans les procédés de Cloquet, de Mirault (d'Angers) et de Chassaignac, pour l'extirpation des cancers de la langue. Sur les parties latérales de la région, la direction horizontale des grosses artères et des troncs nerveux nous indique qu'il faut faire des incisions transversales, lorsqu'on veut donner issue à des collections purulentes.

Région sous-hyoïdienne.

l. 25. 1er *Plan.* — La région *sous-hyoïdienne*, située au-dessous de la précédente, occupe la partie inférieure de la face antérieure du cou; elle présente la forme d'un triangle isocèle dont la base, supérieure et horizontale, est formée par l'os hyoïde, et dont le sommet, un peu mousse, est constitué par la fourchette du sternum. Le triangle est complété, latéralement, par le bord antérieur des deux muscles sterno-cléido-mastoïdiens. Lorsqu'il s'agit d'assigner à cette région une limite profonde, presque tous les auteurs d'anatomie chirurgicale la considèrent comme bornée en arrière par la face antérieure de la portion cervicale du rachis. Cependant je ne saurais adopter cette délimitation, car, dans toute la partie qui correspond au larynx, c'est-à-dire jusqu'au-dessous du cartilage cricoïde, la région sous-hyoïdienne est séparée des corps vertébraux par le pharynx, dont nous avons fait précédemment une région à part. Je la ferai donc aller jusqu'à la face postérieure du larynx. Plus bas, au contraire, on peut, sans inconvénient, y faire rentrer l'œsophage et lui assigner pour limite postérieure la colonne vertébrale.

Légèrement arrondie dans le sens transversal, à sa partie supérieure, cette région devient presque plane dans sa moitié inférieure. On y remarque, sur la ligne médiane, la *pomme d'Adam*, saillie verticale d'environ 2 centimètres de hauteur, formée par la rencontre des faces latérales du cartilage thyroïde; cette saillie se termine en haut par une échancrure à bords arrondis et à concavité supérieure. La mobilité du cartilage thyroïde permet de lui imprimer des mouvements de latéralité assez étendus, lorsqu'on explore le cou; on le voit s'élever à chaque effort de déglutition. La saillie de ce cartilage arrête les instruments tranchants dans les tentatives de suicide et protége les gros vaiseaux qui sont rarement atteints.

On sent, au-dessus du bord supérieur du cartilage thyroïde, une gouttière transversale limitée en haut par l'os hyoïde; la hauteur de cette gouttière est d'environ 1 centimètre; mais lorsque la tête est portée dans l'extension, elle peut s'élever à 20 ou 25 millimètres. Au-dessous du cartilage thyroïde, le cartilage cricoïde forme une nouvelle saillie transversale, à partir de laquelle la région devient plane. Enfin, tout à fait en bas et immédiatement au-dessus de la fourchette du sternum, la région sous-hyoïdienne est occupée par une petite fossette médiane qui disparaît chez les sujets pourvus d'embonpoint, et dont la profondeur augmente légèrement à chaque effort d'inspiration. La peau forme à ce niveau, chez quelques femmes, un pli cutané transversal qui décrit une courbe gracieuse, à laquelle on a donné le nom de *collier de Vénus*. Lorsqu'il existe, le collier de Vénus marque la limite entre le cou et la poitrine. Sur les côtés, et dans toute la hauteur de la région, règne un sillon oblique dont la profondeur est en rapport avec le développement ou le degré de contraction du muscle sterno-cléido-mastoïdien. C'est ordinairement le long de ce sillon que le chirurgien incise la peau, lorsqu'il veut atteindre l'artère carotide primitive. En appliquant le doigt à la partie supérieure de cette dépression, on sent battre l'artère sur les côtés du cartilage thyroïde; je reviendrai plus loin sur ce rapport.

La *peau* est fine, très-mobile; elle se laisse aisément soulever et distendre par les tumeurs développées au-dessous d'elle, et l'on sait quelles dimensions monstrueuses peuvent atteindre certains goîtres. En raison de la grande mobilité du tégument, il est très-facile de le détacher et d'en former des lambeaux autoplastiques; mais cet avantage se trouve compensé par un inconvénient capital : les mouvements continuels provoqués par la déglutition et la phonation empêchent ces lambeaux de rester au contact, et s'opposent à la cicatrisation, aussi arrive-t-il souvent que les plaies, même les plus superficielles, ne peuvent se réunir par première intention.

2e *Plan. — Côté gauche de la figure.* — La *couche sous-cutanée* se subdivise en deux couches secondaires : 1° Un tissu cellulo-adipeux [A] susceptible d'acquérir une épaisseur considérable chez les sujets obèses, et dans lequel l'inflammation se propage avec une grande facilité. Cette couche existe dans toute l'étendue de la région et se continue dans les régions voisines; elle renferme quelquefois, en avant du cartilage thyroïde, une bourse séreuse dont l'existence est loin d'être constante. 2° Un fascia superficialis qui, dans cette région, présente Pl. 2

la disposition que j'ai déjà signalée à propos de la région sus-hyoïdienne, c'est-à-dire qu'il est subdivisé en deux lames entre lesquelles sont compris le peaucier, les vaisseaux et les nerfs superficiels. Lorsqu'on a affaire à des sujets vigoureux, les deux lames du fascia superficialis deviennent de véritables aponévroses.

Le *peaucier* [a] n'occupe que la portion supérieure et externe de la région ; il est formé de fibres plus ou moins pâles, plus ou moins apparentes, selon les sujets, et dirigées de bas en haut et de dehors en dedans, de la région sus-claviculaire à la région sus-hyoïdienne. Comme nous l'avons déjà vu, les deux peauciers laissent entre eux, sur la ligne médiane, un espace libre dans lequel les deux lames du fascia superficialis se confondent en une seule.

L'*aponévrose cervicale superficielle* s'étend au-dessous du fascia superficialis et couvre toute la région sous-hyoïdienne. Cette toile fibreuse, dont la force et l'épaisseur présentent de nombreuses différences individuelles, s'insère en haut à la face antérieure de l'os hyoïde ; mais, ainsi que je l'ai dit plus haut, elle ne fait qu'y prendre un point d'appui et se continue dans la région sus-hyoïdienne où elle va former la paroi inférieure du creux sous-maxillaire. Simple dans ses trois quarts supérieurs, l'aponévrose cervicale superficielle se subdivise, dans son quart inférieur, en deux lames qui, toutes deux, vont s'insérer à la fourchette du sternum, l'une en avant, l'autre en arrière de cet os ; il en résulte que ces deux feuillets, séparés en bas par toute l'épaisseur du sternum, laissent entre eux un espace en forme de coin renversé, dans lequel s'amasse toujours une certaine quantité de tissu conjonctif adipeux ; on y trouve aussi constamment un ou deux ganglions lymphatiques. Si l'on n'a pas oublié la description des régions du crâne, on verra que cette disposition rappelle la double insertion de l'aponévrose temporale au bord supérieur de l'arcade zygomatique.

Sur la ligne médiane, l'aponévrose cervicale superficielle adhère, par sa face profonde, aux lames fibro-celluleuses sous-jacentes, et il existe là un petit épaississement linéaire vertical, très-souvent problématique, qu'on a voulu comparer à la partie moyenne de l'aponévrose abdominale antérieure, et auquel on a donné le nom impropre de *ligne blanche cervicale.*

En dehors, cette aponévrose devient plus épaisse ; arrivée au bord antérieur du sterno-cléido-mastoïdien, elle se divise en deux feuillets qui passent l'un en avant, l'autre en arrière de ce muscle, et lui forment une gaîne qu'il serait beaucoup plus juste de comparer à celle que les feuillets de la ligne blanche forment au muscle grand droit de l'abdomen. Nous suivrons, plus loin, l'aponévrose cervicale superficielle dans les régions carotidienne, sus-claviculaire et cervicale postérieure, où elle se continue.

Ainsi que je l'ai déjà fait observer, l'épaisseur de cette lame fibreuse est très-variable ; mais il est bien rare qu'elle ne soit pas assez résistante pour opposer, au moins pendant quelque temps, une barrière à la marche des collections purulentes. Les abcès développés au devant d'elle ont beaucoup plus de tendance à proéminer sous la peau qu'à se porter vers les parties profondes. Par contre, le pus formé en arrière de cette aponévrose se trouve bridé, et si l'on ne se hâte de lui donner une large issue, il pourra passer dans le tissu conjonctif profond et de là jusque dans le médiastin antérieur.

Vaisseaux. — Aucune artère importante ne se trouve dans le plan superficiel ; on y voit seulement quelques petits rameaux cutanés venus de la *thyroïdienne supérieure* [1], branches sans intérêt, dont la lésion ne pourrait donner lieu qu'à un écoulement sanguin insignifiant.

La veine *jugulaire antérieure* [2] occupe le voisinage de la ligne médiane et se dirige presque verticalement de l'os hyoïde à la partie inférieure du muscle sterno-cléido-mastoïdien. Elle perfore l'aponévrose cervicale superficielle contre le bord antérieur de ce muscle, et va se jeter dans la veine sous-clavière ; sur quelques sujets, cette veine se porte beaucoup plus en dehors et s'unit à la veine jugulaire externe. Dans ce trajet, les deux veines jugulaires antérieures sont réunies par une ou deux grosses branches transversales [3]. On voit, dans la figure, une veine superficielle [4] assez volumineuse, qui suit le bord antérieur du sterno-cléido-mastoïdien, et vient se jeter dans la veine jugulaire antérieure, un peu au-dessus du point où celle-ci traverse l'aponévrose cervicale. En décrivant la région carotidienne, j'indiquerai comment on peut éviter la lésion de la veine jugulaire antérieure, lorsqu'on fait la ténotomie du muscle sterno-cléido-mastoïdien.

Le réseau *lymphatique* superficiel est assez développé ; ses vaisseaux aboutissent presque tous aux ganglions des régions sterno-cléido-mastoïdiennes et sus-claviculaires. Les plus internes traversent les ganglions situés au-dessus de la fourchette du sternum, entre les deux feuillets de l'aponévrose cervicale superficielle ; les abcès de ces derniers ganglions ne sont pas très-rares, et comme le plan aponévrotique sur lequel ils reposent est toujours plus résistant que celui qui les recouvre, ils font, de bonne heure, saillie sous la peau, et leur diagnostic ne présente pas la moindre difficulté.

Nerfs. — Les rameaux [5-5] de la *branche transverse* du plexus cervical superficiel cheminent au-dessous du peaucier et sont compris entre les deux lames du fascia superficialis. Tous se distribuent à la peau, mais quelques-uns n'arrivent au tégument qu'après avoir traversé le peaucier auquel ils donnent des branches motrices.

3e *Plan. — Côté droit de la figure.* — Le plan sous-jacent à l'aponévrose cervicale superficielle ne comprend que deux muscles : le sterno-hyoïdien et la moitié supérieure de l'omo-hyoïdien.

Le muscle *sterno-hyoïdien* [*b*] est vertical ; il s'insère, en bas, au bord postérieur de la fourchette du sternum et, par conséquent, en arrière du faisceau sternal [B] du sterno-cléido-mastoïdien ; en haut, ses fibres se fixent au corps de l'os hyoïde [D]. Les deux muscles sterno-hyoïdiens recouvrent toute la partie moyenne de la région sous-hyoïdienne ; accolés et presque confondus au niveau de leurs insertions supérieures, ils s'éloignent un peu l'un de l'autre inférieurement, et sont séparés, en bas, par un intervalle de quelques millimètres. Ils sont parfois assez larges pour se toucher dans toute leur hauteur, et ne laissent entre eux qu'un interstice celluleux dans lequel doivent passer les instruments destinés à ouvrir les voies respiratoires.

Le muscle *omo-hyoïdien* [*c*] se montre au devant du sterno-cléido-mastoïdien, à peu près au milieu de l'espace compris entre le sternum et la limite supérieure de la région ; il s'accole au bord externe du précédent et va, comme lui, s'insérer à l'os hyoïde. Ce muscle subdivise chaque moitié de la région sous-hyoïdienne en deux triangles que Velpeau désigne sous les noms de triangle omo-trachéal et triangle omo-hyoïdien. Le triangle *omo-trachéal* est limité en haut par le muscle omo-hyoïdien, en bas par le sterno-cléido-mastoïdien, et sur la ligne médiane par le larynx et la trachée. Le triangle *omo-hyoïdien* [*d*], beaucoup plus petit, est formé en haut par la grande corne de l'os hyoïde ; en dehors, par une petite portion du sterno-cléido-mastoïdien, et en dedans par le bord externe du muscle omo-hyoïdien. Cet espace est entièrement occupé, dans la figure, par un feuillet aponévrotique infiltré de tissu adipeux ; nous verrons plus loin qu'il correspond à la bifurcation de l'artère carotide primitive. Je ferai toutefois remarquer que le triangle omo-hyoïdien, représenté dans la planche que je décris, est un peu plus grand qu'il ne l'est réellement avant toute dissection. Voici à quoi tient son agrandissement : le muscle sterno-cléido-mastoïdien est maintenu en place par l'aponévrose superficielle qui, en même temps qu'elle le bride, l'aplatit toujours sensiblement. Lorsqu'on incise l'aponévrose pour préparer les organes qu'elle recouvre, le sterno-mastoïdien, n'étant plus retenu du côté de la ligne médiane, se déplace toujours de quelques millimètres en arrière, et ici ce déplacement s'est même trouvé un peu exagéré par la nécessité de porter la tête du sujet dans l'extension forcée, afin de bien mettre la région en relief.

VAISSEAUX ET NERFS. — Pas de branches artérielles importantes dans ce plan.

On trouve presque toujours, au-dessous de l'aponévrose cervicale superficielle, une ou deux veines [6-6] qui se confondent avec la veine jugulaire antérieure, un peu avant son embouchure dans la sous-clavière.

La branche *transverse* [7] du plexus cervical ne fait pas, à proprement parler, partie de ce plan, car nous avons vu que tous ses rameaux sont situés en avant de l'aponévrose cervicale.

4e *Plan. — Côté droit de la figure.* — Les muscles que je viens d'étudier sont séparés du larynx et de la glande thyroïde par le sterno-thyroïdien et le thyro-hyoïdien. Pl. 28

Le muscle *sterno-thyroïdien* [*a*] part du sternum, où il s'insère en arrière et au-dessous du sterno-hyoïdien ; il se dirige à peu près verticalement en haut et va se fixer à une crête oblique que l'on remarque sur la face externe du cartilage thyroïde. Les deux muscles sterno-thyroïdiens se touchent par leur bord interne au niveau de la fourchette du sternum, tandis qu'ils sont beaucoup plus écartés à la hauteur du cartilage thyroïde ; l'espace qui les sépare a donc la forme d'un triangle allongé à base supérieure ; je rappelle que les deux sterno-hyoïdiens présentent la disposition inverse. Dans leur moitié inférieure, les muscles sterno-hyoïdiens et sterno-thyroïdiens recouvrent l'artère carotide primitive, rapport important à noter, puisque c'est au-dessous de ces muscles que l'on devra aller chercher le vaisseau, lorsqu'on voudra le lier à sa partie inférieure.

Le *thyro-hyoïdien* [*b*] s'étend du cartilage thyroïde à l'os hyoïde, et semble continuer en haut le sterno-thyroïdien.

On trouve encore, sur la partie antérieure du larynx, le petit muscle *crico-thyroïdien* [*c*], dont l'extrémité supérieure disparaît au-dessous du sterno-thyroïdien.

Ces muscles et ceux du plan précédent sont entourés d'un tissu conjonctif lâche, facile à déchirer, dans lequel certains anatomistes ont voulu voir des feuillets aponévrotiques qu'ils ont rattachés à la description générale des aponévroses du cou. Rien n'est moins exact qu'une pareille manière de voir. Si, exceptionnellement, on trouve des gaînes fibreuses continues et résistantes, on aurait tort de considérer cette disposition comme la règle; elle ne se rencontre, au contraire, que dans des cas extrêmement rares. Presque toujours les muscles de la région sous-hyoïdienne sont plongés au milieu d'une atmosphère de tissu conjonctif délicat qui ne saurait, en aucune façon, être subdivisé en plans aponévrotiques, ni opposer une résistance sérieuse à la marche des épanchements sanguins ou purulents, et dont l'importance, au point de vue chirurgical, est absolument nulle. A part son inexactitude, cette façon d'envisager les choses a d'ailleurs le grave inconvénient de compliquer très-inutilement la question des aponévroses du cou.

Vaisseaux. — L'artère *carotide primitive* [1] se voit à découvert en dehors du muscle thyro-hyoïdien et dans le triangle omo-hyoïdien. On remarquera que, sur ce sujet, la carotide remontait jusqu'à la grande corne de l'os hyoïde, tandis qu'elle se bifurque ordinairement au niveau du bord supérieur du cartilage thyroïde. Comme je le faisais observer il n'y a qu'un instant, la dissection de l'aponévrose cervicale superficielle modifie un peu les rapports de cette artère, en permettant au muscle sterno-cléido-mastoïdien de se porter en arrière; mais, tout en tenant compte de l'agrandissement du triangle omo-hyoïdien, il n'en faudrait cependant pas conclure, comme l'avance Richet, qu'à sa partie supérieure l'artère carotide primitive est tout entière cachée sous le bord antérieur du sterno-cléido-mastoïdien. Si l'on veut apprécier au juste de quelle quantité ce muscle a été dévié par la dissection, que l'on compare entre eux les deux côtés de la figure. Du côté droit, j'ai laissé le sterno-mastoïdien se retirer autant qu'il l'a voulu, sans rien déranger à la position de la tête ni des parties voisines ; du côté gauche, j'ai eu le soin, avant d'inciser l'aponévrose, de fixer, avec de longues épingles, le muscle dans sa position, de manière à ne lui permettre aucun mouvement de recul; on voit cependant que de ce côté aussi l'artère carotide et une partie de la veine jugulaire interne sont à découvert en avant du sterno-mastoïdien.

Il est, du reste, très-facile de constater que, sur le sujet vivant, la partie supérieure de la carotide est bien réellement en dedans du bord antérieur du sterno-cléido-mastoïdien. Il suffit pour cela de porter la tête dans l'extension et d'appliquer la pulpe du doigt en dedans de ce bord, immédiatement au-dessus du cartilage thyroïde; on sentira l'artère battre en dedans du muscle et sous le doigt même, dans une étendue de 3 ou 4 centimètres.

L'artère *thyroïdienne supérieure* [2] sera décrite avec le plan profond.

NERFS. — Le nerf *laryngé supérieur* est à peine visible dans ce plan. Il accompagne l'artère laryngée supérieure [3] et disparaît, avec elle, derrière le muscle thyro-hyoïdien.

L'anse nerveuse formée par l'anastomose de la branche descendante de l'hypoglosse avec la branche descendante interne du plexus cervical, fournit des rameaux à tous les muscles de la région sous-hyoïdienne, moins le crico-thyroïdien. Celui-ci est innervé par une branche du nerf laryngé supérieur.

5e *Plan. — Côté gauche de la figure.* — Le plan profond de la région sous-hyoïdienne est occupé par des organes importants, tels que le larynx, la trachée, l'œsophage et la glande thyroïde; on y rencontre aussi des vaisseaux volumineux dont la lésion est à redouter lorsqu'on opère dans cette région, et qui, atteints dans un but de suicide ou d'homicide, produisent des hémorrhagies toujours dangereuses, souvent mortelles.

L'*os hyoïde* [*d*], placé sur la limite des deux régions sus- et sous-hyoïdienne, appartient autant à l'une qu'à l'autre. Sa situation superficielle permet de l'explorer facilement, et, par le toucher seul, on peut constater les fractures dont il est quelquefois le siége. Par ses deux branches, il maintient écartées les parois du pharynx et se trouve, en quelque sorte, lié à cet organe qui l'entraîne dans tous ses mouvements; on peut le voir s'élever et s'abaisser à chaque effort de déglutition. Uni intimement au cartilage thyroïde, il fait, pour ainsi dire, partie de l'appareil de la phonation et participe aux déplacements du larynx, pendant la production des sons vocaux. Il est joint au cartilage thyroïde par la membrane *thyro-hyoïdienne* [*e*], membrane fibreuse résistante, élastique, qui lui permet d'arriver au contact de ce cartilage, et qui, d'autre part, se laisse distendre au point d'acquérir une hauteur de près de 3 centimètres. Dans la figure, la membrane thyro-hyoïdienne est portée à son maximum de tension par le renversement forcé de la tête.

La face antérieure de cette membrane est occupée, sur la ligne médiane, par une bourse séreuse constante, dont la cavité, ordinairement unique, est quelquefois subdivisée en deux ou trois loges secondaires, comme l'a observé Verneuil. Je dois ajouter que l'insertion supérieure de la membrane thyro-hyoïdienne se faisant, non pas au bord inférieur de l'os hyoïde, mais à la face postérieure de cet os, la bourse séreuse dont il est question se prolonge en haut et présente une espèce de petit arrière-fond, dont la paroi antérieure est formée par l'os hyoïde, et dont la paroi postérieure est constituée par la membrane thyro-hyoïdienne elle-même. Les exemples d'hydropisie, d'hygroma, de la bourse thyro-hyoïdienne, ne sont pas très-rares; on en trouve dans Boyer ; Malgaigne en a constaté, et, chose remarquable, après l'incision de ces petites tumeurs, il reste toujours une plaie fistuleuse dont on ne parvient pas à obtenir la cicatrisation. Ce fait tient à deux causes : les parois de la poche, sans cesse entraînées par les mouvements de l'os hyoïde et du larynx, ne peuvent rester suffisamment en contact; en second lieu, arrivât-on à maintenir les parties molles rapprochées, qu'il resterait toujours bien difficile de combler le petit espace libre situé dans la concavité de l'os hyoïde. Il est donc préférable, comme le conseille Malgaigne, de substituer à l'incision simple de ces tumeurs, leur ponction suivie d'une injection iodée.

La face postérieure de la membrane thyro-hyoïdienne ne correspond point à la cavité du larynx, mais à la face antérieure de l'épiglotte, dont elle est séparée par un petit coussinet adipeux. Il en résulte que si l'on incise cette membrane, on arrivera, non pas dans le larynx, comme se le figurent généralement les commençants, mais dans le pharynx. C'est donc à tort que Malgaigne et Vidal appelaient *laryngotomie sous-hyoïdienne* l'opération par laquelle ils proposaient de diviser la membrane thyro-hyoïdienne, pour aller donner issue aux collections séreuses ou purulentes de la muqueuse aryténo-épiglottique. Comme le fait observer Richet, cette opération mériterait plutôt le nom de *pharyngotomie*. Il ne faudrait pas croire, d'ailleurs, que les deux inventeurs s'y soient mépris; il suffit de lire ce qu'ils ont écrit à ce sujet pour voir que ni l'un ni l'autre n'ont jamais prétendu pénétrer directement dans le larynx par cette voie. Tout se réduit donc à une question de mots et à la suppression d'une expression mal choisie. Aujourd'hui, grâce à l'emploi du laryngoscope, nous pouvons facilement inspecter les replis aryténo-épiglottiques et même l'intérieur de la glotte, nous dirigeons sûrement, par la cavité buccale, des instruments variés, tels que des cautères, des bistouris, des polypotomes laryngiens; aussi peut-on dire que la pharyngotomie sous-hyoïdienne n'a plus guère de raison d'être. Cependant, s'il était trop difficile d'extraire un polype par la bouche, on pourrait avec avantage recourir à cette opération, comme l'a fait très-heureusement Follin.

Une plaie transversale, faite au niveau de la membrane thyro-hyoïdienne, ouvrirait donc la cavité pharyngienne, et les lèvres de la plaie, écartées par la contraction des muscles sterno-hyoïdiens et thyro-hyoïdiens, laisseraient une ouverture béante par laquelle s'échapperaient les boissons et les aliments avalés par le blessé. Si le tranchant de l'instrument agissait plus profondément, il pourrait couper l'épiglotte, et l'ouverture supérieure du larynx n'étant plus protégée, le blessé courrait le risque d'être asphyxié à chaque mouvement de déglutition. Dans certains cas, cependant, on a vu des animaux survivre après l'ablation d'une bonne partie de l'épiglotte; mais il n'en est pas moins vrai que la perte de cet opercule expose à l'asphyxie. Chez un blessé observé par Gooch, l'épiglotte avait été coupée à sa base; la portion détachée tomba sur l'orifice du larynx, et la suffocation fut immédiate.

A quelque hauteur que portent les plaies transversales du cou, ces plaies n'ont aucune tendance à se réunir ; au contraire, leurs bords, entraînés par les contractions musculaires, s'écartent plus ou moins, et le seul moyen d'assurer leur contact, consiste à maintenir la tête du malade dans une flexion permanente.

Le *cartilage thyroïde* [*f*] est formé par deux plans obliques réunis sur la ligne médiane, de manière à former un angle dièdre dont l'arête est saillante en avant; en haut de cette arête, se trouve une échancrure de profondeur variable suivant les individus. Les surfaces latérales sont légèrement contournées et présentent une crête oblique à laquelle s'insèrent les muscles sterno-thyroïdiens et thyro-hyoïdiens. Au-dessous de cette crête, la surface du cartilage est recouverte par le constricteur inférieur du pharynx [*n*], dont les fibres horizontales sont perpendiculaires à celles des deux autres muscles.

La face postérieure du cartilage thyroïde correspond à la cavité du larynx, sa moitié supérieure limite en avant la fente glottique et donne insertion aux cordes vocales.

L'incision de ce cartilage, sur la ligne médiane, donne un large accès dans les voies respiratoires; mais ce procédé de *laryngotomie*, mis en avant et préconisé par Desault, est difficilement praticable; il faut, en l'exécutant, se maintenir rigoureusement sur la ligne médiane, car la moindre déviation exposerait à la lésion des cordes vocales, et il en résulterait, sinon une aphonie complète, au moins un trouble considérable dans la phonation. Employé chez les vieillards, ce procédé deviendrait tout à fait inexécutable, car à cet âge de la vie, le cartilage thyroïde, presque toujours ossifié, se laisserait difficilement inciser et se prêterait peu ou point à l'écartement qu'on voudrait lui faire subir.

On sait que chez l'homme, à l'époque de la puberté, les organes vocaux prennent un développement rapide qui coïncide avec celui des organes génitaux; le cartilage thyroïde est la partie du larynx qui participe le plus activement à ce développement physiologique. Chez la femme, la saillie de la pomme d'Adam est beaucoup moins accusée que chez l'homme; il en est de même chez les individus dont les organes génitaux sont restés atrophiés ou chez ceux qui ont subi la castration dans l'enfance.

La membrane *crico-thyroïdienne* [*g*] sépare le cartilage thyroïde du cartilage cricoïde; par son aspect et sa structure, elle est identique avec la membrane thyro-hyoïdienne; mais sa hauteur est bien moins considérable que celle de cette dernière. Un petit rameau cricoïdien de l'artère thyroïdienne supérieure chemine ordinairement sur la face antérieure de cette membrane et la perfore pour se distribuer à la muqueuse laryngienne.

On aperçoit, au-dessous de la membrane crico-thyroïdienne, le *cartilage cricoïde* [*h*], dont la partie externe est recouverte par quelques fibres du constricteur inférieur du pharynx. Dans sa moitié antérieure, le cartilage cricoïde présente la même disposition qu'un des cerceaux de la trachée; il ne s'en distingue que par son volume plus considérable. En arrière, il est beaucoup plus haut et forme la paroi postérieure du larynx.

Pour pénétrer dans les voies respiratoires, Boyer incisait le cartilage cricoïde sur la ligne médiane, et, prolongeant son incision en bas, divisait, du même coup, les premiers cerceaux de la trachée; comme on le voit, son procédé est une *laryngo-trachéotomie*. Sur les enfants, cette opération n'a rien que de très-rationnel, car à cet âge le cartilage cricoïde est souple, peu épais, et en l'incisant, on s'éloigne d'autant plus du sternum, ce qui est toujours avantageux. Mais chez l'adulte, ce cartilage est épais et résistant; lorsqu'il est incisé, les lèvres de la solution de continuité se laissent difficilement écarter; il est malaisé d'y introduire la canule et plus malaisé encore de l'y maintenir. Aussi vaut-il mieux, lorsque le malade a passé quinze ans, ne pas intéresser le cartilage cricoïde et s'en tenir à une simple trachéotomie.

Le plus mauvais de tous les procédés de laryngotomie est, sans contredit, celui dans lequel on se borne à l'incision de la membrane crico-thyroïdienne; sur les enfants surtout, il serait tout à fait impossible d'introduire dans le larynx une canule d'un volume convenable, à cause du peu de hauteur de cette membrane. Cependant on a pu quelquefois l'employer sur des adultes, grâce à l'écartement plus considérable des cartilages thyroïde et cricoïde. Roux a opéré avec succès une jeune femme par ce procédé. Un malade mort dans le service de Legouest avait conservé, pendant plus d'un an, une canule dans la membrane crico-thyroïdienne.

La *trachée-artère* [K] fait suite au larynx; elle est comme lui verticale et occupe toute la partie inférieure de la région sous-hyoïdienne, depuis le cartilage cricoïde jusqu'à la fourchette du sternum, derrière laquelle elle s'enfonce dans la cavité du thorax. Les anneaux cartilagineux dont elle se compose ne forment pas des cercles complets; ils n'existent que dans les quatre cinquièmes antérieurs, tandis qu'en arrière le conduit aérien est réduit à une simple paroi membraneuse. Les premiers cerceaux de la trachée sont recouverts par la glande thyroïde, dans une hauteur qui varie avec le volume de la partie moyenne de cette glande; le plus ordinairement, cependant, le bord supérieur de la thyroïde ne remonte pas au-dessus du deuxième cerceau, et le premier [*j*] reste entièrement découvert.

Dans l'espace compris entre le bord inférieur de la glande thyroïde et le sternum, la trachée n'est recouverte, sur la ligne médiane, que par la peau et par l'interstice celluleux qui sépare les muscles sterno-hyoïdiens; il importe seulement de remarquer que, malgré sa direction verticale, elle n'est pas tout à fait rectiligne, mais décrit une légère courbe à concavité postérieure, de sorte que plus on se rapproche du sternum, plus elle est profondément située, et plus aussi la trachéotomie devient difficile. Il y a donc tout avantage à faire cette opération le plus haut possible; mais la situation plus ou moins superficielle de la trachée n'est pas la seule raison sur laquelle on s'appuie pour se rapprocher du cartilage cricoïde, et nous verrons dans un instant que le danger d'intéresser des vaisseaux importants doit surtout engager l'opérateur à s'éloigner du sternum.

Il n'est pas indifférent de connaître les diamètres de la trachée aux différents âges, afin de pouvoir proportionner au calibre du conduit aérien, le volume des canules qu'on veut y introduire. D'après Guersant, qui s'est spécialement occupé de cette question, le diamètre des canules doit aller de 6 à 15 millimètres. Celles qui ont de 12 à 15 millimètres doivent être réservées pour les adultes ; au-dessous de 12 millimètres, il les divise en quatre numéros :

N° 1, diamètre,	6 millim.,	applicable aux enfants	de	1 à 4 ans.
N° 2,	— 8	—	—	de 4 à 8 ans.
N° 3,	— 10	—	—	de 8 à 12 ans.
N° 4,	— 12	—	—	de 12 à 15 ans.

Lorsqu'on ouvre la trachée longitudinalement, il ne faut pas craindre de donner à l'incision une grande étendue, car si l'ouverture est trop petite, on aura beaucoup de peine à y introduire la canule, et l'on s'exposera à la faire pénétrer entre la peau et la trachée, dans le tissu conjonctif lâche qui s'enfonce derrière la fourchette du sternum, comme cela est arrivé à Dupuytren. D'ailleurs, alors même qu'on a fait une ouverture suffisante, les lèvres de la solution de continuité n'ont aucune tendance à s'écarter ; elles sont maintenues rapprochées par l'élasticité des cerceaux cartilagineux, et l'on est presque toujours obligé, pour faire entrer la canule, d'employer un dilatateur spécial.

Si la trachée se trouve intéressée dans une plaie transversale du cou et qu'elle soit complétement coupée en travers, ses deux bouts se rétractent, ils s'éloignent l'un de l'autre, et le blessé devient subitement aphone. Il est possible, cependant, de lui rendre l'usage de la parole en lui maintenant la tête fléchie et en ramenant ainsi au contact les deux extrémités du tube aérien. L'emphysème vient quelquefois compliquer ces sortes de plaies ; il est facile d'en comprendre le développement, si l'on tient compte de la mobilité de la peau et des déplacements que doit nécessairement subir le bout supérieur de la trachée à chaque mouvement du larynx. Pour peu que la plaie extérieure soit étroite, elle cesse d'être en rapport avec l'ouverture faite au tube respiratoire, et à chaque effort d'expiration, l'air s'épanche dans le tissu conjonctif profond du cou. L'infiltration gazeuse peut s'étendre de proche en proche, envahir le cou, la face et la presque totalité du corps ; mais ces cas d'emphysème généralisé sont rares après les plaies transversales du cou, d'autant plus qu'il est très-aisé d'arrêter l'infiltration : il suffit de faire un large débridement pour rétablir le parallélisme.

Les plaies transversales de la trachée guérissent rarement sans laisser après elles une fistule par laquelle s'échappe l'air expiré, et que les malades sont obligés de maintenir fermée au moyen d'un obturateur, pour pouvoir parler. C'est en vain qu'on met en usage les traitements les plus variés pour guérir de semblables fistules; elles résistent à tout, et le plus souvent, en désespoir de cause, on en est réduit à les abandonner à elles-mêmes. Velpeau est cependant parvenu à en fermer une en y enfonçant un lambeau cutané emprunté aux parties voisines. On n'a jamais à craindre une semblable terminaison lorsque la trachée a été ouverte longitudinalement; l'élasticité des anneaux cartilagineux favorise merveilleusement le rapprochement des lèvres de la plaie, et les malades guérissent sans qu'on ait, pour ainsi dire, à s'en occuper.

La *glande thyroïde* [*l*] est située au-devant de la partie supérieure de la trachée, qu'elle sépare des muscles sterno-thyroïdiens; son volume varie tellement avec les différents individus, qu'il est à peu près impossible de donner, à cet égard, une évaluation de quelque valeur. On peut dire, d'une manière générale, qu'elle est plus développée chez la femme que chez l'homme. Il importe cependant de s'assurer, à l'avance, du volume de la thyroïde, lorsqu'on doit pratiquer une opération dans la région sous-hyoïdienne, et principalement s'il s'agit de faire la trachéotomie; la situation superficielle de la glande permet d'y arriver d'une manière suffisamment exacte, et on peut la délimiter avec les doigts, si l'on a soin de fléchir la tête du sujet pour mettre dans le relâchement les muscles superficiels.

La glande thyroïde se compose de deux lobes latéraux réunis par une portion médiane un peu rétrécie, qu'on appelle *isthme*. L'isthme recouvre ordinairement le second, le troisième et le quatrième cerceau de la trachée; mais, je le répète, sa hauteur varie infiniment. Chez le sujet qui nous a servi de modèle, il n'y avait, à proprement parler, point d'isthme, et la partie moyenne de la glande était à peu près aussi volumineuse que les lobes latéraux. On a même vu cette portion descendre assez près de la fourchette du sternum pour empêcher la trachéotomie. L'isthme est quelquefois surmonté d'une espèce de petit lobe complémentaire, nommé *pyramide de Lalouette* [*m*] qui, dans certains cas, se prolonge en haut jusqu'à l'os hyoïde.

La glande thyroïde est nécessairement divisée sur la ligne médiane lorsqu'on incise les premiers cerceaux de la trachée; mais la crainte de l'hémorrhagie ne doit pas arrêter l'opérateur; à l'état normal, la section de l'isthme est sans danger, et chez les enfants surtout, la quantité de sang qui s'en écoule est insignifiante.

Les *lobes latéraux* sont, comme l'isthme, soumis à de très-grandes variétés de volume ; leur grand axe est vertical et leurs rapports avec le larynx et les gros vaisseaux du cou méritent une mention toute spéciale. Situés de chaque côté du tube laryngo-trachéal, ils sont recouverts et bridés par les muscles sterno-thyroïdiens et sterno-hyoïdiens. Leur face externe est en contact avec l'artère carotide primitive ; ils recouvrent même complétement cette artère lorsqu'ils sont un peu développés ; mais dans tous les cas, une notable portion de la glande s'insinue toujours entre le vaisseau et les voies respiratoires. La présence de la thyroïde en avant de la carotide primitive nous rend compte d'un phénomène qui, plus d'une fois, a induit en erreur des praticiens expérimentés ; la glande, soulevée par les pulsations de l'artère, transmet, dans certains cas, ces pulsations à la main qui l'explore, et l'on a pu croire à l'existence d'une tumeur sanguine, alors que l'on avait affaire à tout autre chose. Le développement pathologique des lobes latéraux de la thyroïde refoule en dehors les artères carotides ; celles-ci, de rectilignes qu'elles étaient, deviennent plus ou moins arquées, et leurs rapports sont alors profondément modifiés.

Le rôle physiologique de la glande thyroïde nous est complétement inconnu, et tout ce qu'on a pu dire à ce sujet est resté à l'état d'hypothèse. On la range, il est vrai, parmi les glandes vasculaires sanguines ; mais n'est-ce pas là déguiser notre ignorance sous un mot, et savons-nous mieux à quoi sont destinés le thymus et les glandes surrénales qui appartiennent à la même classe ? Quant à sa structure, elle est aujourd'hui bien connue, et nous savons que la thyroïde se compose d'un stroma conjonctif, au milieu duquel sont renfermées des vésicules closes, revêtues d'un épithélium pavimenteux à une seule couche. Les anciens avaient supposé que des canaux excréteurs mettaient la glande en communication avec la trachée ; mais il est aussi impossible de démontrer l'existence de ces canaux que celle d'un liquide excrété.

Le développement excessif de la glande thyroïde donne lieu au *goître ;* on connaît l'endémicité de cette maladie dans certains pays, tels que le Valais, le Tyrol, la Maurienne, etc., et l'on sait que, toutes choses égales d'ailleurs, les femmes y sont beaucoup plus sujettes que les hommes. Il ne faudrait cependant pas exagérer l'importance de cette immunité relative du sexe masculin, et il suffirait de consulter, à cet égard, les statistiques médicales de l'armée pour voir qu'il est bien rare que, dans une période de trois ou quatre ans, il n'y ait pas au moins une épidémie de goîtres parmi les régiments appelés à tenir garnison dans ceux de nos départements où cette maladie est endémique. Le volume de la thyroïde atteint souvent celui d'une orange, quelquefois celui des deux poings ; Alibert a vu, chez une Tyrolienne, un goître tombant jusque sur le milieu de la cuisse, mais des dimensions aussi exagérées sont heureusement fort rares. Les rapports intimes de la tumeur avec la trachée nous rendent compte de la gêne plus ou moins grande de la respiration qui accompagne le développement de certains goîtres ; je dois cependant signaler une particularité remarquable, c'est que, des goîtres relativement peu volumineux peuvent comprimer la trachée, bien plus que d'autres beaucoup plus développés, ce qui tient à ce que, dans ce cas, l'accroissement de volume de la glande se fait principalement par les parties profondes. D'autre part, la présence des muscles sterno-hyoïdiens, sterno-thyroïdiens et sterno-cléido-mastoïdiens s'oppose à la libre expansion de la tumeur en avant, et lorsque celle-ci prend des proportions considérables, elle peut non-seulement entraver la fonction respiratoire, mais encore comprimer les artères carotides, les veines jugulaires internes et occasionner des troubles sérieux dans la circulation encéphalique. C'est donc avec raison que Bonnet a proposé de faire la section sous-cutanée de ces muscles pour mettre fin à tous ces accidents.

Les tumeurs désignées sous le nom de goîtres n'ont pas toutes la même nature ni le même siége anatomique ; dans le plus grand nombre des cas, elles sont constituées par l'hypertrophie simple de la glande thyroïde ; d'autres tiennent à des dégénérescences diverses de cette glande. Les goîtres kystiques, les hydrocèles du cou, peuvent eux-mêmes siéger au milieu de tissus bien différents ; Beck les considère comme toujours formés par le développement des vésicules closes dont se compose la thyroïde, c'est là effectivement ce qui les produit le plus souvent, mais non dans tous les cas. Voillemier a démontré que ces kystes peuvent, dans certaines circonstances, se développer dans le tissu conjonctif lâche qui entoure la glande, et A. Richard les a vus siéger dans des ganglions lymphatiques dégénérés.

Alimentée par quatre artères volumineuses, la thyroïde est un organe très-vasculaire à l'état normal ; mais lorsqu'elle est le siége d'une hypertrophie considérable, lorsque ses vaisseaux nourriciers ont acquis un calibre en rapport avec son volume, comment ne pas être effrayé à l'idée d'aller l'extirper complétement ? Une pareille témérité chirurgicale semble impossible. Elle a pourtant été entreprise et heureusement réalisée par Vogel, Schemkel, Hédinus, Graefe, Theden, Mayor fils. Pinel Grandchamp prétend avoir fait quatre fois cette opération avec succès. Quoi qu'il en soit de ces résultats, je n'oserais vraiment encourager une aussi audacieuse tentative, en voyant un chirurgien d'une incontestable habileté, Roux, l'entreprendre et ne pouvoir la mener à bonne fin.

Il semblerait, au premier abord, plus facile et moins dangereux d'aller lier les artères qui se rendent au corps thyroïde, dans le but d'amener l'atrophie du goître. Cette opération a réussi à Blizzard et à Walther; mais si, dans certains cas, le développement de la tumeur rend les artères plus superficielles, il en est d'autres où les choses, au lieu d'être simplifiées, sont, au contraire, singulièrement compliquées. On s'est beaucoup appuyé sur le fait de Carlisle pour préconiser cette opération; mais il est constant que ce chirurgien s'est borné à lier les deux thyroïdiennes supérieures, et que cela lui a suffi pour faire tomber en gangrène une tumeur du volume d'un très-gros melon. On se tromperait fort en concluant qu'il en sera toujours ainsi, et, dans l'immense majorité des cas, on n'obtiendra qu'une amélioration insignifiante, souvent nulle, si on ne lie en même temps les thyroïdiennes inférieures, qui sont les véritables artères nourricières de la glande thyroïde. C'est en voyant pratiquer cette opération sur le vivant que j'ai pu me rendre compte des énormes difficultés qui l'accompagnent. La tumeur s'était surtout développée de haut en bas, et il restait, entre son bord supérieur et l'os hyoïde un espace suffisant pour manœuvrer librement, de sorte qu'il fut assez facile d'aller lier les artères thyroïdiennes supérieures en dehors du cartilage thyroïde; mais lorsqu'il fallut en venir à la ligature des thyroïdiennes inférieures, les choses changèrent de face. Dès la première incision, on vit que le goître recouvrait l'artère dans toute son étendue; il fut impossible de récliner assez la tumeur pour se donner du jour, et l'opérateur, après avoir couru vingt fois le risque d'ouvrir la carotide ou la jugulaire interne, fut obligé de laisser l'opération inachevée. On ne l'essaya même pas pour la seconde thyroïdienne, et, malgré la ligature des deux premières artères, la tumeur ne subit pas la moindre réduction de volume.

L'*œsophage* commence au niveau du cartilage cricoïde; il sépare la trachée de la face antérieure des corps vertébraux et la déborde un peu à gauche, d'où le précepte d'inciser de ce côté pour pratiquer l'œsophagotomie. Je dirai plus loin quelques mots de cette opération. L'œsophage et la trachée sont réunis dans la même gaîne celluleuse;

ils sont accolés dans toute leur hauteur, et l'intimité de ce rapport nous explique la gêne que les corps étrangers arrêtés dans le premier de ces deux conduits produisent dans la respiration. Une autre conséquence de ce rapport, c'est qu'un instrument tranchant agissant transversalement pourra, après avoir coupé complétement la trachée, aller intéresser l'œsophage; mais les cas de ce genre doivent être bien rares, car avant que l'instrument pénètre à une telle profondeur, il aura nécessairement coupé les artères carotides et les veines jugulaires internes qui sont situées sur un plan antérieur. Cependant Dieffenbach cite un fait, probablement unique, dans lequel la trachée et l'œsophage avaient été sectionnés en travers, sans lésion des gros vaisseaux du cou.

Le tissu conjonctif lâche qui forme la gaîne de la trachée et de l'œsophage représente une espèce de synoviale destinée à favoriser les mouvements presque continus de ces deux organes. C'est en suivant cette gaîne que les abcès profonds du cou peuvent arriver dans le médiastin.

Vaisseaux. — Je crois inutile de m'appesantir ici sur la direction et les rapports de la *carotide primitive* [9], puisque cette artère doit être étudiée d'une manière spéciale dans la région sterno-cléido-mastoïdienne. Qu'il me suffise, pour le moment, de faire remarquer qu'à la partie inférieure du cou elle est située immédiatement en dehors de la trachée; plus haut, elle se place en arrière et en dehors des lobes latéraux de la glande thyroïde; enfin elle devient plus superficielle dans le triangle omo-hyoïdien, et se trouve contenue dans une gouttière limitée en dehors par le bord antérieur du sterno-cléido-mastoïdien, et en dedans par le cartilage thyroïde.

L'artère *thyroïdienne supérieure* [10] descend dans la même gouttière, en avant et un peu en dedans de la carotide primitive. Cette artère, la première des branches de la carotide externe, naît ordinairement au niveau du bord supérieur du cartilage thyroïde; elle donne, à peu de distance de son origine, le rameau *laryngé supérieur* qui perfore la membrane thyro-hyoïdienne et va se répandre dans la muqueuse du larynx. Son rameau *crico-thyroïdien* serait nécessairement intéressé dans la laryngo-trachéotomie, mais à cause de son petit calibre il ne donnerait qu'une légère hémorrhagie momentanée. La thyroïdienne supérieure se termine dans la partie la plus élevée du lobe latéral de la thyroïde; mais, ainsi que je l'ai dit plus haut, presque toujours le rôle qu'elle joue dans la nutrition de cette glande est tout à fait secondaire. La véritable artère nourricière est la thyroïdienne inférieure, dont nous aurons occasion d'étudier plus bas le trajet et la distribution. Au reste, le calibre des artères thyroïdiennes est complémentaire; sur certains sujets on trouve des thyroïdiennes supérieures énormes pendant que les inférieures sont à peine développées; mais cette disposition est exceptionnelle, et, normalement, les thyroïdiennes inférieures sont beaucoup plus volumineuses que les supérieures.

La glande thyroïde reçoit quelquefois une cinquième artère, la *thyroïdienne de Neubauer* [11], branche dont l'existence n'est pas constante et dont le calibre est très-variable. Cette artère existait sur le sujet qui a servi à la préparation; mais au lieu d'être située sur la ligne médiane, comme c'est le cas le plus ordinaire, elle était un peu déviée à droite. La thyroïdienne de Neubauer est fournie par la convexité de la crosse de l'aorte.

La veine *jugulaire interne* [12] marche parallèlement à la carotide primitive; placée en dehors et un peu en avant de cette artère, elle appartient surtout à la région sterno-cléido-mastoïdienne.

La veine *thyroïdienne supérieure* [13] accompagne dans tout son trajet l'artère correspondante dont elle longe indifféremment le côté interne ou le côté externe. Elle remonte obliquement en dehors du cartilage thyroïde et va s'aboucher dans la jugulaire interne.

Le sang qui vient de la glande thyroïde est surtout ramené au centre circulatoire par plusieurs veines volumineuses nées au milieu du parenchyme de la glande. Leurs troncs, en nombre variable, forment, en avant de la trachée, un *plexus thyroïdien* [14-14] ou *sous-thyroïdien*, dont la présence est certainement un des plus grands obstacles à la trachéotomie. Ces veines, distendues par la gêne de la respiration, recouvrent quelquefois presque complétement la trachée; dès que celle-ci est ouverte, le malade, avide d'air, fait immédiatement un grand effort d'inspiration, et si par hasard une veine thyroïdienne a été intéressée, le sang se précipite dans les voies respiratoires, et l'asphyxie est à craindre. Le meilleur moyen d'éviter cet accident est de faire l'opération lentement, à petits coups, de lier les veines à mesure qu'on les coupe, et de n'ouvrir la trachée que lorsque la plaie est complétement abstergée. Récamier conseillait même de diviser, dans un premier temps, la peau et le plexus veineux, et de remettre l'ouverture de la trachée au lendemain, conseil tout à fait inexécutable; car lorsqu'on se décide à faire la trachéotomie, c'est que l'asphyxie est imminente, et l'on n'a guère le pouvoir de temporiser. Cependant, d'après Trousseau, il n'y aurait jamais à se préoccuper de la présence des veines sous-thyroïdiennes ; selon lui, le point important est d'ouvrir au plus vite la trachée et d'y introduire rapidement la canule ; une fois la respiration établie, les veines se vident, et si elles ont été intéressées pendant l'opération, le sang s'arrête spontanément. Nul doute que ce procédé ne soit excellent, puisque sur un nombre très-considérable d'opérations, Trousseau n'a jamais eu d'accident ; cependant il n'en faudrait pas conclure qu'il doit forcément en être toujours ainsi. Il peut arriver telle circonstance où le moindre retard dans l'introduction de la canule donne au sang le temps de s'introduire dans la trachée et d'asphyxier le malade. Je n'oublierai jamais une malheureuse opération de trachéotomie où j'assistai comme aide, et dans laquelle l'opéré fut si rapidement suffoqué par le sang qu'il succomba en moins d'une demi-minute, sans que des succions pratiquées sur la plaie, à l'exemple de ce qu'avait fait Roux, pussent le rappeler à la vie. L'autopsie fit voir qu'une grosse veine thyroïdienne, appliquée sur la partie moyenne de la trachée avait été ouverte en même temps que celle-ci dans une hauteur de 2 centimètres.

Les vaisseaux que je viens d'énumérer appartiennent tous à la région sous-hyoïdienne, mais ils ne sont pas les seuls que pourrait atteindre un instrument introduit entre les deux sterno-cléido-mastoïdiens, surtout si la pointe de cet instrument était dirigée de haut en bas. Le tronc brachio-céphalique arrive jusqu'à la hauteur de la fourchette du sternum et se place derrière l'articulation sterno-claviculaire droite ; quelquefois même il se prolonge dans la région sous-hyoïdienne, au-dessous du muscle sterno-hyoïdien du même côté. D'autre part, la veine sous-clavière gauche marche à très-peu de distance au-dessous du bord supérieur du sternum, et pour peu qu'elle soit gonflée par le sang, elle peut l'atteindre et même le dépasser. Pour apprécier le danger d'une semblable blessure, il suffit de se rappeler que c'est dans la fossette sus-sternale que les bouchers enfoncent leur couteau lorsqu'ils veulent saigner les animaux.

En résumé, les plaies de la région sous-hyoïdienne sont très-graves, et lorsqu'on songe qu'elles peuvent intéresser le larynx, la trachée, l'œsophage et tant de vaisseaux d'un si fort calibre, il y a vraiment lieu de s'étonner que la mort n'en soit pas plus souvent la conséquence.

On trouve toujours, dans le tissu conjonctif lâche qui entoure la trachée et l'œsophage, un certain nombre de *ganglions lymphatiques* qui se prolongent en bas jusque dans le médiastin, et qui reçoivent une partie des vaisseaux du réseau lymphatique profond. Le gonflement de ces ganglions péri-trachéaux peut comprimer le nerf récurrent et donner lieu à des symptômes de paralysie du côté de la glotte. Les autres vaisseaux lymphatiques de la région sous-hyoïdienne aboutissent aux ganglions des régions carotidienne et sus-claviculaire.

NERFS. — Le nerf *laryngé supérieur* [15] naît du pneumogastrique; il passe d'abord au-dessous des vaisseaux carotidiens et vient se montrer à la région sous-hyoïdienne dans le triangle omo-hyoïdien. Sa branche *laryngée*, exclusivement sensitive, perfore la membrane thyro-hyoïdienne et se distribue à la muqueuse du larynx. Il donne ensuite un petit filet moteur pour le muscle crico-thyroïdien, et le nerf *laryngé externe* [16].

Le nerf *récurrent droit* chemine verticalement sur la face antérieure de l'œsophage; il est trop profond pour pouvoir être visible dans la figure. Le *récurrent gauche* est situé plus en avant, il occupe le sillon qui sépare la trachée de l'œsophage. Quelques-unes de ses branches [18] se ramifient sur la face antérieure de la trachée. A part ses branches trachéales et œsophagiennes, le récurrent donne des rameaux moteurs à tous les muscles du larynx, sauf le crico-thyroïdien, et depuis Legallois tous les expérimentateurs ont observé que la section de ce nerf, d'un côté, produit la raucité de la voix. La section des deux récurrents détermine l'aphonie complète et une grande gêne dans la respiration, à cause de la paralysie des muscles dilatateurs de la glotte.

RÉGIONS LATÉRALES DU COU.

La face latérale du cou s'étend depuis le bord antérieur du sterno-cléido-mastoïdien jusqu'au bord externe du trapèze; elle est limitée en avant par les régions sus et sous-hyoïdiennes, et en arrière par la région de la nuque. Elle se termine en haut à l'apophyse mastoïde, et se trouve en rapport, de ce côté, avec les régions occipito-frontale, mastoïdienne et parotidienne; d'autre part, l'articulation sterno-claviculaire et les deux tiers internes de la clavicule marquent sa limite inférieure et la séparent du thorax. Sa forme est celle d'un triangle dont la clavicule représenterait la base et l'apophyse mastoïde le sommet. Cet espace, si intéressant à connaître pour le chirurgien, renferme les plus gros vaisseaux du cou, et tous les nerfs qui s'échappent de la portion cervicale du rachis.

Deux régions occupent la face latérale du cou, ce sont : 1° la région *sterno-cléido-mastoïdienne* ou *carotidienne;* 2° la région *sus-claviculaire.*

Région sterno-cléido-mastoïdienne ou carotidienne.

1er *Plan.* — La région *sterno-cléido-mastoïdienne,* ou région *carotidienne,* comprend le muscle sterno-cléido-mastoïdien et les organes qu'il recouvre, jusqu'aux parties latérales du rachis, qui en constituent le squelette; elle s'étend obliquement sur la face latérale du cou, depuis le sternum et la clavicule, jusqu'à l'apophyse mastoïde et l'occipital. Elle est située, au-dessous des régions mastoïdienne et occipito-frontale, au-dessus de la région sternale, en arrière des régions parotidienne, sus et sous-hyoïdiennes, et en avant de la région sus-claviculaire; profondément, elle est limitée par les apophyses transverses des vertèbres cervicales. Sa forme, exactement représentée par celle du sterno-cléido-mastoïdien, est celle d'un quadrilatère allongé; ses limites sont les mêmes que celles de ce muscle. Son bord antérieur fait presque toujours, sous la peau de la face antérieure du cou, un relief qu'on peut rendre plus sensible encore en faisant contracter le sterno-mastoïdien; son bord postérieur est beaucoup moins apparent et ne saurait être bien nettement délimité à travers les téguments, à moins d'un amaigrissement extrême. Pl.

Les contractions du muscle sterno-cléido-mastoïdien déterminent, au-dessus de la clavicule, la formation d'une petite fossette qui correspond au point de séparation des deux faisceaux de ce muscle; la hauteur à laquelle s'élève cette dépression est toujours en rapport avec le degré d'écartement de ces deux faisceaux.

En haut et en arrière, la *peau* se continue avec le cuir chevelu et le tégument de la nuque; elle est épaisse, résistante et adhère aux parties sous-jacentes; en se rapprochant du thorax, elle devient de plus en plus fine, sa mobilité augmente, et elle se confond insensiblement avec celle des régions sus-hyoïdienne, sous-hyoïdienne, sus-claviculaire et sternale.

Elle présente, dans toute la hauteur de la région carotidienne, des plis transversaux de locomotion, qui deviennent surtout très-apparents chez les sujets amaigris ou chez les vieillards; lorsque la circulation est gênée, la veine jugulaire externe distendue soulève les téguments et forme une saillie ondulée, qui traverse diagonalement la région.

2e *Plan.* — Au niveau de l'apophyse mastoïde, la couche sous- Pl.

cutanée se compose de trabécules fibreuses, adhérentes d'une part à la face profonde du derme, et d'autre part, à la gaîne du sterno-cléido-mastoïdien ; il est donc impossible de subdiviser cette couche en deux lames, et l'on peut dire qu'à cette hauteur le *fascia superficialis* fait complétement défaut.

Ce fascia ne devient manifeste qu'en approchant du bord supérieur du peaucier ; là il se divise en deux lames, qui, chez les sujets bien musclés, forment de véritables feuillets aponévrotiques, tandis que sur les cadavres émaciés elles ne sont représentées que par de minces couches celluleuses à peine visibles. Les deux lames du fascia superficialis comprennent le peaucier dans leur écartement, disposition que j'ai déjà signalée à propos des régions sus- et sous-hyoïdiennes.

Le *peaucier* [*a*] occupe la moitié inférieure de la région carotidienne ; la direction générale de ses fibres serait indiquée par une ligne menée du milieu de la clavicule au milieu de l'espace qui sépare la symphyse du menton de l'angle de la mâchoire.

La veine jugulaire externe, située au-dessous du peaucier, suit une direction sensiblement parallèle à celle des fibres de ce muscle ; lorsqu'elle est gonflée par le sang ou la matière à injection, elle le soulève et devient facilement visible par transparence. La saignée de cette veine (voy. pl. 37, A) est une opération à peu près abandonnée de nos jours, et je l'aurais volontiers passée sous silence, si je ne savais que certains praticiens y ont encore recours de temps en temps. Pour l'exécuter, il faut d'abord rendre la veine saillante en la comprimant un peu au-dessus de la clavicule, au moyen d'une pelote de linge ou de compresses graduées, qu'on fixera par quelques tours de bande obliques. L'incision de la peau devra être perpendiculaire aux fibres du peaucier, afin que ces fibres, en se rétractant, laissent la plaie béante. On se rappellera que lorsque la jugulaire est ouverte, le sang ne s'échappe jamais en jet, mais qu'il coule toujours en bavant.

L'ablation du fascia superficialis met à découvert le feuillet superficiel de l'*aponévrose cervicale*. Ainsi que je l'ai indiqué précédemment, cette aponévrose se dédouble en avant du sterno-cléido-mastoïdien et enveloppe ce muscle dans une gaîne fermée, étendue de l'apophyse mastoïde au sternum et à la clavicule. Les deux feuillets de cette gaîne se réunissent au delà du sterno-mastoïdien, et forment alors une lame unique qui recouvre la région sus-claviculaire, où nous l'étudierons plus bas. Le *feuillet superficiel* [*b*] (seul visible dans la planche 30) n'est pas également épais dans toute la hauteur de la région carotidienne; en haut, il forme une lame feutrée, résistante, intimement unie à la face profonde du derme, et, d'autre part, tellement adhérente à l'extrémité supérieure du muscle, qu'il est très-difficile de l'en séparer artificiellement. Au milieu de la région, cette aponévrose devient beaucoup plus mince, et lorsqu'on arrive sur les insertions inférieures du sterno-cléido-mastoïdien, on ne trouve, le plus souvent, qu'un feuillet presque celluleux.

Vaisseaux. — On ne rencontre dans la couche sous-cutanée que quelques petites branches artérielles fournies, dans la moitié supérieure de la région, par la *thyroïdienne supérieure*, et dans la moitié inférieure, par la *scapulaire supérieure* ou la *cervicale transverse*.

Presque tous les *lymphatiques* superficiels se dirigent obliquement en bas et en arrière; ils aboutissent aux ganglions situés au delà du bord postérieur du sterno-cléido-mastoïdien. Les plus antérieurs gagnent la région sous-hyoïdienne et se confondent avec le réseau superficiel de cette région.

Nerfs. — Quelques rameaux de la branche *cervicale transverse* [2-2] et de la branche *sus-claviculaire* [3] du plexus cervical; traversent le peaucier et se distribuent à la peau.

3e *Plan.* — Ce plan, sous-jacent à la peau, au peaucier et au premier feuillet de l'aponévrose cervicale superficielle, est tout entier formé par le muscle sterno-cléido-mastoïdien; celui-ci s'étend, comme la région à laquelle il a donné son nom, de l'apophyse mastoïde à l'articulation sterno-claviculaire et à la clavicule. Son extrémité supérieure se fixe à la face externe de l'apophyse mastoïde et à la moitié externe de la ligne courbe supérieure de l'occipital; aplati et presque entièrement aponévrotique à ce niveau, il se confond avec l'aponévrose cervicale, qui l'unit au trapèze et à la peau. Ses fibres, parallèles dans sa moitié supérieure, divergent inférieurement et se divisent en deux faisceaux : le *faisceau sternal* [*b*], étroit, tendineux, passe au-devant de l'articulation sterno-claviculaire et va s'insérer à la face antérieure du sternum, tandis que le *faisceau claviculaire* [*c*], aplati et charnu, se fixe à la moitié ou au tiers interne du bord supérieur de la clavicule. La réunion de ces deux faisceaux se fait à une hauteur variable, et leur écartement, quelquefois assez considérable pour admettre l'extrémité du doigt, est d'autres fois

Pl. 3

réduit à un simple interstice celluleux. La face profonde du sterno-cléido-mastoïdien recouvre tous les organes contenus dans la région carotidienne; j'aurai du reste à revenir sur ses rapports, lorsque j'étudierai l'artère carotide.

On peut dire, d'une manière générale, que la contraction du sterno-cléido-mastoïdien rapproche l'apophyse mastoïde de l'extrémité supérieure du sternum. Cependant, pour bien comprendre cette action, il faut examiner : 1° le cas où les deux muscles se contractent simultanément; 2° celui où l'un de ces muscles agit seul.

Lorsque les deux muscles se contractent ensemble, les apophyses mastoïdes sont directement attirées en bas, et la face s'incline en avant; mais ce mouvement ne se produira qu'autant que la tête sera dans la rectitude ou dans la flexion, au moment de la contraction. Si, au contraire, les muscles agissent, pendant que la tête est fortement renversée, il est facile de voir que leurs insertions supérieures se trouveront transportées en arrière du centre de mouvement représenté par les articulations des deux premières vertèbres avec l'occipital; l'effet produit sera exactement celui d'un levier du premier genre, et l'abaissement des apophyses mastoïdes aura pour résultat de relever la face et d'exagérer le mouvement d'extension de la tête.

Lorsque l'un des sterno-cléido-mastoïdiens se contracte seul, il incline la tête de son côté, et imprime à la colonne vertébrale un mouvement de torsion en vertu duquel la face est tournée du côté opposé. Que cette contraction devienne continue, qu'il y ait contracture et raccourcissement permanent du muscle, la tête ne pourra plus être redressée et il y aura *torticolis*. Seulement, ici encore, il importe de distinguer, car, comme je le faisais observer à propos du strabisme, la déviation peut tenir à deux causes essentiellement différentes : à la contracture d'un muscle ou à la paralysie du muscle antagoniste. Or, si au point de vue de la difformité produite le résultat est toujours le même, la chose n'est pas indifférente au point de vue thérapeutique, et l'on ne saurait songer à recourir à la ténotomie que s'il s'agit d'une déviation due au raccourcissement musculaire.

Les anatomistes anciens, Albinus en particulier, considéraient le sterno-cléido-mastoïdien comme composé de deux muscles distincts. Reprenant cette idée et l'appliquant à la pathogénie du torticolis, Stromeyer, Dieffenbach, J. Guérin, Bouvier, ont voulu prouver que chacun des faisceaux de ce muscle jouit d'une action indépendante et peut, par sa contracture, donner lieu à un genre spécial de difformité. D'après ces chirurgiens, le faisceau sternal élèverait un peu le sternum, mais il serait surtout destiné à abaisser la tête et à en déterminer la rotation; le faisceau cléido-mastoïdien élèverait l'épaule et se bornerait à incliner la tête de son côté. Cette distinction n'a pas été adoptée par la généralité des anatomistes modernes, et il me paraît en effet bien difficile d'y voir autre chose qu'une ingénieuse conception mise en avant pour les besoins de la cause. Comment d'ailleurs l'appliquer aux cas, peu fréquents à la vérité, où les deux faisceaux sont confondus dans toute leur hauteur? Il faut reconnaître toutefois que si le *dédoublement* du sterno-cléido-mastoïdien n'est pas admissible en théorie, les faits pathologiques prouvent que les deux faisceaux de ce muscle ne prennent pas une égale part à la production du torticolis. Ainsi que l'avait fait observer Richter, au siècle dernier, le plus souvent la contracture ne porte que sur la portion sternale, et la section de cette portion seule suffit pour faire cesser la déviation de la tête. Mais il n'en faudrait pas conclure que c'est là une loi absolue. D'un autre côté, Dieffenbach et Bouvier ont observé des torticolis dus à la rétraction isolée du faisceau claviculaire, et leurs malades ont guéri après la ténotomie de ce faisceau.

La section du sterno-cléido-mastoïdien a pendant longtemps été pratiquée à ciel ouvert, mais aujourd'hui la méthode sous-cutanée est la seule employée pour toutes les ténotomies. C'est à Stromeyer que revient l'honneur d'avoir introduit définitivement cette méthode dans la science et à Delpech celui de l'avoir employée le premier et d'en avoir été un des plus ardents vulgarisateurs. Il faut reconnaître, d'ailleurs, que J. Guérin en a posé les vrais principes et lui a fait faire un pas immense. Elle fut appliquée pour la première fois à la section du sterno-cléido-mastoïdien par Dupuytren.

On a essayé de couper le muscle à toutes les hauteurs, mais si l'on songe que, dans sa moitié supérieure il est recouvert par la veine jugulaire externe, enlacé de tous côtés par les branches du plexus cervical superficiel, et traversé par le nerf spinal, on comprendra que l'opération faite trop haut présente des difficultés sérieuses, de véritables dangers même, et qu'on doit autant que possible se rapprocher des insertions sternales et claviculaires. On a objecté, il est vrai, qu'en le sectionnant en bas on courrait le risque de blesser la veine jugulaire interne, l'artère carotide primitive ou le tronc de la sous-clavière, mais cette objection ne saurait être prise en sérieuse considération ; la sous-clavière est beaucoup trop profondément située pour pouvoir être atteinte; quant aux deux autres vaisseaux ils sont recouverts et protégés par les muscles sterno-hyoïdien et sterno-thyroïdien.

Il serait peut-être plus à craindre d'intéresser l'artère scapulaire supérieure, la cervicale transverse, la veine sous-clavière ou la veine jugulaire antérieure, mais ces différents vaisseaux longent la face postérieure de la clavicule et dépassent à peine de quelques millimètres le bord supérieur de cet os, on sera donc certain de les éviter en divisant le muscle à 2 ou 3 centimètres au-dessus de la clavicule. Dans le cas où la veine jugulaire externe serait située plus antérieurement qu'à l'ordinaire, comme cela se voit quelquefois, il pourrait se faire que le tranchant de l'instrument fût exposé à la rencontrer, mais cette veine est presque toujours visible sous la peau, et si on ne la voyait pas, il serait prudent d'exercer pendant quelques minutes une légère compression au-dessus de la clavicule pour la rendre plus saillante et en bien déterminer la position.

D'ailleurs, lorsque le sterno-cléido-mastoïdien est atteint de contracture, l'intervalle qui le sépare des parties profondes se trouve sensiblement augmenté, le faisceau sternal forme sous la peau une corde tendue qu'on peut saisir et même entourer complétement avec les doigts, de sorte que la difformité pour laquelle on opère met, jusqu'à un certain point, le malade à l'abri des dangers inhérents à l'opération. Au moment de pratiquer la ponction de la peau, on devra toujours chercher à incliner la tête du côté de l'épaule saine pour augmenter encore la saillie du muscle et l'éloigner davantage des vaisseaux dont la lésion est à redouter. Lorsqu'on veut sectionner le faisceau sternal, on introduit ordinairement le ténotome du côté interne de ce faisceau, mais rien ne s'oppose à ce qu'on fasse pénétrer l'instrument par le côté externe, si cela paraît plus commode. Je crois aussi qu'il est tout à fait indifférent de faire la section d'avant en arrière ou des parties profondes vers la peau. Les mêmes observations s'appliquent à la ténotomie du faisceau claviculaire.

Si les deux faisceaux du sterno-cléido-mastoïdien étaient affectés de contracture, après avoir coupé le faisceau sternal, on ferait tendre le muscle et l'on procéderait, séance tenante, à la section du faisceau claviculaire.

Il ne faudrait pas croire qu'après l'incision du muscle rétracté on puisse toujours instantanément ramener la tête dans la rectitude, cela est certainement possible dans quelques cas, mais lorsque la contracture est ancienne et surtout lorsqu'elle s'est produite pendant l'enfance, les vertèbres gênées dans leur croissance ont pris, en se développant, une configuration irrégulière, leurs articulations se sont déformées et l'on doit, pendant longtemps, maintenir la tête du malade en bonne position au moyen d'un appareil orthopédique ou d'un bandage approprié.

Vaisseaux. — Ce plan ne renferme aucune artère importante.

La veine *jugulaire externe* [2-2], d'abord située au-dessous de la glande parotide, se montre dans la région carotidienne à la hauteur de l'angle de la mâchoire; elle se dirige de haut en bas, un peu d'avant en arrière, et passe obliquement sur la face externe du sterno-cléido-mastoïdien, de manière à croiser le bord postérieur de ce muscle à peu près au milieu de sa hauteur. Elle pénètre ensuite dans la région sus-claviculaire où nous la retrouverons. Dans ce trajet, la veine jugulaire externe est comprise dans un dédoublement du feuillet profond du fascia superficialis, elle est recouverte par le peaucier, et j'ai déjà suffisamment insisté sur ce rapport pour qu'il soit inutile d'y revenir. Née des veines faciale, temporale superficielle et maxillaire interne, la jugulaire externe reçoit, d'autre part, une veine mastoïdienne et s'anastomose largement avec la jugulaire antérieure; elle rapporte donc au centre circulatoire une notable partie du sang de la face et communique avec la circulation intra-crânienne. Son développement est en raison inverse de celui de la jugulaire interne, et, dans certains cas, son calibre est assez considérable pour qu'elle puisse suppléer cette dernière veine. Sur le sujet qui a servi à la préparation, il y avait, dans la région sterno-cléido-mastoïdienne, deux veines jugulaires externes; ces deux veines se réunissaient en une seule sur les limites de la région sus-claviculaire. La veine jugulaire externe manque ordinairement de valvules dans toute sa hauteur et l'injection y pénètre dans quelque sens qu'on la pousse.

Nerfs. — Les branches du *plexus cervical superficiel*, d'abord situées au-dessous de la face profonde du sterno-cléido-mastoïdien, contournent le bord postérieur de ce muscle et cheminent dans l'épaisseur du fascia superficialis.

La branche *transverse* [3] se porte directement en avant, puis se divise en un très-grand nombre de rameaux dont quelques-uns n'arrivent à la peau qu'après avoir traversé le peaucier. Tous ces rameaux sont destinés aux téguments du cou et de la partie inférieure de la face. Quelques-uns accompagnent la veine jugulaire externe et se dirigent, avec elle, vers l'angle de la mâchoire ; il serait à peu près impossible de les éviter si l'on voulait ouvrir la veine dans toute la portion comprise entre le bord postérieur du sterno-cléido-mastoïdien et la glande parotide. Il vaut donc mieux saigner la jugulaire dans sa moitié inférieure, c'est-à-dire dans la région sus-claviculaire.

La branche *auriculaire* [4] et la branche *mastoïdienne* [5] sont ascendantes ; la première croise obliquement le sterno-mastoïdien et gagne le pavillon de l'oreille, l'autre suit le bord postérieur de ce muscle et se dirige vers l'apophyse mastoïde.

Les branches *sus-claviculaires* [6] sont descendantes, elles se perdent dans la partie supérieure du thorax.

Les branches *sus-acromiales* sont situées plus en arrière, leurs rameaux se distribuent aux téguments du triangle sus-claviculaire et du moignon de l'épaule.

Le muscle sterno-cléido-mastoïdien est animé par le nerf *spinal* qui le pénètre par sa face profonde. Il reçoit, en outre, de la troisième paire cervicale, quelques rameaux qui s'anastomosent avec les branches du spinal et forment, au milieu du muscle, un petit plexus.

Pl. 32. 4e *Plan.* — Le second feuillet de l'aponévrose cervicale tapisse la face profonde du sterno-cléido-mastoïdien et forme le fond d'une gouttière dans laquelle est logé ce muscle. Ainsi que nous l'avons vu plus haut, cette lame fibreuse, en se réunissant au feuillet superficiel de l'aponévrose, ferme complétement en avant et en arrière la loge du sterno-mastoïdien. Dans sa moitié inférieure, le feuillet profond fournit au muscle *omo-hyoïdien* [*a*] une gaîne sur laquelle j'aurai l'occasion de revenir en étudiant la région sus-claviculaire. En haut, il devient relativement épais, recouvre le *splénius de la tête* [*d*] et s'insère, avec ce muscle, à l'apophyse mastoïde et à la portion de l'occipital située au-dessous de la ligne courbe supérieure.

Dans tout l'espace compris entre le splénius et l'omo-hyoïdien, cette aponévrose s'étend sur un tissu conjonctif toujours infiltré de graisse, même sur les sujets les plus maigres, et au milieu duquel sont contenus un très-grand nombre de *ganglions lymphatiques* [*c-c*]. Ces ganglions font suite à ceux des régions parotidienne et sus-hyoïdienne, ils se continuent en bas, derrière la clavicule, jusque dans le médiastin, et forment ainsi une chaîne non interrompue depuis l'angle de la mâchoire jusqu'à l'intérieur de la cavité thoracique. De même que le tissu conjonctif dans lequel ils sont situés, ils s'insinuent entre tous les organes des parties latérales du cou, entourent les artères carotides, les veines jugulaires internes, et se confondent avec ceux que nous avons précédemment étudiés, le long des parois latérales du pharynx.

Les ganglions de la région carotidienne sont quelquefois le siége d'abcès inflammatoires dont le pus vient se faire jour, soit en avant, soit en arrière du sterno-cléido-mastoïdien ; mais il est beaucoup plus fréquent de voir se développer, dans cette région, des engorgements ganglionnaires dont aucun moyen de traitement ne peut amener la résolution. C'est dans l'armée surtout que ces adénites chroniques se montrent avec une déplorable fréquence, et, quoi qu'en ait dit H. Larrey, dans une excellente monographie, il est bien difficile de toujours rattacher la production de semblables tumeurs ganglionnaires à l'influence d'une cause toute locale, telle que la compression exercée par les vêtements d'uniforme. Les rapports intimes de ces ganglions avec la veine jugulaire interne nous expliquent la gêne de la circulation qui accompagne leur tuméfaction. D'un autre côté, comme le muscle sterno-cléido-mastoïdien les bride et s'oppose à leur expansion, les malades inclinent toujours plus ou moins la tête, afin de mettre ce muscle dans le relâchement et de diminuer les douleurs que sa tension détermine.

C'est à l'engorgement des ganglions carotidiens qu'on pourrait surtout appliquer ce que je disais plus haut des adénites sous-maxillaires anciennes. Il y a quinze ou vingt ans environ, l'ablation de ces ganglions hypertrophiés se pratiquait avec une légèreté vraiment incroyable ; la plupart des chirurgiens de nos hôpitaux militaires, habitués à voir journellement un grand nombre de ces tumeurs, n'hésitaient pas et s'engageaient hardiment dans des opérations dont il n'était pas toujours possible de prévoir la fin. Il semble, en effet, bien facile d'extraire deux ou trois ganglions superficiellement situés, et l'opération serait certainement très-rationnelle s'il en était toujours ainsi. Mais, dans la plupart des cas, une fois les premiers ganglions enlevés, il s'en présente d'autres aussi volumineux et aussi indurés, qu'on ne peut se décider à laisser en place ; à ceux-ci en succèdent de nouveaux, et, de proche en proche, pour ainsi dire sans s'en apercevoir, l'opérateur est amené jusque sur les gros vaisseaux du cou et sur les côtés du pharynx. Obligé de s'arrêter, il constate, à son grand regret, que les ganglions enlevés ne forment que la minime partie de la totalité de la tumeur. Je crois donc qu'on fera bien d'être sobre d'opérations de ce genre, et qu'avant d'y procéder, on devra s'assurer que les ganglions profonds sont sains.

Vaisseaux et Nerfs. — Pas de vaisseaux importants dans ce plan ; on n'y rencontre que quelques branches *sterno-cléido-mastoïdiennes* [2-2] fournies par la thyroïdienne supérieure.

Les branches du *plexus cervical superficiel* (coupées dans cette préparation) cheminent quelque temps dans le tissu conjonctif adipeux, avant de gagner le bord postérieur du sterno-cléido-mastoïdien.

1. 33. 5e *Plan.* — C'est seulement après avoir enlevé le second feuillet de l'aponévrose cervicale, la graisse et les ganglions lymphatiques, que l'on commence à découvrir les organes réellement importants de la région sterno-cléido-mastoïdienne. Des vaisseaux volumineux occupent la partie moyenne de la figure ; ils sont entourés de tous côtés et partiellement recouverts par des muscles sur lesquels cheminent un grand nombre de branches nerveuses. Occupons-nous d'abord des muscles.

L'*omo-hyoïdien* [*a*] se dirige obliquement, suivant une ligne étendue du milieu de la clavicule à la partie moyenne de l'os hyoïde ; il croise la veine jugulaire interne, à la réunion du quart inférieur avec les trois quarts supérieurs de la région et subdivise la préparation en deux portions secondaires. Au-dessous de l'omo-hyoïdien se voit un triangle limité en haut par le bord inférieur de ce muscle, en bas par la clavicule, et en dedans par la coupe de la peau, ou plus exactement par la face latérale de la trachée qu'on rencontre à ce niveau. Ce triangle *omo-cléido-trachéal* est occupé presque en totalité par le muscle *sterno-hyoïdien* [*b*], mais je dois faire observer que sur le sujet qui a servi à la préparation, ce muscle était un peu plus large qu'il ne l'est d'ordinaire. Le sterno-hyoïdien, soulevé par le lobe latéral de la glande thyroïde, est toujours un peu convexe en avant. Je me borne pour le moment à cette simple indication, car j'aurai à revenir sur les rapports du muscle omo-hyoïdien lorsque je parlerai de la région sus-claviculaire.

L'espace compris entre le bord supérieur de l'omo-hyoïdien et l'apophyse mastoïde est lui-même subdivisé en deux parties par la veine jugulaire interne, en avant de laquelle on ne rencontre qu'une petite portion du muscle *sterno-thyroïdien* [*e*]. En arrière de la veine et en se dirigeant de bas en haut, on trouve successivement : 1° le muscle *scalène antérieur* [*d*] dont les insertions supérieures sont cachées derrière la veine jugulaire et dont l'extrémité inférieure est beaucoup trop profondément située pour pouvoir être visible ; 2° le *scalène postérieur* [*e*] dont la partie moyenne seule est à découvert pour les mêmes raisons ; 3° les faisceaux de l'*angulaire de l'omoplate* [*f*] ; 4° enfin le *splénius du cou* [*h*] et le *splénius de la tête* [*g*] ; ce dernier muscle se fixe à l'apophyse mastoïde [C] au-dessous des insertions du sterno-cléido-mastoïdien.

On aperçoit, en avant du splénius, le ventre postérieur du *digastrique* [*j*] (caché en partie par la glande parotide D).

Vaisseaux. — L'artère *carotide primitive* [1], recouverte dans presque toute son étendue par la veine jugulaire interne, n'est visible qu'au-dessus du bord externe du sterno-thyroïdien. Au niveau du bord supérieur du cartilage thyroïde, elle se subdivise en *carotide externe* [2] et en *carotide interne* [3]. Ces trois artères seront étudiées avec les plans suivants.

On trouve encore, au-dessus du sterno-thyroïdien, quelques branches musculaires fournies par la *thyroïdienne supérieure* [4].

Dans le bas de la région, et immédiatement en arrière du ventre inférieur de l'omo-hyoïdien, la sous-clavière donne naissance à la *scapulaire supérieure* [5] et à la *scapulaire postérieure* ou *cervicale transverse* [6]. La première de ces deux artères se porte en dehors, un peu en bas, et gagne le bord supérieur de la clavicule. Elle donne, dès son origine, un rameau, d'où proviennent les branches cutanées décrites avec les plans superficiels.

La *cervicale transverse* se dirige en dehors et disparaît bientôt sous le bord externe du trapèze.

Si l'on veut étudier les rapports de la veine *jugulaire interne* [7], il faut, autant que possible, lui donner artificiellement le volume qu'elle a pendant la vie, lorsqu'elle est distendue par le sang. On devra donc toujours l'injecter, mais on aura soin en même temps de ne point pousser l'injection avec trop de force, car les parois du vaisseau sont très-extensibles, et il faut se garder de porter la distension trop loin. Ces précautions une fois prises, si l'on prépare alors la région carotidienne, en portant la tête du sujet dans l'extension et en tournant légèrement la face du côté opposé à la préparation, on verra que la veine jugulaire interne recouvre presque complétement l'artère carotide primitive dans toute la hauteur de la région.

Ainsi que nous l'avons vu précédemment, ce gros tronc veineux prend son origine au-dessous du trou déchiré postérieur, où il fait directement suite au sinus latéral et au sinus pétreux inférieur. Le point d'abouchement de la veine et des sinus est marqué par le renflement appelé *golfe* de la veine jugulaire (voy. pl. 14, G).

La veine jugulaire interne pénètre dans la région carotidienne en passant au-dessous du ventre postérieur du digastrique et de la glande parotide ; elle est d'abord située en arrière et un peu en dehors de l'artère carotide interne, puis s'accole au côté externe de la carotide primitive qu'elle déborde en avant, surtout pendant l'expiration, et l'accompagne jusqu'à la partie inférieure de la région où elle va, derrière la clavicule, se réunir à la veine sous-clavière, pour donner naissance au tronc brachio-céphalique. Dans ce trajet, la veine jugulaire est contenue dans la même gaîne que l'artère carotide et le nerf pneumogastrique. Cette veine reçoit, à son origine, presque tout le sang de la cavité crânienne, aussi la gêne de la circulation dans un tronc de cette importance détermine-t-elle inévitablement la congestion des centres nerveux encéphaliques, car les voies collatérales de déchargement, fournies par la veine ophthalmique, la veine mastoïdienne et les veines émissaires de Santorini, sont tout à fait insuffisantes. Au-dessous de la parotide, elle reçoit la veine temporale et la maxillaire interne ; plus bas, à la hauteur du bord supérieur du cartilage thyroïde, la veine faciale et la veine thyroïdienne supérieure viennent s'y aboucher ; mais, ainsi que je l'ai dit, ces différents troncs veineux ne se jettent pas toujours en entier dans la jugulaire interne ; les deux premiers surtout contribuent, pour une très-large part, à la formation de la veine jugulaire externe.

De même que pour toutes les autres veines du cou, on ne trouve ordinairement aucune valvule dans tout le trajet de la jugulaire interne, le sang y chemine de haut en bas, en vertu de son propre poids, et, à moins d'obstacle matériel, la circulation ne peut être ralentie. On rencontre seulement, au confluent de cette veine avec la sous-clavière, deux petits replis valvulaires constants, mais tout à fait insuffisants pour empêcher le reflux du sang. Il en résulte que le pouls veineux est toujours plus ou moins sensible à la partie inférieure du cou. Cependant, il m'est arrivé plusieurs fois de trouver, un peu au-dessous de l'embouchure de la veine thyroïdienne supérieure, une paire de valvules assez développées pour obturer complétement la lumière du vaisseau et s'opposer absolument à l'injection de bas en haut.

Il est rare que sur le cadavre la veine jugulaire interne soit assez distendue pour recouvrir l'artère carotide primitive ; le plus souvent, au contraire, elle est vide, et rien n'est plus facile que d'arriver sur l'artère en déplaçant légèrement la veine. Mais il est loin d'en être ainsi lorsqu'on fait la ligature de la carotide primitive sur le vivant ; pour peu que la respiration soit gênée, et elle l'est toujours plus ou moins, la veine gonflée par le sang prend un volume énorme, c'est elle seule que l'on aperçoit lorsqu'on est arrivé sur la gaîne des vaisseaux, et l'on est exposé à l'ouvrir au moindre faux mouvement. On diminuera les chances d'accidents de ce côté en renonçant à l'emploi des anesthésiques et en recommandant au malade de faire de larges inspirations pour désemplir la veine. Hogdson donne à ce sujet un conseil qui me paraît excellent et que je suis étonné de n'avoir pas vu mettre en pratique ; c'est de faire comprimer la veine par un aide à l'angle supérieur de la plaie, pour la vider et l'empêcher de se remplir de nouveau. Cette manœuvre doit beaucoup simplifier l'opération, car c'est surtout à cause de la présence de cette veine volumineuse que la ligature de la carotide sur le vivant est si longue et si délicate. Il est encore un point qu'on ne devra pas oublier, c'est que la veine jugulaire adhère assez intimement à la gaîne des vaisseaux, et qu'on risque de l'ouvrir en cherchant à l'en détacher.

Dans les circonstances ordinaires, la veine *sous-clavière* reste cachée derrière la clavicule ; mais lorsqu'elle est distendue, elle peut dépasser le bord supérieur de cet os et venir se montrer à la partie inférieure de la région sterno-cléido-mastoïdienne. Cette veine est horizontale, elle longe la face postérieure de la clavicule et passe en avant du muscle scalène antérieur qui la sépare de l'artère sous-clavière. Le pouls veineux est aussi sensible dans la veine sous-clavière que dans la jugulaire interne.

En voyant le calibre des troncs veineux qui occupent les parties latérales du cou, on comprend tout le danger des blessures de la veine jugulaire interne ou de la sous-clavière ; si la plaie faite à une de ces deux veines présente une certaine étendue, une hémorrhagie rapidement mortelle en est ordinairement la conséquence. Intéressés dans une opération chirurgicale, ces vaisseaux peuvent donner accès à l'air atmosphérique, et l'on connaît la gravité de ce redoutable accident. Il est à remarquer, d'ailleurs, que l'introduction de l'air peut avoir lieu dans des veines d'un bien moindre calibre, et lorsqu'on pratiquera une opération sur le cou, il sera toujours prudent de couper les veines entre deux ligatures et de faire exercer une compression à l'angle inférieur de la plaie.

Nerfs. — Ce plan est occupé par un très-grand nombre de branches nerveuses.

Le *spinal* [8] fournit des rameaux au sterno-cléido-mastoïdien, et après avoir traversé ce muscle, va se distribuer au trapèze.

Le *plexus cervical* [9-9], constitué par les branches antérieures des quatre premières paires cervicales, anime presque tous les muscles des parties latérales du cou. Ses branches cutanées ont été étudiées avec les plans superficiels. Deux nerfs du plexus cervical, le phrénique et la branche descendante interne, méritent une mention spéciale.

Le nerf *phrénique* [10] naît de la troisième et de la quatrième paires cervicales, quelquefois d'une branche de la cinquième ; il se dirige verticalement en bas, sur la face antérieure du muscle scalène antérieur, et disparaît derrière la clavicule pour pénétrer dans le thorax.

La branche *descendante interne* [11] suit le côté externe de la veine jugulaire interne ; quelquefois elle est appliquée sur la veine elle-même et s'anastomose, à la partie inférieure de la région, avec la branche *descendante* [12] de l'hypoglosse. Celle-ci suit, sur le côté interne de la veine jugulaire, un trajet parallèle à celui de la branche descendante interne. De l'anastomose de ces deux nerfs partent des rameaux moteurs destinés aux muscles omo-hyoïdien, sterno-hyoïdien, sterno-thyroïdien et au faisceau sternal du sterno-cléido-mastoïdien.

Le *plexus brachial* [13] sera décrit avec la région sus-claviculaire.

34. 6e *Plan* (*). — On trouve dans ce plan l'artère carotide primitive et l'origine de ses deux branches de bifurcation, une portion de l'artère sous-clavière, le nerf pneumogastrique, le plexus brachial et des muscles sur lesquels je dois d'abord appeler l'attention.

Le muscle *sterno-thyroïdien* [*a*] appartient à la région sterno-cléido-mastoïdienne par la partie externe de son extrémité inférieure. D'abord situé en arrière de l'articulation sterno-claviculaire, il se dirige en haut, un peu en dedans, et va s'appliquer sur le lobe latéral de la glande thyroïde, qui le soulève plus ou moins, selon qu'il est lui-même plus ou moins développé. Dans son tiers inférieur, le sterno-thyroïdien recouvre l'artère carotide primitive et la première portion de l'artère sous-clavière.

Immédiatement en arrière de la clavicule, la partie inférieure du *scalène antérieur* [*b-b*] passe au-devant de l'artère sous-clavière. Les faisceaux supérieurs de ce muscle s'insèrent aux tubercules antérieurs des troisième, quatrième, cinquième et sixième apophyses transverses cervicales, en dehors de la ligne verticale représentée par la carotide primitive.

(*) Pour bien comprendre comment cette préparation a été obtenue, il est indispensable de consulter le texte placé en regard de la figure.

Le *scalène postérieur* [*c*], mis à découvert par l'ablation de la partie moyenne du scalène antérieur, forme un plan vertical au-devant duquel passent les nerfs du plexus brachial. Ce muscle s'élargit supérieurement et se divise en six faisceaux qui vont se fixer aux tubercules postérieurs des apophyses transverses des six dernières vertèbres cervicales.

Les faisceaux du *transversaire du cou* [*d. d. d.*] se voient au-dessus du muscle précédent, et comme lui, se dirigent vers les tubercules postérieurs des apophyses transverses.

Enfin le *petit complexus* [*f*] occupe la partie supérieure de la préparation ; après avoir passé au-dessous des faisceaux du transversaire, il monte verticalement et va s'insérer, en s'épanouissant, sur le sommet de l'apophyse mastoïde, où il recouvre les insertions du ventre postérieur du *digastrique* [E].

On aperçoit, au-dessous du petit complexus, un feuillet aponévrotique d'une épaisseur variable selon les sujets, qui, en arrière de ce muscle, forme la gaîne du grand complexus. D'autre part, cette aponévrose tapisse le fond d'un petit triangle, limité en arrière par le petit complexus, en avant par le ventre postérieur du digastrique, et en bas, par le bord supérieur du transversaire du cou. Ce triangle correspond aux insertions atloïdiennes des deux muscles obliques postérieurs de la tête, et l'on peut, avec le doigt, sentir la saillie de l'apophyse transverse de l'atlas, au-dessous du digastrique. Un instrument vulnérant, introduit à la partie antérieure de cet espace, pourrait aller blesser l'artère vertébrale ; porté dans l'angle supérieur du triangle, il atteindrait l'artère occipitale au point où elle va s'engager sous l'extrémité supérieure du petit complexus.

VAISSEAUX.—L'artère *carotide primitive* [1] est presque tout entière contenue dans la région sterno-cléido-mastoïdienne, et, comme nous l'avons vu, la présence de cet important vaisseau a valu à cette région le nom de région *carotidienne* sous lequel on la désigne encore.

Les deux artères carotides primitives ne naissent pas à la même hauteur. Tandis que la carotide droite se détache du tronc brachio-céphalique derrière l'articulation sterno-claviculaire droite, la gauche naît directement de la crosse de l'aorte ; cette dernière l'emporte donc sur l'autre de toute la longueur du tronc brachio-céphalique, c'est-à-dire d'environ 3 centimètres. Elle est aussi, dans sa première portion, située plus profondément que la droite. De la différence de longueur de ces deux artères, il résulte que toute la carotide droite appartient à la région sterno-cléido-mastoïdienne, moins une petite portion située derrière l'articulation sterno-claviculaire, tandis que 3 centimètres au moins de la carotide gauche restent cachés à l'intérieur du thorax. Peu distantes à leur origine, les carotides s'écartent l'une de l'autre à la partie inférieure de la région, pour devenir ensuite parallèles sur les côtés de la trachée et du larynx ; mais leur écartement est surtout dû au changement de direction de la carotide droite. Celle-ci, en effet, est d'abord située très-près de la ligne médiane et immédiatement en avant de la trachée, qu'elle croise obliquement ; la carotide gauche, au contraire, ne présente qu'une très-légère inflexion de dedans en dehors.

A partir du point où ces deux artères atteignent les faces latérales de la trachée, elles sont toutes deux placées sur un même plan et affectent des rapports identiques. Très-profondes à la partie inférieure de la région, elles deviennent de plus en plus superficielles en se rapprochant du bord supérieur du cartilage thyroïde, et l'on peut sentir sous la peau les battements de leur extrémité supérieure. En raison du haut intérêt pratique qui s'attache à l'étude de la carotide primitive, je crois devoir exposer, avec quelques détails, les rapports de ce vaisseau.

Depuis le bord supérieur de l'articulation sterno-claviculaire jusqu'au bord supérieur du cartilage thyroïde, où elle se subdivise en carotide interne et carotide externe, cette artère monte verticalement sans décrire de flexuosités. On peut dire avec raison que dans tout ce trajet, le sterno-cléido-mastoïdien est le véritable muscle satellite de la carotide primitive ; or, comme ce muscle fait, sous la peau, une saillie facilement appréciable, et qu'il sert de guide pour aller à la recherche du vaisseau, il importe avant tout de bien préciser ses rapports avec l'artère. En bas de la région, la carotide se trouve cachée derrière le faisceau sternal du sterno-cléido-mastoïdien, et correspond à peu près à la partie moyenne de ce faisceau. Plus haut, le muscle se dirigeant en haut et en dehors, tandis que l'artère reste verticale, il s'ensuit que celle-ci se rapprochera d'autant plus du bord interne du muscle, qu'on l'examinera plus supérieurement, et qu'il arrivera un moment où elle passera en dedans du sterno-mastoïdien et cessera d'être recouverte par lui. C'est précisément ce qui se produit à 2 centimètres environ au-dessous du bord supérieur du cartilage thyroïde.

Ces rapports ne sont pas ceux qu'indique Richet en décrivant la région carotidienne. D'après cet anatomiste, la carotide primitive reste, dans toute sa hauteur, complétement cachée sous le muscle sterno-cléido-mastoïdien, et le bord interne de celui-ci recouvre même l'origine des deux artères carotide interne et carotide externe. Cette opinion semble en contradiction avec toutes les descriptions faites jusqu'ici et avec ce que je viens de dire moi-même ; Richet est, d'ailleurs, que je sache, le seul auteur qui ait émis une semblable manière de voir. En faut-il conclure que tout le monde s'est trompé ou que Richet a mal vu ? En aucune façon, et je crois qu'il est facile d'expliquer cette divergence d'opinion par le point de vue différent auquel chacun s'est placé. Il est convenu, en anatomie, qu'on déterminera les rapports des divers organes, en supposant le sujet debout, la tête droite et la face regardant directement en avant. Or, que fait Richet ? Il incline fortement la tête de son sujet, en faisant décrire à la face un quart de rotation sur son axe, puis il constate que la carotide est recouverte, dans toute sa hauteur, par le muscle sterno-cléido-mastoïdien. Il n'y a là rien que de très-naturel, puisque l'artère, appliquée sur la colonne vertébrale, ne change presque pas de position pendant le mouvement de torsion du cou, tandis que le sterno-cléido-mastoïdien, beaucoup plus éloigné du centre de mouvement, se déplace considérablement de dehors en dedans. Les rapports sont donc profondément modifiés ; mais je me hâte d'ajouter qu'ils sont très-exactement décrits.

Veut-on apprécier à quel point la rotation de la tête change les positions relatives du muscle et de l'artère ? Qu'on examine comparativement la planche 34, dont je m'occupe actuellement, et la planche 28 (région sous-hyoïdienne, plan profond). Dans la première, la tête du sujet est inclinée à gauche, la face est tournée du même côté, et il saute aux yeux que le bord interne du sterno-cléido-mastoïdien (voy. pl. 31) recouvrait non-seulement toute la carotide primitive, mais encore l'origine de ses deux branches de bifurcation. Mais si l'on se reporte à la planche 28, où le sujet est représenté de face et tel qu'on est convenu de l'étudier en anatomie, on verra que, du côté gauche de la figure (je rappelle que de ce côté les rapports ont été conservés avec le plus grand soin), la carotide primitive et ses deux branches terminales sont placées tout à fait en dedans du sterno-cléido-mastoïdien, à la hauteur du bord supérieur du cartilage thyroïde, et que ce muscle ne les recouvre en aucune façon.

Voulez-vous une preuve plus palpable de l'exactitude de ce que j'avance ? faites sur vous-même ou sur un autre l'expérience suivante : Placez le cou dans la rectitude et appliquez la pulpe du doigt sur la carotide, en dehors du bord supérieur du cartilage thyroïde, vous sentirez battre l'artère en dedans du muscle. Tournez alors la face du côté opposé à celui que vous explorez ; votre doigt, entraîné par la peau, sera porté plus ou moins en dedans, suivant l'intensité de la rotation ; mais il conservera toujours les mêmes rapports avec le bord interne du sterno-cléido-mastoïdien, qui se sera déplacé comme lui. Quant à l'artère, vous ne la sentirez plus. Recherchez-la, et vous verrez que le muscle, en se rapprochant de la ligne médiane, est passé au-devant d'elle et qu'il la recouvre alors complétement.

En résumé donc, l'artère carotide primitive n'est recouverte par le muscle sterno-cléido-mastoïdien que lorsque la face est tournée du côté opposé. Quand la tête est dans la rectitude, l'artère, d'abord située au-dessous du faisceau sternal de ce muscle, gagne ensuite son côté interne et devient tout à fait libre au niveau de la moitié supérieure du cartilage thyroïde. Il n'était pas indifférent de soulever cette discussion, car elle conduit à une importante conclusion pratique : c'est que plus on maintiendra la tête du sujet dans la rectitude, plus il sera facile d'atteindre l'artère en suivant le bord interne du sterno-cléido-mastoïdien. Plus, au contraire, on tournera la face du côté opposé à celui sur lequel on opère, et plus le vaisseau sera caché sous le muscle.

A sa partie inférieure, la carotide primitive est séparée du sterno-cléido-mastoïdien par les muscles sterno-hyoïdien et sterno-thyroïdien, ce dernier est immédiatement appliqué sur l'artère.

Plus haut, ainsi que nous l'avons vu, l'omo-hyoïdien passe en avant de la gaîne des vaisseaux qu'il croise obliquement.

En arrière, l'artère repose dans une gouttière verticale qui sépare le larynx du muscle scalène antérieur, elle est en rapport avec la face antérieure des apophyses transverses cervicales et recouvre une portion des muscles long du cou, et grand droit antérieur de la tête. Sa face interne longe la trachée, l'œsophage et le pharynx, rapport sur lequel j'ai déjà suffisamment insisté (voy. p. 161). On trouve, en dehors de l'artère, une rangée verticale de petites saillies osseuses constituées par les tubercules antérieurs des apophyses transverses des vertèbres cervicales. Celui de la sixième vertèbre, plus saillant que les autres, porte le nom de *tubercule carotidien;* j'indiquerai plus bas sa situation exacte.

Une gaîne celluleuse renferme la carotide, la veine jugulaire interne et le nerf pneumogastrique. Les rapports de la veine jugulaire interne ont été exposés précédemment ; je n'ai donc pas à y revenir. Je dois cependant faire remarquer, qu'en raison de l'obliquité de la carotide primitive droite à sa partie inférieure, cette artère s'éloigne toujours sensiblement de la veine et que, derrière l'articulation sterno-claviculaire, elle en est quelquefois séparée par un espace de près de 3 centimètres. Du côté gauche, au contraire, la carotide et sa veine satellite sont beaucoup plus rapprochées. Le nerf pneumogastrique est situé en arrière des deux vaisseaux et dans la gouttière longitudinale qu'ils laissent entre eux, il correspond donc au côté externe et postérieur de l'artère carotide primitive.

La carotide primitive ne donne aucune branche collatérale dans toute l'étendue de son trajet, aussi est-il possible de la lier à toutes les hauteurs. A la partie supérieure, le lieu d'élection pour l'application de la ligature est à 2 centimètres au-dessous du point où elle se bifurque. Comme, à ce niveau, l'artère n'est pas recouverte par le muscle sterno-cléido-mastoïdien, il suffit de faire, le long du bord interne de ce muscle (voy. pl. 25, B), une incision de 7 ou 8 centimètres, dont le milieu corresponde un peu au-dessous du bord supérieur du cartilage thyroïde. On coupera la peau, le peaucier, et l'on arrivera sur l'aponévrose cervicale, qu'il sera prudent d'inciser sur la sonde cannelée. Si l'on a pénétré dans la gaîne du sterno-cléido-mastoïdien, on devra, nécessairement, diviser les deux feuillets de cette aponévrose; si, au contraire, on s'est maintenu en avant du muscle, on intéressera d'un seul coup toute l'épaisseur de cette lame fibreuse. Je n'ai pas besoin d'insister sur ce détail qui sera parfaitement compris, si l'on a suivi les descriptions qui précèdent. La section de l'aponévrose cervicale permettra au sterno-cléido-mastoïdien de se porter en dehors et rendra ainsi plus facile la recherche du vaisseau. On trouvera l'artère au fond même de l'incision, en dedans et un peu en arrière de la veine jugulaire interne, en dedans et en avant du nerf pneumogastrique.

Pour lier la carotide primitive à sa partie moyenne, le procédé à suivre est à peu près le même, seulement comme l'artère est cachée sous le bord interne du sterno-cléido-mastoïdien, il faudra récliner ce muscle en dehors, pour mettre à découvert la gaîne des vaisseaux.

Si l'on se trouve dans la nécessité de lier cette artère à sa partie inférieure, on aura soin de placer le fil au moins à 3 centimètres au-dessus de son origine, afin d'avoir un caillot oblitérateur d'une longueur suffisante. Ici l'artère est recouverte par le faisceau sternal du sterno-cléido-mastoïdien, et plus profondément par les muscles omo-hyoïdien, sterno-hyoïdien et sterno-thyroïdien. La plupart des chirurgiens préfèrent encore, pour l'atteindre, suivre le bord interne du sterno-mastoïdien, mais comme le vaisseau est profondément situé, il ne faudra pas craindre, pour se donner du jour, de faire une longue incision (voy. pl. 25, A). Après avoir divisé l'aponévrose cervicale, on peut arriver sur l'artère en réclinant en dehors le sterno-cléido-mastoïdien, tandis qu'on portera en dedans le sterno-hyoïdien et le sterno-thyroïdien. Mais il est facile de voir que lorsqu'après l'opération ces muscles seront revenus en place, il en résultera une plaie anfractueuse et irrégulière dans laquelle le pus sera nécessairement retenu en grande partie. Pour éviter cet inconvénient, Malgaigne donne l'excellent conseil de couper, sur la sonde cannelée, le sterno-thyroïdien et le sterno-hyoïdien, en suivant la direction de l'artère, et d'arriver directement sur le vaisseau. Si l'on est gêné par le muscle omo-hyoïdien ,la branche descendante du plexus cervical ou la branche de l'hypoglosse, on n'hésitera pas à les sacrifier. Au moyen de la simple incision que je viens d'indiquer, on arrive toujours à lier la carotide primitive sur le cadavre sans trop de difficulté; mais sur le vivant, la contraction énergique du sterno-cléido-mastoïdien rapproche ce muscle de la ligne médiane et s'oppose souvent à ce que l'on puisse atteindre l'artère. Dans un cas semblable, Rey fut obligé de couper en travers le faisceau sternal à sa partie inférieure et je crois, pour ma part, qu'en imitant la conduite de ce chirurgien dès le début de l'opération, on gagnerait beaucoup de temps et l'on s'épargnerait bien des efforts inutiles.

Sédillot a proposé d'aller lier la carotide primitive à sa partie inférieure, en passant entre les deux faisceaux du sterno-cléido-mastoïdien; sur le cadavre la chose est possible, mais il est douteux qu'on puisse mener l'opération à bonne fin sur le vivant; l'artère est très-profonde, et il doit être bien difficile de maintenir écartées les lèvres de cette espèce de boutonnière, que les contractions musculaires tendent sans cesse à rapprocher. D'ailleurs, la carotide est située bien en dedans de l'incision cutanée, puisqu'elle correspond à la face postérieure du faisceau sternal ; l'opérateur arriverait tout au plus sur la veine jugulaire interne qu'il faudrait nécessairement contourner, et je n'ai pas besoin de faire ressortir les dangers d'une pareille manœuvre.

Cependant, en 1860, Delore est arrivé directement sur la carotide primitive en suivant le procédé de Sédillot, mais il suffit de lire les détails de cette observation pour voir que, dans ce cas, l'artère n'avait plus ses rapports normaux, et qu'elle était considérablement déviée en dehors par une tumeur anévrysmale volumineuse.

A quelque hauteur qu'on tente la ligature de la carotide primitive, il est très-important de ne dénuder l'artère que dans une très-petite étendue, pour éviter la formation de fusées purulentes, qui pourraient s'étendre jusqu'au thorax, en suivant la gaîne des vaisseaux. La situation de la jugulaire interne et du nerf pneumogastrique exige impérieusement que la sonde cannelée soit introduite de dehors en dedans ; en négligeant cette précaution, on s'exposerait à froisser le nerf ou à déchirer la veine avec le bec de l'instrument.

J'ai déjà appelé l'attention (voy. p. 25), sur la gravité de certains accidents qui, dans quelques cas, suivent immédiatement la ligature de la carotide primitive. De l'aveu de tous les auteurs, les troubles de l'intelligence, de l'ouïe, de la vision, les paralysies, qu'on a vus succéder à cette opération doivent être attribués à la brusque diminution de la circulation sanguine, dans une des moitiés des centres nerveux encéphaliques. Mais il est juste d'ajouter que ces accidents sont tout à fait exceptionnels et que le plus souvent, au contraire, le cours du sang se rétablit trop vite. On devra donc, surtout, se préoccuper de ce rétablissement trop rapide de la circulation, et pour le prévenir, autant que possible, on fera bien de lier, en même temps que la carotide primitive, une de ses deux branches de bifurcation, soit la *carotide externe* [2], soit la *carotide interne* [3]. Je m'occuperai de la ligature de ces deux vaisseaux en décrivant le plan suivant.

Les plaies de la carotide primitive, comme celles de la jugulaire interne, sont très-rapidement mortelles lorsqu'elles intéressent une certaine étendue du calibre du vaisseau, mais lorsqu'elles sont faites par un instrument aigu et très-étroit, elles peuvent guérir sans donner lieu à aucun accident ; le plus souvent, cependant, ces dernières sont suivies de la production d'un anévrysme faux primitif ou consécutif. La présence de la veine jugulaire interne contre l'artère explique comment certaines de ces plaies ont pu faire communiquer les deux vaisseaux et donner lieu à un anévrysme artérioso-veineux, comme Delpech, Willaume, Larrey, P. Bérard, Marx, etc., en ont cité des exemples. Giraldès a vu un de ces anévrysmes succéder à une blessure par coup de feu.

L'artère *sous-clavière* [6] est recouverte, dans une notable partie de son trajet, par l'extrémité inférieure du sterno-cléido-mastoïdien ; elle appartient donc à la région carotidienne, dans toute la portion comprise entre le bord supérieur de l'articulation sterno-claviculaire et le point où elle s'engage entre les deux muscles scalènes, c'est-à-dire dans ce qu'on est convenu d'appeler sa première portion. On voit que cette partie de l'artère est cachée sous le muscle sterno-thyroïdien, et que l'on ne pourrait l'atteindre qu'après avoir divisé ce muscle, ainsi que le sterno-hyoïdien placé sur un plan plus antérieur.

Les seules branches de la sous-clavière que l'on puisse apercevoir dans cette préparation sont : la *thyroïdienne inférieure* [7], prolongée par la *cervicale ascendante* [8], la *vertébrale* [9], la *scapulaire supérieure* [10] et la *scapulaire postérieure* [11] ou *cervicale transverse.*

NERFS. — Les branches du *plexus cervical* [12-12] ne nous présentent plus aucun intérêt.

Le *plexus brachial* [14] occupe la gouttière verticale limitée par les deux muscles scalènes.

Le nerf *pneumogastrique* [15] pénètre dans la région sterno-cléido-mastoïdienne en passant au-dessous du ventre postérieur du digastrique. Il est d'abord situé en arrière et un peu en dedans de l'artère carotide interne ; puis, comme nous l'avons vu, il se place en arrière et en dehors de la carotide primitive, dans l'angle rentrant formé par cette artère et la veine jugulaire interne, et descend avec ces deux vaisseaux jusqu'à la partie inférieure du cou. Pour pénétrer dans le thorax, le pneumogastrique droit passe en dehors du tronc brachio-céphalique, tandis que le pneumogastrique gauche reste entre la carotide primitive et l'artère sous-clavière. Le pneumogastrique n'occupe pas toujours la place que je viens de lui assigner ; Malgaigne l'a trouvé deux fois en avant de la carotide primitive. Cruveilhier a observé une fois une pareille inversion. Mais je crois que cette anomalie doit être extrêmement rare, et, pour ma part, je n'ai jamais eu l'occasion de la rencontrer.

Pl. 35. 7e *Plan.* — Ce plan, d'une très-grande complication, comprend des organes variés, dont les uns appartiennent en propre à la région sterno-cléido-mastoïdienne, mais dont un grand nombre a déjà été décrit avec la face antérieure du cou, ou le sera plus tard avec la région sus-claviculaire ou la nuque. Si l'on réfléchit un instant à la manière dont sont groupées les différentes régions cervicales, il n'y a pas lieu d'être étonné de ce résultat de la dissection. En effet, le squelette commun à toutes ces régions est représenté par la portion cervicale du rachis, tige osseuse dont les dimensions sont presque insignifiantes, si on les compare à toute l'étendue du cou prise au niveau de la peau. Il en résulte qu'en étudiant une région des parties superficielles aux parties profondes, plus nous nous rapprochons de la colonne vertébrale et plus le champ de la région devient restreint. On peut donc comparer chacune des régions du cou à un prisme triangulaire, ou, si on l'aime mieux, à un coin dont l'arête serait tournée vers les vertèbres cervicales.

La partie antérieure de la préparation est occupée par le larynx et la trachée. En haut, la grande corne de l'*os hyoïde* donne insertion au muscle *stylo-hyoïdien* [e] qui, sur ce sujet, était simplement accolé au *digastrique* [H]. Les parties latérales du larynx sont recouvertes par le *thyro-hyoïdien* [g], le *crico-thyroïdien* [j], et une petite portion du *constricteur inférieur* [h] du pharynx.

Plus bas, l'isthme de la *glande thyroïde* [b] cache le deuxième et le troisième cerceau de la trachée, tandis que le lobe latéral de cette glande remonte jusqu'à la partie inférieure du cartilage thyroïde, en s'interposant au larynx et à l'artère carotide primitive. Enfin, la disposition de la figure permet de constater que la *trachée* [c] devient de plus en plus profonde à mesure que l'on se rapproche du sternum.

On aperçoit, en arrière de la trachée, une petite portion de l'œsophage, dans l'espace compris entre le bord inférieur de la glande thyroïde et le point où l'artère carotide primitive a été sectionnée.

Tous ces organes sont séparés de la face antérieure des corps vertébraux par les muscles *long du cou* et *grand droit antérieur de la tête* [k].

La partie moyenne de la préparation correspond aux masses latérales des vertèbres cervicales ; c'est là que viennent s'insérer les muscles affectés aux mouvements de la tête et de la portion cervicale du rachis.

L'*oblique supérieur* [l] et l'*oblique inférieur* [m] de la nuque se fixent à l'apophyse transverse de l'atlas.

Le *splénius* du cou, l'*angulaire*, le *transversaire*, le *scalène postérieur* [E] et le *scalène antérieur* [F] continuent, plus bas, la série des muscles à insertions transversaires.

Directement au-dessous des deux muscles scalènes, on aperçoit un espace limité en arrière par la colonne vertébrale, en dedans par la trachée et l'œsophage, en dehors et en avant par la première côte ; cet espace est occupé par la plèvre et correspond au sommet du poumon qui déborde normalement la première côte, surtout pendant les mouvements d'expiration. Il en résulte qu'un instrument rasant la face supérieure de la première côte ouvrirait le cul-de-sac supérieur de la plèvre, pourrait atteindre le sommet du poumon, et, dans tous les cas, produirait une plaie pénétrante de poitrine. Il est même peu probable que son action se bornerait à cette seule lésion, car il ne manquerait certainement pas d'intéresser les gros troncs vasculaires qu'il rencontrerait en chemin, et produirait une grave hémorrhagie.

Enfin, et pour en finir avec l'énumération des muscles de ce plan, je dois mentionner le *grand complexus* [*n*] qui occupe presque toute la partie de la préparation située en arrière de la colonne vertébrale.

Vaisseaux. — Au point où elles pénètrent dans la région sterno-cléido-mastoïdienne, la *carotide primitive* [K-K] et la *sous-clavière* gauche [7] sont beaucoup plus rapprochées l'une de l'autre que les artères correspondantes du côté droit. A droite, en effet, ces deux artères s'écartent immédiatement, après leur naissance du tronc brachio-céphalique, tandis qu'à gauche elles sont presque contiguës, et marchent parallèlement depuis la crosse de l'aorte jusqu'à la partie inférieure du cou, la carotide étant toujours placée un peu en avant de la sous-clavière. Je rappelle que derrière la clavicule ces deux artères sont beaucoup plus profondes à gauche qu'à droite.

Les deux branches terminales de la carotide primitive naissent à la hauteur du bord supérieur du cartilage thyroïde.

La *carotide externe* [3] suit une direction à peu près rectiligne, depuis son origine jusqu'à la face postérieure du col du condyle de la mâchoire ; elle fournit, par sa face antérieure, trois artères importantes, dont je me suis plusieurs fois occupé, et de chacune desquelles je n'ai qu'un mot à dire :

1° La *thyroïdienne supérieure* [4] naît immédiatement au-dessus de la bifurcation de la carotide primitive ; elle se dirige en bas, un peu en avant, et va se teminer dans la partie supérieure des lobes latéraux de la thyroïde. Sa branche laryngée supérieure se distribue à la muqueuse laryngienne ; 2° la *linguale* [5] commence un peu au-dessus de la grande corne de l'os hyoïde ; elle se porte horizontalement et disparaît au-dessous du muscle hyo-glosse ; 3° la *faciale* [6] s'enfonce presque dès sa naissance derrière le muscle stylo-hyoïdien et gagne la région sus-hyoïdienne.

La *carotide interne* [2] est d'abord située en arrière et un peu en dehors de la carotide externe ; mais il est rare de trouver ces deux artères aussi distantes qu'elles l'étaient sur le sujet qui a servi pour cette préparation ; le plus souvent, au contraire, elles restent accolées dans une certaine partie de leur hauteur. La carotide interne monte verticalement vers la base du crâne, en arrière du pharynx et en avant des apophyses transverses des vertèbres cervicales; sa face postérieure repose sur les muscles long du cou et grand droit antérieur de la tête. Elle sort de la région sterno-cléido-mastoïdienne en passant au-dessous du ventre postérieur du digastrique, et immédiatement en avant de l'apophyse transverse de l'atlas.

On lie ordinairement les deux branches de l'artère carotide primitive à peu de distance au-dessus de leur origine, au point correspondant à l'intervalle qui sépare l'os hyoïde du cartilage thyroïde (voy. pl. 29, E). Après avoir incisé la peau en dedans du sterno-cléido-mastoïdien, on trouve les deux artères au-dessous de l'aponévrose cervicale, et, grâce à leur situation superficielle, on les isole sans peine. Mais, dans certains cas, l'opération ne laisse pas que de présenter des difficultés sérieuses, analogues à celles que j'ai signalées en décrivant la ligature de l'occipitale par le procédé de Valette; lorsqu'on a divisé l'aponévrose, on arrive dans un tissu conjonctif rempli de ganglions lymphatiques, et au milieu duquel d'énormes veines s'étendent au-devant du vaisseau à lier et le dérobent à la vue. En outre, après avoir mis l'artère à découvert, il est parfois très-difficile de décider, de prime abord, si c'est à la carotide externe ou à la carotide interne que l'on a affaire, et l'on a vu les plus habiles chirurgiens rester quelques moments embarrassés. Il est évident que la chose est indifférente si l'on ne cherche qu'à lier l'une ou l'autre de ces deux artères, afin de prévenir le retour du sang dans la carotide primitive; mais si l'on agit dans un autre but, il peut être important de résoudre le problème. L'opérateur a-t-il les deux artères sous les yeux? il se rappellera que la carotide externe est toujours située en avant et un peu en dedans de la carotide interne. N'en voit-il qu'une? il cherchera si l'artère en question fournit des collatérales; si elle en donne, ce sera à coup sûr la carotide externe. On peut encore, pour sortir d'embarras, comprimer le vaisseau mis à découvert et rechercher quelle est l'influence de cette compression sur les battements de l'artère temporale.

L'absence de collatérales sur la carotide interne permet de lier cette artère à telle hauteur que l'on voudra; mais il n'en est plus de même lorsqu'il s'agit de porter une ligature sur la carotide externe. Dans certains cas, les trois branches qui naissent sur la face antérieure de ce dernier vaisseau sont tellement rapprochées qu'il y a lieu de se demander si en appliquant le fil entre l'origine de la thyroïdienne supérieure et la linguale, comme on a l'habitude de le faire, on pourrait obtenir un caillot oblitérateur d'une longueur suffisante. Guyon, qui a fait quelques recherches à ce sujet, a trouvé que la distance comprise entre la bifurcation de la carotide primitive et l'origine de la linguale varie entre 12 et 18 millimètres; on voit donc que le tronc à lier n'a pas généralement beaucoup plus de 1 centimètre de long.

L'artère *occipitale* [1] traverse la partie supérieure de la région sterno-cléido-mastoïdienne; après avoir croisé le ventre postérieur du digastrique qui la recouvre, elle se dirige horizontalement en arrière et gagne la région de la nuque en passant au-dessous des insertions supérieures du petit complexus.

La *sous-clavière gauche* [7] décrit un arc à concavité inférieure dont la portion interne embrasse le cul-de-sac supérieur de la plèvre et le sommet du poumon, et dont la portion moyenne repose sur la face supérieure de la première côte. Du côté droit, la plèvre pulmonaire correspondante n'est que partiellement en rapport avec la sous-clavière; le tronc brachio-céphalique en occupe toute la partie comprise entre la crosse de l'aorte et l'articulation sterno-claviculaire. On subdivise la sous-clavière en trois portions. Une première portion, ascendante, s'étend depuis la crosse de l'aorte jusqu'au point où l'artère s'engage entre les deux scalènes; du côté droit, cette portion est plus courte que du côté gauche de toute la longueur du tronc brachio-céphalique, c'est-à-dire de 3 centimètres. La seconde portion, horizontale, est comprise entre les deux scalènes. Enfin la troisième portion, descendante, appartient tout entière à la région sus-claviculaire.

Dans sa première portion, la sous-clavière ne fournit aucune branche; parvenue entre les scalènes, elle donne naissance à sept collatérales qui sont : 1° la mammaire interne; 2° l'intercostale supérieure; 3° la vertébrale; 4° la thyroïdienne inférieure; 5° la scapulaire supérieure; 6° la cervicale profonde; 7° la scapulaire postérieure ou cervicale transverse. Les deux premières se détachent de la face inférieure de la sous-clavière; cachées derrière l'extrémité inférieure du scalène antérieur, elles ne sont pas visibles dans la figure.

La *vertébrale* [11] naît très-souvent par un tronc commun avec la thyroïdienne inférieure; verticale, peu flexueuse, elle s'engage dans le trou qui occupe la base de l'apophyse transverse de la sixième vertèbre cervicale, et se continue, plus haut, dans le canal formé par les apophyses transverses des autres vertèbres cervicales et les muscles intertransversaires.

La *thyroïdienne inférieure* [9] présente de très-grandes variétés d'origine, elle naît quelquefois isolément, d'autres fois elle provient d'un tronc qui lui est commun avec la vertébrale ; on peut voir que, sur ce sujet, elle se détachait au même niveau que la scapulaire supérieure. Elle monte d'abord verticalement jusqu'à une hauteur que je chercherai à déterminer dans un instant, puis se recourbe brusquement en dedans, en décrivant un arc à concavité inférieure, passe en arrière de la carotide primitive et du nerf pneumogastrique, qu'elle croise perpendiculairement, et vient se terminer dans le lobe latéral de la glande thyroïde, dont elle est la principale artère nourricière. Au moment où elle se recourbe, la thyroïdienne inférieure fournit une petite branche musculaire, la *cervicale ascendante* [10], qui continue la direction primitive du vaisseau et se loge dans une gouttière verticale, limitée en dedans par le muscle long du cou et en dehors par le scalène antérieur.

J'ai suffisamment insisté plus haut (voy. p. 244) sur la difficulté de lier la thyroïdienne inférieure, dans le cas de goître volumineux, et sur les dangers d'une pareille opération faite sur le vivant. Je recommande toutefois cette ligature comme un excellent exercice d'amphithéâtre. On se rappellera que dans tout son parcours, cette artère est située en arrière de la carotide primitive, de la veine jugulaire interne et du nerf pneumogastrique. C'est donc au-dessous de la gaîne des vaisseaux carotidiens qu'on ira la chercher. On la lie ordinairement dans sa portion transversale, et, pour l'incision cutanée, on suit le bord interne du sterno-cléido-mastoidien, comme si l'on voulait lier la carotide primitive à sa partie inférieure. Le milieu de l'incision devant correspondre, autant que possible, à la portion de l'artère que l'on veut lier, il était intéressant de savoir quel est le point précis où la thyroïdienne inférieure se recourbe. J'ai examiné dans ce but une soixantaine de sujets, en mesurant la distance qui sépare la portion horizontale du vaisseau du tubercule carotidien, et j'ai trouvé que sur les sujets de vingt à trente ans l'artère est située à 1 centimètre ou à 1 centimètre et demi au-dessous de ce tubercule ; une fois sur dix, la distance a été de 2 centimètres. Sur les vieillards, la thyroïdienne inférieure est beaucoup plus flexueuse, elle s'allonge considérablement et se recourbe très-souvent, en passant à 1 centimètre au-dessus du tubercule carotidien. Je l'ai rencontrée trois fois sur la face antérieure de cette saillie. Partant de ces données, si l'on fait l'opération sur un adulte, on fera correspondre le milieu de l'incision à 1 centimètre au-dessous du tubercule carotidien ; après avoir divisé la peau, le peaucier et l'aponévrose cervicale, on fera porter en dehors le muscle sterno-cléido-mastoïdien, jusqu'à ce qu'on aperçoive la veine jugulaire. Alors, et sans ouvrir la gaîne des vaisseaux carotidiens, on réclinera en dehors la jugulaire, la carotide et le nerf pneumogastrique, on s'assurera, avec le doigt, de la présence du tubercule carotidien, et, partant de là, on cherchera l'artère de haut en bas, en se rapprochant un peu de la ligne médiane. On l'apercevra par transparence, derrière un feuillet aponévrotique qui la sépare de l'artère carotide, et la maintient appliquée au-devant de la colonne vertébrale ; il va sans dire que cette aponévrose devra nécessairement être déchirée avec la sonde cannelée, lorsqu'on voudra isoler l'artère.

On peut, sans rien modifier à l'incision que je viens d'indiquer, aller lier la vertébrale au-dessous du point où elle s'engage sous l'apophyse transverse de la sixième vertèbre cervicale, seulement comme elle est située plus en dehors que la thyroïdienne inférieure, il sera beaucoup plus commode de faire porter les vaisseaux carotidiens en dedans, au lieu de les récliner en dehors, ainsi que je le disais tout à l'heure. On trouvera l'artère dans une gouttière verticale formée en dehors par le scalène antérieur et en dedans par le long du cou. Elle est même assez souvent recouverte, à ce niveau, par les fibres de ce dernier muscle qu'il faut déchirer pour l'apercevoir.

Enfin, il est encore possible d'arriver sur l'artère vertébrale en incisant le long du bord postérieur du sterno-cléido-mastoïdien, et en se dirigeant sur le tubercule carotidien. On n'a plus, dans ce cas, à se préoccuper des gros vaisseaux du cou qu'on laisse en avant.

La *scapulaire supérieure* [8] gagne la face postérieure de la clavicule en contournant le bord interne du scalène antérieur ; elle passe quelquefois en arrière de ce muscle.

La *cervicale profonde* [12] d'abord verticale, s'engage entre le col de la première côte et l'apophyse transverse de la septième vertèbre cervicale.

La *cervicale transverse* [13] se dirige directement en dehors. Il n'est pas rare de la voir naître en dehors des scalènes et par conséquent dans la région sus-claviculaire.

On a lié la sous-clavière en dedans des scalènes ; pratiquée du côté droit, cette opération ne paraît pas avoir grandes chances de réussite, car la longueur de cette artère comprise entre l'extrémité du tronc brachio-céphalique et le bord interne du scalène antérieur ne semble pas assez considérable pour faire espérer la formation d'un caillot bien résistant. A gauche, les conditions sont meilleures, et depuis la crosse de l'aorte jusqu'à la seconde portion de l'artère, l'espace est plus que suffisant pour que l'on puisse compter sur une oblitération solide. Quoi qu'il en soit, les faits connus jusqu'ici ne sont pas encourageants. D'après un relevé de Lefort, la sous-clavière a été liée dans sa première portion par Abraham Colles (1811), Valentin Mott (1833), Hayden (1835), Oreilly (1836), Liston (1837), Liston (1839), Partridge (1841), Rodgers, Cuveiller (1859), et sur ces neuf opérés, on compte malheureusement neuf morts. Il semble que dans plusieurs de ces cas, la ligature du tronc de la sous-clavière n'a pas été suffisante pour interrompre complétement le cours du sang, et que la circulation s'est rapidement rétablie par les anastomoses de la vertébrale. Le malade de Cuveiller est mort d'hémorragie dix jours après l'opération, bien que la carotide primitive eût été liée en même temps que la sous-clavière. Si l'on se rappelle les rapports de cette dernière artère dans sa première portion, on comprendra que l'opération est très-dangereuse par elle-même, puisque l'on est exposé à ouvrir le cul-de-sac supérieur de la plèvre sur lequel le tronc artériel est immédiatement appliqué.

Du côté droit, on aurait encore à ménager le pneumogastrique et le récurrent dont l'anse à concavité supérieure embrasse la face inférieure du vaisseau; à gauche, ces deux nerfs en sont un peu plus éloignés.

Les branches fournies par la sous-clavière, entre les scalènes, sont si nombreuses et si rapprochées que l'on s'étonne de voir Dupuytren lier cette artère dans sa seconde portion. Personne ne l'a imité depuis. Si l'on voulait répéter cette opération sur le cadavre, il faudrait faire, au-dessus de la clavicule, une incision transversale comprenant tout le faisceau claviculaire du sterno-cléido-mastoïdien, et couper le scalène antérieur en travers, sur la sonde cannelée, en ayant soin de ménager le nerf phrénique et l'artère mammaire interne.

La *veine sous-clavière* [L] appartient à la région carotidienne au même titre que l'artère sous-clavière; comme j'aurai à étudier cette veine dans la région sus-claviculaire, je me borne à la mentionner ici pour éviter des répétitions inutiles. Un peu avant d'arriver à l'articulation sterno-claviculaire, elle s'unit à la veine jugulaire interne pour constituer le tronc brachio-céphalique.

En voyant un nombre si considérable de vaisseaux artériels et veineux de tout calibre occuper la région sterno-cléido-mastoïdienne, il semble, *à priori*, que toutes les plaies de cette région doivent, à coup sûr.

donner naissance à une hémorrhagie grave, sinon mortelle, surtout si l'instrument vulnérant a pénétré à une certaine profondeur. Il arrive cependant que de semblables plaies ne produisent parfois qu'un écoulement sanguin peu considérable, et l'on se rendra compte de ce fait, si l'on remarque que dans les trois quarts supérieurs de la région, les principaux vaisseaux se trouvent réunis dans cette espèce de gouttière verticale qui sépare les masses apophysaires des corps vertébraux. Lors donc que la plaie portera sur la moitié postérieure du muscle sterno-cléido-mastoïdien et que l'instrument se dirigera d'avant en arrière, il y aura de grandes chances pour qu'aucun vaisseau important ne soit intéressé.

Le cas dans lequel les gros vaisseaux du cou sont largement ouverts ne doit pas nous occuper, car l'hémorrhagie est ordinairement foudroyante et l'homme de l'art n'a malheureusement pas à intervenir. Si la blessure n'a pas été assez étendue pour occasionner une mort immédiate, il est souvent très-difficile de savoir au juste quelle est l'artère lésée, même en connaissant exactement la profondeur et la direction de la plaie. Le meilleur parti à prendre serait encore de chercher à lier, dans la plaie même, les deux bouts du vaisseau divisé, mais dans certains cas, ce moyen est tout à fait impraticable; il est impossible de rien distinguer au milieu des tissus infiltrés de sang, et l'on doit se borner à recourir aux hémostatiques unis à une compression modérée. Lorsque l'ouverture faite au vaisseau n'est qu'une piqûre étroite, l'hémorrhagie s'arrête assez souvent d'elle-même; mais nous avons vu précédemment qu'il n'est pas rare d'observer alors des anévrysmes faux, primitifs ou consécutifs, et quelquefois des anévrysmes artérioso-veineux.

Nerfs. — Le nerf *grand hypoglosse* [14] traverse la partie supérieure de la région sterno-cléido-mastoïdienne; il est souvent caché sous le ventre postérieur du muscle digastrique; d'autres fois il descend beaucoup plus bas, et il est possible de l'apercevoir dans ce plan, sans dissection préalable. Ce nerf pénètre dans la région en passant entre l'apophyse transverse de l'atlas et l'artère carotide interne; il contourne la face externe des deux branches de la carotide primitive et pénètre dans la région sus-hyoïdienne, entre les muscles stylo-hyoïdien et hyo-glosse. Dans la région carotidienne, il est oblique de haut en bas et fournit, au point où il croise la carotide interne, sa branche descendante dont j'ai décrit plus haut le trajet et la distribution.

Le nerf *laryngé supérieur* [15], branche du pneumogastrique, arrive à la membrane thyro-hyoïdienne en longeant la face profonde des deux artères carotides interne et externe. Un peu avant de s'engager au-dessous du muscle thyro-hyoïdien, il donne le nerf *laryngé externe* sur lequel je n'ai pas à revenir.

Une autre branche du pneumogastrique, le *récurrent* [16] gauche, occupe l'angle rentrant formé par la trachée et l'œsophage.

Le *grand sympathique* [17] descend en arrière de l'artère carotide primitive et en avant du muscle long du cou; il occupe tantôt le côté externe, tantôt le côté interne du pneumogastrique. Son *ganglion cervical supérieur* n'est pas visible dans cette figure. Le *ganglion cervical moyen* [18] n'est pas constant, mais lorsqu'il existe, on le trouve toujours accolé à la portion horizontale de l'artère thyroïdienne inférieure, soit en avant, soit en arrière de cette artère. Le *ganglion cervical inférieur* [19] repose sur la face antérieure du col de la première côte.

La portion cervicale du grand sympathique s'anastomose avec le nerf grand hypoglosse et avec les branches du plexus cervical; elle fournit en outre les nerfs cardiaques.

8e *Plan.* — Le squelette de la région sterno-cléido-mastoïdienne est formé par les masses latérales des vertèbres cervicales et une petite portion de l'occipital [B]. Pl. 3

A la région cervicale du rachis, les apophyses transverses sont bituberculées à leur sommet, et chacun de leurs tubercules donne insertion aux muscles affectés aux divers mouvements de la tête et de la colonne vertébrale. L'espace compris entre deux apophyses transverses est occupé par les muscles *intertransversaires antérieurs* [*q-q*] et *postérieurs* [*r-r*]; il correspond aux trous de conjugaison.

La première vertèbre, l'*atlas* [*f*], présente une forme toute particulière; sa lame postérieure, plus fortement projetée en arrière que celles des vertèbres qui suivent, porte le nom d'*arc postérieur;* son apophyse transverse énorme, uni-tuberculée au sommet, est saillante en dehors et soulève, dans ce sens, le ventre postérieur du digastrique et l'artère occipitale. Les apophyses transverses des cinq vertèbres suivantes sont assez exactement superposées; elles forment le côté externe d'une gouttière verticale limitée en dedans par la saillie des corps vertébraux. Cette gouttière est occupée par le muscle long du cou et l'artère carotide primitive. Elle ne s'étend pas plus bas que la sixième vertèbre cervicale, ce qui tient à ce que l'apophyse transverse de la septième est placée sensiblement en retrait. De plus, le tubercule antérieur de la sixième apophyse transverse étant toujours un peu plus développé que les autres, il s'ensuit que ce tubercule fait, en avant, un relief plus ou moins marqué. Chassaignac, le premier, a appelé l'attention sur les rapports de cette saillie osseuse avec l'artère carotide primitive et lui a imposé le nom de *tubercule carotidien* [*g*] sous lequel elle est aujourd'hui généralement désignée. Nous avons vu que ce tubercule est un point de repère précieux, non-seulement pour la ligature de la carotide primitive, mais encore pour celle de la thyroïdienne inférieure et de la vertébrale. Assez facile à sentir à travers les téguments, sur les sujets amaigris, le tubercule carotidien n'est pas toujours nettement perceptible lorsque les parties latérales du cou sont recouvertes de muscles puissants et d'une épaisse couche de graisse. On ne pourra donc pas, dans ce dernier cas, se guider sur sa présence pour déterminer le milieu de l'incision cutanée; mais, après avoir divisé la peau et l'aponévrose, il suffira d'introduire le doigt dans le fond de la plaie pour sentir la face antérieure des apophyses transverses et se diriger en conséquence. Le tubercule carotidien se trouve, en moyenne, à 6 centimètres au-dessus de la clavicule.

Les apophyses transverses des vertèbres cervicales sont percées, à leur base, d'un trou destiné au passage de l'artère et de la veine vertébrales. Il résulte de la présence de cette ouverture que chacune de ces apophyses se trouve, en réalité, constituée par deux lames osseuses distinctes, réunies seulement à leur extrémité externe. L'anatomie comparée et l'embryogénie humaine nous apprennent que la plus antérieure de ces deux lames n'est autre chose qu'une côte cervicale arrêtée dans son développement.

On trouve, en arrière de la colonne vertébrale, le muscle *grand droit postérieur* de la tête [*o*] et la partie supérieure du *transversaire épineux* [*p*]. Ces deux muscles appartiennent à la région cervicale postérieure.

En décrivant la région sous-hyoïdienne, j'ai passé assez rapidement sur les rapports de l'œsophage avec la trachée; mon silence était motivé par l'absence d'une figure à l'appui de ma description. Qu'il me soit permis d'y revenir un instant, car c'est surtout en étudiant les parties profondes du cou, par la région sterno-cléido-mastoïdienne, qu'on embrasse dans une vue d'ensemble la portion cervicale de l'appareil respiratoire et du tube digestif.

L'*œsophage* [*d*] commence en arrière du cartilage cricoïde et suit la face postérieure du larynx et de la trachée. D'abord placé sur la ligne médiane, il se dévie ensuite un peu à gauche, de sorte qu'il affecte, de ce côté, les rapports les plus intimes avec l'artère carotide primitive. Ainsi que nous l'avons vu, le calibre de l'œsophage est bien inférieur à celui du pharynx, et c'est ordinairement au niveau du sphincter cricoïdien que s'arrêtent les corps étrangers trop volumineux. Bien que ce sphincter ne soit pas séparé de l'isthme du gosier par une distance très-considérable, il en est cependant assez éloigné pour qu'il soit tout à fait impossible d'aller l'explorer avec le doigt introduit par la bouche; mais il est toujours facile de constater, avec une sonde œsophagienne, la présence des corps étrangers arrêtés à cette hauteur, et d'en pratiquer l'extraction au moyen d'une longue pince recourbée. Lorsque les corps étrangers sont arrêtés plus bas, il ne faut plus songer à les extraire, et ce que l'on a encore de mieux à faire est de chercher à les pousser jusque dans l'estomac. Mais il est des cas où la chose devient impossible, par exemple lorsqu'on a affaire à des corps durs et hérissés d'aspérités dont les pointes s'engagent dans les parois de l'œsophage. Indépendamment de la compression qu'ils exercent sur la face postérieure de la trachée, ces corps peuvent, au bout d'un certain temps, ulcérer l'œsophage, pénétrer dans les voies respiratoires et occasionner l'asphyxie; on en a vu perforer les gros vaisseaux et donner lieu à des hémorrhagies mortelles.

En présence de dangers aussi sérieux, et après avoir essayé vainement la propulsion et les vomitifs, il n'y a pas à hésiter, et l'œsophagotomie doit être pratiquée. Il est bien entendu qu'avant de commencer l'opération, on aura déterminé, au moyen de la sonde œsophagienne, quel est le siége précis du corps étranger, et à quelle hauteur on doit ouvrir le tube digestif.

L'œsophage étant un peu dévié à gauche, c'est de ce côté qu'on pratique l'incision cutanée, en suivant le bord interne du sterno-cléido-mastoïdien (voy. pl. 25, E). La veine jugulaire interne et l'artère carotide primitive, immédiatement appliquées contre la face externe de l'œsophage, pourraient être intéressées si l'on n'y prenait garde; on les fera récliner en dehors et l'on manœuvrera en suivant toujours la trachée; c'est le meilleur moyen d'éviter les gros vaisseaux. La mobilité du larynx et de la trachée permet de diminuer encore les chances de danger de ce côté, en portant à droite le tube laryngo-trachéal; on rend en outre l'œsophage plus apparent. Malgré cette précaution, et quoique l'on ait eu soin de faire à la peau une incision assez étendue pour se donner du jour, il n'est pas toujours aisé de reconnaître l'œsophage à cette profondeur et d'aller l'inciser sans conducteur, comme l'a fait, dans deux occasions différentes, un homme d'un sang-froid à toute épreuve et d'une habileté chirurgicale peu commune, Bégin. L'instrument de Vacca Berlinghieri facilite beaucoup ce temps de l'opération.

La lésion du nerf récurrent gauche est à la rigueur possible; mais si l'on se rappelle que ce nerf occupe le sillon qui sépare la trachée de l'œsophage, on sera certain de l'éviter en incisant le tube digestif tout à fait en dehors.

Si l'on était obligé d'ouvrir l'œsophage à la partie inférieure du cou, comme l'a fait Richet, on aurait soin de ménager l'artère thyroïdienne inférieure, dont la portion horizontale croise perpendiculairement la face antérieure du canal alimentaire.

VAISSEAUX. — Deux branches ascendantes de l'artère sous-clavière ont été conservées dans cette préparation : la vertébrale et la cervicale profonde.

La *vertébrale* [1-1] est presque rectiligne dans la première portion de son trajet; elle passe en avant de l'apophyse transverse de la septième vertèbre cervicale, et s'engage, au-dessous du tubercule carotidien, dans le trou de l'apophyse transverse de la sixième vertèbre. Le canal qu'elle suit jusqu'à la partie supérieure de la région se trouve complété, dans l'intervalle des vertèbres, par les muscles intertransversaires. Arrivée entre l'axis et l'atlas, elle décrit une première courbe à convexité externe. Nous aurons occasion de la retrouver en étudiant la région de la nuque. Malgré sa situation profonde, la vertébrale n'est cependant pas à l'abri de toute lésion. Dans un cas rapporté par Fabricius, cette artère avait été atteinte par un instrument piquant, au voisinage de l'atlas. Deux pièces déposées au musée du Val-de-Grâce prouvent qu'elle peut être intéressée plus bas; sur l'une d'elles, l'ouverture du vaisseau siége entre la troisième et la quatrième apophyses transverses. Des cas semblables ont été rapportés par H. Nunciante. On comprend qu'il est presque toujours impossible, en présence d'une pareille lésion, de déterminer le point de départ de l'hémorrhagie.

La *cervicale profonde* [2-2] monte parallèlement à la vertébrale et passe, comme je l'ai dit, entre l'apophyse transverse de la septième vertèbre cervicale et le col de la première côte; elle continue son trajet ascendant sur la face postérieure du muscle transversaire-épineux, dans la région de la nuque.

On remarquera que, dans cette figure, la face antérieure de la trachée est croisée par un tronc artériel d'un volume considérable. Ordinairement c'est la carotide primitive droite qui suit cette direction; mais il existait sur ce sujet une anomalie remarquable, le tronc *brachio-céphalique* [4], beaucoup plus long qu'à l'ordinaire, dépassait le bord supérieur de l'articulation sterno-claviculaire, et se prolongeait jusqu'à la face externe de la trachée. Cette disposition anormale n'est pas aussi rare qu'on pourrait le croire, et l'on conçoit quelles conséquences déplorables aurait, dans un cas semblable, la trachéotomie pratiquée immédiatement au-dessus de la fourchette du sternum. Dans les cas normaux, le tronc innominé s'arrête à 3 centimètres de son origine, derrière l'articulation sterno-claviculaire droite.

Quel que soit le procédé suivi pour la ligature du tronc brachio-céphalique, on va toujours l'atteindre au point où il passe en avant de la trachée, et où il est lui-même croisé par le tronc veineux brachio-céphalique gauche qui le sépare du sternum; la direction seule de l'incision varie. King fait une incision le long du bord interne du sterno-cléido-mastoïdien droit et la prolonge jusqu'au bord supérieur du sternum; il divise la peau, l'aponévrose, et arrive sur la trachée qu'il suit jusqu'à ce qu'il rencontre le tronc innominé.

L'incision de Manec est transversale et comprend le faisceau sternal du sterno-cléido-mastoïdien ; elle doit être faite à 15 millimètres au-dessus de la clavicule, pour éviter la veine jugulaire antérieure.

Aucune de ces deux incisions ne procure un espace suffisant pour manœuvrer à l'aise. Mott a eu l'heureuse idée de les réunir dans le même procédé ; il fait donc (voy. pl. 29, B, C, D) une incision longitudinale comme King, et une horizontale comme Manec, déterminant ainsi la formation d'un lambeau triangulaire qu'on relève en dehors. Après Mott, Graefe a mis en usage le même procédé pour la ligature du tronc innominé; Colles l'a employé pour lier la sous-clavière à sa partie interne. Est-il nécessaire de dire que la ligature du tronc brachio-céphalique, assez facile à pratiquer sur le cadavre, est une des opérations les plus difficiles à exécuter sur le vivant. Pour se faire une idée des dangers que doit courir le malade, il suffirait seulement de se rappeler que le vaisseau est presque entièrement recouvert par la veine jugulaire interne droite, par le tronc veineux brachio-céphalique gauche, et qu'il embrasse, par sa face externe, le cul-de-sac supérieur de la plèvre. D'ailleurs, jusqu'ici, les résultats obtenus n'ont pas été heureux, et tous les opérés sont morts.

Région sus-claviculaire.

Pl. 37. 1er *Plan.* — La région *sus-claviculaire*, aussi appelée *triangle sus-claviculaire*, est située sur les parties latérales du cou, en arrière de la région sterno-cléido-mastoïdienne et en avant de la nuque ; en bas, la clavicule la sépare de la région sterno-mammaire et de l'épaule.

Elle a la forme d'un triangle limité en avant par le bord postérieur du sterno-cléido-mastoïdien, en arrière par le bord externe du trapèze, et dont la base, sensiblement horizontale, est constituée par la clavicule. Le sommet de ce triangle est formé par le rapprochement du sterno-cléido-mastoïdien et du trapèze, au-dessous de la ligne courbe supérieure de l'occipital ; or, comme, à ce niveau, ces deux muscles sont réunis par une aponévrose dont les fibres, concaves inférieurement, présentent une disposition arciforme très-manifeste, il en résulte que le sommet de l'angle opposé à la base est mousse et arrondi.

Ainsi que le fait observer Richet, les deux angles inférieurs du triangle sus-claviculaire présentent assez souvent la même disposition, et la région affecte alors non plus la forme d'un triangle, mais celle d'un ovoïde à grosse extrémité inférieure. Au reste, il existe à cet égard de très-grandes variétés individuelles ; j'ai vu des sujets chez lesquels les bords du sterno-mastoïdien et du trapèze étaient presque contigus sur la partie moyenne de la clavicule, tandis que chez d'autres, ces deux muscles étaient séparés par un espace considérable et formaient, avec la clavicule, des angles nettement accusés.

Régulièrement convexe dans sa partie supérieure, la région sus-claviculaire se déprime en bas, et présente, au-dessus de la clavicule, un enfoncement qui a valu à cette région le nom de *creux sus-claviculaire*, sous lequel elle est quelquefois désignée. Cette dépression est plus ou moins prononcée suivant les individus, mais elle est constante ; l'embonpoint en diminue la profondeur, mais il ne la fait jamais disparaître. Chez les personnes maigres, la clavicule fait une saillie considérable, le relief des muscles trapèze et sterno-cléido-mastoïdien s'exagère, le creux sus-claviculaire paraît plus profond, et la partie inférieure du cou prend une forme disgracieuse.

La dépression sus-claviculaire correspond au sommet du poumon, et sa profondeur se modifie à chaque instant par suite des mouvements respiratoires; elle augmente pendant l'inspiration et diminue pendant l'expiration. De ce rapport résulte la nécessité de toujours pratiquer l'auscultation du creux sus-claviculaire, lorsqu'on soupçonne une tuberculisation commençante, car on sait que c'est ordinairement par le sommet des poumons que commence le développement des tubercules. C'est encore au niveau de cette fossette qu'on voit battre le pouls veineux chez les dyspnéiques.

En enfonçant la pulpe du doigt dans l'angle antérieur du creux sus-claviculaire, on perçoit distinctement les battements de l'artère sous-clavière à son passage sur la première côte, et l'on peut la comprimer, soit directement avec le doigt, soit au moyen de la pelote en cachet. Nélaton a fait voir qu'en portant fortement le moignon de l'épaule en bas et en arrière, il est possible d'abaisser assez la clavicule pour comprimer efficacement la sous-clavière entre cet os et la première côte.

La mobilité de la clavicule permet d'augmenter ou de diminuer à volonté les dimensions verticales de la région sus-claviculaire; aussi est-il de règle d'abaisser le moignon de l'épaule, toutes les fois qu'on doit pratiquer une opération dans cette région. On aura soin, en même temps, pour se donner le plus de jour et d'espace possible, de faire tourner la face du malade du côté opposé.

La *peau* est glabre et fine; son épaisseur augmente en arrière où elle va se confondre avec celle de la nuque. Très-mobile sur les parties sous-jacentes, elle se laisse facilement soulever par les tumeurs quelquefois énormes qui se développent dans cette région.

2e *Plan.* — La couche adipeuse sous-cutanée est généralement peu abondante; elle se continue, par sa face profonde, avec un fascia superficialis subdivisé en deux lames entre lesquelles s'étale le *peaucier* [*a*]. Sans entrer dans de plus amples détails à ce sujet, et pour éviter d'ennuyeuses répétitions, je renvoie le lecteur à la description de la couche sous-dermique de la région carotidienne et de la face antérieure du cou. Je n'insiste pas non plus sur la direction et les rapports du peaucier. La veine jugulaire externe et les branches du plexus cervical superficiel cheminent dans l'épaisseur du feuillet profond du fascia superficialis. Pl. 38

Au-dessous de ce fascia, l'*aponévrose cervicale superficielle* [*d*] recouvre la région sus-claviculaire dans toute sa hauteur. Nous avons vu que, dans la région carotidienne, cette aponévrose se compose de deux feuillets dont l'un passe en avant et l'autre en arrière du muscle sterno-cléido-mastoïdien [*b*]. Arrivés au bord postérieur de ce muscle, ces deux feuillets se réunissent et forment une aponévrose unique qui, continuant son trajet d'avant en arrière, occupe tout l'espace compris entre le sterno-mastoïdien et le trapèze, et s'applique sur tous les organes contenus dans le triangle sus-claviculaire, moins le peaucier, la veine jugulaire externe et les extrémités terminales des branches nerveuses cutanées. Enfin, en arrière elle se dédouble encore, forme au trapèze [*c*] une gaîne complète et se continue avec les aponévroses du dos et de l'épaule. En haut, l'aponévrose cervicale superficielle se confond avec la lame fibreuse qui unit les insertions supérieures du sterno-cléido-mastoïdien et du trapèze ; de même que cette lame, elle se fixe à la ligne courbe supérieure de l'occipital et à l'apophyse mastoïde ; en bas elle s'insère au bord antérieur de la clavicule et du sternum.

La force de cette aponévrose est extrêmement variable, comme celle de toutes les aponévroses du cou ; elle est quelquefois tellement mince que, malgré la dissection la plus attentive, il est impossible de la séparer du feuillet profond du fascia superficialis, aussi n'y a-t-il pas lieu de s'étonner que des anatomistes habiles aient confondu ces deux lames dans leur description. Mais sur les sujets vigoureux, ces deux couches sont bien marquées et séparées par un tissu conjonctif qui permet de les isoler sans trop de difficultés. On comprend encore que, selon son épaisseur, l'aponévrose cervicale superficielle s'opposera plus ou moins à l'expansion des collections purulentes ; ainsi, tandis que dans certains cas elle est tout à fait insuffisante pour en arrêter la marche, dans d'autres, au contraire, elle les bride et les empêche de se porter du côté de la peau. Il va sans dire que les abcès situés en avant de cette aponévrose deviennent rapidement proéminents et sont toujours très-faciles à diagnostiquer. Leur ouverture ne présente non plus aucun danger.

VAISSEAUX. — On ne trouve dans ce plan que quelques petites branches artérielles sans importance venues de la *thyroïdienne supérieure* [1] et de la *scapulaire supérieure* [2].

La *veine jugulaire externe* est située au-dessous du peaucier, et, comme je l'ait dit, dans un dédoublement du feuillet profond du fascia superficialis ; sa direction serait indiquée par une ligne qui, de l'angle de la mâchoire irait aboutir à peu près à la partie moyenne de la clavicule. Nous verrons plus loin comment elle traverse les aponévroses du cou pour aller se jeter dans la veine sous-clavière. Il importe de tenir compte de la présence de la jugulaire externe lorsqu'on pratique la ligature de l'artère sous-clavière; il est bien rare qu'elle ne se trouve pas comprise dans l'incision horizontale faite à la peau, et l'instrument tranchant, conduit sans précautions, ne manquerait certainement pas de la couper en travers. Lorsqu'elle se montre vers l'extrémité externe de l'incision, ce qui est le cas le plus ordinaire, il est facile de la saisir dans la concavité d'un crochet mousse et de la faire récliner en dehors; mais il arrive quelquefois qu'elle occupe la partie moyenne de la plaie et empêche absolument l'opérateur d'aller plus loin; il est inutile de chercher alors à l'écarter, car on n'y arriverait qu'en s'exposant à la rompre, et l'on doit se résigner à la couper entre deux ligatures.

NERFS. — Les branches *sus-acromiales* et *sus-claviculaires* [3-3-3], du plexus cervical donnent des rameaux qui traversent le peaucier et se distribuent à la peau. Quelques-uns de ces rameaux sont nécessairement coupés en travers, lorsqu'on va lier la sous-clavière.

3e *Plan*. — Le plan sous-jacent à l'aponévrose cervicale superficielle se compose lui-même de feuillets aponévrotiques qui recouvrent et dérobent à la vue les organes plus profondément situés; au milieu de ces lames fibreuses s'étale un tissu conjonctif infiltré de graisse et parsemé de ganglions lymphatiques. Ces aponévroses sont au nombre de deux : la première et la plus superficielle n'occupe que la partie inférieure de la région et s'étend du muscle *omo-hyoïdien* [c] à la clavicule; elle a été remarquablement décrite par Richet, qui lui a imposé le nom d'aponévrose *omo-claviculaire* [d]. Je ferai observer toutefois que ce nom, pris à la lettre, semble indiquer que l'aponévrose dont il s'agit se porte de l'omoplate à la clavicule, ce qui est complétement inexact. Peut-être celui d'aponévrose *omo-hyoïdo-claviculaire* conviendrait-il mieux? A défaut d'autre mérite, il aurait au moins celui de donner aux commençants une idée plus juste de la chose, et les empêcherait de confondre un os avec un muscle. L'autre lame fibreuse est le *feuillet profond de l'aponévrose cervicale* [e]; elle est située en arrière de l'aponévrose omo-hyoïdo-claviculaire, occupe toute la hauteur de la région sus-claviculaire, et recouvre les muscles scalènes, l'angulaire, le plexus brachial, l'artère sous-clavière, etc.; en un mot, tous les organes compris dans les plans profonds. Je laisse complétement de côté, pour le mo-

Pl. 39.

ment, cette seconde aponévrose, et je n'en parlerai qu'après avoir décrit la gaîne du muscle omo-hyoïdien et l'aponévrose omo-hyoïdo-claviculaire.

Le muscle omo-hyoïdien, qui traverse obliquement la partie inférieure du triangle sus-claviculaire, se trouve contenu dans une gaîne fibreuse complète, dont les deux feuillets, assez minces du reste, se réunissent au-dessus et au-dessous de ce muscle. La lame qui part du bord supérieur de l'omo-hyoïdien ne remonte pas très-haut ; après un très-court trajet, elle s'accole à la face profonde de l'aponévrose cervicale superficielle et se confond avec elle. Dans la préparation, ce feuillet a été coupé immédiatement au-dessus du bord supérieur du muscle omo-hyoïdien. D'après Richet, cette lame n'aurait aucun point de contact avec l'aponévrose cervicale superficielle; elle s'amincirait en remontant dans la région et se perdrait insensiblement dans le tissu conjonctif adipeux. Malgré cette assertion, je persiste à considérer la gaîne dont il s'agit comme une dépendance de l'aponévrose cervicale superficielle. Voici d'ailleurs une préparation que j'ai exécutée bien souvent et qui démontre manifestement la continuité de ces deux aponévroses : on coupe en travers le sterno-cléido-mastoïdien au-dessus de ses insertions inférieures et on le renverse de bas en haut, en laissant adhérer à sa face profonde le feuillet postérieur de sa gaîne fibreuse (on doit se rappeler que ce feuillet n'est autre chose que la lame profonde de l'aponévrose cervicale superficielle). On voit alors de la façon la plus évidente, qu'il s'en détache une lame cellulo-fibreuse qui va former la gaîne du muscle omo-hyoïdien. Il serait inutile d'insister davantage sur ce point, car l'aponévrose dont il s'agit est extrêmement mince à ce niveau, et ne saurait nullement influer sur la marche des collections purulentes.

Le feuillet qui part du bord inférieur de l'omo-hyoïdien est beaucoup plus épais et plus résistant ; ses fibres, entrecroisées dans tous les sens, forment une aponévrose feutrée, l'aponévrose *omo-hyoïdo-claviculaire*, qui se porte directement en bas et va se fixer au bord postérieur de la clavicule et du sternum. Examinée dans la région sus-claviculaire, cette aponévrose a la forme d'un triangle limité en dedans par le sterno-cléido-mastoïdien, en haut par l'omo-hyoïdien, et en bas par la clavicule ; mais ce n'est là qu'une portion de son étendue, car elle se prolonge à travers les régions carotidienne et sous-hyoïdienne jusqu'à la ligne médiane, où elle se confond avec l'aponévrose semblable venue du côté opposé. Il n'y a donc, à proprement parler, qu'une seule aponévrose omo-hyoïdo-claviculaire présentant la forme d'un triangle, dont la base s'insère à tout le bord postérieur du sternum et aux deux tiers internes du bord postérieur des deux clavicules, et dont les deux autres côtés, légèrement concaves en haut et en dehors, sont représentés par les deux muscles omo-hyoïdiens. Le sommet mousse de ce triangle correspond au corps de l'os hyoïde. Comme on le voit, l'aponévrose omo-hyoïdo-claviculaire occupe la presque totalité de la région sous-hyoïdienne et une portion des régions carotidiennes et sus-claviculaires des deux côtés du cou.

Dans la région sous-hyoïdienne, cette aponévrose fournit les gaînes celluleuses des muscles sterno-thyroïdiens et sterno-hyoïdiens; elle enveloppe dans un de ses dédoublements les veines des plexus sous-thyroïdiens. Plus en dehors, elle envoie sur les veines sous-clavières des prolongements cellulo-fibreux qui fixent ces vaisseaux à la première côte et à la clavicule. Des prolongements semblables entourent les deux troncs veineux brachio-céphaliques et les attachent à la circonférence supérieure du thorax. Enfin, au point où les veines jugulaires externes et jugulaires antérieures la traversent, l'aponévrose omo-hyoïdo-claviculaire adhère à tout leur pourtour et leur forme une sorte de gaîne intimement unie à leur tunique externe. Il est facile de comprendre que tous ces prolongements ont pour résultat de maintenir toujours béant le calibre des grosses veines de la base du cou et qu'ils doivent favoriser l'introduction de l'air dans ces vaisseaux, comme l'a si bien établi A. Bérard dans son remarquable travail sur ce sujet. Mais il est probable que cette disposition anatomique n'est pas la seule cause de cet accident, puisque, comme je l'ai déjà fait observer, on l'a vu survenir dans des régions où rien de semblable n'existe. D'autre part, d'après Malgaigne, dont je partage volontiers l'opinion, la tension du cou au moment de l'opération ne paraît pas étrangère à la production de cette terrible complication, et l'on n'a jamais eu occasion de la voir survenir pendant la saignée de la veine jugulaire externe; aussi doit-on toujours mettre les parties dans le relâchement lorsqu'on doit ouvrir quelque veine importante de la base du cou.

Il est incontestable que la tension de l'aponévrose omo-hyoïdo-claviculaire augmente le calibre des grosses veines et joue un certain rôle dans la circulation du système veineux supérieur; or, comme cette tension est surtout produite par l'action du muscle omo-hyoïdien, c'est en définitive à ce muscle qu'il faut attribuer la plus grande part de la dilatation de ces vaisseaux. Cette proposition, très-bien établie par

Richet, me paraît hors de doute. J'admets encore avec cet anatomiste qu'on ne saurait sérieusement considérer l'omo-hyoïdien comme un élévateur de l'épaule ; mais je cesse de partager sa manière de voir lorsqu'il prétend que la seule et unique fonction de ce muscle est d'étendre l'aponévrose omo-claviculaire et qu'il n'est en aucune façon abaisseur de l'os hyoïde. Il suffit, du reste, pour se convaincre du peu de fondement de son assertion, de voir sur quelle singulière raison il l'appuie ; l'omo-hyoïdien n'a pas pour fonction d'abaisser l'os hyoïde, « parce que, dit-il, si tel devait être son usage, on ne voit pas pourquoi la nature ne l'eût pas fait insérer directement à la clavicule ou au sternum plutôt que sur le bord coracoïdien du scapulum, où il vient se rendre en décrivant une courbe qui change complétement sa direction et lui fait perdre toute action directe sur l'os hyoïde. » Peut-on admettre une semblable démonstration qui supprime, d'un trait de plume, tous les muscles à trajet indirect ? Voulez-vous avoir une juste idée de la valeur de ce raisonnement ? Généralisez-le et appliquez-le au digastrique ou au muscle grand oblique de l'œil, vous serez conduit forcément à cette conclusion que le premier de ces deux muscles n'est pas abaisseur de la mâchoire et que le second ne porte pas l'œil en avant.

Je suppose tout ce qui précède bien compris, essayons maintenant de reconstituer par la pensée l'aponévrose cervicale superficielle et suivons-la, non plus en allant de dedans en dehors, comme nous l'avons fait jusqu'ici, mais en nous dirigeant de haut en bas. Nous verrons que, partie de l'apophyse mastoïde et de l'occipital, cette aponévrose descend dans la région sus-claviculaire, en présentant un feuillet unique qui recouvre directement une quantité variable de tissu conjonctif adipeux (voy. pl. 38, *d*). Arrivée un peu au-dessus du bord supérieur du muscle omo-hyoïdien, elle se divise en deux feuillets. Le feuillet superficiel continue sa marche descendante et va se fixer au bord *antérieur* de la clavicule. Le feuillet profond, d'abord très-mince, se porte vers le muscle omo-hyoïdien et se dédouble pour envelopper ce muscle dans une gaîne complète, puis les deux feuillets de cette gaîne, de nouveau réunis à partir du bord inférieur du muscle, forment une aponévrose épaisse, l'aponévrose omo-hyoïdo-claviculaire, qui s'insère en bas au bord *postérieur* de la clavicule. Il en résulte que depuis le muscle omo-hyoïdien jusqu'à ce dernier os, il existe entre le feuillet superficiel de l'aponévrose et l'aponévrose omo-hyoïdo-claviculaire un espace en forme de coin renversé, fermé en haut par la rencontre de ces deux lames fibreuses et beaucoup plus arge en bas où l'écartement de ses parois est mesuré par toute la argeur de la face supérieure de la clavicule.

Cet espace est identique avec celui que j'ai signalé, dans la région sous-hyoïdienne, au-dessus du bord supérieur du sternum; il est occupé par un tissu cellulo-adipeux que j'ai enlevé dans la préparation où sa présence eût empêché de faire voir l'aponévrose omo-hyoïdo-claviculaire. Une collection purulente, développée au milieu de cet espace, aurait beaucoup plus de tendance à s'ouvrir du côté de la peau qu'à se porter vers les parties profondes, parce que l'aponévrose cervicale superficielle est incomparablement moins résistante que l'aponévrose omo-hyoïdo-claviculaire.

Occupons-nous à présent du second feuillet aponévrotique que nous avons négligé jusqu'ici.

L'aponévrose *cervicale profonde* [*e*] s'étend à toute la hauteur de la région sus-claviculaire et recouvre le splénius, l'angulaire, les scalènes, les nerfs cervicaux, la veine et l'artère sous-clavières. Il est facile de comprendre, d'après la description qui précède, que depuis le bord supérieur du muscle omo-hyoïdien jusqu'à la partie supérieure de la région, cette aponévrose sera la seconde lame fibreuse que l'on rencontrera au-dessous du fascia superficialis, tandis qu'à partir du bord inférieur de l'omo-hyoïdien jusqu'à la clavicule, elle ne sera que la troisième, puisque l'aponévrose omo-hyoïdo-claviculaire la sépare de l'aponévrose cervicale superficielle (*). Par sa face profonde, cette aponévrose se fixe aux tubercules antérieurs des apophyses transverses des vertèbres cervicales, mais elle ne s'y arrête pas; elle se continue en dedans jusqu'à la ligne médiane et maintient appliqués contre la face antérieure de la colonne vertébrale les muscles prévertébraux, le grand sympathique et l'artère thyroïdienne inférieure. Du côté externe, elle passe au-dessous du trapèze et vient se confondre avec le feuillet profond de la gaîne de ce muscle. En haut, elle s'insère à l'apophyse mastoïde et à l'occipital; enfin, en bas, elle se fixe au bord supérieur de l'omoplate et se continue avec la gaîne du muscle sous-clavier. La jonction de l'aponévrose cervicale profonde avec la gaîne du sous-clavier ferme, en bas, l'espace compris entre la première de ces aponévroses et l'aponévrose omo-hyoïdo-claviculaire; le tissu conjonctif renfermé entre ces deux lames reste parfaitement limité dans ce sens, et les collections purulentes déve-

(*) Dans toute la partie inférieure de la préparation, l'aponévrose cervicale profonde se trouve cachée par le muscle omo-hyoïdien et l'aponévrose omo-hyoïdo-claviculaire.

loppées dans cet espace n'ont aucune tendance à se porter vers le creux axillaire.

Je ne m'arrête pas à la description des vaisseaux et des nerfs de ce plan dans lequel on ne rencontre que des rameaux sans intérêt, je dois cependant noter que les branches du plexus cervical superficiel cheminent, pendant quelque temps, au milieu du tissu conjonctif interposé à l'aponévrose cervicale superficielle et à l'aponévrose cervicale profonde.

Je n'ai pas non plus à revenir sur le trajet de la veine jugulaire externe. Nous savons que cette veine, après avoir traversé l'aponévrose omo-hyoïdo-claviculaire, se jette dans la veine sous-clavière ; du côté gauche sa direction fait un angle droit avec celle du tronc brachio-céphalique correspondant, mais du côté droit, elle se continue à peu près directement avec la veine cave supérieure, de sorte qu'un instrument rectiligne, introduit dans la veine jugulaire externe et poussé de haut en bas, peut arriver dans l'oreillette droite. C'est d'après la connaissance de ce rapport que Bichat avait proposé, dans le cas d'asphyxie, d'aller directement réveiller les battements du cœur en enfonçant un stylet dans la jugulaire droite ; ce moyen n'a jamais été employé chez l'homme.

I. 40. 4e *Plan.* — Ce plan est sans contredit celui dont la connaissance importe le plus au chirurgien ; il renferme des muscles nombreux, presque tous dirigés vers les apophyses transverses des vertèbres cervicales ; des branches nerveuses dont la lésion pourrait avoir les plus graves conséquences, et enfin, une des artères les plus volumineuses du corps, la sous-clavière, vaisseau longtemps réputé inaccessible, mais dont la ligature est aujourd'hui devenue classique, grâce à l'audacieuse initiative de Ramsden (1809).

Avant d'aller plus loin, je dois mettre le lecteur en garde contre une fausse interprétation de la figure qu'il a sous les yeux. Le muscle *omo-hyoïdien* [*a*], bien qu'il ait été conservé dans cette préparation, n'appartient pas au même plan que les deux scalènes et l'angulaire. Que l'on se reporte quelques lignes plus haut et l'on verra qu'il en est séparé non-seulement par le feuillet postérieur de sa gaîne, mais encore par l'aponévrose cervicale profonde. Cependant il m'a paru essentiel de le laisser en place, tant à cause de ses rapports avec l'artère sous-clavière que parce qu'il établit une subdivision toute naturelle de la région sus-claviculaire. En effet, obliquement dirigé de l'angle inférieur et externe de la région au tiers inférieur du côté opposé à cet angle, il divise le triangle sus-claviculaire en deux triangles secondaires.

Le triangle supérieur, auquel on peut donner le nom de triangle *omo-hyoïdo-occipital*, est beaucoup plus grand que l'inférieur ; il est limité en bas par le muscle omo-hyoïdien, en avant par le sterno-cléido-mastoïdien et en arrière par le trapèze ; son sommet arrondi répond à l'insertion de ces deux derniers muscles sur la ligne courbe supérieure de l'occipital. Le triangle inférieur est généralement décrit sous le nom de triangle *omo-claviculaire*, dénomination plus vicieuse encore lorsqu'elle s'applique au triangle que lorsqu'elle désigne l'aponévrose, car alors elle n'est plus seulement inexacte, elle est en outre incomplète ; je la conserverai cependant, faute de mieux. Ce triangle est limité en haut par l'omo-hyoïdien, en bas par la clavicule, et en dedans par le bord postérieur du sterno-cléido-mastoïdien. Il est entièrement occupé par la portion de l'aponévrose omo-hyoïdo-claviculaire que nous avons étudiée dans le plan précédent.

Les muscles compris dans le triangle omo-hyoïdo-occipital sont, en allant de haut en bas : 1° le *splénius* [*b*], 2° l'*angulaire* [*c*], 3° le *scalène postérieur* [*d*], 4° le *scalène antérieur* [*e*]. Ces deux derniers s'insèrent par leurs faisceaux supérieurs : l'antérieur aux tubercules antérieurs des apophyses transverses, et le postérieur aux tubercules postérieurs de ces mêmes apophyses ; ils ne sont donc séparés, à ce niveau, que par la largeur des apophyses transverses, et laissent passer entre eux les nerfs qui s'échappent par les trous de conjugaison.

Sur le plus grand nombre des sujets, le triangle omo-claviculaire présente à peu près les dimensions qu'on lui voit dans la figure, mais il n'en est pas toujours ainsi, et dans certains cas, le muscle omo-hyoïdien est tellement rapproché de la clavicule que ce triangle n'existe pour ainsi dire pas. On n'y rencontre, en fait de muscles, que l'extrémité inférieure des deux scalènes.

Le scalène antérieur va se fixer, en bas, à la face supérieure de la première côte où le lieu de son insertion est ordinairement indiqué par la présence d'un petit tubercule osseux sur lequel Lisfranc, le premier, a appelé l'attention des anatomistes et des chirurgiens. Le tubercule de Lisfranc est un point de repère précieux lorsqu'il s'agit d'aller à la recherche de l'artère sous-clavière. Après avoir incisé la peau et les feuillets aponévrotiques précédemment décrits, si l'on introduit l'index dans le tiers interne de la plaie, la pulpe dirigée en bas, et si l'on suit, d'arrière en avant, la face supérieure de la première côte, on sera nécessairement arrêté par l'insertion inférieure du scalène antérieur, et l'on trouvera l'artère immédiatement en arrière de ce muscle.

Le scalène postérieur est situé derrière le précédent ; il en est séparé, en haut, par les branches du plexus brachial, et au niveau de la première côte, par le tronc de l'artère sous-clavière.

Vaisseaux. — A son passage entre les scalènes, l'artère *sous-clavière* [1] repose sur la face supérieure de la première côte qu'elle embrasse dans sa concavité ; elle est en rapport en avant avec le scalène antérieur, en arrière avec le scalène postérieur, et en haut avec les branches du plexus brachial. On sera donc certain de la rencontrer immmédiatement au-dessus de la côte et au-dessous des nerfs. Plus en dehors, dans l'espace compris entre la première côte et la clavicule, la sous-clavière devient descendante et se place directement en avant du plexus brachial. Il ne faut jamais perdre de vue ces rapports de l'artère avec les nerfs, si l'on veut éviter de prendre pour le vaisseau une branche nerveuse, méprise qui pourrait avoir les conséquences les plus déplorables.

Il est bon de savoir que l'artère sous-clavière présente parfois dans son trajet des anomalies qui peuvent mettre le chirurgien dans l'embarras : ainsi elle ne passe pas toujours entre les scalènes et on la trouve quelquefois en avant du scalène antérieur. Dubreuil l'a vu passer au milieu même des branches du plexus brachial, dans un cas où Lallemand essaya de la lier sur le vivant et ne la trouva pas à sa place ordinaire. D'un autre côté, lorsqu'une tumeur anévrysmale volumineuse occupe la base du cou, tous les rapports sont considérablement modifiés, et pour mener l'opération à bonne fin il faut, outre des connaissances anatomiques sérieuses, une grande habileté chirurgicale.

Lorsque l'artère sous-clavière arrive dans le triangle sus-claviculaire, elle a ordinairement fourni toutes ses branches collatérales ; une seule, la *scapulaire postérieure* [3] naît quelquefois en dehors des scalènes, mais dans tous les cas, son origine est toujours située très-près du bord externe du scalène antérieur. Il en résulte que depuis sa sortie des scalènes jusqu'au point où elle croise la clavicule, la sous-clavière ne donne aucune branche, circonstance très-favorable à la formation du caillot et à la réussite de la ligature. Est-il nécessaire d'ajouter que plus on se rapprochera de la clavicule et plus on aura de chances pour laisser un intervalle considérable entre le lieu où naît la dernière collatérale et le fil constricteur.

L'artère *scapulaire supérieure* [2] contourne le bord interne du scalène antérieur, croise ensuite l'extrémité inférieure de ce muscle en se dirigeant de dedans en dehors, et vient longer le bord postérieur de la clavicule qu'elle dépasse parfois de 2 ou 3 millimètres. On risquerait d'intéresser cette artère si, pour lier l'artère sous-clavière, on faisait une incision transversale trop rapprochée de la face supérieure de la clavicule. On l'évitera sûrement en incisant à 1 centimètre et demi ou 2 centimètres au-dessus de cet os, de manière à manœuvrer en passant au-dessus de la scapulaire supérieure.

La veine *sous-clavière* [5] suit une direction transversale ; dans sa moitié externe, elle est presque complétement cachée derrière la face postérieure de la clavicule et ne la déborde que lorsqu'elle est extraordinairement distendue par le sang ; en dedans, au contraire, elle est toujours un peu plus volumineuse et plus élevée. Quoi qu'il en soit, l'incision faite d'après les données que je viens d'indiquer, permettra de l'éviter à coup sûr, et comme cette veine ne reçoit sur sa face supérieure aucune autre collatérale que la jugulaire externe, on n'aura, de ce côté, aucun nouvel obstacle à redouter.

La veine sous-clavière est à peu près rectiligne ; elle représente la corde de l'arc décrit par l'artère, mais au lieu de s'engager entre les deux scalènes comme cette dernière, elle passe en avant du scalène antérieur dont elle croise perpendiculairement l'extrémité inférieure, et va se réunir à la veine jugulaire interne pour constituer le tronc veineux brachio-céphalique. Elle est donc, dans sa moitié interne, séparé de l'artère sous-clavière par le scalène antérieur ; en dehors de la région, au contraire, les deux vaisseaux sont juxtaposés, la veine étant toujours située en avant de l'artère. Il résulte de ce rapport que des instruments vulnérants peuvent ouvrir à la fois les deux troncs et donner lieu à la formation d'anévrysmes artérioso-veineux comme Larrey et Robert en ont cité des exemples.

La veine sous-clavière est un des troncs veineux les plus considérables de l'économie ; entourée et fixée à la clavicule par l'aponévrose omo-hyoïdo-claviculaire et une expansion de la gaîne du sous-clavier, elle reste béante lorsqu'elle est coupée en travers, et sa déchirure expose à l'introduction de l'air. J'ai insisté plus haut sur l'extrême gravité des blessures de cette veine. Sur le cadave elle est presque toujours vide et aplatie, et neuf fois sur dix on arrive à lier l'artère sans même s'être préoccupé de sa présence ; mais sur le vivant il faut l'éviter avec soin et l'on n'oubliera pas d'introduire l'aiguille de Deschamp d'avant en arrière, c'est-à-dire entre la veine et l'artère.

On a vu quelquefois la veine sous-clavière passer entre les scalènes.

Les gros vaisseaux de la région sus-claviculaire sont entourés d'un tissu conjonctif lâche, très-facile à déchirer, dans lequel on rencontre des ganglions lymphatiques dont les vaisseaux afférents proviennent du creux de l'aisselle. Ces ganglions n'ont aucune communication directe avec les ganglions superficiels dont ils sont séparés par le feuillet profond de l'aponévrose cervicale. Le pus développé dans ce plan provient quelquefois d'inflammations phlegmoneuses, mais le plus souvent il a pour origine une altération des parties latérales des vertèbres cervicales. Si l'on se rappelle que l'aponévrose cervicale profonde s'insère au bord supérieur de l'omoplate, on comprendra que les collections purulentes situées au-dessous de cette aponévrose ne peuvent se porter directement en avant, du côté de la peau ; elles suivent ordinairement les branches du plexus brachial, et viennent se montrer dans le creux axillaire.

Résumons maintenant les données éparses dans ce paragraphe et faisons en brièvement l'application à la ligature de l'artère sous-clavière (voy. pl. 37, C. D.). Voici les temps principaux de cette opération :

1° Reconnaître le creux sus-claviculaire et y constater les battements de l'artère.

2° Abaisser fortement le moignon de l'épaule et renverser la face du côté opposé, pour donner le plus d'ampleur possible à la région et tendre les téguments.

3° Faire une incision transversale à 1 centimètre et demi ou 2 centimètres au-dessus de la clavicule ; plus bas on courrait le risque d'intéresser l'artère scapulaire supérieure, et l'on pourrait être gêné par la veine sous-clavière. L'incision devra comprendre toute la largeur du triangle sus-claviculaire, depuis le sterno-cléido-mastoïdien jusqu'au trapèze ; si ces deux muscles étaient trop rapprochés, on n'hésiterait pas à sacrifier une portion du sterno-cléido-mastoïdien, de manière à donner à la plaie 7 ou 8 centimètres de longueur.

4° Couper, avec la peau, le peaucier et le fascia superficialis, en ménageant la veine jugulaire externe qu'on réclinera en dehors ou que l'on coupera entre deux ligatures si elle est trop rapprochée du milieu de l'incision.

5° Inciser sur la sonde cannelée l'aponévrose cervicale et l'aponévrose omo-hyoïdo-claviculaire.

6° Quitter le bistouri et déchirer le tissu cellulo-adipeux qui remplit le fond de la plaie. Si l'on est gêné par les ganglions lymphatiques, on les enlèvera.

7° Introduire le doigt à l'angle interne de la plaie, la pulpe tournée en bas et en dedans; aller à la recherche de la première côte que l'on suivra d'arrière en avant, jusqu'à ce qu'on soit arrêté par le tubercule d'insertion du scalène antérieur.

8° Chercher l'artère immédiatement en arrière de ce tubercule, audessous des branches nerveuses, et l'isoler.

9° Charger l'artère en introduisant l'aiguille de Deschamp ou de Cooper d'avant en arrière.

Nerfs. — Quoique les branches nerveuses contenues dans ce plan soient très-nombreuses, je m'abstiendrai cependant d'en parler, car il n'en est aucune dont nous n'ayons eu à nous occuper dans les paragraphes qui précèdent.

5e *Plan.* — A mesure que l'on se rapproche de la colonne vertébrale, la préparation présente, à la région sus-claviculaire, la disposition que nous avons notée en étudiant la région sterno-cléido-mastoïdienne, c'est-à-dire qu'elle empiète, en avant et en arrière, sur cette dernière région et sur celle de la nuque. J'en ai donné les raisons et je suppose qu'elles ont été suffisamment comprises. Pl. 41.

On trouve, du côté de la nuque, le *grand* [a] et le *petit complexus* [b] dont la partie inférieure reste cachée derrière les faisceaux du *tranversaire du cou* [c].

Dans l'angle antérieur et inférieur de la préparation sont concentrés un nombre considérable de vaisseaux artériels et veineux, dont la présence nous rend compte du danger des blessures faites à ce niveau.

L'artère *sous-clavière gauche* [1] est visible dans toute la longueur de ses deux dernières portions, et la figure donne une idée très-exacte de ses rapports. On voit que cette artère est séparée de la veine *sous-clavière* [L] par l'extrémité inférieure du muscle *scalène antérieur* [F], et que, d'abord située au-dessous du plexus brachial, elle s'en rapproche dans sa portion descendante et vient enfin se placer au milieu même des branches de ce plexus, au point où elle croise la face postérieure de la clavicule pour se porter dans la région axillaire.

On peut voir, en outre, que l'artère *cervicale transverse* [7] naissait, sur ce sujet, immédiatement en dehors des scalènes.

Le *plexus brachial* [8] est constitué par les branches antérieures des quatre dernières paires cervicales et de la première dorsale. La cinquième et la sixième paire cervicales s'anastomosent, après un trajet d'environ 4 centimètres, et forment un tronc commun ; la huitième cervicale et la première dorsale se réunissent également au-dessus de la première côte ; quant à la septième paire cervicale qui occupe le milieu du plexus, elle marche d'abord isolée, puis se subdivise en deux branches qui se fusionnent avec les deux troncs précédents. Le plexus brachial anime, par ses branches collatérales, les muscles de l'épaule et de la partie supérieure du thorax ; par ses branches terminales, il donne la sensibilité et le mouvement à toutes les parties du membre supérieur ; aussi la lésion d'une de ses branches s'accompagne-t-elle toujours d'une paralysie plus ou moins étendue de l'épaule, du bras, de l'avant-bras ou de la main.

Pl. 42. 6e *Plan.* — Le squelette de la région sus-claviculaire est constitué par les apophyses transverses des dernières vertèbres cervicales et la face supérieure de la première côte. Un coup d'œil jeté sur la figure suffira pour faire saisir l'ensemble des rapports de ces différentes parties.

La face supérieure de la *première côte* [c] est presque plane ; elle présente seulement une légère gouttière transversale sur laquelle repose l'artère sous-clavière ; c'est immédiatement en avant de cette gouttière que l'on rencontre l'insertion inférieure du *scalène antérieur* [F]. Au point où elle est croisée perpendiculairement par l'artère sous-clavière, la face supérieure de la première côte regarde en bas et en dehors ; il suit de là que si l'on veut comprimer efficacement l'artère, il faudra diriger en dedans la pulpe des doigts ou la pelote à cachet, pour agir perpendiculairement à la surface de l'os.

On retrouve, en dedans de la première côte, le cul-de-sac supérieur de la plèvre dont j'ai déjà signalé l'existence au bas de la région carotidienne ; ce cul-de-sac pourrait donc être ouvert, et le poumon lésé dans une blessure de la région sus-claviculaire.

Le triangle sus-claviculaire est en relation, par sa base, en dedans avec la cavité thoracique et en dehors avec le creux axillaire ; il en résulte que des tumeurs développées dans l'une ou l'autre de ces deux dernières régions peuvent venir se montrer au-dessus de la clavicule ; les anévrysmes de la crosse de l'aorte sont dans ce cas. Il est rare que, lorsqu'ils ont acquis un certain volume, ces anévrysmes ne produisent pas, à la longue, une érosion de la première côte et des parties latérales des corps vertébraux ; en outre, par la compression qu'ils exercent sur les nerfs du plexus brachial et sur les veines de la base du cou, ils amènent des paralysies et occasionnent l'œdème du membre supérieur.

C'est dans la région sus-claviculaire qu'on trouve les deux plus gros troncs lymphatiques de l'économie. Du côté droit, la *grande veine lymphatique* déverse dans la veine sous-clavière la lymphe du membre supérieur droit, ainsi que de la moitié droite de la tête et du cou. Le *canal thoracique* aboutit à la veine sous-clavière gauche.

Blandin avait avancé que les lymphatiques de la partie supérieure du poumon se portaient aux ganglions de la région sus-claviculaire ; il expliquait ainsi la fréquence de l'engorgement de ces ganglions dans la phthisie ; mais cette assertion n'a jamais pu être anatomiquement démontrée.

RÉGION POSTÉRIEURE DU COU.

L'espace compris entre la portion inférieure de l'occipital et la face postérieure du thorax est occupé par une seule région : la région de la *nuque*, désignée aussi par quelques anatomistes sous le nom de région *cervicale postérieure*.

Région de la nuque.

1er *Plan.* — *Côté gauche de la figure.* — Cette région, impaire, Pl. 43.— et par conséquent symétrique, est située au-dessous de la région occipito-frontale, et au-dessus de la région dorso-lombaire ; elle est comprise entre les régions mastoïdiennes et sus-claviculaires. En haut, elle se continue avec l'occiput sans ligne de démarcation bien accusée; on peut cependant dire qu'elle est limitée dans ce sens par la protubérance occipitale externe et les deux lignes courbes supérieures de l'occipital. Sa limite inférieure, toute fictive, serait indiquée par une ligne passant par l'apophyse épineuse de la septième vertèbre cervicale et prolongée, de chaque côté, jusqu'à la partie supérieure des épaules. Cette ligne est toujours facile à déterminer sur le vivant, car l'apophyse épineuse de la septième vertèbre cervicale fait, en arrière, une saillie toujours appréciable, même à la vue, et en raison de laquelle on a donné à cette vertèbre le nom de *proéminente*. On peut, d'ailleurs, rendre ce relief plus apparent en portant la tête du sujet dans la flexion. De chaque côté, la nuque se termine au bord externe du trapèze. Enfin, profondément, elle repose sur la portion de l'occipital située au-dessous de la ligne courbe supérieure et sur la portion cervicale du rachis.

La forme générale de la nuque peut être comparée à celle d'une selle, c'est-à-dire qu'elle est concave de haut en bas et convexe dans le sens transversal. Sa largeur est indiquée en haut par la distance qui sépare le bord postérieur des deux apophyses mastoïdes ; vers son milieu, elle devient sensiblement plus étroite, puis elle s'élargit de nouveau en bas, de sorte qu'on pourrait encore la comparer à un sablier dont la partie inférieure serait plus large que le haut. C'est sur la portion la plus étroite que l'on applique ordinairement les vésicatoires.

La partie supérieure de la nuque est recouverte dans une plus ou moins grande étendue par les cheveux. A 3 ou 4 centimètres au-dessous du bord inférieur de l'occipital, on remarque une petite dépression, dont la profondeur est déterminée par le degré de saillie des muscles trapèzes ; on l'appelle *fossette sous-occipitale*. Nulle, ou très-peu apparente chez les individus chargés d'embonpoint, elle devient surtout très-accusée sur les sujets amaigris et sur les vieillards. La région se termine en bas par un large méplat, au milieu duquel les trois dernières apophyses cervicales font une saillie d'autant plus prononcée que la tête est plus fortement fléchie.

La *peau* de la nuque se continue directement avec le cuir chevelu, aussi présente-t-elle à sa partie supérieure les mêmes caractères que le tégument du crâne ; vers le milieu de la région, elle devient un peu plus souple et plus mince, mais elle reste toujours plus épaisse que celle des régions sus-claviculaires ; il serait superflu d'ajouter, qu'en se continuant dans les régions voisines, elle se modifie insensiblement. Des expériences physiologiques bien connues ont démontré que la sensibilité cutanée est beaucoup plus obtuse à la nuque qu'à la partie antérieure du cou ; c'est là, du reste, un caractère que l'on retrouve dans toute la hauteur du tronc.

Le pannicule adipeux sous-cutané acquiert parfois un grand développement, et chacun à été à même d'observer les bourrelets transversaux qui se forment, dans ce cas, chez les individus obèses ou chez les enfants potelés. Ce tissu graisseux est très-souvent le point de départ de productions lipomateuses. Le furoncle et l'anthrax se développent fréquemment à la nuque ; comme les trabécules sous-dermiques sont épaisses et résistantes, elles s'opposent à l'expansion des tissus enflammés, et occasionnent de très-vives douleurs.

La face profonde du tissu conjonctif sous-cutané s'étale et forme un *fascia superficialis* distinct, uni à la gaîne aponévrotique du trapèze par de nombreux tractus cellulo-fibreux. Ce fascia superficialis se fixe sur la ligne médiane, dans toute la hauteur de la région, et adhère assez intimement au raphé cervical postérieur et à l'apophyse épineuse de la septième vertèbre cervicale.

La nuque est le lieu d'élection pour l'application du séton [C]. Ce n'est point ici qu'il convient d'examiner la valeur thérapeutique de ce moyen, que Malgaigne qualifie de « vieille routine » ; malgré cette sévère appréciation, le séton est journellement employé avec avantage dans certaines affections cérébrales et dans les maladies chroniques de l'appareil de la vision. Rien de plus simple, d'ailleurs, que cette petite opération : on fait à la peau un pli vertical médian, dont on traverse la base avec un bistouri étroit, à peu près à la hauteur de la quatrième vertèbre cervicale, c'est-à-dire au point le plus rétréci de la région. On aura soin de soulever fortement le pli cutané, pour l'éloigner autant que possible des parties profondes, et éviter que l'instrument ne traverse, avec la peau, les muscles sous-jacents. Blandin a vu le tétanos et la mort succéder à un semblable accident.

2e *Plan. — Côté droit de la figure.* — La première couche musculaire que l'on rencontre après l'ablation de la peau et du fascia superficialis, ne renferme qu'un seul muscle, le *trapèze* [*a*]. Le feuillet aponévrotique qui recouvre ce muscle et forme une partie de sa gaîne s'insère, sur la ligne médiane, aux apophyses épineuses cervicales, ou plus exactement au raphé cervical postérieur ; arrivé au bord externe du trapèze, il se continue dans la région sus-claviculaire, où nous l'avons étudié sous le nom d'aponévrose cervicale superficielle. Notons seulement que dans la région de la nuque, cette aponévrose a perdu toute son importance et n'est plus qu'une toile cellulo-fibreuse presque insignifiante. Un peu au-dessous des insertions occipitales du trapèze, elle devient plus épaisse et adhère très-solidement à l'extrémité supérieure de ce muscle, qu'elle réunit à l'extrémité correspondante du sterno-cléido-mastoïdien [*b*]. Il me suffit d'indiquer sommairement cette disposition que nous avons déjà rencontrée dans la région carotidienne et dans le triangle sus-claviculaire.

Les fibres musculaires du trapèze sont à peu près horizontales à la partie inférieure de la région ; en haut, au contraire, elles sont fortement obliques de haut en bas et de dedans en dehors, les plus externes sont même presque verticales. Entre ces deux points extrêmes, on trouve tous les degrés intermédiaires d'obliquité. Sur la ligne médiane, le muscle présente des fibres tendineuses très-courtes en haut, mais qui, à partir de la cinquième apophyse épineuse, augmentent de longueur; réunies à celles du côté opposé, elles forment une ellipse aponévrotique bien connue de tous ceux qui ont fréquenté les amphithéâtres.

Quoique le trapèze soit un muscle plat, il présente néanmoins, chez certains sujets, une épaisseur assez considérable, et, en raison du grand nombre de fibres musculaires qui entrent dans sa compotion, il devient susceptible de produire des efforts extrêmement énergiques. Stromeyer a vu, dans un cas de torticolis, la rétraction du trapèze se joindre à celle du sterno-cléido-mastoïdien.

Vaisseaux. — Les branches de l'artère *occipitale* [1], après avoir perforé l'aponévrose [*c*] qui recouvre le splénius, montent verticalement vers l'occiput. D'autres petites artères [2-2] sans importance traversent le trapèze et se distribuent à la peau. Des *veines* collatérales les accompagnent.

La région de la nuque est toujours occupée par un nombre variable de ganglions *lymphatiques*, qu'on désigne indifféremment sous les noms de ganglions sous-mastoïdiens, sous-occipitaux, ou cervicaux postérieurs (deux de ces ganglions [*e-e*] ont été conservés dans la préparation). Ils reçoivent les lymphatiques de la moitié postérieure du cuir chevelu et de la partie supérieure de la nuque. Nous avons vu plus haut que l'engorgement de ces ganglions accompagne les affections du cuir chevelu, et que leur induration se lie presque toujours à une infection syphilitique. Quant aux lymphatiques superficiels de la partie inférieure de la nuque, ils aboutissent aux ganglions axillaires.

Nerfs. — Le trapèze reçoit une grosse branche du nerf *spinal* qui le pénètre par sa face profonde; en outre des rameaux [4-4-4] fournis par les branches postérieures des nerfs cervicaux le perforent près de la ligne médiane, et innervent la peau. En haut de la région, les rameaux du nerf *sous-occipital* [3] (branche postérieure de la seconde paire cervicale) traversent l'aponévrose en même temps que les branches de l'artère occipitale, et se dirigent vers la région occipito-frontale où nous les avons étudiées.

On remarquera que les branches [5-6-7] du plexus cervical superficiel n'appartiennent pas à la région de la nuque.

—Fig. 2. 3e *Plan. — Côté droit de la figure.* — La face profonde du trapèze est doublée d'une toile celluleuse très-mince qui complète sa gaîne aponévrotique, et qui, par son bord externe, se confond avec l'aponévrose cervicale superficielle, sur les limites de la région sus-claviculaire. Cette aponévrose s'insère, d'autre part, sur la ligne médiane, au raphé cervical postérieur.

Le plan situé au-dessous du trapèze comprend quatre muscles qui, à la rigueur, pourraient être subdivisés en plusieurs plans, car ils se recouvrent dans une certaine étendue. Ces quatre muscles sont : l'angulaire de l'omoplate, le rhomboïde, le petit dentelé supérieur et le splénius.

L'*angulaire* [*a*] occupe la limite externe de la région de la nuque ; il se dirige presque verticalement, à partir de l'angle supérieur de l'omoplate, puis, arrivé au tiers supérieur de la région, il s'infléchit en avant et disparaît sous le bord inférieur du splénius. Par son bord externe, ce muscle est en connexion intime avec le tissu adipeux et les ganglions lymphatiques du triangle sus-claviculaire.

Le *rhomboïde* [*b*] se dirige obliquement de haut en bas et de dedans en dehors, depuis le raphé cervical postérieur jusqu'au bord spinal de l'omoplate ; ses insertions, à la ligne médiane, ne remontent ordinairement pas au-dessus de la cinquième apophyse épineuse.

Le *petit dentelé supérieur* [*c*] est presque entièrement recouvert par le muscle précédent ; sa direction est sensiblement parallèle à celle du rhomboïde.

Le *splénius* [*d*] se porte obliquement en haut et en dehors ; sa direction générale serait indiquée par une ligne menée de la quatrième apophyse épineuse à l'apophyse mastoïde. Simple en bas, où il est recouvert en partie par le bord supérieur du rhomboïde et du petit dentelé, il se divise supérieurement en deux faisceaux : le splénius de la tête et le splénius du cou. Le plus large et le plus important de ces deux faisceaux, le *splénius de la tête* [*d*], se fixe à l'apophyse mastoïde et à la portion de l'occipital comprise entre les deux lignes courbes, tandis que le chef inférieur, le *splénius du cou* (côté gauche, *e*), va s'insérer, avec l'angulaire, aux apophyses transverses des deux premières vertèbres cervicales. Les muscles splénius des deux côtés forment, par leur réunion, une espèce de V à sommet inférieur, dans l'ouverture duquel on aperçoit la portion la plus élevée du muscle *grand complexus* [*f*], dont la description se rattache au plan suivant.

VAISSEAUX. — Point d'artères importantes à signaler. En haut, les branches ascendantes de l'artère *occipitale* [1-1] émergent entre le splénius et le grand complexus; en bas, quelques rameaux de l'artère *cervicale transverse* [2] se montrent en arrière de l'angulaire et vont pénétrer le trapèze par sa face profonde.

Les nerfs ont été décrits avec le plan précédent.

4ᵉ *Plan. — Côté gauche de la figure.* — Trois muscles occupent ce plan; une simple énumération suffira pour les faire connaître.

Le *grand complexus* [*f*] monte à peu près verticalement en arrière des lames vertébrales et s'insère à la moitié interne de l'espace qui sépare les deux lignes courbes de l'occipital. Il est remarquable par les intersections tendineuses qui interrompent la continuité de ses fibres charnues, et en font un muscle digastrique, ou plutôt polygastrique.

Le *petit complexus* [*g*], interrompu comme le précédent par une intersection tendineuse, longe le bord externe du grand complexus et va s'insérer au sommet de l'apophyse mastoïde, au-dessous du splénius.

Enfin le *transversaire du cou* [*h*] aussi appelé *grand intertransversaire*, se dirige de bas en haut, de dehors en dedans, et va gagner les tubercules postérieurs des apophyses transverses; il recouvre l'extrémité inférieure du grand et du petit complexus.

Vaisseaux et Nerfs. — L'artère *occipitale* [1-1] fournit une branche descendante qui s'épuise entre le splénius et le grand complexus.

Le *grand nerf sous-occipital* [3] traverse les fibres du grand complexus pour se porter au cuir chevelu.

.—Fig. 1. 5ᵉ *Plan. — Côté droit de la figure.* — Après avoir enlevé le grand complexus, on met à découvert le grand droit postérieur, les deux obliques de la nuque et le transversaire épineux.

Le *grand droit postérieur* [*l*], remarquable par sa disposition en éventail, s'étend de l'apophyse épineuse de l'axis à la partie la plus inférieure de l'occipital.

L'*oblique supérieur* [*n*] ou *petit oblique*, recouvre, par ses insertions occipitales, les fibres les plus externes du grand droit, et se fixe, en bas, à l'apophyse transverse de l'atlas.

L'*oblique inférieur* [*o*] ou *grand oblique* se porte de l'apophyse épineuse de l'axis aux masses latérales de l'atlas.

Ces trois muscles forment un triangle dont les trois sommets correspondent : 1° à l'apophyse épineuse de l'axis ; 2° à l'apophyse transverse de l'atlas ; 3° à la partie inférieure de l'occipital, et dont l'aire est occupée par un tissu conjonctif adipeux au-dessous duquel on rencontrerait l'artère vertébrale. Sur certains sujets cependant le triangle dont je parle n'existe pas ; les muscles, très-développés, arrivent à se toucher par leurs bords, et ne sont plus séparés que par des interstices celluleux qu'il faut nécessairement agrandir pour arriver sur l'artère vertébrale.

A partir de l'apophyse épineuse de l'axis et jusqu'au bas de la préparation, la région de la nuque est occupée par le muscle *transversaire épineux* [*q*] dont les fibres remontent jusqu'à la seconde vertèbre cervicale.

Vaisseaux. — On peut voir sur cette figure que l'artère *occipitale* [1] arrive à la nuque en passant au-dessous des insertions supérieures du petit complexus [*k*]. Elle marche ensuite, pendant quelque temps, parallèlement au bord postérieur de l'apophyse mastoïde et se trouve recouverte par l'extrémité supérieure du splénius et du sterno-cléido-mastoïdien. Si l'on voulait la lier en ce point (procédé qui ne doit guère trouver son application en dehors de l'amphithéâtre), il faudrait faire, à quelques millimètres au-dessous du bord postérieur de l'apophyse mastoïde (voy. pl. 17 B), une incision parallèle à ce bord et diviser en travers les fibres du sterno-cléido-mastoïdien et du splénius. On n'oubliera pas combien ces deux muscles sont minces au voisinage de leurs insertions supérieures, et l'on évitera de comprendre, dans l'incision, l'artère occipitale et les veines qui l'accompagnent.

L'artère *cervicale profonde* [3], branche de l'artère sous-clavière, pénètre dans la région de la nuque en passant, ainsi que nous l'avons vu, entre l'apophyse transverse de la septième vertèbre cervicale et le col de la première côte. Elle se dirige obliquement en haut et en dedans, et s'épuise entre le grand complexus et le transversaire épineux.

Notons encore quelques rameaux insignifiants des artères *vertébrale* et *cervicale transverse* [4].

On trouve quelquefois dans ce plan une *veine* dont la présence n'est pas constante et dont le volume est en raison inverse de celui des veines de la partie antérieure du cou ; on la désigne sous le nom de veine *jugulaire postérieure* [5]. Née des parties latérales et inférieures du crâne, entre l'atlas et l'occipital, elle chemine de haut en bas, dans l'espace celluleux qui sépare le transversaire épineux du grand complexus. D'abord dirigée un peu de dehors en dedans, elle s'éloigne ensuite de la ligne médiane et arrivée à la partie inférieure de la nuque, se divise en deux branches qui embrassent l'apophyse transverse de la septième vertèbre cervicale, et vont s'ouvrir dans le tronc brachio-céphalique, tout près de l'embouchure de la veine vertébrale. La veine jugulaire postérieure s'anastomose avec les veines occipitale, mastoïdienne, jugulaire interne, avec les sinus intra-rachidiens et avec tous les troncs veineux de la face postérieure du cou.

NERFS. — La branche postérieure de la *première paire cervicale* [6] est d'abord contenue dans le triangle formé par le grand droit postérieur et les deux obliques; elle fournit des rameaux moteurs à ces trois muscles, et se termine dans le tégument de l'occiput.

Le nerf *sous-occipital* [7] nous est connu. Immédiatement après sa sortie du trou de conjugaison, il décrit une anse dont la concavité tournée en haut, embrasse le bord inférieur du muscle grand oblique.

Les branches postérieures des troisième et quatrième nerfs *cervicaux* [8] sont destinées à tous les autres muscles de la nuque, mais elles ne sont pas exclusivement motrices, et leurs derniers rameaux, après avoir traversé les différents plans que nous venons d'étudier, vont se distribuer à la peau de la région.

6e *Plan. — Côté gauche de la figure.* — Je ne m'arrête pas à la description de ce plan : la légende explicative, placée en regard de la figure, me paraît plus que suffisante pour en faire comprendre les différentes parties, et une exposition plus détaillée serait tout à fait dénuée d'intérêt.

4. — Fig. 2. *Plan profond.* — Toutes les parties molles de la région cervicale postérieure reposent sur un squelette compliqué, formé par la portion la plus inférieure de l'écaille de l'occipital et par les sept vertèbres cervicales. Avant d'entrer dans la description de ces os et d'exposer les considérations pratiques qui résultent de leur conformation, il convient de dire quelques mots des muscles qui s'étendent de chaque côté de la colonne vertébrale, et remplissent l'espace compris entre les parties latérales de l'occipital et les côtes.

Ces masses musculaires, dont la contraction détermine les inflexions latérales de la tête et du cou, se subdivisent en faisceaux destinés aux apophyses transverses des vertèbres cervicales, et nous avons déjà eu l'occasion de les étudier avec la région sus-claviculaire.

Le côté droit de la figure montre le *scalène postérieur* [*n*] dont les faisceaux, dirigés obliquement en haut et en dedans, vont s'insérer aux tubercules postérieurs des six dernières apophyses transverses cervicales. Au-dessus de ce muscle, le faisceau supérieur de l'*angulaire* [*m*] se rend à l'apophyse transverse de l'atlas.

Si l'on enlève le scalène postérieur, comme cela a été fait du côté gauche de la préparation, on découvre le *scalène antérieur* [*o*] dont les quatre faisceaux se fixent aux tubercules antérieurs des troisième, quatrième, cinquième et sixième apophyses transverses cervicales.

Les espaces compris entre deux apophyses transverses consécutives sont occupés par les muscles *intertransversaires* [*l-l-l*].

Enfin, on remarque, entre l'occipital et l'apophyse transverse de l'atlas, le muscle *petit droit latéral* [*k*] de la tête, qui n'est en réalité qu'un intertransversaire un peu plus développé que les autres.

L'*occipital* couronne, à la manière d'un chapiteau, la colonne représentée par la portion cervicale du rachis ; sa face postérieure, la seule qui fasse partie de la région de la nuque, est inégale, bosselée et surmontée d'éminences destinées à des insertions musculaires. Sur la ligne médiane la *protubérance occipitale* [B] se continue en bas avec la crête occipitale externe; sur les côtés, la *ligne courbe supérieure* [C] et la *ligne courbe inférieure* [D] forment deux arcs se regardant par leur concavité. La première de ces deux lignes reçoit les insertions du trapèze et du sterno-cléido-mastoïdien ; le splénius et le grand complexus se fixent entre les deux lignes courbes ; les deux droits postérieurs et l'oblique supérieur de la nuque recouvrent la surface située au-dessous de la ligne courbe inférieure. Toute cette portion de l'occipital présente la même structure que les os de la voûte du crâne.

La *portion cervicale du rachis* affecte une direction verticale, mais elle n'est pas rectiligne ; elle s'incurve de manière à présenter une convexité antérieure et une concavité postérieure. Au reste, grâce à la mobilité du cou, cette courbure se modifie presque à chaque instant; elle peut même se transformer en une courbure inverse, par la flexion forcée de la tête. La longueur moyenne de cette portion de la colonne vertébrale est d'environ 15 centimètres.

Les *apophyses épineuses* occupent la ligne médiane ; elles font, en arrière, une saillie d'autant plus considérable qu'elles occupent un rang plus inférieur, et nous savons que la septième se distingue des autres, sous ce rapport, par un relief plus prononcé qui lui a valu le nom de *proéminente*. D'ailleurs, les apophyses épineuses sont bien loin d'avoir le même volume ; la première vertèbre, l'*atlas* [*a*], en est complétement dépourvue et ne présente, sur la ligne médiane, qu'un tubercule tout à fait insignifiant. Par contre, la seconde vertèbre, l'*axis* [*b*], est pourvue d'une apophyse épineuse énorme, mais dont la saillie n'est point appréciable sous la peau, à cause de l'épaisseur considérable des parties molles qui la recouvrent. Les six dernières apophyses épineuses sont bifides à leur sommet, et chacun des tubercules par lesquels elles se terminent donne insertion à un muscle *interépineux* [*h-h-h*]. Je n'ai point à m'arrêter sur ces petits muscles sans importance, qui présentent en arrière la même disposition que les muscles intertransversaires sur les côtés.

Les apophyses épineuses cervicales sont sensiblement horizontales ; leur face supérieure représente un double plan incliné, un dos d'âne, tandis que leur face inférieure est disposée en gouttière antéro-postérieure ; leur coupe transversale aurait donc la forme d'un triangle à sommet supérieur et dont la base serait un arc concave inférieurement. Cette disposition leur permet de se recouvrir, de s'imbriquer lorsque la tête se renverse fortement en arrière ; dans cette position, il serait absolument impossible à un instrument vulnérant d'aller blesser la moelle en passant entre deux apophyses épineuses. De là ce mouvement instinctif qui nous fait brusquement rejeter la tête en arrière et rapprocher l'occiput des épaules, lorsqu'un corps menace de nous atteindre à la nuque. Dans le mouvement inverse, ces apophyses s'écartent et laissent entre elles des espaces assez considérables, dans lesquels la moelle se trouve presque sans protection. Au-dessus des apophyses épineuses et des muscles interépineux s'étend, dans toute la hauteur de la région, le raphé cervical postérieur, qui ne représente que d'une façon tout à fait rudimentaire le ligament cervical postérieur des grands ruminants.

La crête formée par les apophyses épineuses étant la partie la plus superficielle de la colonne cervicale, c'est surtout par l'examen de cette crête à travers les parties molles de la nuque, que le chirurgien cherche à diagnostiquer les différentes lésions dont la colonne vertébrale peut être le siége.

De chaque côté des apophyses épineuses, les *lames vertébrales* [*c-c*] forment, par leur réunion, une double gouttière verticale, limitée en dehors par la saillie des *apophyses articulaires* [*d-d-d*]. Ces lames, unies deux à deux par les ligaments jaunes, ont à la région cervicale une forme rectangulaire, leur largeur l'emporte sur leur hauteur. De même que les apophyses épineuses, elles se recouvrent et s'imbriquent pendant l'extension de la tête ; elles s'écartent au contraire pendant la flexion. Les lames de la première vertèbre cervicale sont beaucoup moins hautes et beaucoup plus longues que celles de toutes les autres vertèbres ; elles forment l'*arc postérieur de l'atlas*. Le défaut de réunion des lames vertébrales par arrêt de développement constitue le *spina-bifida;* ce vice de conformation s'observe du reste beaucoup plus rarement dans la région cervicale que dans les deux autres portions du rachis.

Les *apophyses transverses* [*e-e-e*] sont situées en dehors et un peu en avant des apophyses articulaires ; elles sont horizontales, et percées, à leur base, d'un trou dans lequel passent l'artère et la veine vertébrale. Leur sommet est bifide et chacun des tubercules qui le composent donne insertion à des muscles que j'ai indiqués dans le courant des descriptions précédentes. L'atlas présente beaucoup plus de largeur que toutes les vertèbres qui suivent, et partant, ses apophyses transverses sont plus éloignées de la ligne médiane ; celles-ci n'ont qu'un seul tubercule à leur sommet, et leur volume considérable leur a valu le nom de *masses latérales* de l'atlas.

On trouve, à la base de chaque apophyse transverse, deux échancrures situées l'une au-dessus, l'autre au-dessous de cette apophyse ; la réunion de ces échancrures deux à deux forme les *trous de conjugaison* par lesquels les nerfs cervicaux s'échappent du canal rachidien.

Les différentes pièces osseuses dont l'ensemble constitue la portion cervicale du rachis sont unies entre elles d'une manière extrêmement solide, mais cette solidité n'exclut pas une certaine mobilité qui trouve sa raison d'être dans la forme des surfaces articulaires et dans la disposition de leurs moyens d'union. Quelques lignes suffiront pour faire connaître ces différentes articulations.

J'ai signalé plus haut la présence des ligaments jaunes entre les lames vertébrales, je n'y reviendrai pas. En outre les vertèbres sont unies par leurs corps et leurs apophyses articulaires.

Les *corps* des vertèbres cervicales sont de plus en plus volumineux à mesure que l'on se rapproche de la partie inférieure du cou ; ils sont plus larges que hauts, et leurs deux faces supérieure et inférieure sont excavées, de telle façon que l'espace compris entre deux corps vertébraux consécutifs représente une sorte de lentille biconvexe. Leur face supérieure est rendue plus concave encore par la présence de deux petits crochets latéraux qui en augmentent sensiblement la profondeur et qui, tout en permettant des mouvements plus étendus, s'opposent efficacement à ce que les deux surfaces articulaires s'abandonnent.

Les *disques intervertébraux* les séparent ; ceux-ci adhèrent très-solidement à la surface concave de chaque corps vertébral, et sont composés de fibres obliques, entrecroisées dans tous les sens et allant d'une surface à l'autre. On sait que leur partie centrale est formée d'une substance molle et pulpeuse sur laquelle il serait hors de propos d'insister plus longuement. A la région cervicale ces disques sont un peu plus hauts en avant qu'en arrière, mais ils sont toujours beaucoup moins épais que dans les deux autres portions de la colonne vertébrale.

Les corps vertébraux sont encore unis entre eux par deux longs ligaments aplatis, rubanés, qui recouvrent leur face antérieure et leur face postérieure, et qu'on désigne sous les noms de *grands surtouts ligamenteux* antérieur et postérieur.

Bien que la colonne formée par la superposition des corps et des disques intervertébraux soit profondément cachée au milieu des parties molles du cou, nous avons vu cependant qu'une certaine portion de sa face antérieure est accessible à l'exploration par l'ouverture buccale, et que le doigt introduit dans l'arrière-gorge n'en est séparé que par la paroi postérieure du pharynx.

Les *apophyses articulaires* des vertèbres cervicales sont planes et obliquement dirigées de haut en bas et de dehors en dedans ; entourées d'un *ligament capsulaire* peu serré, elles peuvent facilement glisser l'une sur l'autre et c'est surtout à cette disposition que la colonne cervicale doit sa mobilité, mais en revanche elle facilite singulièrement les déplacements dans cette portion du rachis, puisque sur un relevé de 57 luxations de la colonne vertébrale, Malgaigne en a trouvé 44 portant sur les vertèbres cervicales ; la cinquième vertèbre a elle seule avait été luxée 15 fois et la sixième 12 fois. Les luxations sans fractures étaient autrefois regardées comme impossibles, mais aujourd'hui leur existence ne peut plus être niée depuis les faits rapportés par J. Roux, Vanheddeghem, Stephens, Stanley, Ferreté, Scherh, Willfeld, etc. ; ces luxations n'ont d'ailleurs jamais été observées que dans la portion cervicale du rachis.

Les vertèbres cervicales peuvent se déplacer en avant ou en arrière, mais jusqu'ici on n'a jamais eu l'occasion de constater de luxation en dehors, ce qui s'explique peut-être par la présence des crochets qui surmontent les corps vertébraux. On a observé des luxations unilatérales ou bilatérales, complètes ou incomplètes, mais même dans les luxations incomplètes, il y a toujours rupture des ligaments jaunes et des ligaments capsulaires; dans certains cas, les fibro-cartilages interarticulaires et les surtouts ligamenteux antérieur et postérieur ont été trouvés rompus. Une chose digne de remarque, c'est que dans tous ces cas l'artère vertébrale est restée intacte.

Le mode d'union des deux premières vertèbres avec l'occipital présente une disposition toute spéciale qui mérite une description à part. Au lieu de deux articulations, comme on serait tenté de le supposer, il y en a trois à étudier : une première entre l'occipital et l'atlas, articulation *occipito-atloïdienne;* une seconde entre les deux premières vertèbres, articulation *atloïdo-axoïdienne;* enfin une dernière entre l'occipital et la seconde vertèbre, articulation *occipito-axoïdienne*, ou *occipito-odontoïdienne.*

La première vertèbre manque de corps, toute sa portion antérieure forme un *arc* semblable à celui que nous avons vu exister en arrière. Les deux arcs de l'atlas sont unis à l'occipital par deux ligaments peu résistants, le postérieur surtout, appelés ligaments *occipito-atloïdiens* [*f*]. Mais l'articulation la plus importante de ces deux pièces osseuses a lieu entre les condyles de l'occipital et les apophyses articulaires supérieures de l'atlas. Cette double condylarthrose pourrait être considérée, dans son ensemble, comme un véritable ginglyme; voici comment elle est constituée. Les *condyles* de l'occipital forment deux éminences semi-olivaires, dirigées d'arrière en avant et de dehors en dedans, de manière que leurs deux grands axes, prolongés, viendraient se croiser en avant du trou occipital, sous l'apophyse basilaire. Pour les recevoir, la surface supérieure des masses latérales de l'atlas est surmontée de deux cavités *glénoïdes* profondes, dirigées dans le même sens que les condyles. Un ligament capsulaire entoure cette articulation : ses fibres, lâches et peu résistantes à la partie interne, sont assez serrées en dehors pour s'opposer, de la manière la plus efficace, à la disjonction des surfaces articulaires, et cela suffit, car ces deux articulations sont absolument dans le même cas que les deux articulations temporo-maxillaires, et les fibres externes d'un côté jouent le rôle de fibres internes par rapport au côté opposé. Grâce à la résistance de ce ligament, l'atlas s'isole du reste de la colonne vertébrale et semble faire partie du crâne, l'occipital et la première vertèbre forment un tout indivisible et jamais on n'a observé la séparation complète de ces deux pièces osseuses.

Tandis que la première vertèbre, toute rudimentaire dans sa partie moyenne, n'est bien développée que dans ses masses latérales, la seconde, au contraire, présente un corps énorme surmonté par l'*apophyse odontoïde*, sorte de pivot osseux, sur lequel doivent s'éxécuter tous les mouvements de rotation de la tête. Nous avons déjà vu que l'apophyse épineuse de l'axis est aussi très-volumineuse. L'apophyse odontoïde remplit la partie antérieure du canal rachidien, très-spacieux, comme on le sait, au niveau de la première vertèbre cervicale; elle est maintenue appliquée contre la face postérieure de l'arc antérieur de l'atlas, et séparée de la moelle épinière par un ligament transversal, rubané, très-fort, qui embrasse le col de l'apophyse et se fixe solidement, de chaque côté, aux masses latérales de l'atlas. Ce ligament est indifféremment désigné sous les noms de ligament *annulaire*, *semi-annulaire*, *transverse*, ou *en cravate;* on l'appelle aussi quelquefois ligament *cruciforme*, parce qu'il reçoit, à sa partie moyenne, des fibres verticales qui s'insèrent en haut à l'occipital, et en bas au corps de l'axis. Son bord inférieur est notablement plus court que son bord supérieur, disposition qui lui permet de s'accommoder plus exactement à la forme de l'apophyse odontoïde; celle-ci présente en effet un sommet renflé et une base rétrécie qu'on appelle *col*.

Le sommet de l'apophyse odontoïde est uni à l'occipital par un ligament *odontoïdien*, en forme de T renversé, dont la branche moyenne se rend à la partie antérieure du trou occipital, et dont les branches latérales se dirigent vers la face interne des condyles de cet os. Ce ligament, très-solide, s'oppose à la disjonction, mais il ne gêne en rien les mouvements de rotation.

Le grand surtout ligamenteux antérieur commence en avant du corps de l'axis. Le surtout ligamenteux postérieur est un peu plus long; il naît de l'occipital et s'applique, par sa face antérieure, sur tous les ligaments odontoïdiens. Il faut donc enlever ce surtout lorsqu'on veut préparer les articulations odontoïdo-atloïdiennes et odontoïdo-occipitales, en ouvrant le canal rachidien par sa face postérieure.

Entre les lames de l'axis et l'arc postérieur de l'atlas, s'étend un ligament *atloïdo-axoïdien postérieur* [*g*] peu épais, qui remplace les ligaments jaunes.

Les deux premières vertèbres sont encore unies par des *apophyses articulaires* tout à fait planes et très-légèrement obliques, entourées d'une capsule lâche, qui se prête parfaitement au glissement des surfaces articulaires.

De toutes les portions de la colonne vertébrale, la région cervicale est sans contredit celle qui jouit des mouvements les plus variés et les plus étendus. Ces mouvements sont : la flexion en avant, la flexion en arrière ou extension, les flexions latérales, la circumduction, qui n'est, en définitive, que le passage successif d'un de ces mouvements aux autres, et enfin la rotation ou torsion de la colonne vertébrale sur son axe.

Le mouvement de flexion en avant et en arrière n'est pas également étendu à toutes les hauteurs; d'après Weber, c'est au niveau de la troisième vertèbre cervicale qu'il serait le plus prononcé, pour aller ensuite en décroissant jusqu'à la septième. Ollivier et les frères Weber n'admettent pas qu'il se passe des mouvements de flexion entre l'atlas et l'occipital. Contrairement à l'assertion de ces auteurs, Malgaigne fait observer avec raison qu'il existe entre ces deux os des mouvements assez étendus, puisque, dans la flexion en arrière, l'arc postérieur de l'atlas et l'occipital arrivent au contact, tandis que dans la flexion en avant, leur écartement peut aller jusqu'à 11 millimètres. C'est là un fait dont j'ai vérifié plusieurs fois l'exactitude sur le cadavre. Les deux premières vertèbres cervicales ne prennent que très-peu de part aux mouvements de flexion ; cependant, il faut reconnaître que l'arc postérieur de l'atlas s'écarte autant de l'apophyse épineuse de l'axis que de l'occipital.

Les mouvements de flexion latérale sont très-prononcés au niveau de la troisième vertèbre cervicale; ils diminuent de haut en bas et disparaissent à la hauteur de la septième. On peut dire qu'ils sont à peu près nuls entre l'atlas et l'occipital.

Toutes les vertèbres cervicales participent au mouvement de torsion; mais c'est surtout entre l'axis et l'atlas que ce mouvement est le plus prononcé; il peut, pour la seule articulation atloïdo-axoïdienne, être porté à 80 ou 90 degrés de chaque côté. Entre l'atlas et l'occipital, la rotation est absolument nulle.

La portion du système nerveux central qui correspond à la région cervicale du rachis n'est pas bornée à la moelle épinière proprement dite. Depuis l'occipital jusqu'à l'axis, le canal rachidien est occupé par la moelle allongée, et nous savons que cette partie du système nerveux renferme le point connu sous le nom de *nœud vital*, point dont la lésion produit instantanément la mort. Cette disposition a été quelquefois mise à profit par des mains criminelles, et l'on a vu des infanticides aller labourer la moelle de leur victime, au moyen d'une longue épingle introduite entre l'occipital et l'atlas. En pareil cas, les coupables se croient d'autant plus sûrs de l'impunité, que la blessure extérieure faite à la peau ne laisse que des traces à peine appréciables; aussi, toutes les fois qu'il s'agira d'une présomption d'infanticide, et que l'on ne trouvera dans aucune autre partie du corps des lésions suffisantes pour expliquer la mort, on devra toujours examiner avec soin le bulbe céphalo-rachidien. On use d'un moyen analogue, dans certains pays, pour abattre les grands animaux, en leur faisant fléchir la tête et en leur introduisant, dans le premier espace intervertébral, une lame large et tranchante qui coupe la moelle d'un seul coup.

Lorsque l'une des deux premières vertèbres se déplace, l'apophyse odontoïde vient comprimer la moelle, précisément au niveau du nœud vital, et la mort est en quelque sorte foudroyante. De ces luxations, les unes sont spontanées, les autres traumatiques. Les premières surviennent dans les cas de tumeurs blanches de l'articulation odontoïdo-atloïdienne; mais le plus souvent ce n'est pas un déplacement simple qui se produit, presque toujours, au contraire, la luxation n'arrive que parce que l'apophyse odontoïde, cariée à sa base, se détache tout à coup et cesse de maintenir les deux vertèbres en rapport. Dans les luxations traumatiques, le plus souvent encore les vertèbres ne s'abandonnent qu'après une fracture préalable de l'apophyse odontoïde; cependant, bien qu'elles soient assez rares, les luxations sans fractures ne sont pas impossibles; Caussé, Petit-Radel, Ansiaux, Sédillot, Herigoyen, en ont rapporté des exemples.

Entre l'occipital et l'atlas, les déplacements sont plus rares encore qu'entre les deux premières vertèbres, et il n'existe jusqu'à présent dans la science qu'une seule observation de luxation complète de l'atlas, due à Bouisson, et encore le déplacement était-il unilatéral seulement. Les deux seuls exemples de subluxation que je connaisse, appartiennent, l'un à Lassus et l'autre à Paletta. Il est inutile d'ajouter que dans tous ces cas la mort a suivi de près l'accident.

Les déplacements qui se produisent dans la portion inférieure de la colonne cervicale ne sont pas tous nécessairement mortels; leur gravité dépend du degré de la compression exercée sur la moelle et de la hauteur à laquelle siége la lésion. Or, les branches nerveuses ne naissent pas toutes au niveau du trou de conjugaison par lequel elles sortent du canal rachidien; leur origine est en général située au-dessus de ce trou, et l'on peut ajouter qu'elles en sont d'autant plus éloignées qu'elles occupent un rang plus inférieur.

Voici, d'après Jadelot, la hauteur à laquelle les nerfs cervicaux naissent de la moelle :

La première paire naît au niveau du trou occipital.
La deuxième, — — très-peu au-dessous de l'occipital.
La troisième, — — un peu au-dessous de l'espace compris entre l'occipital et l'apophyse épineuse de l'axis.
La quatrième, — — à la hauteur de l'épine de l'axis et au-dessus.
La cinquième, — — à la hauteur de l'épine de la troisième vertèbre et au-dessus, jusque près de l'épine de la seconde.
La sixième, — — au-dessus de l'épine de la troisième vertèbre jusqu'un peu au-dessus de celle de la quatrième.
La septième, — — depuis l'épine de la quatrième vertèbre et au-dessus jusqu'à celle de la cinquième.
La huitième, — — depuis l'épine de la cinquième vertèbre jusqu'au-dessus de l'épine de la sixième.

Il en résulte donc qu'au-dessous de la sixième apophyse épineuse, on rencontre déjà l'origine des premiers nerfs dorsaux, et qu'une section ou une désorganisation de la moelle, immédiatement au-dessus de cette apophyse, entraînerait la paralysie de tous les nerfs dorsaux, lombaires et sacrés, c'est-à-dire la perte de l'action des muscles intercostaux, de ceux de l'abdomen, du bassin et des membres inférieurs, avec une paralysie correspondante du tégument. En outre, la sensibilité de la peau du bras serait diminuée, par suite de la paralysie du premier nerf dorsal et des nerfs intercostaux. Cependant le diaphragme continuerait à fonctionner, puisque le nerf phrénique n'aurait pas été intéressé.

Si la section portait entre l'axis et la troisième vertèbre cervicale, on observerait, de plus, la paralysie complète de tout le plexus brachial et une paralysie partielle du nerf phrénique.

Enfin, si la moelle est coupée au-dessus de l'apophyse épineuse de l'axis, le nerf phrénique est entièrement paralysé, le diaphragme cesse d'agir et l'asphyxie survient rapidement.

Le pus provenant de la carie des vertèbres cervicales s'engage souvent dans la gaîne des nerfs et vient proéminer sur les côtés du cou, à une hauteur variable ; mais il s'en faut de beaucoup que les abcès ossifluents suivent toujours nécessairement le trajet des cordons nerveux, comme a voulu l'établir Bourjot Saint-Hilaire. La marche de ces collections purulentes est principalement déterminée par la disposition des feuillets aponévrotiques. Ainsi, celles qui ont leur point de départ dans les parties latérales des corps vertébraux et dans les apophyses transverses sont surtout obligées de se porter en dehors et de suivre les nerfs, parce qu'elles sont bridées en avant par le feuillet profond de l'aponévrose cervicale; tandis que celles qui proviennent de la face antérieure des vertèbres restent le plus souvent circonscrites, au moins pendant un certain temps, au voisinage de la lésion osseuse, et donnent lieu à une espèce particulière d'abcès rétro-pharyngiens dont j'ai déjà parlé, à propos du tissu conjonctif prévertébral.

COUPES TRANSVERSALES DU COU.

Après avoir étudié séparément chacune des régions du cou, il ne sera peut-être pas sans intérêt de réunir, dans quelques vues d'ensemble, les nombreux organes contenus dans cette partie si importante du tronc. Nous avons jusqu'ici procédé par analyse; un simple coup d'œil suffira maintenant pour synthétiser; c'est, à mon avis, le meilleur moyen d'acquérir des connaissances précises et réellement utiles en anatomie *topographique*.

On peut dire, d'une manière générale, que la coupe transversale du cou présente une forme à peu près circulaire, mais cette forme se modifie légèrement, suivant la hauteur à laquelle on fait porter la section. Au niveau des deux tiers supérieurs du larynx, le cartilage thyroïde fait saillie en avant, et la coupe se prolonge en pointe de ce côté; plus bas, cette saillie disparaît, le cou s'arrondit, et en même temps il devient de plus en plus large à mesure que l'on se rapproche de la naissance des épaules.

Avant d'aller plus loin, je dois faire remarquer qu'il existe, pour la situation du larynx, des variétés individuelles assez considérables: chez la femme, par exemple, cet organe est ordinairement placé plus haut que chez l'homme, de sorte qu'un trait de scie atteignant la colonne vertébrale à la même hauteur, chez deux individus de sexe différent, intéressera, chez la femme, une portion beaucoup plus basse du tube respiratoire que chez l'homme. Il est donc important de tenir compte de cette remarque, car les quatre coupes dont je vais donner la description ne représentent évidemment qu'un cas particulier, et n'y aurait pas lieu de s'étonner si, en cherchant à les répéter, on arrivait à un résultat un peu différent.

Fig. 1. — *Coupe transversale du cou, au milieu du corps de la quatrième vertèbre cervicale* (cette coupe est vue de bas en haut). — Le corps de la *quatrième vertèbre* [B] occupe à peu près la partie moyenne de la figure; son diamètre transversal l'emporte de beaucoup sur le diamètre antéro-postérieur. De chaque côté du corps, les deux tubercules des apophyses transverses contiennent dans leur intervalle l'artère vertébrale, la veine de même nom et des nerfs cervicaux. Derrière chaque apophyse transverse, un autre tubercule beaucoup plus large correspond à l'apophyse articulaire. Des lames vertébrales très-longues forment la partie postérieure de la vertèbre et limitent en arrière le canal rachidien. Celui-ci présente la forme d'un triangle à sommets arrondis; il est plus large dans la région cervicale du rachis que dans les portions dorsale et lombaire, aussi la *moelle* [C] est-elle bien loin de le remplir entièrement. Il existe toujours entre elle et les parois osseuses un espace vide, assez considérable pour que tous les mouvements du cou puissent s'exécuter sans que le système nerveux central ait à en souffrir. Grâce à l'ampleur du canal rachidien à ce niveau, la moelle a pu échapper à toute espèce de compression dans certains cas de luxations incomplètes de la colonne vertébrale. D'autres fois, bien que l'accident ait déterminé de la paralysie, la compression n'a cependant pas été suffisante pour désorganiser complétement la substance nerveuse et la moelle a pu reprendre, au bout de quelque temps, ses fonctions momentanément interrompues.

La moelle est entourée de ses trois membranes, la dure-mère, l'arachnoïde et la pie-mère; elle est surtout fixée aux parois du canal rachidien par le ligament dentelé, dépendance de la pie-mère, qui s'étend verticalement entre les racines antérieures et postérieures des nerfs rachidiens. L'intervalle qui sépare la dure-mère de la paroi osseuse est occupé par un tissu conjonctif rougeâtre, lâche et mollasse, qui se prête admirablement à tous les mouvements de la colonne vertébrale. En avant cependant, ce tissu manque, et la dure-mère est immédiatement appliquée contre la face postérieure du grand surtout ligamenteux postérieur. Ainsi que nous l'avons vu plus haut, la coupe de la moelle, faite à ce niveau, intéresse les racines de la sixième paire cervicale.

On voit, en avant de la vertèbre, la coupe du pharynx et celle du larynx.

Le *pharynx* se présente sous la forme d'une fente transversale, entourée d'une membrane muqueuse; en arrière, sa paroi *musculeuse* [D] s'étend horizontalement d'un côté à l'autre du cartilage thyroïde; en avant, une simple cloison *muqueuse* [E] le sépare du larynx.

Le *larynx* a été coupé très-peu au-dessous du bord supérieur du cartilage thyroïde; on y remarque, à la partie moyenne, l'ouverture de la *fente glottique*, plus large en arrière qu'en avant, et à travers laquelle on aperçoit la face inférieure de l'*épiglotte* [F]. Les *cordes vocales supérieures* [H] limitent la glotte latéralement, et se terminent en arrière au cartilage *aryténoïde* [K]. Enfin le cartilage *thyroïde* [G] forme la partie la plus excentrique du larynx, ses deux moitiés paraissent tout à fait séparées sur la ligne médiane, parce que la coupe a porté dans l'échancrure qui surmonte la pomme d'Adam. On voit, entre la corde vocale supérieure et la face interne du cartilage thyroïde, un petit espace libre tapissé par la muqueuse; c'est le *ventricule du larynx* [L].

Muscles. — Le *peaucier* [*a-a*] et le *sterno-cléido-mastoïdien* [*d-d*] occupent les parties latérales de la coupe; le premier se prolonge en avant beaucoup plus que le second.

Tous les autres muscles peuvent être répartis en deux groupes : un groupe antérieur entoure le larynx; un groupe postérieur enveloppe la colonne vertébrale. Ces deux cercles musculaires, situés l'un derrière l'autre et tangents sur la ligne médiane, forment une espèce de 8 dont l'anneau postérieur est beaucoup plus large que l'anneau antérieur.

On trouve autour du larynx : en avant, le *sterno-hyoïdien* et l'*omo-hyoïdien* [*b*] réunis et confondus en une seule masse, au voisinage de leurs insertions supérieures; au-dessous d'eux, le *thyro-hyoïdien* [*c*] est immédiatement appliqué sur le cartilage thyroïde. Ces muscles, peu épais, n'offrent au larynx qu'une protection tout à fait insuffisante; d'ailleurs, la saillie du cartilage thyroïde l'expose directement à l'action des corps vulnérants. L'anneau antérieur du 8 est complété en arrière par la paroi musculeuse du pharynx, dont j'ai déjà parlé.

Autour de la colonne vertébrale, les muscles présentent une épaisseur bien plus considérable en arrière qu'en avant, et pour atteindre la moelle par la région de la nuque, il faudrait traverser une épaisseur de parties molles d'au moins 5 ou 6 centimètres. On rencontre, en avant de la vertèbre, le *long du cou*, réuni au *grand droit antérieur* [*e-e*] et le *scalène antérieur* [*f*]; quant aux autres muscles, nous les avons étudiés avec la région cervicale postérieure, et on les trouvera indiqués dans le texte explicatif placé en regard de la figure.

Vaisseaux et Nerfs. — La veine *jugulaire externe* [5] occupe les parties latérales de la coupe, elle chemine entre la face profonde du peaucier et la gaine aponévrotique du sterno-cléido-mastoïdien.

L'artère *carotide primitive* [1] est située dans un espace cellulo-graisseux, en arrière et immédiatement en dehors du pharynx ; elle est placée en avant du scalène antérieur et de l'apophyse transverse. Une égale épaisseur de tissus la sépare de la peau en avant et en dehors, mais elle est bien plus facilement accessible dans le premier de ces deux sens. Il suffit, en effet, pour arriver sur sa face antérieure, de traverser un interstice celluleux ; le bord antérieur du sterno-cléido-mastoïdien ne la recouvre pas, tandis que du côté externe elle est entièrement cachée sous ce muscle. Le lecteur n'a sans doute pas oublié que je me suis très-longuement étendu sur ce rapport en décrivant la région carotidienne (voy. p. 264).

La veine *jugulaire interne* [6] occupe le côté externe de la carotide ; elle recouvre même assez souvent une certaine portion de la face antérieure de l'artère.

Le nerf *pneumogastrique* [8] est placé dans l'angle rentrant formé en arrière des deux vaisseaux.

Le tissu conjonctif qui entoure l'artère carotide primitive, la veine jugulaire interne et le nerf pneumogastrique, se prolonge entre le pharynx et la colonne vertébrale ; il se continue, en arrière, au-dessous du sterno-cléido-mastoïdien et permet aux collections purulentes de passer librement de la région carotidienne dans la région sus-claviculaire. Ce tissu conjonctif renferme de nombreux *ganglions lymphatiques* [M] dont quelques-uns sont toujours intéressés dans les coupes transversales.

L'artère [5] et la veine *thyroïdiennes supérieures* longent les côtés du larynx, dans l'espace celluleux situé en avant de la carotide primitive ; on est donc exposé à les rencontrer en cherchant à lier la carotide, et l'on devra se rappeler leur présence pour les éviter, car à cette hauteur, ces vaisseaux sont quelquefois assez volumineux.

L'artère [2] et la veine [7] *vertébrales* occupent, avec les nerfs cervicaux [9-9], l'espace compris entre les deux tubercules de l'apophyse transverse.

Enfin, en arrière et comme enfouie au milieu des masses musculaires de la nuque, l'artère *cervicale profonde* [4-4] est située dans l'interstice qui sépare le grand complexus du transversaire épineux.

Aponévroses. — La question des aponévroses du cou est, sans contredit, une de celles qui laissent le plus à désirer dans la plupart des ouvrages d'anatomie chirurgicale; autant d'auteurs, autant de différences dans la description. Il en résulte qu'après avoir lu plusieurs textes et les avoir comparés pour les compléter l'un par l'autre, on se trouve, en général, beaucoup plus embarrassé qu'au début de ses études. A quoi tient ce défaut de précision et cette confusion apparente? Faut-il admettre que certaines descriptions sont inexactes? Nullement, et si l'on a fréquenté pendant quelque temps les amphithéâtres, on aura certainement eu l'occasion de les vérifier toutes. La cause de ces divergences se trouve tout entière dans l'extrême variété des cas particuliers. C'est ici surtout qu'il convient de rappeler un principe général établi par Velpeau, et applicable non-seulement aux régions du cou, mais encore à celles de toutes les autres parties du corps, c'est que chaque organe, quelle que soit sa nature, est toujours enveloppé d'une atmosphère celluleuse qui l'entoure de toutes parts et l'isole des organes voisins. Que ces gaînes soient soumises à des frottements souvent répétés, qu'elles participent au développement général du corps, et nous aurons là tout autant d'aponévroses, unies par leurs bords, quelquefois par une portion de leur surface et souvent enchevêtrées d'une façon compliquée. Tel sujet bien vigoureux aura succombé par accident ou après quelques heures de maladie; muscles et aponévroses seront alors considérablement développés et la moindre lame celluleuse présentera l'apparence d'un feuillet fibreux résistant; sur tel autre, au contraire, qui se trouvera dans des conditions diamétralement opposées, les aponévroses auront à peu près complétement disparu et tous les organes ne seront plus séparés que par de simples interstices conjonctifs. Il est donc impossible de comprendre la totalité des cas dans une description générale, et l'on doit s'en tenir à une moyenne applicable seulement au plus grand nombre.

Lorsqu'on examine une coupe du cou, on voit que tout l'ensemble de la coupe est entouré d'un grand cercle aponévrotique superficiel, immédiatement sous-jacent à la peau et au pannicule sous-cutané. Allan Burns avait, le premier, décrit ce feuillet fibreux sous le nom d'aponévrose cervicale, mais tout exacte que soit sa description, elle n'en est pas moins incomplète en ce sens que le cercle aponévrotique dont il s'agit se compose de deux lames distinctes formant deux cercles concentriques. La plus excentrique de ces deux lames est le *fascia superficialis*, l'autre est l'*aponévrose cervicale superficielle.*

Le *fascia superficialis* est tellement mince sur certains sujet qu'il est parfois bien difficile de le distinguer de l'aponévrose cervicale, et qu'on s'explique aisément comment l'erreur d'Allan Burns a pu être partagée par des anatomistes d'un mérite incontestable. Il double la couche aréolaire de la peau et s'étend sur toutes les régions du cou. Nous avons vu précédemment que sur certains points, ce fascia se subdivise en deux lames comprenant dans leur écartement le peaucier, les veines sous-cutanées et les branches du plexus cervical superficiel.

L'*aponévrose cervicale superficielle* est souvent appliquée contre la face profonde du fascia superficialis ; elle en est, d'autres fois, séparée par une petite quantité de tissu conjonctif adipeux. Elle enveloppe le cou dans tous les sens. En avant et sur la ligne médiane, dans l'intervalle des deux muscles sterno-hyoïdiens, elle s'interpose entre le larynx et le fascia superficialis, et forme là une espèce de raphé linéaire, étendu de l'os hyoïde à la fourchette du sternum, auquel on donne le nom de *ligne blanche cervicale.* Plus en dehors, elle recouvre d'abord la région sous-hyoïdienne; arrivée au niveau du bord antérieur du sterno-cléido-mastoïdien, elle se dédouble, ses deux feuillets forment une gaîne à ce muscle, puis ils se réunissent de nouveau au delà de son bord postérieur. Réduite alors à une seule lame, l'aponévrose traverse toute la région sus-claviculaire, et enfin, arrivée au bord externe du trapèze, elle se subdivise encore en deux feuillets très-minces comprenant ce dernier muscle dans leur intervalle, et allant se fixer au ligament cervical postérieur ainsi qu'aux apophyses épineuses des vertèbres cervicales. En haut, l'aponévrose cervicale superficielle s'insère à la ligne courbe supérieure de l'occipital avec le trapèze et le sterno-cléido-mastoïdien; nous savons qu'elle adhère très-intimement à ces deux muscles et qu'elle réunit leurs insertions supérieures; d'autre part, elle se continue avec la gaîne fibreuse de la glande parotide, recouvre toute la région sus-hyoïdienne et se fixe au bord inférieur du maxillaire inférieur. En bas, elle se continue en arrière avec l'aponévrose du dos et de l'épaule, tandis qu'en avant elle se fixe à la clavicule et au sternum. Je rappelle à ce propos que les insertions claviculaires et sternales de l'aponévrose cervicale superficielle se font par un double feuillet dont les deux lames sont séparées par toute l'épaisseur de ces deux os. J'ajoute en outre que la plus postérieure de ces deux lames n'est autre chose que l'aponévrose *omo-hyoïdo-claviculaire* (voy. p. 288).

Ainsi donc, et pour résumer en deux mots ce qui précède, tous les organes du cou sont renfermés dans un cylindre aponévrotique formé lui-même par la superposition de deux lames fibreuses : le fascia superficialis en dehors et l'aponévrose cervicale superficielle en dedans.

Occupons-nous maintenant des aponévroses profondes.

On n'a sans doute pas oublié que j'ai subdivisé les muscles du cou (moins le peaucier et le sterno-cléido-mastoïdien) en deux cercles ou anneaux : 1° un anneau péri-laryngien ; 2° un anneau péri-vertébral.

Dans la plupart des cas, les muscles péri-laryngiens sont simplement enveloppés d'une gaîne conjonctive sans importance ; mais sur les sujets bien musclés, chacune de ces gaînes devient une véritable aponévrose. Ces feuillets fibreux, dont la description ne doit pas m'arrêter plus longtemps, se rattachent en avant à l'aponévrose cervicale superficielle, et sur les côtés au feuillet omo-hyoïdo-claviculaire de cette aponévrose.

Le tissu conjonctif qui entoure le tube respiratoire et le pharynx s'organise bien rarement en membrane distincte ; nous savons que ce tissu se continue en bas avec celui du médiastin.

Le système des muscles *péri-vertébraux* est toujours enveloppé d'une aponévrose facilement démontrable. Cette aponévrose naît de la face antérieure des corps vertébraux ; en se portant de dedans en dehors, elle passe en avant des muscles long du cou et grand droit antérieur de la tête, et les maintient appliqués contre la colonne vertébrale, puis elle recouvre le scalène antérieur, le scalène postérieur, et les entoure de toute part, en prenant un point d'appui sur le sommet des apophyses transverses. Enfin, en arrière elle se subdivise en plusieurs feuillets qui s'insinuent entre les muscles de la nuque, séparent ces muscles les uns des autres et leur forment autant de gaînes dont la description serait inutile, car si l'on connaît la disposition des muscles, on connaîtra, par cela même, celle de leurs gaînes. Si le lecteur veut bien se reporter à la description de la région sus-claviculaire (voy. p. 291), il reconnaîtra que cette aponévrose est précisément celle que nous avons étudiée sous le nom d'*aponévrose cervicale profonde*. Au reste, cette lame fibreuse ne demeure pas complétement indépendante dans toute son étendue ; sa partie postérieure vient se confondre avec le feuillet profond de la gaîne du trapèze, et se rattache ainsi à l'aponévrose cervicale superficielle. En outre, au point où elle se fixe au sommet des apophyses transverses, il s'en détache deux prolongements qui s'appliquent en avant et en arrière des nerfs, à leur sortie des trous de conjugaison. Ces deux prolongements, avec les nerfs qu'ils comprennent dans leur épaisseur, forment une double cloison verticale plus résistante en bas qu'en haut, et dont le bord externe va se confondre avec la face profonde de l'aponévrose cervicale superficielle, immédiatement en arrière du sterno-cléido-mastoïdien.

L'artère carotide primitive, la veine jugulaire interne, le nerf pneumogastrique et les ganglions lymphatiques qui les entourent sont situés au milieu d'un tissu conjonctif lâche dans lequel il est impossible de démontrer aucune lame aponévrotique. La seule aponévrose que l'on ait à diviser pour arriver sur la carotide est l'aponévrose cervicale superficielle.

Coupe transversale du cou, entre la quatrième et la cinquième vertèbres cervicales. — Les détails dans lesquels je viens d'entrer me dispensent de m'appesantir sur la description de cette figure et des deux suivantes. Il me suffira, pour les rendre intelligibles, d'y signaler quelques légères modifications, portant principalement sur le larynx, car les muscles et les vaisseaux présentent, à très-peu de chose près, la même disposition que dans la figure précédente. Pl. 45.

Le *larynx* a été intéressé vers le milieu de la hauteur du cartilage thyroïde. On y remarque, de chaque côté de la glotte, la *corde vocale inférieure* dont l'épaisseur est occupée par le muscle *thyro-aryténoïdien* [*d*]. Le cartilage *aryténoïde* [F], divisé tout près de son extrémité inférieure, présente beaucoup plus d'étendue que dans la coupe précédente, ce qui s'explique tout naturellement, puisque ce cartilage a la forme d'une pyramide et qu'il se termine en pointe à son extrémité supérieure. En arrière du larynx, la coupe des deux muscles *crico-aryténoïdiens postérieurs* [*e*] n'est séparée du pharynx que par la muqueuse qui forme la paroi antérieure de cet organe.

Coupe transversale du cou, à la hauteur de la cinquième vertèbre cervicale. — La coupe ayant porté au-dessous de la pomme d'Adam, on remarque que la saillie du cartilage thyroïde est beaucoup moins prononcée et que le cou commence à s'arrondir antérieurement. Le *larynx*, coupé au-dessous du cartilage aryténoïde, se trouve formé : en avant et sur les côtés par le cartilage *thyroïde* [E] et en arrière par la moitié postérieure du cartilage *cricoïde* [G]. Six muscles sont inscrits dans la parabole représentée par le cartilage thyroïde, ce sont : en avant les *thyro-aryténoïdiens* [*f*], en arrière les *crico-aryténoïdiens postérieurs* [*h*], et sur les côtés les *crico-aryténoïdiens latéraux* [*g*]. Pl. 46.

Les lobes de la *glande thyroïde* [H] sont immédiatement appliqués sur les côtés du larynx, ils recouvrent complétement l'artère *carotide primitive* [1] et l'on voit que pour atteindre ce vaisseau, à cette hauteur, il faudrait nécessairement contourner une des moitiés de la thyroïde.

Pour toutes les autres parties, cette coupe ne diffère des deux précédentes que par la présence de la veine *jugulaire postérieure* [7], en arrière de l'artère *cervicale profonde* [4], dans le tissu conjonctif qui sépare le *grand complexus* [s] du *transversaire épineux* [t]. Comme cette préparation a été faite sur le même sujet que les trois autres, il faut en conclure que la veine jugulaire postérieure naissait, sur ce sujet, beaucoup moins haut qu'à l'ordinaire, puisqu'au lieu de commencer entre l'atlas et l'occipital, elle n'était visible qu'à partir de la cinquième vertèbre cervicale.

Fig. 2. *Coupe transversale du cou, à la hauteur de la sixième vertèbre cervicale.* — A mesure que l'on se rapproche de la poitrine, le cou s'arrondit et devient plus large.

Le *larynx* n'est plus représenté que par le *cartilage cricoïde* [F], sur les côtés duquel on voit cependant encore les *cornes inférieures* [E] du cartilage thyroïde.

Le *pharynx*, divisé un peu au-dessus de la naissance de l'œsophage, présente beaucoup moins de largeur que dans les coupes précédentes.

Ici, l'artère *carotide primitive* [1] est encore cachée derrière les lobes de la glande thyroïde, et l'on voit de plus que pour l'atteindre il faut rejeter en dehors le muscle sterno-cléido-mastoïdien.

CHAPITRE II.

DU THORAX.

J'étudierai sous le nom de *thorax* la cavité de la poitrine et les parois qui la circonscrivent.

Examiné sur le vivant ou sur un cadavre dont on a laissé les membres supérieurs en place, le thorax paraît, à l'extérieur, plus large en haut qu'en bas et présente la forme d'un tronc de cône renversé dont la circonférence supérieure l'emporte sur l'inférieure de 7 centimètres chez l'homme, de 5 chez la femme et de 2 seulement chez l'enfant;

telles sont, du moins, les moyennes obtenues par Hirtz, en examinant à ce point de vue cent hommes, cent femmes et cinquante enfants pris au hasard. On peut conclure, d'après ces données, que dans le jeune âge la forme du thorax se rapproche sensiblement de celle d'un cylindre.

Mais si l'on fait abstraction des régions de l'aisselle et de l'épaule qui recouvrent le haut de la poitrine et doivent être rattachées au membre supérieur dont elles constituent la racine, on voit que le thorax est beaucoup moins large en haut qu'en bas et qu'il a la forme d'un tronc de cône droit, c'est-à-dire que sa plus grande base est inférieure. Remarquons en outre que la poitrine est aplatie d'avant en arrière, de sorte que sa coupe horizontale représente, non pas un cercle, mais une ellipse dont le grand axe, transversal, l'emporte notablement sur le diamètre antéro-postérieur.

Par son extrémité supérieure, le thorax se continue avec le cou. Sa limite, dans ce sens, est celle que j'ai assignée à l'ensemble des régions cervicales, c'est-à-dire un plan oblique de haut en bas et d'arrière en avant, mené de l'apophyse épineuse de la septième vertèbre cervicale au bord supérieur du sternum.

En bas, la cavité de la poitrine est séparée de l'abdomen par le diaphragme dont les insertions costales se font suivant une ligne oblique allant de l'appendice xiphoïde à la douzième vertèbre dorsale; un plan passant par toutes ces insertions serait dirigé de haut en bas et d'avant en arrière. Les deux bases du tronc de cône ne sont donc point parallèles, et il résulte de leur obliquité que l'étendue verticale du thorax est bien moins considérable en avant qu'en arrière. Il est du reste très-facile de s'expliquer cette différence de hauteur en examinant un squelette, car si l'on compare la longueur du sternum à celle de la portion dorsale du rachis, on verra que la première est à la seconde comme 2 est à 3. Enfin il est encore un point sur lequel je veux appeler l'attention, c'est qu'il est tout à fait inexact de considérer le thorax comme limité inférieurement par un plan; la cloison musculo-aponévrotique constituée par le diaphragme représente une lame courbe fortement convexe du côté de la poitrine, de sorte qu'au lieu de se terminer en bas par une surface de cercle ou d'ellipse, la cavité thoracique est séparée de l'abdomen par une sorte de rigole circulaire très-peu accusée en avant, mais assez profonde sur les côtés et surtout en arrière. S'il m'était permis de prendre pour terme de comparaison un des objets les plus usuels, je dirais que, sauf l'inégalité de profondeur que je viens de signaler, cette disposition rappelle, jusqu'à un certain point, celle de la partie inférieure des bouteilles dont le fond a été refoulé à l'intérieur.

Comme le crâne, le thorax peut être subdivisé en *parois* et *cavité*, cette division est même généralement adoptée par les auteurs d'anatomie chirurgicale ; cependant, pour les raisons que j'ai déjà données au commencement de ce volume, je suivrai une marche un peu différente dans ma description, car, pour la poitrine encore plus que pour le crâne, l'ordre de superposition des plans me paraît d'une extrême importance au point de vue de la connaissance des rapports. Je diviserai donc le thorax en quatre faces : 1° *antérieure ;* 2° *latérale ;* 3° *inférieure ;* 4° *postérieure.*

L'étude de la face antérieure comprendra la *paroi* ou région *sterno-mammaire* et la *cavité.*

La face latérale se décomposera de même en *paroi* ou région *costale* et *cavité.*

La face inférieure sera constituée par la portion thoracique du *diaphragme.*

Enfin, dans le paragraphe consacré à la face postérieure, je décrirai, sous le nom de *région dorso-lombaire*, toute la paroi postérieure du tronc comprise entre la septième vertèbre cervicale et la crête sacrée. J'exposerai plus loin les raisons qui m'ont fait réunir en une seule deux régions considérées comme distinctes par beaucoup d'anatomistes.

On remarquera que dans cette répartition j'ai omis à dessein de mentionner la face supérieure du thorax, c'est qu'en effet cette face est simplement constituée par l'ouverture de communication entre les régions cervicales et la cavité de la poitrine, et qu'il m'a paru inutile d'en faire une description spéciale.

FACE ANTÉRIEURE DU THORAX.

Cette face est limitée en haut par le bord supérieur du sternum et la première côte ; en bas par l'appendice xiphoïde et le cartilage des septième, huitième et neuvième côtes ; en dehors, par une ligne verticale longeant le bord externe de la mamelle. Elle présente à l'étude : 1° la région *sterno-mammaire ;* 2° plus profondément la *cavité thoracique.*

Région sterno-mammaire.

Pl. 47. 1er *Plan — Côté gauche de la figure.* — La paroi thoracique antérieure comprend le sternum, les cartilages costaux, la portion antérieure des côtes et les parties molles qui recouvrent cette charpente; on pourrait donc faire de cet ensemble une région assez naturelle à laquelle conviendrait le nom de région *sterno-costale*. Mais chez la femme, la glande mammaire prend, à la puberté, un développement en rapport avec l'importance des fonctions qu'elle est appelée à remplir; et la plupart des auteurs, se fondant sur cette seule considération, la décrivent à part. De là une nouvelle région, la région *mammaire*. C'est encore là une division que je ne puis adopter. D'abord il saute aux yeux que la région mammaire n'existe pas chez l'homme; et puis dans le sexe féminin même, elle n'existe pas d'avantage avant l'époque où se développent les fonctions génitales, et disparaît souvent presque complétement pendant la vieillesse. Il faudrait donc admettre une région *transitoire*. D'autre part, la mamelle ne fait-elle pas partie intégrante des tissus sous-cutanés de la région sterno-costale, au milieu desquels elle se développe? Je la considérerai donc comme un simple appendice de cette région à laquelle je donnerai, par abréviation, le nom de *région sterno-mammaire*.

Ainsi comprise, la région *sterno-mammaire* forme une région impaire, médiane et par conséquent symétrique, située au-dessous des régions sous-hyoïdienne et sus-claviculaires qui la limitent du côté du cou. Les deux régions axillaires la recouvrent en haut et en dehors. Du côté de l'abdomen, elle surmonte les régions sterno-pubienne et costo-iliaques ou, si l'on veut, l'épigastre et les hypochondres; enfin elle est comprise entre les deux régions costales avec lesquelles elle se continue latéralement.

Par sa face profonde elle recouvre en avant la cavité de la poitrine; sa partie moyenne correspond au médiastin antérieur et ses parties latérales aux deux cavités pleurales.

En haut, le bord supérieur du sternum, la clavicule et la première côte la séparent des régions cervicales; en bas, elle se termine sur la ligne médiane à l'appendice xiphoïde et sur les côtés aux insertions costales du diaphragme. Or, comme ces insertions descendent d'autant plus bas qu'on s'éloigne davantage du sternum, il en résulte que cette région présente plus de hauteur sur les côtés qu'au milieu.

Une ligne verticale menée immédiatement en dehors de la mamelle la sépare des deux régions costales; ai-je besoin d'ajouter que cette dernière limite est purement conventionnelle et que je ne l'ai adoptée que parce qu'elle me paraît marquer le point de jonction entre la paroi antérieure et la paroi latérale du thorax?

Chez l'homme, la région sterno-mammaire est plus épaisse en haut qu'en bas ; mais chez la femme, la saillie des glandes mammaires en modifie la forme extérieure et en augmente considérablement l'épaisseur sur les parties latérales. Sa direction n'est pas tout à fait verticale, mais un peu oblique de haut en bas et d'arrière en avant. Cette obliquité varie d'ailleurs selon la constitution et les habitudes professionnelles du sujet. D'après Cruveilhier, dans une poitrine bien conformée, le sternum ferait avec la verticale un angle de 20 à 25 degrés ; un aplatissement exagéré annonce, en général, un faible développement des organes respiratoires, tandis qu'un excès de voussure coïncide le plus souvent avec l'emphysème pulmonaire. Enfin la région sterno-mammaire est soumise à un incessant mouvement d'oscillation, occasionné par les dilatations et les contractions alternatives du thorax ; elle est soulevée pendant l'inspiration et abaissée pendant l'expiration, mais il est à remarquer que le déplacement porte principalement sur la partie inférieure de la région.

Elle présente en haut et sur la ligne médiane un méplat qui correspond à la première pièce du sternum. Ce méplat est quelquefois remplacé par une légère convexité ; il est limité en haut par la fossette sus-sternale au milieu, et de chaque côté par une saillie arrondie formée par la tête de la clavicule et l'articulation sterno-claviculaire. Plus bas, et toujours sur la ligne médiane, une crête transversale quelquefois très-proéminente indique l'union de la première et de la seconde pièce du sternum. Plus bas encore, on trouve quelques légères saillies horizontales, mais beaucoup moins accusées que la précédente et qui, comme elle, marquent les points de jonction des différentes pièces osseuses qui constituent, chez l'enfant, la colonne sternale. Au-dessous de la partie moyenne du sternum, la région se creuse et prend la forme d'une gouttière verticale dont la profondeur est en rapport avec le relief des muscles pectoraux qui la limitent de chaque côté. Cette gouttière s'élargit un peu inférieurement et se termine au niveau de l'appendice xiphoïde par la dépression nommée *creux de l'estomac*.

Chez certains individus rachitiques, le sternum projeté en avant par les côtes déformées fait une saillie verticale jusqu'à un certain point comparable au brechet des oiseaux ; les diamètres antéro-postérieurs de la poitrine sont augmentés, mais les diamètres transverses sont diminués d'autant et l'on dit que ces individus ont le thorax *en carène*. La déformation contraire se produit ordinairement chez les ouvriers qui, pour exercer leur profession, sont obligés d'appuyer fortement leurs outils contre la face antérieure de la poitrine ; ici le sternum est le plus souvent aplati et quelquefois plus ou moins déprimé à sa partie moyenne.

Sur les côtés, la région sterno-mammaire est occupée : en haut par la dépression sous-claviculaire, et plus bas par la saillie des deux faisceaux du muscle grand pectoral ; il va sans dire que cette saillie est en rapport avec le développement musculaire, et que, chez les individus obèses, le pannicule adipeux tend à faire disparaître les éminences et les dépressions.

Chez la femme, les formes sont généralement plus arrondies que chez l'homme, mais elles sont en outre profondément modifiées par l'accroissement de volume que prennent les mamelles, à l'époque de la puberté. La gouttière longitudinale médiane limitée, non plus par les muscles pectoraux, mais par les glandes mammaires, devient beaucoup plus profonde que dans l'autre sexe. Sur les côtés, la mamelle surmonte toute la partie moyenne de la région. Elle est généralement hémisphérique, quelquefois conoïde à base adhérente et à sommet formé par le mamelon. Un peu aplatie en haut, plus saillante en bas et en dehors, elle offre une certaine fermeté pendant les premières années qui suivent son développement, mais devient rapidement flasque et pendante par suite de grossesses, d'excès, de maladie ou de misère, d'attouchements répétés ; la peau qui recouvre sa face inférieure vient alors s'appliquer contre le tégument de la paroi antérieure du thorax, et le fond de ce pli cutané devient parfois le siége d'une éruption analogue à l'intertrigo, chez les femmes peu soigneuses de leur personne. Le volume des mamelles est extrêmement variable suivant les latitudes et suivant les individus, on sait les dimensions excessives qu'elles prennent normalement chez certaines peuplades africaines ; dans nos climats, une mamelle bien développée s'étend, en moyenne, de la troisième à la septième côte.

La *peau* de la région sterno-mammaire est toujours plus dense et moins mobile au devant du sternum que sur les parties latérales ; dans le sexe masculin elle est assez souvent recouverte de poils sur la ligne médiane et au pourtour du mamelon. Notons en passant que l'on observe les tumeurs kéloïdes dans cette région plus souvent que dans aucune autre partie du corps.

Chez la femme, la peau devient extrêmement mince au niveau de la mamelle et laisse voir par transparence le réseau veineux sous-dermique, ce qui lui donne une teinte légèrement bleuâtre. Cette teinte disparaît ordinairement après une première grossesse, surtout après l'allaitement, et la peau se recouvre de vergetures irrégulières par suite de la distension exagérée qu'elle a subie.

Un disque plus ou moins coloré, l'*aréole*, occupe le centre de la mamelle; sa surface inégale et rugueuse est surmontée de douze à vingt petits tubercules formés par des groupes de glandes sébacées. A chacun de ces groupes sont annexés des poils follets presque invisibles dans le plus grand nombre de cas, mais qui, chez certaines femmes, deviennent longs et forts, et prennent une couleur analogue à celle des cheveux. Ainsi que l'a noté Montgommery, les glandes sébacées de l'aréole s'hypertrophient presque toujours pendant la grossesse et deviennent plus proéminentes.

Le *mamelon* représente une grosse papille mûriforme, saillante au centre de l'aréole, et, comme celle-ci, rosée chez la jeune fille, et brune chez la multipare. Affaissé, quelquefois même déprimé dans l'état ordinaire, il est susceptible d'une sorte d'érection et devient turgide sous l'influence d'excitations directes ou d'idées érotiques; cette érectilité, longtemps attribuée à un tissu caverneux qui n'existe pas dans ce petit appendice, s'explique facilement depuis que l'on sait qu'il est presque exclusivement composé de fibres musculaires lisses. Chez certaines femmes, malgré la titillation et les autres moyens mis en usage, le mamelon reste enfoncé dans l'aréole et ne peut être amené au dehors; on comprend que lorsque cette disposition existe des deux côtés elle met obstacle à l'allaitement.

La peau qui revêt le mamelon est d'une finesse excessive et d'une exquise sensibilité; elle est parsemée d'ouvertures en forme de fentes obliques qui donnent accès dans les conduits galactophores; il s'y produit parfois, sous l'influence de la succion répétée, des érosions, des gerçures extrêmement rebelles et très-douloureuses.

2me *Plan. — Côté droit de la figure.* — La peau est doublée d'un pannicule adipeux qui prend une épaisseur considérable chez les sujets obèses, mais toujours beaucoup moins abondant sur la ligne médiane que sur les côtés.

Au-devant du sternum, la face profonde du derme est unie au périoste par des trabécules fibreuses qui donnent au tégument cette immobilité relative que j'ai notée plus haut, mais qui ne sauraient, dans aucun cas, opposer une résistance sérieuse à l'expansion des collections purulentes; aussi n'est-il pas rare de voir des abcès sous-cutanés se former au milieu même de la région.

Chez l'homme, le *fascia superficialis* ne donne lieu à aucune considération spéciale; il se continue, sans modifications, dans les régions voisines, et se trouve partout constitué par une seule lame, excepté au niveau de la clavicule où il se dédouble pour envelopper l'extrémité inférieure du peaucier.

Chez la femme, cette couche, manifestement subdivisée en deux feuillets, acquiert une importance toute particulière, car ses deux lames comprennent dans leur écartement la mamelle et le tissu adipeux qui l'entoure. La situation de cette glande dans l'épaisseur des tissus sous-cutanés nous explique pourquoi elle est si mobile et si facile à déplacer en masse.

La *mamelle* [G] est entourée d'une couche graisseuse qui lui forme comme une espèce de chaton et qui s'insinue dans tous les interstices des lobules de la glande, ce qui en rend la dissection très-pénible. Ce tissu adipeux, toujours abondant, même chez les sujets maigres, se développe parfois en quantité énorme et constitue à lui seul presque toute la saillie qu'on appelle la *gorge* en langage ordinaire. Dans ces cas, la glande atrophiée est, pour ainsi dire, perdue au milieu de cette masse graisseuse, et la chose est d'autant plus intéressante à connaître qu'en pareille occurrence, un médecin consulté sur le choix d'une nourrice risquerait fort de se tromper, s'il s'en rapportait seulement aux apparences extérieures. La palpation est indispensable; elle seule permet de ne pas confondre la fermeté et la disposition lobuleuse de l'organe de la lactation avec la mollesse lipomateuse de son enveloppe.

Cette couche adipeuse est subdivisée en un grand nombre de gros pelotons par des brides fibreuses qui, d'une part, se continuent avec les trabécules conjonctives de la glande, et, d'autre part, vont se confondre avec les cloisons des aréoles sous-dermiques. Grâce à la présence de ces brides, les loges qu'elles circonscrivent jouissent d'une certaine indépendance, et il est bien rare que les inflammations qui s'y développent deviennnent diffuses. Alors même qu'elles s'étendent, comme cela se voit exceptionnellement, ces inflammations ne peuvent jamais envahir ni l'aréole ni le mamelon, parce qu'à ce niveau la couche sous-cutanée fait complétement défaut, de sorte que la peau est immédiatement appliquée sur la glande.

On trouve en arrière de la mamelle, entre la lame profonde du *fascia superficialis* et l'aponévrose du grand pectoral, une couche de tissu conjonctif, toujours lâche, quelquefois adipeux, au milieu duquel Chassaignac a signalé l'existence d'une bourse séreuse qu'il considère comme constante, mais qu'il est impossible de démontrer sur tous les sujets. Dans un cas observé par Velpeau, cette bourse remplie de sérosité constituait un véritable hygroma. D'après Giraldès, des trousseaux fibreux verticalement dirigés partiraient de ce tissu sous-mammaire pour aller se fixer au bord inférieur de la clavicule et formeraient ainsi un ligament suspenseur de la mamelle. Il est généralement facile de retrouver cette disposition sur le cadavre, mais il faut reconnaître aussi que jamais ces tractus celluleux ne sont assez résistants pour pouvoir jouer le rôle que leur attribue Giraldès. Les abcès développés dans cette couche soulèvent la glande et la rendent plus proéminente, mais en raison de la profondeur à laquelle ils sont situés, il est difficile d'y constater la fluctuation au début. Au bout d'un temps variable, mais toujours assez long, ils deviennent superficiels et l'on rencontre le plus souvent le pus à la partie inférieure de la mamelle; quelquefois cependant il se fait jour du côté de l'aisselle sans qu'on puisse saisir la cause de cette différence.

La glande mammaire, rudimentaire chez la femme avant l'époque de la puberté et chez l'homme pendant toute la vie, est un organe de transition dont l'existence est intimement liée à l'activité des fonctions génitales, aussi diminue-t-elle de volume après l'âge critique, au point de n'être plus représentée dans la vieillesse que par quelques débris fibreux du milieu desquels l'élément glandulaire a disparu.

Chez la femme adulte, son volume, évalué indépendamment des tissus accessoires qui l'entourent, présente des variétés individuelles plus extrêmes encore que celles que j'ai mentionnées en parlant de l'anatomie des formes ; arrondie à son pourtour, hémisphérique et un peu aplatie en avant, elle est plane ou légèrement concave en arrière. Sa composition histologique est celle d'une glande en grappe, et, sous ce rapport, elle est comparable aux glandes salivaires ou au pancréas. Chacun des lobules qui la constituent est revêtu d'une gaine fibreuse qui, par sa face profonde, envoie des prolongements entre les grains glanduleux. Enfin tous ces lobules ne sont pas réunis en une seule masse compacte; adhérents par leur portion centrale, ils sont libres par leur extrémité périphérique et séparés des lobules voisins par des espaces dans lesquels s'insinue le tissu adipeux qui enveloppe toute la glande; de là, la sensation mamelonnée que donne le toucher. S'il est important de bien connaître cette sensation, il n'est pas moins essentiel de se mettre en garde contre une erreur à laquelle elle peut donner lieu et que je dois signaler en peu de mots. Lorsque l'on comprime la mamelle transversalement entre deux doigts, il est bien rare qu'un point quelconque de la glande ne présente pas une dureté plus grande que les parties avoisinantes, ce qui tient tout simplement à ce que tous les lobules n'ont pas la même consistance selon qu'on les comprime dans tel ou tel sens. Si l'on n'était pas prévenu de ce fait, on pourrait prendre pour un produit pathologique ce qui n'est que l'expression de l'état normal. Pour éviter l'erreur, il suffit de changer le sens de la compression ; la glande est-elle saine? l'induration n'existera plus au point où elle était primitivement, tandis que si l'on a affaire à une tumeur morbide, il est évident qu'on doit la retrouver au même point et avec la même forme. J'ai plusieurs fois eu l'occasion de vérifier l'excellence de ce moyen de diagnostic préconisé par quelques chirurgiens, notamment par Richet.

Les canaux excréteurs de la mamelle, nommés aussi conduits *lactifères* ou *galactophores* [H], sont peu visibles en dehors de l'état de gestation ou d'allaitement, mais ils deviennent très-apparents à la fin de la grossesse ; rien n'est plus facile que d'y pousser une injection sur des sujets morts peu de jours après l'acouchement. On voit alors que chacun d'eux reste indépendant de ses voisins depuis le lobule qui les fournit jusqu'à la base du mamelon. Régulièrement calibrés dans presque tout leur parcours, ils se dilatent en ampoule dans l'aréole où ils forment comme autant de petits réservoirs, se rétrécissent de nouveau à la base du mamelon et traversent le tissu musculaire de cet organe pour aller s'ouvrir à sa surface par des fentes obliques au nombre de dix à quinze, quelquefois vingt.

On observe assez souvent, surtout après la cessation brusque de l'allaitement, des engorgements laiteux de la mamelle dans lesquels les vaisseaux galactophores distendus forment, sous la peau de l'aréole, des saillies ondulées désignées sous le nom de *vaisseaux noueux.* Lorsque tout marche bien, ces engorgements se résolvent peu à peu et les choses rentrent dans l'ordre, mais il n'en est pas toujours ainsi, le lait retenu dans les vaisseaux excréteurs y joue le rôle de corps étranger et l'inflammation s'y développe d'autant plus facilement que la glande est alors le siége d'un afflux sanguin considérable. Il en résulte des suppurations plus ou moins profondes, des abcès parenchymateux, auxquels les anciens avaient donné le nom de *poil*, dénomination que la pratique conserve encore aujourd'hui.

On voit donc, en récapitulant ce qui précède, que trois ordres d'abcès peuvent se développer chez la femme dans la portion mammaire de cette région : 1° des abcès sous-cutanés siégeant dans la couche graisseuse située en avant de la glande et pouvant s'insinuer entre ses lobes ; 2° des abcès glandulaires ou parenchymateux ; 3° des abcès sous-mammaires compris dans la couche conjonctive qui sépare la mamelle de l'aponévrose du grand pectoral.

Les premiers de ces abcès sont les plus faciles à constater, leur position superficielle y rend la fluctuation aisément appréciable, et, bien qu'ils aient peu de tendance à la diffusion, on fera bien de les ouvrir de bonne heure, en prenant toutefois cette précaution de faire porter l'incision le plus loin possible de l'aréole, pour éviter la lésion des conduits galactophores et la fistule laiteuse qui pourrait en résulter. D'après Nélaton, la plupart de ces suppurations extra-mammaires auraient pour point de départ une angioleucite des vaisseaux lymphatiques du mamelon, ce dont il a pu s'assurer en suivant chez quelques malades les traces de cette inflammation jusque dans les ganglions axillaires. Je n'ai aucune espèce de raison à donner pour ou contre cette manière de voir, aussi m'abstiendrai-je de la discuter. Peut-être sera-t-elle justifiée par de nouvelles observations ? en tout cas, les faits bien observés sont toujours bons à noter.

Lorsque l'inflammation s'empare d'un lobule de la glande, la suppuration ne tarde pas à s'y développer ; mais il est rare que le processus inflammatoire s'arrête au point où il a d'abord pris naissance, les lobules voisins se prennent à leur tour de proche en proche, et l'on a ainsi une série d'abcès successifs qu'il faut s'attacher à prévenir en ouvrant le plus tôt possible une large issue à la collection purulente.

Quant aux abcès sous-mammaires, j'ai dit plus haut combien il est en général difficile de les reconnaître au début ; c'est cependant dans cette variété qu'il importe le plus d'évacuer le pus de bonne heure, car le tissu conjonctif au milieu duquel ils se développent est extrêmement lâche et si l'on tarde trop, on s'expose à rencontrer de vastes décollements.

Ces diverses espèces d'abcès peuvent exister simultanément, et lorsque le foyer d'un abcès parenchymateux communique par une petite ouverture avec une collection située, soit en avant, soit en arrière de la glande, on a la forme dite abcès en *bissac* ou en *bouton de chemise*, forme sur laquelle l'attention des chirurgiens a été appelée par les remarquables études de Velpeau.

L'homme n'est pas à l'abri des abcès de la mamelle, mais ce serait une véritable subtilité que de vouloir les subdiviser en plusieurs espèces, ils siégent dans le tissu adipeux sous-cutané, et comme ce tissu est lui-même traversé par des brides fibreuses très-résistantes, il en résulte un étranglement qui rend ces inflammations extrêmement douloureuses, c'est du moins ce que j'ai observé plusieurs fois sur des militaires de mon service. On comprend cependant, à la rigueur, qu'il puisse se développer des abcès parenchymateux dans le sexe masculin, puisqu'on cite des individus chez lesquels les glandes mammaires faisaient sous la peau une saillie considérable. Cependant, ici encore il convient de faire des réserves, car lorsqu'on a pu vérifier le fait par l'autopsie on a vu que le développement portait, non pas sur l'élément glandulaire, mais sur l'élément fibreux trabéculaire. La chose paraît moins sujette à contestation lorsqu'il s'agit des nouveau-nés chez lesquels il n'est pas très-rare de voir la mamelle sécréter un liquide semblable à du lait.

De tous les organes parenchymateux, la glande mammaire est certainement celui qu'envahissent le plus souvent les productions cancéreuses, fibreuses, adénoïdes, etc., qui presque toutes obligent à l'ablation du sein. Je dois me borner à mentionner cette opération pour laquelle les connaissances anatomiques sont d'une utilité tout à-fait secondaire ; les circonstances seules décident de la direction et de l'étendue à donner aux incisions, et le praticien ne doit avoir qu'une préoccupation : enlever tout le mal. Aussi, bien qu'il soit recommandé de ménager autant que possible le grand pectoral et son aponévrose ; mieux vaut encore, lorsque la glande est adhérente, enlever hardiment une portion du muscle que de s'exposer à laisser dans la plaie la moindre parcelle de tissu morbide. Lisfranc recommandait de soulever la mamelle de bas en haut, c'est en effet un moyen de rendre l'opération plus commode ; la glande est mieux limitée et plus facile à attaquer à sa partie inférieure et externe. De plus, l'opérateur est moins gêné par le sang.

L'*aponévrose* [*b*] qui recouvre le grand pectoral est d'une épaisseur très-variable ; elle s'insère, en haut, au bord inférieur de la clavicule, en bas elle devient beaucoup plus forte et se continue avec le feuillet antérieur [*c*] de la gaîne du grand droit de l'abdomen ; en dehors elle se prolonge dans les régions voisines, tandis qu'en dedans elle vient se confondre avec le périoste du sternum, de sorte qu'au devant de cet os il n'existe réellement pas d'aponévrose, mais un tissu fibreux adhérent dont les fibres s'entrecroisent en sautoir, sur la ligne médiane, avec celles du côté opposé.

VAISSEAUX. — Les *artères* superficielles de la région sterno-mammaire proviennent de plusieurs sources. En haut, la *thoracique supérieure* (branche de l'axillaire) envoie quelques rameaux [1-1] descendants ; en dehors, des rameaux semblables [3] sont fournis par la *thoracique longue* ou *mammaire externe* (branche de l'axillaire); sur les côtés du sternum, de petites branches [2-2-2] de la *mammaire interne* se dirigent de dedans en dehors; enfin on trouve encore sur toute la surface de la région des rameaux superficiels venus des *intercostales* aortiques. Toutes ces branches artérielles se distribuent à la peau, aux tissus sous-cutanés et à la mamelle, aussi prennent-elles un grand développement chez la femme, principalement à l'époque de la grossesse et pendant l'allaitement.

Chaque branche artérielle est accompagnée par une ou deux *veines* collatérales, mais il existe en outre dans toute la partie latérale de la région un riche réseau de *veines superficielles* [4-4] qui communiquent largement avec les veines des régions voisines, telle que l'épigastrique, la sous-cutanée abdominale, l'axillaire, la mammaire interne. Elles établissent ainsi une continuité dans le courant sanguin de deux parties aussi éloignées que la cuisse et la région sus-claviculaire et peuvent, dans certains cas d'oblitération de la veine cave, offrir au sang une voie collatérale qui, jointe à celle que lui offre d'autre part la veine azygos, prévient efficacement les inconvénients d'une semblable oblitération. On les voit devenir énormes et se dessiner en relief sous la peau, lorsqu'un kyste de l'ovaire remplit l'abdomen et gêne la circulation de retour dans la moitié inférieure du corps. Elles se développent aussi beaucoup pendant la grossesse, l'allaitement et lorsque la mamelle est le siége d'une dégénérescence morbide.

Les *lymphatiques* de la partie supérieure de la région cheminent de bas en haut et aboutissent aux ganglions cervicaux et axillaires; ceux de la partie inférieure suivent un trajet inverse, ils passent dans la paroi antérieure de l'abdomen et se portent, en définitive, aux ganglions inguinaux; enfin les plus voisins de la ligne médiane traversent les espaces intercostaux sur les côtés du sternum et se jettent dans les ganglions situés sur le trajet de l'artère mammaire interne, dans le médiastin antérieur; on a quelquefois trouvé ces derniers ganglions envahis par le tissu cancéreux sur des femmes mortes de cancer de la mamelle. On sait, d'un autre côté, combien il est fréquent de voir l'engorgement des ganglions axillaires coïncider avec les affections de la glande mammaire.

NERFS. — Les nerfs cutanés tous sensitifs proviennent :

1° Du plexus cervical superficiel, par les branches *sus-claviculaires* [5-5].

2° Du plexus brachial, par les branches *thoraciques* [6-6] qui n'arrivent à la peau qu'après avoir animé les muscles grand et petit pectoral.

3° Des nerfs *intercostaux* [7-7].

3me *Plan.* — *Côté gauche de la figure.* — Le muscle *grand pectoral*, débarrassé de son aponévrose d'enveloppe, se présente sous la forme d'une masse charnue triangulaire recouvrant la presque totalité de la région sterno-mammaire. Il est subdivisé, dans cette région, en deux faisceaux distincts séparés par un interstice celluleux linéaire, dans lequel Lisfranc a proposé de s'engager pour aller lier l'artère axillaire ; c'est là un point sur lequel je me propose de revenir plus amplement lorsque j'étudierai le creux de l'aisselle. Pl. 48.

Le faisceau *claviculaire* [*a*] part du bord antérieur de la clavicule et se dirige en bas et en dehors vers la partie interne du bras. Le faisceau *sternal* [*b*], beaucoup plus étendu que le précédent, affecte la forme d'un éventail dont la portion la plus large se fixe à la face antérieure du sternum, suivant une ligne courbe concave en dehors, et dont la partie rétrécie se dirige en haut et en dehors, à la rencontre du faisceau claviculaire. En bas, le grand pectoral recouvre en partie le muscle *grand dentelé* [*c*]; son bord inférieur est en rapport avec le grand droit [*d*] et le grand oblique [*e*] de l'abdomen.

En haut de la région, le tendon interne du *sterno-cléido-mastoïdien* [*f*] vient se fixer à la première pièce du sternum en passant au-devant de l'articulation sterno-claviculaire et mérite, à ce titre, d'être compris dans la région sterno-mammaire.

Les vaisseaux et les nerfs de ce plan ont été décrits avec la couche sous-cutanée.

4me *Plan.* — *Côté droit de la figure.* — On trouve, au-dessous du grand pectoral, un plan musculaire constitué par le petit pectoral, le sous-clavier et les intercostaux. On pourrait encore y faire rentrer l'extrémité antérieure des faisceaux du grand dentelé, mais ce muscle appartient surtout à la région costale et je le laisse de côté pour le moment.

Le *petit pectoral* [*n*] n'est pas toujours complétement caché sous le grand pectoral, qu'il déborde quelquefois un peu en bas. Triangulaire, aplati, il est subdivisé, à son extrémité la plus large, en trois faisceaux qui se fixent à la face externe des troisième, quatrième et cinquième côtes ; l'extrémité supérieure, étroite, s'insère par un tendon aplati sur l'apophyse coracoïde. Le petit pectoral appartient à la région de l'aisselle et affecte des rapports essentiels à connaître avec l'artère axillaire; ces rapports seront exposés en temps et lieu.

Le *sous-clavier* [*m*] occupe une portion très-minime de la région sterno-mammaire, et je me serais abstenu d'en parler si je ne tenais à faire observer que, par sa position entre la clavicule et la première côte, ce muscle joue, en quelque sorte, le rôle de ligament actif de l'articulation sterno-claviculaire; il maintient la clavicule, l'empêche de se déplacer, et n'est certainement pas étranger à la rareté relative des luxations de cet os directement en haut.

Les muscles intercostaux remplissent les espaces de ce nom; les *intercostaux externes* [*o-o*], dirigés de haut en bas et de dehors en dedans, cessent à peu près au tiers antérieur de l'espace correspondant et se continuent avec une lamelle aponévrotique, assez mince pour laisser apercevoir les muscles *intercostaux internes* [*p-p*]. Ceux-ci remplissent toute la partie antérieure de l'espace et se prolongent jusqu'aux bords latéraux du sternum; leurs fibres sont dirigées de bas en haut et de dehors en dedans, c'est-à-dire qu'elles croisent perpendiculairement celles des intercostaux externes.

Le squelette de la région sterno-mammaire représente la portion antérieure de la cage thoracique; il est constitué par des pièces multiples, le sternum et les côtes, qui, bien qu'unies solidement entre elles, offrent cependant à un haut degré la mobilité et la légèreté indispensables au libre exercice de la fonction respiratoire.

Le *sternum* occupe la ligne médiane; très-superficiellement placé et, par cela même, facilement accessible à l'exploration directe, cet os se dirige, comme je l'ai noté, de haut en bas et d'arrière en avant, de façon que sa face antérieure regarde un peu en haut, surtout dans son tiers supérieur. Sa longueur est d'environ 20 centimètres chez l'homme et de 14 ou 15 seulement chez la femme. Sa face antérieure, immédiatement sous-cutanée, un peu convexe dans le sens vertical et sensiblement plane transversalement, est entrecoupée de crêtes horizontales qui correspondent au point de réunion des différentes pièces dont il se compose chez le fœtus. La plupart de ces pièces se soudent d'assez bonne heure, mais il est rare que, chez l'adulte, le sternum ne soit pas encore composé de trois segments indépendants et simplement articulés, auxquels on donne les noms de *manche* ou *poignée*, de *corps* et de *pointe* ou *appendice xiphoïde*.

Le manche et le corps restent distincts pendant la plus grande partie de la vie et ne se soudent guère avant l'âge de soixante ans; encore, d'après Cruveilhier, leur union ne serait-elle jamais complète, car elle ne se ferait que par une virole osseuse périphérique, la partie centrale restant toujours à l'état cartilagineux. Ainsi s'explique la possibilité des luxations de la seconde pièce du sternum sur la première, même dans un âge très-avancé. Longtemps regardée comme une curiosité chirurgicale, cette espèce de déplacement ne paraît pas avoir été scientifiquement constatée avant l'observation d'Aurran (1773) et celle de Duverney, mais depuis les cas relatés par Manoury et par Thore, depuis surtout l'excellent travail de Maisonneuve sur ce sujet, on en connaît une dizaine d'exemples et l'on sait, comme l'a fort bien établi ce dernier chirurgien, que le manche du sternum conserve ses rapports avec la première côte et la clavicule, tandis que la seconde pièce se déplace en haut et en avant, entraînant avec elle la seconde côte et diminuant ainsi d'une quantité correspondante l'étendue verticale du premier espace intercostal.

L'appendice xiphoïde s'ossifie plus lentement encore que les autres parties de l'os, et il est fréquent de le rencontrer cartilagineux et mobile dans l'extrême vieillesse. Enfoncé et comme perdu au milieu des chairs de la paroi thoraco-abdominale antérieure, il est vertical et prolonge directement en bas le corps du sternum, mais cette direction, normale dans la majorité des cas, est cependant soumise à de nombreuses variantes. Tantôt l'appendice proémine fortement en avant, soulève la peau et forme une petite saillie plus ou moins gênante. Il n'est pas d'année où les conseils de révision n'aient à prononcer l'exemption d'un certain nombre de jeunes gens atteints de ce genre d'infirmité. D'autres fois il se dirige en arrière et pourrait, dit-on, occasionner des troubles graves du côté de l'estomac, assertion qui me paraît singulièrement exagérée, surtout si l'on tient compte d'un fait observé par Chassaignac et dans lequel l'appendice xiphoïde déprimé faisait avec le corps de l'os un angle droit, sans que le sujet en fût le moins du monde incommodé. En admettant même que ces troubles dont on a parlé fussent dus à la déviation de cet appendice, ce qui, je le répète, n'est pas démontré, cela suffirait-il pour justifier la conduite de Linoli, qui n'a pas craint d'ouvrir l'abdomen pour aller reséquer la portion d'os déviée? Je ne le pense pas, et pour mon compte je ne me sens pas disposé à préconiser une pareille opération.

On a attribué les mêmes inconvénients aux déplacements accidentels de la pointe sternale, mais sans qu'aucune des raisons alléguées soit de nature à entraîner la conviction. D'ailleurs les luxations de l'appendice xiphoïde ne sont pas chose commune, et, en y comprenant les deux faits cités par A. Paré et Codronchi, je ne sache pas qu'on en connaisse plus de quatre exemples.

Un bord concave, la *fourchette*, limite le sternum en haut; il s'arrête de chaque côté à une dépression ovalaire, obliquement dirigée en bas et en dehors, destinée à recevoir la tête de la clavicule. Sept dépressions semblables, mais moins profondes et verticales, garnissent les bords latéraux de l'os ; elles s'unissent aux cartilages des sept premières côtes.

Le sternum est un os plat, très-spongieux, formé de deux minces lames de tissu compacte entre lesquelles se trouve compris un abondant diploé à larges aréoles ; aussi n'offre-t-il aux agents vulnérants qu'une faible résistance et se laisse-t-il traverser aisément par des instruments acérés. Sa position superficielle l'expose aux chocs, aux contusions, aux lésions traumatiques de toute espèce, en même temps que sa structure spongieuse et vasculaire le prédispose à l'ostéite et à la carie, affections très-fréquentes dans toutes les conditions, mais principalement dans l'armée. C'est encore sur cet os que se développent les tumeurs gommeuses et les exostoses syphilitiques que l'on observe quelquefois à la région sterno-mammaire.

Malgré sa fragilité, le sternum supporte parfois des pressions considérables sans se rompre ; suspendu à des arcs cartilagineux flexibles, cartilagineux lui-même dans une partie de son étendue, surtout pendant la jeunesse, il se laisse déprimer sous le choc, et, dans certains cas, son élasticité et sa mobilité sont assez grandes pour que l'on ait pu constater l'attrition des viscères thoraciques sans solution de continuité de la paroi. Disons cependant que les fractures directes du sternum ne sont pas très-rares ; elles sont ordinairement transversales, et, dans ce cas, c'est le fragment inférieur qui se déplace et passe au-devant du fragment supérieur. Quelquefois elles sont obliques; Ficker en a vu une longitudinale. La violence du coup peut être assez considérable pour enfoncer les fragments du côté de la cavité thoracique, où ils peuvent blesser les viscères sous-jacents et occasionner des accidents plus ou moins graves. Faudrait-il encore dans ces cas pratiquer la gastrotomie, comme l'a fait Billard, pour aller relever les fragments enfoncés, et n'est-il pas préférable de suivre le conseil de Percy en prenant une voie beaucoup moins dangereuse, c'est-à-dire en trépanant le sternum? Je crois qu'entre ces deux opinions le choix ne saurait être douteux et je n'insiste pas.

Les fractures du sternum ne sont pas toutes de cause directe ; elles se produisent quelquefois par contre-coup ou même sous le seul effort de la contraction musculaire, comme le prouvent d'assez nombreuses observations colligées par Favelier et par Malgaigne. Deux causes différentes paraissent également pouvoir les déterminer, ou bien une flexion forcée du tronc tendant à incurver l'os en avant, ou bien une traction énergique exercée en sens inverse sur ses deux extrémités par les muscles du cou et de l'abdomen.

On ne s'est pas borné à appliquer la trépanation aux fractures du sternum avec enfoncement; le génie inventif de certains chirurgiens est allé plus loin, et Drivon a proposé d'appliquer une couronne de trépan en haut et à droite de cet os pour aller découvrir et lier le tronc brachio-céphalique, idée aussi malheureuse qu'inexécutable. Appliquée à la ponction des épanchements péricardiques depuis Skielderup et Laennec, cette opération paraît avoir donné plusieurs succès. Mais c'est surtout pour évacuer les collections purulentes du médiastin, qu'elle a été pratiquée le plus grand nombre de fois. La Martinière l'avait beaucoup vantée à l'Académie de chirurgie et J. L. Petit lui a dû quelques réussites. Par elle-même l'opération me paraît inoffensive. J'ai eu occasion de la pratiquer une fois, et j'ai pu me convaincre que si l'on se met à l'abri des inconvénients qui pourraient résulter de l'ouverture des plèvres ou de la lésion de l'artère mammaire interne, en se tenant sur la ligne médiane, on n'aggrave pas la position du malade. Il resterait à savoir si les abcès du médiastin sont dans de bonnes conditions pour guérir lorsqu'on les a évacués. Or, le plus souvent ces abcès sont anfractueux, irréguliers, composés de clapiers sinueux; il n'y a aucune raison pour que leurs parois arrivent jamais au contact et partant pour que la source du pus se tarisse. C'est là ce que j'ai pu vérifier à l'autopsie de mon malade et ce que bien d'autres avaient constaté avant moi. Malgaigne a même vu deux fois le pus amassé derrière le sternum communiquer avec des cavernes pulmonaires ; le sternum était lui-même carié dans les deux cas. Quel succès espérer de l'opération dans des circonstances pareilles? Est-ce à dire qu'il ne faille pas ouvrir les abcès du médiastin? Non, mais il importe de ne pas se faire illusion sur les résultats probables de l'opération, autrement on s'exposerait à de cruelles déceptions.

L'articulation *sterno-claviculaire* [*k*] est formée : du côté du sternum par une facette oblique concave de haut en bas et convexe dans le sens antéro-postérieur ; du côté de la clavicule par une portion renflée, une *tête*, dont l'extrémité articulaire présente des courbures disposées en sens inverses de celles du sternum. Par la forme des surfaces en contact, cette articulation appartient donc à la classe des articulations par emboîtement réciproque ; mais il faut bien se garder de prendre ce mot à la lettre. La tête de la clavicule présente un volume beaucoup trop considérable pour pouvoir se loger dans la concavité de la facette sternale, elle la déborde de toutes parts, mais surtout en avant et en arrière ; l'emboîtement n'est donc que partiel dans ce sens. Un fibro-cartilage en forme de ménisque sépare les deux extrémités articulaires et divise la synoviale en deux cavités indépendantes. Ce fibro-cartilage semble s'user à la longue par suite des frottements répétés auxquels il est soumis et chez certains individus on le trouve réduit à des proportions insignifiantes ; chez d'autres il est normalement percé, à son centre, d'une ouverture qui fait communiquer les deux synoviales. Quatre ligaments périphériques entourent cette articulation, mais ils sont tellement larges que leurs bords se confondent et qu'ils forment une espèce de capsule orbiculaire.

La clavicule est encore maintenue en place par deux autres ligaments : 1° un ligament *costo-claviculaire* qui l'unit à la face supérieure de la première côte ; 2° un ligament *interclaviculaire* ou *sus-sternal* qui passe transversalement au-dessus de la fourchette du sternum en s'y fixant, et s'insère par ses extrémités à la face interne des deux têtes claviculaires.

Si l'on ne considère que la faible résistance de ces différents ligaments, l'articulation sterno-claviculaire paraîtra l'une de celles où les luxations doivent être les plus fréquentes ; mais la disposition des surfaces articulaires et principalement la rareté des circonstances propres à produire le déplacement nous expliquent pourquoi on ne les observe pas plus souvent. Néanmoins les exemples connus sont assez nombreux pour qu'on ait pu en étudier le mécanisme d'une manière suffisante. La clavicule peut se luxer en haut, en avant et en arrière ; la présence de la première côte en bas rend le déplacement dans ce sens tout à fait impossible. La luxation en haut est de beaucoup la plus rare, on n'en connaît que deux exemples. La luxation en avant est la plus facile et la plus inoffensive ; alors même qu'elle ne pourrait être maintenue réduite, il n'en résulterait qu'une légère difformité et une gêne passagère dans les mouvements du membre supérieur. La luxation en arrière a pu être accompagnée d'accidents graves dont on se rendra facilement compte en se rappelant que l'articulation sterno-claviculaire recouvre à droite le tronc brachio-céphalique et la veine sous-clavière, à gauche la veine sous-clavière seule, et en songeant aux troubles circulatoires qu'entraîne la compression de ces vaisseaux volumineux. On a même vu la trachée et l'œsophage comprimés par la tête de la clavicule ainsi déplacée.

Les sept premières *côtes* ont reçu le nom de côtes *sternales*, parce que leurs cartilages se fixent directement sur les côtés du sternum. Toutes ces articulations *chondro-sternales* sont uniformément disposées et complétées par deux ligaments rayonnés, un antérieur et un postérieur. Ces ligaments sont peu résistants par eux-mêmes, mais l'élasticité des cartilages amortit considérablement la violence des chocs qui tendraient à les déplacer et les luxations chondro-sternales sont assez rares. Seul le cartilage de la première côte s'ossifie ordinairement de bonne heure, mais tous les autres restent à l'état cartilagineux pendant fort longtemps. On a quelquefois observé la fracture des cartilages costaux, et à s'en rapporter à ce que disent les auteurs, la consolidation se ferait dans ces cas, non par un cal direct, mais par une virole osseuse extérieure.

VAISSEAUX ET NERFS. — Ils ne méritent qu'une simple mention en raison de leur peu d'importance. Les artères sont fournies par la thoracique supérieure, la mammaire externe, la mammaire interne et les intercostales. Les nerfs viennent des branches thoraciques du plexus brachial et des intercostaux.

Plan profond. — Par sa face profonde, la région sterno-mammaire se trouve en rapport : au milieu avec le tissu conjonctif du médiastin et sur les côtés avec le tissu sous-pleural. Il faut, pour étudier cette face, scier les côtes et les clavicules, détacher complétement la paroi thoracique antérieure, et renverser sur une table l'espèce de plastron que l'on aura ainsi obtenu. Pl. 49

On voit alors, après avoir décollé la plèvre pariétale, que les espaces intercostaux sont entièrement occupés par les muscles intercostaux internes. Les plus inférieurs de ces espaces ne sont pas visibles dans toute leur étendue, ils sont cachés en partie par le muscle *triangulaire* du sternum [*a*] aussi appelé *petit dentelé antérieur*. Ce petit muscle, dont les usages sont assez problématiques, se compose de faisceaux étendus du tiers inférieur du bord externe du sternum à la face interne des six dernières vraies côtes.

Les insertions costales du *diaphragme* [*b-b*] établissent la limite entre la région sterno-mammaire et la paroi antérieure de l'abdomen. Ainsi que je l'ai déjà indiqué, ces insertions figurent une double ligne oblique descendant d'autant plus bas qu'on s'éloigne davantage de la ligne médiane.

La face profonde du *sternum* [A] est occupée en haut par les insertions du muscle *sterno-thyroïdien* [*d-d*] qui se trouve ainsi compris partiellement dans la région que je décris. Plus bas cette face n'est en contact qu'avec le tissu conjonctif du médiastin. On y observe ordinairement un ou plusieurs trous de grandeur variable qui, dans certains cas, ont pu donner passage à du pus formé dans le médiastin. Ces trous ne sont du reste que le résultat d'un arrêt de développement : on sait, en effet, que l'ossification du sternum se fait primitivement par deux moitiés latérales composées elles-mêmes d'un certain nombre de points d'ossification superposés. Lorsque la réunion de ces deux moitiés vient à manquer dans une partie de la hauteur, il en résulte une fissure plus ou moins considérable. On a même vu des sternums entièrement bifides et chacun a pu observer en 1860 un individu, de nationalité prussienne, je crois, chez lequel le cœur, privé de protection en avant, soulevait la peau à chacun de ses battements ; on conserve au musée du Val-de-Grâce un moulage en plâtre de cet individu.

Vaisseaux. — Les artères intercostales ne présentent dans ce plan aucun intérêt et ne doivent pas nous arrêter ; tout au plus y aurait-il à mentionner leurs anastomoses terminales avec les branches de la *mammaire interne.* Celle-ci [2-2] est beaucoup plus importante ; née de la face inférieure de la sous-clavière [1], au bas du cou et à peu près au niveau de l'ouverture supérieure du thorax, elle se porte d'abord directement en bas et croise perpendiculairement la face postérieure de la clavicule [B]. Plus bas, elle devient légèrement oblique en dedans, passe derrière le premier cartilage costal [C] et s'applique contre le bord de la poignée du sternum. Puis elle redevient verticale jusqu'à la fin de son trajet, et comme la largeur du sternum diminue de haut en bas, il s'ensuit que dans cette dernière portion de son parcours l'artère mammaire interne se trouve séparée des bords latéraux de cet os par un espace de 8 ou 10 millimètres, quelquefois 12. Enfin elle se divise à la hauteur de la huitième côte en deux branches terminales dont l'interne, plus volumineuse, s'enfonce dans la gaîne du muscle grand droit de l'abdomen, et s'anastomose au milieu même des fibres de ce muscle, avec les branches terminales de l'artère épigastrique. Elle fournit : en haut, les diaphragmatiques supérieures sur lesquelles j'aurai à revenir en m'occupant des autres parties du thorax ;

sur les côtés, les petits rameaux qui vont s'anastomoser avec les intercostales.

Dans la moitié supérieure de son trajet, l'artère mammaire interne est située entre la plèvre et la paroi thoracique antérieure, tandis que dans sa moitié inférieure elle passe en avant du muscle triangulaire qui la sépare du médiastin. Sa situation derrière les cartilages costaux la soustrait, en partie du moins, à l'action des violences extérieures, on peut même dire que depuis son origine jusqu'au second espace intercostal elle est efficacement protégée par la clavicule et la première côte, aussi est-il extrêmement rare de la voir atteinte à cette hauteur. Plus bas, elle n'est recouverte, dans chaque espace intercostal, que par une faible épaisseur de parties molles, et l'on comprend qu'un instrument tranchant, même poussé avec une force médiocre, l'intéressera sûrement s'il traverse la partie antérieure de l'un de ces espaces. Or, le calibre de cette artère est assez considérable pour donner lieu à une hémorrhagie sérieuse; dans un cas cité par de Montègre, un coup de sabre l'avait divisée et il en résulta un anévrysme faux auquel le malade succomba cinq semaines après. Bonet a même vu sa lésion suivie d'une hémorrhagie rapidement mortelle.

Le chirurgien appelé en pareille circonstance n'aurait rien de mieux à faire que de chercher à lier dans la plaie les bouts du vaisseau divisé. Mais cette règle, excellente en principe, présente parfois dans l'application des difficultés insurmontables, surtout si le sang a séjourné quelque temps dans le tissu conjonctif qui environne l'artère. Le tamponnement peut réussir, toutefois c'est un moyen sur lequel il ne faut pas trop compter; on pourra l'essayer mais en se préparant à intervenir plus activement s'il est infructueux. Vient enfin l'*ultima ratio*, c'est-à-dire la ligature entre le cœur et la plaie.

Cette ligature est certainement l'une des plus faciles à exécuter sur le cadavre, et je ne doute pas que, même sur le sujet vivant, on n'en vienne aisément à bout. Si on voulait la pratiquer, il faudrait pénétrer de préférence dans le second ou le troisième espace intercostal, qui présentent plus de largeur que tous les autres; en cherchant à lier l'artère dans le premier espace on serait trop gêné par l'extrémité interne de la clavicule. On peut encore, à la rigueur, agir dans le quatrième ou le cinquième, mais le sixième est tellement étroit en avant que la ligature y serait tout à fait impossible. L'incision sera dirigée horizontalement (voy. pl. 47, E) de façon que son milieu corresponde à 8 ou 10 millimètres du bord du sternum, et l'on divisera successivement la peau, le grand pectoral, l'aponévrose qui fait suite aux muscles intercostaux externes et les fibres charnues des intercostaux internes; il sera prudent, toutefois, d'inciser ces dernières sur la sonde cannelée à cause du voisinage de la plèvre, et aussi pour éviter la lésion de l'artère mammaire qui leur est immédiatement sous-jacente.

Les *veines* mammaires internes sont toujours au nombre de deux jusqu'au niveau du cinquième ou du quatrième espace intercostal, elles se réunissent alors en un seul tronc qui longe le côté interne de l'artère. D'autres fois, elles ne se fusionnent qu'à la hauteur de la première côte, et l'artère est comprise entre deux veines dans toute son étendue. Cette dernière disposition est considérée comme exceptionnelle par la plupart des auteurs d'Anatomie, mais je puis assurer qu'elle est à peu près aussi commune que la première; on les trouve souvent toutes deux réunies sur le même sujet comme c'était le cas ici.

On rencontre toujours un nombre assez considérable de *ganglions lymphatiques* le long des vaisseaux mammaires internes.

Nerfs. — Le muscle triangulaire du sternum reçoit des branches motrices [3-3] fournies par les nerfs intercostaux.

Cavité thoracique.

Pl. 50. 1er *Plan.* — La *cavité de la poitrine* ou le *ventre moyen*, comme l'appelaient les anciens, renferme la portion réellement importante de l'appareil respiratoire, les poumons; elle contient encore l'organe central de la circulation et les gros troncs vasculaires qui en émanent, enfin elle est traversée dans le sens de sa longueur par l'œsophage, tube contractile intermédiaire au pharynx et à l'estomac. Limitée en avant par la région sterno-mammaire, elle est complétée latéralement par les deux régions costales et en arrière par la portion dorsale du rachis, tandis qu'en bas le diaphragme la sépare de l'abdomen. La forme de cette cavité représente exactement celle de la cage thoracique qui l'entoure; elle est donc comparable à un tronc de cône droit légèrement aplati dans le sens antéro-postérieur. Les détails dans lesquels je suis entré précédemment à ce sujet me paraissent suffisants, et pour éviter des répétitions inutiles, je renvoie le lecteur à ce que j'ai dit du thorax en général (voy. page 325). Une foule de circonstances diverses tendent à modifier la forme de la poitrine, telles sont les maladies des viscères ou de la paroi, les professions, les positions vicieuses habituelles, etc. Parmi ces causes de déformation, il faut mettre au premier rang, chez la femme, l'usage des corsets trop serrés, usage généralement répandu aujourd'hui et auquel sont imputables une bonne partie des infirmités qui atteignent le sexe féminin. La constriction circulaire exercée par cette sorte de vêtement étrangle la base du thorax et comprime surtout les sixième, septième, huitième et neuvième côtes. De là, une profonde et fâcheuse modification dans le jeu des organes respiratoires ; car les côtes supérieures, les seules restées à peu près libres, ne prennent que peu de part à l'ampliation de la cage thoracique, et la respiration ne peut guère s'effectuer que par les contractions du diaphragme.

La capacité de la poitrine est en général proportionnelle au volume des poumons, et comme, d'autre part, l'activité de la respiration et de la circulation se trouve en rapport avec la capacité pulmonaire, on comprend sans peine combien il est important d'évaluer l'étendue de la cavité thoracique, lorsqu'il s'agit d'apprécier l'aptitude physique d'un individu. Il est évident que pour être rigoureusement exactes, les mensurations devraient porter sur la cavité elle-même et non sur ses diamètres extérieurs ; mais malgré la présence des masses musculaires de l'aisselle, on arrive à des résultats suffisants, car le développement des muscles s'allie ordinairement à l'énergie des fonctions respiratoires et circulatoires.

Lorsqu'on examine la cavité thoracique après avoir détaché la région sterno-mammaire, on remarque que le diaphragme présente une légère convexité sur sa face supérieure ; ainsi que nous le verrons plus tard, cette convexité est beaucoup plus prononcée en arrière et sur les côtés. On a voulu faire intervenir la pression atmosphérique pour expliquer cette voussure, mais il est facile de s'assurer, en ouvrant largement la poitrine sur des sujets dont l'abdomen est resté intact, que l'intervention de l'air n'a aucune espèce d'action sur la forme du diaphragme. Si ce muscle reste convexe, cela tient à ce qu'il est soulevé par les viscères abdominaux sur lesquels il se moule, aussi remonte-t-il toujours un peu plus haut du côté droit qui correspond au foie que du côté gauche. Dans l'inspiration, le diaphragme s'abaisse, sa voussure tend à disparaître et le diamètre vertical de la poitrine augmente d'étendue ; le contraire se produit pendant l'expiration et le diaphragme remonte jusqu'à la hauteur du quatrième, quelquefois même du troisième espace intercostal du côté droit, tandis que du côté gauche il ne s'élève pas ordinairement au-dessus de la cinquième côte.

La cavité thoracique est subdivisée en trois cavités secondaires : une médiane, le *médiastin*, et deux latérales, les *cavités pleurales*. En étudiant la disposition des plèvres, j'expliquerai comment ces trois cavités sont constituées ; pour le moment, je me borne à les décrire telles quelles se présentent à l'observateur après l'ouverture de la poitrine.

La portion antérieure du médiastin ou le *médiastin antérieur* [a] occupe toute l'étendue verticale du thorax ; il est situé en haut, sur la ligne médiane, derrière le manche du sternum, et présente un évasement supérieur dirigé vers la base du cou. Sensiblement rétréci au niveau de la racine des poumons, il s'évase de nouveau inférieurement en même temps qu'il empiète sur le côté gauche de la poitrine ; dans cette dernière portion, sa largeur est mesurée par l'étendue transversale du péricarde. Comme on le voit, le médiastin est une cavité de forme irrégulière, limitée latéralement par les feuillets de réflexion de la plèvre, ouverte en haut du côté de la base du cou et fermée en bas par le diaphragme. Un tissu conjonctif lâche, souvent chargé d'une quantité considérable de graisse, remplit tous les vides de cette cavité et s'insinue entre tous les organes qu'elle renferme. Ce tissu se continue en haut avec celui que nous avons vu entourer la trachée et les gros vaisseaux du cou ; en bas, il communique avec le tissu sous-péritonéal par un interstice celluleux situé au milieu des insertions sternales du diaphragme.

Le *péricarde* [c] occupe la portion la plus large du médiastin ; son feuillet fibreux est recouvert en grande partie par le tissu conjonctif adipeux dont je viens de parler et par l'extrémité inférieure des deux poumons, de sorte qu'on se ferait une idée incomplète de son étendue si l'on s'en rapportait seulement à la portion directement visible après l'ouverture de la poitrine ; cette portion ne correspond ordinairement qu'au ventricule droit du cœur. Après l'avoir complétement mis à nu, on constatera qu'il adhère fortement, par sa base, à la partie moyenne du centre phrénique du diaphragme dont il est presque impossible de le détacher, tandis que par sa partie supérieure il se continue avec l'aponévrose cervicale profonde. Je rappelle ici que cette aponévrose passe en arrière de la veine sous-clavière.

J'ai déjà parlé des abcès du médiastin à propos de la trépanation du sternum et je ne reviens maintenant sur ce sujet que pour me permettre une seule remarque. Ces abcès sont ou idiopathiques ou symptomatiques, c'est-à-dire que le pus se développe primitivement dans la cavité médiastine, ou bien qu'il a son point de départ dans une région plus ou moins éloignée, le plus souvent c'est un abcès profond du cou qui suit la gaîne des vaisseaux ou la trachée pour arriver dans le thorax. Quelle que soit leur origine, tous ces abcès ont un symptôme commun, la gêne de la respiration, et il n'est pas nécessaire d'insister sur ce point qui pouvait être prévu à l'avance. La différence porte sur leur siége : ainsi tandis que les abcès idiopathiques peuvent indifféremment occuper la partie antérieure ou la partie postérieure du médiastin, suivant la cause qui leur a donné naissance, il est au contraire très-rare de voir les abcès profonds du cou se porter en arrière et comprimer l'œsophage. Pourquoi? Parce que le pus suit, le plus ordinairement, la face antérieure de l'aponévrose cervicale profonde et qu'il se trouve ainsi conduit dans une loge dont cette aponévrose et le péricarde forment la paroi postérieure et dont la paroi antérieure est constituée par le sternum.

Le feuillet fibreux du péricarde est épais et résistant, il ne cède pas à une expansion brusque, et c'est à cette inextensibilité qu'il faut attribuer la syncope, toujours inquiétante, parfois mortelle, qui survient dans l'hydropéricarde aigu, lorsque l'épanchement devient rapidement trop considérable. Pour prévenir cet accident, la paracentèse du péricarde est encore le moyen le plus sûr, et il est incontestable que cette opération faite à propos a sauvé la vie à plus d'un malade. Larrey voulait qu'on la pratiquât en passant entre le cartilage de la septième côte et l'appendice xiphoïde; son procédé n'est pas d'une exécution bien facile, il expose à intéresser le diaphragme et même à ouvrir l'abdomen si l'on descend un peu trop bas. Il n'est du reste pas nécessaire de se rapprocher autant de la ligne médiane, le péricarde s'étend assez loin du côté gauche pour qu'on puisse aisément l'atteindre en ponctionnant un espace intercostal le long du bord gauche du sternum, et si l'on enfonce le trocart avec précaution, on n'a pas à craindre la lésion du cœur séparé de la paroi par une épaisse couche de liquide. On peut ponctionner le sixième espace intercostal comme l'a fait Desault où le cinquième à l'exemple de Larrey et de Heger. On peut même, comme Schuh, Béhier, Trousseau et Aran, pénétrer entre la troisième et la quatrième côte, mais je ne crois pas, en thèse générale, qu'il soit prudent de descendre jusqu'au septième espace intercostal, ainsi que l'a fait une fois Béhier.

On trouve au milieu du tissu conjonctif du médiastin un grand nombre de *ganglions lymphatiques* [*b-b*], dont l'hypertrophie peut occasionner des accidents de compression du côté des différents organes thoraciques. Ces ganglions participent presque toujours à la dégénérescence tuberculeuse des poumons.

Enfin, chez le fœtus, un organe transitoire, le *thymus*, occupe la partie antéro-supérieure de la cavité médiastine et descend plus ou moins bas au-devant du péricarde. Il commence à paraître vers le troisième mois de la vie intra-utérine, s'accroît encore dans les premiers temps qui suivent la naissance, puis s'atrophie graduellement et a tout à fait disparu à la fin de la seconde année. On cite cependant des cas où cet organe persistait chez l'adulte, mais ces cas doivent être très-rares et pour mon compte, je n'en ai jamais vu. Dire que le thymus appartient à la classe des glandes vasculaires sanguines, c'est dire en d'autres termes que ses usages nous sont tout à fait inconnus; aussi m'abstiendrai-je de parler de sa structure.

Les cavités pleurales sont situées sur les côtés de la poitrine. Chacune d'elles renferme un *poumon* dont le bord antérieur aminci s'avance vers le sternum et recouvre une portion du péricarde. Le poumon droit est moins haut que le gauche, à cause de l'excès de voussure que présente le diaphragme du côté droit du thorax, mais en revanche le poumon gauche est moins large que l'autre puisque le cœur est dévié à gauche. Il en résulte que les deux poumons ont à peu près la même capacité.

Le poumon droit est subdivisé en trois *lobes* [*d-e-f*], le gauche n'en présente que deux [*g-h*]. Leur forme représente exactement celle de la cavité pleurale correspondante qu'ils remplissent en totalité et sur laquelle ils se moulent. Leur volume est extrêmement variable suivant les individus; d'après Jules Guillet, il serait, toutes choses égales d'ailleurs, plus considérable chez la femme que chez l'homme.

A l'état sain, les poumons ont une couleur gris rosé, leur surface est parsemée de petites taches noires. Leur tissu mou et spongieux présente cependant une certaine résistance, et se laisse difficilement déchirer par une insufflation artificielle; pressé entre les doigts, il fait entendre un petit bruit de crépitation dû à la rupture des vésicules qui le composent. Ce tissu se fait surtout remarquer par sa grande rétractilité, aussi voit-on les poumons revenir sur eux-mêmes dès qu'on ouvre la cavité de la poitrine.

Pl. 51. 2me *Plan*. — Le cœur est recouvert en partie par les poumons qu'il faut renverser en dehors pour l'apercevoir en totalité. Enveloppé par le péricarde, il occupe la partie inférieure du médiastin, et par conséquent le côté gauche de la cavité thoracique. Son volume diffère tellement d'un individu à l'autre, même en dehors de tout état pathologique, qu'il échappe à une évaluation rigoureuse. On le compare généralement au poing du sujet, mais est-il bien nécessaire d'insister pour faire voir que cette comparaison, prise à la lettre, pourrait conduire à des résultats entachés d'erreur? Sur le cadavre, on le trouve ordinairement vide de sang et un peu moins volumineux que pendant la vie.

On peut dire, d'une manière générale, que le bord droit du cœur correspond à peu près au milieu du sternum; la pointe bat derrière les cartilages des cinquième et sixième côtes gauches. Le bord gauche suit la verticale menée par la pointe, et la base, horizontale, est sous-jacente au cartilage de la quatrième côte. Parmi les circonstances qui peuvent faire varier la position du cœur, notons d'abord la transposition des viscères, vice de conformation fort rare, mais dont on possède cependant un certain nombre d'exemples bien authentiques. Plus souvent le cœur se déplace parce qu'il est refoulé à droite par la présence d'un vaste épanchement dans la cavité pleurale gauche, et l'on sait que dans ces cas les malades meurent quelquefois subitement par suite de syncope.

Le cœur est disposé obliquement dans la cavité de la poitrine, la pointe tournée en bas et à gauche, la base regardant en haut, en arrière et un peu à droite; sa face antérieure est en même temps supérieure, tandis que sa face postérieure, presque horizontale, repose sur le centre phrénique du diaphragme. Il résulte de cette obliquité que la pointe seule est en contact avec les côtes, tandis que la base s'en éloigne notablement. Les deux bords latéraux ne sont pas non plus situés sur le même plan, le droit est beaucoup plus antérieur et c'est lui seul que l'on aperçoit lorsqu'on ouvre le péricarde. Les parties les plus superficielles sont le *ventricule droit* [c], l'*infundibulum* auquel fait suite l'*artère pulmonaire* [d] et l'*auricule droite*. Quant à l'*oreillette droite*, elle reste cachée et se trouve logée en partie dans une petite fossette que présente la face interne du poumon droit. Le bord gauche est beaucoup plus profond et ne peut être aperçu tant qu'on laisse les parties en place; il est contenu presque tout entier dans une cavité permanente creusée aux dépens du poumon gauche et qu'on nomme pour cette raison le *lit* du cœur.

Le ventricule gauche correspond aux quatrième et cinquième côtes, un peu en dehors du point où le cartilage s'unit à la partie osseuse. Le ventricule droit descend plus bas; il se prolonge jusqu'au cartilage de la sixième côte gauche.

Si l'on admet comme exactes les données qui précèdent, on comprendra qu'un instrument vulnérant, introduit dans le médiastin entre la quatrième et la septième côte, intéressera presque à coup sûr un point quelconque de la surface du cœur. La portion ventriculaire, bien plus étendue et plus superficielle que la portion auriculaire, sera par cela même bien plus exposée, le ventricule droit le sera plus que le gauche, l'oreillette gauche beaucoup moins que les trois autres cavités. Les plaies des oreillettes sont les plus graves de toutes, elles occasionnent ordinairement la mort en peu d'instants. Celles des ventricules, bien que toujours très-dangereuses, ne sont cependant pas nécessairement mortelles, ce qui s'explique par l'épaisseur considérable des parois du cœur à ce niveau. Des observations nombreuses démontrent que certaines solutions de continuité d'une étendue médiocre ont pu se réunir solidement, témoin ce soldat dont parle Latour, qui succomba six ans après la guérison de sa blessure, et dans le cœur duquel on trouva, à l'autopsie, une balle enchatonnée dans le ventricule droit, tout contre la cloison interventriculaire. J'ai eu moi-même, dernièrement, l'occasion d'ouvrir le cadavre d'un homme qui, deux ans avant sa mort, s'était tiré un coup de revolver dans la région précordiale, et j'ai pu constater que la balle avait traversé le ventricule droit tout à fait à la pointe du cœur, en y faisant deux petites plaies pénétrantes qui s'étaient parfaitement cicatrisées. Le projectile avait ensuite continué sa marche de haut en bas et d'avant en arrière, il avait perforé le péricarde derrière le cœur, puis le diaphragme et je l'ai retrouvé couché en travers (c'était une balle cylindro-conique de très-petit calibre) sur le bord supérieur du rein gauche; autant que j'ai pu en juger, tous les viscères abdominaux avaient été respectés et le rein lui-même était intact.

Les plaies du cœur faites par des instruments piquants très-aigus ne sont nullement dangereuses, aussi l'acupuncture de ce viscère, proposée par Searle, pour la guérison du choléra, a-t-elle toujours été inoffensive; on voit journellement cette petite opération répétée dans les laboratoires de physiologie, sans que les animaux qui en sont le sujet paraissent en souffrir le moins du monde.

Lorsqu'une arme, poussée avec peu de force, atteint la portion ventriculaire du cœur et principalement le ventricule gauche dont les parois sont plus épaisses, il peut se faire que la couche musculeuse extérieure soit simplement entamée, sans que la cavité soit ouverte. Des exemples incontestables de ces plaies non pénétrantes ont été cités par Sanson, Dupuytren et Nélaton. En pareil cas, rien ne s'oppose à la guérison du blessé, surtout si la plaie est très-superficielle; cependant il ne faut pas perdre de vue qu'une pareille blessure peut occasionner la mort, alors même que les fibres musculaires du cœur n'ont pas été atteintes, car si l'instrument arrive dans le sillon interventriculaire, il peut intéresser l'artère *coronaire antérieure* [*k*] et ce vaisseau est ordinairement assez volumineux pour fournir une abondante hémorrhagie. De Lamotte et Larrey ont vu deux blessés succomber ainsi après la lésion isolée des artères coronaires. Voici encore un fait que j'ai observé il y a dix-huit mois environ : un jeune officier s'enfonce un bistouri dans la région du cœur; la plaie laisse à peine échapper quelques gouttes de sang et le malade est transporté à l'hôpital dans un état très-grave. Quelques jours après, ce malheureux, possédé de la monomanie suicide, s'élance par la fenêtre et se tue presque sur le coup. On trouve, à l'autopsie, le péricarde rempli de sang et l'artère coronaire antérieure complétement coupée en travers, tandis que la paroi ventriculaire avait été à peine entamée.

La partie du médiastin comprise entre la base du cœur et l'ouverture supérieure du thorax est occupée par la trachée, l'œsophage et les plus gros troncs vasculaires de l'économie.

Je me propose d'étudier plus en détail, dans un instant, la disposition des organes renfermés dans le médiastin, mais je veux dire ici quelques mots des rapports de l'artère pulmonaire, de l'aorte et de la veine cave supérieure avec la paroi thoracique antérieure. Ces rapports, généralement négligés, sont cependant intéressants à connaître au point de vue de l'auscultation, d'ailleurs je serai bref.

L'*artère pulmonaire* [*d*] est superficiellement placée à son origine, elle naît de ce prolongement antérieur du ventricule droit nommé l'*infundibulum*, et, dans cette première portion, recouvre l'extrémité inférieure de l'aorte. Plus haut, elle devient profonde, et disparaît derrière l'aorte au niveau de la troisième côte.

L'*aorte* [*f*] s'échappe de la partie la plus élevée du ventricule gauche, par une ouverture située sur le même plan que les orifices auriculo-ventriculaires. Elle est recouverte, à sa naissance, par l'artère pulmonaire et l'extrémité flottante de l'*auricule droite* [*e*]. D'abord placée entre la veine cave supérieure et l'artère pulmonaire, elle se porte en haut et en avant jusqu'à la hauteur de la troisième côte, puis elle devient verticale et longe le sternum jusqu'au niveau du premier espace intercostal. Elle se recourbe alors, et se dirige d'avant en arrière pour gagner le côté gauche de la colonne vertébrale; dans cette partie de son trajet, elle prend le nom de *crosse* de l'aorte et se met en contact avec la plèvre gauche. L'aorte ascendante présente toujours, à son extrémité inférieure, un renflement appelé *sinus de Valsalva*, qui correspond aux valvules sigmoïdes.

Les deux troncs veineux *brachio-céphaliques* n'ont pas la même direction ; le droit [*n*], presque vertical, longe le bord droit du tronc innominé [*g*] qu'il recouvre en partie ; le gauche [*o*], sensiblement horizontal, passe perpendiculairement au-devant de l'artère carotide primitive gauche [*h*], de la trachée [*m*] et de l'origine du tronc innominé. Leur réunion forme la *veine cave supérieure* [*s*] étendue verticalement le long du bord droit du sternum, depuis la face postérieure de la seconde côte jusqu'à la face supérieure de l'oreillette droite.

Les plaies de ces différents vaisseaux sont extrêmement graves, cela va sans dire, mais il est à remarquer qu'elles sont prévenues, en grande partie, par la présence du sternum qui s'étend comme un bouclier au devant de la veine cave, de l'aorte, du tronc innominé et du tronc veineux brachio-céphalique droit.

Maintenant je me résume et j'applique à l'auscultation la connaissance des rapports précédemment énoncés, en voici la conséquence pratique. L'oreille appliquée dans l'intervalle compris entre le sixième espace intercostal et la quatrième côte percevra les bruits du cœur ; placée entre la quatrième et la cinquième côte, elle correspondrait plus spécialement à la portion auriculaire. A la hauteur du troisième espace intercostal, on entendra l'artère pulmonaire, l'aorte et la veine cave à leur extrémité inférieure ; mais si l'on tient à placer le stéthoscope sur les valvules sigmoïdes, il faudra l'appliquer au niveau de la troisième côte. Enfin, par le second espace intercostal, on atteindrait la crosse de l'aorte et l'origine des vaisseaux qui en proviennent.

On trouve encore, dans le médiastin antérieur, les deux nerfs *phréniques* [*t-t*] qui côtoient les faces latérales du péricarde et se rendent au diaphragme.

Pl. 52. *Plan profond. — Médiastin postérieur.* — Si j'emploie quelquefois les expressions de *médiastin antérieur*, *médiastin postérieur*, il n'en faudrait pas conclure pourtant que la cavité médiane du thorax est subdivisée en deux loges indépendantes. Ainsi que je le démontrerai plus bas, l'espace compris entre les feuillets réfléchis des deux plèvres forme une cavité unique. Il importe donc de ne pas se méprendre sur le sens réel de ces deux locutions consacrées par l'usage, et l'on devra seulement les accepter comme synonymes de partie antérieure ou partie postérieure du médiastin. Cette réserve faite, jetons un coup d'œil sur la disposition des organes compris dans la partie postérieure du médiastin.

Le médiastin postérieur est situé en avant de la portion dorsale du rachis ; il est vertical comme cette colonne osseuse, et bien moins étendu transversalement que le médiastin antérieur, car sa largeur dépasse à peine celle des corps vertébraux. La racine des deux poumons, horizontalement placée au-devant du corps de la cinquième vertèbre dorsale, semble le diviser en deux cavités superposées ; aussi peut-on, à l'exemple de Blandin et de Malgaigne, étudier isolément ces deux portions, mais qu'on ne l'oublie pas, elles communiquent librement entre elles en avant et en arrière des deux pédicules pulmonaires. Un tissu conjonctif très-délicat remplit tous les interstices, et se continue directement, en haut, avec celui de la base du cou.

La partie située au-dessus de la racine des poumons renferme un grand nombre d'organes importants dont la plupart nous sont déjà connus, mais dont l'étude a besoin d'être complétée. L'*artère pulmonaire* [10] décrit une courbe dont la concavité, tournée en arrière et à droite, recouvre l'extrémité inférieure de l'aorte. Après un trajet d'environ quatre centimètres, elle se divise en deux branches dirigées transversalement en dehors, chacune vers le poumon correspondant ; ces deux branches sont de longueur très-inégale, ce qui s'explique aisément puisque leur point d'origine correspond au côté gauche de la colonne vertébrale. La droite présente en outre ceci de particulier, qu'elle n'arrive à sa destination qu'en passant dans la concavité de la crosse de l'aorte ; elle est recouverte par l'aorte ascendante et passe en avant de la bronche droite [*h*] qui la sépare de l'œsophage [*l*].

Au-dessus de l'artère pulmonaire, la *crosse de l'aorte* [1] se dirige d'avant en arrière et de droite à gauche ; sa partie moyenne présente un renflement, toujours plus accusé dans la vieillesse, qu'on désigne sous le nom de *grand sinus* de l'aorte. Arrivée au côté gauche du corps de la troisième vertèbre dorsale, elle se recourbe de haut en bas et devient descendante ; cependant, malgré cette direction, on est convenu de ne faire commencer l'aorte descendante qu'au point où ce vaisseau passe verticalement derrière la bronche gauche (*k*). Par sa convexité, la crosse de l'aorte fournit le *tronc innominé* [5], la *carotide primitive gauche* [6], la *sous-clavière gauche* [7], et, dans certains cas, la *thyroïdienne de Neubauer* (*).

Sa concavité est reliée à l'artère pulmonaire, chez l'adulte, par une

(*) Voyez page 283 pour tout ce qui est relatif aux rapports et à la ligature du tronc innominé.

espèce de ligament fibreux [11], vestige du *canal artériel* si développé chez le fœtus. On sait que pendant la vie intra-utérine, alors que les poumons ne fonctionnent pas encore, tout le sang qui traverse l'artère pulmonaire est déversé dans l'aorte par l'intermédiaire de ce canal.

La direction et les rapports des troncs veineux ont été décrits plus haut, je noterai seulement que le tronc *brachio-céphalique gauche* [17] reçoit, par sa face supérieure, les veines des *plexus sous-thyroïdiens* [12-12] dont les branches descendent verticalement au-devant de la trachée [*g*].

Celle-ci est située en arrière de tous les vaisseaux, elle longe la face antérieure de l'œsophage qui la déborde un peu à gauche et la sépare de la colonne vertébrale. Elle se termine au-devant du corps de la cinquième vertèbre dorsale et les deux bronches qui lui font suite se portent en bas et en dehors dans la racine du poumon correspondant, la droite directement, la gauche en passant sous la crosse de l'aorte, en arrière de l'artère pulmonaire et en avant de l'aorte descendante. La bifurcation de la trachée est tournée en bas, celle de l'artère pulmonaire regarde en haut et un peu en arrière ; il en résulte que les quatre branches de ces deux Y forment un losange dans lequel se trouvent renfermés du tissu conjonctif et une très-grande quantité de ganglions lymphatiques.

Le *pédicule* ou la *racine* des poumons fait suite à la bifurcation de la trachée, il est placé transversalement au-devant du corps de la cinquième vertèbre dorsale, ou bien à la hauteur du fibro-cartilage qui sépare cette vertèbre de la sixième ; il occupe, par conséquent, un point du thorax plus rapproché de la base du cou que de la face supérieure du diaphragme. Chaque pédicule pulmonaire est constitué par la bronche correspondante, une des branches de l'artère pulmonaire, deux veines pulmonaires, une artère bronchique, des ganglions lymphatiques et les rameaux nerveux des plexus pulmonaires. La disposition des vaisseaux sanguins par rapport aux grosses bronches est assez régulière et l'on trouve constamment : la veine pulmonaire en avant, l'artère au milieu et le tube aérien en arrière.

La portion inférieure du médiastin postérieur ne peut être aperçue que lorsqu'on a enlevé le cœur et le feuillet profond du péricarde. On y rencontre l'œsophage, l'aorte thoracique, la veine azygos et le canal thoracique. Quant aux nerfs, j'en parlerai en décrivant, en même temps, ceux de la partie supérieure du médiastin que j'ai à dessein passés sous silence.

L'*œsophage* [*l*] est d'abord situé entre la trachée et les corps vertébraux au devant desquels il est immédiatement appliqué. Ce rapport explique suffisamment la gêne de la respiration qui succède à l'introduction de corps trop volumineux dans le conduit œsophagien. Vertical et rectiligne depuis son origine jusqu'aux piliers du diaphragme, l'œsophage représente, en quelque sorte, la corde de l'arc concave en avant, formé par la colonne dorsale; il en résulte que sa partie moyenne est séparée des corps vertébraux par un espace rempli de tissu conjonctif adipeux.

L'*aorte thoracique* [2] descend en arrière et à gauche de l'œsophage, en avant de la face gauche des corps vertébraux ; elle s'étend depuis le point où la crosse de l'aorte croise la bronche gauche jusqu'à l'ouverture aortique du diaphragme. Sa face gauche est séparée du poumon par le feuillet réfléchi de la plèvre gauche; sa face droite répond au canal thoracique et à la veine azygos. Contiguë à l'œsophage par une portion de sa surface, elle a pu, dans certains cas, être perforée par des corps aigus, tels que des os, arrêtés dans l'intérieur de ce conduit.

Elle fournit, en avant, des branches artérielles peu nombreuses et sans importance, telles que les *thymiques*, les *médiastines*, les *bronchiques* et les *œsophagiennes ;* sur les côtés, elle donne les *intercostales*. On n'a sans doute pas oublié que l'artère intercostale supérieure naît de la sous-clavière à la base du cou et qu'elle se distribue soit au premier, soit aux deux premiers espaces intercostaux ; on l'a même vue, exceptionnellement, envoyer une branche, entre la troisième et la quatrième côte.

Tous les autres espaces intercostaux sont parcourus par les *intercostales aortiques* [9-9-9] dont le trajet et la distribution doivent nous arrêter un instant. Ces artères naissent sur les parties latérales de l'aorte thoracique; or, comme celle-ci se trouve appliquée contre le côté gauche de la colonne vertébrale, il s'ensuit que les intercostales de ce côté sont situées, presque dès leur origine, dans l'espace intercostal correspondant, tandis que les droites doivent, pour y arriver, franchir horizontalement la face antérieure des corps vertébraux. Parvenues au niveau de la tête des côtes, elles se divisent en deux rameaux : 1° un rameau *dorso-spinal* qui traverse l'espace intercostal d'avant en arrière, et s'enfonce dans la région dorso-lombaire, en même temps qu'une de ses branches pénètre dans le trou de conjugaison pour aller se distribuer à la moelle et aux méninges rachidiennes; 2° un rameau *intercostal* qui continue directement le tronc de l'artère. Celui-ci, d'abord situé au milieu de l'espace intercostal, n'est recouvert que par la plèvre et une petite lame cellulo-fibreuse, dans l'intervalle compris entre les corps vertébraux et l'angle des côtes. Arrivée à cet angle, l'artère rencontre le bord postérieur des muscles intercostaux internes, elle s'engage entre ces muscles et les intercostaux externes, s'infléchit légèrement en haut et se loge dans la gouttière que présente le bord inférieur des côtes. Elle appartient alors à la paroi latérale du thorax où nous la retrouverons.

La grande veine *azygos* monte derrière l'œsophage, parallèlement à la face droite de l'aorte dont elle est séparée par le canal thoracique. Unie en bas à la veine cave inférieure par une ou plusieurs branches anastomotiques, ouverte largement, en haut, dans la veine cave supérieure, elle établit une communication presque directe entre la circulation des membres inférieurs et celle des parties supérieures du corps, et forme un canal collatéral susceptible de ramener le sang au centre circulatoire, lorsque la veine cave inférieure est oblitérée. L'azygos reçoit les veines intercostales droites et les deux veines *demi-azygos* ou petites *azygos* formées par la réunion des intercostales gauches ; aussi sa compression par une tumeur du médiastin détermine-t-elle constamment l'œdème des parois de la poitrine. Par sa situation profonde, cette veine échappe le plus souvent à l'action des agents vulnérants ; cependant on a quelquefois observé sa lésion, et Blandin, entre autres, cite un cas où elle fut divisée par une balle près de sa courbure terminale.

Le médiastin postérieur renferme des nerfs extrêmement importants dont la lésion s'accompagne toujours de troubles graves dans la respiration ou la circulation et peut même déterminer la mort. Le *phrénique* [20-20] a déjà été étudié en partie avec les régions de la base du cou ; après avoir traversé obliquement la face antérieure du muscle scalène antérieur [*a*-*a*], il pénètre dans le thorax en passant, à droite, entre la veine sous-clavière et l'artère de même nom. A gauche, ses rapports avec la face postérieure de la veine sous-clavière sont toujours les mêmes, mais il descend verticalement au-devant de l'interstice celluleux qui sépare l'artère carotide gauche de l'artère sous-clavière. Nous avons vu que, plus bas, les deux nerfs phréniques passent en avant de la racine des poumons, et qu'ils côtoient le péricarde jusqu'à la face supérieure du diaphragme ; cette dernière portion de leur trajet est comprise dans le médiastin antérieur.

Comme le précédent, le *pneumogastrique* [21-22] affecte des rapports très-différents suivant qu'on l'examine d'un côté ou de l'autre. Le pneumogastrique droit est très-profondément situé au-dessous des troncs artériels et veineux, il occupe la gouttière formée par l'accollement de la trachée et de l'œsophage, et ne devient visible qu'au-dessous de la bifurcation des bronches. Le gauche est sur un plan plus antérieur, il franchit l'ouverture supérieure de la poitrine en arrière et en dehors de la carotide primitive gauche, entre celle-ci et la sous-clavière du même côté. Il descend ensuite sur la face gauche de la crosse de l'aorte, puis en avant de l'aorte descendante, et passe en arrière de la bronche gauche. Enfin les deux pneumogastriques accompagnent l'œsophage jusqu'au diaphragme et l'enlacent de leurs nombreux rameaux.

Les nerfs *récurrents*, dont j'ai suivi le trajet en m'occupant des régions cervicales, proviennent de la portion thoracique des pneumogastriques, mais ils naissent à des hauteurs différentes. Chacun d'eux forme, immédiatement après son origine, une anse à concavité supérieure, embrassant à droite l'artère sous-clavière et à gauche la crosse de l'aorte.

La portion thoracique du grand sympathique est représentée par une chaîne de *ganglions* [24-24] disposés en série verticale au-devant de la tête des côtes et reliés entre eux par des filets de communication ; tous ces ganglions communiquent, d'autre part, avec les nerfs *intercostaux* [23-23]. Par leur face antérieure, ils donnent naissance aux nerfs *splanchniques* [25] et envoient des filets dont les anastomoses, unies à des branches du pneumogastrique, constituent les plexus pulmonaires et le plexus cardiaque. Ce dernier est compris dans la concavité de la crosse de l'aorte.

Le médiastin est une des parties du corps où l'on rencontre le plus de ganglions lymphatiques ; j'ai déjà mentionné ceux qui suivent le trajet de l'artère mammaire interne. Les autres remplissent les interstices qui séparent les différents organes ; on en trouve le long de toutes les branches artérielles et veineuses ; l'œsophage, les bronches, en sont entourés, tout le tissu conjonctif en est parsemé, et dans certains endroits, notamment entre l'artère pulmonaire et la bifurcation de la trachée, ils forment des amas considérables. On sait, d'un autre côté, combien il est fréquent, dans la phthisie pulmonaire, de rencontrer ces ganglions hypertrophiés, tuberculeux eux-mêmes, parfois à l'état de fonte purulente, à tel point que l'affection ganglionnaire occupe, dans certains cas, le premier plan du tableau et a pu mériter le nom spécial de *phthisie ganglionnaire* que lui ont imposé Marchal de Calvi, Rilliet et Barthez. En songeant au nombre et à l'importance des organes renfermés dans le médiastin, on devine sans peine les divers troubles que peut occasionner l'hypertrophie de ces ganglions. Aplatissement des bronches, de la trachée, de l'œsophage, et gêne consécutive de la respiration ou de la déglutition ; compression du pneumogastrique et accès de suffocation, comme l'ont observé Hérard, Rilliet et Barthez, Daga, Velpeau ; compression du récurrent, paralysie des muscles de la glotte et aphonie, comme l'ont vu Duriau et Gleize; tels sont quelques-uns des accidents auxquels ces tumeurs peuvent donner lieu. Mais il peut en survenir d'autres si les ganglions s'abcèdent. Blandin cite le cas d'un individu chez lequel le pus s'était ouvert une voie dans la bronche gauche et dans l'œsophage; Johnson (1865) a trouvé une perforation de l'aorte et de l'œsophage communiquant avec le foyer de l'abcès et pouvant admettre une plume de corbeau.

Les tumeurs ganglionnaires ne sont pas les seules que l'on rencontre dans le médiastin; outre les abcès développés sur place au milieu du tissu conjonctif, ou ceux qui proviennent des suppurations diffuses du cou, on y observe encore des abcès par congestion fournis par la carie des vertèbres dorsales ou cervicales, et c'est dans ces cas surtout que la collection purulente peut acquérir des dimensions considérables. On a vu de ces abcès franchir les ouvertures du diaphragme, descendre dans la cavité abdominale, et aller se montrer dans les fosses iliaques ou même à la cuisse.

On sait combien sont fréquents les anévrysmes de la crosse de l'aorte ou des troncs artériels qui en émanent. Lorsque ces tumeurs commencent à se développer, elles occupent la partie supérieure du médiastin, et occasionnent tout d'abord de la suffocation et de l'aphonie, par la compression qu'elles exercent sur la trachée et sur le nerf récurrent. Plus tard, par la suite de son développement, la poche anévrysmale traverse l'ouverture supérieure de la poitrine, et vient faire saillie à la base du cou, dans les régions sus-claviculaire ou carotidienne, où elle est beaucoup moins gênée dans son expansion; aussi n'est-il pas rare alors de voir les accidents de compression s'amender notablement et quelquefois même disparaître tout à fait. Les anévrysmes de l'aorte descendante, libres de se porter en avant sans exercer de compression bien fâcheuse, peuvent acquérir un certain volume sans donner lieu à aucun symptôme marquant ; mais ils finissent presque toujours par éroder les corps vertébraux et les côtes. La Faculté de Strasbourg possède dans son musée une pièce magnifique sur laquelle on voit un énorme anévrysme de l'aorte thoracique qui, après avoir détruit la partie gauche de plusieurs corps vertébraux et l'extrémité postérieure des côtes correspondantes, a passé dans la région dorsale où on le sentait battre sous la peau. Blandin a observé un cas semblable. Richet cite un fait très-curieux ; il s'agit d'un malade atteint de douleurs atroces et persistantes dans les testicules et la région abdominale profonde et chez lequel on trouva, à l'autopsie, le nerf grand sympathique droit comprimé et désorganisé par un anévrysme de l'aorte descendante.

FACE LATÉRALE DU THORAX.

Cette face est bornée, en avant, par la ligne verticale qui marque la limite externe de la région sterno-mammaire, elle se termine, en arrière, à la saillie des muscles spinaux. Quant à son étendue verticale, c'est celle que j'ai assignée à l'ensemble de la poitrine. Je la subdiviserai en *paroi* ou *région costale* et *cavité.*

Région costale.

1er *Plan.* — La région *costale* occupe, à elle seule, toute la partie latérale de la paroi thoracique ; profondément cachée, en haut, sous les régions de l'aisselle et de l'épaule, elle devient superficielle et facilement accessible à l'exploration, dans ses deux tiers inférieurs. Sa forme est celle d'un quadrilatère borné par les régions sterno-mammaire en avant, dorso-lombaire en arrière, sus-claviculaire en haut, et ilio-costale en bas. Sa limite supérieure est marquée par la clavicule et la face supérieure de la première côte; sa limite inférieure est la même que celle de la poitrine, c'est-à-dire la ligne formée par les insertions costales du diaphragme. Cette ligne, toujours difficile à déterminer avant la dissection, s'obtient approximativement en joignant l'appendice xiphoïde à l'apophyse épineuse de la douzième vertèbre dorsale. Pl. 53.

La région costale comprend toute l'épaisseur de la paroi thoracique et s'arrête, profondément, à la plèvre pariétale qui la sépare de la cavité pleurale. Les côtes en constituent la charpente et lui donnent une forme convexe dans tous les sens ; mais si l'on met entièrement cette région à nu, en enlevant la racine du membre supérieur, on peut se convaincre que sa convexité est beaucoup moins prononcée d'avant en arrière que dans le sens vertical ; c'est précisément le contraire qui semble vrai lorsque les régions de l'aisselle et de l'épaule sont restées en place.

On y remarque des saillies musculaires d'autant plus apparentes que le sujet est plus vigoureux et moins chargé d'embonpoint. A la partie supérieure, le *grand pectoral* [*a*] et le *grand dorsal* [*b*] forment deux reliefs horizontaux lorsque le bras pend le long du tronc, verticaux, au contraire, lorsqu'il est fortement relevé. Ces deux reliefs se dirigent vers l'humérus, et limitent la région axillaire en avant et en arrière. Disons par anticipation que dans toute la portion comprise entre ces deux muscles, c'est la région costale qui sert de paroi interne au creux de l'aisselle. On observe, en arrière du grand dorsal, une éminence formée par l'omoplate et par les muscles qui s'y insèrent; celle-ci glisse facilement sur la convexité des côtes, grâce à la laxité du tissu conjonctif qui garnit la face profonde du scapulum. Plus bas, la région costale devient superficielle, et l'on y aperçoit sans peine les saillies anguleuses formées par les digitations des muscles *grand dentelé* [*c-c-c*] et *grand oblique* de l'abdomen [*d*]. On voit même les languettes costales du grand dorsal devenir apparentes, chez les individus bien musclés, pendant les efforts violents.

La région costale n'est revêtue d'un tégument cutané que dans une partie de son étendue, correspondant à peu près à ses deux tiers inférieurs. La *peau* est mobile, d'une épaisseur intermédiaire entre celle de la région sterno-mammaire et de la face postérieure du tronc; elle est très-sujette au genre d'affection vésiculeuse appelé *zona*. Le pannicule graisseux qui la double, parfois très-épais, ne se distingue d'ailleurs par aucune particularité digne de remarque. Comme le tégument, il passe sans transition dans les régions circonvoisines.

J'en dirai autant du *fascia superficialis*, dont la disposition lamelleuse donne à la peau sa mobilité, et favorise la diffusion des collections sanguines ou purulentes.

Pl. 54. 2e *Plan.* — Une aponévrose mince et presque celluleuse s'étend au-dessus du plan musculaire et le sépare de la peau. Nous l'avons vue recouvrir les fibres du grand pectoral et se confondre en avant avec le périoste du sternum; son bord postérieur se prolonge sur le grand dorsal et le trapèze. En haut, elle devient plus épaisse et fait suite aux aponévroses axillaire et brachiale; tandis qu'en bas elle se continue sur le grand oblique de l'abdomen. Par sa face profonde, cette aponévrose fournit un feuillet qui enveloppe le petit pectoral.

Il est indispensable de relever fortement le bras du sujet, lorsqu'on veut examiner, autant que possible, la région costale dans son ensemble. On voit alors que les muscles présentent des directions très-différentes. En haut et en avant, le *grand pectoral* [*a*] se dirige obliquement de la face externe des côtes vers la gouttière bicipitale de l'humérus. Au-dessous de lui, le petit *pectoral* [*b*] dépasse quelquefois son bord externe et suit une direction à peu près parallèle, depuis la face externe des troisième, quatrième et cinquième côtes, jusqu'à l'apophyse coracoïde ; ces deux muscles forment la paroi antérieure du creux axillaire. En arrière, le bord externe du *grand dorsal* [*c*] se dirige verticalement de la face externe des neuvième, dixième, onzième et douzième côtes, à la lèvre interne de la gouttière bicipitale ; par son quart supérieur, ce muscle appartient au creux de l'aisselle dont il forme la paroi postérieure. Entre le grand dorsal et le grand pectoral, les fibres du *grand dentelé* [*d-d-d*] sont disposées transversalement, et constituent des faisceaux légèrement divergents, étendus du bord spinal de l'omoplate à la face externe des neuf ou dix premières côtes.

Par leurs insertions costales, les quatre muscles que je viens de nommer ont évidemment pour action de soulever les côtes et de les porter en dehors ; ils agrandissent donc les diamètres transverses de la poitrine, et concourent à l'inspiration. L'effet produit sera d'autant plus énergique que leur insertion supérieure sera plus solidement fixée ; aussi voit-on les individus dyspnéiques obtenir instinctivement ce résultat en s'asseyant sur leur lit, et en s'arc-boutant avec force contre leurs membres supérieurs.

Enfin la partie inférieure de ce plan est occupée par le *grand oblique* de l'abdomen [*e*], dont les digitations s'entrecroisent, sur la face externe des huit dernières côtes, avec celles du grand dorsal et du grand dentelé. Le grand oblique abaisse les côtes et agit dans l'expiration ; il appartient d'ailleurs plus spécialement à la paroi latérale de l'abdomen, avec laquelle je l'étudierai plus loin.

Tous les espaces intermusculaires sont remplis d'un tissu conjonctif lâche qui favorise le glissement, et sert en même temps de soutien aux branches vasculaires et nerveuses descendues de la région axillaire dans la région costale. En suivant ce tissu conjonctif d'avant en arrière et de bas en haut, sur la face externe du grand dentelé, on rencontrerait, au-dessus du bord supérieur de ce muscle, le trapèze et le rhomboïde. Nous verrons comment des suppurations profondes du cou ont pu, en suivant cet interstice, arriver jusqu'à l'angle de l'omoplate.

Les abcès froids ou phlegmoneux se développent assez fréquemment dans cette couche, et comme rien n'arrête leur marche, ils s'étalent aisément en nappe pour peu qu'on tarde à les ouvrir ; c'est ainsi qu'on voit le pus se porter en avant et soulever le grand pectoral, d'autres fois c'est en arrière qu'il chemine, et les ravages qu'il cause sont parfois effrayants. J. L. Petit a vu le grand dorsal, le grand dentelé et le rhomboïde complétement décollés par d'énormes collections purulentes.

Les abcès des parois thoraciques ne sont séparés de la plèvre que par une faible épaisseur de parties molles, insuffisante, dans la plupart des cas, pour limiter le processus inflammatoire dans son foyer primitif ; aussi n'est-il pas rare de les voir s'accompagner d'un épanchement pleurétique concomitant, ce qui leur a valu le nom d'*abcès de voisinage*. Que la phlegmasie de la séreuse soit consécutive à l'abcès extérieur comme on le professe généralement, ou bien que celui-ci reconnaisse pour cause déterminante l'existence antérieure de la pleurésie comme l'a démontré Leplat pour un certain nombre de cas, toujours est-il que ces abcès ne tendent généralement pas à s'ouvrir dans la plèvre et qu'ils se font plutôt jour du côté de la peau, ce qui se conçoit sans peine, car toute séreuse qui s'enflamme se double de fausses membranes, s'épaissit et acquiert ainsi une force de résistance considérable. Cependant des exemples incontestables prouvent que de semblables collections ont pu se vider dans l'intérieur du thorax et même communiquer avec les bronches ; Standers en a cité plusieurs, j'en ai observé deux depuis moins de trois ans, et tout le monde sait que la mort du fils de J. L. Petit a suivi de près un accident de ce genre.

Quelques petits rameaux insignifiants venus de l'artère *thoracique supérieure* [1], de la *mammaire externe* [2] et des *intercostales* [3-3], des ramuscules veineux satellites de ces artères, tels sont les vaisseaux que l'on rencontre dans ce plan. On voit donc que les plaies bornées à la couche musculaire superficielle ne sauraient donner lieu à une hémorrhagie bien inquiétante. Inutile d'ajouter que si l'instrument n'atteint pas les muscles intercostaux, on n'a point à craindre la pénétration de la plèvre. Cependant, ces plaies peuvent s'accompagner d'une complication qui, sans être bien grave, peut néanmoins causer quelques ennuis, je veux parler de l'*emphysème*. L'infiltration de l'air ne se produit ordinairement pas lorsque la plaie est large ; on ne l'observe que lorsque l'ouverture est étroite, soit primitivement, soit par le fait du gonflement inflammatoire, et le trajet oblique ou sinueux. Dans tous les cas, on aurait tort de la considérer comme le signe certain d'une lésion du poumon, car, je le répète, elle peut survenir alors que le plan superficiel de la paroi thoracique est seul intéressé. Au reste, la production de cet accident se comprend parfaitement, et J. L. Petit en a donné une explication aussi simple que satisfaisante. Le tissu conjonctif qui remplit les espaces intermusculaires est, avons-nous vu, facilement perméable aux liquides et aux gaz, de plus la paroi thoracique tout entière est soumise à un incessant mouvement d'oscillation. A chaque inspiration, les muscles s'écartent des côtes et il se forme là un vide dans lequel l'air extérieur est attiré et où il se précipite si l'ouverture est restée béante. L'expiration qui suit tend à l'expulser, mais l'étroitesse de la plaie, l'obliquité du trajet et le défaut de parallélisme qui s'ensuit s'opposent à ce qu'il sorte en totalité. Il en reste donc une certaine quantité, qui s'augmentera nécessairement à chaque nouvelle inspiration en vertu du même mécanisme, et qui pourra prendre des proportions considérables si l'on n'intervient pas. D'ailleurs, rien n'est plus aisé que d'arrêter la marche de cette sorte d'emphysème ; il suffit de fermer la plaie extérieure et l'air ne pourra plus entrer. Quant à celui qui s'est déjà introduit dans les tissus, il ne tardera pas à se résorber.

Après les plaies ou les abcès de cette région, il reste parfois des trajets fistuleux dont on n'obtient la guérison qu'avec beaucoup de peine, surtout lorsqu'ils ont une certaine étendue. Ce fait s'explique par les mouvements continuels de la paroi thoracique.

Les vaisseaux *lymphatiques* superficiels de la région costale suivent une direction analogue à ceux de la région sterno-mammaire ; les uns aboutissent aux ganglions de l'aisselle, d'autres aux ganglions inguinaux, d'autres gagnent la face antérieure de la poitrine et se jettent, comme je l'ai dit, dans les ganglions situés sur le trajet de l'artère mammaire interne.

Les *nerfs* sensitifs sont principalement fournis par les branches perforantes des nerfs *intercostaux* [5-5-5]. Quant aux branches musculaires, elles viennent toutes du plexus brachial. Le grand et le petit pectoral sont animés par les branches thoraciques de ce plexus ; le grand dentelé en reçoit un nerf volumineux qui descend à côté de l'artère thoracique longue et auquel on donne, depuis Ch. Bell, le nom de *grand nerf respirateur externe du tronc* [4], dénomination justifiée par le rôle important que joue le grand dentelé dans le mécanisme de l'inspiration. Enfin, le grand dorsal reçoit, par sa face profonde une branche nerveuse qui chemine le long de la paroi postérieure du creux de l'aisselle.

3e *Plan.* — La couche musculaire que je viens d'étudier se fait Pl. 55.

remarquer par une grande diversité dans la direction des fibres qui la composent ; si, après l'avoir enlevée on met complétement à découvert la région costale par l'ablation du membre supérieur, on observe, au contraire, que la couche sous-jacente présente une série de lames ostéo-musculaires très-régulièrement disposées les unes au-dessus des autres. Ce troisième plan forme en réalité la paroi thoracique ; il est constitué par les muscles intercostaux et les côtes.

Les muscles *intercostaux externes* [*m-m-m*] sont recouverts par une pellicule aponévrotique extrêmement mince et incapable de résister à un effort, si petit qu'il soit. Leurs fibres sont dirigées de haut en bas et d'arrière en avant, elles semblent continuer au thorax celles du grand oblique de l'abdomen.

Les *intercostaux internes* [*n-n-n*] sont séparés des précédents par une petite couche de tissu conjonctif ; leurs fibres, dirigées dans le même sens que celles du petit oblique de l'abdomen [*o*], croisent perpendiculairement celles des intercostaux externes, et cet entrecroisement a certainement pour résultat d'augmenter la solidité des espaces intercostaux. Par leur face profonde, les intercostaux internes sont en rapport avec le tissu conjonctif sous-pleural.

Ainsi qu'on doit se le rappeler, ces muscles n'occupent pas toute la longueur des espaces intercostaux. Les intercostaux externes manquent en avant, dans l'étendue des cartilages costaux (voy. pl. 48), et se continuent jusqu'au sternum par une mince lame fibreuse qui recouvre les intercostaux internes. En arrière, la disposition est inverse (voy. pl. 52), c'est-à-dire que les intercostaux externes vont jusqu'à l'articulation costo-vertébrale, tandis que les intercostaux internes s'arrêtent à l'angle des côtes. Il n'y a donc deux couches musculaires que dans l'espace compris entre les cartilages costaux et l'angle des côtes, or, cet espace fait précisément partie de la région qui m'occupe en ce moment.

Il me paraît inutile de reproduire ici toutes les discussions physiologiques soulevées, depuis Borelli, sur l'action des muscles intercostaux ; ce qui est bien certain, c'est que ces muscles participent aux mouvements respiratoires par leur action sur les côtes, mais ont-ils l'importance qu'on a voulu leur accorder ? et croit-on qu'ils pourraient empêcher l'asphyxie sur un animal où ils agiraient seuls ? Leur principal, j'allais dire leur unique rôle est de servir à la solidité de la cage thoracique et, en empêchant les côtes de vaciller, d'offrir un point d'appui moins mobile aux muscles vraiment respirateurs.

Le tissu conjonctif délicat interposé aux deux couches de muscles intercostaux est très-perméable et n'oppose aucune résistance à la progression des collections sanguines ou purulentes. Les abcès résultant d'une carie des côtes ou des apophyses transverses suivent cette voie et vont assez souvent faire saillie en un point de la paroi thoracique plus ou moins éloigné du lieu où ils ont pris naissance.

Pour en finir avec les muscles de la région costale, il me resterait à signaler les muscles sus et sous-costaux, ainsi que les petits dentelés postérieurs. Les premiers sont des languettes charnues insignifiantes ; quant aux petits dentelés, leur description n'a pas non plus grande importance ; nous les retrouverons d'ailleurs à la région dorso-lombaire.

Le squelette de la région costale est constitué par les *côtes*, arcs osseux étendus de la colonne vertébrale au sternum, et dont l'ensemble forme une sorte de grillage recourbé, joignant la solidité à la légèreté. Les sept premières [*a-b-c-d-e-f*] (la première est cachée dans la figure) vont s'unir directement au sternum par leur cartilage ; on les nomme *côtes sternales* ou *vraies côtes*. Les cinq dernières sont appelées *asternales* ou *fausses côtes ;* parmi celles-ci, la huitième [*g*], la neuvième [*h*] et la dixième [*k*], ne sont jointes au sternum que d'une manière médiate, c'est-à-dire que leurs trois cartilages se réunissent en un seul qui va se fixer à la face inférieure du cartilage de la septième. Enfin, les deux dernières [*l*] (la douzième n'est pas visible) se terminent par un cartilage très-petit, rudimentaire, libre au milieu des muscles de la paroi latérale de l'abdomen ; elles portent le nom de *côtes flottantes*.

Les côtes sont aplaties, placées de champ, de manière à se regarder par leurs bords, et incurvées en arc de cercle ; leur face externe est convexe, leur face interne, concave, est tapissée par la plèvre. Cette incurvation des côtes a sauvé la vie à plus d'un blessé, et l'on a vu des balles entrées près du sternum aller sortir à une certaine distance, après avoir décrit, autour du thorax, un arc plus ou moins étendu, sur la face externe d'une côte. Ajoutons toutefois que les faits de ce genre tendent à devenir de plus en plus impossibles, par la substitution des projectiles cylindro-coniques aux balles rondes. La première côte fait exception à cette règle, en ce sens qu'elle présente deux faces horizontales, tandis que sa convexité et sa concavité sont formées par des bords.

Outre cette courbure selon les faces, les côtes en présentent une autre que l'on appelle leur courbure de torsion, et dont on comprendra facilement la direction, en supposant que les deux extrémités de l'os, saisies chacune par une main, ont été tordues en sens inverse comme lorsqu'on veut essorer du linge. Il résulte de celle-ci que les bords des côtes ne peuvent toucher un plan horizontal que par deux points. Ici encore, exception pour la première côte, sur laquelle la courbure de torsion est peu ou point prononcée.

L'union des côtes avec les apophyses transverses et les corps vertébraux se fait dans la région dorso-lombaire. J'aurai donc à la décrire plus bas. Je ferai seulement remarquer que la mobilité des côtes va en augmentant de la première à la douzième.

Les espaces intercostaux ne sont pas égaux en hauteur; j'ai déjà dit un mot de l'étendue relative de ces espaces, à propos de la ligature de l'artère mammaire interne, et j'ai fait voir que les trois premiers étaient les plus larges. On peut dire, d'une manière générale, que le troisième l'emporte sur tous les autres, le premier vient ensuite, puis le second. Le quatrième, le cinquième, le sixième et le septième diffèrent peu l'un de l'autre; enfin les quatre derniers sont les plus étroits. On remarquera que la hauteur de ces espaces augmente sensiblement pendant le mouvement d'élévation des côtes qui produit l'inspiration. Toutefois l'ampliation ne peut évidemment se faire que dans la partie moyenne de l'espace, puisque les extrémités des côtes sont solidement fixées à la colonne vertébrale et au sternum.

On a argué de l'étroitesse des espaces intercostaux pour mettre en doute la véracité du fait attribué à Gérard. Ce fait est trop connu pour qu'il soit nécessaire de le rapporter bien longuement; on sait qu'il s'agissait d'extraire la pointe d'un couteau enfoncée dans une côte et n'offrant aucune prise à l'extérieur. Gérard introduisit dans la poitrine son doigt armé d'un dé à coudre, en passant par l'espace intercostal le plus voisin, et repoussa le corps étranger de dedans en dehors. Vidal (de Cassis) et d'autres chirurgiens après lui ont tout simplement déclaré la chose impossible: telle n'est pas mon opinion. Le fait est-il vrai? Cela m'importe peu. Mais j'ai répété l'expérience plusieurs fois sur des sujets de tailles très-diverses, et j'affirme que même sur des cadavres de femmes, il m'a toujours été très-facile d'introduire l'index tout entier dans l'un quelconque des cinq premiers espaces intercostaux, et de lui imprimer des mouvements dans tous les sens. J'ajouterai que le dé dont je me servais est toujours ressorti aussi aisément qu'il était entré. J'en conclus donc que les chirurgiens auxquels je faisais allusion n'ont probablement pas expérimenté le moyen avant de le juger. Néanmoins je pense, avec Velpeau, qu'il vaudrait mieux, en pareil cas, trépaner la côte.

Quoique très-allongées, les côtes sont de véritables os plats, constitués par un tissu spongieux environné d'une mince lame de tissu compacte ; jamais on n'y rencontre de canal médullaire. En raison de leur forme et de leur structure, elles se trouvent dans des conditions toutes spéciales de fragilité, et se brisent sous des chocs en apparence peu violents. Leurs fractures seraient même bien plus fréquentes si elles n'étaient prévenues, jusqu'à un certain point, par l'élasticité des cartilages costaux et la mobilité des articulations costo-vertébrales ; aussi les deux dernières, qui sont libres et très-mobiles, échappent-elles, le plus souvent, à l'action des violences extérieures. D'autre part, les côtes supérieures sont efficacement protégées par la racine du membre supérieur, il en résulte que c'est principalement sur les côtes moyennes que l'on observe les solutions de continuité. De même que pour les autres os plats, il semblerait qu'il existe une certaine indépendance entre les deux lames du tissu compacte ; comme je l'ai noté pour le crâne, ces deux tables peuvent se briser isolément et donner lieu à des fractures incomplètes.

Les fractures des côtes peuvent être directes ou indirectes. Les premières, qu'on pourrait appeler fractures par excès de redressement, s'accompagnent très-souvent de l'enfoncement des fragments; les autres sont beaucoup plus rares, elles se produisent par excès de courbure. On pourrait croire que les nombreux faisceaux musculaires fixés à ces arcs osseux devraient intervenir puissamment, après une fracture, et produire des déplacements plus ou moins étendus; il n'en est rien cependant, et à moins que la violence même du choc n'ait déterminé un enfoncement considérable, il n'y a pas ordinairement de déplacement lorsqu'une seule côte est fracturée. Comme l'a fait voir Malgaigne, c'est seulement lorsque plusieurs côtes ont été fracturées ensemble que les fragments abandonnent leurs rapports normaux, et presque toujours alors un simple bandage de corps suffit pour immobiliser les parois du thorax et assurer la coaptation. Ce fait trouve sa raison d'être en ce que les fragments se terminent par des dentelures qui s'engrènent réciproquement.

Dans toute fracture directe, la force agissante tend à projeter les fragments vers l'intérieur de la cavité thoracique. Cette projection se produit, en effet, presque toujours au moment de l'accident, mais comme la réduction est, pour ainsi dire, instantanée, les pointes aiguës des fragments ont à peine le temps d'entamer légèrement la surface du poumon, d'autant plus que celui-ci cède facilement sous la pression. Il n'en est plus ainsi lorsque le déplacement reste permanent et surtout lorsque le poumon est adhérent à la paroi, la déchirure du tissu pulmonaire survient infailliblement, l'irritation produite par la présence des extrémités osseuses au milieu d'un parenchyme si délicat allume la fièvre, et si l'ouverture faite au poumon présente des dimensions suffisantes, on observe l'emphysème, complication fâcheuse sur laquelle je reviendrai dans quelques instants.

L'opération de l'*empyème* ou *thoracocentèse* est destinée à donner issue à un épanchement de sang, de pus ou de sérosité, contenu dans une des cavités pleurales et en occupant une partie seulement ou la totalité ; le plus souvent c'est pour un épanchement séreux ou séro-purulent qu'on agit. Cette opération se pratique dans la région costale (voy. pl, 53, A, B).

Je laisse aux livres de pathologie le soin de traiter à fond la question des indications ; il ne me serait d'ailleurs pas possible de le faire sans m'engager dans une discussion interminable, car à l'heure qu'il est, les praticiens ne me paraissent pas encore avoir résolu définitivement ce seul point : faut-il opérer de bonne heure ou attendre? Pour moi, j'avoue, en m'appuyant sur des considérations anatomo-pathologiques, que je penche vers la première de ces deux opinions. Attendre, c'est permettre à l'épanchement de prendre des proportions considérables, c'est courir bénévolement les risques d'un déplacement du cœur et d'une syncope mortelle si la collection siége à gauche, c'est donner au poumon le temps de contracter des adhérences qui l'empêcheront de reprendre son volume primitif et s'opposeront à la réussite de l'opération. Ne sait-on pas que le premier effet d'un épanchement pleurétique est de refouler le poumon vers sa racine où il reste souvent tassé, ratatiné et réduit à un volume insignifiant? Est-il bien prudent de laisser un pareil état devenir permanent, et peut-on espérer que le vide considérable causé par l'issue du liquide épanché parvienne jamais à se combler !

A ces raisons que je crois bonnes, on objecte que la nature vient toujours en aide au malade pour amener la guérison par un moyen détourné. Ainsi que l'ont, depuis longtemps, signalé Larrey et Delpech, lorsque le poumon ainsi fixé par des adhérences morbides ne peut plus occuper la place laissée libre par l'évacuation du liquide, c'est alors la paroi qui revient sur elle-même ; les côtes se déforment, tout le côté correspondant de la poitrine se rétrécit et les malades sont quelquefois assez heureux pour guérir. Oui, mais à la condition que le poumon remplira encore une notable portion de la cavité pleurale. Ce retrait du thorax s'observe, du reste, même en dehors de l'opération, toutes les fois que le poumon est bridé par des adhérences, et que le liquide de l'épanchement vient à se résorber.

Quand l'une des cavités pleurales est distendue par du liquide, tous les diamètres de la poitrine augmentent de ce côté, le diaphragme est refoulé en bas vers l'abdomen, les côtes sont soulevées, les espaces intercostaux élargis, et la voussure des parois thoraciques est parfois suffisante pour faire porter un diagnostic à distance. Abandonnés à eux-mêmes, ces épanchements peuvent se faire jour au dehors et se vider spontanément; mode de terminaison tout à fait exceptionnel, mais affirmé par Cruveilhier.

On a varié sur la manière de donner issue à l'épanchement. Au temps d'Ambroise Paré, on employait la cautérisation au fer rouge, mais depuis longtemps ce moyen est abandonné et l'on n'opère plus aujourd'hui que par l'incision ou la ponction d'un espace intercostal. Reybard avait cependant proposé de pratiquer la térébration d'une côte et de placer à demeure, dans l'ouverture, une canule munie à son extrémité d'une baudruche mouillée. Je n'ai jamais eu l'occasion de voir employer ce procédé, mais je tiens d'un praticien qui l'a plusieurs fois mis en usage, qu'il est passible d'un reproche très-sérieux : au bout de peu de jours, le tissu osseux en contact avec le corps étranger s'altère, la canule devient vacillante et finit par tomber, enfin la nécrose d'une portion de la côte vient encore compliquer l'état du sujet.

Les règles à suivre peuvent, d'après Malgaigne, se résumer sous trois chefs : 1° choisir le point le plus favorable à l'écoulement du liquide; 2° s'éloigner le plus possible des vaisseaux et des nerfs importants; 3° éviter de blesser le diaphragme et les viscères. Mais, tout en reconnaissant l'incontestable justesse de ces préceptes, il s'en faut que tous les opérateurs soient d'accord sur la manière de les appliquer; et sur le lieu où l'on doit ponctionner la plèvre. Laennec et beaucoup d'autres qui l'ont imité ont donné la préférence au cinquième ou au sixième espace intercostal, en comptant de bas en haut; Scharp et B. Bell choisissaient exclusivement le sixième. On conseille généralement de ponctionner dans le troisième espace si l'on agit du côté gauche, et dans le quatrième si l'on opère du côté droit, pour éviter la lésion du diaphragme qui remonte plus haut de ce côté que de l'autre. Cette raison est au moins discutable, car si l'épanchement est devenu assez considérable pour nécessiter une opération, il est bien certain qu'il aura refoulé le foie vers l'abdomen et l'on n'aura plus alors qu'à se guider sur les attaches du diaphragme qui se font à la même hauteur des deux côtés. Si les parois du thorax sont œdématiées, le gonflement des parties molles s'opposant à ce que l'on sente nettement les côtes, on recommande de faire appliquer la main du malade le long du sternum et d'ouvrir au niveau du coude légèrement repoussé en arrière.

La conclusion à tirer de ces divergences d'opinion, c'est qu'il est indifférent de s'adresser à tel ou tel espace; or, comme le malade se tient ordinairement assis dans son lit, il y a tout avantage à ponctionner le plus bas possible pour que l'ouverture se trouve au point le plus déclive; cependant pour éviter le diaphragme, on aura soin d'en déterminer à l'avance les insertions par une ligne menée de l'appendice xiphoïde à la douzième vertèbre dorsale. C'est toujours au-dessus de cette ligne que l'on devra ponctionner, et, pour plus de sûreté, on laissera de côté les deux derniers espaces intercostaux. Enfin, il est des opérateurs qui ne vident jamais l'épanchement d'un seul coup, dans la crainte d'une syncope dangereuse et pour permettre au poumon de reprendre petit à petit la place du liquide ; il est clair que dans ces cas la nécessité de laisser une sonde à demeure obligera à se rapprocher de la partie antérieure du thorax. Il est bien entendu que toutes ces considérations, relatives au lieu d'élection, ne trouvent plus de raison d'être lorsqu'il s'agit d'évacuer un épanchement partiel de la plèvre circonscrit par des adhérences ; on opère alors au lieu de nécessité.

Vaisseaux. — Bien que les artères sous-clavière et axillaire [Q] soient en rapport avec les deux premières côtes, ces vaisseaux ne doivent pourtant pas être compris dans la région costale avec laquelle ils n'ont que des relations de voisinage. Le premier a été décrit avec la région sus-claviculaire, l'autre le sera plus tard avec le creux de l'aisselle.

Les seules artères dont j'aie à m'occuper pour le moment sont les *intercostales* [1-1-1]. Nous avons vu que ces artères proviennent à la fois de la sous-clavière et de l'aorte thoracique, l'intercostale supérieure fournissant aux deux ou trois premiers espaces et les intercostales aortiques à tous les autres. Depuis leur origine jusqu'à l'angle des côtes, elles occupent le milieu de l'espace intercostal et ne sont recouvertes que par la plèvre ; j'ai déjà suffisamment expliqué leurs rapports et décrit le rameau dorso-spinal qu'elles donnent dans cette portion. A partir de l'angle des côtes, l'artère occupe la couche celluleuse interposée aux deux plans de muscles intercostaux et longe la gouttière longitudinale que présente le bord inférieur de la côte supérieure. Arrivée au tiers antérieur de l'espace, elle se replace à égale distance des deux côtes et se termine, ainsi que nous l'avons vu, dans la région sterno-mammaire; elle envoie, dans cette troisième portion, une petite branche sans importance qui suit le bord supérieur de la côte inférieure, cette branche n'est du reste pas constante.

Il résulte de ce trajet, qu'une plaie de la région costale, traversant l'un des espaces à égale distance des deux côtes, n'intéresserait pas l'artère intercostale; la lésion de cette artère ne sera donc pas à redouter dans l'opération de l'empyème, si l'on enfonce le trocart ou le bistouri dans les deux tiers inférieurs de l'espace intercostal. En avant, on pourrait plus facilement l'atteindre, mais elle est alors trop peu volumineuse pour fournir une hémorrhagie de quelque importance. En arrière, elle occupe aussi le milieu de l'espace intercostal, mais elle est si profondément située sous les muscles de la région dorso-lombaire qu'elle échappe à l'atteinte des instruments vulnérants.

Sans dire que la blessure de l'artère intercostale est impossible, ce qui serait aller contre les faits, on peut cependant avancer qu'elle est extrêmement rare, et l'on en connaît bien peu d'exemples, à part celui d'Amesbury qui l'a vue déchirée par les fragments d'une côte fracturée. En pareil cas, il y aurait lieu d'être un peu embarrassé si les moyens hémostatiques ordinaires venaient à échouer, car le vaisseau est tellement caché dans la gouttière longitudinale de la côte, à la partie moyenne de son trajet, qu'il serait tout à fait impossible d'y porter une ligature. Dupuytren a réussi une fois à arrêter une hémorrhagie de l'intercostale en employant un mode particulier de tamponnement. Il introduisit d'abord dans la plaie une pièce de toile déprimée en cul-de-sac, la bourra de charpie, puis la retira à lui, de façon à exercer une compression de dedans en dehors. Ce moyen est bon, mais il me semble qu'il y aurait quelque difficulté à extraire plus tard la charpie si la plaie est étroite ; il est vrai qu'on aurait la ressource de débrider, mais ne vaudrait-il pas mieux se servir d'un petit sac de baudruche ou de caoutchouc qu'on introduirait vide et que l'on gonflerait ensuite d'air ?

Les artères intercostales sont accompagnées d'une ou deux veines collatérales ; ces veines s'anastomosent, en avant, avec les branches des veines mammaires internes. Leur calibre augmente d'avant en arrière et elles s'abouchent, ainsi que nous l'avons vu, dans les veines azygos.

Les *vaisseaux lymphatiques* profonds suivent le trajet des vaisseaux sanguins ; les plus antérieurs se rendent aux ganglions situés le long de l'artère mammaire interne ; les postérieurs vont aux ganglions de la partie postérieure du médiastin. Enfin quelques-uns partent des premiers espaces intercostaux et aboutissent aux ganglions axillaires.

Nerfs. — Les *nerfs intercostaux* [2-2-2] côtoient les vaisseaux ; leurs branches *perforantes* [3-3-3], sensitives, innervent la peau des parois latérales du thorax ; deux d'entre elles se rendent au tégument de la partie interne du bras. Leurs branches motrices animent les muscles intercostaux et triangulaire, quelques-uns de leurs rameaux vont aux muscles de la paroi abdominale antérieure. Ces nerfs sont parfois le siége de névralgies très-douloureuses.

Cavité thoracique (face latérale).

156. Si l'on enlève une partie ou la totalité de la région costale et si l'on examine la cavité de la poitrine par cette ouverture, on voit que le diaphragme [*b*] fait, à l'intérieur du thorax, une saillie arrondie, dirigée de telle sorte que le diamètre vertical de la poitrine est bien moins étendu en avant qu'en arrière. On ne peut d'ailleurs se faire qu'une idée approximative des dimensions de cette cavité, car, pendant la vie, les mouvements d'inspiration et d'expiration les font varier à chaque instant. Les productions pathologiques influent plus encore sur sa capacité ; ainsi la présence d'un épanchement dans une des deux plèvres l'agrandit dans tous les sens, mais principalement en bas, en refoulant le diaphragme vers l'abdomen. Par contre, le développement de l'utérus, pendant la grossesse, une hydropisie ascite, une tumeur abdominale quelconque, soulèvent le diaphragme et diminuent d'autant la hauteur du thorax.

Les cavités pleurales occupent les parties latérales de la poitrine. Les plèvres qui les circonscrivent forment deux espèces de sacs sans ouvertures, subdivisibles, comme toutes les séreuses, en deux feuillets réunis au niveau du pédicule pulmonaire. Le feuillet *pariétal* tapisse la face profonde de la région costale, la face supérieure du diaphragme, et se prolonge, en haut, jusqu'à la base du cou dans les régions carotidienne et sus-claviculaire (voy. pages 271 et 298) ; il forme en outre la paroi externe du médiastin. Le feuillet *viscéral* enveloppe le poumon et s'enfonce dans les interstices qui séparent les lobes pulmonaires ; nous avons vu que ces lobes sont au nombre de trois pour le poumon droit et de deux pour le poumon gauche [*c-d*].

La face interne des plèvres est lisse, luisante, constamment humectée d'une sérosité qui favorise le glissement des deux feuillets l'un sur l'autre, car ces deux feuillets sont toujours en contact, le poumon remplissant exactement la cavité pleurale et se moulant sur toutes ses anfractuosités. Il en résulte que l'expression de *cavité pleurale* ne s'applique qu'à un espace virtuel, absolument nul à l'état physiologique, mais susceptible de se laisser distendre plus ou moins par le liquide d'un épanchement. Les deux cavités pleurales sont complétement closes et indépendantes l'une de l'autre.

A l'état sain, le poumon, libre d'adhérences, n'est suspendu dans la cavité de la poitrine que par son pédicule, de sorte que sa surface externe peut partout frotter librement contre la face interne de la plèvre pariétale. Mais il est bien rare que l'on ne trouve pas les deux feuillets de la plèvre unis l'un à l'autre dans une portion de leur étendue ; c'est ce qu'on observe dans la moitié des cas environ.

Chaque poumon a la forme d'une portion de cône, convexe en avant, en arrière et en dehors, plane ou plutôt un peu concave sur sa face interne. Cette concavité, qu'on peut rendre plus apparente par l'insufflation, est surtout marquée au poumon gauche, où elle forme la fossette appelée *lit du cœur ;* à droite, elle est beaucoup moins profonde et se trouve en rapport avec la saillie de l'oreillette droite. La base, concave aussi, repose sur la convexité du diaphragme et descend, en arrière, jusqu'à la douzième côte ; le sommet, convexe et arrondi, se moule sur le cul-de-sac supérieur de la plèvre et déborde un peu la première côte pendant l'expiration. Le bord antérieur, mince et tranchant, se prolonge au devant du médiastin et recouvre une partie du péricarde ; il est fréquent de voir une portion du poumon gauche s'interposer entre la paroi thoracique et le cœur, circonstance bonne à noter, car dans ce cas la région précordiale donne un son clair à la percussion.

Le parenchyme pulmonaire est essentiellement constitué par les nombreuses ramifications de l'arbre aérien et par les vaisseaux sanguins qui les entourent. A leur extrémité, les dernières bronches se terminent par un renflement appelé *vésicule pulmonaire*, autour duquel viennent s'épanouir les capillaires sanguins, c'est là le véritable siége de l'hématose. Plusieurs vésicules appendues à l'extrémité d'une seule bronche constituent un *lobule*, plusieurs lobules réunis forment un *lobe*. On voit donc que, par sa disposition anatomique, le poumon est tout à fait comparable à une glande en grappe dont les tuyaux bronchiques représenteraient les canaux excréteurs.

Les vésicules ne sont pas simplement des dilatations ampullaires; leur cavité est subdivisée, par des cloisons incomplètes, en plusieurs loges communiquant entre elles et dont la réunion forme une espèce de tissu spongieux. Les grandes inspirations ont pour effet de distendre et de déchirer plus ou moins ces cloisons; aussi les trouve-t-on toujours plus incomplètes chez l'adulte que chez l'enfant. Dans l'emphysème pulmonaire, un grand nombre de ces séparations sont détruites et les vésicules qu'elles occupaient ne sont plus composées que d'une seule loge, souvent même les cloisons qui séparent les lobules sont perforées.

Au point de vue histologique, il y a une différence capitale entre les grosses bronches et les petites. Les premières présentent absolument la même composition que la trachée, tandis que dans les secondes on ne rencontre plus qu'une tunique musculaire à fibres lisses circulairement disposées, et dont la contraction a pour effet de rétrécir le calibre des tubes aériens. Dans les vésicules, la couche musculeuse a disparu et les parois ne renferment plus que du tissu conjonctif, presque masqué par des fibres élastiques extrêmement abondantes. C'est à cette structure essentiellement élastique des vésicules pulmonaires qu'il faut attribuer leur grande extensibilité; elles peuvent doubler de capacité pendant une inspiration forcée. En revanche, lorsque aucune pression excentrique ne les distend plus, elles reviennent sur elles-mêmes; la dernière expiration les laisse, sur le cadavre, au moins un tiers plus petites que pendant la vie.

Les trabécules interlobulaires sont ordinairement parsemées de dépôts pigmenteux, dont l'ensemble contribue à donner aux poumons leur couleur ardoisée. Contre ces trabécules sont appliqués les vaisseaux sanguins, les lymphatiques et les nerfs, qui, joints aux bronches, complètent le parenchyme du poumon.

Les *artères* sont de deux ordres : les unes sont fournies par l'artère pulmonaire; les autres, très-petites relativement aux premières, viennent des artères bronchiques et par conséquent de l'aorte. Les deux systèmes sont réunis par des anastomoses nombreuses de leurs dernières divisions.

Le sang oxygéné n'est ramené à l'oreillette gauche que par une seule espèce de veines, les *veines pulmonaires*.

Le poumon est très-riche en *lymphatiques*, qui tous aboutissent aux ganglions bronchiques et médiastins.

Les *plexus pulmonaires* antérieur et postérieur sont formés, je le rappelle, par des branches du pneumogastrique et du grand sympathique.

Tout ceci posé, comment expliquer le mécanisme de la respiration? Je le ferai en peu de mots, car il n'entre pas dans mon sujet de traiter à fond les questions physiologiques.

Le poumon remplit entièrement la plèvre, feuillet pariétal et feuillet viscéral sont partout en contact, donc pas de vide, pas de cavité pleurale, ceci a été dit. Pendant l'inspiration, le pédicule pulmonaire n'est pas sensiblement déplacé, tandis que les parties périphériques de l'organe accompagnent la paroi dans son mouvement; le sommet s'élève au-dessus de la première côte, la base s'abaisse avec le diaphragme. Entre ces deux extrêmes se produisent tous les degrés intermédiaires, mais partout les deux plèvres frottent plus ou moins l'une contre l'autre. Quelle est la force qui produit ainsi la dilatation du poumon? Le temps n'est plus où on l'allait chercher dans le poumon lui-même, et la plus simple réflexion suffit à démontrer que rien dans cet organe ne peut déterminer un pareil accroissement de volume. La cause en est tout entière dans l'action des muscles inspirateurs et dans la tendance au vide qui se produit lorsque les diamètres du thorax s'agrandissent. Le poumon est entièrement passif pendant l'inspiration; entraîné mécaniquement par la succion qui s'exerce à sa périphérie, il ne fait qu'accompagner les parois de la poitrine contre lesquelles il est immédiatement appliqué. Rien n'est donc plus exact que la comparaison de Mayow et de Halliday qui assimilaient le poumon contenu dans la cavité thoracique à une vessie renfermée dans un soufflet.

Le retrait du poumon, pendant l'inspiration, s'expliquerait tout naturellement par le mécanisme inverse, c'est-à-dire par le rapprochement des parois. Cependant ici le phénomène est un peu plus complexe. Si la comparaison de Mayow reste toujours juste en ce sens que l'air est expulsé par le rapprochement des planchettes du soufflet, elle ne l'est plus en ceci que la vessie ne cesse pas d'être passive, tandis que l'organe pulmonaire est tout à la fois contractile et élastique; contractile par la tunique musculaire des bronches, élastique par les trabécules intra et extra-vésiculaires.

Une expérience mille fois répétée prouve de la manière la plus irréfutable cette rétractilité du tissu pulmonaire : si l'on fait une ouverture au thorax d'un cadavre dont les poumons sont libres d'adhérences, l'air s'introduit en sifflant dans la cavité de la plèvre, et le poumon s'affaisse en s'éloignant de la paroi. Faut-il attribuer ce mouvement de retrait à la pression atmosphérique? Mais évidemment cette pression s'exerce avec une égale force à la surface intérieure comme à la surface extérieure de l'organe, puisque les bronches communiquent librement avec l'air, et il n'y a pas de raison pour que le mouvement se fasse dans un sens plutôt que dans l'autre. D'ailleurs, s'il restait encore quelques doutes, on les dissiperait aisément en se rappelant que lorsqu'on insuffle un poumon, il revient sur lui-même et chasse en grande partie l'air insufflé. Carson avait même cherché à évaluer expérimentalement la force d'élasticité du parenchyme pulmonaire.

Sur l'animal vivant, la rétractilité du poumon se constate d'une façon sinon plus évidente au moins plus prononcée, car la contractilité musculaire vient ajouter son action à celle de l'élasticité. On voit alors, par une ouverture faite à la plèvre, qu'il est refoulé vers sa racine et que, malgré les violents efforts inspirateurs de l'animal, il ne s'y produit pas le plus léger mouvement de dilatation. Pour en revenir à la comparaison de Mayow, les planchettes du soufflet continuent à s'écarter, mais la soupape reste ouverte et l'air ne pénètre plus dans la vessie.

Si l'on fait la même opération sur les deux côtés de la poitrine à la fois, l'animal ne tarde pas à mourir asphyxié, ce qui s'explique non parce que le sang ne peut plus pénétrer le tissu pulmonaire rétracté, car on s'assure que la circulation continue à s'y faire normalement, mais bien parce que le poumon ne pouvant plus se dilater l'air ne s'y renouvelle pas. L'animal se trouve donc dans les mêmes conditions que dans une atmosphère confinée, et il périt par défaut d'oxygénation du sang. Donnez-lui de l'air par l'insufflation artificielle et vous le verrez se ranimer ; fermez les ouvertures de la paroi thoracique et il guérira probablement.

L'homme atteint d'une plaie pénétrante de poitrine est absolument dans le même cas, selon qu'un seul ou les deux côtés du thorax ont été intéressés. Je crois, à ce sujet, devoir m'arrêter quelques instants sur le mécanisme de la production de l'emphysème ; d'autant plus que les explications données jusqu'ici par les auteurs varient sur plus d'un point et dégénèrent presque toujours en discussions, dont la lecture, sans cesser d'être intéressante, ne me paraît pourtant pas suffisante pour fixer les idées d'une manière précise.

L'air peut s'épancher au milieu des parties molles extérieures au thorax et produire l'*emphysème extérieur ;* il peut envahir la cavité pleurale et constituer l'*emphysème intra-pleural* ou *pneumothorax ;* enfin, les deux variétés d'emphysème peuvent être réunies sur le même sujet. Il est clair que dans les plaies non pénétrantes, c'est à l'emphysème extérieur seulement que l'on pourra avoir affaire, et je n'ai pas à revenir ici sur ce que j'ai déjà dit relativement à la production de l'épanchement gazeux dans ce cas. Je n'ai pas non plus l'intention de m'arrêter sur les plaies pénétrantes sans lésion du poumon. A part les cas où de semblables plaies sont faites dans un but chirurgical, il est extrêmement rare de les observer, et je n'en connais qu'un seul exemple rapporté par Thierry ; cet exemple est du reste cité partout, en raison probablement de sa rareté. Occupons-nous donc des plaies intéressant à la fois la paroi, la plèvre et le poumon.

Un instrument piquant a-t-il pénétré le parenchyme pulmonaire ? On pourrait croire que l'air va s'échapper par l'ouverture faite à la plèvre. Il n'en est rien pourtant, et l'emphysème ne se produit presque jamais. S'est-il même jamais produit ? Je n'oserais l'affirmer. Je ne parle pas de ces plaies insignifiantes, de ces trous d'aiguille tout à fait insuffisants pour permettre le passage de l'air ; ici il n'y a pas de doute. Mais alors même que l'ouverture faite au poumon présente un certain diamètre, soit par exemple un coup de fleuret ou d'une épée à lame étroite, l'air ne s'épanchera pas parce que, dès le premier mouvement d'inspiration ou d'expiration, le poumon et la paroi glisseront l'un sur l'autre et leurs deux ouvertures cesseront d'être en rapport. L'emphysème extérieur ne sera donc pas possible. Resterait le pneumothorax. Eh bien, en admettant qu'une petite quantité d'air s'épanche dans la plèvre, complication qui, je le répète, n'a jamais été incontestablement observée sur l'homme, mais qu'on peut produire à volonté dans les expériences sur des animaux ; en admettant, dis-je, qu'il se fasse un petit épanchement, on voit le poumon revenir immédiatement sur lui-même, et, par le fait de cette rétraction, la plaie se trouve assez réduite pour qu'une nouvelle quantité d'air ne puisse plus passer. En outre, l'infiltration sanguine du voisinage de l'ouverture, le gonflement inflammatoire de ses bords, ne tardent pas à fermer complétement la communication.

La plaie a-t-elle une certaine étendue ? La rétractilité du poumon suffit pour aspirer l'air, et, comme nous l'avons vu plus haut, il n'est pas nécessaire que la plèvre pulmonaire soit ouverte pour que le pneumothorax se produise. Mais le cas où elle l'est doit seul nous occuper au point de vue pratique.

Au moment de l'accident, introduction d'une certaine quantité d'air dans la poitrine, voilà le phénomène le plus fréquent, je dirais presque le phénomène constant. A chaque dilatation du thorax, aspiration nouvelle, et, pour remplir le vide qui tend à s'établir, le gaz se précipite à la fois par l'ouverture du poumon et par la plaie extérieure. Dans l'expiration, le premier effet du rapprochement des parois sera de comprimer le poumon, de le refouler vers sa racine, de tasser son tissu et de fermer l'ouverture de communication avec les bronches, de sorte que l'air comprimé ne pourra s'échapper que par la plaie extérieure. Si celle-ci est large et directe, il sortira librement, mais pour peu qu'elle soit oblique, sinueuse ou rétrécie par une cause quelconque, l'air s'infiltrera dans le tissu conjonctif de la paroi et l'emphysème extérieur viendra compliquer le pneumothorax ; c'est absolument le mécanisme de la pompe aspirante et foulante, avec cette différence, cependant, que l'aspiration se fait à la fois par les deux tubes et le refoulement par un seul. Or, comme à chaque nouvelle inspiration une nouvelle quantité d'air s'introduira dans la cavité pleurale, et qu'à chaque expiration l'infiltration du tissu conjonctif tendra à augmenter, l'emphysème pourra s'étendre indéfiniment et décoller le tégument tout entier, excepté à la paume des mains et à la région plantaire, comme cela est arrivé aux blessés de Méry et de Littre. Ces cas, heureusement exceptionnels, sont toujours mortels, tandis que lorsque la plaie du poumon se ferme de bonne heure et que l'épanchement gazeux reste réduit à de faibles proportions, la complication est sans gravité. Toutefois, le pneumothorax un peu étendu s'accompagne, chez l'homme, d'accidents de suffocation toujours alarmants et auxquels les malades succombent même quelquefois, contrairement à ce qui arrive chez certains animaux, chez les chiens par exemple, où l'ouverture d'une seule cavité pleurale avec introduction d'une quantité considérable d'air est toujours parfaitement supportée. En tous cas, on ne saurait assez s'élever contre cette absurde pratique qui consiste à tenir la plaie extérieure ouverte pour évacuer l'air contenu dans la plèvre ; car, ainsi que l'a observé Reybard dans ses expériences, le poumon en laisse échapper constamment, et l'on ne voit pas quel avantage pourrait en résulter pour le blessé.

Il semblerait, d'après ce que je viens de dire, que l'emphysème doit être la conséquence forcée de toute plaie pénétrante du thorax un peu étendue. Comment se fait-il donc qu'on l'observe si rarement ? Je répondrai que l'explication précédente rend un compte satisfaisant de la production de l'épanchement, mais sans faire la part des circonstances qui peuvent le prévenir ou l'arrêter. Voyons donc quelles sont ces circonstances. D'abord est-il possible que la poitrine soit largement ouverte sans qu'une certaine quantité d'air pénètre dans la cavité pleurale ? Je ne le crois pas. C'est du moins ce que j'ai observé sur des chiens, dans des expériences trop peu nombreuses pour que je puisse considérer leurs résultats comme concluants, mais j'ai peine à admettre qu'il en puisse être autrement.

Ainsi donc le pneumothorax doit être constant, mais réduit à de faibles proportions, dans un très-grand nombre de cas. C'est même grâce à la présence d'une certaine quantité d'air que le poumon peut revenir sur lui-même, et que l'ouverture faite à son parenchyme se rétrécit ainsi notablement. Ajoutez la destruction presque immédiate du parallélisme entre les deux plaies, l'infiltration sanguine périphérique, la formation de caillots oblitérants, et vous comprendrez pourquoi le pneumothorax est si souvent arrêté dès son début, et surtout pourquoi l'emphysème extérieur ne vient que très-rarement le compliquer.

Jusqu'ici j'ai raisonné dans l'hypothèse que le poumon était sain, exempt d'adhérences et libre partout, sauf par son pédicule, mais s'il est fixé à la plèvre pariétale dans une plus ou moins grande étendue, ses conditions physiques sont changées. Il est clair que dans ce cas la production d'un pneumothorax complet est devenue impossible, puisque le poumon ne peut plus être entièrement refoulé vers sa racine. L'épanchement ne saurait être que partiel, et plus les adhérences seront étendues, plus sera restreinte la cavité dans laquelle l'air pourra s'accumuler; cet obstacle mis à la généralisation de l'emphysème intra-pleural par les adhérences de la plèvre a déjà, depuis longtemps, été signalé par Roux. Mais il y a plus : si le poumon est intéressé en un point où il adhère à la paroi, tout retrait sera impossible sur ce point, et les bronches ouvertes communiqueront directement avec l'extérieur, sans l'intermédiaire de la cavité pleurale ; il ne pourra donc alors y avoir qu'emphysème extérieur, et jamais pneumothorax.

Les deux variétés d'emphysème peuvent survenir sans que la peau ait été perforée. Lorsque, dans une fracture des côtes, les fragments sont enfoncés dans l'intérieur de la poitrine, il arrive parfois que leurs pointes aiguës déchirent le parenchyme pulmonaire, et y font une plaie capable de donner passage à l'air. Il est rare cependant que l'on observe le pneumothorax dans ces cas, parce que les dentelures des extrémités osseuses accrochent le poumon et l'empêchent de revenir sur lui-même, de sorte que le malade se trouve absolument dans les mêmes conditions que celui dont les plèvres sont unies par des adhérences.

La grande vascularité du poumon nous rend compte des affections variées dont cet organe est si souvent le siége, et parmi lesquelles il me suffira de citer l'engouement, l'apoplexie, les hémoptysies, etc. Les abcès métastatiques s'y rencontrent plus fréquemment que partout ailleurs, et l'on sait quel rôle important la théorie moderne fait jouer au système sanguin dans leur production, puisqu'elle les attribue à des embolies. Cependant, malgré l'énorme quantité de vaisseaux artériels et veineux répandus dans le parenchyme pulmonaire, il s'en faut de beaucoup que toutes les plaies du poumon s'accompagnent d'hémorrhagies abondantes. On peut dire, d'une manière générale, que la gravité de ces plaies est en rapport avec leur profondeur. L'arme a-t-elle pénétré jusqu'au voisinage de la racine? Ce serait un hasard si quelque tronc vasculaire important n'était pas ouvert : de là une perte de sang considérable et presque toujours mortelle. A-t-elle seulement intéressé les couches les plus superficielles de l'organe? Les vaisseaux lésés seront peu volumineux et l'hémorrhagie s'arrêtera de bonne heure, quelquefois même elle pourra manquer complétement, si l'instrument vulnérant est étroit. Ainsi que l'ont constaté Hewson et Jobert, les plaies de cette dernière espèce guérissent très-rapidement et sans accidents. Entre autres cas de ce genre, je me rappelle un militaire, blessé en duel d'un coup de fleuret, immédiatement en dehors de la mamelle droite ; d'après le dire des témoins, 7 ou 8 centimètres de l'arme devaient avoir pénétré dans le thorax ; néanmoins il me fut impossible de constater autre chose qu'une légère diminution du murmure vésiculaire, dans une très-petite étendue autour de la blessure. Quelques gouttes de sang s'étaient écoulées au dehors ; mais il n'y avait pas eu la moindre trace d'hémoptysie, et la respiration ne paraissait en rien gênée. Ce malade indocile, peu soucieux de son état, refusa de se soumettre à aucun régime ; il continua ses excès habituels de tabac à fumer, ce qui ne l'empêcha pas de retourner à son régiment, complétement guéri, dans la semaine qui suivit son accident. Une arme piquante, beaucoup plus grosse qu'un fleuret, peut ainsi traverser le poumon à sa périphérie, sans occasionner d'épanchement sanguin, et l'on a vu des blessés avoir la poitrine percée d'outre en outre par une baïonnette, sans hémorrhagie interne ; j'en appelle au souvenir de mes collègues de l'armée.

D'après ce que j'ai dit plus haut, on conçoit aisément quels obstacles s'opposent à l'issue du sang ; ces obstacles sont : l'infiltration sanguine du tissu pulmonaire au voisinage de la solution de continuité, la présence d'un caillot dans l'ouverture et le défaut de parallélisme entre les deux plaies. Si l'air pénètre dans la plèvre, le poumon sera dans de bien meilleures conditions encore au point de vue de l'hémorrhagie, car son affaissement favorisera l'occlusion de la plaie. C'est même en se basant sur ce fait que Chassaignac avait proposé d'insuffler de l'air par la plaie extérieure, pour arrêter les hémorrhagies pulmonaires. S'il y a des adhérences, elles s'opposent au retrait du poumon et rendent l'épanchement sanguin d'autant plus à redouter.

Que faire lorsque le sang épanché menace de remplir tout un côté du thorax? Faut-il lui laisser un libre écoulement en maintenant ouverte la plaie extérieure? Ou bien faut-il, comme le conseillent Valentin, Larrey et Richerand, chercher à établir une sorte de compression interne, en obturant l'ouverture de la paroi? L'opinion à peu près unanime des chirurgiens d'aujourd'hui est que le premier moyen est le pire de tous; autant vaudrait proposer de ne pas lier dans une plaie les artères qui donnent. Le second, bien que n'étant pas sans danger, est de beaucoup préférable; on fermera donc la plaie, sauf à la rouvrir momentanément si les accidents de suffocation deviennent par trop menaçants. Dans ce cas, le poumon se trouvera forcément refoulé vers sa racine, et il faudra s'attendre à ce que des adhérences développées après coup le fixent dans cette position vicieuse et l'empêchent de reprendre son volume.

On observe quelquefois, sur les côtés de la poitrine, des tumeurs saillantes pendant l'expiration, mollasses et affaissées au contraire pendant l'inspiration, et formées par l'issue d'une portion du poumon à travers une déchirure des parois thoraciques; ces hernies du poumon ou *pneumocèles* sont d'ailleurs fort rares. Elles se produisent toujours dans une forte expiration comme pendant la toux, les cris, un effort violent, alors que la glotte est rétrécie ou fermée. Les parois du thorax, brusquement rapprochées, pressent l'organe avec trop de rapidité pour qu'il puisse tout d'un coup se débarrasser de l'air qu'il contient, et si la paroi cède sur un point, le poumon s'engage dans l'ouverture et ne peut plus revenir en place.

FACE INFÉRIEURE DU THORAX.

Parmi les vertébrés aériens, les mammifères seuls, et l'homme par conséquent, ont la poitrine complétement séparée de l'abdomen par une cloison transversale musculo-aponévrotique, le *diaphragme*. On trouve bien quelque chose d'analogue chez les oiseaux, mais cette espèce de séparation, subdivisée en deux portions distinctes, ne saurait être assimilée de tous points au diaphragme des mammifères; elle est d'ailleurs incomplète, et les sacs aériens abdominaux communiquent largement avec la cavité thoracique. Chez les reptiles, rien d'analogue, tous les viscères du tronc sont confondus dans une seule loge, qui porte, à juste titre, le nom de cavité *thoraco-abdominale.*

Le diaphragme de l'homme est épais de 5 à 8 millimètres ; il a la forme d'un éventail dont la partie élargie est horizontale, tandis que la portion étroite, verticale, est appliquée au devant des vertèbres lombaires. Cette dernière portion forme les piliers; elle appartient aux parois abdominales, de même que toute la face inférieure du muscle. Je n'aurai donc à m'occuper, pour le moment, que de la surface convexe du diaphragme.

Face supérieure du diaphragme.

I. 57. La face supérieure du diaphragme est exactement limitée par la circonférence de la base de la poitrine, c'est-à-dire par la ligne qui marque les insertions de ce muscle sur la face interne des côtes et du sternum. Ainsi que nous l'avons vu, elle est oblique en bas et en arrière, sa partie antérieure correspondant à l'appendice xiphoïde et à la septième côte, tandis que son bord postérieur est en rapport avec la douzième vertèbre dorsale. Son étendue transversale l'emporte sur le diamètre antéro-postérieur. Sa convexité varie suivant les mouvements respiratoires; elle est beaucoup plus prononcée chez l'enfant qui n'a pas encore respiré, à cause du petit volume des poumons. J'ai déjà suffisamment insisté sur les modifications imprimées à la voussure du diaphragme par les épanchements pleurétiques, la grossesse, l'ascite et les diverses espèces de tumeurs abdominales.

Cette face n'est pas immédiatement en contact avec les viscères thoraciques ; elle en est séparée, au milieu et un peu à gauche, par le péricarde, sur les côtés par les plèvres. L'adhérence du péricarde au diaphragme est telle qu'il est presque toujours impossible de les séparer; les plèvres, au contraire, s'en détachent toujours bien plus facilement à l'état sain ; mais il est fréquent de voir la séreuse et le muscle réunis et confondus par des adhérences morbides. C'est sur cette partie de la plèvre que repose la base des deux poumons.

Derrière l'appendice xiphoïde, une petite portion du muscle n'est recouverte ni par le péricarde ni par la plèvre, et se trouve immédiatement en rapport avec le tissu conjonctif du médiastin.

La partie centrale du diaphragme est formée par une aponévrose resplendissante, en forme de trèfle, appelée *centre phrénique*, et subdivisée en trois *folioles*. Le foliole *moyen* [*a*] est le plus large et le moins proéminent ; le *droit* [*b*] est toujours un peu plus large que le *gauche* [*c*]. Du pourtour de cette aponévrose partent, dans toutes les directions, des fibres musculaires affectant une disposition rayonnée. Les plus *antérieures* [*d-d*] sont courtes ; elles se portent directement en avant, et se fixent à la face postérieure du sternum et au cartilage de la septième côte. On rencontre assez souvent, dans un écartement de ces fibres, un petit intervalle celluleux par lequel le tissu conjonctif du médiastin communique avec le tissu sous-péritonéal ; c'est en suivant cette voie que certains abcès du médiastin ont pu aller faire saillie à la face antérieure de l'abdomen. Au reste, ce petit espace n'est pas constant, et, lorsqu'il existe, il ne présente rien de fixe dans sa position; on le trouve tantôt au milieu des fibres qui vont à l'appendice xiphoïde, tantôt entre celles-ci et le faisceau destiné à la septième côte. Les fibres *externes* [*e-e-e*] s'insèrent au cartilage des six dernières côtes, et même un peu à la portion osseuse des quatre dernières ; leurs faisceaux, disposés en languettes, vont s'entrecroiser avec les digitations du muscle transverse de l'abdomen. Il n'est pas rare d'observer, principalement au niveau de la onzième côte, des espaces où manquent les fibres charnues, et où la plèvre se trouve juxtaposée au péritoine. Les fibres *postérieures* [*f-f*] vont s'attacher aux arcades fibreuses sous lesquelles s'engagent les muscles psoas et carré des lombes ; enfin celles [*g-g*] qui sont placées immédiatement au devant de la colonne vertébrale se continuent dans les piliers ; ces deux dernières portions du diaphragme seront plus spécialement étudiées avec les parois de l'abdomen.

Le diaphragme est percé de plusieurs ouvertures destinées à donner passage aux organes qui se portent de la cavité thoracique à la cavité abdominale. Une de ces ouvertures, de forme quadrangulaire, est située dans le centre phrénique, près du bord postérieur, à l'union du foliole droit avec le foliole moyen. Elle est traversée par la *veine cave inférieure* [*h*] et adhère intimement à la tunique externe de ce vaisseau. On trouve quelquefois, à son voisinage, un trou dans lequel s'engage le tronc commun des veines sus-hépatiques.

L'orifice de l'*œsophage* [*k*] est placé entre le foliole moyen et la colonne vertébrale ; entièrement musculaire et constitué par les fibres des piliers, il est en forme de boutonnière. Les nerfs pneumogastriques accolés au conduit œsophagien traversent cette ouverture avec lui.

L'orifice *aortique* [*l*] donne en même temps passage au canal thoracique et à la veine *azygos* [*m*]; il occupe la partie antérieure de la colonne vertébrale et marque la limite entre l'aorte thoracique et l'aorte abdominale. En apparence musculaire, cet orifice est cependant circonscrit par des fibres aponévrotiques, dont la réunion forme un anneau fibreux.

Le diaphragme est l'un des agents les plus puissants du mouvement d'inspiration. Aussi quelle gêne, quelle angoisse pour le patient, lorsqu'une blessure ou une pleurésie diaphragmatique condamne ce muscle à l'immobilité. En revanche, il peut suffire, seul, à entretenir la vie alors que tous les muscles inspirateurs sont mis dans l'impossibilité d'agir. C'est ce dont on peut s'assurer sur soi-même en maintenant volontairement les parois latérales de la poitrine dans une position fixe, et en respirant exclusivement avec le diaphragme; après quelques instants de gêne, on s'habitue parfaitement à ce mode de respiration. Il faudra donc avoir soin de laisser au diaphragme toute sa liberté d'action, en évitant de comprimer la paroi abdominale antérieure, lorsque, dans une fracture des côtes, on exercera une constriction énergique sur le thorax pour immobiliser les fragments.

Rien n'est plus aisé que de comprendre l'action du diaphragme : ses fibres sont curvilignes; en se raccourcissant, elles se redressent, la surface courbe représentée par le muscle tend à se transformer en surface plane, et par conséquent le diamètre vertical de la poitrine est augmenté. Quant à se demander si la face convexe du diaphragme peut devenir concave par le fait seul de la contraction musculaire, c'est là une question qui ne vaut pas la peine d'être discutée; il suffit de réfléchir un instant pour voir que cette supposition est non-seulement irréalisable mais encore absurde.

Une fois son effet produit, le diaphragme devient tout à fait passif pendant l'expiration, et s'il reprend sa convexité première, c'est qu'il est refoulé de bas en haut par les viscères de l'abdomen, comprimés eux-mêmes par les muscles expirateurs. Il peut ainsi remonter jusqu'à la quatrième côte du côté droit, tandis que du côté gauche il ne va pas ordinairement au delà de la cinquième. Toutefois il est à remarquer que ces mouvements étendus ne se passent jamais que dans les parties latérales du diaphragme, et que la partie moyenne ne subit, au contraire, que très-peu de déplacement. On aura l'explication de ce fait si l'on veut bien se rappeler que le foliole moyen du centre phrénique est solidement joint à la face inférieure du péricarde; or, celui-ci se continue, en haut, avec un feuillet aponévrotique qui n'est, en définitive, qu'une expansion de l'aponévrose cervicale profonde. Ce feuillet fixe donc la partie moyenne du diaphragme et ne lui permet que des mouvements d'abaissement à peine sensibles.

C'est en s'appuyant sur la présence de cette aponévrose que Beau et Maissiat ont avancé, contrairement à ce que l'on avait dit jusqu'alors, que le diaphragme agrandit non-seulement le diamètre vertical, mais encore les diamètres transverses du thorax, conclusion qui peut paraître surprenante au premier abord, mais qui s'explique par la hauteur différente du centre phrénique et des insertions costales. Si la partie moyenne du diaphragme ne s'abaisse presque pas, il en résulte que toutes les fibres musculaires qui en partent sont dirigées obliquement en bas et que leur contraction devra nécessairement avoir pour effet de soulever un peu les côtes, c'est-à-dire d'élargir la circonférence inférieure de la poitrine.

On s'est demandé quel effet les contractions du diaphragme pouvaient avoir sur le calibre des orifices dont il est percé. Pour l'orifice œsophagien il n'y a pas de doute, et il est incontestable que l'action musculaire a pour conséquence immédiate le resserrement de cette sorte de boutonnière ; mais dans aucun cas ce resserrement ne peut être tellement énergique qu'il s'oppose au vomissement, comme on l'a prétendu. La chose paraît beaucoup plus douteuse pour l'ouverture de la veine cave, malgré l'affirmation de Haller et celle de Cruveilhier ; Malgaigne nie formellement que les diamètres de cette ouverture soient influencés par la contraction du diaphragme, et, si j'étais contraint d'adopter une opinion, j'avoue que c'est vers celle-ci que je pencherais. L'aorte peut-elle être resserrée à son passage entre les piliers ? Beaucoup d'auteurs résolvent cette question par l'affirmative, et attribuent même à ce resserrement la fréquence relative des anévrysmes de l'aorte. Ici la chose ne me paraît avoir rien d'impossible, et en tenant compte de la structure de l'orifice aortique, on peut dire que si l'anneau fibreux qui double les fibres musculaires prévient en partie la compression du vaisseau, il ne l'empêche pas absolument.

Le diaphragme peut être atteint de différentes lésions sur lesquelles j'aurai soin d'appeler l'attention lorsque je m'occuperai de la cavité abdominale.

VAISSEAUX. — Les *artères* diaphragmatiques supérieures [1-1] naissent des mammaires internes et n'arrivent à la face supérieure du diaphragme qu'après avoir parcouru presque toute l'étendue verticale du médiastin. Leurs branches internes forment, en se réunissant, une arcade remarquable sur le foliole moyen du centre phrénique ; leurs branches périphériques s'unissent aux rameaux des intercostales. Enfin elles s'anastomosent dans l'épaisseur du muscle avec les branches terminales des diaphragmatiques inférieures.

Les *veines* diaphragmatiques supérieures accompagnent les artères et vont se jeter dans les veines mammaires internes.

Les *lymphatiques* sont très-nombreux, ils aboutissent aux ganglions médiastins.

Nerfs. — Le *phrénique* ne fournit que très-peu de rameaux à la face supérieure du diaphragme ; il traverse le muscle de haut en bas et s'épanouit principalement sur sa face inférieure. Nous savons que ce nerf vient des troisième, quatrième et cinquième paires cervicales, et que ce n'est qu'après un long trajet dans les régions sus-claviculaire et médiastine qu'il atteint la paroi inférieure du thorax. Il en résulte donc que le diaphragme peut encore fonctionner après que la moelle aura été sectionnée ou comprimée à la partie inférieure du cou, et que la respiration pourra encore s'effectuer d'une manière suffisante, malgré la paralysie de tous les muscles intercostaux.

Les nerfs *splanchniques* ne font que traverser le diaphragme pour se porter du thorax à l'abdomen.

FACE POSTÉRIEURE DU THORAX.

La paroi postérieure de la poitrine s'étend verticalement de la première vertèbre dorsale à la première vertèbre lombaire ; ses limites latérales sont marquées par l'angle des côtes et la saillie des muscles sacro-spinaux. Cet ensemble, de forme rectangulaire, constitue une région assez naturelle, décrite par certains auteurs sous le nom de région *dorsale*. D'autres, au contraire, invoquant le peu d'importance que présente isolément chacune des régions cervicale postérieure, dorsale, lombaire et sacro-coccygienne, s'appuyant principalement sur l'inconvénient de morceler en quatre parties distinctes un tout aussi homogène que la colonne vertébrale, réunissent ces quatre régions en une seule, le *rachis*, dont ils étudient successivement les parties molles, puis la tige osseuse.

Pour moi, si j'avais à opter entre ces deux manières de voir, c'est sans contredit à la dernière que je donnerais la préférence ; cependant le lecteur a pu voir que je ne l'ai pas entièrement adoptée dans cet ouvrage, puisque j'ai déjà décrit séparément la région de la nuque. C'est qu'il m'a semblé que cette région se distingue du reste de la région spinale par une importance propre au point de vue pratique et surtout par une structure anatomique bien différente. A partir de la région dorsale, tout devient uniforme ; même disposition dans les plans musculaires, dans les aponévroses, dans la charpente osseuse, et si l'on rencontre dans certains points des différences que j'aurai soin de signaler, elles portent plutôt sur les détails que sur l'ensemble et ne me paraissent pas de nature à justifier une subdivision. C'est donc en m'appuyant sur ces considérations que je me suis décidé à réunir en un seul tout, sous le nom de région *dorso-lombaire*, la paroi postérieure de la cavité thoraco-abdominale comprise entre la limite inférieure des régions cervicales et le bord supérieur du sacrum.

Quant à la portion sacro-coccygienne de la colonne vertébrale, si j'ai omis de la faire rentrer dans mon cadre, c'est qu'elle ne présente qu'un médiocre intérêt à l'anatomiste comme au chirurgien ; d'ailleurs les quelques mots que j'aurai à en dire trouveront tout naturellement leur place lorsque j'étudierai la cavité du bassin ou les régions fessières dont le sacrum et le coccyx font également partie.

Région dorso-lombaire.

1er *Plan. — Côté gauche de la figure.* — La région *dorso-lombaire* est médiane, impaire et symétrique ; le plan passant au-dessous de la septième apophyse épineuse cervicale la sépare du cou. Sa limite inférieure est déterminée par un plan horizontal rasant le bord supérieur du sacrum et les crêtes iliaques ; enfin, sur les côtés, elle est séparée des régions voisines par un plan vertical mené immédiatement en dehors de la saillie des muscles sacro-lombaires, c'est-à-dire suivant l'angle des côtes. Ainsi limitée, elle se trouve bornée en haut par la région de la nuque, en bas par le sacrum et les deux régions fessières, et latéralement par les régions costales, scapulaires et costo-iliaques. Sa face profonde, constituée par la saillie des corps vertébraux et les parties adjacentes, limite en arrière les cavités du thorax et de l'abdomen. Pl. 58.

En examinant la forme générale de cette région dans le sens vertical, on voit qu'elle est convexe dans sa portion dorsale et concave dans sa portion lombaire ; examinée dans le sens transversal elle paraît convexe à toutes les hauteurs, mais plus en bas qu'en haut.

La ligne médiane est occupée par un sillon vertical très-légèrement incurvé à droite dans sa moitié supérieure, et dont la profondeur dépend du plus ou moins de saillie des muscles spinaux. En promenant le doigt dans ce sillon, on sent une série de tubercules osseux formés par les extrémités libres des apophyses épineuses; l'accumulation du tissu adipeux sous la peau rend leur relief moins net au toucher, mais quel que soit le degré d'embonpoint du sujet, il est toujours possible d'en constater l'existence et d'en déterminer approximativement la forme. Chez les individus maigres, il n'est plus nécessaire d'employer le palper pour retrouver ces saillies; on les voit soulever la peau et former une espèce de crête festonnée, la *crête épinière*, l'*épine dorsale*, qu'on peut rendre plus apparente encore par l'incurvation du tronc en avant. De toutes les parties de la colonne vertébrale, la crête épinière est la seule accessible à l'exploration directe, et dans beaucoup de cas, le chirurgien n'a, pour établir son diagnostic, que les données fournies par cette exploration.

La *peau* est dense, épaisse, un peu plus mobile sur les côtés que celle de la nuque, mais fixée sur la ligne médiane par des lamelles fibreuses qui, de la face profonde du derme, vont s'insérer à toutes les apophyses épineuses; aussi est-il très-rare de voir se développer, à ce niveau, aucune espèce de tumeurs solides ou liquides. En raison de cette disposition, le tissu adipeux sous-cutané est toujours beaucoup moins abondant au milieu que sur les côtés, où il acquiert parfois une épaisseur considérable et où il devient souvent le point de départ de productions lipomateuses. L'anthrax, le furoncle, sont extrêmement fréquents dans cette couche, et ici comme à la nuque, le développement de ces inflammations s'accompagne de très-vives douleurs occasionnées par le défaut d'extensibilité des trabécules sous-dermiques et par l'étranglement qui en résulte. Il n'est pas rare de voir les plaies, les écorchures même les plus insignifiantes en apparence, se compliquer d'érysipèles d'autant plus à surveiller, qu'ils s'étendent rapidement et peuvent prendre des proportions considérables.

Un *fascia superficialis* lamelleux bien évident recouvre les parties latérales de la région dorso-lombaire et passe sans ligne de démarcation dans les régions voisines. Ce fascia n'est plus distinct au niveau de la crête épinière, il se confond avec les tractus fibreux sous-cutanés et s'insère avec eux sur les apophyses épineuses des vertèbres.

2e *Plan. — Côté droit de la figure.* — Une aponévrose d'enveloppe plutôt celluleuse que franchement fibreuse recouvre immédiatement les fibres musculaires; elle n'est que la continuation de celle que nous avons vue à la nuque. Au-dessous, deux muscles, le trapèze et le grand dorsal, forment un plan continu dans toute la hauteur de la région.

Le *trapèze* [a] a déjà été partiellement étudié avec la nuque et le triangle sus-claviculaire; sa portion contenue dans la région dorso-lombaire affecte la forme d'un triangle dont le côté interne adhère au sommet des apophyses épineuses dorsales et aux ligaments qui les séparent; le côté supérieur, horizontal, est déterminé par les fibres qui vont de l'apophyse proéminente à l'épine de l'omoplate, tandis que le côté externe ou inférieur joint cette épine à l'apophyse épineuse de la dernière vertèbre dorsale. Les fibres musculaires sont donc horizontales en haut, et d'autant plus obliques, qu'on les examine plus inférieurement.

J'ai déjà indiqué la demi-ellipse aponévrotique que présente ce muscle à la région de la nuque; cette portion fibreuse ne descend pas ordinairement plus bas que la seconde vertèbre dorsale. Aplati et très-peu épais, le trapèze est sous-cutané dans toute son étendue; par sa face profonde, il recouvre le grand dorsal dans l'espace compris entre la septième et la douzième vertèbre dorsale. Enfin en dehors il cache la fosse sus-épineuse tout entière et une portion de la fosse sous-épineuse, mais il appartient alors à la région de l'épaule.

Le *grand dorsal* [b] se fixe aux apophyses épineuses des cinq dernières vertèbres dorsales, à toutes les apophyses épineuses lombaires et à la crête sacrée, par l'intermédiaire d'une *aponévrose* [c] très-forte et très-remarquable sur laquelle j'aurai à revenir dans un instant. Ses fibres présentent une direction sensiblement parallèle à celles du trapèze; les supérieures horizontales, les inférieures obliques en haut et en dehors, se rapprochent, se condensent en gagnant la limite externe de la région et se dirigent vers le creux de l'aisselle où nous les retrouverons. J'aurai aussi l'occasion d'indiquer, à propos de l'abdomen, les rapports du grand dorsal avec les muscles de la région costo-iliaque.

J'ai dit plus haut que le trapèze et le grand dorsal forment un plan musculaire continu depuis la vertèbre proéminente jusqu'à la crête iliaque; cela n'est pas rigoureusement exact, et l'on peut voir qu'il existe entre le bord inférieur du trapèze, le bord supérieur du grand dorsal et le bord spinal de l'omoplate, un petit espace triangulaire par lequel on arrive directement sur le bord inférieur du rhomboïde. Je me borne pour le moment à indiquer le fait; nous verrons tout à l'heure quelle conséquence pratique on peut en tirer.

Avant d'aller plus loin, je veux faire remarquer l'analogie qui existe, au point de vue des suppurations diffuses, entre le plan que je viens de décrire et le plan musculaire superficiel de la région costale.

On trouve, de part et d'autre, des muscles aplatis en rapport par leurs deux faces avec un tissu conjonctif lâche et très-extensible. D'ailleurs ce tissu se continue de l'une à l'autre de ces deux régions, et le pus s'y étale en larges nappes avec la plus grande facilité. Il faut donc, ici comme à la paroi latérale du thorax, ouvrir de bonne heure les collections purulentes pour éviter les décollements.

VAISSEAUX. — Pas d'artères importantes, mais un nombre considérable de petits rameaux musculaires et cutanés venus : 1° de la *scapulaire supérieure* [1-1]; 2° du rameau *spinal* des artères *intercostales* [4-4-4]; 3° de la *scapulaire inférieure* [2]; 4° de la *scapulaire postérieure* [3]; 5° des artères *lombaires* [5-5]; 6° enfin de la branche supérieure de l'artère *ilio-lombaire* [6].

Aucun de ces rameaux ne pourrait donner naissance à un écoulement sanguin bien important, aussi les plaies superficielles de la région dorso-lombaire ne sont-elles jamais suivies d'hémorrhagie. Des *veinules* accompagnent les artères.

De même que dans toutes les régions un peu étendues, les *lymphatiques* ont un trajet différent suivant la hauteur à laquelle on les examine. Ceux de la partie supérieure vont aux ganglions cervicaux postérieurs et sus-claviculaires; ceux de la partie moyenne aboutissent aux ganglions axillaires, et ceux du bas de la région aux plus externes des ganglions inguinaux. De là des engorgements ganglionnaires correspondant à l'inflammation de telle ou telle portion d'où naissent les vaisseaux afférents. Cependant on observe quelquefois, à cet égard, d'apparentes anomalies : ainsi c'est un ganglion inguinal qui s'engorgera à la suite d'un anthrax ou d'un furoncle siégeant à la hauteur de l'omoplate. Ces anomalies s'expliquent par le trajet même des vaisseaux, car, comme l'a fait voir Sappey, les lymphatiques s'entrecroisent parfois sans s'anastomoser et vont aboutir à des ganglions très-éloignés. Il faudra donc explorer attentivement toute la région dorso-lombaire pour découvrir la véritable cause de certaines de ces adénites.

NERFS. — Comme les vaisseaux sanguins, ils sont nombreux, mais aucun ne mérite une mention spéciale. Fournis par les branches postérieures des nerfs spinaux, ils n'arrivent aux téguments qu'après avoir animé les muscles de la région.

59. *Plan profond.* — Si je réunis en un seul paragraphe tout ce qui me reste à décrire de la région dorso-lombaire, ce n'est pas que les

différents organes que nous allons rencontrer soient situés sur un seul et même plan ; ils forment, au contraire, plusieurs couches parfaitement distinctes, mais tellement peu intéressantes à connaître en détail, qu'une énumération rapide suffit pour en donner une idée. Je vais donc indiquer brièvement la disposition des parties molles, me réservant d'insister plus spécialement sur celle du squelette.

Le muscle *rhomboïde* [*b*] est immédiatement sous-jacent au trapèze ; il est obliquement étendu de l'épine dorsale au bord spinal de l'omoplate et affecte la forme d'un parallélogramme. La direction de ses fibres indique suffisamment son action, et l'on voit qu'il élève le bord spinal du scapulum, en même temps qu'il le rapproche de la ligne médiane. Ce muscle recouvre le tronc de l'artère scapulaire postérieure [2-3] et reçoit, par sa face profonde, une branche nerveuse du plexus cervical.

Il est encore un rapport du rhomboïde sur lequel je veux appeler l'attention : on se rappelle, sans doute, l'existence d'un petit triangle celluleux situé entre le bord inférieur du trapèze, le bord supérieur du grand dorsal et le bord postérieur de l'omoplate, triangle au fond duquel on arrive directement sur le bord inférieur du rhomboïde. Il est facile de concevoir qu'en introduisant le doigt dans cet interstice, en soulevant le bord inférieur de ce dernier muscle et en cheminant de bas en haut, dans le tissu conjonctif lâche qui double sa face profonde, on passera au-dessous du scapulum, dans un espace celluleux limité en avant par les côtes et en arrière par le muscle grand dentelé et la fosse sous-scapulaire ; or, cet espace communique lui-même par sa partie supérieure avec le tissu conjonctif profond des parties latérales du cou. On s'explique, par la connaissance de cette voie de communication, comment du pus développé sur les côtés de la portion cervicale du rachis peut, en suivant la face profonde du muscle angulaire, passer au-dessous de l'omoplate, puis franchir le bord inférieur du rhomboïde et venir proéminer sous la peau de la région dorso-lombaire.

Une fois le rhomboïde enlevé, on trouve une aponévrose [*e-e*] blanche, très-épaisse, surtout dans sa partie inférieure, mais partout assez résistante pour opposer une barrière infranchissable à la marche des collections purulentes. Cette aponévrose s'étend depuis la face postérieure du sacrum jusqu'à la nuque, elle occupe donc toute la hauteur de la région dorso-lombaire. Elle se fixe, sur la ligne médiane, à toutes les apophyses épineuses des vertèbres dorsales, lombaires et sacrées ; d'autre part, son bord externe s'insère à l'angle des côtes, puis, dans l'intervalle compris entre la douzième côte et la crête iliaque, il reçoit des feuillets aponévrotiques venus des muscles petit oblique [L] et transverse [M] de l'abdomen, connexion sur laquelle je reviendrai et que l'examen d'une coupe transversale de l'abdomen rendra bien plus facilement compréhensible (voy. pl. 73, *q*, *r*). Quoi qu'il en soit, cette aponévrose forme la paroi postérieure d'une loge verticale complétement fermée, si ce n'est pour le passage des vaisseaux et des nerfs. La paroi antérieure de la même loge est constituée par les lames vertébrales, les apophyses transverses, les articulations costo-vertébrales et une lame fibreuse qui revêt la face postérieure du muscle carré des lombes. Les deux loges semblables, accolées sur les côtés de la ligne médiane comme les canons d'un fusil double, ne communiquent pas entre elles ; la cloison qui les sépare est formée par les apophyses épineuses et les ligaments interépineux.

L'aponévrose que je viens d'indiquer donne insertion, par sa partie inférieure, aux muscles grand dorsal et grand fessier ; elle a de plus des rapports intimes avec les deux petits dentelés. Le *petit dentelé supérieur* [*c*] ne lui est guère uni que par des adhérences celluleuses, mais le *petit dentelé inférieur* [*d*] prend sur elle toutes ses insertions fixes. L'extrémité inférieure du *splénius* [*f*] en recouvre une petite portion.

Chacune des gaînes ostéo-fibreuses verticales est occupée par un ensemble de muscles auxquels on donne le nom collectif de muscles des gouttières vertébrales. Réunis, confondus en une seule *masse commune* depuis le sacrum jusqu'à la hauteur de la douzième côte, ces muscles se séparent alors, et de leur dissociation résulte un très-grand nombre de faisceaux qui, eu égard à leur direction, peuvent être rangés sous quatre chefs : 1° le *sacro-lombaire* [*g*] ; 2° le *long dorsal* [*h*] ; 3° le *long interépineux du dos* [*k*] ; 4° le *transversaire épineux*. Qu'on ne s'attende pas à trouver ici une description de ces muscles telle qu'en renferment tous les traités d'anatomie descriptive ; ce serait perdre son temps en digressions tout à fait déplacées lorsqu'il s'agit d'applications ; car, en admettant que l'on voulût tenter la myotomie rachidienne tant vantée par J. Guérin et tant décriée par d'autres, je me demande si l'inventeur lui-même de la méthode, bien que très-habile anatomiste, n'a pas toujours agi sans se préoccuper de la direction exacte des faisceaux qu'il divisait. Bornons-nous à constater que les quatre muscles dont il est question ne sont pas également longs, et qu'un seul, le transversaire épineux, qui est en même temps le plus profond, remonte jusqu'à la partie supérieure de la nuque (voy. p. 305).

Rien d'important à signaler sur les vaisseaux et sur les nerfs. Qu'un instrument vulnérant pénètre jusque dans les couches les plus profondes de la région, et partout il ne rencontrera que des rameaux insignifiants. Tout au plus pourrait-on admettre, comme possible, la lésion de l'artère scapulaire postérieure, mais seulement vers l'extrémité terminale de son trajet, c'est-à-dire dans une partie où elle est réduite à un très-faible calibre, car dans tout le reste de son étendue, ce vaisseau est caché sous le bord spinal de l'omoplate. En résumé, les plaies du dos et des lombes ne se compliquent jamais d'hémorrhagie, et l'on peut dire qu'elles ne sont pas dangereuses par elles-mêmes ; toutefois on conçoit qu'une arme profondément enfoncée dans la région dorso-lombaire puisse pénétrer dans la poitrine ou dans l'abdomen, mais ceci n'infirme en rien la proposition que je viens d'établir.

Arrêtons maintenant notre attention sur le squelette.

La colonne vertébrale est représentée dans cette région par dix-sept pièces : douze vertèbres dorsales et cinq vertèbres lombaires. Nous avons vu plus haut que la longueur de la tige osseuse étendue de l'occipital à la première vertèbre dorsale est sensiblement égale pour tous les individus, la même considération s'applique à la colonne dorso-lombaire. En effet, celle-ci, mesurée avec soin par des observateurs différents et sur un très-grand nombre de sujets, a toujours présenté, sauf de très-légères différences, une hauteur de 46 centimètres, 30 pour la portion dorsale et 16 pour la portion lombaire, ce qui prouve bien, comme on l'a souvent avancé, que les différences de taille tiennent surtout à la longueur des membres inférieurs.

Deux courbures en sens inverse donnent à cette partie de la colonne vertébrale la forme d'une *S* italique : l'une, concave antérieurement, correspond aux vertèbres dorsales et augmente d'une manière notable l'étendue antéro-postérieure de la cavité thoracique ; l'autre, convexe dans le même sens, s'étend de la première vertèbre lombaire au promontoire. Ces deux courbures sont du reste bien plus accusées sur le rachis dépouillé de ses parties molles.

Outre ces inflexions antéro-postérieures, on observe encore, entre la troisième et la cinquième vertèbre dorsales, une petite déviation latérale en forme d'arc à concavité tournée à gauche. D'abord attribuée à la présence de l'aorte sur le côté gauche des vertèbres dorsales, l'existence de cette courbure fut autrement interprétée par Bichat, puis par Béclard. D'après eux, elle serait due à l'usage habituel du membre supérieur droit et à l'inclinaison du tronc à gauche pendant les efforts de ce membre. En admettant l'exactitude de cette explication, il devrait nécessairement en résulter que chez tous les gauchers, sans exception, la concavité doit être tournée à droite. C'est, en effet, ce que Béclard a constaté deux fois, mais depuis, l'examen cadavérique est venu donner de nombreux démentis à cette assertion. D'autre part, sur des individus chez lesquels il y avait transposition des viscères, Grisolle, Bouvier, Cruveilhier et Gery ont rencontré la courbure à gauche, c'est-à-dire du côté correspondant à l'aorte; ce qui semblerait donner raison à l'opinion ancienne. Quoi qu'il en soit, cette courbure est constante, et il est bon d'être prévenu de son existence pour ne pas l'attribuer à un état pathologique. Il est rare qu'elle soit appréciable chez l'enfant en très-bas âge.

La face postérieure de la colonne vertébrale présente, sur la ligne médiane, les apophyses épineuses, et sur les côtés les lames vertébrales, les apophyses articulaires et les apophyses transverses.

Les *apophyses épineuses* forment, par leur superposition, l'*épine dorsale*, crête superficiellement placée, et par cela même accessible à l'exploration et aux instruments du chirurgien. Dans la portion dorsale du rachis elles sont longues, pointues, très-obliquement dirigées en bas, de manière à s'imbriquer et à s'opposer absolument à l'introduction des corps étrangers dans le canal rachidien, sauf le cas où elles sont préalablement fracturées. Leur face supérieure est disposée en dos d'âne, en angle dièdre ; leur face inférieure est plane, de sorte que leur coupe transversale représente un triangle. Celles des vertèbres lombaires ont une direction et une forme toutes différentes; elles sont horizontales, aplaties latéralement et rectangulaires.

Chez la majorité des individus bien constitués, les apophyses épineuses sont régulièrement disposées en série verticale, mais il n'est pas rare de trouver des sujets chez lesquels une ou plusieurs de ces apophyses sont déviées et situées plus ou moins en dehors de l'alignement, même en l'absence de toute lésion pathologique. C'est là une circonstance qu'il ne faut jamais perdre de vue : et l'on aura toujours le soin de s'enquérir si la difformité est antérieure ou non à l'accident pour lequel on aura été appelé, d'autant plus qu'il n'est pas très-rare d'observer des fractures des apophyses épineuses, ce qui se comprend sans peine, puisque tous les chocs de la partie postérieure du tronc peuvent atteindre l'épine dorsale. Au reste, lorsque ces apophyses sont seules fracturées, la lésion n'est généralement pas bien grave.

Les *lames* vertébrales sont verticales ; elles ne se recouvrent pas comme celles des vertèbres cervicales, mais elles sont assez rapprochées pour qu'un instrument vulnérant ne puisse pas pénétrer dans leurs interstices à travers les ligaments jaunes. La moelle est donc encore efficacement protégée de ce côté. Celles des vertèbres lombaires ont une hauteur considérable relativement à leur peu d'étendue transversale.

Les *apophyses articulaires* sont planes et verticales au dos, verticales et arrondies aux lombes, mais partout disposées de telle sorte qu'il ne leur est pas possible de se disjoindre sans se briser. Leurs fractures sont infiniment plus fréquentes dans la portion lombaire que dans la portion dorsale.

Les *apophyses transverses* représentent des leviers sur lesquels s'appliquent les forces destinées à imprimer des mouvements de latéralité à l'axe rachidien. A la région dorsale, ces leviers sont prolongés par les côtes ; aux lombes, les côtes font défaut, mais l'anatomie comparée démontre que les apophyses transverses des vertèbres lombaires ne sont autre chose que des côtes abdominales rudimentaires. Il est des animaux, le rhinocéros entre autres, chez lesquels ces côtes restent distinctes pendant toute la vie.

La face antérieure de la colonne dorso-lombaire représente une saillie verticale formée par la superposition des corps vertébraux et recourbée en *S* dans le même sens que l'épine dorsale ; elle est très-profondément située, et répond à l'intérieur des cavités thoracique et abdominale. Dans la première de ces deux cavités, elle est complétement inaccessible à l'exploration, tandis qu'il est possible d'atteindre la face antérieure des vertèbres lombaires en déprimant la paroi antérieure de l'abdomen.

Les corps vertébraux, examinés d'une manière générale, paraissent d'autant plus volumineux que l'on se rapproche davantage du sacrum ; mais il existe à cet égard quelques exceptions comparables à celles que nous avons constatées en étudiant la portion cervicale du rachis : ainsi le corps de la première vertèbre dorsale est un peu plus volumineux que ceux qui le suivent immédiatement ; de même, celui de la seconde vertèbre lombaire offre une prédominance sensible sur celui de la troisième. A la région dorsale, ils sont à peu près également étendus dans tous les sens ; mais aux lombes, bien que leur hauteur ait augmenté, leur largeur s'est accrue tellement, que leur diamètre transverse l'emporte de beaucoup sur le diamètre vertical. Leur face supérieure et leur face inférieure sont légèrement excavées, de telle sorte que chaque corps de vertèbre a la forme d'une lentille biconcave, tandis que l'espace compris entre deux corps superposés représente une lentille biconvexe ; enfin, ils sont complétement dépourvus des crochets que nous avons rencontrés sur la face supérieure des vertèbres cervicales, crochets qui augmentent tout à la fois la mobilité et la solidité de cette portion du rachis. Aussi, tandis qu'on n'a jamais observé de luxations latérales des vertèbres cervicales, on a vu deux fois ce genre de déplacement se produire à la région dorso-lombaire.

Notons encore que les corps vertébraux n'ont pas la même hauteur en avant et en arrière, et qu'ils sont partout disposés de manière à produire les concavités et les convexités de l'axe rachidien. Ceux des vertèbres dorsales se distinguent en outre de ceux des autres régions en ce qu'ils portent, de chaque côté, deux demi-facettes destinées à s'articuler avec la tête des côtes.

Toutes ces pièces osseuses s'emboîtent réciproquement ; elles sont solidement unies entre elles par des ligaments résistants, et si l'on tient compte de leur mobilité respective, si favorable à la décomposition des chocs, on comprendra qu'il faille une force considérable pour les fracturer ou les déplacer. On peut du reste se faire une idée de la solidité de la colonne vertébrale en sachant que Bouvier a pu attacher un poids de 150 kilogrammes aux hanches d'un cadavre suspendu par la tête, sans produire aucune espèce de rupture. Jetons un coup d'œil rapide sur ces articulations.

Les corps vertébraux sont joints par les deux *grands surtouts* ligamenteux et par les *disques intervertébraux*. Les deux premiers de ces ligaments ne sont que la continuation de ceux que nous avons vus dans la région cervicale. Quant aux disques, ils ne présentent rien de particulier à noter ; leur couche corticale se compose de fibres entre-croisées, obliquement étendues d'une vertèbre à l'autre, et leur portion centrale contient cette substance pulpeuse dont le déplacement paraît jouer un certain rôle dans les mouvements de la colonne vertébrale.

L'union des apophyses articulaires entre elles est une arthrodie. Une espèce de capsule incomplète recouvre les surfaces en contact et ne permet que des mouvements de glissement presque nuls pour les vertèbres dorsales, un peu plus prononcés pour les vertèbres lombaires. D'ailleurs, cette articulation doit sa solidité bien plus à la disposition des surfaces articulaires qu'à la résistance de ses moyens d'union. Grâce à cette disposition, la colonne dorso-lombaire supporte des efforts extrêmement violents sans se disjoindre, et il est jusqu'à présent sans exemple qu'il s'y soit produit des luxations sans fracture préalable. Encore dans ce cas les déplacements y sont-ils beaucoup plus rares que dans la région cervicale, puisque sur 57 luxations de la colonne vertébrale relevées par Malgaigne, 13 seulement portaient sur les vertèbres du dos et des lombes. J'ai dit plus haut (voy. p. 310) que des luxations sans fracture avaient été observées plusieurs fois à la région cervicale.

En arrière, on rencontre les ligaments *interépineux* et *surépineux*. Ce dernier s'étend depuis la septième vertèbre cervicale jusqu'au sacrum, sur le sommet des apophyses épineuses dorsales et lombaires; il est représenté à la nuque par le raphé cervical postérieur. Quant aux ligaments interépineux, ils unissent deux apophyses épineuses consécutives, et forment avec celles-ci une cloison médiane, qui divise la région dorso-lombaire en deux moitiés complétement séparées. Je rappelle que ces ligaments n'existent pas au cou, où ils sont remplacés par des muscles.

Indépendamment des articulations vertébrales proprement dites, la région dorso-lombaire présenterait encore à étudier les moyens d'union des côtes avec les corps vertébraux et les apophyses transverses; mais je n'insisterai pas longuement sur la description de ces articulations, car s'il est bien démontré aujourd'hui qu'il peut exister des luxations des côtes sur la colonne vertébrale, il faut reconnaître aussi que ce sont là des faits très-rares et tellement exceptionnels, qu'ils n'ont d'autre intérêt que celui de la curiosité.

La tête des côtes porte une double facette, en contact avec la partie latérale de deux corps vertébraux; un ligament antérieur rayonné, un ligament postérieur à fibres transversales et un ligament interosseux complètent l'articulation *costo-vertébrale*. La première côte fait exception; sa tête ne porte qu'une facette et son articulation costo-vertébrale est entourée d'une espèce de capsule orbiculaire semblable à celles des énarthroses. L'articulation *costo-transversaire* présente un ligament interosseux bien plus puissant que celui de l'articulation costo-vertébrale, un ligament costo-transversaire postérieur et un ligament costo-transversaire supérieur; celui-ci vient non pas de l'apophyse transverse sur laquelle repose la côte, mais de celle qui est au-dessus.

Les différents mouvements du rachis s'exécutent principalement dans la portion cervicale, les pièces de la colonne dorso-lombaire n'y participent que dans une très-faible proportion. La flexion et l'extension sont à peine appréciables de la première à la onzième vertèbre dorsale et dans toute la région lombaire; on ne les observe manifestement qu'entre la onzième et la douzième vertèbre dorsale, et surtout entre celle-ci et la première lombaire. Quant au mouvement de torsion, très-peu marqué au milieu de la portion dorsale, il devient à peu près nul de la onzième vertèbre dorsale au sacrum.

La forme et les diamètres du canal rachidien présentent quelques différences, suivant le point de la région dorso-lombaire que l'on examine. Dans la région dorsale, le canal est étroit, arrondi, et la moelle le remplit presque entièrement. Si cette disposition n'a pas d'inconvénient à l'état normal, à cause du peu de mobilité des vertèbres dorsales, il n'en est plus de même dans les circonstances pathologiques, et pour peu que le diamètre du canal soit rétréci par une fracture, un épanchement, l'affaissement d'un corps de vertèbre carié, etc., la moelle est fatalement comprimée. A la région lombaire, le trou vertébral est triangulaire, plus large que celui des vertèbres dorsales; mais à aucune hauteur il ne présente autant d'ampleur que dans la portion cervicale. La moelle épinière ne descend pas jusqu'au sacrum, elle s'arrête, chez l'adulte, au niveau du disque intervertébral placé entre la première et la seconde vertèbre lombaire; plus bas, le canal est occupé par les nerfs de la *queue de cheval*, au milieu desquels on suit, jusqu'à la partie inférieure du canal sacré, un prolongement de la pie-mère appelé *ligament coccygien*. Chez le fœtus et dans les premiers temps qui suivent la naissance, la moelle descend toujours un peu plus bas que chez l'adulte.

En étudiant les régions du cou, j'ai fait voir (page 314) que dès leur origine les nerfs rachidiens affectent une direction oblique, de façon à s'engager dans un trou de conjugaison situé bien au-dessous du point où ils se détachent de la moelle. Plus on descend, plus cette obliquité devient considérable; à la région dorsale, les nerfs pénètrent dans les trous placés à deux vertèbres au moins au-dessous de leur origine; à la région lombaire, ils deviennent presque verticaux, et pour les nerfs sacrés, par exemple, la longueur du trajet intra-rachidien se mesure par l'espace compris entre la première vertèbre lombaire et la partie inférieure du bassin. Je transcris ici, d'après Jadelot, la fin du tableau dont j'ai déjà donné la première partie à propos des nerfs cervicaux :

La première	paire dorsale naît	au-dessus de l'épine de la sixième vertèbre cervicale jusqu'à celle de la septième.
La deuxième	— —	depuis l'épine de la septième vertèbre cervicale jusqu'à celle de la première dorsale.
La troisième	— —	depuis l'épine de la première vertèbre dorsale jusqu'au milieu de l'espace compris entre cette éminence et celle de la deuxième vertèbre dorsale.

La quatrième	paire dorsale naît	au-dessus de la deuxième épine dorsale jusqu'au-dessous de cette éminence.
La cinquième,	— —	un peu au-dessus de la troisième épine dorsale jusqu'un peu au-dessous de cette éminence.
La sixième,	— —	un peu au-dessus de la quatrième épine dorsale jusqu'au-dessous de cette éminence.
La septième,	— —	à la hauteur de la cinquième épine dorsale et au-dessus.
La huitième,	— —	de la cinquième épine dorsale jusqu'un peu au-dessus de la sixième.
La neuvième,	— —	de la sixième épine dorsale jusqu'un peu au-dessus de la septième.
La dixième,	— —	de la septième épine dorsale jusqu'un peu au-dessus de la huitième.
La onzième,	— —	de la huitième épine dorsale jusqu'un peu au-dessus de la neuvième.
La douzième,	— —	de la neuvième épine dorsale jusqu'au-dessus de la onzième.

Les cinq paires lombaires naissent depuis l'épine de la onzième vertèbre dorsale jusqu'au-dessous de l'épine de la douzième.

Enfin, l'origine des six paires sacrées est comprise entre l'épine de la douzième vertèbre dorsale et celle de la première vertèbre lombaire.

Il résulte de là qu'une section transversale de la moelle, faite au niveau de la douzième apophyse épineuse dorsale, paralysera presque tout le plexus sacré, c'est-à-dire les nerfs des fesses, des parties génitales, de l'anus, de la face postérieure de la cuisse, de la jambe et du pied.

Si la section portait à la hauteur de la onzième apophyse épineuse, elle entraînerait en outre la paralysie de tout le plexus lombaire, de sorte que la sensibilité et le mouvement seraient complétement abolis dans toute la partie du corps située au-dessous des crêtes iliaques.

Si la moelle est coupée au niveau de la cinquième vertèbre dorsale, on observera en plus la paralysie des muscles de l'abdomen.

Entre la première et la deuxième vertèbre dorsale, les plexus brachial et cervical resteraient seuls intacts, presque tous les muscles intercostaux seraient paralysés, et il y aurait en même temps diminution de la sensibilité dans les téguments de la face interne du bras.

Il est à remarquer que, lorsque la section n'intéresse qu'une partie de la moelle, la paralysie qui en résulte n'est pas toujours incurable. Brown-Séquard et Follin ont en effet démontré qu'à la suite de semblables lésions, la continuité de l'axe nerveux peut se rétablir, et qu'au bout d'un certain temps les fonctions s'exécutent normalement.

Parmi les causes de compression de la moelle, j'ai cité plus haut l'affaissement d'un ou plusieurs corps vertébraux atteints de carie. On sait que, dans la maladie connue sous le nom de *mal de Pott*, les corps de vertèbres s'érodent, se creusent de cavités de plus en plus spacieuses, et qu'à un moment donné, lorsque la coque osseuse restante n'est plus assez solide pour résister à la pression des vertèbres supérieures, elle s'affaisse par une sorte d'écrasement. De là des gibbosités qu'il ne faut pas confondre avec celles que produit le rachitisme. Dans cette dernière affection, le tissu osseux de la colonne vertébrale est ramolli dans une grande étendue, souvent en totalité; les courbures anormales portent à la fois sur un certain nombre de vertèbres : aussi les arcs qu'elles décrivent ont-ils toujours un assez grand rayon, et, pendant qu'elles se produisent, il se développe en même temps des courbures en sens inverse dites *courbures de compensation*, par le moyen desquelles le centre de gravité se trouve ramené dans la verticale. Ainsi déformée, la colonne vertébrale se compose d'une suite de flexuosités arrondies, je dirais presque gracieuses. Dans le mal de Pott, la déformation n'atteint qu'un très-petit nombre de vertèbres, souvent une seule. La saillie des apophyses épineuses est brusque, plutôt anguleuse qu'arrondie, et jamais il ne se produit de courbures de compensation. En outre, il est rare qu'on n'observe pas, dans ces cas, des troubles de l'innervation dus à la compression de la moelle, tels que fourmillements dans les membres inférieurs, quelquefois même paraplégie complète, tandis que rien de pareil ne se produit dans le rachitisme.

Est-il possible de détruire ces gibbosités et d'obtenir un redressement convenable de la colonne vertébrale ? Pour celles qui proviennent du mal de Pott, il n'y faut pas songer ; l'opinion unanime des chirurgiens est qu'on doit s'abstenir de toute tentative. Pour les autres, la question peut être résolue affirmativement ou négativement, suivant l'âge du sujet. Le rachitisme est une maladie de l'enfance ; or, jusqu'à l'âge de quinze à seize ans, le tissu osseux conserve encore un certain degré de malléabilité, et l'on peut espérer, sinon une guérison complète, au moins une amélioration notable ; mais qu'on ne l'oublie pas, ce qui fait obstacle au redressement, c'est la forme vicieuse des vertèbres et non point la rétraction musculaire, comme l'ont soutenu avec infiniment de talent, mais bien à tort, les partisans de la myotomie. Que les muscles soient raccourcis du côté des concavités, c'est incontestable, mais cette contracture est presque toujours secondaire, et, dans aucun cas, elle n'est la cause de la déformation, du moins lorsque celle-ci est un peu ancienne. La preuve, c'est que les moyens orthopédiques réussissent souvent seuls, et qu'on n'obtient jamais rien par la ténotomie, si l'on n'y joint l'orthopédie. Tout ce que l'on peut dire en faveur des sections musculaires, c'est qu'elles sont inoffensives, mais elles sont inutiles.

J'ai dit ce qu'il fallait penser de l'opinion de Bourjot Saint-Hilaire sur la marche des abcès par congestion. La règle qu'il a établie s'applique à certains cas, mais c'est aller trop loin que de vouloir la généraliser, et s'il est vrai que les collections purulentes fournies par les vertèbres dorsales suivent, le plus souvent, le trajet des nerfs intercostaux, il est tout aussi exact que lorsque le pus provient des vertèbres lombaires, sa marche paraît uniquement déterminée par la disposition des feuillets aponévrotiques. Nous aurons occasion de vérifier cette loi en étudiant la région lombo-iliaque et la racine du membre inférieur.

Coupes du thorax.

Coupe verticale antéro-postérieure sur la ligne médiane. — J'ai déjà fait ressortir les avantages de l'étude synthétique, au point de vue de l'anatomie appliquée, et je ne crois pas qu'il soit nécessaire d'insister sur la démonstration d'un fait qui me paraît évident. Si l'on a suivi attentivement la description séparée de chacune des régions du thorax, il suffira d'examiner, pendant quelques minutes, une planche quelconque représentant une coupe, pour en saisir immédiatement l'ensemble, et même pour comprendre la plus grande partie des détails. Dans de pareilles conditions et avec les connaissances supposées acquises, une longue dissertation serait inutile, et je dois me borner à donner simplement une explication détaillée de chaque figure. Je crois, en conséquence, qu'on fera bien de ne lire cette partie de mon texte qu'en ayant les planches sous les yeux. Pl. 60.

C'est surtout en consultant une coupe verticale qu'on peut se rendre exactement compte de la forme et des dimensions de la cavité thoracique. La coupe de cette cavité représente assez bien celle d'un tronc de cône droit, limité en avant par le sternum, en arrière par la colonne dorsale, en bas par le diaphragme, et largement ouvert en haut du côté du cou.

Le *sternum* est peu épais, surtout en bas; les trois pièces qui le composent restent presque toujours distinctes, et l'on peut voir que le *manche* [*l*] et le *corps* [*m*] sont entièrement osseux, tandis que la *pointe* [*n*] est encore cartilagineuse. Sa direction fait avec la verticale un angle de 18 à 20 degrés; sa face antérieure est un peu convexe, sa face postérieure un peu concave. La peau seule recouvre cet os en avant, de telle sorte que la paroi antérieure du thorax n'a qu'une très-faible épaisseur sur la ligne médiane.

La paroi postérieure est incomparablement plus épaisse, car l'espace compris entre la face antérieure des corps vertébraux et le tégument du dos représente environ le tiers du diamètre antéro-postérieur de tout le thorax, parois et cavité comprises.

La colonne dorsale est incurvée en avant ; en arrière elle offre une convexité formée par le sommet des *apophyses épineuses* [*h-h-h*]. Celles-ci sont fortement obliques en bas et en arrière dans la partie supérieure de la coupe ; à partir de la onzième vertèbre dorsale, elles sont moins longues et presque horizontales. Nous avons vu que celles des vertèbres lombaires sont tout à fait horizontales et rectangulaires.

Si l'on mesure la distance comprise entre la première [*b*] et la douzième [*f*] vertèbres dorsales, on obtient à peu près constamment une longueur de 30 centimètres; d'autre part, la hauteur totale du sternum n'est que de 21 à 22 centimètres tout au plus. Ces deux parois opposées sont placées de telle façon, qu'une ligne horizontale rasant la fourchette du sternum, va passer entre la troisième et la quatrième vertèbre dorsale, tandis qu'une ligne parallèle à celle-ci et passant immédiatement au-dessous de l'appendice xiphoïde irait atteindre le corps de la onzième vertèbre dorsale. Une troisième ligne horizontale, menée par la partie la plus saillante du sein, c'est-à-dire au niveau du cartilage de la quatrième côte, aboutit, en arrière, au corps de la neuvième vertèbre dorsale. Peut-être trouverait-on quelque variante dans certains cas exceptionnels, mais je doute qu'on obtienne des résultats bien différents de ceux que j'indique. Je les ai vérifiés un assez grand nombre de fois pour pouvoir en garantir l'exactitude.

Le diamètre antéro-postérieur de la cavité thoracique est bien moins considérable en haut qu'en bas. En moyenne, ces deux dimensions sont entre elles comme 1 : 1,5 ; cela dépend d'ailleurs du plus ou moins d'obliquité du sternum. Il est à remarquer que chez le fœtus, le diamètre antéro-postérieur est toujours plus développé que chez l'adulte, ce qui tient à la présence du thymus.

Par sa circonférence supérieure, la cavité de la poitrine communique librement avec la base du cou, mais cette communication n'existe que dans la partie qui correspond au médiastin. Si la coupe verticale avait été faite en dehors de la colonne vertébrale, au lieu d'intéresser la ligne médiane, elle aurait ouvert l'une des deux cavités pleurales, et l'on verrait que cette cavité est complétement fermée en haut par le cul-de-sac supérieur de la plèvre, qui, comme je l'ai dit, déborde un peu la face supérieure de la première côte pendant l'expiration.

La circonférence inférieure du thorax est occupée par le *diaphragme* [*a*], dont la forme a été suffisamment indiquée. Qu'on me permette seulement de m'arrêter un instant sur un point de physiologie qui va trouver immédiatement son application, et que je me réservais de traiter ici, pensant qu'il serait plus facilement compris, en présence d'une figure démonstrative. Pendant l'inspiration, le diaphragme s'abaisse, et en admettant qu'il devienne tout à fait plan, sa direction serait alors représentée par une ligne droite joignant l'appendice xiphoïde à la partie inférieure du corps de la douzième vertèbre dorsale. Pendant l'expiration, il est refoulé de bas en haut, sa courbure s'exagère, et il peut remonter jusqu'au niveau de la quatrième côte, c'est-à-dire que la ligne horizontale menée du mamelon à la neuvième vertèbre dorsale serait à peu près tangente à sa surface convexe. Il est bien entendu que tout ceci s'applique, non pas à la partie moyenne du muscle, mais à ses parties latérales et postérieures, qui sont de beaucoup les plus mobiles. Or, entre ces deux positions extrêmes, il y a une différence de niveau d'environ 15 centimètres, distance que parcourt nécessairement la base du poumon. A mesure que le diaphragme remonte, sa face externe vient s'appliquer contre la face interne des côtes, et en réalité la cavité de la poitrine se trouve effacée dans une hauteur d'autant plus grande que l'expiration est plus énergique.

Si donc un instrument traverse l'un des six derniers espaces intercostaux, alors que la base du poumon aura été ainsi refoulée jusqu'au niveau de la quatrième côte, on conçoit parfaitement que la cavité pleurale puisse être ouverte sans que l'organe pulmonaire ait été atteint. Bien plus, si l'arme traverse de part en part, elle peut faire une plaie pénétrante des deux plèvres et de l'abdomen, sans toucher au poumon. En résumé, il n'est pas toujours aussi facile qu'on pourrait le croire, de déterminer, par la seule inspection du siége d'une blessure, quels sont les organes qui ont pu être intéressés, puisque, selon la position du diaphragme au moment de l'accident, le même point de l'espace peut faire partie de la poitrine ou de l'abdomen.

J'énumère maintenant les organes contenus dans la cavité thoracique.

Derrière le sternum s'étend le tissu cellulo-adipeux du médiastin. En haut et au milieu même de ce tissu, le tronc veineux *brachio-*

céphalique gauche [5] se trouve en rapport, en avant, avec le bord supérieur du sternum, et en arrière avec le tronc *innominé* [6]. Celui-ci recouvre la face antérieure de la *trachée* [*f*]. Plus bas, le *péricarde* [*b-b*] enveloppe le cœur et l'origine des gros vaisseaux; sa face inférieure repose sur la partie moyenne du centre phrénique, auquel elle est accolée; sa face antérieure se prolonge en haut sur l'*aorte ascendante* [3]; sa face postérieure est séparée de la colonne vertébrale par la portion postérieure du médiastin. On remarquera que la réflexion du péricarde sur le cœur et les gros vaisseaux se fait toujours beaucoup plus bas en arrière qu'en avant; il est rare que dans le premier de ces deux sens elle dépasse le bord supérieur des oreillettes. Dans l'état normal, la capacité de cette fibro-séreuse mesure exactement le volume du cœur dans son plus grand état de dilatation; mais on sait que dans certaines hydropéricardes, elle acquiert des dimensions énormes. Toutefois sa distension n'est possible que si elle survient petit à petit, car lorsque l'épanchement se fait brusquement, l'inextensibilité du tissu fibreux expose le malade à une syncope mortelle.

On trouve toujours, sur le cadavre, un certain espace libre entre le péricarde et le cœur, cela tient à ce que ce dernier est vide de sang et un peu revenu sur lui-même, mais pendant la vie le cœur remplit complétement son enveloppe.

Le *cœur* est oblique, nous l'avons vu. Sa pointe est dirigée en avant; sa face antérieure regarde en haut; sa face postérieure horizontale, n'est séparée de la face supérieure du foie [Q] que par l'épaisseur du diaphragme.

Il est bien rare que dans une coupe verticale médiane le trait de scie intéresse, sur plusieurs sujets, les différentes cavités du cœur au même niveau. Une variation de quelques centimètres dans la position du viscère ou dans son volume suffit pour donner des résultats dissemblables. Ici l'instrument a ouvert à la fois trois cavités : le *ventricule droit* [*k*], l'*oreillette droite* [*l*] et l'*oreillette gauche* [*p*]; le *ventricule gauche* [*h*] est seul resté intact : c'était à prévoir.

L'intérieur du ventricule droit est occupé par les *colonnes charnues*, dont quelques-unes vont se fixer, par un petit tendon, à la valvule tricuspide. Notons encore, sur cette coupe, que la face antérieure du ventricule droit est plus longue que la face postérieure de 25 millimètres environ.

L'oreillette droite reçoit, par sa face supérieure, la *veine cave descendante*; par sa face inféro-postérieure elle reçoit la *veine cave ascen-*

dante [*m*], dont l'embouchure est garnie du repli falciforme connu sous le nom de *valvule d'Eustache.*

Les veines *sus-hépatiques* [*n-n*] viennent s'ouvrir dans la veine cave inférieure par un ou deux troncs.

On rencontre encore dans l'oreillette droite, immédiatement en avant de la valvule d'Eustache, l'orifice d'abouchement de la grande *veine coronaire* [*o*]. Cet orifice est fermé en partie par la *valvule de Thebesius.*

L'extrémité libre de l'*auricule droite* [*t*] se prolonge sur la face antérieure du cœur et recouvre une petite portion de l'aorte.

Enfin, tout à fait en arrière du cœur, la cavité de l'oreillette gauche présente deux ouvertures [*q-q*] correspondant aux deux veines *pulmonaires gauches.* On sait que pendant la vie intra-utérine, les deux oreillettes communiquent par le trou de Botal, et que chez certains individus, cette communication persiste pendant toute la vie.

L'*aorte ascendante* [3] est en rapport, en arrière, avec la branche droite de l'*artère pulmonaire* [4].

La *trachée* [*f*] pénètre dans la poitrine en suivant une direction sensiblement parallèle à celle des corps vertébraux dont elle est séparée par l'œsophage. Arrivée au-devant de la cinquième vertèbre dorsale, elle se bifurque, et les deux bronches qui lui succèdent sont, pour ainsi dire, à cheval sur la portion auriculaire du cœur. C'est principalement au-dessus de la bifurcation de la trachée qu'on rencontre cette masse considérable de *ganglions lymphatiques* [*d*] dont j'ai déjà parlé. Accumulés dans un petit espace limité en avant par l'artère pulmonaire, en arrière par l'œsophage, en haut par l'extrémité inférieure du tube aérien et en bas par la face supérieure des oreillettes, ces ganglions se trouvent en rapport avec quelques-uns des organes les plus importants de l'économie, et l'on voit d'un coup d'œil quelles peuvent être les fâcheuses conséquences de leur tuméfaction.

Enfin dans la partie qui correspond au médiastin postérieur, on rencontre l'*œsophage* [*e-e*], l'*aorte thoracique* [7] et une masse plus ou moins considérable de tissu cellulaire graisseux [*c*].

L'œsophage est d'abord compris entre la trachée et les cinq premières vertèbres dorsales. Plus bas, il répond en avant aux ganglions lymphatiques dont je viens de parler et à la face postérieure du péricarde. Le nerf *pneumogastrique* droit [8] l'enlace de ses rameaux.

L'aorte thoracique est située en arrière et à gauche de l'œsophage dans presque toute la hauteur de la poitrine. Elle ne devient visible qu'au moment où elle gagne la ligne médiane, au devant du corps de la onzième vertèbre dorsale, pour s'engager dans l'orifice aortique des piliers du diaphragme.

Si, comme je le supposais tout à l'heure, la coupe avait porté sur l'un des côtés du thorax, elle aurait présenté la plus grande simplicité, et nous n'aurions plus trouvé, en fait de viscères, que le poumon remplissant la cavité pleurale. C'est donc au voisinage de la ligne médiane que sont réunis, entassés, si l'on peut dire, les organes importants que je viens de passer en revue ; de là le danger des blessures du médiastin. L'épaisseur de la paroi postérieure du thorax, la présence de la colonne vertébrale et des articulations costo-transversaires, protégent efficacement ces organes contre toute agression d'arrière en avant. D'autre part, le sternum les recouvre comme un bouclier, et malgré le peu d'épaisseur de la paroi antérieure du thorax sur ce point, les instruments vulnérants sont ordinairement arrêtés lorsqu'ils ne sont pas très-acérés ou qu'ils sont poussés avec une force médiocre.

Dans des conditions contraires, le sternum ne résiste pas ; son tissu, presque entièrement spongieux, se laisse traverser par des pointes aiguës, aussi facilement qu'une lame de carton, et, à moins d'un heureux hasard, la blessure détermine la mort. Pendant que j'étais attaché à l'hôpital du Roule, il y a dix ans environ, j'ai disséqué une pièce extrêmement curieuse et probablement unique. Dans un duel, un homme, ivre de fureur, s'était précipité tête baissée sur son adversaire et lui avait enfoncé de toute sa force un fleuret dans la poitrine. Le blessé n'était pas en garde, il ne prévoyait pas l'attaque, et se présentait complétement de face; il tomba et mourut immédiatement sans pousser un cri. Voici ce que nous trouvâmes à l'autopsie : Le fleuret avait pénétré dans le manche du sternum, et sa pointe, après avoir traversé la poitrine, s'était solidement fixée dans la quatrième vertèbre dorsale; la lame s'était brisée au niveau de la peau, et l'on ne voyait en ce point qu'une petite tache ecchymotique. Mais ce qu'il y a de remarquable, c'est que la tige d'acier restée dans le thorax occupait juste la ligne médiane, et qu'elle divisait la cavité de la poitrine en deux moitiés parfaitement symétriques. Je doute qu'on puisse mieux réussir en prenant bien des précautions. La cause de la mort ne fut pas difficile à trouver : l'arme avait embroché (c'est le mot) d'avant en arrière, le tronc veineux brachio-céphalique gauche, le tronc innominé, la trachée, l'œsophage, le corps de la quatrième vertèbre dorsale; elle avait ensuite pénétré dans le canal rachidien, traversé la moelle, et sa pointe était restée implantée dans l'angle de réunion des lames vertébrales, à l'origine de l'apophyse épineuse. J'ignore ce qu'est devenue cette pièce intéressante.

Coupe transversale à la hauteur du corps de la cinquième vertèbre dorsale. — Une coupe transversale faite à 5 ou 6 centimètres au-dessus du mamelon intéresse, du même coup, la partie supérieure du thorax et la racine des deux membres supérieurs. Pl. 61.

L'ensemble de cette préparation se subdivise en trois parties distinctes, une médiane et deux latérales ; ces deux dernières représentent deux segments de cercle surajoutés aux côtés de la poitrine, et dont je n'ai pas à m'occuper ici, l'étude du membre supérieur devant être faite plus tard.

La portion thoracique de la coupe a la forme d'une ellipse dont le grand axe transversal est environ une fois et demie plus long que l'axe antéro-postérieur.

La *cavité*, intéressée près de son sommet, n'occupe qu'une faible portion du plan de cette ellipse, tandis que les *parois* ont presque partout une épaisseur considérable. Ce résultat ne doit pas surprendre, puisque nous avons vu que le thorax revêtu de ses parties molles a la forme d'un tronc de cône renversé, et que la cavité, examinée isolément, représente un tronc de cône droit.

Nous retrouvons ici la coupe des différentes régions dont la description forme la presque totalité de ce chapitre.

En avant, c'est la région sterno-mammaire constituée au milieu par le *sternum* [H] et la peau, et latéralement par le tégument, le muscle *grand pectoral* [O-O], le *petit pectoral* [P-P], les muscles *intercostaux* [c-c] et les *côtes* [G-G]. J'ai déjà noté plusieurs fois le peu d'épaisseur de cette paroi sur la ligne médiane ; je ferai seulement observer que la présence des muscles pectoraux sur les côtés de la région éloigne la peau de la cavité thoracique et diminue d'autant les chances d'une plaie pénétrante. Néanmoins c'est principalement par cette face que le haut de la poitrine est accessible, et c'est surtout contre elle que sont dirigées les armes homicides.

Latéralement, la région costale comprend les muscles *grand* [O-O] et *petit pectoral* [P-P], un tissu adipeux parsemé de *ganglions lymphatiques* [*h-h*] (ce tissu appartient plus spécialement au creux axillaire), le muscle *grand dorsal* [X-X], le *grand dentelé* [*b-b*], et les espaces *intercostaux* [E-F-*c*]. La présence du membre supérieur rend, pour ainsi dire, impossible la production d'une plaie pénétrante de poitrine à ce niveau ; toutefois il pourrait se faire que les vaisseaux *axillaires* [*k-k*] fussent intéressés par un instrument dirigé d'avant en arrière.

La face postérieure du thorax est parfaitement protégée sur les côtés par les régions scapulaires, et les corps vulnérants ne peuvent pénétrer dans la cavité qu'après avoir brisé l'omoplate. Sur la ligne médiane, la protection est plus efficace encore ; les parties molles de la région dorso-lombaire ne sont représentées, à cette hauteur, que par l'extrémité inférieure du *trapèze* [*d-d*], une petite portion du *rhomboïde* [*e-e*] et les muscles *sacro-spinaux* [*f-f-g*].

La *cavité* de la poitrine affecte à peu près la forme d'un cœur de carte à jouer dont l'échancrure, placée en arrière, correspond à la colonne vertébrale. On voit, à première vue, qu'elle est subdivisée en trois loges secondaires : une médiane, le *médiastin*, deux latérales, les *cavités pleurales*. Cette subdivision est justifiée par la disposition des plèvres, et à ce sujet, c'est ici le lieu de dire quelques mots du trajet de ces membranes.

Les plèvres sont indépendantes l'une de l'autre, mais chacune d'elles est partout continue à elle-même, et s'il est bon de conserver les expressions de plèvre *costale* et plèvre *pulmonaire*, il n'est pas moins important de se rappeler que les deux lames ainsi nommées ne sont que deux portions d'un seul et même feuillet qui, après avoir tapissé la paroi, s'est réfléchi sur le viscère. Supposons pour un moment que les plèvres partent de la partie latérale des corps vertébraux et suivons-les jusqu'à ce que nous soyons revenus à notre point de départ. Nous verrons que chaque séreuse s'applique sur la face profonde des côtes et des muscles intercostaux qu'elle suit jusqu'à la partie antérieure de la poitrine ; dans toute cette portion pariétale ou costale, elle est doublée d'un tissu conjonctif lâche qui permet de la décoller aisément.

Arrivées près du sternum, à une distance variable suivant le côté que l'on examine et suivant la hauteur à laquelle on fait la préparation, les plèvres se réfléchissent d'avant en arrière et forment ainsi deux cloisons verticales étendues des côtés du sternum à la face antérieure des pédicules pulmonaires. Ce sont précisément ces deux cloisons qui limitent latéralement la partie antérieure du médiastin, et je ferai remarquer, avant d'aller plus loin, que ces deux parois sont loin d'être rigoureusement verticales et parallèles, puisque nous avons reconnu que le médiastin antérieur est étranglé à sa partie moyenne, évasé du côté du cou et très-large en bas, dans la portion qui renferme le péricarde et le cœur. De la face antérieure du pédicule pulmonaire, chaque plèvre se porte sur le poumon correspondant et l'enveloppe de toutes parts, l'enferme comme dans un sac, avec cette restriction, cependant, que la séreuse pénètre dans les scissures interlobaires, et que les lobes pulmonaires sont indépendants par la plus grande partie de leur surface. Dans toute cette portion *viscérale*, la plèvre est extrêmement adhérente au tissu du poumon.

En arrière du pédicule, même réflexion qu'en avant, et retour au point de départ sur la face latérale des corps vertébraux ; seulement ici les deux petites cloisons verticales qui limitent le médiastin postérieur sont sensiblement parallèles.

Les *poumons* remplissent exactement les deux cavités pleurales, le *droit* [*m-n*] restant toujours un peu plus large que le *gauche* [*o-p*], excepté au sommet, où tous deux sont égaux. Leur bord antérieur est mince ; leur bord postérieur, épais, présente constamment sur le cadavre une teinte plus rouge que le reste de l'organe. Cette teinte doit être attribuée à ce que, pendant le décubitus dorsal qui a précédé l'autopsie, le sang s'est amassé à la partie déclive. Le bord postérieur de chaque poumon se moule sur une gouttière verticale constituée par les parties latérales des vertèbres et l'extrémité postérieure des côtes. Sur des individus bien conformés, ces deux gouttières ont à peu près les mêmes dimensions, mais lorsque la colonne vertébrale est incurvée par suite de rachitisme, la largeur d'un des côtés se trouve presque toujours considérablement réduite, et, partant, le poumon est d'autant gêné dans son développement.

Je l'ai déjà dit et je le répète avec intention, le médiastin est une cavité unique. La racine des poumons semble le subdiviser en deux parties distinctes, mais cette cloison transversale est tout à fait incomplète ; elle n'a qu'une faible hauteur, et au-dessus comme au-dessous d'elle, il y a continuité absolue dans le tissu conjonctif depuis le sternum jusqu'à la colonne vertébrale. Les organes contenus dans cette cavité au niveau du bord supérieur de la cinquième vertèbre dorsale sont :

1° L'extrémité libre de l'*auricule droite* [*t*].

2° Plus en arrière, l'*aorte ascendante* [*u*], reliée à l'*aorte descendante* [*v*] par une languette appartenant à la face inférieure de la crosse aortique, que la scie a respectée. L'aorte ascendante occupe à peu près la ligne médiane, elle est située en arrière du sternum [H], en avant de la trachée [*s*] et à gauche de la veine cave supérieure [*x*]. L'autre portion de l'aorte vient d'atteindre le côté gauche de la colonne vertébrale ; elle est très-rapprochée de la plèvre gauche, avec laquelle elle se met en contact un peu plus bas.

3° La *veine cave supérieure* [*x*], située à droite et un peu en arrière de l'aorte ascendante, directement en avant de la bronche droite.

4° La *trachée* [*s*], atteinte à quelques millimètres au-dessus de l'éperon médian qui marque l'origine des bronches.

5° L'*œsophage* [*r*], placé en arrière de la trachée, en avant de la colonne vertébrale et à droite de l'aorte descendante.

6° Enfin la veine *azygos* [*y*], à droite de l'œsophage.

ig. 1. *Coupe transversale au niveau du mamelon.* — A mesure que l'on se rapproche de la partie inférieure du thorax, on voit que le diamètre transverse diminue, tandis que l'axe antéro-postérieur s'accroît; l'ellipse est moins allongée et se rapproche du cercle. La poitrine, mesurée à l'extérieur, à la hauteur du mamelon, n'est pas toujours régulièrement symétrique; presque tous les anatomistes ont noté une légère prédominance du côté droit sur le côté gauche. Woillez, entre autres, qui me paraît avoir fait, à ce sujet, les recherches les plus précises, a trouvé que sur 116 hommes examinés par lui, 59 offraient une saillie sensible du côté droit de la poitrine en arrière, sans cause pathologique. D'après Malgaigne, cette saillie devrait être attribuée à ce que la courbure latérale de la colonne dorsale serait, chez ces individus, plus prononcée qu'à l'ordinaire. Quelle qu'en soit la véritable cause, le fait est assez fréquent et je ne pouvais le passer sous silence.

Les parties molles extérieures ont, dans cette coupe, bien moins d'épaisseur que dans la précédente; en revanche, la cavité de la poitrine est beaucoup plus étendue, ce qui s'explique, puisqu'elle est ouverte plus bas. En avant les parois du thorax présentent toujours à peu de chose près la même composition, mais en arrière et latéralement on y remarque des différences sensibles. La racine des membres supérieurs n'est plus là pour protéger les côtés de la cage thoracique, et l'omoplate [M-M], réduite à des dimensions insignifiantes, ne saurait plus en aucune façon jouer le rôle d'un bouclier.

L'importance des deux *cavités pleurales* se trouve réduite de beaucoup par le développement considérable du médiastin. La plèvre droite s'avance jusqu'au bord du sternum; la gauche s'arrête derrière le cartilage de la quatrième côte [K-K], et, dans l'espace compris entre le cul-de-sac antérieur de cette séreuse et le bord gauche du sternum, le péricarde [*g*-*g*] est immédiatement en contact avec la face profonde de la région sterno-mammaire. Ainsi que nous l'avons vu, cette disposition est mise à profit lorsqu'on veut donner issue au liquide d'un épanchement péricardique; toutefois je rappelle qu'elle n'est pas constante, et que, chez quelques individus, une lame du poumon gauche s'insinue entre le péricarde et la paroi.

Les *poumons* ne présentent rien que nous ne sachions déjà. Notons seulement que le poumon gauche [*c-d*] refoulé par le cœur, est beaucoup moins large que le droit [*a-b*]. Tous deux sont excavés sur leur face interne ; à gauche, le *lit* du cœur loge le ventricule gauche; à droite, une fossette moins profonde répond à l'oreillette droite.

Le *médiastin* est étroit en arrière, où sa largeur dépasse à peine celle du corps de la neuvième vertèbre dorsale [B] ; il occupe la ligne médiane. En avant, il s'élargit notablement et se dévie à gauche; dans cette portion, il ne renferme que les vaisseaux mammaires internes [*p-p*], le péricarde et le cœur; je devrais cependant, pour être complet, mentionner encore les artères diaphragmatiques supérieures et les nerfs phréniques, organes très-peu volumineux dont il est toujours difficile de retrouver les extrémités dans une coupe.

Le *cœur* remplit exactement le péricarde; on voit qu'il est placé de telle sorte que le ventricule droit se trouve en avant, l'oreillette droite et le ventricule gauche sur un même plan transversal, et l'oreillette gauche tout à fait en arrière.

Entre le cœur et la colonne vertébrale, sont contenus dans le médiastin postérieur, l'*œsophage* [*m*], l'*aorte thoracique* [*n*] et la veine *azygos* [*o*], dont les rapports ont été indiqués plus haut.

Coupe transversale menée à 6 centimètres au-dessous du mamelon. — Cette coupe intéresse en avant l'appendice xiphoïde, et en arrière la partie inférieure du corps de la dixième vertèbre dorsale. Ici la cavité est encore plus large que dans la coupe précédente, mais la scie a ouvert à la fois le thorax et l'abdomen. Le diaphragme, soulevé à droite par le foie, est encore visible en partie de ce côté [*c-c*], tandis qu'à gauche on ne peut guère apercevoir qu'une petite portion du centre phrénique [*e*] sur laquelle sont restées appliquées la face inférieure du péricarde et la pointe du cœur [*f*], derrière le cartilage de la sixième côte [H-H]. Pl. 62.—

Le *foie* a été coupé au-dessus du lobe de Spiegel, un peu au-dessous du point où la veine cave traverse le diaphragme; on voit dans la coupe son lobe droit [*l*] et son lobe gauche [*m*], séparés par le ligament suspenseur [*n*].

Il est facile de concevoir que les deux cavités pleurales ne doivent pas avoir la même étendue à ce niveau, puisque le poumon droit [*a-a*] descend toujours beaucoup moins bas que le poumon gauche [*b*];

aussi ce dernier est-il encore représenté par une notable portion de son lobe inférieur, tandis que l'autre est réduit à de très-faibles dimensions.

Il serait inutile d'énumérer en détail tous les organes renfermés dans cette coupe, et je renvoie le lecteur à la légende explicative placée en regard de la figure.

CHAPITRE III

DE L'ABDOMEN.

L'*abdomen*, ou *ventre*, est une vaste cavité qui renferme la plus grande partie des organes digestifs et génito-urinaires. Situé au-dessous de la poitrine, avec laquelle il se confond par la région costale, il surmonte le bassin et peut être comparé, pour la forme, à un cylindre aplati dans le sens antéro-postérieur. Sa limite supérieure est marquée par le diaphragme; c'est assez dire qu'il se termine du côté du thorax par une surface en forme de voûte, oblique de haut en bas et d'avant en arrière; nous savons d'ailleurs que de ce côté les deux cavités s'emboîtent, et que leur pénétration réciproque varie suivant l'état de contraction ou de relâchement de la cloison musculeuse qui les sépare. Les ouvertures du diaphragme établissent une communication entre ces deux cavités.

D'autre part, le bassin est largement ouvert en haut; la vessie, les anses intestinales dont les rapports varient à chaque instant du jour, passent librement par cette ouverture, et l'on peut dire qu'en réalité il y a fusion entre l'extrémité inférieure de l'abdomen et la cavité pelvienne. Aussi Blandin réunissait-il dans une seule description toute la portion du tronc comprise entre le diaphragme et le plancher périnéal. Son exemple n'a pas été imité par les anatomistes qui l'ont suivi, et pour ma part, je crois que la séparation de l'abdomen et du bassin, sans être très-naturelle, est au moins commode pour l'étude, et je l'adopte volontiers.

Voici quelles sont les limites que j'assignerai à la portion abdominale du tronc : en haut, le squelette de la base de la poitrine et la face inférieure du diaphragme; en bas, le détroit supérieur du bassin. On voit donc que je comprends dans l'abdomen la fosse iliaque interne. La première de ces limites peut être facilement déterminée par la ligne qui joint la pointe de l'appendice xiphoïde à l'apophyse épineuse de la douzième vertèbre dorsale. L'autre serait indiquée en arrière par le bord supérieur du sacrum, et sur les côtés par la saillie des crêtes iliaques. Entre les épines iliaques antérieures et supérieures, il semble tout naturel de faire terminer l'abdomen aux deux plis inguinaux. Je reconnais même que cette délimitation est justifiée, jusqu'à un certain point, par la disposition anatomique des parties, et pourtant je ne crois pas devoir l'adopter, tant il est vrai qu'il est parfois bien difficile de s'entendre en anatomie des régions. En admettant comme limite inférieure le pli inguinal, on décrit nécessairement, avec les régions de l'abdomen, le canal inguinal, c'est-à-dire la région inguinale proprement dite, tandis que d'un autre côté on rattache au membre inférieur le canal crural et le triangle de Scarpa, ce qui est parfaitement logique. Or il y a entre la portion abdominale et la portion crurale de l'aine une telle connexité, de telles relations entre tous les organes, qu'il est extrêmement fatigant, pour l'esprit, de relier entre elles deux parties d'un même tout, étudiées à une aussi grande distance, et que je vois plus d'inconvénients que d'avantages à ce morcellement. Je vais donc, dans la description qui va suivre, omettre tout ce qui se rapporte à la région de l'aine et au canal inguinal, pour le reporter plus loin et l'étudier, avec le triangle de Scarpa, sous le nom de région *inguino-crurale*. Au reste, en procédant ainsi, je ne fais pas une innovation qui me soit propre. Jarjavay, dans son *Anatomie chirurgicale*, ne suit pas une marche différente, et depuis très-longtemps le professeur Mounier a adopté cette division pour le programme des cours du Val-de-Grâce.

Ainsi compris, l'abdomen présente des dimensions très-variables, suivant les individus; ses parois, molles et extensibles, se prêtent facilement à tous les changements de volume, et il n'est pas possible d'établir à cet égard aucune évaluation, même approximative. Cependant on peut poser comme règle que chez la femme il est toujours plus large inférieurement, ce qui tient d'abord à la largeur du bassin, et ensuite à l'habitude qu'ont les femmes de se serrer fortement la taille, et de refouler ainsi en bas leurs viscères abdominaux.

Chez l'enfant, l'abdomen prend une forme globuleuse; il présente un volume énorme, dû au développement considérable du foie et à l'étroitesse relative du thorax et du bassin.

Dans le sens vertical, les dimensions sont bien moins variables, car la hauteur du ventre est déterminée par l'écartement de deux anneaux osseux peu mobiles, fixés eux-mêmes, en arrière, sur une tige rigide.

En général, le diamètre vertical moyen de l'abdomen représente le quart de la hauteur totale de l'individu.

Au point de vue des subdivisions à établir dans ce chapitre, je suivrai l'ordre de superposition des plans déjà adopté pour les deux autres cavités du corps, et je décrirai successivement : 1° la *paroi antérieure*, ou région *sterno-costo-pubienne ;* 2° la *cavité abdominale ;* 3° la *paroi postérieure*, ou région *lombo-iliaque ;* 4° la *paroi latérale*, ou région *costo-iliaque ;* 5° la *paroi supérieure*, constituée par la face inférieure du *diaphragme*. L'examen d'une coupe transversale de l'abdomen complétera cette étude.

Quant à la paroi inférieure, elle sera nécessairement décrite dans d'autres sections de cet ouvrage, puisqu'elle est formée au milieu par la cavité du bassin et sur les côtés par la racine du membre inférieur.

Région sterno-costo-pubienne.

63. 1er *Plan.—Côté gauche de la figure.*—Les anciens subdivisaient la face antérieure de l'abdomen en neuf régions secondaires, dont les limites étaient déterminées par quatre plans imaginaires, deux horizontaux et deux verticaux. Les deux plans horizontaux sont menés : l'un par le bord inférieur de la douzième côte de chaque côté ; l'autre, inférieur et parallèle au premier, par les deux épines iliaques supérieures. Ils divisent la paroi abdominale antérieure en trois zones ou bandes horizontales superposées : une médiane ou *ombilicale*, une supérieure ou *sus-ombilicale*, une inférieure ou *sous-ombilicale*. Les deux plans verticaux passent par le milieu des arcades crurales. Ils subdivent chaque zone en trois régions, savoir : pour la zone sus-ombilicale, au milieu l'*épigastre*, et de chaque côté les *hypochondres ;* pour la zone moyenne, au milieu la région *ombilicale*, et sur les côtés les *flancs ;* pour la zone sous-ombilicale, l'*hypogastre* sur la ligne médiane, et latéralement les régions *iliaques*. Au point de vue du diagnostic médical, cette subdivision ne laisse pas que d'avoir certains avantages, et c'est avec raison qu'elle a été conservée dans la pratique ; j'aurai soin du reste d'en tenir compte lorsque je décrirai les viscères contenus dans la cavité abdominale. Mais en anatomie topographique elle serait sans utilité réelle, et je préfère, à l'exemple de mes devanciers, m'en tenir au cadre généralement adopté par les auteurs modernes.

La région *sterno-costo-pubienne*, que j'appellerai souvent *sterno-pubienne*, par abréviation, forme à elle seule la paroi antérieure de l'abdomen. Elle est impaire, médiane, symétrique, située au-dessous de la région sterno-mammaire, au-dessus des régions scrotale et pénienne, et comprise entre les deux régions costo-iliaques. Par sa face profonde, elle correspond à la cavité abdominale. Ses limites, très-naturelles, sont : en haut, l'appendice xiphoïde et les cartilages costaux ; en bas, la symphyse pubienne ; sur les côtés, le bord externe des muscles droits. Ceux-ci étant plus larges en haut qu'en bas, il en résulte que cette région affecte la forme d'un triangle isocèle allongé, dont la base, tournée vers la poitrine, se confond avec la partie inférieure de la région sterno-mammaire.

Comme je le disais tout à l'heure, la région sterno-costo-pubienne est bombée dans le jeune âge, à cause du volume énorme du foie. Chez les personnes obèses, le ventre devient plus ou moins proéminent, et la peau forme des replis transversaux analogues à ceux que j'ai signalés dans la région sus-hyoïdienne. L'accumulation du tissu adipeux peut être telle, dans certains cas, que non-seulement les saillies musculaires ont complétement disparu, mais encore qu'il devient très-difficile au praticien d'établir un diagnostic sur une tumeur intra-abdominale à peine appréciable par le palper. Chez les sujets maigres et bien portants, la face antérieure de l'abdomen est presque plane et verticale ; dans certaines maladies chroniques et à la suite d'une émaciation extrême, elle se déprime à sa partie moyenne et prend une forme concave, exagérée par le relief plus apparent des côtes et du pubis.

On y rencontre, en allant de haut en bas sur la ligne médiane :

Immédiatement au-dessous de l'appendice xiphoïde, une dépression dans laquelle on voit la peau soulevée par les battements du cœur ; c'est le *creux de l'estomac* ou *scrobicule du cœur*.

Plus bas, un sillon vertical plus ou moins prononcé et de hauteur variable, interrompu par la cicatrice ombilicale. Ce sillon est occasionné par la saillie du bord interne des deux muscles droits ; mais il est surtout rendu apparent parce que la peau adhère à la ligne blanche, de sorte que la graisse ne peut pas s'accumuler en aussi grande quantité au milieu que sur les côtés.

Latéralement, on observe deux saillies longitudinales, d'autant plus marquées que le sujet est moins chargé d'embonpoint, et correspondant aux deux muscles droits. Des dépressions transversales dues aux intersections aponévrotiques de ces muscles, subdivisent ces saillies en plusieurs bandes superposées.

La *peau* est fine, souple, assez mobile sur les côtés, un peu moins au milieu, où nous venons de voir qu'elle est unie à la ligne blanche, tout à fait adhérente au niveau de l'ombilic. Au-dessus du pubis, elle est garnie de poils dans les deux sexes ; chez l'homme seul, ces poils se prolongent en haut jusqu'au voisinage du nombril. Son extensibilité lui permet de céder, sans se déchirer, sous des pressions violentes, à tel point qu'on voit parfois des individus succomber avec une attrition complète de la plupart des viscères abdominaux, sans que le tégument ait été entamé. Elle cède tout aussi facilement à des pressions excentriques, et l'on sait le volume énorme que prend le ventre dans la grossesse, l'hydropisie ascite, les kystes de l'ovaire, etc. Il y a cependant une limite à son élasticité, et lorsque la distension a été poussée très-loin, la peau ne revient qu'incomplétement à ses dimensions premières; de là ces éraillures, ces vergetures qu'on rencontre principalement en bas et sur les côtés de la paroi abdominale antérieure. Comme il est aisé de le comprendre, les vergetures ne sont pas l'indice certain d'une grossesse préalable ; tout ce que l'on peut conclure de leur présence, c'est que la peau a été distendue, mais sans rien préjuger sur la cause de la distension. Ainsi, on en rencontre sur des personnes qui, après avoir joui d'un embonpoint considérable, se sont rapidement amaigries.

C'est principalement à la face antérieure de l'abdomen que se développent les taches rosées et les pétéchies pendant le cours de la fièvre typhoïde.

L'épaisseur du tissu adipeux sous-cutané peut aller, dans les cas extrêmes, jusqu'à 5 ou 6 centimètres. A cause des adhérences de la peau à la cicatrice ombilicale, il ne s'en développe jamais en ce point, de sorte que chez les sujets obèses, l'ombilic est déprimé au fond d'une espèce d'entonnoir. Le furoncle et l'anthrax occupent souvent cette couche ; les lipomes n'y sont pas rares.

Le *fascia superficialis* est peu apparent au pourtour du nombril, où il se confond avec la peau ; mais dans tout le reste de la région, il est parfaitement distinct et complétement indépendant des aponévroses que nous rencontrerons plus loin. Il ne présente ordinairement qu'une seule lame sur la ligne médiane, tandis que sur les côtés il est manifestement constitué par deux feuillets entre lesquels cheminent l'artère sous-cutanée abdominale et ses deux veines collatérales. En disséquant avec soin les tissus immédiatement sous-jacents à la peau, on trouve, dans l'espace compris entre l'ombilic et le pubis, des fibres pâles, un peu jaunâtres, dirigées de haut en bas, que Thompson rattachait au ligament suspenseur de la verge, mais qui ne sont, en réalité que les insertions abdominales du dartos. Je ne fais que les indiquer ici, car j'aurai l'occasion d'y revenir en étudiant les organes génitaux externes et la région inguino-crurale.

2e *Plan.* — *Côté droit de la figure.* — Après avoir enlevé la peau et le fascia superficialis, on met à découvert une aponévrose resplendissante dont les fibres s'entrecroisent, sur la ligne médiane, avec celles du côté opposé et dont le bord externe se continue avec les fibres du muscle grand oblique. La portion de cette aponévrose comprise entre le bord interne des deux muscles droits porte le nom de *ligne blanche*, le reste forme l'*aponévrose du grand oblique;* nous verrons qu'elle entre pour une part dans la constitution du feuillet antérieur de la gaîne du grand droit.

La *ligne blanche* [*d–d*] n'est pas une ligne mathématique étendue du sternum au pubis, comme quelques auteurs l'ont admis; c'est, je viens de le dire, la partie de l'aponévrose abdominale antérieure comprise entre le bord interne des deux muscles droits. Sa largeur mesure exactement l'intervalle de ces deux muscles; elle est toujours plus considérable en haut qu'en bas, et peut aller, normalement, jusqu'à 3 centimètres dans la portion sus-ombilicale. Au-dessous de l'ombilic, elle se rétrécit et ne représente plus, chez un grand nombre de sujets, qu'un simple raphé médian. Lorsque l'abdomen est distendu par une cause quelconque, la ligne blanche s'élargit beaucoup, en même temps qu'elle s'amincit; plus tard, si la distension vient à cesser, l'aponévrose, incomplétement revenue sur elle-même, se laisse soulever par les viscères abdominaux, et forme, au milieu de la région, une saillie oblongue plus ou moins prononcée.

L'entrecroisement des fibres aponévrotiques de la ligne blanche présente ceci de particulier, qu'il se fait non-seulement d'un côté à l'autre par une disposition en sautoir, mais encore que ces fibres ne restent pas toujours dans le même plan, c'est-à-dire que les fibres superficielles du côté droit deviennent profondes en passant du côté gauche, et *vice versâ.* Nous verrons plus tard que cette intrication, démontrée pour la première fois par Winslow, tient à ce que les bords latéraux de la ligne blanche se continuent avec plusieurs aponévroses distinctes. Quoi qu'il en soit, dans certains points, les fibres s'écartent, et de leur entrecroisement résultent des trous losangiques par lesquels passent des vaisseaux et des nerfs. Il s'engage parfois dans ces ouvertures des pelotons adipeux en communication avec le tissu sous-péritonéal, et l'on observe sur ces points de véritables hernies graisseuses dont l'étranglement donne lieu à des symptômes identiques avec ceux des hernies intestinales. Malgaigne, qui a, le premier, appelé spécialement l'attention des praticiens sur cette espèce de hernies, a prouvé, par des exemples remarquables, qu'elles sont beaucoup plus fréquentes qu'on ne le croit généralement.

La continuité de la ligne blanche est interrompue par l'*anneau ombilical* [D], ouverture losangique, à bords légèrement arrondis, située toujours un peu au-dessus du milieu de l'espace compris entre le sternum et le pubis. Cet orifice, traversé d'abord par le pédicule de l'allantoïde, donne passage, au moment de la naissance, aux deux artères ombilicales, à la veine du même nom et à l'ouraque; le cordon ombilical est complété par la gélatine de Wharton et entouré d'une espèce de fibro-muqueuse qui n'est autre chose que la continuation du derme cutané. Ainsi que l'a fait voir Thompson, l'anneau ombilical est constitué de la même façon que toutes les autres ouvertures de la ligne blanche, par un simple écartement des fibres entrecroisées, et, d'après Velpeau, cet orifice aurait normalement la forme d'un losange; il ne deviendrait arrondi que dans les cas de hernie et par la pression excentrique des organes herniés.

Lorsqu'on cherche, par la dissection, à se rendre un compte exact de la structure de l'anneau ombilical, on voit que dans sa moitié inférieure, cette ouverture est mal délimitée, toutes les parties qui la composent, la peau, le fascia superficialis, l'aponévrose, le péritoine même, sont adhérentes entre elles, et il est à peu près impossible de les dissocier. Dans la moitié supérieure, la préparation devient plus facile et plus nette; la peau et le fascia superficialis adhèrent encore à la ligne blanche, il est vrai, mais beaucoup moins intimement; le pourtour de l'orifice aponévrotique est plus distinctement accusé, et, par sa face postérieure, l'aponévrose est lâchement unie à la veine ombilicale et au péritoine. Voilà ce qu'il est aisé de constater à première vue et ce qui se trouve mentionné dans tous les ouvrages d'anatomie chirurgicale publiés depuis et y compris Blandin.

Richet est allé plus loin, et son étude de l'anneau ombilical, bien qu'un peu minutieuse, n'en est pas moins un travail consciencieusement fait et instructif. Il a reconnu que cet anneau est constitué, du côté de la peau, par l'ouverture losangique due à l'entrecroisement des fibres de la ligne blanche, et que de plus cette ouverture est renforcée, en arrière, par deux demi-anneaux fibreux, un supérieur et un inférieur, qui viennent s'entrecroiser aux deux extrémités du diamètre transversal de l'orifice et se perdent sur la face postérieure des aponévroses abdominales. Ces deux arcs fibreux sont, jusqu'à un certain point, indépendants de la ligne blanche, et leurs extrémités ne se continuent avec aucune fibre musculaire, d'où cette conclusion légitime que les contractions musculaires ne sauraient modifier la forme de la boutonnière qu'ils circonscrivent, tandis que, comme l'a démontré Thompson, les fibres aponévrotiques de la ligne blanche donnent insertion à des muscles par leurs deux extrémités.

Dans la moitié inférieure de l'anneau, toutes les parties sont confondues, comme nous l'avons vu précédemment, et le péritoine, très-adhérent, fixe solidement les artères ombilicales, la veine de même nom et l'ouraque au pourtour de l'aponévrose. Cependant, d'après Richet, cette adhérence du péritoine ne serait pas aussi intime que l'ont prétendu les auteurs, et il serait toujours possible de détacher la séreuse abdominale avec le manche d'un scalpel, grâce à l'interposition d'un peu de tissu conjonctif. Quoi qu'il en soit, l'union est cependant suffisante pour que cette membrane ne puisse pas être entraînée dans une hernie, et c'est là l'important au point de vue pratique.

La demi-circonférence supérieure présente une disposition toute différente, mais que l'on comprendra sans peine si l'on veut bien se rappeler le trajet des vaisseaux ombilicaux. L'ouraque et les artères ombilicales se dirigent verticalement en bas et sont accolés dans une certaine étendue à la face postérieure de la paroi; la veine, au contraire, monte vers le foie. Par les progrès de l'âge, l'abdomen se développe en hauteur, mais les artères ombilicales et l'ouraque, représentés par des cordons fibreux peu extensibles, ne participent qu'incomplétement à ce développement, et il en résulte une traction de haut en bas exercée sur la partie inférieure de l'ouverture ombilicale. D'autre part, il n'y a point de raison pour que la veine soit tiraillée en sens inverse, car le volume du foie est très-considérable à la naissance, et cet organe ne s'accroît que d'une manière relativement lente. Adhérente au cordon fibreux formé par la réunion des artères et de l'ouraque, la veine ombilicale se laisse entraîner en bas; elle se détache en partie du bord supérieur de l'anneau, et ne lui est plus unie que par des adhérences très-faciles à rompre.

Telle est, en substance, l'explication très-plausible donnée par Richet; maintenant voici le fait. Lorsqu'on examine par l'intérieur de la cavité abdominale la demi-circonférence supérieure de l'ouverture ombilicale, on voit que le péritoine est soulevé par un cordon fibreux étendu du bord inférieur de l'anneau au sillon antéro-postérieur du foie; ce cordon n'est autre chose que le vestige de la veine ombilicale. Ainsi soulevée et maintenue à distance de la paroi, la séreuse forme un repli dirigé en haut et à droite, appelé *faux* de la veine ombilicale. Le péritoine enlevé, on n'arrive pas immédiatement sur la veine, dont on se trouve encore séparé par une couche de tissu conjonctif sous-péritonéal. Richet a voulu imposer à ce tissu le nom de *fascia umbilicalis*, mais cette dénomination n'est certainement pas applicable à tous les cas, car s'il est vrai qu'au voisinage de l'anneau ombilical, cette couche celluleuse forme parfois une véritable aponévrose à fibres transversales, d'autres fois, au contraire, on ne rencontre là qu'une simple lame de tissu conjonctif et rien de plus. La veine ombilicale est donc contenue dans une sorte de canal limité en avant par la face postérieure de la ligne blanche, en arrière par le tissu sous-péritonéal et sur les côtés par la jonction de ces deux parois. En outre, il existe presque constamment chez l'adulte, entre la face antérieure de la veine et la demi-circonférence supérieure de l'anneau, un petit espace libre comblé par un peloton adipeux dépendant du tissu graisseux assez abondant qui entoure la veine ombilicale.

Les modifications qui se passent dans l'anneau ombilical après la naissance ont été particulièrement étudiées par Billard, en 1826, et chacun sait que la séparation du cordon s'opère toujours au même point, quelle que soit la hauteur à laquelle on applique la ligature. Faut-il voir dans ce fait la simple conséquence de l'arrêt de la circulation dans les artères ombilicales, comme on l'admet généralement, ou bien faut-il l'attribuer, avec Richet, à la constriction exercée par un sphincter musculaire placé à la face péritonéale de l'anneau? En supposant que ce sphincter existe, il faut reconnaître que sa contraction serait tout à fait insuffisante pour produire le sphacèle des éléments du cordon ; car, plusieurs jours après la naissance, on trouve l'ouverture ombilicale assez peu resserrée pour que la circulation artérielle puisse encore s'y faire, si d'autres raisons ne l'en empêchaient. Mais ce sphincter n'existe pas, et Richet lui-même, après en avoir admis l'existence, en donne une figure qui ne représente rien moins que des fibres musculaires de la vie organique. On n'y voit en effet que des fibres élastiques identiques avec celles que l'on rencontre presque partout au milieu des éléments du tissu conjonctif normal, et notamment dans la pie-mère, dont personne, à ma connaissance, ne songe aujourd'hui à faire une membrane contractile. En résumé, l'anneau ombilical est entièrement fibreux, et comme toutes les ouvertures qui n'ont plus de raison d'être, il se resserre peu à peu et finit par s'oblitérer.

Pendant la vie intra-utérine, l'ombilic représente un vaste hiatus à travers lequel les viscères abdominaux font plus ou moins saillie. A mesure que la paroi abdominale se développe, l'ouverture se resserre et les anses intestinales rentrent dans le ventre ; mais il est bien rare qu'il n'en reste pas toujours un certain nombre dans le pédicule du cordon pendant les derniers mois. Souvent même cette sorte de hernie persiste à la naissance, et il est essentiel d'avoir toujours l'attention éveillée sur ce point pour éviter de comprendre l'intestin dans la ligature du cordon. Lorsque dans l'exomphale congénitale, l'intestin s'engage au milieu des éléments du cordon, il les dissocie et les étale à sa surface ; s'il passe sur un des côtés, ces éléments conservent leurs rapports normaux. Inutile d'ajouter que l'exomphale des nouveau-nés se produit toujours à travers l'anneau ombilical. En est-il de même chez l'adulte ? Ici les avis sont partagés, et comme presque toujours la vérité se trouve dans les deux camps et l'exclusivisme seul a tort. J. L. Petit et Richter prétendaient que la hernie ombilicale de l'adulte se fait toujours par les petites ouvertures qui entourent l'ombilic, et jamais par l'orifice ombilical lui-même. Quoique cette opinion ait été soutenue par d'habiles chirurgiens, il n'en est pas moins bien démontré aujourd'hui que c'est, au contraire, le plus souvent dans l'anneau même que l'intestin s'engage. Ce qui en a imposé aux observateurs, c'est que lorsqu'on introduit le doigt dans le collet d'une hernie ombilicale sur un adulte, il semble en effet que l'anneau soit situé tout à fait en dehors. Cette illusion tient, d'après Malgaigne, à ce que les vaisseaux ombilicaux, soudés entre eux, ne permettent pas à l'intestin de passer au milieu des éléments du cordon, comme chez l'enfant. Mais tous les points de l'orifice ne se prêtent pas également bien à son passage. En bas, les adhérences que j'ai signalées s'y opposent complétement, tandis que dans la moitié supérieure de l'anneau, le canal qui loge la veine ombilicale forme une espèce de gouttière toute préparée pour recevoir les anses intestinales et les conduire sous la peau ; aussi est-ce exclusivement par la moitié supérieure de l'anneau que ces hernies se produisent.

Les hernies qui se font en dehors de l'ombilic sont de beaucoup les moins fréquentes, elles sont aussi plus sujettes à s'étrangler, à cause de la petitesse et de l'inextensibilité des ouvertures aponévrotiques qui leur donnent passage. Dans quelque sens qu'on en effectue le débridement, on est bien certain, à moins d'anomalie, de ne rencontrer que des vaisseaux oblitérés, et l'on n'a point à craindre d'hémorrhagie. Le seul inconvénient de ce débridement est d'affaiblir la paroi abdominale et de favoriser la reproduction de la hernie ; mais c'est là une conséquence à laquelle il faut bien se soumettre, puisqu'il est absolument impossible de l'éviter ; toutefois on se placera dans les conditions les plus avantageuses en débridant directement en haut ou en bas pour ne pas sectionner les muscles droits.

En dehors du pourtour de l'anneau ombilical, on observe quelquefois des hernies de la ligne blanche, mais il est extrêmement rare de voir ces hernies siéger au-dessous de l'ombilic ; ce qui s'explique, puisque à 3 ou 4 centimètres au-dessous de l'anneau, l'interstice compris entre les deux muscles droits devient presque linéaire.

De chaque côté de la ligne blanche passe l'aponévrose nacrée, résistante, dont j'ai déjà dit un mot. Cette aponévrose, de forme irrégulièrement rectangulaire, recouvre la face antérieure du muscle grand droit de l'abdomen, et se trouve constituée par la réunion de deux feuillets dont l'antérieur seul doit nous occuper pour le moment. Celui-ci [*c-c*] s'insère en haut aux cartilages des cinquième, sixième et septième côtes, en bas au pubis, dans l'espace compris entre l'épine et la symphyse, et plus en dehors au ligament de Fallope. Son bord interne fait suite à la ligne blanche ; son bord externe [*b-b*] se continue avec les fibres du muscle *grand oblique* [*a-a*], dont la description se rattache à celle de la région costo-iliaque.

Vaisseaux et Nerfs. — Quelques artérioles [2-2] fournies par les dernières *intercostales* aortiques et par les *lombaires*, traversent les ouvertures de l'aponévrose du grand oblique et de la ligne blanche pour se distribuer à la peau. Des veines collatérales sans importance les accompagnent.

Les *lymphatiques* superficiels peuvent être divisés en deux groupes. Ceux qui naissent dans la portion sus-ombilicale de la région se dirigent vers les ganglions axillaires ; les autres se rendent dans les ganglions inguinaux, et dans quelques ganglions disséminés sous la peau du ventre, principalement à la partie inférieure, au voisinage du pubis.

Les nerfs [4-4-4] viennent des huitième, neuvième, dixième, onzième, douzième paires dorsales et des deux branches abdominales du plexus lombaire. Leurs rameaux terminaux traversent l'aponévrose avec les vaisseaux et vont au tégument.

64. 3e *Plan. — Côté gauche de la figure.* — Une couche très-mince de tissu conjonctif lâche sépare la face profonde du grand oblique [C-C] du muscle *petit oblique* [*f*] de l'abdomen.

J'étudierai plus loin le petit oblique dans son ensemble, et je décrirai ses insertions et la direction de ses fibres; ce qu'il importe de connaître pour le moment, ce sont les connexions de ce muscle avec la région sterno-pubienne. En examinant la partie antérieure du petit oblique, on voit que les fibres musculaires viennent aboutir au bord externe d'une aponévrose verticalement étendue des cartilages costaux au pubis. Après un très-court trajet, cette aponévrose se divise elle-même en deux lames. L'antérieure [*g*] passe en avant du grand droit [*m*], se confond avec l'aponévrose du grand oblique [*h*] et constitue, avec elle, le *feuillet antérieur* [*k*] de la gaîne du grand droit. La lame postérieure [*l*] passe en arrière de ce muscle, et nous verrons dans un instant qu'elle s'accole à l'aponévrose du transverse, pour former le *feuillet postérieur* de la même gaîne.

Si l'on débarrasse le muscle *droit* [*m*] de l'aponévrose qui le recouvre, on constate qu'il a la forme d'un long ruban, plus large en haut qu'en bas, et étendu du sternum au pubis. Son extrémité supérieure se fixe au bas du sternum et aux cartilages des cinquième, sixième et septième côtes; son extrémité inférieure se termine par un fort tendon qui s'insère au pubis, dans l'intervalle compris entre l'épine et la symphyse.

La continuité des fibres musculaires du grand droit est interrompue par des intersections aponévrotiques transversales dont le nombre varie de trois à cinq, mais qui sont toujours plus nombreuses au-dessus qu'au-dessous de l'ombilic, où l'on n'en rencontre souvent pas. Ces intersections sur les usages desquelles on a beaucoup discuté, paraissent manifestement destinées à augmenter la résistance du muscle à la traction ; elles adhèrent de la manière la plus intime au feuillet aponévrotique antérieur, et subdivisent la gaîne du grand droit en autant de loges indépendantes; pourtant, malgré cette disposition, les liquides passent facilement de l'une à l'autre, parce qu'en arrière et sur les côtés, le muscle, dans toute sa hauteur, n'est uni au feuillet postérieur de sa gaîne que par un tissu conjonctif très-lâche.

Par leurs contractions, les muscles droits rapprochent le sternum du pubis et incurvent le tronc en avant, ou bien, si leurs deux extrémités sont fixées, ils agissent en comprimant les viscères abdominaux. Dans ce dernier cas, leur tension transforme la paroi antérieure de l'abdomen en un plan résistant, dont la rigidité met obstacle à l'exploration; aussi faudra-t-il, lorsqu'on voudra exercer le palper abdominal, les mettre dans le relâchement le plus complet. A cet effet, on fera coucher les malades sur le dos en leur recommandant de fléchir les membres inférieurs, et si cela ne suffit pas, on soulèvera à la fois le siége et les épaules, de manière à rendre le tronc concave en avant. Grâce à cette précaution, on arrive, sur les sujets maigres, à explorer d'une façon suffisante la face antérieure de la colonne lombaire.

On a vu ces muscles se rompre dans un violent effort ou dans une chute; d'autres fois c'est un instrument tranchant qui les divise en travers. Dans tous ces cas, que leur continuité soit interrompue par rupture ou par section, leurs deux extrémités, devenues indépendantes, se rétractent fortement et laissent entre elles un espace considérable dans lequel la paroi abdominale se trouvera nécessairement affaiblie après la guérison. S'il y a plaie, la peau est entraînée dans le même sens, et il est parfois très-difficile d'en affronter les deux lèvres. Distendus par une tumeur de l'abdomen, une hydropisie ascite, etc., les muscles droits s'élargissent en même temps que leur épaisseur diminue ; mais quelque prolongée qu'ait été leur distension, le ton musculaire reprend ses droits dès qu'elle vient à cesser, et les muscles retournent à leur forme primitive. C'est surtout à cette cause qu'il faut attribuer la formation des vergetures, lorsque la peau a été tiraillée au delà de ce que comporte son élasticité.

Je ne mentionne ici que pour mémoire la présence du muscle pyramidal [*M*] (côté droit) dans un dédoublement du feuillet antérieur de la gaîne du grand droit. Ce petit muscle ne paraît pas avoir d'autres usages que de tendre la ligne blanche; il s'insère en bas au pubis, et remonte plus ou moins haut vers l'ombilic. Le pyramidal manque souvent complétement ; sur quelques sujets il n'existe que d'un seul côté.

Vaisseaux. — Je ne m'arrêterai pas à décrire les artères *intercostales* [1-1] et *lombaires*. Je ferai seulement remarquer qu'en raison de leur trajet horizontal, ces vaisseaux obligent le chirurgien à diriger transversalement les incisions qui portent en dehors du bord externe des muscles droits.

Deux artères principales, la *mammaire interne* et l'*épigastrique*, parcourent verticalement la région sterno-costo-pubienne, la première de haut en bas, la seconde de bas en haut. Ces deux artères s'anastomosent par inosculation, au milieu même des fibres musculaires du grand droit, et leur jonction établit, entre l'artère sous-clavière et la crurale, une communication directe, qui, ajoutée à d'autres voies collatérales que j'aurai soin d'indiquer, sert au rétablissement du courant sanguin, après la ligature d'une des artères iliaques ou dans le cas d'oblitération spontanée de l'aorte. Notons en outre que l'épigastrique et la mammaire interne s'anastomosent par des rameaux latéraux avec les branches terminales des artères intercostales et lombaires. Le trajet de la mammaire interne a été décrit plus haut et nous est suffisamment connu.

L'artère *épigastrique* [2-2], d'abord située, à son origine, dans la région iliaque, passe ensuite dans la région inguino-crurale, où elle affecte les rapports les plus importants avec l'anneau inguinal interne et le cordon des vaisseaux spermatiques qui le traverse, chez l'homme. Dans la portion de son trajet qui nous intéresse à présent, elle se dirige d'abord en haut et en dedans, comprise entre le fascia transversalis et le péritoine ; arrivée à 5 centimètres environ au-dessus du pubis, elle se loge entre le muscle droit et le feuillet postérieur de sa gaîne, et rampe pendant quelque temps dans le tissu cellulaire très-fin qui remplit cet interstice. Enfin elle pénètre au milieu des fibres du muscle et monte verticalement, en fournissant des branches très-peu divergentes. En tenant compte de cette direction, il est clair que si l'on veut inciser au niveau de la gaîne du grand droit, on devra diriger son instrument parallèlement aux fibres musculaires, c'est-à-dire longitudinalement. Ce n'est pas que la lésion des branches de l'épigastrique, dans l'épaisseur du muscle, puisse jamais donner lieu à une hémorrhagie bien inquiétante, car ces branches ne sont pas ordinairement très-volumineuses ; cependant la précaution que j'indique est toujours bonne à prendre, car si, par exemple, il s'agissait d'ouvrir en même temps le péritoine comme on le fait en débridant une hernie, il y aurait à craindre que le sang ne pénétrât dans la séreuse abdominale, et dans ce cas un épanchement sanguin, quelque petit qu'il soit, présente toujours une certaine gravité.

Lorsque le muscle droit est intéressé à sa partie inférieure, la lésion est beaucoup plus sérieuse, car alors c'est le tronc même de l'artère que l'on peut atteindre, et l'hémorrhagie peut être très-abondante. Lier le vaisseau dans la plaie n'est pas toujours chose facile, car il est assez profond, et, pour peu que le sujet soit obèse, la difficulté devient insurmontable. Si l'on était assez heureux pour y parvenir, il faudrait nécessairement apposer une ligature sur les deux bouts de l'artère, je n'ai pas besoin de dire pourquoi. En cas d'insuccès, la compression, les styptiques et les réfrigérants restent l'unique ressource, mais il ne faut pas se dissimuler leur insuffisance. J'ai vu un homme qui avait eu l'artère épigastrique coupée en travers, et chez lequel l'hémorrhagie ne put être arrêtée qu'après la formation d'un énorme épanchement sanguin, qui détermina une péritonite rapidement mortelle. On cite, il est vrai, quelques cas où l'écoulement sanguin s'est spontanément arrêté, et où les blessés ont guéri presque sans accident; mais il y a lieu de se demander s'il s'agissait bien réellement de la lésion du tronc de l'épigastrique et non pas d'une de ses branches.

Nous venons de voir que la distension de l'abdomen a pour effet d'aplatir et d'élargir les muscles droits. Il va sans dire que l'artère épigastrique se déplace avec eux et se porte en dehors, de sorte que ses rapports sont complétement changés. Il ne serait cependant pas indifférent de connaître la position exacte de ce vaisseau, pour pouvoir l'éviter dans les diverses opérations qu'on peut avoir à pratiquer sur la paroi abdominale antérieure. Malheureusement, il n'est pas possible de donner à cet égard aucune règle positive à cause de la grande variabilité des cas, et, pour plus de certitude, on fera bien de pratiquer les incisions sur la ligne médiane, autant que les circonstances le permettront. C'est ainsi qu'on devra rejeter les procédés dans lesquels on ouvre l'abdomen latéralement ou transversalement, pour l'opération césarienne. L'incision sur la ligne blanche est de beaucoup préférable en ce qu'elle met sûrement à l'abri de l'hémorrhagie.

La lésion de l'artère épigastrique est encore à craindre lorsqu'on ponctionne l'abdomen pour évacuer le liquide d'une hydropisie ascite ou d'un kyste de l'ovaire. Pour l'éviter, on est convenu d'enfoncer le trocart sur le milieu d'une ligne qui joindrait l'épine iliaque antérieure et supérieure à l'ombilic. Mais ce lieu d'élection n'est pas absolu, et si, par exemple, au moment de pratiquer l'opération, on s'apercevait par la percussion qu'une anse intestinale est adhérente en ce point, il est bien évident que l'on devrait s'en éloigner. Si l'on se rappelle que la direction de l'artère est indiquée par le trajet d'une ligne allant du milieu de l'arcade crurale vers l'ombilic, on pourra ponctionner tout autre point de la paroi abdominale, en ayant soin de se tenir en dedans de cette ligne, à cause de la déviation en dehors que subit le vaisseau lorsque le ventre est distendu.

En Angleterre, on ponctionne la ligne blanche entre l'ombilic et le pubis; on ne court ainsi aucun risque d'intéresser l'artère épigastrique, seulement l'ouverture a l'inconvénient de n'être pas située au point le plus déclive. Il est bien entendu que toutes les fois qu'on voudra attaquer la portion sous-ombilicale de la ligne blanche, on n'oubliera pas de vider préalablement la vessie.

4ᵉ *Plan. — Côté droit de la figure.* — La face profonde du petit oblique [K-K] est doublée d'une mince couche de tissu conjonctif délicat, analogue à celle qui revêt sa face superficielle. Au-dessous de cette couche, on rencontre le muscle *transverse* [a] dont les fibres, presque toutes horizontales, viennent se rendre au bord externe d'une aponévrose [c], qui, réunie à la lame postérieure [b] de celle du petit oblique, forme le feuillet postérieur de la gaîne du grand droit et va rejoindre la ligne blanche.

En récapitulant brièvement la disposition des aponévroses abdominales antérieures, on voit : 1° que la ligne blanche sépare les bords internes des deux muscles droits; elle est verticale, étendue du sternum au pubis et formée de fibres entrecroisées en sautoir sur plusieurs plans; 2° que de chaque côté, cette même ligne blanche se divise en deux aponévroses distinctes, qui passent, l'une en avant et l'autre en arrière du grand droit: je les ai désignées sous les noms de *feuillet antérieur* et *feuillet postérieur* de la gaîne de ce muscle; 3° que chacun de ces deux feuillets se subdivise à son tour en deux lames, ce qui fait quatre en tout; la lame la plus antérieure donne insertion aux fibres du grand oblique [H-H], la plus profonde se continue avec celles du transverse; quant aux deux aponévroses intermédiaires, elles se réunissent le long du bord externe des muscles droits, et la lame unique qui résulte de leur fusion donne attache aux fibres du petit oblique.

Si l'on admet l'exactitude de cette description, il faut en conclure que les muscles droits sont contenus dans une gaîne complétement fermée, sauf pour le passage des vaisseaux et des nerfs. Toutefois il convient de faire ici quelques réserves : si mon exposé est exact, il est incomplet, et je dois le compléter en peu de mots. Le feuillet antérieur de la gaîne du grand droit s'étend des côtes au pubis longitudinalement, de la ligne blanche au grand et au petit oblique transversalement; il ferme la gaîne en avant dans toute sa hauteur; mais il n'en est pas de même du feuillet postérieur. Celui-ci n'existe à l'état distinct que dans les trois quarts ou les quatre cinquièmes supérieurs de la région; il cesse en bas, et les aponévroses du petit oblique et du transverse semblent, dans cette portion, passer en avant du grand droit et se confondre avec le feuillet antérieur de sa gaîne. La loge n'est donc pas fermée en arrière dans son quart ou son cinquième inférieur, et le muscle droit s'y trouve en rapport avec le tissu sous-péritonéal, ou plutôt avec une aponévrose que je décrirai plus tard sous le nom de *fascia transversalis* [e]. Il ne faudrait cependant pas croire que le point où cesse le feuillet postérieur de la gaîne soit nettement accusé par un bord tranchant, et que l'aponévrose fasse brusquement défaut. C'est là en effet ce qui semblerait résulter de la lecture de quelques auteurs qui décrivent à ce feuillet fibreux un bord inférieur constitué par des fibres horizontales un peu arciformes, et qui lui donnent le nom d'*arcade de Douglas* [d]. Mais il est facile de s'assurer que cette apparence n'est qu'un produit artificiel de la dissection. Si l'on prépare avec soin la lame aponévrotique formée par le feuillet postérieur de l'aponévrose du petit oblique et l'aponévrose du transverse, on voit que cette lame présente dans sa portion sous-ombilicale des fibres arciformes horizontales, auxquelles on peut, si l'on veut, conserver le nom d'arcade de Douglas; mais on constate aussi que cette aponévrose n'a pas, à proprement parler, de bord inférieur; elle s'amincit graduellement en bas, devient celluleuse et finit par se confondre avec le tissu sous-péritonéal.

Retzius a donné une description un peu différente de l'extrémité inférieure de cette lame fibreuse. D'après lui, l'arcade de Douglas se divise en deux feuillets : l'un, antérieur, continue à descendre derrière les muscles droits et va se fixer au pubis, depuis l'épine jusqu'à la symphyse. Ce feuillet compléterait la gaîne en arrière ; mais comme il n'adhère pas à la ligne blanche, il en résulterait que la portion inférieure des deux muscles droits serait contenue dans une loge commune. Le feuillet postérieur est plus accusé ; il se porte en bas, entoure la vessie en arrière et sur les côtés, et se prolonge jusqu'au bas-fond, où il se continue avec l'aponévrose prostato-périnéale, lame cellulo-fibreuse comprise dans la région du périnée. Latéralement, ce feuillet se jetterait sur les ligaments pubio-prostatiques. En arrière, il serait séparé du péritoine par le fascia propria, dont on le distinguerait facilement par l'aspect, la direction et la consistance de ses fibres. Sans aucun doute, ce que Retzius décrit, il l'a vu ; mais, s'il a pu discerner ces deux lames et les suivre comme il le dit, c'est qu'il a certainement eu affaire à des sujets exceptionnels. Ainsi que je l'ai dit, on ne trouve ordinairement là qu'une simple toile celluleuse de plus en plus mince, qui ne tarde pas à se perdre dans le tissu sous-péritonéal.

La face profonde de l'aponévrose du transverse est séparée du péritoine par un tissu conjonctif, dont les caractères varient notablement suivant qu'on l'examine à la partie supérieure ou à la partie inférieure de la région. Au-dessus de l'ombilic, ce tissu est fin, mais assez serré et adhérent à la face postérieure de la gaîne des muscles droits ; plus on se rapproche de la ligne blanche, plus son adhérence est marquée, excepté cependant au niveau de la moitié supérieure de l'anneau ombilical, où nous avons vu qu'il est soulevé par la veine ombilicale.

Contre la moitié inférieure de cet orifice, au contraire, il est extrêmement serré et unit intimement le péritoine à la face profonde de l'aponévrose. Plus bas, il s'étale et forme une membrane plus ou moins résistante, connue sous le nom de *fascia propria*. Enfin, tout à fait en bas, il constitue une véritable aponévrose à fibres généralement verticales ou un peu obliques, considérée par quelques auteurs comme une lame fibreuse indépendante. Cette aponévrose n'est autre chose que le *fascia transversalis* [*e*]; nous la retrouverons à la région inguino-crurale, où elle joue un rôle important. C'est dans le tissu conjonctif sous-péritonéal que se développent les pelotons adipeux qui font quelquefois hernie par les ouvertures de la ligne blanche.

La description des vaisseaux et des nerfs de ce plan ne nous apprendrait rien que nous ne sachions déjà. Notons seulement que les vaisseaux lymphatiques profonds de la région sterno-pubienne se jettent, d'une part, dans les ganglions du médiastin antérieur, et, d'autre part, dans les ganglions iliaques et lombaires.

Cavité abdominale.

1er *Plan.* — Il est difficile de définir exactement la forme de la cavité abdominale. Blandin la comparait à un ovoïde dont la grosse extrémité serait tournée en haut et dont l'axe se dirigerait de haut en bas, un peu de droite à gauche et d'arrière en avant. Cette comparaison forcée prête à plus d'une critique, et sans perdre mon temps à la discuter, je la rejette, parce qu'elle ne donne qu'une idée inexacte de la chose. D'ailleurs, nous savons que Blandin comprenait la cavité pelvienne dans l'abdomen, tandis que je la décris à part. Je suis bien convaincu, pour mon compte, que toutes les tentatives faites dans le même sens resteront infructueuses; il est de certaines parties du corps qui, par leur forme spéciale, échappent à toute comparaison. Croit-on, par exemple, avoir été bien utile à ses lecteurs en leur disant que le médiastin ressemble à un sablier? je penserais plutôt le contraire. Que l'on se borne donc à bien connaître la direction des parois de l'abdomen, leurs dimensions, leur configuration, leurs connexions, et un peu de réflexion fera le reste. Au surplus, la forme de la cavité abdominale est loin d'être invariable; il suffit de se rappeler qu'à tout instant du jour les parois du ventre sont soumises à un va-et-vient continu, déterminé par l'action des muscles respirateurs, et nous avons vu que, pour le diaphragme en particulier, ces mouvements sont assez prononcés pour modifier notablement les capacités respectives de l'abdomen et de la poitrine.

Pl. 65.

D'un autre côté, les viscères eux-mêmes sont sujets, pour la plupart, à des alternatives d'ampliation et de resserrement qui suffisent à changer leur position et leurs rapports ; l'estomac, la vessie, l'utérus, les différentes parties du tube intestinal sont dans ce cas. L'intestin grêle surtout jouit d'une extrême mobilité, il se laisse déplacer avec la plus grande facilité par toute tumeur, soit physiologique, soit pathologique, et l'on peut dire avec raison qu'il n'occupe dans l'abdomen aucune position fixe. De là cette conclusion que, s'il est difficile d'assigner une forme précise à l'ensemble de la cavité, il est tout aussi peu aisé de déterminer, pour chacun des viscères qui la remplissent, une place exacte et invariable.

Remarquons enfin que les organes abdominaux ne présentent aucune disposition symétrique par rapport à la ligne médiane, et qu'il faut nécessairement étudier les deux moitiés pour connaître le tout.

L'abdomen a une étendue trop considérable pour qu'il soit possible d'en faire une description topographique générale et, pour ainsi dire, à vol d'oiseau, même en subdivisant sa portion viscérale en deux plans superposés, comme je l'ai fait. Pour mettre plus d'ordre dans l'exposé, il est bon de subdiviser à leur tour chacun de ces plans en compartiments, en casiers distincts, dans lesquels viendront successivement se ranger tous les viscères, et c'est ici qu'il y aura quelque avantage à recourir à la division des anciens dont j'ai déjà donné une idée précédemment (voy. p. 416). Cette manière de procéder a été suivie jusqu'ici par tous les auteurs d'Anatomie chirurgicale, et je ne crois pas qu'il soit possible de mieux faire. Je prendrai donc pour point de ralliement les trois zones *sus-ombilicale* ou *épigastrique*, *ombilicale*, et *sous-ombilicale* ou *hypogastrique*, avec les trois régions que comprend chacune d'elles.

On constate, à l'ouverture de la cavité abdominale, que le *grand épiploon* [*a-a*] recouvre la plupart des viscères superficiels; cette toile séreuse occupe la zone épigastrique et descend plus ou moins bas au devant de la masse intestinale ; on la voit, dans certains cas, s'étendre jusqu'au niveau du pubis; d'autres fois, mais plus rarement, elle ne dépasse que de quelques centimètres le bord inférieur du côlon. En général elle est un peu déjetée du côté gauche, et il est certain que les épiplocèles de ce côté sont les plus fréquentes.

Superficiellement placé au devant des anses intestinales, le grand épiploon se trouve, par cela même, le premier exposé à l'action des instruments vulnérants qui pénètrent dans l'abdomen. Dans ces cas, sa blessure est presque inévitable, et comme il est parcouru par des vaisseaux d'un certain calibre, il peut en résulter une hémorrhagie intra-péritonéale.

Chez le nouveau-né, l'épiploon est à peine apparent; son développement rudimentaire, pendant la première enfance, nous explique la rareté des hernies épiploïques à cet âge de la vie. On sait, au contraire, combien ces hernies sont fréquentes chez l'adulte, principalement à la région ombilicale.

Je laisse aux ouvrages d'anatomie descriptive le soin de décrire les quatre feuillets séreux dont se compose le grand épiploon et la cavité que ces feuillets circonscrivent. Ces détails, sans applications pratiques, méritent à peine d'être indiqués ici. Entre ces lames s'amasse souvent une certaine quantité de graisse dont le développement est ordinairement en rapport avec celui du pannicule adipeux sous-cutané. Il n'est personne qui ne connaisse l'aspect que prend l'épiploon des animaux de boucherie qu'on a poussés à l'engraissement.

La physiologie ne nous a pas appris grand'chose sur les usages de l'épiploon, mais des faits pathologiques assez nombreux nous prouvent que sa présence occasionne parfois des accidents extrêmement graves. Enroulé sur lui-même, à la façon d'une corde adhérente à ses deux extrémités, il a pu comprimer et étrangler des anses intestinales; d'autres fois l'étranglement s'est produit par l'introduction de l'intestin dans une ouverture anormale de l'épiploon. En revanche, il a pu, dans des cas heureux, oblitérer en partie ou en totalité une solution de continuité du tube digestif, ou bien circonscrire un épanchement sanguin ou purulent.

La zone sus-ombilicale se compose de trois régions : au milieu l'épigastre et sur les côtés les hypochondres. L'hypochondre droit est occupé par le lobe droit [*f*] du *foie* et une portion du côlon transverse [*d-d*]; l'épigastre contient le lobe gauche [*g*] du foie et la partie moyenne du côlon; enfin l'angle gauche du côlon occupe l'hypochondre gauche. On pourrait croire, au premier abord, que je décris là une disposition anormale, car, d'après les idées généralement reçues, on devrait trouver la face antérieure de l'estomac dans le plan superficiel de la région épigastrique. Cela n'est vrai que lorsque l'estomac est distendu par des aliments ou par des gaz; il vient alors se mettre en rapport avec la paroi abdominale antérieure, tandis que le côlon se trouve refoulé en bas, dans la région ombilicale. Mais on peut facilement constater que, dans l'état de vacuité, l'estomac reste complétement caché derrière le côlon transverse et que celui-ci seul est en contact avec la face profonde de la région sterno-costo-pubienne. Au reste, je dois ajouter que le côlon n'est pas toujours directement étendu d'un hypochondre à l'autre, il forme parfois une anse à concavité supérieure, et descend jusqu'au niveau de l'ombilic, quelquefois même jusqu'à l'hypogastre. Quelles que soient sa forme et sa position, il est toujours maintenu en place par un double feuillet du péritoine appelé *mésocôlon transverse*.

Dans l'hypochondre droit, le côlon transverse est en rapport avec la face inférieure du foie et la vésicule biliaire, aussi trouve-t-on presque toujours l'angle droit du côlon teint en jaune verdâtre par transsudation de la bile *post mortem*. Ce rapport explique comment des abcès de la face inférieure du foie ont pu s'ouvrir dans le gros intestin et comment des calculs biliaires ont pu y être conduits.

Dans l'hypochondre gauche, le côlon recouvre le grand cul-de-sac de l'estomac et la rate.

Si l'on tient compte de la position variable du côlon transverse et de ses connexions avec la face antérieure de l'estomac, on comprendra qu'il n'est pas toujours aisé de rapporter à son véritable siége une tumeur de la région épigastrique. C'est ainsi qu'on a vu des praticiens exercés prendre pour un cancer du pylore un amas de matières stercorales durcies dans le gros intestin. D'autre part, et toujours en raison de cette variabilité des rapports, une plaie de l'épigastre ou de l'hypochondre gauche peut intéresser l'un ou l'autre de ces deux organes, selon le point de l'abdomen qu'il occupera au moment de l'accident. Si l'estomac est vide, par exemple, il y aura beaucoup de probabilités pour que le côlon transverse soit seul atteint, à moins que l'instrument vulnérant n'ait pénétré à une grande profondeur.

Toute la zone ombilicale est remplie par les circonvolutions de l'*intestin grêle* [*b-b*], disséminées sans ordre dans tout l'espace qui s'étend du bord inférieur de la douzième côte à la ligne qui joint les deux épines iliaques antérieures et supérieures. On y rencontre encore parfois une notable portion du côlon transverse.

Derrière l'intestin grêle, le côlon ascendant et le côlon descendant occupent les flancs droit et gauche, mais ces deux parties du gros intestin sont plus spécialement en rapport avec la paroi abdominale postérieure, et à moins de cas exceptionnels, il est bien rare qu'on puisse les apercevoir si l'on a laissé tous les viscères en place. Seul, le côlon descendant devient un peu plus superficiel dans sa portion inférieure, au point où il va se continuer avec l'*S* iliaque.

La zone sous-ombilicale, ou zone hypogastrique, comprend l'hypogastre au milieu et les deux fosses iliaques sur les côtés.

L'hypogastre est occupé par des anses de l'intestin grêle, lorsque la *vessie* [*k*] est vide ; mais à mesure que celle-ci se remplit, elle s'élève au-dessus du pubis, refoule l'intestin vers la région ombilicale, et vient se mettre en rapport avec la paroi abdominale antérieure. Elle peut ainsi remonter jusqu'au voisinage de l'ombilic, dans les cas de distension extrême. Sa face antérieure est immédiatement en contact avec le fascia transversalis, tandis que sa face postérieure [*l*] seule est recouverte par le péritoine. De là la possibilité d'ouvrir la vessie sans intéresser la séreuse abdominale, en opérant dans la région hypogastrique. On cite, il est vrai, quelques exemples dans lesquels le péritoine descendait au devant de la vessie jusqu'au pubis, mais ces cas sont tellement exceptionnels, qu'il n'y a vraiment pas lieu d'en tenir compte. Si donc on voulait pratiquer la taille hypogastrique, dite aussi taille par le *haut appareil*, il suffirait d'inciser la ligne blanche au-dessus du pubis, et aussitôt l'aponévrose divisée, on arriverait dans le tissu conjonctif prévésical. Si l'incision n'avait pas porté juste au milieu, et que l'on eût, par hasard, pénétré dans la gaîne de l'un des deux muscles droits, il n'y aurait pas lieu de s'en préoccuper. On se rappellerait seulement que dans la région où l'on opère, la gaîne manque de feuillet postérieur. La lésion du péritoine n'est point à redouter, surtout si l'on a eu le soin de porter à son maximum la distension de la vessie en y poussant préalablement une injection. Je crois donc que l'emploi de la sonde à dard n'est pas indispensable, car si cet instrument a l'avantage de donner un peu plus de certitude à l'opérateur, il a aussi l'inconvénient d'allonger l'opération. Pour plus de sûreté, lorsque la paroi aura été divisée avec précaution, un aide introduira son doigt recourbé en crochet dans l'angle supérieur de la plaie et repoussera la séreuse vers l'ombilic. A propos du premier temps de l'opération, Baudens donne un excellent conseil : il recommande d'inciser largement la peau en bas, parce que sa grande mobilité la fait fuir devant le tranchant de l'instrument, et que, revenue ensuite à sa position primitive, elle forme, au devant du pubis, une espèce de godet, par lequel l'urine pourrait s'infiltrer jusque dans le scrotum.

S'il est possible de faire à la vessie une ouverture assez grande pour donner passage à un calcul volumineux, à plus forte raison est-il facile d'y pratiquer une simple ponction pour en évacuer l'urine, lorsque l'urèthre est oblitéré. On enfonce généralement le trocart à 4 centimètres au-dessus du pubis, mais il est bien évident qu'on peut remonter plus haut ; d'ailleurs, la percussion permet toujours d'apprécier exactement jusqu'à quel niveau s'élève l'organe distendu.

J'aurai plus tard l'occasion de parler des plaies de la vessie et des infiltrations urineuses qui en sont la conséquence. Je puis, dès à présent, dire par anticipation que si le péritoine a été ouvert en même temps que le réservoir de l'urine, la blessure présente une extrême gravité. Toutefois, alors même que la face antérieure de la vessie a été seule atteinte et que la séreuse abdominale a été respectée, il n'en faut pas moins redouter l'épanchement de l'urine dans le tissu conjonctif prévésical, car ce tissu est très-lâche, et les liquides le décollent avec la plus grande facilité.

L'arrêt de développement de la portion sus-pubienne de la paroi abdominale antérieure donne lieu à un vice de conformation malheureusement assez fréquent, désigné sous le nom d'*exstrophie* de la vessie. Chez les individus qui en sont porteurs, la verge est divisée, sur sa face supérieure, dans toute sa longueur, et l'espèce de gouttière qu'elle représente est occupée par le canal de l'urèthre. D'autre part, les branches ischio-pubiennes sont écartées, et l'on observe, au niveau du pubis, une ouverture laissée béante par la non-réunion des lames ventrales. La face antérieure de la vessie manque presque toujours complétement, tandis que la muqueuse de la face postéro-inférieure s'engage dans l'ouverture de la paroi et fait saillie au dehors sous la forme d'une grosse papille rouge, fongueuse et saignante au moindre contact. On peut apercevoir, sur cette papille, deux pertuis par lesquels suinte continuellement l'urine, et qui correspondent à l'extrémité terminale des uretères.

La fosse iliaque droite est occupée par quelques anses d'intestin grêle au-dessous desquelles se montre le *cæcum* [*c*]. Quant à l'*appendice vermiculaire*, il est toujours plus profondément situé, et flotte librement du côté de la cavité du bassin ; cependant on a vu quelquefois son extrémité fixée en un point de la fosse iliaque, de sorte que des anses intestinales ont pu s'étrangler en s'engageant sous cette espèce d'arcade.

C'est sur la face gauche du cæcum que se trouve la limite entre l'intestin grêle et le gros intestin ; c'est là que l'on rencontre la dernière partie de l'iléon, et qu'on peut aller l'ouvrir pour créer un anus artificiel, lorsque le gros intestin se trouve obstrué par un obstacle insurmontable. Remarquons en outre que le cæcum représente une sorte de poche arrondie, globuleuse, dans laquelle les corps étrangers ont d'autant plus de tendance à séjourner, qu'ils éprouvent plus de difficulté à cheminer, dans le côlon ascendant, contre les lois de la pesanteur. Aussi est-ce dans cette portion de l'intestin que l'on rencontre le plus souvent des amas de matières stercorales durcies, des *entérolithes*, des *œgagropiles*, des corps étrangers de toute espèce, arrêtés dans leur marche à travers le tube digestif. Par leur présence, ces corps provoquent parfois des inflammations et occasionnent des abcès auxquels la fosse iliaque droite est particulièrement sujette.

La fosse iliaque gauche contient, comme la droite, des anses de l'intestin grêle, mais elle est surtout occupée par l'*S* iliaque, portion du gros intestin intermédiaire au côlon descendant et au rectum. L'*S* iliaque est lâchement unie à la paroi par un double feuillet du péritoine; elle flotte et décrit des circonvolutions plus ou moins accentuées qui lui ont valu son nom. Rien, à l'aspect, ne la distingue de la portion d'intestin qui la précède ou de celle qui lui fait suite; ses limites, purement arbitraires, sont marquées par les deux points où l'intestin cesse d'être flexueux; c'est assez dire que sa longueur est extrêmement variable d'un sujet à l'autre.

Située immédiatement derrière la paroi abdominale antérieure, l'*S* iliaque est une des portions du tube digestif les plus superficielles et les plus facilement accessibles; il n'est donc pas étonnant que ses lésions soient relativement fréquentes, lorsqu'une violence extérieure agit sur la partie sous-ombilicale de l'abdomen. D'autre part, l'*S* iliaque est très-rapprochée de l'extrémité terminale de l'intestin; elle contient habituellement des matières fécales sur le point d'être expulsées, et si on la suppose ouverte directement à l'extérieur, on concevra sans peine que la santé générale du sujet soit compatible avec l'existence d'un semblable anus anormal. De là l'idée toute naturelle d'établir une ouverture permanente sur cette partie de l'intestin, dans les cas d'oblitération, d'imperforation ou d'absence congénitale du rectum. La création d'un anus artificiel, par la méthode de Littre, n'est pas une opération bien difficile, et je me serais simplement borné à l'indiquer en passant, si, dans ces derniers temps, il ne s'était élevé une discussion relativement aux rapports de l'*S* iliaque avec la paroi abdominale antérieure, chez les enfants en bas âge. Lorsqu'il s'agit de pratiquer l'opération de Littre, on conseille généralement d'inciser la paroi dans la fosse iliaque gauche, et d'ouvrir l'anse intestinale distendue qui se présente la première à l'opérateur : cette anse doit être l'*S* iliaque. Or, quelques chirurgiens, Huguier et Béraud entre autres, ont prétendu qu'en agissant ainsi, c'était s'exposer plus d'une fois à se tromper, car chez un certain nombre d'enfants nouveau-nés, ils avaient trouvé l'*S* iliaque dans la fosse iliaque droite. Il y avait donc lieu de vérifier à nouveau les rapports de l'extrémité inférieure du côlon, et surtout de déterminer si les cas invoqués devaient être considérés comme la règle ou comme l'exception. Les chiffres fournis par l'expérience me paraissent avoir pleinement résolu la question. Sur 150 autopsies d'enfants en très-bas âge, Bourcart a trouvé l'S iliaque 111 fois à gauche, 33 fois à droite et 6 fois dans le petit bassin. Sur 134 enfants, Giraldès l'a vue 114 fois à gauche. Curling l'a trouvée du même côté 85 fois sur 100 cas. On voit donc que dans la très-grande majorité des cas, c'est bien du côté gauche que l'on rencontrera cette portion de l'intestin, et qu'il n'y a rien à modifier dans les préceptes anciennement établis. Mais voici qui est encore plus démonstratif : Giraldès a relevé avec soin les relations de 150 opérations d'anus artificiel, faites par la méthode de Littre, et sur ce nombre considérable, l'*S* iliaque a été trouvée *toutes les fois* à gauche. Cet argument me paraît sans réplique.

Si l'on fait abstraction de l'hypochondre droit et d'une petite portion de la région épigastrique, on peut dire qu'une plaie pénétrante de l'abdomen, portant sur un point quelconque de la paroi antéro-latérale, peut donner lieu à l'ouverture du tube intestinal. L'arme a-t-elle atteint la zone sus-ombilicale, c'est le côlon transverse qui pourra être intéressé. A-t-elle pénétré en arrière des flancs, elle rencontrera probablement le côlon ascendant ou le côlon descendant, suivant le côté. Partout ailleurs elle atteindrait l'intestin grêle. Mais quelque exactes que soient ces données, la position de l'intestin est trop variable pour qu'il soit possible de déterminer, par la seule inspection du siége de la blessure, à quelle hauteur le tube digestif a été ouvert, et l'on ne pourra tout au plus avoir à cet égard que de simples présomptions. L'issue des matières intestinales par la plaie pourra être d'un grand secours, car, d'après le degré de digestion auquel ces matières seront arrivées, on jugera si l'on a affaire au gros intestin ou à l'intestin grêle, et l'on pourra même établir approximativement à quelle distance de l'estomac ce dernier a été intéressé. Cependant, malgré cette ressource, il n'est pas toujours très-facile de porter un diagnostic précis, alors même que la plaie extérieure reste béante, et que l'intérieur de l'abdomen demeure accessible à la vue. Il importe donc de bien connaître la composition des diverses parties du tube intestinal et l'aspect que présente chacune d'elles.

L'intestin, depuis le pylore jusqu'à l'extrémité inférieure du rectum, est constitué par trois tuniques superposées, que je vais rapidement passer en revue. Ces trois tuniques sont : 1° une extérieure, *séreuse*, le *péritoine ;* 2° une moyenne, *musculeuse ;* 3° une interne, *muqueuse.* Quant à la prétendue tunique fibreuse, décrite autrefois entre la musculeuse et la muqueuse, nous savons aujourd'hui qu'elle ne forme point une membrane distincte, et qu'elle est simplement représentée par le tissu conjonctif sous-muqueux.

Le *péritoine* tapisse les différentes parois de la cavité abdominale, d'où il se réfléchit ensuite sur les viscères, entourant presque complétement les uns, tels que le tube digestif et ses annexes, passant au-devant des autres sans y adhérer et les recouvrant seulement sur une de leurs faces. Comme toutes les membranes séreuses de l'économie, il présente à l'étude un feuillet viscéral et un feuillet pariétal partout continus à eux-mêmes. Mais de même que nous l'avons vu pour l'arachnoïde, la continuité n'est complète que pour le revêtement épithélial, car sur certains points la membrane fait défaut, et l'épithélium seul peut être démontré. Je n'ai pas l'intention de suivre la séreuse abdominale dans tous ses replis, comme on le fait en anatomie descriptive, ce serait évidemment aller contre le but de cet ouvrage. Je veux seulement essayer d'en donner une idée générale, afin de rendre plus facilement compréhensibles quelques mots d'applications pratiques qui m'ont paru indispensables.

Le feuillet *pariétal* peut être partout suivi et démontré par le scalpel et le microscope, comme une membrane distincte ; il est mince et assez adhérent sur la face inférieure du diaphragme. Il est uni à la portion sus-ombilicale de la paroi abdominale antérieure par un tissu conjonctif fin et serré, dont j'ai déjà décrit la disposition. Soulevé par la veine ombilicale, il est maintenu à une certaine distance de la moitié supérieure de l'anneau ombilical, tandis qu'il est intimement uni à la face profonde de la ligne blanche au niveau de la demi-circonférence inférieure de cet orifice.

Au-dessous de l'ombilic, il adhère encore à la paroi, mais moins qu'à la région épigastrique, et forme trois replis peu marqués correspondant à l'ouraque et aux artères ombilicales. A quelque distance au-dessus du pubis, le péritoine n'adhère plus à la paroi abdominale, il passe en arrière de la vessie, et permet à ce viscère de venir se mettre directement en rapport avec le feuillet postérieur de la gaîne des muscles droits, ou plutôt avec le fascia transversalis qui l'en sépare.

Dans toute cette portion pariétale antérieure, la séreuse abdominale est mince et transparente. Elle s'épaissit beaucoup, et prend une teinte légèrement opaque dans les régions inguinales et lombo-iliaques; en même temps le tissu conjonctif qui la double devient extrêmement lâche et cède à la moindre traction.

Le péritoine *viscéral* forme une infinité de replis compliqués, dont la disposition peut, en définitive, se ramener à deux types différents : 1° Certains organes sont simplement appliqués contre les parois abdominales par un feuillet séreux qui passe au devant d'eux sans les envelopper, tels sont les reins, les uretères, l'aorte, la veine cave, etc. On peut dire que si ces organes sont contenus dans la *cavité abdominale*, ils sont situés en dehors de la *cavité péritonéale*. 2° D'autres sont entourés par la séreuse qui leur forme une tunique plus ou moins complète, interrompue seulement au niveau du hile vasculaire de l'organe. Sans aucun doute, ceux-ci, pas plus que les premiers, ne sont contenus dans la cavité du péritoine, puisque l'épithélium qui représente la face interne de cette membrane, se trouve partout en contact avec lui-même. Mais s'il est exact en théorie d'admettre, pour le feuillet épithélial du péritoine, la fameuse comparaison de Bichat que tout le monde connaît, cette comparaison n'est plus admissible en pratique, et, sauf quelques exceptions que je vais indiquer dans un instant, il n'est pas possible de comprendre la lésion du foie, de la rate ou de l'intestin sans ouverture de la cavité péritonéale. Quelques exemples rendront cette proposition plus claire.

A partir du duodénum, l'intestin grêle jouit, nous le savons, d'une très-grande mobilité ; il flotte dans l'abdomen et se porte tantôt d'un côté, tantôt de l'autre, pour remplir les vides qui tendent à se produire. Toutefois cette mobilité a des bornes, et si les anses intestinales peuvent s'éloigner de la colonne vertébrale, elles ne le peuvent cependant que dans une certaine mesure, parce qu'elles sont appendues à la face antérieure des corps vertébraux par un double feuillet séreux, le *mésentère*. Voici comment on doit comprendre la disposition du mésentère : Prenons une anse intestinale isolée, et examinons comment est formée sa tunique séreuse, nous verrons que le péritoine pariétal, venu d'une des régions lombaires, se porte au-devant des corps vertébraux, mais sans passer d'un côté à l'autre. Si nous le suivons de gauche à droite, par exemple, nous constaterons qu'arrivé au-devant de la colonne vertébrale, il se réfléchit et se dirige en avant, jusqu'à ce qu'il ait atteint la face postérieure de l'intestin; puis il entoure l'anse intestinale, à gauche, en avant, à droite, revient en arrière, et se réfléchit de nouveau, mais cette fois d'avant en arrière, pour regagner la colonne vertébrale et se diriger ensuite dans la région lombaire droite. L'intestin est donc revêtu d'une tunique séreuse sur presque toute sa circonférence, et c'est seulement sur une petite portion de sa surface, tournée vers la colonne lombaire, que cette tunique fait défaut. De son côté, le mésentère est constitué par deux feuillets, un droit et un gauche, entre lesquels on rencontre du tissu conjonctif adipeux très-lâche, plus des vaisseaux sanguins, des lymphatiques et des nerfs qui peuvent ainsi pénétrer les tuniques intestinales sans perforer le péritoine. Le principal avantage de cette disposition est de permettre à l'intestin d'augmenter de volume, malgré l'inextensibilité presque absolue de son enveloppe séreuse, et l'on peut s'assurer, par l'insufflation, que cette ampliation se fait grâce au dédoublement facile des deux lames du mésentère.

Si maintenant nous examinons l'ensemble de l'intestin grêle en généralisant ce qui précède, il nous sera facile de comprendre que le mésentère doit nécessairement former un très-grand nombre de plis, car sa portion adhérente s'étend seulement du côté gauche de la seconde vertèbre lombaire à la symphyse sacro-iliaque droite, tandis que son bord flottant correspond aux flexuosités de l'intestin grêle, depuis le duodénum jusqu'à la fin de l'iléon.

Sur le gros intestin, la disposition du péritoine présente quelques modifications qu'il est bon d'indiquer. Le cæcum n'est pas entouré par la séreuse, et ce n'est qu'exceptionnellement qu'on le trouve suspendu aux parois de la fosse iliaque par un *mésocæcum*. Ordinairement le péritoine passe au devant de lui sans l'envelopper, de sorte que toute la surface du cæcum qui regarde le fascia iliaca est dépourvue de tunique péritonéale. Chose remarquable, malgré sa fixité apparente, cette portion de l'intestin se rencontre souvent dans les hernies du côté gauche.

Le côlon ascendant et le côlon descendant ne sont recouverts par le péritoine que sur une partie de leur surface. Dans leur quart ou leur cinquième postérieur, ils sont en rapport immédiat avec la paroi lombaire de l'abdomen, disposition que la chirurgie a utilisée pour pénétrer dans l'intestin par la région lombaire, sans ouvrir la séreuse abdominale, dans les cas d'oblitération ou d'imperforation du rectum. Il va sans dire que si le côlon est uni à la paroi par un *mésocôlon*, comme cela se voit parfois, la création d'un anus artificiel, par la méthode de Callisen, ne peut avoir lieu sans lésion du péritoine. Je reviendrai d'ailleurs plus loin sur cette opération.

L'*S* iliaque est presque toujours flottante, elle décrit souvent des circonvolutions aussi prononcées que celles de l'intestin grêle, et nous avons vu que, dans un certain nombre de cas, la longueur de son mésentère lui permet de se porter jusque dans la fosse iliaque droite.

Sur les organes digestifs, la tunique séreuse est extrêmement adhérente et difficile à détacher ; mais, particulièrement sur l'intestin, elle est réduite à une simple couche d'épithélium pavimenteux, appliquée sur la tunique musculaire sans intermédiaire. Le péritoine pariétal, au contraire, forme presque partout une membrane distincte unie aux parties sous-jacentes par un tissu conjonctif plus ou moins lâche, et pouvant être facilement décollée. Exceptons-en pourtant quelques points, tels que la moitié inférieure de l'anneau ombilical, où la séreuse est confondue avec la face postérieure de l'aponévrose abdominale. Enfin, on trouve dans la disposition du tissu sous-péritonéal des différences sensibles, suivant qu'on examine ce tissu dans tel ou tel point de la paroi abdominale ; tantôt, comme c'est le cas à la région lombaire, au pourtour des reins, il se compose de larges aréoles, presque sans cohésion et se prête avec la plus grande facilité aux infiltrations. En d'autres endroits, où il est soumis à des frottements répétés, on le voit s'étaler et former une membrane celluleuse, susceptible d'une certaine résistance, malgré sa minceur, et à laquelle on donne le nom de *fascia propria*. Au reste, qu'il revête l'une ou l'autre forme, il n'oppose jamais qu'une faible résistance au décollement du péritoine pariétal, et si cette circonstance favorise la diffusion des épanchements sous-péritonéaux, elle permet en revanche au chirurgien d'aller porter une ligature sur des artères aussi profondes que l'iliaque primitive ou l'aorte, en détachant la séreuse de la paroi.

L'inflammation du tissu sous-péritonéal se termine fréquemment par suppuration, et, bien que le pus ne soit séparé de la cavité séreuse que par l'épaisseur du péritoine, c'est ordinairement du côté des téguments que viennent s'ouvrir ces sortes de collections. Cette tendance du pus à se porter à l'extérieur paraît tenir d'abord à la résistance toute particulière qu'acquièrent les membranes séreuses au voisinage d'un foyer inflammatoire ; on n'a sans doute pas oublié ce que j'ai dit à ce sujet, en parlant des abcès de la région costale (voy. page 364). Mais il faut surtout ici faire entrer en ligne de compte la pression excentrique exercée par les viscères abdominaux. Il semble, en effet, que les organes contenus dans l'abdomen soient trop à l'étroit dans leur cavité ; de là leur tendance constante à s'échapper au dehors par les ouvertures naturelles ou accidentelles ; de là encore un antagonisme apparent entre les viscères et la paroi, celle-ci semblant réagir sans cesse pour rétablir l'équilibre menacé. Faut-il attribuer cette lutte incessante à un mouvement réel d'expansion dont les viscères seraient le siége, comme nous avons vu, par exemple, la pulpe cérébrale s'épanouir et faire hernie à travers une plaie du crâne? Ou bien faut-il admettre que les muscles abdominaux seuls sont actifs? En d'autres termes, y a-t-il pression excentrique des viscères ou pression concentrique de la paroi? Pour quiconque réfléchit un peu, il n'est pas douteux que la dernière de ces deux suppositions ne soit la seule admissible. Certainement, lorsque le tube digestif est extrêmement distendu par des gaz, il tend à augmenter de volume et partant à occuper plus d'espace, mais c'est là un cas tout particulier, et dans les circonstances ordinaires la pression est tout entière exercée par cette large ceinture contractile qui ferme l'abdomen en avant et sur les côtés. S'il restait à cet égard quelques doutes dans l'esprit du lecteur, un fait très-facile à observer les lèverait à coup sûr. Prenons un malade atteint d'une hernie réductible, faisons-le tenir debout et essayons de faire rentrer l'intestin, nous n'y arriverons pas toujours. Nous échouerons certainement si, en même temps, nous recommandons à notre malade de contracter ses muscles abdominaux en faisant un effort ; dans ce cas, nous observerons presque toujours un accroissement dans le volume de la tumeur. Faisons-le maintenant coucher sur le dos, et mettons les muscles dans le relâchement par la flexion des cuisses; la hernie se réduira sous la moindre pression, si même elle ne se réduit pas sans qu'on y touche.

Ainsi donc, la tendance à la production des hernies tient à la pression concentrique exercée par les parois abdominales. Mais, en admettant que l'intestin rencontre une ouverture suffisamment dilatée pour qu'il puisse s'y engager, il faut encore qu'il refoule au devant de lui le péritoine pariétal qui doit former le sac. D'autre part, il ne pourra se porter au dehors qu'en allongeant les liens séreux qui l'unissent à la paroi. Or, nous savons que le péritoine est très-peu extensible de sa nature, il ne cédera donc qu'en glissant sur les parties sous-jacentes. Comment comprendre, sans ce mouvement de glissement, la formation rapide, presque instantanée, de hernies volumineuses pourvues d'un sac? L'expérience directe nous apprend que la séreuse abdominale peut ainsi subir des déplacements considérables sans se rompre, grâce à l'extensibilité du tissu conjonctif sous-péritonéal. Ainsi que l'a fait voir J. Cloquet, si l'on exerce une traction sur le péritoine qui tapisse la fosse iliaque, on constate que les mailles du tissu conjonctif s'allongent, s'étirent, s'aplatissent, finissent par s'étaler en membrane continue, sans qu'aucune paraisse s'être rompue, en même temps que la séreuse se déplace sans difficulté. De même, si l'on enfonce le doigt dans l'anneau inguinal interne, on simule ce qui se produit dans une hernie; le péritoine cède par glissement, et après quelques instants de pression, le doigt se trouve coiffé d'un véritable sac herniaire. Quant à l'allongement des feuillets qui fixent l'intestin à la colonne vertébrale, il est aisé de s'assurer qu'à l'état normal le mésentère n'est pas assez long pour permettre à une anse intestinale de s'engager dans le canal inguinal, et d'arriver jusqu'au fond des bourses. Il faut donc, pour qu'un semblable déplacement se produise, que le mésentère augmente de longueur. C'est ce qu'on peut encore vérifier sur le cadavre, en exerçant une traction sur la masse de l'intestin grêle ; on voit alors le péritoine qui tapisse la face antérieure des corps vertébraux cheminer doucement, se rapprocher de la ligne médiane, et fournir à l'ampliation des feuillets mésentériques.

S'il est exact de dire que la plupart des sacs herniaires se forment par le mécanisme que je viens d'exposer, il faut cependant tenir compte des cas où un pareil mode de production est impossible. Supposons, par exemple, que des adhérences normales ou accidentelles unissent solidement la séreuse au pourtour de l'ouverture par laquelle cherche à s'échapper l'intestin, ici la locomotion du péritoine ne pourra plus avoir lieu, et la pression excentrique du viscère, s'exerçant continuellement, aura pour effet de distendre cette membrane en l'amincissant et de lui faire prendre à la longue, mais seulement à la longue, la forme d'un sac. C'est ce qui se passe dans les hernies ombilicales, où le sac est la plupart du temps tellement mince, qu'on a voulu révoquer en doute son existence. Résumant en deux mots ce qui précède, je dirai que les sacs herniaires se forment le plus souvent par *déplacement*, et quelquefois seulement par *distension* du péritoine.

On comprend, d'ailleurs, que ces deux modes de formation puissent se trouver réunis pour une même hernie, le fascia propria cédant d'abord autant qu'il peut le faire, puis le sac continuant à croître par distension de la séreuse. Toutefois je dois faire observer que l'élasticité du péritoine a des limites; aussi n'est-il pas rare de trouver, sur les sacs herniaires anciens, des éraillures indiquant que la membrane s'est déchirée sous la pression.

Est-il besoin d'ajouter que toutes les hernies ne sont pas nécessairement pourvues d'un sac? Cela se conçoit sans peine s'il s'agit d'un viscère tel que le cæcum, dont la surface n'est séparée de la paroi par aucune espèce de feuillet séreux.

A l'état normal, la cavité péritonéale n'existe pas plus que la cavité pleurale, c'est-à-dire que les viscères, comprimés dans tous les sens, se touchent par leur surface extérieure, s'appliquent contre les parois, et que l'on ne rencontre aucun vide auquel le nom de cavité puisse s'appliquer. Mais qu'un liquide vienne à s'épancher dans l'abdomen, et la cavité, jusque-là virtuelle, deviendra apparente. C'est ce qu'on observe non-seulement dans le cas d'ascite, mais encore lorsque les vaisseaux sanguins ou les viscères sont intéressés dans une plaie pénétrante; seulement ici la variété des matières épanchées donne lieu à des considérations toutes spéciales, et l'on comprend qu'un corps fluide, tel que le sang, la bile, l'urine surtout, doit se répandre bien plus facilement qu'une matière pâteuse, telle que le chyme ou la bouillie stercorale. C'est principalement au sujet des épanchements sanguins que se sont élevées, au siècle dernier, ces interminables discussions dans lesquelles l'observation rigoureuse semble céder la place au parti pris, et où l'on peut également reprocher aux deux camps de vouloir faire passer la théorie avant les faits. J. L. Petit le fils, d'un côté, s'appuyant sur la pression réciproque et uniforme qu'exercent les viscères abdominaux dans tous les sens, prétendait que, le plus souvent, le sang se réunit en foyers au voisinage de la plaie qui lui a donné issue. Il appliquait le même raisonnement aux autres épanchements abdominaux. D'un autre côté, Garengeot soutenait que les liquides épanchés, comprimés par la masse intestinale, fusent au loin et s'étalent sous l'influence de la pesanteur vers les parties les plus déclives, telles que les fosses iliaques ou la cavité pelvienne. Velpeau a fait voir ce qu'il y a d'exagéré dans chacune de ces deux opinions opposées, car l'observation démontre que tantôt le sang s'accumule près de la plaie, tandis que, d'autres fois, il se répand à une grande distance. Ces différences tiennent d'une part à la fluidité plus ou moins grande du sang épanché : le sang veineux, par exemple, étant moins facilement coagulable que le sang artériel, devra se répandre plus aisément entre les viscères. Elles s'expliquent, d'autre part, par l'abondance et la rapidité de l'hémorrhagie, de sorte que, selon le calibre du vaisseau intéressé, l'épanchement sera limité ou diffus. D'après Malgaigne, la direction du mésentère n'est pas sans avoir une certaine influence sur la marche des épanchements intra-péritonéaux, et si l'on se rappelle que les feuillets mésentériques sont obliquement dirigés de la face gauche de la deuxième vertèbre lombaire à la symphyse sacro-iliaque droite, on pourra fort bien admettre avec ce chirurgien que, lorsque le sang se répand du côté droit du mésentère, il est nécessairement dirigé vers la fosse iliaque droite. A gauche, il gagne plutôt le petit bassin. Au reste, les faits semblent donner raison à cette manière de voir.

Relativement aux épanchements de pus, d'urine, de bile, de chyme, etc., j'ai dit plus haut ce qu'il faut en penser, et il est incontestable que, toutes choses égales d'ailleurs, plus la matière épanchée sera fluide, plus il y aura de chances pour qu'elle se répande entre les viscères ; aussi les plaies de la vessie avec ouverture du péritoine s'accompagnent-elles presque fatalement de la diffusion de l'urine dans la cavité séreuse. Si la matière est solide ou pâteuse et la plaie étroite, il peut se faire que l'intestin soit traversé en plusieurs endroits sans que les substances alimentaires passent dans le péritoine, grâce à la compression qui s'exerce sur les anses intestinales. Travers a pu enfoncer une petite épée à plus d'un pied dans le ventre d'une jument, et il ne s'est produit aucun épanchement stercoral, bien que l'intestin fût plein. Pour mon compte, j'ai vu un homme qui avait eu l'abdomen traversé d'arrière en avant par un coup de baïonnette ; le tube digestif avait été certainement ouvert, car les matières intestinales sortaient par les plaies. Néanmoins rien dans les symptômes n'annonça la formation d'un épanchement intra-péritonéal. Je ne puis affirmer que ce blessé ait guéri, parce que je ne l'ai pas suivi jusqu'au bout, mais il allait fort bien lorsque je l'ai quitté. Peut-être les exemples de ce genre sont-ils plus fréquents que l'on ne pense.

Parmi les circonstances qui s'opposent à la sortie des matières dans ces cas, il faut placer en première ligne la pression exercée par la paroi sur les viscères, pression sur laquelle j'ai déjà beaucoup insisté. C'est là le premier obstacle, l'obstacle immédiat, mais ce n'est pas le seul. Dès qu'une plaie du péritoine s'est produite, l'inflammation s'y développe, et en quelques heures il s'établit, entre les différents organes et la paroi, des adhérences d'autant plus faciles que toutes ces parties se compriment réciproquement. Par ces adhérences, tout danger d'épanchement, et, par suite, de péritonite, est prévenu, la cavité de la séreuse se trouve complétement close, et la plaie, communiquant alors directement avec l'extérieur, est transformée en une véritable fistule. Ce n'est pas seulement dans les cas de plaies pénétrantes que la nature emploie ce mécanisme pour empêcher les épanchements intra-péritonéaux ; on voit de semblables adhérences s'établir toutes les fois qu'un kyste, un abcès, une tumeur quelconque se développe dans l'abdomen ; et c'est ainsi que des kystes de l'ovaire, des abcès du foie peuvent s'ouvrir à l'extérieur, grâce à l'oblitération de la cavité péritonéale. L'art imite ce procédé lorsqu'il s'agit d'ouvrir un foyer contenu dans l'abdomen, sans courir les risques d'un épanchement, et l'on arrive à déterminer l'adhérence du feuillet pariétal au feuillet viscéral de la séreuse par les caustiques, l'implantation d'aiguilles dans la tumeur, l'ouverture en plusieurs temps, méthodes auxquelles se rattachent les noms de Récamier, de Bégin, de Trousseau et de Vidal (de Cassis).

De tout temps, on a remarqué que l'ouverture du péritoine augmente le danger des plaies de l'abdomen, aussi a-t-on voulu subdiviser ces plaies en *pénétrantes* et *non pénétrantes*, suivant que la séreuse est intéressée ou qu'elle est restée intacte. C'est là une subtilité inadmissible, et ces deux mots doivent être entendus dans un tout autre sens. Certains organes, le rein par exemple, sont situés en dehors de la cavité péritonéale ; d'autres, tels que le cæcum, la vessie, les côlons ascendant et descendant, sont en contact avec la séreuse par une portion seulement de leur surface. Tous ces organes peuvent être blessés sans que le péritoine soit ouvert. Irons-nous dire que dans ces cas c'est une plaie non pénétrante de l'abdomen qui se produit ? Ce serait évidemment jouer sur les mots. Posons donc en principe qu'une plaie est pénétrante toutes les fois qu'un instrument, après avoir traversé les parois abdominales, a blessé l'un des organes contenus dans la cavité.

D'ailleurs, si l'ouverture du péritoine ajoute aux dangers d'une semblable plaie, il s'en faut de beaucoup que cette lésion soit par elle-même une complication aussi redoutable qu'on l'a admis pendant longtemps et que le soutiennent encore certains chirurgiens. Pour en juger, il suffit d'examiner ce qui se passe lorsque la séreuse abdominale est seule intéressée, les viscères restant intacts ; ce genre de plaies se produit très-rarement par accident, mais on peut en observer tous les jours dans les hôpitaux, et le chirurgien qui pratique le débridement d'une hernie ne fait pas autre chose. N'est-il pas constant que, lorsque ces plaies sont nettes, lorsqu'elles ne sont pas compliquées d'hémorrhagie, et surtout si, en opérant de bonne heure, on ne laisse pas à l'inflammation le temps de se développer, n'est-il pas constant, dis-je, que dans le plus grand nombre des cas la péritonite se trouve prévenue ? Non, je le répète, les blessures du feuillet pariétal du péritoine ne présentent pas cette gravité qu'on leur attribuait autrefois qui en faisait un épouvantail pour les opérateurs. Consultons les recueils périodiques publiés depuis dix ans, et nous y trouverons nombre de succès après l'opération de l'ovariotomie. Or, on sait que cette opération ne ménage pas le péritoine, et ce n'est pas une petite incision que celle qui s'étend de l'appendice xiphoïde au pubis, comme on en a fait quelquefois.

Faut-il admettre, comme on l'a prétendu, que, si le feuillet pariétal de la séreuse s'accommode assez facilement des violences qu'on lui fait subir, le feuillet viscéral, en revanche, jouit d'une susceptibilité toute particulière et qu'il s'enflamme au moindre attouchement ou après une exposition de quelques instants à l'air? Pour répondre à cette question, consultons encore la pratique des ovariotomistes. Qu'y voyons-nous? Des opérations laborieuses qui ont duré *plus d'une heure*, et pendant tout ce temps la masse intestinale était malaxée par les mains de l'opérateur ou celles de ses aides; elle était à peine protégée par un linge légèrement imbibé d'huile, quelquefois même restait exposée à l'air, et pourtant les malades ont guéri. A quoi faut-il donc attribuer le danger des blessures du péritoine? A la présence d'un corps étranger solide ou liquide, du sang le plus souvent, qui, bien qu'en très-faible quantité, suffit pour jouer le rôle d'une épine inflammatoire et devient le point de départ de la péritonite. On devra donc, comme le conseille Kœberlé, à la suite de semblables opérations, éponger, absterger avec le plus grand soin la surface de la séreuse abdominale, et enlever jusqu'à la dernière trace des matières susceptibles de la souiller. Je suis convaincu, pour mon compte, que ce précepte est pour beaucoup dans la réussite des opérations d'ovariotomie, en dehors de toute autre complication, bien entendu. Rien de plus frappant, sous ce rapport, qu'un fait de la pratique de Kœberlé. Cet habile opérateur enlève un kyste de l'ovaire et termine l'opération avec ce soin minutieux qu'il met en toute chose. Tout va bien d'abord, puis des signes non douteux de péritonite se déclarent. Le chirurgien n'hésite pas : il rouvre la plaie de l'abdomen, constate que du sang s'est amassé dans la cavité du bassin, l'éponge avec précaution, referme la plaie, et les symptômes alarmants s'amendent comme par enchantement.

Les corps étrangers même ne déterminent pas toujours une inflammation générale du péritoine; on a vu, très-exceptionnellement il est vrai, des balles s'enkyster dans l'abdomen, et y être parfaitement tolérées, après avoir seulement donné lieu à une péritonite partielle.

La tunique *musculeuse* de l'intestin est immédiatement sous-jacente à la séreuse, à travers laquelle on l'aperçoit facilement par transparence. Généralement très-mince chez l'homme, surtout si on la compare à celle des animaux carnassiers, elle devient cependant un peu plus épaisse vers l'extrémité inférieure du rectum. Les fibres musculaires lisses qui la composent sont disposées sur deux plans, un plan superficiel formé de fibres longitudinales, et un plan profond constitué par des fibres circulaires. Les premières produisent le raccourcissement du tube intestinal, les secondes déterminent son allongement et le rétrécissement de son calibre. De l'ensemble de leur action résultent les mouvements péristaltiques et antipéristaltiques, mouvements pour ainsi dire continus, en vertu desquels les matières alimentaires parcourent l'intestin dans toute sa longueur. Sur l'intestin grêle, les deux plans de fibres musculaires sont également répartis autour du tube intestinal, et la seule particularité que je croie devoir indiquer, c'est que les fibres circulaires l'emportent beaucoup, par le nombre, sur les fibres longitudinales. A partir du cæcum et jusqu'à l'S iliaque, la disposition de la tunique musculeuse est un peu différente, non pas pour les fibres circulaires qui sont distribuées à peu près comme sur l'intestin grêle, mais pour les fibres longitudinales. Celles-ci n'existent pas sur toute la circonférence du canal, elles forment seulement trois bandelettes longitudinales, et comme ces bandelettes n'ont que le tiers ou tout au plus la moitié de la longueur du gros intestin, elles déterminent, sur celui-ci, la formation d'un grand nombre de bosselures séparées par des rétrécissements circulaires.

Sur l'S iliaque, ces bosselures sont beaucoup moins accusées, et les fibres longitudinales sont, en grande partie, disséminées au pourtour de l'intestin. Cette dissémination est complète au rectum, et l'on n'observe plus, sur cette partie du tube digestif, ni bandelettes ni bosselures. Si l'on tient compte des modifications que présente la tunique musculeuse, on comprendra que la connaissance de cette disposition puisse, jusqu'à un certain point, faire reconnaître quelle est la portion d'intestin qui se montre au fond d'une plaie.

Des trois tuniques de l'intestin, la *muqueuse* est de beaucoup la plus importante ; organe tout à la fois d'absorption et de sécrétion, elle accomplit la première de ces deux fonctions au moyen d'un nombre incommensurable de petits appendices, nommés *villosités*, dont sa surface interne est surmontée. D'un autre côté, elle loge dans son épaisseur une immense quantité de glandes microscopiques, les unes en grappe, la plupart tubuleuses, dont les produits de sécrétion forment ce liquide encore maldéfini appelé *suc intestinal.*

La muqueuse de l'intestin grêle forme un grand nombre de replis, les *valvules conniventes*, perpendiculaires à l'axe du canal et évidemment destinés à augmenter l'étendue de la surface absorbante ; aussi ces valvules sont-elles principalement accumulées dans le jéjunum, partie de l'intestin où se fait surtout l'absorption. Elles deviennent de plus en plus rares à mesure que l'on se rapproche du cæcum, et elles ont à peu près complétement disparu vers la fin de l'iléon, c'est-à-dire dans la portion de l'intestin grêle que l'on rencontre le plus souvent dans les hernies. De là cette conséquence, que lorsqu'il s'établit un anus contre nature à la suite d'un étranglement herniaire, les matières alimentaires se trouvant à peu près digérées au niveau de l'ouverture anormale, la nutrition n'en souffre pas trop.

Un tissu conjonctif généralement très-lâche unit la tunique muqueuse à la musculeuse, de sorte que ces deux membranes se séparent facilement ; c'est ainsi qu'on voit la muqueuse faire hernie à travers une plaie intestinale, et rétrécir plus ou moins les dimensions de la solution de continuité. On comprend, à la rigueur, que si l'ouverture est très-petite, l'issue de la muqueuse pourra l'oblitérer complétement et prévenir un épanchement de matières alimentaires dans la cavité du péritoine ; mais pour peu que la plaie intestinale ait une certaine étendue, la tunique musculeuse est trop mince chez l'homme pour que ses contractions puissent déterminer l'occlusion de la blessure, ainsi que cela est arrivé dans les expériences de Travers sur des chiens. La formation de l'épanchement stercoral est quelquefois empêchée par un autre mécanisme, et, comme je l'ai dit plus haut, ces cas heureux s'expliquent par la pression réciproque qu'exercent, en sens inverse, les viscères et les parois abdominales.

La séparation entre le gros intestin et l'intestin grêle est indiquée, à l'extérieur, par une augmentation brusque de calibre et par la disposition différente des fibres longitudinales de la tunique musculeuse ; d'autre part, la délimitation est encore plus nettement accusée, à l'intérieur, par la présence d'un double repli muqueux qui marque la fin de l'iléon et le commencement du cæcum. La *valvule iléo-cæcale*, ou valvule de Bauhin, est simplement constituée, comme les valvules conniventes, par la réflexion de la muqueuse intestinale, elle ne renferme point de fibres musculaires, comme nous verrons que c'est le cas pour le pylore. Elle est disposée de manière à permettre le passage des matières de l'iléon dans le cæcum, mais elle s'oppose absolument au reflux des solides et des liquides du gros intestin dans l'intestin grêle. Il résulterait même de ce que j'ai vu qu'elle s'oppose aussi au passage des gaz, car toutes les fois que je l'ai essayé, j'ai réussi à insuffler le gros intestin et à le maintenir insufflé jusqu'à dessiccation, sans avoir besoin de lier l'intestin grêle. Quelque force que j'aie employée dans les injections ou les insufflations, je n'ai jamais pu franchir la valvule iléo-cæcale. Cependant, il faut admettre que les choses ne se passent pas identiquement chez tous les sujets, puisque Richet l'a souvent forcée avec des gaz ; Paletta même l'aurait forcée avec des liquides. Dans leurs expériences faites sur des chiens, de Haen et Hales ont pu faire traverser tout le tube digestif à des liquides injectés par l'anus, fait très-instructif sans doute, mais qui ne prouve pas le moins du monde qu'il doive nécessairement en être ainsi chez l'homme. Je ne crois pas, pour ma part, que les matières fécaloïdes, vomies parfois dans les cas d'étranglements herniaires, proviennent du gros intestin et arrivent à la bouche après avoir franchi la valvule iléo-cæcale, ce qui m'amène forcément à élever quelques doutes sur la réalité d'un volvulus que Benati aurait guéri par des injections intestinales rétrogrades.

La muqueuse du gros intestin diffère de celle de l'intestin grêle par quelques particularités, telles que l'absence de valvules conniventes et de glandes en grappe; toutefois, les glandes en tube, ou *glandes de Lieberkühn*, se continuent d'un bout à l'autre du conduit intestinal. Notons enfin que les follicules clos, toujours solitaires et isolés dans le gros intestin, se réunissent sur plusieurs points de l'intestin grêle et constituent ces amas connus sous le nom de *plaques de Peyer*.

Ce serait peut-être ici le lieu de placer quelques mots sur les plaies intestinales et les différents moyens mis en usage pour en obtenir la réunion, mais il me paraît bien difficile de traiter ce sujet avec le soin qu'il mérite, dans un livre consacré spécialement à l'anatomie. Les procédés de suture intestinale sont très-nombreux, et s'il ne m'est pas permis de les exposer, je veux au moins donner la raison du succès des uns et de l'insuccès des autres. Les tuniques de l'intestin ne présentent pas la même tendance à se réunir ; ainsi, tandis que la séreuse contracte avec la plus grande facilité ces adhérences dont j'ai parlé plus haut, la muqueuse, au contraire, reste indéfiniment indifférente et ne se laisse que très-difficilement envahir par l'inflammation, surtout par l'inflammation adhésive. Il en résulte que si l'on rapproche l'une de l'autre les surfaces muqueuses d'une plaie intestinale on n'obtiendra aucune réunion. On n'en obtiendra pas davantage en affrontant une surface séreuse contre une surface muqueuse. La seule méthode qui puisse donner des succès est celle qui consiste à juxtaposer les surfaces séreuses, comme l'a fait voir Jobert, de Lamballe, dont les recherches à ce propos ont fait faire un grand pas à la chirurgie contemporaine.

66. *Plan profond.* — Après avoir enlevé les anses intestinales qui forment le premier plan de la cavité abdominale, on peut apercevoir le foie dans son ensemble, et l'on met à découvert un plan profond renfermant l'estomac, le duodénum, la rate, le pancréas, une portion de l'appareil génito-urinaire, et les gros vaisseaux sanguins accolés au-devant de la colonne vertébrale.

L'*estomac* [*e*] occupe, comme je l'ai dit, des points bien différents de la cavité abdominale, suivant qu'il est vide ou qu'il est distendu par des matières alimentaires. Dans l'état de vacuité, il reste confiné à la région épigastrique où il est ordinairement situé derrière le côlon transverse et le lobe gauche du foie. Ces deux organes lui servent, pour ainsi dire, de bouclier, et sont nécessairement intéressés avant lui lorqu'un instrument vulnérant pénètre dans l'abdomen à travers l'épigastre. En outre, l'estomac à jeun est infiniment moins exposé à cause de son petit volume, et, en supposant qu'il soit ouvert dans ces conditions, sa lésion sera toujours moins dangereuse, puisqu'elle ne peut donner lieu à l'issue des substances alimentaires dans la cavité du péritoine.

Distendu par des gaz ou des aliments, l'estomac augmente considérablement de volume, mais sans qu'il soit possible de poser aucune évaluation précise à cet égard, tant sont grandes les variétés individuelles. Il est tel sujet chez lequel, pendant la digestion, il dépasse à peine le volume du poing, tandis que chez tel autre il remplit à lui seul près de la moitié du ventre. Quelles que soient ses dimensions, il prend alors cette forme particulière qu'on a si heureusement comparée à celle d'une cornemuse, comparaison qui, pour le dire en passant, doit probablement une partie de sa justesse à ce que les cornemuses sont faites avec des estomacs de ruminants. En augmentant de volume, il refoule en bas le côlon transverse et vient se mettre en contact avec la paroi abdominale antérieure. D'un autre côté, son grand cul-de-sac franchit les limites de l'épigastre et envahit l'hypochondre gauche. En même temps que cette ampliation se produit, l'organe décrit, autour de ses deux extrémités cardiaque et pylorique, un mouvement de torsion en vertu duquel la face antérieure devient un peu supérieure pendant que la face postérieure regarde un peu en bas. Ce mouvement s'explique tout naturellement par la fixité relative de la petite courbure, la grande courbure restant seule mobile.

Il est clair que lorsque l'estomac est ainsi distendu, il occupe un volume plus considérable, et par conséquent présente une beaucoup plus large surface à l'action des agents vulnérants. On peut alors l'atteindre, non-seulement à l'épigastre, où il est plus superficiel que pendant l'état de vacuité, mais encore dans presque tout l'hypochondre gauche. Il serait, du reste, très-difficile de préciser à l'avance dans quelle étendue il est accessible, puisque cela dépend du volume qu'il peut acquérir, et que chez le même sujet ses dimensions varient selon le moment de la journée. Aussi la connaissance du siége de la blessure n'est-elle pas d'un grand secours pour diagnostiquer une plaie de l'estomac, et l'on ne pourra guère avoir, à cet égard, que de simples présomptions, si l'on n'observe pas le vomissement de matières alimentaires teintées de sang.

L'hémorrhagie est, en effet, la complication presque inévitable des plaies de l'estomac, ce qui s'explique par la présence d'un riche réseau vasculaire sur les deux faces de l'organe, et de troncs artériels volumineux le long de ses courbures. Cependant, malgré cette complication dangereuse, lorsqu'on est assez heureux pour éviter les épanchements de sang ou de matières chymeuses dans la cavité du péritoine, on voit quelquefois ces plaies guérir en laissant après elles des fistules stomacales plus ou moins persistantes, ce qui prouve bien que la péritonite traumatique mortelle reconnaît pour principale cause la présence des corps étrangers solides ou liquides. On sait combien il est facile et inoffensif d'établir des fistules gastriques sur des chiens, dans un but d'expérimentation.

Chez l'enfant, à cause du grand développement du foie, le pylore se trouve refoulé en bas et le grand diamètre de l'estomac est presque vertical. Chez l'adulte, au contraire, le grand axe de l'estomac est à peu près horizontal; le *cardia* répond à 2 centimètres environ au-dessous du diaphragme, de sorte qu'une très-petite portion de l'œsophage est contenue dans l'abdomen; le *pylore* est placé à droite du cardia, mais un peu plus bas que lui et sur un plan plus antérieur. La petite courbure est séparée du diaphragme par une portion plus ou moins considérable du lobe gauche du foie. La grande courbure est en rapport avec le côlon transverse. La grosse tubérosité est en partie cachée sous la concavité du diaphragme qui se moule sur elle, rapport d'où résulte la gêne de la respiration qui suit l'ingestion d'une trop grande quantité d'aliments. Enfin, par sa face postérieure, l'estomac recouvre l'aorte, le *pancréas* [*h*] et souvent la troisième portion du *duodénum* [*g*]. Malgré la fixité de la petite courbure et principalement du cardia, l'estomac jouit d'une certaine mobilité et sa position peut être modifiée considérablement par plusieurs circonstances, en tête desquelles il faut certainement placer l'usage des corsets trop serrés. C'est ainsi qu'on voit le pylore descendre vers le détroit supérieur du bassin ; Valsalva a même trouvé une fois le grand cul-de-sac dans la portion hypogastrique de l'abdomen. Grâce à cette mobilité, on a pu rencontrer l'estomac dans toutes les hernies abdominales, mais surtout dans les hernies de la région épigastrique et dans les hernies diaphragmatiques.

L'enveloppe *séreuse* de l'estomac se compose de deux feuillets admirablement disposés pour se prêter à tous les changements de volume de l'organe qu'ils contiennent dans leur écartement. De l'estomac, le péritoine se porte sur le diaphragme, sur le foie, sur la rate, sur le côlon transverse, en formant des lames auxquelles on donne les noms d'épiploons *gastro-hépatique*, *gastro-splénique* et *gastro-colique* ; ce dernier n'est autre chose que le grand épiploon dont j'ai dit quelques mots en tête de ce paragraphe.

On trouve, au-dessous de la séreuse, une tunique *musculeuse* formée de fibres entrecroisées en divers sens, et dont la description détaillée est du ressort de l'anatomie descriptive. Notons seulement qu'au niveau du pylore les fibres circulaires se condensent et forment un anneau musculaire, un véritable sphincter susceptible d'arrêter la marche des aliments pendant tout le temps nécessaire à la chymification. Mais il s'en faut de beaucoup que la valvule pylorique soit infranchissable de bas en haut, comme c'est le cas pour la valvule iléo-cæcale ; il suffit, pour le démontrer, de rappeler les vomissements si fréquents de matières bilieuses, ou le rejet par la bouche des matières intestinales, dans les cas de hernies étranglées.

La *muqueuse* stomacale est épaisse et remarquable par la présence, dans son épaisseur, d'un grand nombre de glandes tubuleuses dont une partie seulement, d'après les travaux modernes, sécréteraient le principal agent de la chymification, la pepsine. Bien que munie d'un abondant lacis vasculaire, cette membrane paraît cependant s'enflammer assez difficilement, et l'on a trouvé dans l'estomac de maniaques des corps étrangers de toute forme et de toute dimension, dont la présence n'avait pas été soupçonnée pendant la vie. L'estomac n'est donc pas aussi sujet aux inflammations que le prétendait autrefois la médecine dite physiologique, mais je n'insiste pas, car ce serait vouloir perdre son temps que de reprendre cette question, aujourd'hui définitivement jugée.

Le *duodénum* fait suite à l'estomac et commence immédiatement après le sphincter pylorique. Il s'étend sur une longueur d'environ douze travers de doigts et se subdivise en trois portions. La première, transversale, continue la direction de la petite courbure de l'estomac ; elle est presque toujours cachée sous la face inférieure du foie et se trouve souvent en contact avec le col de la vésicule biliaire, d'où le passage facile des calculs biliaires dans cette partie de l'intestin. La seconde portion [*f*] est verticale, elle est recouverte par l'arc du côlon qui la croise perpendiculairement, et repose, en arrière, sur le bord concave du rein droit [*m*]. La troisième portion est horizontale et dirigée de droite à gauche ; elle passe en avant de la veine cave, de l'aorte abdominale, et finit au côté gauche du corps de la seconde vertèbre lombaire, c'est-à-dire au point où se fait l'insertion supérieure du mésentère.

De toutes les parties du tube digestif, le duodénum est bien certainement la moins mobile, ce qui tient à la disposition de la séreuse abdominale à ce niveau. En effet, le péritoine passe au-devant des deux dernières portions et les applique contre la colonne vertébrale d'une façon tellement solide que jamais cet intestin ne se rencontre dans aucune espèce de hernie. Remarquons cependant que la première portion participe, dans une certaine mesure, à la mobilité de l'extrémité pylorique de l'estomac, et qu'elle est susceptible de se déplacer, mais jamais d'une quantité bien considérable. Le duodénum est donc dépourvu de tunique séreuse. La tunique musculeuse ne présente rien qui la différencie de celle du reste de l'intestin grêle. Quant à la muqueuse, elle se distingue par la présence de glandes en grappe nommées *glandes de Brunner*, et par l'insertion des conduits cholédoque et pancréatique. Chacun sait que ces deux canaux excréteurs s'ouvrent en arrière de la seconde portion du duodénum. Les valvules conniventes commencent à 5 ou 6 centimètres au-dessous du pylore, elles sont nombreuses et très-accusées dans toute cette partie de l'intestin.

Le *pancréas* [*h*] répond à la région épigastrique ; il est transversalement couché au-devant de la colonne vertébrale et occupe l'intérieur de l'arc décrit par les trois portions du duodénum. Son extrémité droite, appelée *tête* du pancréas, forme un renflement adhérent au côté gauche de la seconde portion du duodénum ; son extrémité gauche, un peu rétrécie, passe au devant du rein gauche et s'avance jusqu'à la rate ; on la nomme *queue*. Recouvert par la grande courbure de l'estomac et le côlon transverse, le pancréas est séparé des corps vertébraux par la veine cave inférieure et l'aorte abdominale ; son bord supérieur est longé par l'artère splénique, tandis que son bord inférieur correspond à l'origine de l'artère mésentérique supérieure. Le feuillet du péritoine qui passe en avant du duodénum fixe le pancréas à la colonne vertébrale et l'y maintient assez solidement pour empêcher ses déplacements. Il résulte de cette situation profonde, que la glande pancréatique est peu exposée à l'action des agents vulnérants ; cependant elle n'est pas tout à fait inaccessible à l'exploration, et grâce à la densité considérable de son tissu, on peut, en la comprimant sur le plan résistant fourni par la face antérieure des vertèbres, se faire une idée approximative de sa forme et de ses dimensions. Je me hâte d'ajouter que ce genre d'investigation n'est possible que sur des individus maigres et à la condition que l'on mettra les muscles de l'abdomen dans le relâchement le plus complet.

Le pancréas est, après la mamelle, la plus grosse glande en grappe de l'économie ; il est tellement identique avec les glandes salivaires, par sa structure, qu'on l'a quelquefois désigné sous le nom de *glande salivaire abdominale*. Mais ce rapprochement n'est exact qu'en apparence, et au point de vue physiologique il y a une différence notable entre la salive et le suc pancréatique. Les expériences de Cl. Bernard ont démontré que le suc pancréatique a pour fonction principale d'émulsionner les matières grasses pour les rendre absorbables. D'un autre côté, L. Corvisart a fait voir que ce liquide n'est pas sans avoir quelque analogie avec le suc gastrique, et qu'il jouit de la propriété de dissoudre les matières albuminoïdes. Sans entrer dans plus de détails à ce sujet, je me borne à rappeler que le suc pancréatique est versé dans la seconde portion du duodénum par le *canal de Wirsung*. Deux branches de ce canal l'y conduisent : l'une s'ouvre isolément à la surface de la muqueuse intestinale, l'autre, beaucoup plus volumineuse, se réunit au conduit cholédoque et forme, avec ce conduit, l'*ampoule de Water*.

La *rate* [*k*] occupe l'hypochondre gauche, elle répond ordinairement aux cartilages des 9e, 10e et 11e côtes gauches, mais il est impossible de donner ce rapport comme l'expression de la généralité des cas, tellement le volume de ce viscère est variable. Ne voit-on pas, dans certains cas de cachexie palustre, la rate descendre jusque dans la fosse iliaque et remplir près du tiers de la cavité abdominale?

Dans les cas ordinaires, elle est en rapport : en haut, avec la face inférieure du diaphragme [*B*], en bas, avec le rein [*n*] et la capsule surrénale gauche. Sa face droite, plane ou légèrement concave, semble se mouler sur la grosse tubérosité de l'estomac, à laquelle elle est lâchement unie par l'épiploon *gastro-splénique.* Sa face gauche est séparée des 9e, 10e et 11e cartilages costaux par les fibres musculaires du diaphragme.

La rate jouit d'une très-grande mobilité, elle accompagne la tubérosité de l'estomac dans tous ses mouvements, mais cette espèce de solidarité entre les deux organes ne me paraît pas tenir, comme on l'a prétendu, à la résistance de l'épiploon gastro-splénique, et je suis bien plus tenté de l'attribuer à la présence des vaisseaux courts, qui les réunissent solidement l'un à l'autre. Quoique la structure de la rate soit assez bien connue aujourd'hui, il règne encore à l'égard de ses fonctions physiologiques une telle obscurité qu'il me paraît sans utilité de soulever ici cette question. Je n'en dirai donc rien, pas plus que de sa composition histologique. Son tissu, assez dur à la pression, est cependant très-friable, et se déchire avec la plus grande facilité à la suite de coups, de chutes, de contusions violentes de la paroi abdominale, et si l'on sait à quel point ce tissu spongieux est ordinairement gorgé de sang, on s'expliquera comment de pareilles déchirures s'accompagnent d'épanchements sanguins toujours mortels. On peut même observer des ruptures de la rate survenues indépendamment de toute violence extérieure. Je ne saurais dire si ces faits sont bien fréquents, mais je me rappelle un militaire atteint de fièvre intermittente ancienne, chez lequel une rupture spontanée de la rate, pendant un accès, détermina une mort presque foudroyante. L'autopsie fit voir que le péritoine contenait une très-grande quantité de sang.

Le *foie* remplit entièrement l'hypochondre droit; il traverse l'épigastre et s'avance plus ou moins dans l'hypochondre gauche. Caché derrière les sept ou huit dernières côtes du côté droit, il se trouve ainsi protégé, en partie du moins, contre l'action des agents vulnérants. Maintenu en place par des replis séreux qui l'unissent au diaphragme, à l'estomac et à l'extrémité supérieure de l'intestin grêle, il n'exécute que des mouvements d'oscillation, rigoureusement en rapport avec l'amplitude des efforts respiratoires.

L'évaluation exacte du volume du foie est assez difficile à faire ; on peut certainement dire, sans crainte d'être démenti, que cette glande est la plus volumineuse de toutes celles de l'économie, mais quelle différence entre ces foies cirrhotiques, ratatinés, perdus pour ainsi dire au milieu de la masse des viscères abdominaux, et ces énormes foies qu'on a vus peser plus de trente livres et occuper presque toute la cavité du ventre! Même en dehors de tout état pathologique, il y a des variétés individuelles considérables; aussi ne doit-on voir qu'une moyenne approximative dans les chiffres de 1500 à 2000 grammes cités par tous les auteurs.

On a vainement essayé de comparer la forme de cet organe à celle d'objets connus; j'ai déjà dit ce que je pense, en général, de toutes ces comparaisons plus ou moins malheureuses, et je crois que ce qu'il y a de mieux à faire, c'est de se borner à constater qu'il est épais et volumineux dans toute sa portion droite, qu'il s'amincit en se portant de droite à gauche, et qu'il se termine dans l'hypochondre gauche par un rebord tranchant.

Sa face supérieure, convexe, est logée dans la concavité du diaphragme; elle correspond au cœur et à la base du poumon droit dont elle n'est séparée que par cette mince cloison, ce qui nous explique comment les abcès du foie peuvent s'ouvrir dans la cavité pleurale droite et même être évacués par les bronches, comme cela s'est vu quelquefois. Accolés dans une très-grande étendue, le foie et le diaphragme forment comme un seul et même organe qui s'abaisse pendant l'inspiration et s'élève pendant l'expiration. Le foie prend-il un volume exceptionnel? le diaphragme en est d'autant soulevé et sa convexité, du côté du thorax, se trouve exagérée. En revanche, un épanchement pleurétique développé du côté droit déprime le diaphragme et refoule le foie vers la zone ombilicale.

Un repli du péritoine, le ligament *suspenseur* [*c*], ou ligament *falciforme*, descend du diaphragme et divise la face supérieure du foie en deux parties appelées *lobe droit* [*a*] et *lobe gauche* [*b*]; mais cette subdivision, plutôt apparente que réelle, ne va pas au delà de l'enveloppe séreuse, et rien, dans la structure de la glande, ne paraît de nature à la justifier. Toutefois, il est bon d'en tenir compte en anatomie topographique, à cause des rapports différents qu'affecte chacune de deux parties du foie.

Le *lobe droit*, épais, fortement convexe, se trouve logé derrière les fausses côtes droites, dans la partie inférieure de la cage thoracique, où il donne, à la percussion, un son mat qui permet d'en apprécier aisément le volume. Il résulte de ce rapport que dans certaines fractures de côtes avec enfoncement, les fragments peuvent dilacérer la substance du foie et occasionner de graves désordres. Il est bien évident qu'une arme enfoncée dans les derniers espaces intercostaux du côté droit intéresserait sûrement ce viscère. Par contre, on voit quelquefois les abcès du foie se faire jour au dehors, à travers l'un de ces espaces. A l'état normal, le foie ne dépasse généralement pas le rebord des fausses côtes, chez l'adulte, lorsque le sujet est couché; mais il est bien rare que dans la station verticale, et surtout pendant une forte inspiration, une portion plus ou moins considérable de son lobe droit ne devienne pas accessible à la palpation. On recommande en conséquence, pour explorer le foie, de placer le tronc verticalement et de pratiquer le palper abdominal pendant l'inspiration. Chez l'enfant, au contraire, rien de plus facile que cette exploration puisque le foie occupe la plus grande partie de la cavité abdominale et descend jusqu'à l'ombilic. On sait que les rapports varient à mesure que l'individu avance en âge et que la glande semble remonter peu à peu, ce qui tient tout simplement à ce que son développement est moins rapide que celui des parois abdominales. Quoi qu'il en soit, à quinze ans, le foie dépasse toujours sensiblement le bord inférieur des cartilages costaux.

Le *lobe gauche* passe sur la face antérieure de l'estomac et la recouvre complétement lorsque ce dernier est vide; son bord gauche, mince, tranchant, s'étend plus ou moins loin dans la région épigastrique; il se prolonge même souvent jusque dans l'hypochondre gauche et va coiffer l'extrémité supérieure de la rate.

La *face inférieure* du foie est plane ou plutôt légèrement concave; elle est accidentée d'éminences et de dépressions dont la description détaillée ne saurait trouver place ici. Je ferai cependant observer que c'est par cette face que pénètrent dans l'intérieur de la glande les vaisseaux si volumineux qui l'alimentent. A cet effet, un sillon *transverse* et un sillon *antéro-postérieur* représentent en quelque sorte le *hile* du foie; le premier est occupé par la veine porte et l'artère hépatique; le dernier ne contient, chez l'adulte, que deux cordons fibreux imperméables et sans aucun usage, mais il joue un rôle important dans le système circulatoire du fœtus, par la présence de la veine *ombilicale* et du *canal veineux*. En arrière, on rencontre le *lobe de Spiegel* et la gouttière dans laquelle passe la veine cave inférieure. Cette face se trouve en rapport avec l'angle de réunion du côlon ascendant et du côlon transverse; elle repose sur le sommet du rein droit et présente, à ce niveau, une petite dépression nommée *empreinte rénale*.

Le *bord antérieur* du foie se dirige de droite à gauche et de bas en haut, à peu près parallèlement à la circonférence inférieure de la cage thoracique. Caché sous les côtes dans l'hypochondre droit, il devient plus superficiel à l'épigastre. On y remarque ordinairement deux échancrures dont l'une correspond au ligament suspenseur et l'autre au fond de la vésicule biliaire.

Le *bord postérieur*, très-épais, répond à la région dorso-lombaire dont il est séparé par le diaphragme et par une petite portion de la cavité pleurale droite dans laquelle descend le bord inférieur du poumon. Ce bord présente une gouttière verticale, quelquefois un canal complet pour le passage de la veine cave inférieure.

Sur la plus grande partie des sujets, le foie est ordinairement rouge brun, mais sa teinte varie notablement suivant la prédominance de tel ou tel élément histologique. Gorgé de sang, il devient presque livide; infiltré de graisse, il paraît jaunâtre, ou plus exactement, chamois; dans la cirrhose ancienne, il est parfois complétement décoloré. Sa surface, toujours parfaitement lisse, est formée par une couche d'épithélium péritonéal, reliée à la séreuse de la paroi par des replis désignés sous les noms de ligaments *coronaire*, *triangulaires* droit et gauche, *falciforme* ou *suspenseur*. Ce dernier nous est déjà connu, il loge la veine ombilicale dans son bord inférieur. Au reste, l'enveloppe péritonéale du foie n'est pas complète, elle manque sur plusieurs points, notamment au niveau du ligament coronaire, où la surface convexe de la glande est immédiatement en contact avec la face inférieure du diaphragme. A ne considérer que la transparence et la délicatesse de ces feuillets séreux, il semblerait que le foie devrait être l'organe le plus mobile et le plus facile à déplacer de tous ceux qui sont contenus dans l'abdomen. Il en serait ainsi, en effet, si la glande n'était soutenue par toute la masse intestinale comme par un coussin élastique sur lequel elle oscille lentement et sans saccades.

Indépendamment des replis péritonéaux qui l'attachent au diaphragme, le foie est uni à la petite courbure de l'estomac et au duodénum par l'épiploon gastro-hépatique, double feuillet séreux dans l'épaisseur duquel se trouvent contenus les canaux sanguins et biliaires aboutissant au hile de la glande.

Je n'entrerai pas dans de longs détails à propos de la structure du foie; il y a là certainement des connaissances extrêmement intéressantes à exposer, mais ces connaissances sont développées dans les ouvrages d'anatomie descriptive et principalement dans les traités d'histologie. Comme toutes les glandes, le foie est revêtu d'une enveloppe fibreuse. Celle-ci, nommée *membrane* ou *capsule de Glisson*, envoie, par sa face profonde, des trabécules conjonctives qui subdivisent l'organe en un nombre considérable de loges dont chacune renferme un *lobule*. L'hypertrophie de ces trabécules comprime et atrophie l'élément sécréteur dans la maladie connue sous le nom de *cirrhose*. Quant au lobule, il se compose lui-même de deux sortes d'éléments distincts : 1° des canaux biliaires dont l'épithélium serait destiné à la sécrétion de la bile ; 2° des cellules hépatiques entourant ces canaux sans communiquer avec eux et paraissant spécialement affectées à la fonction glycogénique. Si cette théorie est exacte, il en résulte qu'en raison de sa double fonction le foie est une double glande.

D'ailleurs, si l'on ne connaissait l'importance du foie, il suffirait, pour s'en faire une idée, de jeter un coup d'œil sur le nombre et le calibre des vaisseaux qui pénètrent son parenchyme. Organe essentiellement vasculaire, il reçoit une branche artérielle, l'artère *hépatique*, dont j'indiquerai l'origine et le trajet dans quelques instants, et, de plus, une veine aussi remarquable par son calibre que par sa distribution, la veine *porte*, dont je veux immédiatement dire quelques mots.

La *veine porte* forme un tronc volumineux profondément placé dans la cavité de l'abdomen, derrière la tête du pancréas et la seconde portion du duodénum, étendu depuis la partie antérieure de la colonne vertébrale jusqu'au sillon transverse du foie, et logé dans l'épaisseur de l'épiploon gastro-hépatique. Sa direction est donc oblique de bas en haut et de gauche à droite. Ce tronc, formé par la réunion de veines afférentes venues de la partie sous-diaphragmatique du tube digestif, se subdivise à son tour dans l'intérieur du foie et s'y ramifie à la manière des artères, disposition qui justifie la séparation de la veine porte en deux portions : une portion *ventrale* ou *veineuse* et une portion *hépatique* ou *artérieuse*.

Après avoir traversé tous les lobules du foie, le sang est ramené au centre circulatoire par des veines considérables, les veines *sus-hépatiques* qui se dirigent vers la veine cave inférieure et s'y abouchent ordinairement un peu au-dessous du diaphragme. On voit cependant quelquefois le tronc commun des veines sus-hépatiques traverser le diaphragme et aller s'ouvrir dans la veine cave, entre ce muscle et l'oreillette droite. Dans sa portion ventrale comme dans sa portion hépatique, le système de la veine porte ne présente aucune valvule, l'injection y pénètre facilement dans quelque sens qu'on la pousse.

En résumé, le foie est un des organes les plus vasculaires de l'économie, et si l'on tient compte de la grande étendue qu'il occupe dans l'abdomen, on concevra qu'il y ait beaucoup de chance pour l'intéresser dans une plaie pénétrante. Inutile d'ajouter que presque toujours sa lésion donnera lieu à un épanchement sanguin dans le péritoine. Je dis *presque* toujours parce que certaines plaies du foie peuvent n'occasionner que des hémorrhagies sans importance, par exemple celles qui atteignent la surface convexe de l'organe et qui ne pénètrent pas profondément. Ne savons-nous pas, en effet, que les gros troncs vasculaires sont réunis vers la face inférieure de la glande, et que la périphérie ne contient guère que des vaisseaux de petit calibre ?

Une autre circonstance peut encore influer sur la quantité de l'écoulement sanguin, du moins d'après ce qu'en disent les auteurs, car, pour mon compte, j'hésite à lui attribuer la moindre importance. Les ramifications de l'artère hépatique et de la veine porte sont accompagnées, dans l'intérieur du foie, par des prolongements de la capsule de Glisson, qui leur forment une sorte d'étui fibreux et les isolent du tissu de la glande. Il en résulterait que s'ils viennent à être sectionnés, ces vaisseaux peuvent revenir sur eux-mêmes et se rétrécir ou s'oblitérer par l'affaissement de leurs parois. Un semblable affaissement n'est pas possible pour les veines sus-hépatiques, car elles adhèrent intimement au parenchyme de la glande, et restent toujours béantes à la coupe. Par conséquent, selon que l'une ou l'autre espèce de vaisseaux aura été ouverte, l'hémorrhagie pourra ou non s'arrêter d'elle-même. Cette vue toute théorique s'appuie sur un fait anatomique incontestable, mais il resterait à prouver expérimentalement que c'est bien ainsi que les choses se passent, et jusqu'à démonstration, je conserve mes doutes à ce sujet. Quoi qu'il en soit, les plaies du foie s'accompagnent presque toujours d'hémorrhagie ; un peu étendues, elles sont extrêmement graves et rarement curables, surtout si elles donnent lieu à un écoulement un peu notable de bile.

Bien que les branches afférentes de la veine porte communiquent sur un grand nombre de points avec le système veineux général, ces anastomoses ne sont cependant pas suffisantes pour suppléer à l'oblitération même partielle du tronc ; aussi, toute gêne de la circulation dans la veine porte détermine-t-elle infailliblement l'ascite. Marchal de Calvi a vu l'hydropisie succéder à la compression de cette veine, près du hile du foie, par une masse tuberculeuse. On l'observe de même avec la plupart des tumeurs un peu volumineuses de l'abdomen. Dans la cirrhose, l'ascite se produit sans tumeur, mais c'est toujours la gêne du courant sanguin dans les branches de la veine porte qui lui donne naissance, puisque tous les vaisseaux du foie sont comprimés, étouffés pour ainsi dire, par le développement exagéré des trabécules conjonctives interlobulaires.

Le foie est un des viscères les plus riches en lymphatiques; il reçoit aussi de nombreuses branches nerveuses du pneumogastrique et du plexus solaire.

Malgré la résistance qu'offre le tissu du foie à la pression des doigts, ce tissu est cependant friable et au moins aussi fragile que celui de la rate. Il n'est pas rare de le voir déchiré dans les chutes ou les contusions de l'abdomen; on l'a trouvé meurtri sur des enfants dont le ventre avait supporté une forte compression pendant l'acte de l'accouchement. Cette déchirure présente d'ailleurs quelque chose de spécial, et suivant l'heureuse expression de Malgaigne, dans ces circonstances « le foie se casse plutôt qu'il ne se déchire». Nonobstant cette fragilité, la glande conserve une certaine malléabilité; elle cède sous une pression lente longtemps continuée, elle se déforme par l'usage des corsets, et l'on trouve toujours à sa surface l'empreinte des organes situés à son voisinage.

On sait combien les abcès du foie sont fréquents, principalement chez les individus qui ont longtemps séjourné dans les pays chauds. Il résulte des rapports exposés plus haut que ces collections purulentes peuvent s'ouvrir, soit dans le duodénum ou le côlon, soit dans la plèvre par une perforation du diaphragme. Quelquefois même elles se vident à l'extérieur à travers un des espaces intercostaux. Dans tous ces cas heureux, des adhérences préalables se sont établies entre les différents feuillets de la séreuse abdominale, mais lorsque ces adhérences viennent à manquer, le liquide s'épanche dans le péritoine et occasionne presque toujours une péritonite rapidement mortelle. J'ai vu ainsi la mort survenir en quelques heures par la rupture d'un kyste hydatique de la face inférieure du foie. C'est pour déterminer la formation de ces adhérences salutaires qu'ont été imaginés les procédés de Récamier, de Bégin, etc., auxquels j'ai déjà fait allusion (voy. page 447).

Parmi les abcès du foie, les abcès métastatiques sont ceux que l'on observe le plus souvent dans nos climats, et tous les chirurgiens savent qu'il existe une remarquable liaison entre ces collections et les plaies de tête. Il est juste d'avouer que si cette relation est unanimement constatée, elle est bien loin d'être expliquée d'une manière satisfaisante, quelle que soit la théorie que l'on invoque. Je ne parle pas ici des théories de Bertrandi et de Pouteau, vieux restes de la scolastique d'une autre époque, mais d'une théorie beaucoup plus moderne, de celle des *embolies*, qui rend si bien compte de la formation des abcès métastatiques du poumon, mais qui reste tout à fait impuissante en présence des abcès hépatiques.

Je ne terminerai pas ce qui est relatif à l'étude du foie sans consacrer quelques lignes aux *voies biliaires*, c'est-à-dire à l'appareil excréteur de la bile. Cet appareil comprend la vésicule biliaire, le canal cystique, le canal hépatique et le canal cholédoque.

La *vésicule biliaire* [*d*] occupe, sur la face inférieure du foie et à droite du sillon de la veine ombilicale, une fossette peu profonde dans laquelle elle est bien loin d'être contenue en entier, mais où elle est maintenue appliquée par le péritoine. Elle a la forme d'une poire dont la grosse extrémité, appelée *fond*, tournée en avant, dépasse le bord antérieur du foie et vient se mettre en rapport avec la paroi abdominale antérieure au niveau du cartilage de la neuvième côte, qu'elle déborde un peu en bas. Ce rapport nous explique comment on a pu, dans certains cas, sentir des calculs biliaires par le palper abdominal. On cite même quelques exemples dans lesquels ces calculs se seraient directement fait jour au dehors, par une perforation du fond de la vésicule; mais il est inutile d'insister longuement pour faire comprendre qu'une semblable terminaison n'est possible qu'après l'adhérence de la séreuse pariétale à la séreuse viscérale, autrement l'ouverture de la vésicule s'accompagnerait d'un épanchement de bile dans la cavité du péritoine. Si donc un chirurgien était assez audacieux pour vouloir inciser le fond de la vésicule, comme l'a conseillé J. L. Petit, afin de donner issue à une collection liquide ou à des corps étrangers, il devrait préalablement chercher à déterminer la formation de ces adhérences, comme s'il s'agissait d'évacuer un abcès du foie.

Le *corps* de la vésicule biliaire est en rapport avec le côlon transverse et la première portion du duodénum. J'ai déjà dit que, sur le cadavre, ces deux parties de l'intestin sont presque toujours teintes en jaune verdâtre par la matière colorante de la bile. Il est assez fréquent de voir les calculs biliaires passer, soit dans l'une, soit dans l'autre, et c'est là, sans contredit, un des modes de terminaison les plus avantageux pour le malade.

Le *col* de la vésicule se contourne en S et se continue avec le canal *cystique;* celui-ci, après un parcours de 3 centimètres dans l'épaisseur de l'épiploon gastro-hépatique, se réunit au canal *hépatique*. Le canal *cholédoque*, qui résulte de leur jonction, va s'ouvrir dans le duodénum au niveau de l'ampoule de Water, en se confondant avec l'extrémité terminale du canal pancréatique principal ; il est long d'environ 5 centimètres. L'ensemble des conduits biliaires représente donc un Y dont la branche inférieure serait formée par le canal cholédoque, et dont les deux branches supérieures correspondraient, l'une au canal cystique et l'autre au canal hépatique.

Je n'ai pas besoin de dire qu'il n'existe aucune communication directe entre la vésicule et le tissu du foie. Pendant la digestion, la bile passe de la glande dans l'intestin en suivant le canal hépatique et le canal cholédoque ; mais dans l'intervalle des repas, elle doit nécessairement refluer dans le canal cystique pour s'accumuler dans la vésicule. On a beaucoup discuté sur la cause de ce mouvement rétrograde, l'imagination des théoriciens n'est pas restée en défaut et les hypothèses les plus invraisemblables ont, tour à tour, été émises. Je n'ai ni le loisir ni la volonté d'exposer ici toutes ces théories dont l'observation a fort heureusement fait justice. Une des dernières nées, celle d'Amussat, n'aurait pas même valu la peine d'être réfutée, si le nom de son auteur et le fait anatomique sur lequel elle s'appuyait ne l'avaient entourée d'une sorte de garantie. On sait qu'il existe, à l'intérieur du canal cystique, une douzaine de replis muqueux valvulaires placés alternativement sur les faces de ce canal et affectant parfois une disposition hélicoïde, on les nomme *valvules de Heister*. S'appuyant sur leur présence, Amussat prétendait expliquer la progression de la bile par le mécanisme de la vis d'Archimède. Il n'oubliait qu'une chose essentielle, c'était de démontrer que le canal cystique tourne sur son axe, or tout le monde sait qu'il est immobile. Mieux valait avouer son ignorance. Cette question si controversée est aujourd'hui résolue, grâce aux investigations histologiques, et le phénomène s'explique de la façon la plus simple par l'existence d'une tunique musculeuse à fibres lisses sur les conduits biliaires et sur la vésicule.

Lorsqu'un obstacle s'oppose au passage de la bile dans l'intestin, indépendamment des troubles digestifs et de la décoloration des matières fécales dont je n'ai pas à m'occuper ici, on observe une distension plus ou moins considérable de la vésicule biliaire. Celle-ci peut doubler ou tripler de volume ; elle soulève la paroi abdominale, produit une tumeur facile à constater, et peut occasionner la mort rapide du malade en s'ouvrant dans la cavité péritonéale. Ce serait alors le cas de pratiquer l'opération conseillée par J. L. Petit, en prenant les précautions que j'ai indiquées. Je ne sais pas si cette opération a souvent été exécutée sur le vivant, mais, à en juger par ce qui se passe lors de l'ouverture spontanée de la vésicule à l'extérieur, on peut conclure que le malade sur lequel on l'aurait pratiquée conserverait une fistule biliaire tant que durerait l'obstruction du cholédoque, et que, de plus, la vésicule devenue inutile s'atrophierait peu à peu et finirait par disparaître à la longue.

Le danger des épanchements de bile dans le péritoine a été signalé par tous les auteurs; j'en ai moi-même parlé plusieurs fois dans le courant de ce chapitre. Il faut donc considérer comme tout à fait exceptionnels les faits de Fauconneau-Dufresne, de Civiale et de Freysse qui ont vu des blessés guérir après une perforation accidentelle des voies biliaires.

Les organes que j'ai passés en revue jusqu'ici appartiennent au système digestif, soit comme partie essentielle, soit comme partie accessoire. Excepté le duodénum et le pancréas, tous sont enveloppés plus ou moins complétement par le péritoine. Il me reste maintenant à jeter un coup d'œil sur ce que l'on pourrait appeler le plan *lombaire* de la cavité abdominale. Ce plan, situé en arrière de la séreuse, contient une portion importante de l'appareil génito-urinaire.

Les *reins*, organes glandulaires sécréteurs de l'urine, sont verticalement placés au devant de la région lombaire, ce qui a valu à cette région le nom de *région des reins* qu'on lui donne en langage ordinaire. Recouverts par la plus grande partie des autres viscères, ils sont, par cela même, très-difficiles à explorer par le palper abdominal. Leur forme est celle d'un haricot dont le hile regarde la colonne vertébrale. On les trouve toujours entourés, chez l'homme, d'une quantité considérable de tissu adipeux très-lâche auquel on donne les noms de *chaton adipeux*, *atmosphère adipeuse* du rein. Chez les animaux de boucherie, ce tissu se transforme en une masse énorme de suif, au milieu de laquelle l'organe est littéralement enfoui.

A l'état normal, les deux reins n'occupent pas le même niveau ; le droit descend ordinairement un peu plus bas que le gauche. Bien qu'ils soient appliqués contre la paroi par un feuillet du péritoine, ils se déplacent pourtant avec une certaine facilité sous l'influence de pressions longtemps continuées, ou même sans cause connue, et on les rencontre quelquefois dans les fosses iliaques. Ces déplacements du rein, longtemps méconnus, ont pu donner le change et en imposer pour des tumeurs abdominales de diverse nature ; Rayer les avait autrefois indiqués, mais ils ont été étudiés d'une manière beaucoup plus complète, sous le nom de *rein flottant*, dans un travail récent dû à Rollett, de Vienne.

On signale partout une anomalie assez fréquente que j'ai rencontrée plusieurs fois pour ma part, et qui consiste dans la fusion des deux reins en un seul. Ce rein unique occupe la ligne médiane, il est placé en avant de la colonne vertébrale et présente la forme d'un croissant dont la concavité, tournée en haut, donne naissance aux deux uretères.

Le volume des reins est soumis à quelques variétés individuelles ; on admet généralement qu'à l'état sain le poids de chacune de ces glandes est compris entre 60 et 100 grammes.

La face antérieure de chaque rein est recouverte, dans une étendue variable, par le côlon lombaire correspondant ; dans certains cas, cependant, l'intestin est situé plus en dehors et sa face postérieure ne touche que le bord convexe de la glande. Quoi qu'il en soit, il résulte de ce rapport que les abcès du rein peuvent s'ouvrir dans le tube intestinal et être évacués par les selles. Notons en outre que le rein droit est en contact avec le foie, la seconde portion du duodénum et quelquefois la vésicule biliaire, tandis que le rein gauche touche à la queue du pancréas, à la grosse tubérosité de l'estomac et à la rate.

En arrière, l'organe sécréteur de l'urine repose sur le muscle carré des lombes dont il est séparé par un feuillet aponévrotique émané du muscle transverse de l'abdomen ; il répond encore au diaphragme par son extrémité supérieure. Son bord interne est en contact avec le psoas. En somme, la face postérieure du rein est plus superficielle que la face antérieure, mais il ne faut jamais s'attendre à obtenir rien de bien net par le palper de la région lombaire. C'est tout au plus si l'on parvient à provoquer de la douleur ou à constater une fluctuation profonde, lorsqu'il existe une suppuration de la glande ou de son entourage celluleux. Le plus souvent, il est vrai, les abcès périnéphrétiques se font jour sur les côtés du muscle carré des lombes, mais le pus n'arrive à la peau que par un trajet oblique, et si l'on voulait pénétrer directement dans le foyer, on serait obligé, comme cela m'est arrivé il y a peu de temps, d'enfoncer les instruments jusqu'à une profondeur de 9 ou 10 centimètres, à cause de la tuméfaction presque constante des parties molles de la paroi. En décrivant une coupe transversale de l'abdomen, j'aurai l'occasion de revenir sur les rapports de la face postérieure du rein, et d'indiquer les organes que le chirurgien aurait à traverser s'il voulait pratiquer l'opération de la néphrotomie.

Je n'ai point à m'occuper ici de la composition histologique du rein : tout ce qu'il nous suffira de connaître, c'est que la glande est entourée d'une enveloppe fibreuse, d'une capsule propre, tout à fait indépendante du chaton adipeux dans lequel l'organe est lui-même plongé. Cette capsule, peu adhérente, se laisse facilement enlever et permet la décortication de la glande ; par sa nature fibreuse, elle oppose une certaine résistance aux processus pathologiques, et l'on a vu des cas dans lesquels la substance du rein avait complétement disparu, la capsule seule restant intacte et formant une espèce de kyste rempli de liquide séreux.

La position profonde du rein le soustrait en partie à l'action des instruments vulnérants ; cependant, quoique rares, les blessures de cette glande s'observent quelquefois, et, chose remarquable, lorsqu'elles sont superficielles, lorsqu'elles ne s'accompagnent pas de l'ouverture d'un vaisseau volumineux, elles guérissent sans accident. Legouest a même constaté, à l'autopsie, la guérison d'une plaie du rein par coup de feu, le malade ayant succombé à une lésion de l'articulation du genou. Il ne faut pourtant pas se dissimuler ce que ces cas heureux présentent d'exceptionnel, et l'on n'oubliera pas que toute plaie du rein expose à l'infiltration de l'urine ou à une grave hémorrhagie. Ajoutons que lors même que la glande est atteinte par la région lombaire, il faut un concours de circonstances particulières pour que le péritoine ne soit pas intéressé. Inutile de dire que si l'instrument pénètre par la face antérieure du rein, la séreuse abdominale sera certainement ouverte ; mais ici la lésion probable des organes digestifs situés en avant de la glande occuperait la première place dans l'attention du chirurgien.

Le tissu du rein est ferme et fragile à la fois ; il est assez fréquent de le voir se déchirer à la suite de violentes contusions de l'abdomen, comme je l'ai déjà noté pour le foie et la rate.

Le conduit excréteur de l'urine, l'*uretère* [*o-o*], s'étend obliquement du rein à la vessie ; il prend naissance au hile de la glande où il fait suite au bassinet, et où on le trouve toujours situé en arrière des vaisseaux rénaux. Il se dirige d'abord de haut en bas et de dehors en dedans jusqu'au devant de la symphyse sacro-iliaque, plonge ensuite dans le bassin où il continue sa marche descendante, mais en se portant un peu en avant, et enfin devient presque horizontal au moment où il va pénétrer dans la vessie. Dans sa première portion, la seule dont j'aie à parler pour le moment, c'est-à-dire depuis son origine jusqu'au point où il plonge dans le bassin, l'uretère passe en avant du psoas qu'il croise obliquement de dehors en dedans; il est lui-même croisé par les vaisseaux spermatiques [10], de telle sorte que ces vaisseaux forment la branche antérieure d'un X dont le conduit vecteur de l'urine constitue la branche postérieure. Le péritoine maintient tous ces organes appliqués contre la paroi postérieure de l'abdomen.

Séparés, au niveau de la symphyse sacro-iliaque, par la largeur de la base du sacrum, les deux uretères passent en avant des artères iliaques primitives et les croisent de dedans en dehors, seulement leurs rapports ne sont pas identiques des deux côtés. Du côté droit, la veine iliaque primitive [13] se trouvant en dehors de l'artère [2] correspondante, l'uretère recouvre successivement ces deux vaisseaux; à gauche, au contraire, la veine iliaque [14] étant placée en arrière de l'artère [3], c'est avec cette dernière seule que l'uretère contracte des rapports. Cette contiguïté expose à comprendre le conduit de l'urine dans le lien constricteur, lorsqu'on pratique la ligature de l'iliaque primitive, erreur dont on comprend le danger et contre laquelle il faut se tenir en garde.

Sans entrer dans aucun détail sur la structure de l'uretère, je veux seulement faire remarquer que ce que l'on a décrit pendant longtemps comme une tunique dartoïque, n'est autre chose qu'une couche de fibres musculaires lisses. En général, le calibre de ce conduit varie depuis celui d'une plume de corbeau jusqu'à celui d'une plume d'oie; mais lorsqu'il existe un obstacle au cours de l'urine, l'uretère se distend et prend parfois un volume énorme. Je me rappelle en avoir rencontré un tellement considérable, en faisant l'autopsie d'une vieille femme, que je le pris tout d'abord pour une anse d'intestin grêle. On trouve plusieurs faits semblables dans la science, Cruveilhier et Richet entre autres, en citent chacun un qui leur est propre.

Enfin, et pour compléter ce qui me reste à dire du plan rétro-péritonéal de l'abdomen, je dois encore mentionner la *capsule surrénale*, petit organe dont les usages sont complétement inconnus, mais qui paraît cependant avoir une certaine importance, du moins à en juger par le nombre des artères qui s'y distribuent. Située au milieu du chaton adipeux du rein, elle repose sur le bord supérieur de la glande, qu'elle coiffe à la manière d'un petit casque, mais sans y contracter d'adhérence, car elle n'accompagne jamais le rein dans ses déplacements.

VAISSEAUX. — Les organes renfermés dans la cavité abdominale reçoivent de l'aorte des branches artérielles extrêmement nombreuses, mais qui, malgré leur importance, ne m'arrêteront pas longtemps, car leur description détaillée ne donnerait lieu à aucune considération pratique, et leurs rapports sont suffisamment connus lorsque l'on est bien fixé sur la topographie des viscères.

Le foie est alimenté par l'artère *hépatique*, branche peu considérable eu égard au volume de la glande, mais nous savons que la veine porte fournit abondamment à la double sécrétion de la bile et de la matière glycogène. L'artère hépatique provient du tronc cœliaque; elle gagne le sillon transverse du foie et se trouve contenue entre les deux feuillets de l'épiploon gastro-hépatique.

L'estomac reçoit trois artères : 1° la *coronaire stomachique*, branche du tronc cœliaque, qui suit la petite courbure; 2° la *gastro-épiploïque gauche* [6], branche de la splénique; 3° la *gastro-épiploïque droite* [7], fournie par l'hépatique. Ces deux dernières artères s'anastomosent par inosculation et forment un arc qui suit la grande courbure de l'estomac. Les nombreux rameaux qui s'étalent sur les deux faces de ce viscère sont assez volumineux pour fournir une quantité considérable de sang dans une plaie, et pour donner lieu à des épanchements intra-péritonéaux ou à des hématémèses dangereuses.

De la convexité de l'arc formé par les deux gastro-épiploïques, naissent les artères destinées au grand épiploon.

La rate reçoit du tronc cœliaque une grosse artère, la *splénique*, dont nous connaissons déjà les rapports avec le bord supérieur du pancréas. Elle est, de plus, unie à la grosse tubérosité de l'estomac par les *vaisseaux courts* [5].

La *mésentérique supérieure* [9] naît de l'aorte abdominale au niveau du bord inférieur du pancréas; elle se distribue à tout l'intestin grêle et à la moitié droite du gros intestin. Sur le duodénum, elle s'anastomose avec la *pancréatico-duodénale* [8], branche de la gastro-épiploïque droite.

La moitié gauche du côlon transverse, le côlon descendant, l'S iliaque et la partie supérieure du rectum reçoivent leurs branches artérielles de la *mésentérique inférieure* [11].

Quant aux *rénales* et aux *spermatiques*, je dirai un mot de leur origine en décrivant la région lumbo-iliaque.

Les *veines* suivent le même trajet que les artères dans leurs dernières ramifications, mais les branches principales présentent une disposition toute spéciale que je ne fais du reste qu'indiquer en passant, car cette étude est plutôt du ressort de l'anatomie descriptive. Toutes celles qui proviennent du tube intestinal se résument en deux troncs : la *mésentérique supérieure* ou *grande mésaraïque* [16] et la *mésentérique inférieure* ou *petite mésaraïque* [15]. Cette dernière se réunit à la veine *splénique*, puis le tronc qui résulte de leur fusion va se confondre avec la grande mésaraïque derrière la tête du pancréas, et ainsi se trouve constitué le tronc de la veine porte.

Tous les *vaisseaux lymphatiques* de ce plan se jettent dans les ganglions mésentériques, aortiques et lombaires.

Nerfs. — L'estomac reçoit la presque totalité des deux nerfs *pneumogastriques*.

D'autre part, le *plexus solaire* et les ganglions *semi-lunaires* forment, en quelque sorte, le centre du grand sympathique. De ce centre partent d'innombrables ramifications qui vont former les plexus rénaux, aortiques, etc., et qui, supportées par les branches artérielles émanées de l'aorte, se répandent avec elles dans les différents organes de la cavité abdominale.

Région lumbo-iliaque.

1er *Plan. — Côté droit de la figure.* — Le nom de région *lumbo-iliaque*, que je donne à la couche la plus profonde de l'abdomen, s'applique à l'ensemble des parties qui limitent en arrière le plan rétro-péritonéal de cette cavité. La forme générale de cette région a été comparée par Richet à un Y renversé dont les deux branches répondent aux fosses iliaques et sont séparées par le détroit supérieur du bassin. Bien que ma description diffère, sur plus d'un point, de celle de cet anatomiste, je lui emprunte volontiers cette comparaison qui donne une idée assez exacte de la chose. Pour moi, la région lumbo-iliaque est située au-dessous du diaphragme, au-dessus de l'excavation pelvienne et des deux régions inguino-crurales, en avant de la région dorso-lombaire et entre les deux régions costo-iliaques. Ses limites sont : en haut, l'orifice aortique du diaphragme et les arcades aponévrotiques sous lesquelles passent les muscles psoas et carré des lombes; en bas, l'angle sacro-vertébral, le détroit supérieur et les deux arcades crurales; en dehors, le bord externe du muscle carré des lombes et la crête iliaque. Pl. 67.

On pourrait à la rigueur, comme l'ont fait quelques auteurs, subdiviser cette région en deux portions : 1° une portion *lombaire* comprenant la moitié supérieure du psoas et le muscle carré des lombes;

2° une portion *iliaque* généralement décrite sous le nom de fosse iliaque interne ou de région iliaque. Toutefois cette manière de faire a l'inconvénient de scinder le muscle psoas, et en l'adoptant il est très-difficile d'expliquer la marche des abcès sans s'exposer à des redites fastidieuses. Il m'a donc paru préférable de décrire la région lumbo-iliaque d'un seul coup dans son ensemble.

Cette région n'est verticale que dans la portion comprise entre le diaphragme et la crête iliaque ; au-dessous de cette crête, elle regarde un peu en haut, mais quoi qu'on en ait dit, cette obliquité ne me paraît pas suffisante pour qu'on puisse considérer la fosse iliaque comme formant une paroi inférieure à la cavité abdominale. Ses deux moitiés sont séparées, sur la ligne médiane, par la saillie antérieure de la colonne lombaire, saillie fortement convexe en avant, s'étendant en bas jusqu'au promontoire [*a*], et recouverte en totalité par les piliers du diaphragme, l'aorte et la veine cave inférieure. Sur les côtés, la colonne vertébrale est encore cachée par les insertions du psoas.

Pour découvrir les parties qui constituent la région lumbo-iliaque, il est d'abord nécessaire de décoller le péritoine qui tapisse la paroi abdominale postérieure. Cette tâche est rendue facile par la présence d'un tissu conjonctif très-lâche au milieu duquel sont contenus quelques-uns des organes que j'ai précédemment étudiés. On n'oubliera pas que la séreuse abdominale recouvre complétement la fosse iliaque gauche, tandis que du côté droit la face postérieure du cæcum en est dépourvue et se trouve immédiatement en rapport avec l'aponévrose du muscle iliaque. Le tissu conjonctif sous-péritonéal est extrêmement perméable, et se laisse aisément décoller par les infiltrations purulentes, sanguines ou urineuses ; il est même assez souvent le point de départ d'abcès idiopathiques, indépendamment des inflammations déterminées par la présence d'une perforation intestinale. On sait combien sont fréquents les abcès stercoraux, principalement dans la fosse iliaque droite.

L'*aponévrose* sous-jacente à ce tissu conjonctif recouvre le muscle carré des lombes, forme une gaîne au psoas et, plus bas, passe en avant du muscle iliaque qu'elle maintient appliqué contre la fosse iliaque interne. Dans cette dernière portion, elle est plus spécialement désignée sous le nom de *fascia iliaca.* Assez résistante au niveau du carré des lombes, elle s'amincit notablement vers la partie supérieure du psoas ; sur le muscle iliaque, elle est peu épaisse et transparente en haut, mais elle devient opaque et franchement fibreuse en se rapprochant de l'arcade crurale. Quelques mots de développement me paraissent nécessaires pour bien faire comprendre la disposition de cette aponévrose.

Le feuillet [*d*] qui passe en avant du muscle carré des lombes n'est autre chose qu'une lame fibreuse émanée du muscle transverse de l'abdomen [E]. Ce feuillet, de forme assez régulièrement trapézoïde, se continue en dehors avec l'aponévrose du transverse; après avoir tapissé la face antérieure du carré des lombes, il s'insère, par son bord interne, en avant de la base des apophyses transverses lombaires. Son bord inférieur se fixe à la crête iliaque. Quant à son bord supérieur, il va se confondre avec l'arcade fibreuse du diaphragme sous laquelle passe le carré. Cette arcade n'est donc, en réalité, que le bord supérieur du feuillet profond de l'aponévrose du transverse; elle s'insère en dehors au bord inférieur de la douzième côte et en dedans sur la base de l'apophyse transverse de la première vertèbre lombaire, où elle fait suite à l'arcade du psoas.

La gaîne [*e*] aponévrotique du psoas se détache de l'arcade fibreuse la plus interne du diaphragme; elle se prolonge en bas sur le muscle qui se trouve ainsi compris dans une loge ostéo-fibreuse, espèce d'étui allongé dont les côtés de la colonne lombaire forment la paroi postéro-interne. En dehors, elle vient se confondre avec le feuillet qui passe en avant du carré des lombes. En dedans, elle se fixe au ligament antérieur de la colonne vertébrale, mais seulement au niveau des espaces intervertébraux, de sorte qu'il existe là des arcades fibreuses étendues du bord supérieur au bord inférieur de chaque vertèbre et sur lesquelles s'insèrent les fibres musculaires du psoas. Sous ces arcades passent les artères lombaires, les veines correspondantes et les branches nerveuses qui font communiquer le grand sympathique avec le système nerveux cérébro-spinal.

Dans sa moitié inférieure, le psoas se réunit au muscle iliaque, et son aponévrose engaînante se confond avec le fascia iliaca [*f*]. Ainsi que je viens de le dire, ce dernier devient d'autant plus dense qu'on l'examine plus inférieurement. Il s'insère, en haut, à toute la lèvre interne de la crête iliaque et présente, un peu au-dessous de cette insertion, un dédoublement qui forme une gaîne à l'artère circonflexe iliaque. En dedans, il se continue avec l'aponévrose du psoas et vient se fixer sur les parties latérales des vertèbres lombaires jusqu'au promontoire; plus bas, il passe derrière les vaisseaux iliaques et s'insère au pourtour du détroit supérieur du bassin, mais il envoie toujours, au devant de ces vaisseaux, une lamelle plus ou moins délicate, quelquefois simplement celluleuse, qui les maintient appliqués contre la circonférence de la cavité pelvienne. Un peu au-dessus du ligament de Fallope, l'aponévrose iliaque se subdivise en deux feuillets, dont l'un se réunit au fascia transversalis, tandis que l'autre accompagne le corps charnu désigné sous le nom de *psoas iliaque* et forme une ouverture par laquelle ce muscle gagne la portion crurale de l'aine. Je n'insiste pas pour le moment sur cette disposition que nous aurons occasion de retrouver et d'étudier plus en détail avec la région inguino-crurale.

Dans toute son étendue, la face profonde de l'aponévrose est séparée des fibres musculaires par une couche de tissu conjonctif d'une extrême délicatesse.

Je résume ce qui précède et je dis qu'en allant d'avant en arrière, on rencontre successivement à la région lumbo-iliaque : 1° le péritoine ; 2° le tissu conjonctif sous-péritonéal ; 3° l'aponévrose ; 4° une seconde couche de tissu conjonctif placée entre cette dernière et les muscles.

Les deux couches de tissu conjonctif séparées par l'aponévrose peuvent être envahies par des épanchements dont la marche sera différente selon qu'ils siégeront dans l'un ou l'autre de ces deux plans. Dans le tissu sous-péritonéal, le pus peut se développer sur place, et j'ai énuméré plus haut quelques-unes des causes qui lui donnent naissance, mais il peut aussi provenir de plus loin. Qu'une carie atteigne la partie antérieure des corps vertébraux, la matière purulente qui en proviendra fusera entre les gaînes des deux muscles psoas, mais elle ne s'y engagera ni d'un côté ni de l'autre, car, ne l'oublions pas, ces gaînes s'insèrent sur les faces latérales de la colonne vertébrale. Le pus restera donc dans le tissu sous-péritonéal, il y cheminera facilement en vertu des lois de la pesanteur, grâce à l'extensibilité de ce tissu, et viendra s'accumuler dans les fosses iliaques où le palper abdominal permet ordinairement d'en constater la présence. L'abcès pourra s'ouvrir à travers la paroi antérieure de l'abdomen comme cela arrive souvent; d'autres fois, il continuera sa marche de haut en bas, passera dans le petit bassin et ira faire saillie sur les côtés de l'anus; d'autres fois encore, il pourra franchir l'arcade crurale en suivant les vaisseaux iliaques externes, et se montrer à la cuisse, mais, dans tous les cas, la collection purulente restera indépendante de la gaîne du psoas.

Au contraire, si la carie atteint les parties latérales des corps vertébraux, le pus se trouvera, dès son origine, contenu dans cette gaîne; il la parcourra tout naturellement de haut en bas et viendra former, pendant quelque temps, une tumeur fluctuante au-dessus du ligament de Fallope. Plus tard, s'il passe à la cuisse, il suivra toujours le tendon du psoas et se dirigera fatalement vers le petit trochanter du fémur.

Si l'ostéite a son siége sur les apophyses épineuses, les lames ou les apophyses articulaires des vertèbres, la collection ne saurait se porter en avant, à cause de la présence de l'aponévrose postérieure du carré des lombes, et le pus fusera dans la gouttière vertébrale correspondante. Je reviendrai sur cette particularité en décrivant les aponévroses postérieures de l'abdomen.

Le pus contenu dans la gaîne du psoas ne provient pas toujours d'une carie vertébrale, il est quelquefois le résultat d'une inflammation du tissu conjonctif de cette gaîne ou bien d'une véritable myosite du psoas, d'un *psoïtis*, et, dans ce dernier cas, si l'affection a duré un certain temps, le muscle complétement détruit n'est plus représenté, à l'autopsie, que par une bouillie noirâtre, au milieu de laquelle on retrouve à peine quelques débris des éléments contractiles. La marche de ces abcès idiopathiques ne diffère pas de celle des abcès par congestion; comme ceux-ci, ils suivent la gaîne musculaire de haut en bas et se dirigent vers le petit trochanter. A part le siége de la douleur qui n'est pas le même dans les deux cas, les autres symptômes sont identiques; qu'ils appartiennent à l'une ou à l'autre de ces deux catégories, tous ces abcès augmentent de volume lorsque le malade est debout ou qu'il fait un effort, tous se réduisent en partie par la position horizontale. Dans les deux cas, le patient est dans l'impossibilité d'étendre la cuisse du côté malade; tandis que si le pus est en avant du fascia iliaca, le membre inférieur se meut sans difficulté. Ce dernier signe est en quelque sorte pathognomonique, il peut, seul, faire conclure à une affection de la gaîne du psoas, mais on comprend qu'il ne saurait en aucune façon indiquer si cette affection est primitive ou consécutive, et par conséquent si le pus contenu dans cette gaîne s'est produit sur place ou s'il vient de plus loin.

Malgré sa minceur, le fascia iliaca sépare nettement les abcès développés dans les deux couches conjonctives de cette région, et il est sans exemple que des collections sous-péritonéales soient devenues sous-aponévrotiques. Cependant, la réciproque n'est vraie que dans une certaine limite, et l'on a vu, rarement à la vérité, du pus primitivement contenu dans la gaîne du psoas, perforer l'aponévrose et passer dans la couche sous-péritonéale.

2e *Plan.* — *Côté gauche de la figure.* — La description des muscles de la région lumbo-iliaque ne m'arrêtera pas longtemps, car, ce qui offre surtout de l'intérêt dans cette région, ce sont les aponévroses et les vaisseaux. Le plan musculaire comprend la portion verticale du diaphragme, le carré des lombes, le psoas et l'iliaque. Je ne mentionne que pour mémoire le petit psoas, muscle sans importance, dont l'existence n'est pas constante et dont le tendon va se perdre sur le fascia iliaca.

Les *piliers* [*c-c*] du diaphragme sont appliqués au devant de la colonne vertébrale, et descendent ordinairement jusqu'à la troisième vertèbre lombaire. L'orifice aortique qu'ils circonscrivent correspond au corps de la deuxième vertèbre lombaire.

Le *carré des lombes* [*h*] occupe l'espace compris entre la douzième côte et la crête iliaque ; son bord interne prend ses insertions sur les apophyses transverses des vertèbres lombaires. Son bord externe n'est pas vertical, il se dirige obliquement de haut en bas et de dedans en dehors, de sorte qu'il croise en X le bord externe de la masse commune.

Le *psoas* [*k*] déborde sensiblement en avant le plan du muscle précédent ; on le compare, pour la forme, à un cône renversé dont l'axe est oblique en bas et en dehors, mais il me paraît plus exact de dire que le psoas est un muscle fusiforme dont la partie la plus renflée se trouve à la hauteur de la cinquième vertèbre lombaire. Par le relief qu'ils font sur les côtés du détroit supérieur, les deux psoas rétrécissent le diamètre transverse de cette ouverture de 3 ou 4 centimètres ; il faudra donc, pour faciliter l'accouchement, mettre ces muscles dans le relâchement en faisant fléchir les cuisses sur le bassin.

L'*iliaque* [*l*] remplit la fosse de ce nom et en diminue un peu la concavité ; il se confond bientôt avec le psoas, passe avec lui sous l'arcade crurale et va se fixer au petit trochanter. En réalité, ces deux corps charnus forment un seul muscle biceps, fléchisseur de la cuisse. Chacun connaît l'extrême délicatesse des fibres musculaires du psoas, et l'on sait que sur les animaux de boucherie, ce muscle recherché, sous le nom de *filet*, constitue la partie la plus tendre et la plus savoureuse de l'animal. Il ne faut donc pas s'étonner si l'on a vu chez l'homme le psoas se rompre par suite de violentes contractions.

Vaisseaux. — L'*aorte abdominale* [1] descend au devant de l colonne vertébrale, depuis l'orifice aortique du diaphragme jusqu'au cartilage qui sépare la quatrième de la cinquième vertèbre lombaire où elle se bifurque. Il est extrêmement rare qu'elle se prolonge plus bas, mais on la voit assez souvent se terminer au devant du corps de la troisième vertèbre lombaire. Sa direction n'est pas absolument verticale, mais un peu oblique de haut en bas et de gauche à droite, l'orifice du diaphragme étant situé sur le côté gauche de la première vertèbre lombaire, tandis que l'origine des artères iliaques primitives se rapproche de la ligne médiane. Cependant, ainsi que l'ont noté Quain et Malgaigne, l'aorte n'est jamais tout à fait médiane à sa bifurcation.

Sa face antérieure est recouverte, en allant de haut en bas, par le plexus solaire et les ganglions semi-lunaires, l'estomac, le pancréas, l'artère mésentérique supérieure et la troisième portion du duodénum; tous ces rapports ont été exposés à propos de la cavité abdominale. Depuis la troisième portion du duodénum jusqu'à sa terminaison, l'aorte abdominale n'est plus recouverte que par le péritoine et les branches du plexus aortique qui l'enlacent de toute part.

Sa face postérieure repose sur la colonne lombaire, et si l'on se rappelle que les corps vertébraux forment, à cette hauteur, une saillie convexe en avant, on comprendra qu'il soit très-facile, sur les sujets maigres, de percevoir les battements de l'aorte à travers la paroi abdominale antérieure, surtout si l'on a eu le soin de mettre les muscles de cette paroi dans le relâchement. La présence d'un plan résistant derrière l'aorte rend possible la compression de ce vaisseau, dans les hémorrhagies des artères iliaques ou de l'utérus. Imaginée par Dupuytren, cette compression peut être rendue assez efficace pour suspendre complétement le cours du sang dans la moitié inférieure du corps. On la pratique immédiatement au-dessous de l'ombilic, parce que ce point correspond à la partie la plus saillante de la colonne vertébrale.

Le côté droit de l'aorte est côtoyé par la veine cave inférieure : cette juxtaposition des deux vaisseaux explique la formation d'anévrysmes artérioso-veineux dans cette région.

Les anévrysmes de l'aorte abdominale sont un peu moins fréquents que ceux de la portion thoracique de ce vaisseau et surtout de sa crosse, mais, comme ces derniers, ils peuvent acquérir un volume considérable. En général, les tumeurs anévrysmales de l'abdomen se développent librement du côté de la cavité péritonéale, et produisent l'usure des corps vertébraux moins souvent que celles du thorax ; on en observe cependant qui, dès leur origine, se portent en arrière et vont faire saillie à la région lombaire. Dans un cas de ce genre rapporté par Richet, la tumeur, prise pour un phlegmon, fut largement incisée avec le bistouri et le malade succomba en quelques minutes.

Il n'y a guère à se demander ce que l'on pourrait faire en présence d'une blessure de l'aorte, car, toutes les fois que ce vaisseau est ouvert, la mort arrive avant les secours. Aussi doit-on considérer comme extraordinaire le fait du domestique de Guattani qui, atteint par un instrument piquant à travers la région lombaire, guérit heureusement d'une lésion de l'aorte, en conservant un anévrysme.

J'hésite vraiment à parler de la ligature de l'aorte abdominale, malgré la grande autorité d'A. Cooper qui la pratiqua le premier (1817). Renouvelée par James et par Murray, pratiquée en tout quatre fois, cette opération a, jusqu'à présent, été toujours mortelle. Faut-il attribuer ces insuccès constants à la difficulté d'exécution? Mais si l'on répète le procédé suivi par A. Cooper rien n'est plus facile que cette ligature ; il suffit, en effet, de faire sur la ligne blanche une incision de 8 ou 9 centimètres dont le milieu corresponde à l'ombilic. On divise du même coup toute l'épaisseur de la paroi abdominale, on repousse de côté les anses de l'intestin grêle, on déchire le péritoine qui recouvre la colonne vertébrale, et l'on charge l'aorte en ménageant la veine cave. Je le répète, il n'y a là aucune difficulté qui puisse arrêter un opérateur quelque peu habitué aux manœuvres de l'amphithéâtre.

La péritonite ne doit pas davantage être mise en cause; si l'opération est faite proprement il n'y a pas beaucoup à s'en préoccuper; d'ailleurs les faits sont là : le malade d'A. Cooper a vécu quarante heures, celui de James trois heures et demie seulement, mais sur aucun des deux il n'y avait la moindre trace d'inflammation du péritoine. On pourrait, du reste, arriver au but sans ouvrir la séreuse abdominale, mais toujours au prix de lésions bien considérables, soit que l'on suive le procédé décrit par Fano, soit qu'on imite la conduite de Monteiro (1842) qui lia l'aorte en pénétrant entre l'épine iliaque antérieure et la douzième côte, et en décollant le péritoine, ce qui n'empêcha pas son malade de mourir.

Mais, en supposant que l'opéré résistât aux premiers accidents, est-il possible d'admettre que les artères collatérales seront suffisantes pour rétablir assez promptement la circulation dans la moitié inférieure du corps et prévenir la gangrène? Je ne le pense pas. L'insuccès était donc à prévoir, et la seule considération qui puisse justifier ces tentatives téméraires, c'est le désir d'être utile à des malheureux voués, d'un autre côté, à une mort certaine.

L'artère *sacrée moyenne* [5] semble continuer en bas l'aorte abdominale sur la face antérieure du sacrum; cette petite artère sans importance ne mérite qu'une simple mention.

Les deux artères *iliaques primitives* [2-2] naissent au point où j'ai placé la bifurcation de l'aorte, c'est-à-dire au devant du fibro-cartilage qui sépare la quatrième vertèbre lombaire de la cinquième; suivant la juste remarque de Bogros, ce point correspond à peu près à l'ombilic. Elles se dirigent en bas, en dehors, et après un trajet de 5 centimètres et demi à 6 centimètres, se terminent au devant de la symphyse sacro-iliaque correspondante, il en résulte que ces deux vaisseaux forment les deux côtés d'un triangle isocèle dont l'extrémité supérieure du sacrum constitue la base. Bien que ces artères soient peu flexueuses, leur trajet n'est pourtant pas tout à fait rectiligne, comme le prétendent quelques auteurs; il est aisé de s'assurer qu'elles décrivent une légère courbe à convexité externe, plus accusée du côté gauche que du côté droit. On les trouve toujours flexueuses chez les vieillards.

Dans ce trajet, les artères iliaques primitives longent le bord interne des muscles psoas et par conséquent le détroit supérieur, contre lequel elles sont maintenues appliquées par le petit dédoublement du fascia iliaca dont j'ai parlé plus haut. Elles sont en outre recouvertes par le péritoine, les anses intestinales, et croisées par les uretères.

Les rapports de l'artère iliaque primitive avec la veine de même nom doivent être examinés séparément du côté droit et du côté gauche. A gauche, la veine [14] se trouve en arrière et en dedans de l'artère. A droite, l'artère est en avant et un peu en dedans de la veine [13], mais elle recouvre de plus l'origine de la veine cave inférieure et le point d'abouchement de la veine iliaque primitive gauche dans cette dernière. Cette disposition est la conséquence toute naturelle de la situation de l'aorte sur le côté gauche de la veine cave. Il en résulte que la veine iliaque primitive gauche est recouverte et croisée perpendiculairement par l'artère iliaque primitive droite, ce qui l'expose à être plus facilement comprimée, d'où la fréquence relative de l'œdème du membre inférieur gauche.

L'absence de collatérales sur le trajet de l'iliaque primitive est une condition éminemment favorable à la réussite de la ligature de cette artère.

L'iliaque primitive se termine au niveau de la symphyse sacro-iliaque par une bifurcation. L'une de ses deux branches, *l'iliaque interne* ou *hypogastrique* [4-4], plonge presque verticalement dans la cavité du bassin et sera décrite plus tard.

L'autre, *l'iliaque externe* [3-3], continue en bas et en dehors le trajet de l'iliaque primitive; elle s'étend à peu près en ligne droite depuis la symphyse sacro-iliaque jusqu'à la partie moyenne de l'arcade crurale. C'est en ce point qu'elle s'engage sous cette arcade, en dedans de l'éminence iléo-pectinée, et qu'elle se continue sans ligne de démarcation avec l'artère crurale. De même que l'iliaque primitive, elle longe le bord interne du psoas, séparée des fibres musculaires par le fascia iliaca, et maintenue en place par le dédoublement celluleux de cette aponévrose. Le péritoine recouvre sa face antérieure, mais il ne descend pas jusqu'au ligament de Fallope. En effet, comme l'a fait voir Bogros, la séreuse passe de la paroi abdominale antérieure sur le fascia iliaca à 12 ou 15 millimètres au-dessus de l'arcade crurale. On peut donc, eu égard à ses rapports avec le péritoine, diviser l'artère iliaque externe en deux portions : l'une, qui comprend environ les trois quarts supérieurs du vaisseau, est recouverte en avant par la séreuse qu'il faut absolument décoller si l'on veut y porter une ligature; l'autre, longue de 12 à 15 millimètres, est située au-dessous du cul-de-sac péritonéal et n'est en contact qu'avec le fascia propria. On comprend aisément quel avantage il y aurait à aller lier l'artère dans cette dernière portion ; outre que le vaisseau y est plus superficiel et plus facilement accessible, on n'aurait pas à craindre l'ouverture du péritoine. Malheureusement cet avantage est compensé par un inconvénient capital, car en opérant en bas, on tombe forcément sur l'origine des deux branches de l'iliaque externe, tandis que dans ses trois quarts supérieurs cette artère ne fournit aucune collatérale.

L'*épigastrique* a déjà été décrite en partie dans la région sterno-pubienne, et j'aurai encore à m'en occuper à propos de la région inguino-crurale. L'autre branche de l'iliaque externe, la *circonflexe iliaque*, se dirige d'abord en haut et en dehors, puis elle suit d'avant en arrière la face interne de la crête iliaque, et va, le long de cette crête, s'anastomoser avec la terminaison de l'*iléo-lombaire;* une de ses branches se réunit à la quatrième lombaire. En général, ces deux artères naissent à peu de distance du ligament de Fallope, on les voit même quelquefois se détacher de la partie supérieure de l'artère crurale, ce qui permet de lier l'iliaque externe au-dessus de leur origine et d'avoir un caillot oblitérateur suffisamment long. Mais il n'en est pas toujours ainsi : sur un opéré de Béclard, on constata que les deux collatérales partaient de l'iliaque externe, à 3 centimètres au-dessus de l'arcade crurale, et que la ligature était placée à peu de distance au-dessous de leur origine. D'autres fois c'est l'obturatrice qui provient de l'iliaque externe; dans d'autres cas encore, on a vu la fémorale profonde naître dans la fosse iliaque; aussi devra-t-on toujours, avant de serrer le fil, s'assurer qu'il ne se détache aucune branche au-dessus du point où l'on veut étreindre le vaisseau.

Dans tout son parcours, l'artère iliaque externe est placée en avant et en dehors de la veine correspondante; les deux vaisseaux sont entourés d'un tissu lâche et facile à déchirer, mais ils sont solidement unis l'un à l'autre par un tissu conjonctif très-dense. Cette adhérence oblige à charger l'artère avec beaucoup de soin et de ménagement, pour éviter la lésion de la veine.

Parmi les procédés proposés pour découvrir et lier l'artère iliaque externe, les trois principaux sont ceux d'Abernethy, d'A. Cooper et de Bogros.

Dans le premier, repris et légèrement modifié par Malgaigne, on incise la paroi abdominale sur le trajet d'une ligne oblique dont l'extrémité inférieure serait située un peu en dehors du milieu de l'arcade crurale et dont l'extrémité supérieure prolongée irait aboutir à 3 centimètres en dehors de l'ombilic (voy. pl. 63, C-D).

A. Cooper fait, au-dessus du ligament de Fallope, une incision curviligne à convexité inféro-externe, qui commence au niveau de l'anneau inguinal interne et se termine à 4 centimètres en dedans de l'épine iliaque antérieure et supérieure (voy. t. II, pl. 36, A-B).

L'incision de Bogros est parallèle à l'arcade crurale et à 4 ou 5 millimètres au-dessus de cette arcade; son milieu correspond au point où passe l'artère, c'est-à-dire à égale distance de la symphyse pubienne et de l'épine iliaque antérieure et supérieure (voy. pl. 63, A-B).

Disons d'abord que tous ces procédés ont un inconvénient commun, même celui de Bogros, qui semble faire le moins de délabrement; ils divisent largement la paroi antérieure de l'abdomen, de là un affaiblissement consécutif de cette paroi et une prédisposition aux hernies; mais c'est là un inconvénient qu'il est impossible de prévenir et auquel il faut nécessairement se résoudre, en raison de la gravité de l'affection pour laquelle on se décide à opérer.

Le procédé de Bogros paraît le plus simple; il l'est effectivement, mais il ne peut être mis en usage que lorsqu'on veut lier l'iliaque externe dans sa moitié inférieure. Si l'on devait placer le fil plus haut et à plus forte raison s'il fallait atteindre l'iliaque interne ou l'iliaque primitive, on ne saurait l'employer, car il ne permet pas de pénétrer assez profondément dans la fosse iliaque. Ce procédé n'est donc applicable qu'aux lésions de l'artère crurale et non pas à celles de l'iliaque externe. Quant à l'avantage qu'il offre de ne pas décoller le péritoine lorsqu'on se tient à la limite inférieure de l'artère, il faut reconnaître que bien souvent cet avantage est purement illusoire; si l'on fait abstraction des cas heureux où les deux collatérales de l'iliaque externe naissent immédiatement au-dessus de l'arcade crurale, on verra que presque toujours on est obligé de décoller la séreuse dans une certaine étendue, pour pouvoir aller placer le lien constricteur au-dessus de leur origine.

L'incision de Cooper est, dans toute sa longueur, située en dehors du vaisseau à lier; elle permet cependant d'arriver sans trop de difficultés sur l'extrémité inférieure de l'artère. Mais si l'on veut remonter à quelque distance au-dessus du ligament de Fallope, il faut décoller le péritoine sur une grande surface, et l'on n'arrive sur le vaisseau qu'après avoir traversé obliquement une partie de la fosse iliaque. Il devient alors très-pénible d'isoler l'artère et de la charger. Appliqué à la ligature de l'iliaque primitive, ce procédé est très-laborieux sur le cadavre; il le serait certainement bien plus encore sur le vivant.

S'il m'était permis de m'étendre plus longuement sur ce sujet, je ferais des objections à peu près semblables aux procédés de Peace, de Crampton, de Salomon, etc., qui tous agissent trop en dehors du point où doit être appliquée la ligature.

Je n'ai jamais eu l'occasion de lier aucune des artères iliaques sur le vivant, mais d'après ce que j'ai vu à l'amphithéâtre, je donne volontiers la préférence au procédé d'Abernethy, modifié par Malgaigne. L'incision suit exactement le trajet de l'artère, de sorte qu'on a toujours le vaisseau dans le fond de la plaie, et cela non pas dans une très-petite étendue, comme par le procédé de Bogros, mais depuis son origine jusqu'à sa terminaison. On peut donc placer le fil à telle hauteur qu'il plaira. S'aperçoit-on, pendant l'opération, que la ligature de l'iliaque externe serait insuffisante et veut-on remonter jusqu'à l'iliaque primitive, il suffit d'agrandir un peu l'incision du côté de l'ombilic, et, sans rien modifier au manuel opératoire, sans que les difficultés soient augmentées, on arrive à son but. Ici encore il faut décoller le péritoine sur une assez grande surface, seulement on objecte qu'il est infiniment plus aisé de l'ouvrir par ce procédé que par celui de Cooper. Cela est vrai, mais on évitera cet accident avec quelques précautions : ainsi, après avoir incisé l'aponévrose du grand oblique, au lieu de diviser le petit oblique et le transverse sur la sonde cannelée, comme l'avait fait Abernethy, on laissera de côté les instruments, et l'on ne se servira plus que des doigts seuls, jusqu'à ce que l'artère soit bien en vue. D'ailleurs, on n'a pas oublié ce que j'ai déjà dit à plusieurs reprises touchant la susceptibilité du péritoine ; je ne conseillerais certainement pas d'ouvrir la séreuse abdominale lorsqu'on peut faire autrement, mais je reste bien convaincu que tout ce que l'on a avancé à ce propos a été beaucoup exagéré. Garviso a lié deux fois l'iliaque primitive en traversant le péritoine, et il a réussi une fois. A-t-on plus de succès quand on le respecte ?

On a reproché aux procédés qui coupent la paroi abdominale en travers de sectionner l'artère tégumenteuse ; si ce reproche était le seul, je crois qu'il n'y aurait pas lieu de s'y arrêter, car rien n'est plus simple que de saisir dans la plaie les bouts du vaisseau divisé. Quelquefois même cette artère est tellement grêle, que l'écoulement sanguin s'arrête spontanément.

Quel que soit le procédé suivi, qu'il s'agisse de l'iliaque externe ou de l'iliaque primitive, on n'oubliera pas la position de la veine satellite et l'on chargera toujours l'artère en introduisant l'instrument entre les deux vaisseaux.

Ce n'est pas de prime abord que l'on s'est décidé à porter une ligature sur des troncs vasculaires aussi volumineux que les artères iliaques, et pendant bien longtemps on s'est demandé si les anastomoses collatérales offraient une voie suffisante pour le rétablissement du courant sanguin. Il est incontestable qu'après la ligature d'une des artères principales du membre inférieur, on a quelquefois observé des gangrènes partielles ou même totales par arrêt de circulation, toutefois on peut hardiment affirmer que ces faits sont l'exception. En général, les voies collatérales sont plus que suffisantes : on se fera du reste une idée de leur nombre quand j'aurai dit qu'après la ligature de l'iliaque primitive le sang revient par l'ilio-lombaire, la circonflexe iliaque, la mammaire interne, les lombaires et toutes les anastomoses médianes des branches de l'hypogastrique avec celles du côté opposé.

Dans son trajet depuis l'orifice du diaphragme jusqu'à sa bifurcation, l'aorte abdominale fournit un certain nombre de branches dont plusieurs ont un calibre assez considérable pour que leur lésion puisse occasionner la mort. Ces branches peuvent être divisées en branches *pariétales* et branches *viscérales*.

Les artères pariétales naissent sur les côtés et un peu en arrière de l'aorte, elles portent le nom de *lombaires*. Elles se dirigent horizontalement en dehors, et, par leur trajet et leur distribution, représentent identiquement les artères intercostales. D'abord situées au devant de la partie concave des corps vertébraux, elles passent sous les arcades fibreuses qui donnent insertion au psoas. Arrivées au devant des trous de conjugaison, elles donnent, comme les intercostales, un rameau *dorso-spinal* qui fournit à la moelle et se distribue surtout à la région dorso-lombaire. Placées horizontalement entre le péritoine et le muscle transverse de l'abdomen, elles perforent ce dernier en arrivant au tiers antérieur de la paroi abdominale, et cheminent immédiatement au-dessous du petit oblique, jusqu'à la région sterno-pubienne où nous avons vu qu'elles s'anastomosent avec les rameaux latéraux de l'épigastrique et de la mammaire interne. Les artères lombaires sont au nombre de quatre pour chaque moitié de la région lumbo-iliaque ; l'espace qui sépare la cinquième vertèbre lombaire de la crête iliaque est occupé par l'ilio-lombaire, branche de l'hypogastrique.

Excepté les artères rénales et les capsulaires, toutes les autres branches de l'aorte naissent sur sa face antérieure. Je me borne, du reste, à les énumérer en procédant de haut en bas. Ce sont : les *diaphragmatiques inférieures* [6-6], le tronc *cœliaque* [7] ou *trépied de Haller*, la *mésentérique supérieure* [8], les *capsulaires moyennes*, les *rénales* [9-9], les *spermatiques* [10-10] chez l'homme et les *utéro-ovariennes* chez la femme, enfin la *mésentérique inférieure* [11]. On remarquera que l'origine de la mésentérique inférieure est toujours séparée de la bifurcation de l'aorte par un espace d'environ 4 centimètres, de sorte que si la ligature de l'aorte n'était impossible pour d'autres raisons, en appliquant le fil immédiatement au-dessus de la naissance des iliaques primitives, on pourrait compter sur la formation d'un caillot assez long.

Je ne reviendrai pas sur les rapports des *veines* iliaques externes et iliaques primitives. Ces dernières forment, par leur réunion, la *veine cave inférieure* [12], gros tronc veineux dont l'extrémité inférieure est croisée en écharpe par l'artère iliaque primitive droite. La veine cave commence, comme l'aorte, au devant du cartilage interposé à la quatrième et à la cinquième vertèbre lombaire ; elle monte verticalement jusqu'à la face inférieure du foie ; là elle se dévie à droite, et gagne le sillon, quelquefois transformé en gouttière, dont j'ai signalé l'existence sur le bord postérieur de ce viscère. Elle est alors séparée de l'aorte par toute l'épaisseur du lobe de Spiegel. Enfin, elle s'engage dans l'ouverture du centre phrénique du diaphragme. Dans la cavité de l'abdomen, elle est recouverte successivement par le péritoine, la troisième portion du duodénum, le pancréas et le foie. La veine porte croise sa face antérieure à angle très-aigu. On ne rencontre aucune valvule dans toute la portion abdominale de la veine cave.

Est-il bien nécessaire de dire que les blessures de la veine cave inférieure sont ordinairement mortelles? Ces solutions de continuité ne sont pas toujours le résultat d'une perforation directe, on les observe parfois à la suite de violentes contusions de la paroi abdominale et sans que celle-ci soit elle-même divisée. J'en connais, pour ma part, trois exemples, relatifs à des individus surpris dans des éboulements de terre. Dans les trois cas, la mort avait été instantanée, et la déchirure de la veine cave avait donné lieu à un vaste épanchement sanguin dans la cavité du péritoine.

La veine cave inférieure ne communique avec les veines du tube intestinal que d'une façon médiate, c'est-à-dire que le sang de cette portion de l'appareil digestif traverse d'abord le foie avant de passer dans les veines sus-hépatiques; c'est là un point sur lequel je me suis étendu assez longuement déjà. Elle communique, d'autre part, avec les veines lombaires, les azygos, et reçoit, avant d'arriver au foie, les rénales, les spermatiques et les diaphragmatiques inférieures.

Les veines *rénales* [16-16] sont énormes, eu égard au petit volume du rein; elles présentent ceci de particulier que la droite est sensiblement plus courte que la gauche, ce qui s'explique facilement, puisque la veine cave occupe le côté droit de la colonne vertébrale, tandis que les deux reins sont situés à égale distance de la ligne médiane. En outre, la veine rénale gauche passe en avant de l'aorte; la droite, au contraire, n'a aucun rapport avec ce vaisseau. Nous avons vu plus haut qu'au niveau du hile du rein, les veines rénales occupent le plan le plus antérieur; les artères sont au milieu et les uretères en arrière.

Les veines *spermatiques* [18-18] forment, presque dès leur origine, un plexus, nommé *plexus pampiniforme*, dont les branches enlacent l'artère correspondante; à leur partie supérieure toutes ces branches se réunissent en un seul tronc qui se jette à droite dans la veine cave inférieure et à gauche dans la veine rénale. Telle est la disposition la plus ordinaire, mais il n'est pas rare de voir les veines spermatiques s'ouvrir toutes deux dans la veine cave, ou bien dans les deux veines rénales, comme cela existait sur le sujet qui a servi à cette préparation. Dans la majorité des cas, la veine spermatique droite s'abouche dans la veine cave à angle très-aigu, la gauche au contraire tombe perpendiculairement sur la veine rénale. Il en résulterait que de ce côté le sang revenant du testicule subirait un arrêt dans sa marche, ce qui expliquerait la fréquence relative du varicocèle à gauche. D'autres auteurs donnent de ce fait, incontestable d'ailleurs, une explication un peu différente; pour eux, si les veines spermatiques gauches deviennent plus souvent variqueuses, cela tient à ce qu'elles passent en arrière de l'S iliaque, et à ce qu'elles sont comprimées par les matières fécales accumulées dans cette portion de l'intestin. Peut-être l'affection dont il s'agit trouve-t-elle sa raison d'être dans la coexistence habituelle de ces deux causes.

Les veines *diaphragmatiques inférieures* [17-17] appartiennent surtout à la paroi supérieure de l'abdomen. D'après Cruveilhier, ces veines se jetteraient toujours dans la veine cave inférieure; cependant on peut voir sur la figure dont je m'occupe en ce moment qu'elles se réunissent parfois aux veines rénales. Bonamy avait déjà rencontré et fait représenter une disposition analogue.

On trouve, dans le tissu conjonctif lâche avoisinant l'aorte et la veine cave, un très-grand nombre de *ganglions lymphatiques*, outre les ganglions *mésentériques* situés, comme leur nom l'indique, au milieu des replis péritonéaux qui fixent l'intestin grêle à la colonne vertébrale. Ceux de ces ganglions qui entourent l'aorte, depuis le pancréas jusqu'à sa bifurcation, sont appelés ganglions *aortiques;* ceux qui se prolongent sur les vaisseaux iliaques et forment une chaîne continue, depuis la colonne vertébrale jusqu'au ligament de Fallope, sont nommés ganglions *iliaques*. Ces derniers communiquent avec les ganglions profonds de l'aine; ils reçoivent les lymphatiques du membre inférieur et ceux du testicule, aussi les trouve-t-on très-souvent engorgés dans les bubons profonds, dans les affections de la glande séminale, etc. Tous ces ganglions peuvent former des tumeurs de nature tuberculeuse, dont on constate assez facilement la présence à travers la paroi antérieure de l'abdomen.

Enfin, et pour ne rien omettre, je dois encore signaler la position du *canal thoracique* entre la veine cave et l'aorte, en arrière de ces deux vaisseaux. On sait que ce canal commence au devant du corps de la seconde vertèbre lombaire par une dilatation ampullaire appelée *réservoir de Pecquet*.

Nerfs. — Les nerfs lombaires s'entrecroisent à leur sortie des trous de conjugaison, et forment, dans l'épaisseur du psoas, le *plexus lombaire;* la présence de toutes ces branches nerveuses au milieu des fibres musculaires rend compte des douleurs intolérables qui accompagnent les affections du psoas. Avant de sortir de ce muscle, le plexus lombaire fournit quatre branches collatérales et deux branches terminales. Une septième, le nerf *lumbo-sacré*, l'unit au plexus sacré.

Les quatre branches collatérales ne font que traverser la fosse iliaque sans s'y arrêter. Ce sont :

1° et 2° La *grande* [20] et la *petite abdominale*, qui représentent à l'abdomen les nerfs intercostaux.

3° Le nerf *inguinal externe* [21] (inguino-cutané). Celui-ci est situé au-dessous du fascia iliaca et beaucoup en dehors des vaisseaux iliaques. Il sort de la région immédiatement au-dessous de l'épine iliaque antérieure et supérieure.

4° Le nerf *inguinal interne* [23] (génito-crural), qui longe d'abord le côté externe des artères iliaque primitive et iliaque externe, et passe ensuite en avant de cette dernière; rapport qui exposerait à le comprendre dans une ligature si l'on n'y prenait garde. Ce nerf se divise en deux rameaux, dont l'un sort par l'anneau crural, tandis que l'autre s'engage dans l'anneau inguinal où il accompagne le cordon des vaisseaux spermatiques chez l'homme.

Des deux branches terminales du plexus lombaire, la plus interne, le nerf *obturateur*, n'appartient pour ainsi dire pas à la région lumbo-iliaque; elle passe en arrière de l'artère iliaque primitive, qu'elle croise perpendiculairement, et disparaît dans la cavité du bassin.

L'autre, le nerf *crural* [24], s'isole du psoas au niveau de la quatrième vertèbre lombaire, et reste cachée dans le sillon qui sépare ce muscle du muscle iliaque; il faut donc, pour l'apercevoir, enlever une notable partie du psoas. Dans toute la portion de son trajet qui nous intéresse, le nerf crural est situé en dehors des vaisseaux, et, comme il est contenu dans la gaîne du psoas, il s'ensuit qu'il est séparé des artères iliaques par l'épaisseur du fascia iliaca. Il est rare que ce nerf se ramifie avant d'arriver au ligament de Fallope.

J'ai mentionné plus haut la situation des ganglions du *grand sympathique* sur les côtés des corps vertébraux, d'où ils envoient les nombreux filets qui constituent les plexus *solaire*, *rénaux*, *hypogastrique*, etc. Un de ces plexus, le plexus *lumbo-aortique*, recouvre l'aorte abdominale depuis l'origine de la mésentérique inférieure jusqu'à la naissance des iliaques primitives.

Région costo-iliaque.

8. 1er *Plan.* — Cette région occupe les côtés de l'abdomen, dont elle forme à elle seule toute la paroi latérale. Elle est limitée, en avant par le bord externe du muscle grand droit de l'abdomen, en arrière par le bord externe des muscles de la masse commune, en haut par le bord inférieur de la cage thoracique, et en bas par la crête iliaque. Dans l'intervalle compris entre cette crête et le muscle droit, je la limiterai par une ligne horizontale menée de l'épine iliaque antérieure et supérieure vers la ligne blanche. Si l'on se rappelle ce que j'ai dit plus haut à propos de l'abdomen en général (voy. p. 415), on comprendra que cette ligne conventionnelle est destinée à séparer des régions abdominales proprement dites la portion qui renferme le canal inguinal. Il est convenu que cette portion, réunie au triangle de Scarpa, sera étudiée plus tard sous le nom de région inguino-crurale.

Ainsi limitée, la région costo-iliaque se trouve donc située en arrière de la région sterno-pubienne, en avant de la région dorso-lombaire, au-dessous de la région costale et au-dessus de la fesse, de la hanche et du pli inguinal. Son épaisseur mesure celle de la paroi abdominale. Chez les sujets maigres, elle est convexe transversalement et concave de haut en bas; mais par le fait de l'embonpoint, elle se ballonne et devient convexe dans tous les sens.

La *peau* est glabre, plus fine en avant qu'en arrière, et partout assez mobile sur les parties sous-jacentes. C'est surtout dans la portion inférieure de cette région qu'on y rencontre les vergetures dont j'ai indiqué le mode de formation.

Le pannicule adipeux sous-cutané prend souvent un développement considérable, comme celui de la paroi antérieure de l'abdomen, avec lequel il se continue sans ligne de démarcation.

Le *fascia superficialis* présente absolument les mêmes caractères qu'à la région sterno-pubienne, c'est-à-dire qu'on peut toujours facilement le subdiviser en deux lames : une lame superficielle qui passe sans se modifier dans la région inguino-crurale, au dos, à la fesse et à la poitrine; une lame profonde, mobile, comme la précédente, en haut, en avant et en arrière, mais adhérente en bas, dans toute l'étendue de la crête iliaque et du ligament de Fallope. Je reviendrai sur ces adhérences en décrivant la région inguino-crurale; mais je puis dire, dès à présent, qu'elles sont assez solides pour brider les collections purulentes sous-cutanées de l'abdomen et les empêcher de fuser vers la fesse ou vers la cuisse. Rien de semblable n'existant dans les autres sens, les liquides s'étalent sans difficulté du côté du thorax, en avant et en arrière.

On rencontre, entre les deux lames du fascia superficialis, l'artère sous-cutanée abdominale et ses deux veines satellites. L'artère ne mérite pas de nous arrêter. Quant aux veines, elles remontent vers les côtés de la poitrine, et vont, dans la région sterno-mammaire, se réunir aux troncs veineux superficiels aboutissant à la veine axillaire; ainsi se trouve constituée une voie collatérale par laquelle le sang du membre inférieur peut arriver aux veines sous-clavières. J'ai déjà indiqué l'utilité de cette voie dans les cas d'oblitération de la veine cave ascendante, et j'ai noté combien toutes ces veines sous-cutanées sont dilatées lorsqu'une tumeur intra-abdominale gêne la circulation de retour.

2e *Plan.* — Après avoir enlevé la peau et le fascia superficialis, on n'aperçoit pas encore les fibres musculaires du grand oblique; ces fibres sont immédiatement recouvertes par une mince lame cellulo-fibreuse qui forme au muscle une gaîne peu résistante, et qui vient se confondre avec l'aponévrose [*a-a*] resplendissante qui passe en avant du grand droit de l'abdomen. Celle-ci, qu'on ne l'oublie pas, est une aponévrose d'insertion, un véritable tendon aplati qui rattache le grand oblique à la ligne blanche. Pl. 69.

Le *grand oblique* [*b*], débarrassé de sa gaîne, se présente sous l'aspect d'un muscle large, aplati, de forme quadrilatère, dont les fibres se dirigent de haut en bas et d'arrière en avant. Il s'insère : en haut, à la face externe des sept ou huit dernières côtes par des digitations qui s'entrecroisent avec celles du *grand dentelé* [*e-e*] et du *grand dorsal* [*d*], ces dernières sont ordinairement au nombre de quatre; en bas, aux deux tiers antérieurs de la lèvre externe de la crête iliaque; en dedans, sur l'aponévrose que j'ai décrite sous le nom d'*aponévrose du grand oblique.* En arrière, ces fibres, devenues presque verticales, se portent de la douzième côte à la crête iliaque, elles se fixent donc sur des os par leurs deux extrémités, de sorte que le grand oblique se termine par un bord postérieur libre et le plus souvent contigu au bord externe du grand dorsal. Quelquefois le grand dorsal recouvre un peu le grand oblique, disposition qui augmente notablement la force de résistance de la paroi abdominale. D'autres fois c'est le contraire qu'on observe, les deux muscles ne se touchent pas et laissent entre eux un petit espace triangulaire, dans lequel on a vu parfois se développer la hernie dite hernie lombaire. Signalée pour la première fois par J. L. Petit, cette espèce de hernie a été constatée à diverses reprises, et, bien qu'on doive toujours la considérer comme fort rare, on en connaît cependant aujourd'hui quatorze cas.

Je ne m'arrête pas à décrire les vaisseaux et les nerfs de ce plan, qui ne présente pas grand intérêt.

70. 3ᵉ *Plan.* — On rencontre, au-dessous du grand oblique, une couche de tissu conjonctif très-lâche dans laquelle rampent des ramifications vasculaires et nerveuses, et où s'amasse quelquefois une petite quantité de tissu adipeux. Cette couche recouvre le muscle *petit oblique* [*a*]. Celui-ci est large, aplati, plus mince que le grand oblique, quadrilatère comme lui, mais beaucoup moins haut en arrière qu'en avant. Ses insertions supérieures se font au bord inférieur des quatre derniers cartilages costaux. En bas, il se fixe aux deux tiers antérieurs de l'interstice de la crête iliaque, à l'épine iliaque antérieure et supérieure, et à la partie du ligament de Fallope voisine de cette épine. En dedans, ses fibres se continuent avec une aponévrose dont j'ai indiqué le trajet en décrivant la région sterno-pubienne. Nous savons que cette lame fibreuse se subdivise en deux feuillets, qui passent l'un [*b*] en avant et l'autre en arrière du muscle droit. Enfin, dans l'espace compris entre la douzième côte et la crête iliaque, les fibres du petit oblique viennent s'insérer sur une aponévrose [*c*] épaisse, très-résistante, déjà décrite avec la région dorso-lombaire, qui passe en arrière de la masse commune et va se fixer aux apophyses épineuses des vertèbres lombaires, ainsi qu'à la crête sacrée. On n'a sans doute pas oublié que cette aponévrose donne insertion au grand dorsal.

Dans les deux tiers supérieurs de la région, les fibres du petit oblique sont dirigées de bas en haut et de dehors en dedans, elles croisent donc perpendiculairement celles du grand oblique ; à la hauteur de la crête iliaque elles sont à peu près horizontales, tandis qu'au dessous de ce point elles deviennent obliques en bas et en dedans, c'est-à-dire parallèles à celles du grand oblique. On remarquera, du reste, comme je crois l'avoir déjà fait observer, que les fibres supérieures du petit oblique ont la même direction que celles des intercostaux internes [M-M].

Je parlerai des vaisseaux et des nerfs dans un instant.

71. 4ᵉ *Plan.* — La face profonde du petit oblique est, comme la face

superficielle, doublée d'un tissu conjonctif lâche dans lequel cheminent des vaisseaux et des nerfs.

Au-dessous de cette couche rarement adipeuse, le *transverse* [*a*] forme le troisième plan musculaire de la région costo-iliaque. Mince et aplati comme les deux obliques, ce muscle se compose de fibres transversales; toutefois, au-dessous de la crête iliaque, il se dirige parallèlement aux fibres inférieures du petit oblique, et se confond avec elles d'une manière si intime, qu'il est, la plupart du temps, impossible de l'en séparer par la dissection la plus attentive. Par son bord supérieur, le transverse s'insère à la face interne des six dernières côtes où ses languettes digitées s'entrecroisent avec des languettes semblables venues du diaphragme. En bas, il se fixe aux deux tiers antérieures de la lèvre interne de la crête iliaque. En dedans, ses fibres aboutissent à cette aponévrose [*b*] qui, réunie au feuillet postérieur de celle du petit oblique, tapisse la face profonde du muscle grand droit. Je rappelle que cette lame aponévrotique passe en avant du grand droit au-dessous de l'arcade de Douglas. Enfin, en arrière, dans l'intervalle compris entre la douzième côte et la crête iliaque, les fibres du transverse s'insèrent sur une aponévrose appelée *aponévrose abdominale postérieure ;* celle-ci se subdivise bientôt en trois feuillets : 1° un feuillet postérieur [*c*], qui se confond avec l'aponévrose postérieure du petit oblique, passe en arrière de la masse commune et va se fixer aux apophyses épineuses lombaires ; 2° un feuillet moyen qui s'insinue entre la masse commune et le muscle carré des lombes pour aller s'attacher au sommet des apophyses transverses; 3° un feuillet antérieur qui passe en avant du carré des lombes et s'insère à la face antérieure de la base des apophyses transverses. J'ai déjà dit un mot de ce troisième feuillet (voyez page 473), et je me propose de revenir sur la disposition de l'aponévrose abdominale postérieure en décrivant une coupe transversale de l'abdomen.

On trouve, au-dessous du transverse, le tissu conjonctif sous-péritonéal, auquel on donne le nom de *fascia propria*. Délicat et assez peu adhérent en haut, ce tissu s'épaissit dans la portion sous-ombilicale de la région, et forme, au voisinage du pli de l'aine, l'aponévrose que nous étudierons plus tard, dans la région inguino-crurale, sous le nom de *fascia transversalis*.

Enfin, plus profondément, le péritoine tapisse toute la face interne de la région costo-iliaque.

Maintenant que nous connaissons bien la structure de la paroi latérale de l'abdomen, il nous sera facile de comprendre quelles seront les parties intéressées par un instrument qui diviserait cette paroi à telle ou telle hauteur. Rappelons-nous d'abord que le grand oblique s'insère à la face externe des huit dernières côtes, le petit oblique au bord inférieur des quatre dernières et le transverse à la face interne des six dernières. Ceci posé, il est évident qu'une arme enfoncée en avant de l'un des quatre derniers cartilages costaux pénétrera dans la cavité abdominale en traversant les trois muscles que je viens de nommer. Au-dessus de la quatrième côte et jusqu'à la sixième, elle n'intéresserait plus que le grand oblique et le transverse, puisqu'elle passerait au-dessus du petit oblique. Enfin de la sixième à la huitième, le grand oblique seul serait atteint, et de plus l'instrument, avant d'entrer dans l'abdomen, traverserait nécessairement la partie inférieure de la cavité thoracique; il pourrait même, pendant l'inspiration, ne produire qu'une plaie pénétrante de poitrine.

On a pu remarquer que les muscles abdominaux forment plusieurs plans superposés dans chacun desquels les fibres ont des directions différentes. Nul doute que cet entrecroisement n'ait pour résultat d'augmenter considérablement la solidité des parois abdominales et de prévenir la formation des hernies. Sans parler de leur action dans les diverses inflexions du tronc, ne sait-on pas que ces muscles représentent une ceinture, une espèce de sangle contractile, susceptible de comprimer énergiquement les viscères pendant les efforts de la défécation ou de l'accouchement? Notons encore qu'en abaissant les côtes, ils sont expirateurs. Malgré leur peu d'épaisseur, ces muscles sont très-résistants dans leur ensemble; cependant Larrey les a vus une fois rompus tous trois un peu au-dessus de leurs insertions iliaques. Il va sans dire que toute solution de continuité des parois abdominales laisse, après sa guérison, un tissu de cicatrice moins solide que les tissus normaux. De là un défaut de résistance sur ce point et une menace continuelle de hernie, surtout si la plaie comprenait toute l'épaisseur de la paroi et si elle a porté sur la partie inférieure de l'abdomen, où se fait principalement sentir le poids des viscères.

La disposition lamelleuse des plans musculaires de la région costo-iliaque nous explique pourquoi les abcès développés entre ces plans ont une grande tendance à s'étaler en nappes, ce qui oblige le chirurgien à les ouvrir le plus tôt possible pour éviter les décollements. Dans la couche sous-cutanée au contraire, le pus se réunit ordinairement en foyers bien circonscrits.

Tous les chirurgiens ont observé que les collections purulentes des parois abdominales dégagent, lorsqu'on les évacue, une forte odeur stercorale, alors même qu'elles ne communiquent en aucune façon avec l'intérieur de l'intestin ; c'est là, du reste, un caractère commun à tous les abcès développés au voisinage du tube digestif, et qui paraît devoir être attribué, d'après Velpeau, à la transsudation des gaz intestinaux.

Vaisseaux et Nerfs. — Les artères, peu volumineuses, proviennent des dernières *intercostales*, des *lombaires*, de l'*ilio-lombaire*, de la *circonflexe iliaque*, de l'*épigastrique* et de la *mammaire interne*. La plupart ne sont représentées que par des rameaux insignifiants et incapables de donner lieu à la moindre hémorrhagie.

Les lombaires seules ont un certain calibre ; d'abord situées entre le péritoine et le muscle transverse, elles perforent celui-ci au niveau de son tiers antérieur et se placent immédiatement au-dessous du petit oblique. Elles traversent donc horizontalement toute la région costo-iliaque, d'où le précepte d'y faire autant que possible des incisions transversales. Cependant ce précepte ne doit servir de règle que s'il s'agit de la partie postérieure de la région, car en approchant du bord externe du grand droit, les artères lombaires deviennent tellement grêles, qu'on peut les sectionner sans avoir besoin de les lier.

Chaque branche artérielle est accompagnée par deux *veines* collatérales.

Les nerfs viennent des cinq dernières paires dorsales [1-1], ils cheminent entre le grand et le petit oblique jusqu'à la région sterno-pubienne. On rencontre, en outre, les deux branches *abdominales* [2] du plexus lombaire.

Face inférieure du diaphragme.

Je n'aurai maintenant que bien peu de chose à ajouter pour compléter l'étude du diaphragme, car j'ai exposé, en décrivant les parois thoraciques (voy. p. 384 à 388), presque tout ce qui est relatif à la forme, à la structure et aux usages de cette cloison musculaire. Pl. 72.

La face *inférieure* ou *abdominale*, dont il me reste à parler, est concave et présente la forme d'une voûte elliptique, plus profonde à droite, où elle correspond au foie, qu'à gauche, où elle est en rapport avec la rate et la grosse tubérosité de l'estomac.

J'ai dit plus haut que la voussure du diaphragme tient uniquement à la présence des viscères abdominaux, et j'ai démontré que cette voussure est indépendante de la pression atmosphérique, puisqu'en ouvrant largement le thorax sans toucher à l'abdomen, on voit la convexité supérieure du muscle persister sans modification. Ainsi posée, cette proposition est peut-être trop absolue, bien que le fait sur lequel elle s'appuie soit parfaitement exact. Si, d'un autre côté, on enlève tous les organes contenus dans l'abdomen sans ouvrir la poitrine, la forme du diaphragme ne varie pas davantage, et, ce qui prouve bien que la pression atmosphérique maintient le muscle dans sa position, c'est qu'il suffit de faire une ouverture à la plèvre pour le voir à l'instant s'affaisser. Je me borne du reste à mentionner cette particularité, dont la seule importance pratique est relative à la dissection.

Le péritoine tapisse la face inférieure du diaphragme dans toute son étendue, excepté au niveau du ligament coronaire, où une petite portion de la face convexe du foie se trouve en contact avec les fibres musculaires. Quoique le tissu sous-péritonéal soit assez dense, on peut cependant décoller la séreuse abdominale avec le doigt ou le manche d'un scalpel. On se rappelle que les plèvres et le péritoine adhèrent toujours intimement à la face supérieure du diaphragme.

Examinées par l'abdomen, les fibres musculaires [*d-d*] ne présentent rien que nous ne sachions déjà; les plus antérieures se rendent au sternum, les latérales à la face interne des côtes, et les postérieures aux arcades fibreuses sous lesquelles s'engagent les muscles psoas et carré des lombes. En arrière se voient les piliers [*e-e*], dont les insertions descendent jusqu'au devant du corps de la troisième vertèbre lombaire.

Point de modification importante à noter pour la disposition des trois orifices de l'œsophage [*f*], de l'aorte [1] et de la veine cave [3].

Cette face est parcourue par les deux artères *diaphragmatiques inférieures* [2-2], branches de l'aorte abdominale, qu'on a vues quelquefois provenir du tronc cœliaque, et plus rarement, de la coronaire stomachique, de la rénale, ou même de la première lombaire. Chacune de ces artères se dirige en haut, en dehors, et se divise en deux branches dont la distribution rappelle celle des diaphragmatiques supérieures.

Les *veines* collatérales se rendent, soit dans la veine cave ascendante, soit dans les veines rénales.

On trouve, sur la face abdominale du diaphragme, un abondant réseau lymphatique, dans lequel Recklinghausen aurait découvert des orifices librement ouverts à la surface du péritoine. Si ce fait venait à se confirmer, il prouverait l'existence réelle des bouches absorbantes admises sans démonstration par les anciens dans les cavités séreuses.

Tandis que les vaisseaux diaphragmatiques ont leurs troncs situés en arrière du centre aponévrotique, les nerfs *phréniques* [6-7], au contraire, perforent le muscle tout près de la paroi antérieure du thorax, et cheminent d'avant en arrière sur sa face inférieure. Leurs principales branches arrivent sur cette face, s'y distribuent et envoient quelques rameaux au plexus solaire.

On comprend que les blessures du diaphragme s'accompagnent toujours de la pénétration du thorax ou de l'abdomen, souvent de ces deux cavités à la fois. C'est là ce qui les rend surtout dangereuses. Cependant la lésion du muscle suffit à elle seule pour produire une gêne considérable dans la respiration ; mais il ne paraît pas qu'elle donne lieu au rire sardonique, comme on le croyait autrefois.

Lorsque le diaphragme se rompt spontanément dans un effort violent, les viscères abdominaux se précipitent dans l'ouverture qui leur est offerte, et une mort foudroyante est parfois la conséquence d'un semblable accident. Dans les cas heureux, les malades guérissent en conservant une éventration interne, une hernie diaphragmatique, qui peut être constituée par la plupart des organes abdominaux. Inutile de dire qu'en pareil cas, la respiration reste toujours notablement gênée. En général, les hernies diaphragmatiques se font plutôt du côté gauche, parce qu'à droite la face convexe du foie soutient le diaphragme et l'empêche de se déchirer pendant un effort. A. Bérard a cité un fait curieux dans lequel la hernie s'était faite immédiatement derrière le sternum, à travers l'espace que laissent entre elles les digitations du diaphragme.

Il est rare que le péritoine ne se déchire pas en même temps que la cloison musculo-aponévrotique qu'il revêt, de sorte que ces hernies, suite de rupture, n'ont pas de sac séreux. Il en est ordinairement de même dans les véritables hernies sans éventration. Cependant P. et A. Bérard ont signalé quelques exceptions à cette règle, et sur 70 cas de hernies diaphragmatiques, Auzelly en a compté six où l'existence d'un sac a pu être constatée.

Enfin le diaphragme peut être perforé par un épanchement venu, soit du thorax, soit de l'abdomen, et passant d'une de ces deux cavités dans l'autre ; mais, ainsi que je l'ai fait observer, il s'est presque toujours établi des adhérences préalables entre les différents feuillets des séreuses, et le passage du liquide s'effectue sans accidents immédiats.

Coupe transversale de l'abdomen.

73. L'abdomen ayant la forme d'un cylindre un peu aplati dans le sens antéro-postérieur, une coupe transversale de cette portion du tronc doit représenter une ellipse dont le petit axe se dirige d'avant en arrière. C'est ce qu'il est facile de vérifier sur des sections horizontales. A quelque hauteur que l'on pratique ces sections, on trouvera un très-grand intérêt dans leur étude, aussi ne cesserai-je de les recommander comme un complément indispensable pour la connaissance exacte de l'anatomie de rapports. Ne voulant pas grossir outre mesure cet ouvrage, j'ai dû me contenter d'en décrire une seule, et comme j'ai surtout en vue l'étude des parois, j'ai choisi celle qui porte à peu près au milieu de la hauteur de l'abdomen. Elle passe, en avant, un peu au-dessus de l'ombilic, et intéresse, en arrière, le corps de la quatrième vertèbre lombaire.

En jetant les yeux sur la surface de section, on constate un défaut de proportion très-considérable entre les différentes parois abdominales. En avant et sur la ligne médiane, la cavité n'est protégée que par la peau et une simple aponévrose, la *ligne blanche* [*k*]. Plus en dehors, les deux muscles *droits* [*a-a*] viennent compléter la région sterno-costo-pubienne. Latéralement, la région costo-iliaque est représentée par ses trois feuillets musculaires superposés : le *grand oblique* [*b-b*] en dehors, le *petit oblique* [*c-c*] au milieu et le *transverse* [*d-d*] profondément. En arrière, la paroi, formée par la superposition des deux régions lumbo-iliaque et dorso-lombaire, prend un énorme développement. C'est principalement au milieu que la cavité abdominale se trouve efficacement protégée par la présence de la quatrième vertèbre lombaire [B], tandis que sur les côtés, elle n'est plus recouverte que par des masses musculaires dont l'épaisseur décroît rapidement à mesure que l'on se rapproche de la région costo-iliaque. Le plus superficiel de ces muscles est le *grand dorsal* [*e-e*], puis vient la masse commune des muscles *sacro-spinaux* [*f-f*] en avant de laquelle on rencontre le *carré des lombes* [*g-g*]; enfin, tout à fait en avant, le *psoas* [*h-h*] occupe les côtés des corps vertébraux. On voit à quelle profondeur devrait être enfoncé un instrument vulnérant pour occasionner une plaie pénétrante du péritoine à travers la région dorso-lombaire.

La disposition des aponévroses mérite de nous arrêter un instant. Si l'on suit d'arrière en avant les trois muscles de la région costo-iliaque, on remarque qu'un peu en dehors du bord externe du grand droit, chacun de ces muscles se termine par un feuillet aponévrotique. L'aponévrose du grand oblique continue directement son trajet de dehors en dedans et passe en avant du grand droit; celle du petit oblique se subdivise en deux lames dont la plus antérieure se réunit à l'aponévrose du grand oblique pour former le *feuillet antérieur* [*l-l*] de la gaîne du grand droit, tandis que l'autre se confond avec l'aponévrose du transverse et constitue, avec elle, le *feuillet postérieur* [*m-m*] de la même gaîne. Sur le bord interne du muscle droit, ces deux feuillets se réunissent et de leur fusion résulte la *ligne blanche* [*k*]. La gaîne du grand droit est donc fermée en dedans par le point de réunion des deux feuillets de la ligne blanche et en dehors par la jonction des deux lames de l'aponévrose du petit oblique. Ainsi que j'ai déjà eu occasion de l'indiquer, la ligne blanche n'est pas formée par une simple superposition mais par un feutrage de fibres aponévrotiques. Comme l'a démontré Winslow, ces fibres passent d'un côté à l'autre en s'entrecroisant, de telle façon que les fibres de l'aponévrose du grand oblique d'un côté se continuent avec celles de l'aponévrose du petit oblique opposé.

Suivons maintenant les muscles de la région costo-iliaque d'avant en arrière et étudions la disposition des aponévroses abdominales postérieures. Nous verrons qu'en arrière, les fibres du transverse aboutissent à une lame fibreuse qui, d'abord simple, se subdivise bientôt en trois feuillets. Le *feuillet antérieur* [*o-o*] passe en avant du muscle carré des lombes, puis il glisse sur la face antérieure des apophyses transverses lombaires et va s'insérer à l'union de ces apophyses avec le corps vertébral; la *gaîne du psoas* [*n-n*] se confond par son bord externe avec ce feuillet, tandis qu'en dedans elle se fixe sur les côtés des corps vertébraux. Le *feuillet moyen* [*p-p*] double la face postérieure du carré des lombes et s'unit au sommet des apophyses transverses. Le *feuillet postérieur* [*q-q*] passe en arrière de la masse commune dont il forme la *gaîne* [*r-r*], et s'insère sur la ligne médiane, au sommet des apophyses épineuses lombaires. On se rappelle que ce dernier feuillet, extrêmement épais et résistant, donne insertion au grand dorsal et au petit dentelé inférieur.

Les trois feuillets de l'aponévrose du transverse et l'aponévrose du psoas circonscrivent trois loges fermées de toute part. La plus antérieure de ces trois loges a déjà été décrite dans le courant de ce chapitre sous le nom de gaîne du psoas; elle reçoit le pus provenant d'une carie de la partie latérale des corps vertébraux. La loge moyenne est la plus petite, elle est limitée en avant par le feuillet antérieur de l'aponévrose du transverse, en arrière par le feuillet moyen de la même aponévrose, en dehors par le point de jonction de ces deux feuillets, et en dedans par la face antérieure des apophyses transverses; elle ne renferme que le muscle carré des lombes. La loge postérieure est la plus spacieuse; elle contient la masse commune des muscles spinaux, et si l'on sait que les feuillets aponévrotiques qui la limitent en avant et en arrière ont une force de résistance considérable, on comprendra que le pus fourni par une carie des lames vertébrales, des apophyses épineuses ou de la face postérieure des apophyses transverses lombaires, restera nécessairement emprisonné dans cet espace, et qu'il fusera seulement de haut en bas, le long de la gouttière vertébrale.

L'aponévrose qui fait suite au bord postérieur du petit oblique, se confond presque immédiatement avec le feuillet postérieur de l'aponévrose du transverse, et comme celui-ci, se fixe aux apophyses épineuses. Quant au grand oblique, nous avons vu qu'il est libre en arrière et qu'il affecte, avec le bord externe du grand dorsal, des rapports sur lesquels je crois avoir suffisamment insisté.

Je ne m'arrêterai pas à décrire les organes contenus dans la cavité de l'abdomen, car il me faudrait pour cela répéter ce que j'ai dit précédemment. Bornons-nous donc à constater que la coupe a intéressé le *grand épiploon* [*s-s*], le *mésentère* [*t*], le *côlon ascendant* [*u*], le *côlon descendant* [*v*], un assez grand nombre d'anses de l'*intestin grêle* [*x-x*], une petite portion du *foie* [*y*] qui, sur ce sujet, débordait les fausses côtes; enfin, en arrière, sur la face antérieure de la colonne vertébrale, l'*aorte* [1] et la *veine cave* [2] *inférieure*.

Les deux côlons sont dépourvus de tunique péritonéale sur une portion de leur face postérieure, où ils sont en contact immédiat avec le bord externe du muscle carré des lombes, ou, ce qui est plus exact, avec le feuillet profond de l'aponévrose du transverse qui passe en avant de ce muscle. On comprend, dès lors, la possibilité d'atteindre le côlon descendant par la région lombaire gauche, et de créer un anus anormal par la *méthode de Callisen*, sans ouvrir la séreuse abdominale. Si l'on voulait pratiquer cette opération, il faudrait faire une incision verticale (voy. pl. 68, B-C) le long du bord externe de la masse commune du côté gauche; on pénétrerait dans l'interstice qui sépare le grand oblique du grand dorsal, ou bien on diviserait les fibres de ce dernier muscle, puis on inciserait l'aponévrose du petit oblique et celle du transverse avant sa division. On serait alors dans le tissu sous-péritonéal qui longe le bord externe du carré des lombes, et l'on apercevrait la face postérieure du côlon.

Amussat, grand partisan de l'opération de Callisen, l'exécutait par un procédé un peu différent (voy. pl. 68, D-E). Il faisait, à deux travers de doigt au-dessus de la crête iliaque, une incision horizontale commençant au bord externe des muscles spinaux, et se portant à 7 ou 8 centimètres en dehors; puis, afin de se donner du jour, il divisait les muscles par une incision en T. Cette modification ne paraît pas avoir été sensiblement avantageuse au point de vue des résultats. D'ailleurs, l'opération de Callisen est à peu près abandonnée aujourd'hui, et l'on préfère généralement, dans les cas d'imperforation du rectum, opérer par le périnée ou par la fosse iliaque gauche, suivant la méthode de Littre.

Parlerai-je de la néphrotomie ? Si l'on tient compte des rapports du rein, il est clair qu'une incision semblable à celle de Callisen pourra conduire sur la face postérieure de cette glande. Seulement, avant d'opérer, il s'agirait d'établir un diagnostic exact, or, c'est ce qu'il n'est guère possible de faire dans l'état actuel de la science. Le mieux encore est de se borner à intervenir lorsque le pus soulève la paroi abdominale et qu'une simple incision suffit pour lui donner issue, ou bien encore, lorsque par une fistule rénale, on aura constaté la présence d'un calcul; mais personne ne s'avisera de donner le nom spécial de néphrotomie aux incisions pratiquées en pareil cas, pas plus que d'en discuter l'opportunité.

Qu'on mesure la distance qui sépare l'aorte du bord externe du carré des lombes du côté gauche, et l'on pourra se faire une idée des délabrements que causerait le chirurgien en cherchant à lier l'aorte abdominale par la région lombaire. Cette seule considération, jointe à ce que j'ai dit plus haut de la ligature de ce vaisseau, me dispense d'entrer dans de plus longs détails sur ce sujet.

CHAPITRE IV.

DU BASSIN.

Appendice de la grande cavité abdominale, le *bassin* forme, dans l'espèce humaine, une ceinture osseuse complète, dont l'étude intéresse l'accoucheur plus encore que le chirurgien; il termine inférieurement le tronc, et transmet aux membres abdominaux le poid des parties supérieures du corps. Sa portion iliaque seule est superficiellement placée, tandis que, dans tout le reste de son étendue, il est recouvert par les masses charnues qui constituent la racine des membres inférieurs ; aussi est-il très-difficile d'en apprécier exactement les dimensions verticales avant toute dissection.

Chez le fœtus et pendant les premières années de la vie, le bassin reste rudimentaire ; chez la femme, au contraire, il acquiert toujours des dimensions plus considérables que chez l'homme et se fait principalement remarquer par la prédominance de ses diamètres horizontaux. Mais parmi les mammifères, c'est seulement dans l'espèce humaine que la portion pelvienne du tronc présente cet évasement supérieur, si évidemment en rapport avec la destination de l'homme à la station verticale. Chez tous les quadrupèdes, les os iliaques sont relativement très-peu développés. Ils sont énormes chez les oiseaux, destinés, comme l'homme, à l'attitude bipède.

La surface extérieure du bassin ne mérite pas d'être décrite à part dans un ouvrage d'anatomie topographique, elle forme le squelette de la région sacro-coccygienne, de la hanche, de la fesse, d'une partie de la cuisse, et sera étudiée, s'il y a lieu, en même temps que ces différentes régions.

La cavité pelvienne est largement ouverte en haut, du côté de l'abdomen ; elle est fermée, en bas, par le plancher périnéal qu'on pourrait, à la rigueur, considérer comme la paroi inférieure de la cavité abdominale, ainsi que l'a fait Blandin. Elle contient et protége l'appareil de la défécation et une portion importante de l'appareil génito-urinaire. En raison des différences considérables que présentent ces organes chez l'homme et chez la femme, il devient indispensable de les étudier séparément dans les deux sexes.

Sans m'embarrasser dans des subdivisions minutieuses et inutiles, je décrirai successivement : 1° la région *périnéale* et la *cavité du bassin* chez l'homme ; 2° les mêmes régions chez la femme ; 3° les régions *pénienne* et *scrotale*.

Région périnéale chez l'homme.

74. 1er *Plan.* — A l'exemple de Blandin et de Jarjavay, je comprends sous le nom de *région périnéale*, l'ensemble des parties molles qui ferment le détroit inférieur du bassin. Cette manière de voir n'est pas celle de tous les anatomistes. Pour Velpeau et pour Malgaigne, ce nom ne s'appliquerait qu'aux parties molles situées en avant de la ligne

bisciatique. D'un autre côté, Richet conserve le nom de *périnée* à la totalité du plancher pelvien, mais il subdivise cet espace, par une ligne allant d'une tubérosité sciatique à l'autre, en deux régions distinctes, qu'il décrit séparément et qu'il appelle régions *périnéale antérieure* et *périnéale postérieure*. Sa division est donc toute nominale et elle revient, en d'autres termes, à celle de Velpeau et de Malgaigne. Pour moi, je la déclare inadmissible, tant au point de vue de la structure anatomique qu'à celui des considérations pratiques. Si l'on se base sur l'examen des formes extérieures, elle est arbitraire, car rien ne sépare la portion anale de la portion génitale du périnée. Dans la couche sous-cutanée, même continuité de tissus et même fusion. Plus profondément, il est vrai, les deux portions de la région périnéale paraissent nettement séparées par une disposition spéciale des plans aponévrotiques que je vais décrire ; mais allons plus loin et nous les verrons de nouveau confondues, car le muscle releveur de l'anus, véritable diaphragme périnéal, appartient aussi bien à l'une qu'à l'autre ; il passe sans transition du pourtour du rectum sur les côtés de la prostate et il est impossible de le diviser en deux parties autrement que par une ligne imaginaire. Au point de vue des applications chirurgicales, comment comprendre une taille médiane ou latéralisée, si l'on ne connaît pas exactement les rapports de l'extrémité inférieure du tube digestif ? Que sera-ce s'il s'agit de la taille prérectale ou de la taille recto-vésicale ?

Ainsi donc, le périnée ferme complétement le détroit inférieur du bassin ; il s'étend, d'avant en arrière, du coccyx à la racine des bourses, et transversalement, d'une tubérosité sciatique à l'autre. Il est limité en avant par les deux branches ischio-pubiennes et en arrière par deux lignes qui joindraient le coccyx aux tubérosités de l'ischion, c'est-à-dire par les ligaments sacro-sciatiques. Sa forme est celle d'un losange dont les deux diagonales seraient représentées : dans le sens antéro-postérieur par une ligne médiane coccy-scrotale, dans le sens transversal par la ligne bisciatique. Cette dernière ligne subdivise le losange en deux triangles isocèles qu'on peut appeler, si l'on veut, triangle *génital* et triangle *anal;* elle est ordinairement longue de 8 centimètres chez l'homme.

Lorsque les cuisses sont rapprochées, le périnée prend la forme d'une gouttière antéro-postérieure, au devant de laquelle pendent les bourses, il est donc nécessaire de relever fortement le scrotum vers le pubis lorsqu'on veut pratiquer une opération sur la région périnéale. Pour donner à cette région tout son développement, on placera le sujet dans le décubitus dorsal, les cuisses fléchies sur le bassin, les jambes sur les cuisses et les genoux écartés autant que possible.

En étudiant le périnée par sa face cutanée, on voit que l'espace compris entre le scrotum et l'anus est occupé par une saillie oblongue dirigée longitudinalement et occasionnée par le relief de la portion spongieuse de l'urèthre. Cette saillie est subdivisée en deux moitiés par un raphé médian plus ou moins prononcé, qui part de l'anus et se prolonge sur les bourses. Elle est comprise entre deux dépressions latérales en dehors desquelles on sent, sous la peau, le bord antérieur des branches ischio-pubiennes, lorsque le sujet n'est pas trop chargé d'embonpoint. Toute cette portion est recouverte de poils clair-semés qu'il faut raser avec soin avant d'entreprendre une taille périnéale.

L'*anus* est situé immédiatement en arrière de la ligne bisciatique et à 2 centimètres et demi en avant du coccyx. Il est ordinairement porté un peu plus en avant et plus enfoncé chez l'homme que chez la femme, ce qui tient à ce que, chez le premier, les ischions sont plus saillants et plus rapprochés ; au reste, pour faire disparaître cet enfoncement, lorsqu'on veut explorer l'extrémité inférieure du rectum, il suffit de faire exécuter un effort au malade. L'ouverture anale se présente, à l'état ordinaire, sous la forme d'une fente antéro-postérieure garnie de poils à son pourtour chez l'homme, et glabre chez la femme. Le tégument y prend une couleur brune plus ou moins foncée et y affecte la forme de plis rayonnés dont l'effacement permet à l'orifice de se dilater sans se déchirer, pour le passage du bol fécal. On y observe, chez certains individus, des bosselures bleuâtres dues à la présence de veines variqueuses sous la membrane muqueuse du rectum. C'est dans le fond des plis rayonnés de l'anus que siégent si fréquemment les rhagades, les fissures dont je dirai un mot un peu plus loin ; c'est encore au pourtour de cette ouverture qu'on rencontre ces végétations parfois énormes, auxquelles leur forme a fait donner les noms de *crêtes de coq*, de *choux-fleurs*, etc.

La *peau* du périnée est épaisse en arrière, où elle fait suite au tégument des régions fessières ; elle s'amincit considérablement en se portant en avant, et se continue insensiblement avec celle du scrotum dont on connaît la délicatesse. Son extensibilité lui permet de céder, sans se rompre, pour le passage des tenettes ou de calculs volumineux ; mais, en raison de sa rétractilité, les plaies de la région périnéale restent béantes, ce qui n'a pas autant d'inconvénient qu'on pourrait le penser au premier abord, car il suffit de rapprocher les cuisses pour en obtenir l'occlusion. Au voisinage de l'anus, la peau devient d'une minceur extrême; au point où elle se continue avec la muqueuse rectale, la ligne de séparation est indiquée par un sillon festonné sur lequel viennent tomber les plis de la muqueuse nommés *colonnes du rectum.* Il se forme quelquefois, sur cette membrane, des petits replis valvulaires en nids de pigeons, signalés pour la première fois par Morgagni, puis bien décrits par Ribes, et dans lesquels peuvent séjourner des matières stercorales; de là des inflammations phlegmoneuses et des fistules borgnes ou complètes. Ces replis siégent à 3 ou 4 centimètres au-dessus de l'orifice anal.

Les glandes sébacées sont très-nombreuses dans toute l'étendue du périnée, où elles deviennent parfois le point de départ de furoncles souvent très-douloureux et toujours très-gênants. Celles du pourtour de l'anus sécrètent une humeur odorante particulière.

2e et 3e *Plans.* — La couche sous-cutanée contient toujours une certaine quantité de graisse, même chez les sujets les plus maigres; mais sur des cadavres pris au hasard, elle diffère tellement d'un individu à l'autre pour la force des lames qui la composent, que l'on s'explique sans peine les divergences d'opinion des anatomistes à ce sujet. Thompson et Velpeau, d'après lui, la subdivisaient en cinq couches distinctes; c'est peut-être un peu trop. Blandin n'en décrivait qu'une seule, ce n'est peut-être pas assez. J'ai fait, à cet égard, de nombreuses recherches et j'ai été surpris de trouver, dans le résultat de mes dissections, une uniformité à laquelle je ne m'attendais pas d'abord. Cette concordance tient, je crois, à ce que j'ai eu le soin d'exécuter toutes mes préparations sur des individus jeunes, vigoureux et morts accidentellement ou après quelques heures de maladie; une série exceptionnelle de suicides et les épidémies cholériques de ces dernières années m'en ont largement fourni l'occasion. Je vais donc exposer les conclusions auxquelles j'ai été conduit, sans me préoccuper de ce qui a été fait avant moi, mais en faisant observer, toutefois, que ma description se rapproche beaucoup de celle de Jarjavay. Pl. 75.

Le *pannicule adipeux* [a] immédiatement sous-jacent au derme recouvre toute la région périnéale; il se prolonge en arrière dans la région fessière, sur les côtés à la partie interne des cuisses, et en avant vers le pubis et l'extrémité inférieure de l'abdomen. Il manque sur la ligne médiane, au niveau de l'anus, où les fibres musculaires du sphincter externe [c] s'insèrent directement à la face profonde du derme; disposition qui nous explique pourquoi la peau du pourtour de l'ouverture anale reste froncée d'une manière permanente pendant la vie. Comme le tégument est extrêmement mince sur ce point, les collections purulentes sous-cutanées y deviennent rapidement proéminentes. Sur les côtés du sphincter, le tissu adipeux est très-abondant, il s'enfonce dans le creux *ischio-rectal* [*a*] et le remplit en totalité. Dans toute cette portion périanale, la graisse est subdivisée en lobules distincts par des tractus fibreux résistants émanés de la face profonde du derme. En arrière, ces tractus adhèrent à l'aponévrose du grand fessier [B]; en avant, ils se continuent avec le fascia superficialis que je vais décrire dans un instant.

Au devant de l'anus, et par conséquent dans la portion génitale du périnée, la couche adipeuse devient de moins en moins épaisse; elle a presque complétement disparu quand on arrive à la racine des bourses. En même temps, les tractus fibreux qui la traversent sont beaucoup moins forts, ce qui donne à la peau une plus grande mobilité. Aussi faut-il avoir soin de bien tendre le tégument pour éviter qu'il ne se déplace lorsqu'on veut y faire des incisions.

Les inflammations développées dans cette première couche s'étendent rapidement et se propagent vers les régions fessières, à la partie interne des cuisses ou du côté du scrotum. Cependant, au niveau du raphé périnéal, la peau est toujours beaucoup plus adhérente que sur les côtés, de sorte que les phlegmons sous-cutanés passent difficilement d'un côté à l'autre de la région.

Le *fascia superficialis* est facilement subdivisible en deux feuillets séparés par une petite couche de tissu adipeux. Le feuillet superficiel [*d-d*], franchement lamelleux, ordinairement assez peu épais, se continue, en dehors, sans ligne de démarcation avec le fascia superficialis de la cuisse [C-C]; il se perd, en avant, dans le tissu sous-cutané des bourses, passe sous la peau de la verge, sous celle du pénil et fait suite au fascia sous-cutané de l'abdomen. En arrière, il perd sa structure lamelleuse et se subdivise en un grand nombre de tractus fibreux qui traversent le tissu adipeux du creux ischio-rectal et se confondent avec des tractus semblables que nous avons vus partir de la face profonde du derme. Comme ceux-ci, ils adhèrent intimement à la gaîne aponévrotique du grand fessier. Il ressort de cette description que le feuillet superficiel n'a point d'insertions osseuses; il recouvre partout la région périnéale sans adhérer aux couches profondes, et dans toute sa portion lamelleuse, c'est-à-dire dans sa moitié antérieure, il ne saurait s'opposer à la marche des infiltrations qui tendent à se porter vers la partie interne de la cuisse ou vers la racine des bourses.

La couche graisseuse interposée aux deux feuillets du fascia superficialis est plus ou moins épaisse suivant les sujets ; elle est parfois uniquement celluleuse.

Le feuillet profond est une véritable lame aponévrotique, démontrable seulement dans la portion génitale du périnée. Il présente la forme d'un triangle à sommet antérieur et à base postérieure, dont les deux côtés latéraux, au lieu de se continuer avec le fascia superficialis de la cuisse, s'insèrent sur le bord antérieur de la branche ischio-pubienne. Confondu en avant avec le feuillet superficiel, il se prolonge avec lui vers le scrotum et vers la face antérieure du pubis. En arrière, il dégénère en tractus peu distincts et perdus au milieu du tissu adipeux ischio-rectal. L'adhérence de ce feuillet aux deux branches ischio-pubiennes empêche les infiltrations sous-jacentes de se propager vers la partie interne des cuisses ; d'autre part, la résistance des cloisons fibreuses sous-dermiques s'oppose à ce que les liquides gagnent la portion anale du périnée. Il en résulte que les épanchements purulents ou urineux situés au-dessous de la lame profonde du fascia superficialis sont obligés de se porter en avant, vers le scrotum et la verge. Il est à remarquer que, contrairement à ce que nous avons vu pour le tissu sous-dermique, les liquides contenus sous le fascia superficialis ou dans son épaisseur passent facilement d'un côté à l'autre de la région.

On trouve dans cette couche des fibres pâles, quelquefois rougeâtres sur les sujets vigoureux, étalées en membrane continue, et dirigées dans le sens antéro-postérieur, bien qu'un peu obliquement. Ces fibres représentent, à la région périnéale, la continuation de l'une des enveloppes du testicule : le *dartos* [*b*]. Souvent confondues avec le feuillet profond du fascia superficialis dont elles semblent, à première vue, n'être qu'une dépendance, elles se perdent dans les tissus sous-cutanés de la partie interne des cuisses et du pourtour de l'anus.

Le feuillet profond du fascia superficialis est séparé de l'aponévrose périnéale superficielle par un tissu conjonctif, presque toujours dépourvu de graisse, au milieu duquel cheminent des ramifications de l'artère et du nerf superficiels du périnée.

Cette couche enlevée, l'*aponévrose superficielle* [*c*] ou *inférieure* se présente sous la forme d'une lame triangulaire à sommet tourné en avant, étendue horizontalement entre les deux branches ischio-pubiennes ; elle n'occupe que la portion génitale du périnée et ne dépasse pas, en arrière, la ligne bisciatique. Rien de plus variable que la consistance de cette lame fibreuse ; blanche et opaque sur les individus bien musclés, elle est quelquefois tellement mince sur les sujets émaciés, qu'elle laisse apercevoir les muscles du plan sous-jacent, et qu'il devient très-difficile de l'isoler par la dissection. Sa face inférieure, superficielle, est séparée du feuillet profond du fascia superficialis par le tissu conjonctif et par les branches vasculaires et nerveuses que je viens de signaler. Latéralement, elle s'insère au bord antérieur des deux branches ischio-pubiennes, depuis la symphyse du pubis jusqu'à la tubérosité sciatique. Son bord postérieur, transversalement étendu d'une tubérosité sciatique à l'autre, contourne le bord postérieur du muscle transverse; il devient ascendant et s'unit à l'aponévrose moyenne. Je me borne, pour le moment, à mentionner cette disposition, sur laquelle j'aurai à revenir dans la suite de ce paragraphe. En avant, l'aponévrose superficielle s'amincit et se confond avec la gaîne fibreuse de la verge. On voit donc que cette aponévrose ne contracte d'insertions osseuses que par ses deux bords latéraux. Par sa face profonde, elle adhère très-intimement au bulbe de l'urèthre sur la ligne médiane, tandis que sur les côtés, elle envoie des feuillets qui forment une gaîne à chacun des muscles du plan suivant et qui vont, d'autre part, s'insérer sur la face inférieure de l'aponévrose moyenne.

VAISSEAUX ET NERFS. — Les *artères* occupent la couche celluleuse interposée au feuillet profond du fascia superficialis et à l'aponévrose superficielle; ce sont des branches de l'artère *périnéale superficielle* [3-3], toutes dirigées d'arrière en avant vers la racine des bourses, branches peu importantes du reste et dont la lésion n'est pas bien redoutable.

On trouve encore, au milieu du tissu adipeux du creux ischio-rectal, quelques rameaux [2-2] fournis par les artères *hémorrhoïdales inférieures.*

Les *veines superficielles* [1-1] forment, dans l'épaisseur de la couche sous-cutanée, un plexus parfois extrêmement développé, dont les branches s'anastomosent, en dehors, avec les veines superficielles [E-E] de la partie interne de la cuisse. Profondément, ce plexus communique avec les veines honteuses internes.

Des veines collatérales accompagnent les branches de l'artère périnéale superficielle.

Les *lymphatiques* superficiels aboutissent aux plus internes des ganglions inguinaux.

La peau du périnée doit son exquise sensibilité à un très-grand nombre de branches nerveuses cutanées, dont la plupart proviennent du nerf honteux interne, par l'intermédiaire du nerf *périnéal superficiel*. Ces branches [4-4] se dirigent presque toutes directement d'arrière en avant et peuvent être suivies jusque dans le scrotum. Leur présence nous explique pourquoi les incisions faites dans cette région sont si douloureuses.

En arrière, des rameaux [F-F] du petit sciatique contournent le bord inférieur du muscle grand fessier et vont se répandre dans le tégument de la fesse. Bien que ces rameaux n'appartiennent pas à la région périnéale, on comprend qu'ils puissent être intéressés par un instrument dirigé d'avant en arrière dans le creux ischio-rectal.

4ᵉ *Plan.* — Si l'on enlève l'aponévrose superficielle et la masse considérable de tissu adipeux qui remplit le creux ischio-rectal, on a sous les yeux un plan composé de muscles dirigés dans différents sens, et dont la connaissance est d'un haut intérêt pour le chirurgien. Afin de mettre plus d'ordre dans ma description, je subdiviserai ce plan en deux parties, dont le bord postérieur du muscle transverse formera la ligne de séparation. Pl. 76

La partie postérieure, ou portion anale, est limitée en avant par le bord postérieur des deux muscles transverses [*g-g*], en arrière par le bord inférieur des deux grands fessiers [C-D], et sur les côtés par les deux tubérosités de l'ischion [B-B]. Elle nous présente à l'étude : au milieu le sphincter externe de l'anus, et sur les côtés l'excavation ischio-rectale.

Nous avons vu que le *sphincter externe* [*a*] est immédiatement sous-cutané et qu'il prend des insertions sur la face profonde du derme. Ses fibres se fixent en arrière au sommet du coccyx ; elles se dirigent d'arrière en avant, en formant deux arcs dont les concavités, tournées vers la ligne médiane, circonscrivent l'ouverture anale, puis elles se réunissent de nouveau en avant de cette ouverture et passent dans la portion génitale du périnée où elles se continuent, sur quelques sujets, avec celles du bulbo-caverneux et du transverse. La contraction permanente de ce muscle, pendant la vie, s'oppose à l'issue des matières fécales ; aussi sa paralysie s'accompagne-t-elle de l'excrétion involontaire des gaz et des fèces.

Le sphincter externe entoure, comme un anneau, l'extrémité inférieure du rectum dans une hauteur de 2 centimètres et demi environ ; par son bord supérieur il reçoit les fibres du releveur de l'anus qui s'entrecroisent avec les siennes ; par sa face externe il est en rapport avec le tissu adipeux du creux ischio-rectal, dont il n'est séparé que par une lamelle celluleuse extrêmement mince. Sa face interne recouvre un épaississement des fibres circulaires du rectum appelé *sphincter interne*, dont j'indiquerai, plus bas, la position exacte.

Au niveau de l'ouverture anale, le sphincter externe est uni à la muqueuse du rectum par un tissu conjonctif lâche qui permet le glissement facile de cette membrane, et l'on sait combien le prolapsus de la muqueuse rectale est fréquent chez les enfants où il ne constitue, le plus souvent, qu'une incommodité sans gravité. Ce prolapsus ne doit pas être confondu avec la véritable chute du rectum ; celle-ci est une invagination de toutes les tuniques de l'intestin, et, abandonnée à elle-même, il est rare qu'elle guérisse. L'excision du tégument des plis rayonnés de l'anus, dans le but de rétrécir cet orifice, est également applicable à la cure de ces deux espèces d'affections. Pratiquée pour la première fois par Hey, mais érigée en méthode générale par Dupuytren, cette opération donne ordinairement de bons résultats. Quant à l'excision de la tumeur, imaginée par Sabatier, on lui doit quelques succès, mais il est évident qu'elle ne saurait s'appliquer qu'à la procidence de la muqueuse et non pas aux chutes complètes.

Le tissu conjonctif interposé à la muqueuse rectale et au sphincter renferme un plexus veineux dont les branches sont en si grand nombre, que l'extrémité inférieure de l'intestin paraît comme doublée d'un tissu érectile. Ce plexus communique largement, par sa partie supérieure, avec les veines hémorroïdales supérieures, et par conséquent avec le système de la veine porte ; il est uni, d'autre part, à la veine hypogastrique par des rameaux qui, pour la plupart, traversent le sphincter et vont, dans le creux ischio-rectal, s'anastomoser avec les veines hémorrhoïdales inférieures. Dans toute leur étendue, les veines des plexus hémorrhoïdaux ne renferment point de valvules et la circulation s'y fait avec une égale facilité dans tous les sens.

Le développement variqueux de ces veines constitue les hémorrhoïdes, sortes de tumeurs érectiles fort communes, dont l'inflammation, toujours très-gênante, a parfois donné lieu à des accidents sérieux. Je n'ai point à m'occuper ici des différentes opérations mises en usage pour remédier à ce genre d'infirmité. L'excision est aujourd'hui justement abandonnée, c'est un moyen dangereux en ce qu'il peut occasionner la phlébite et par suite l'infection purulente. L'incision simple compte encore quelques partisans qui la déclarent inoffensive, mais la plupart des praticiens paraissent vouloir donner la préférence à la cautérisation, remise en honneur par Gosselin, dans ces derniers temps. L'écrasement linéaire a été beaucoup préconisé, cependant on est allé trop loin en voulant l'appliquer indistinctement à toutes les tumeurs hémorrhoïdales ; il est d'un emploi facile et donne d'excellents résultats lorsque ces tumeurs sont bien pédiculées, mais, dans le cas contraire, je crois qu'il doit être proscrit. L'instrument agissant sur des tissus mous et spongieux en opère trop vite la section et expose à d'abondantes hémorrhagies ; en outre, la nécessité d'enlever une certaine étendue du tégument de l'anus, lorsque la tumeur a une large base, a pu déterminer un rétrécissement consécutif de cet orifice, ainsi que cela a été observé plusieurs fois.

Je signale en passant le spasme du sphincter lié à l'existence d'une fissure de la muqueuse anale, affection extrêmement douloureuse contre laquelle ont été employés les astringents, la cautérisation, l'incision à ciel ouvert (Boyer), la myotomie sous-cutanée (Blandin), la dilatation forcée (Récamier, Maisonneuve). Ce dernier moyen est généralement préféré; il est presque toujours inoffensif et très-souvent efficace.

Le *creux ischio-rectal* occupe les parties latérales et postérieures du périnée. Compris entre le bassin et l'extrémité terminale du rectum, il présente une forme que je ne saurais mieux comparer qu'à celle d'un bonnet de police (qu'on veuille bien me pardonner cette comparaison), c'est-à-dire que ses deux parois latérales se réunissent en haut, de manière à constituer un angle dièdre ouvert inférieurement, et qu'elles sont jointes en avant et en arrière par deux portions légèrement arrondies.

La paroi externe est sensiblement verticale ; elle répond à la face interne de la portion ischiatique du bassin et se trouve constituée par une aponévrose résistante qui recouvre le muscle obturateur interne, le nerf et les vaisseaux honteux internes, et les maintient appliqués contre la face interne de la tubérosité de l'ischion. Cette aponévrose s'insère par son bord antérieur à la branche ischio-pubienne ; elle tapisse toute la face interne du bassin, et nous verrons plus tard, en étudiant la cavité pelvienne, qu'elle s'étend jusqu'au détroit supérieur où elle confond ses insertions avec celles du fascia iliaca. On la désigne sous le nom d'*aponévrose de l'obturateur interne.* Je pense qu'il n'est pas nécessaire d'insister pour faire comprendre que la paroi externe du creux ischio-rectal est complétement immobile.

La paroi interne, au contraire, est toute musculaire, et, en raison de cette structure, elle est susceptible de modifier, dans une certaine mesure, la forme de l'excavation qu'elle limite. Elle est formée par le muscle *releveur de l'anus* [*c*], ou, plus exactement, par une lamelle aponévrotique [b] qui revêt la face inférieure de ce muscle. Cette paroi est oblique de haut en bas et de dehors en dedans, mais elle est, de plus, convexe inférieurement, de sorte que le muscle releveur de l'anus, considéré dans son ensemble, représente un véritable diaphragme dont la concavité serait tournée vers l'abdomen, et dont la partie moyenne serait interrompue par l'ouverture anale. Par son bord supérieur, le releveur de l'anus se fixe au pourtour du bassin et sur l'aponévrose de l'obturateur interne, suivant une ligne horizontale antéro-postérieure qui marque le point de jonction des deux parois du creux ischio-rectal. De là ses fibres se dirigent toutes en bas et en dedans; elles convergent et forment une espèce d'entonnoir dont l'orifice inférieur serait représenté par l'anus. Toutefois, je dois faire observer que les insertions inférieures du releveur de l'anus s'étendent, en avant et en arrière de l'ouverture anale, depuis la prostate jusqu'au coccyx ; il en résulte qu'une coupe horizontale de ce muscle faite immédiatement au-dessus du sphincter externe représenterait une ellipse très-allongée dans le sens antéro-postérieur. J'exposerai plus bas les rapports du releveur de l'anus avec la loge prostatique ; qu'il me suffise pour le moment de dire que ses fibres moyennes viennent s'entrecroiser et se confondre avec les fibres les plus élevées du sphincter externe, tandis qu'en arrière de l'anus elles passent d'un côté à l'autre de la région. La continuité des fibres du releveur avec celles du sphincter nous explique pourquoi le premier de ces deux muscles, au lieu d'être un dilatateur de l'ouverture anale, comme cela semblerait résulter de la direction de ses fibres, détermine au contraire la constriction de cette ouverture. Ce fait physiologique est banal à force d'être connu, et tout le monde sait que lorsqu'on relève l'anus il se resserre, de même qu'il est impossible de le resserrer sans l'élever. En réalité, il n'y a point de muscle dilatateur de l'anus; le bol fécal, poussé par les contractions du rectum, entr'ouvre l'orifice, et c'est seulement alors que le releveur intervient pour coiffer les matières et les exprimer comme dans une filière.

Le releveur de l'anus est compris entre deux aponévroses qui, comme les fibres charnues, se détachent, par leur bord externe, de l'aponévrose de l'obturateur interne : l'une, épaisse, franchement fibreuse, recouvre la face supérieure du muscle et tapisse le plancher de la cavité pelvienne ; nous l'étudierons plus bas sous le nom d'aponévrose profonde du périnée ou *fascia pelvia*. L'autre [b], mince, presque celluleuse, revêt la face inférieure du releveur et forme la paroi interne du creux ischio-rectal ; elle accompagne les fibres musculaires jusqu'à leurs insertions inférieures, et se continue, par son bord postérieur, avec une petite lamelle aponévrotique qui double la face inférieure du muscle ischio-coccygien ; en un mot, cette aponévrose ferme complétement la face interne de l'excavation ischio-rectale, mais en raison de sa minceur, elle ne saurait opposer une barrière bien sérieuse à la progression des épanchements.

La base du creux ischio-rectal est largement ouverte du côté de la peau, et nous savons que la masse graisseuse qui remplit l'excavation se rattache directement aux aréoles sous-dermiques. Cette base est limitée en avant par le bord postérieur du muscle transverse, en arrière par le bord inférieur du grand fessier, en dehors par la tubérosité de l'ischion, et en dedans par le point où les fibres du releveur de l'anus viennent se confondre avec celles du sphincter externe. Or, si l'on considère que cet espace ne correspond qu'à une portion de la face inférieure du releveur de l'anus, tandis que l'arête de l'angle dièdre formé par la jonction des deux faces latérales du creux ischio-rectal comprend toutes les insertions du releveur à l'aponévrose de l'obturateur interne, on concevra que l'étendue antéro-postérieure du creux ischio-rectal est plus considérable en haut qu'en bas.

En examinant l'intérieur de cette excavation, après l'avoir débarrassée du tissu adipeux qui la remplit, on constate qu'elle se prolonge en avant sur la face supérieure du muscle transverse, de même qu'elle se prolonge en arrière, au delà du bord inférieur du grand fessier. On n'a pas oublié que l'aponévrose périnéale superficielle, après avoir tapissé la face inférieure du transverse, contourne le bord postérieur de ce muscle et va s'unir à l'aponévrose moyenne. Celle-ci revêt la face supérieure du transverse, et, par conséquent, elle limite en bas le prolongement antérieur du creux ischio-rectal. Cet espace se trouve complétement fermé, en avant, par la jonction de l'aponévrose inférieure du releveur de l'anus avec l'aponévrose moyenne, de sorte que ce prolongement antérieur a la forme d'un angle dièdre à sinus postérieur dont la face supérieure serait formée par l'aponévrose inférieure du releveur de l'anus, la face inférieure par l'aponévrose périnéale moyenne, et l'arête par la réunion de ces deux aponévroses.

En arrière, disposition analogue ; l'aponévrose inférieure du releveur de l'anus va s'insérer au bord inférieur du grand ligament sacro-sciatique, l'aponévrose du grand fessier contourne le bord inférieur du muscle, se porte en haut, en arrière, et se fixe au même ligament; ces deux aponévroses forment les deux faces d'un angle dièdre à ouverture antérieure, dont le grand ligament sacro-sciatique constitue le sommet. Remarquons cependant que, malgré la présence de ces lames fibreuses, le creux ischio-rectal n'est pas très-solidement fermé en arrière, et que le pus provenant d'une carie des vertèbres lombaires ou de la face antérieure du sacrum, passe facilement au périnée et vient faire saillie sur les côtés de l'anus. En résumé, l'excavation ischio-rectale présente bien réellement la forme que je lui ai assignée plus haut, mais avec cette modification que la base, tournée du côté de la peau, est moins étendue dans le sens antéro-postérieur que le reste de la cavité.

Lorsque l'inflammation s'empare du tissu adipeux ischio-rectal, il est fréquent de voir la phlegmasie limitée, pendant quelque temps du moins, à l'une des deux excavations; et, bien que la tuméfaction soit assez considérable à la région périnéale, il n'est pas toujours aisé, dès le début, d'y percevoir la fluctuation, tant que le pus reste profondément situé. Si l'on se rappelle que le muscle releveur de l'anus est peu épais et dépressible, on comprendra que l'abcès se développe principalement du côté de la cavité pelvienne; de là l'indication toute naturelle de pratiquer le toucher rectal pour en constater la présence. Il est d'autant plus important d'évacuer de bonne heure ces collections purulentes que, si l'on attend, on s'expose à voir tout le tissu adipeux détruit par la suppuration, de sorte que l'intestin, dénudé de toute part, se trouve comme suspendu au milieu de l'abcès. En pareil cas, il est matériellement impossible que les parois du foyer arrivent au contact; la paroi externe, formée par l'aponévrose de l'obturateur interne et la tubérosité sciatique, est absolument immobile; la paroi interne, constituée par le releveur de l'anus, jouit à la vérité d'une certaine mobilité, mais ses mouvements ne peuvent s'effectuer que de haut en bas; car le releveur, maintenu par ses insertions sur la ligne médiane, ne saurait assez se porter en dehors pour effacer le vide produit par la fonte purulente. Pour obtenir la guérison d'une semblable lésion, il serait nécessaire que le tissu adipeux se reformât de toutes pièces et remplît entièrement l'excavation, mais il faut reconnaître que, malgré les soins hygiéniques les plus attentifs, malgré l'alimentation réparatrice à laquelle on soumet les malades, on n'arrive pas toujours à ce résultat. C'est alors à la chirurgie d'intervenir et d'inciser la paroi interne du foyer dans toute son étendue pour en accoler les lambeaux contre la paroi opposée.

C'est encore cette disposition qui s'oppose à la guérison des fistules si fréquentes, comme on le sait, au pourtour de l'ouverture anale, et dont l'existence peut dépendre de différentes causes que je ne veux pas examiner ici. Les injections irritantes, aidées de la compression, donnent parfois des guérisons; mais, à mon avis, rien n'est aussi sûr que l'incision du pont cutané compris entre l'orifice externe et le fond du trajet fistuleux.

La portion génitale du périnée, située en avant de la ligne bi-sciatique, est occupée par les muscles bulbo-caverneux, ischio-caverneux et transverse.

Le muscle *bulbo-caverneux* [d-d] s'insère, en arrière, sur les faces latérales d'une lame fibreuse placée de champ, sorte de raphé médian dont le bord inférieur se fixe sur la face supérieure de l'aponévrose superficielle et dont le bord supérieur se joint à la face inférieure de l'aponévrose moyenne. Les deux muscles bulbo-caverneux réunis forment une gouttière à concavité supérieure, embrassant le bulbe et une grande partie de la portion spongieuse de l'urèthre. Leur extrémité postérieure est partiellement recouverte par le sphincter externe de l'anus; mais j'ai toujours trouvé que les fibres de ces différents muscles étaient indépendantes les unes des autres.

L'*ischio-caverneux* [e-e] recouvre la branche ischio-pubienne dont il est séparé par la racine du corps caverneux correspondant.

Le *transverse* [g-g] n'est jamais rigoureusement transversal comme son nom semblerait l'indiquer, mais il est toujours obliquement dirigé de dedans en dehors et d'avant en arrière. Par son extrémité externe, il se fixe ordinairement à la face interne de la tubérosité de l'ischion; cependant je l'ai vu plusieurs fois recouvrir cette tubérosité et s'insérer au tissu fibreux très-résistant qui en occupe la face inférieure. Il va sans dire que, dans ces cas, l'extrémité postérieure de l'aponévrose superficielle se prolongeait plus en dehors qu'à l'ordinaire. Du côté de la ligne médiane, le transverse aboutit souvent aux faces latérales de la lame fibreuse sur laquelle se fixent les fibres du bulbo-caverneux et du sphincter de l'anus; mais souvent aussi on voit manifestement ses fibres se continuer en avant et en arrière, avec celles de ces deux muscles.

Denonvilliers a encore décrit dans ce plan un petit muscle *ischio-uréthral* ou *ischio-bulbaire*, dont l'existence est loin d'être constante, et qui s'étend de la tubérosité de l'ischion au bulbe de l'urèthre.

Le bulbo-caverneux, l'ischio-caverneux et le transverse circonscrivent, de chaque côté de la ligne médiane, un triangle dont l'aire est occupée par du tissu conjonctif lâche. C'est dans ce triangle que doivent manœuvrer les instruments du chirurgien pendant l'opération de la taille latéralisée.

Notons enfin que chacun de ces muscles est isolé par une gaîne extrêmement mince, formée par un dédoublement de l'aponévrose superficielle et unie, d'autre part, à l'aponévrose moyenne.

Vaisseaux. — Les artères de ce plan naissent de la honteuse interne dans le creux ischio-rectal. La *périnéale superficielle* [1-1] s'en détache, le plus souvent, à 1 centimètre en arrière du bord postérieur du transverse; d'autres fois elle naît sur la face supérieure de ce muscle et passe à travers un écartement de ses fibres. Quelle que soit son origine, elle se loge dans un dédoublement celluleux de l'aponévrose périnéale superficielle et se dirige d'arrière en avant jusqu'au scrotum où elle se termine par l'*artère de la cloison* du dartos. Dans ce trajet, elle fournit à tous les organes que j'ai décrits jusqu'ici et s'anastomose, sur les côtés du pubis, avec des rameaux venus des honteuses externes.

La situation de l'artère périnéale superficielle dans le triangle ischio-bulbaire l'expose à être intéressée pendant une opération de taille latéralisée, lorsque les instruments sont portés un peu trop en dehors; mais comme son calibre n'est pas, en général, très-considérable, il est rare que l'hémorrhagie qui se déclare en pareil cas soit assez abondante pour mettre les jours du malade en danger. D'ailleurs, à moins que la peau ne soit doublée d'une épaisse couche de graisse, il est ordinairement facile de lier dans la plaie les bouts du vaisseau divisé.

Les *hémorrhoïdales inférieures* [2-2] naissent de la honteuse interne dans le fond du creux ischio-rectal, par un ou deux troncs; elles se dirigent en bas, en dedans, et se distribuent au muscle releveur de l'anus, au sphincter externe, à l'extrémité inférieure du rectum, au tissu adipeux de la fosse ischio-rectale, au bord inférieur du grand fessier et au tégument de la portion ano-sciatique du périnée. Situées, à leur origine, à 2 ou 3 centimètres en arrière du bord postérieur du transverse, ces artères ne sauraient être lésées pendant les opérations de taille latérale ou latéralisée, à moins que les instruments ne soient maladroitement dirigés beaucoup trop en arrière. Il serait plus facile de les comprendre dans l'incision d'une fistule anale, et comme elles sont souvent assez volumineuses pour donner lieu à une hémorrhagie abondante, on aura soin de ne pas trop se rapprocher de la tubérosité sciatique en pratiquant les débridements; d'autant plus qu'il serait très-difficile de les lier au milieu du tissu adipeux qu'elles traversent à une profondeur de plusieurs centimètres. Pour éviter l'écoulement sanguin, on recommande avec raison d'employer l'écraseur linéaire au lieu de l'instrument tranchant, lorsque la fistule est profonde et que son orifice externe est voisin de la tubérosité de l'ischion.

Des *veines* collatérales accompagnent les branches artérielles.

NERFS. — Ils proviennent tous du plexus sacré, mais ils émanent de deux branches différentes de ce plexus : du honteux interne et du petit sciatique.

Les branches du nerf honteux interne sont : 1° en avant, le nerf *périnéal superficiel* [3] dont la direction est à peu près la même que celle de l'artère périnéale superficielle, et dont les rameaux se distribuent aux muscles bulbo-caverneux, ischio-caverneux, transverse et à la peau de la portion génitale du périnée ; quelques-uns de ces rameaux peuvent être suivis jusque dans le scrotum ; 2° en arrière, les branches *ano-cutanées* [4-4] qui cheminent sur la face inférieure du releveur de l'anus, pour aboutir au sphincter externe et au tégument de la portion anale de la région.

La branche *périnéale* [5-5] du petit sciatique se détache du tronc à la hauteur du pli de la fesse et au devant du bord inférieur du muscle grand fessier. Sous-aponévrotique dès son origine, elle se réfléchit sur le bord externe de la tubérosité sciatique et se porte ensuite directement en avant, en suivant les parties latérales de la gouttière représentée par le périnée. Ses rameaux, après avoir perforé l'aponévrose, innervent le tégument de la partie interne de la cuisse, de la région périnéale et des bourses. Il n'est pas rare de voir cette branche s'anastomoser sur plusieurs points avec le nerf périnéal superficiel.

Je rappelle qu'on rencontre, en arrière du creux ischio-rectal, les branches fessières cutanées [K-K] du petit sciatique, dont j'ai dit un mot en décrivant les plans sous-cutanés.

5e *et* 6e *Plans.* — La portion de la région périnéale située en arrière Pl. 77. de la ligne bi-sciatique présente une structure anatomique relativement simple si, on la compare à la portion génitale de la même région. En effet, lorsqu'on a extrait la masse adipeuse qui remplit l'excavation ischio-rectale, on arrive sur la face inférieure du releveur de l'anus, seule barrière qui nous sépare de l'aponévrose périnéale profonde et de la cavité pelvienne. De la ligne bi-sciatique à la symphyse pubienne, la composition est beaucoup plus complexe ; après avoir enlevé les muscles bulbo-caverneux, ischio-caverneux et transverse, on est encore séparé du releveur de l'anus par un plan musculo-aponévrotique dont la disposition sera, je l'espère, facilement comprise. Ce plan est formé par l'*aponévrose moyenne* du périnée.

Décrite pendant longtemps sous le nom impropre de *ligament de Carcassonne*, désignée par Abraham Colles sous celui de *ligament triangulaire de l'urèthre*, appelée par Velpeau aponévrose *ano-pubienne*, l'aponévrose moyenne n'est pas une simple lame fibreuse, comme son nom semble l'indiquer. C'est une couche épaisse, résistante, constituée par deux feuillets aponévrotiques parallèles, dans l'intervalle desquels se trouvent contenues des fibres musculaires, une glande, des artères et des veines. Sa forme est celle d'un triangle compris entre les deux branches ischio-pubiennes, le ligament sous-pubien et la ligne imaginaire qui joindrait le bord antérieur des deux tubérosités sciatiques. Ses deux bords latéraux se fixent à la lèvre interne des branches ischio-pubiennes, où ils sont recouverts par les racines des corps caverneux de la verge. Son sommet, tourné en avant, s'insère au ligament sous-pubien ; mais il présente, sur la ligne médiane, à 8 ou 10 millimètres au-dessous de la symphyse, une ouverture dans laquelle s'engage la portion membraneuse de l'urèthre [*e*]. Son bord postérieur, tendu horizontalement entre les deux tubérosités sciatiques, représente la base du triangle ; il se recourbe de haut en bas, derrière le muscle transverse, et se continue avec le bord postérieur de l'aponévrose superficielle.

Telle est la disposition que présente l'aponévrose moyenne dans son ensemble ; il convient maintenant de jeter un coup d'œil rapide sur les différentes parties dont elle se compose, c'est-à-dire d'étudier la superposition des plans. Après l'ablation du corps caverneux, du muscle bulbo-caverneux et du transverse, on a sous les yeux une lame aponévrotique dont la forme et les insertions sont celles que je viens d'assigner à l'ensemble de l'aponévrose. Cette lame, généralement assez résistante, permet cependant d'apercevoir par transparence les veines volumineuses qui cheminent sous sa face profonde ; je la désignerai sous le nom de *feuillet superficiel* [*d*] de l'aponévrose périnéale moyenne. Par sa face inférieure, elle est en rapport avec la racine du corps caverneux [D] sur les côtés, le muscle transverse en arrière, le bulbo-caverneux et le *bulbe* de l'urèthre [*e*] sur la ligne médiane ; mais il ne faudrait pas croire que le bulbe lui soit simplement juxtaposé ; il lui est, au contraire, tellement adhérent qu'il semble pénétrer dans son épaisseur et qu'il est absolument impossible de l'en séparer par la dissection. Je rappelle que le feuillet superficiel de l'aponévrose moyenne est uni à la face profonde de l'aponévrose superficielle par des lames celluleuses placées de champ et formant des gaînes indépendantes pour les muscles bulbo-caverneux, ischio-caverneux et transverse.

Ce feuillet enlevé, on arrive sur un plan musculaire formé de fibres plus ou moins abondantes, suivant les sujets, mais toujours un peu pâles ; ces fibres, condensées vers la ligne médiane autour de la portion membraneuse de l'urèthre, affectent une disposition rayonnée et se dirigent, en divergeant, vers les côtés de la symphyse pubienne et vers les branches ischio-pubiennes. On leur donne, généralement, le nom de *muscle de Guthrie* [*f*] ; Cruveilhier les a désignées sous celui de muscle *transverse profond* du périnée, ou muscle *transverso-uréthral*. On trouve encore dans ce plan, et par conséquent entre les deux feuillets de l'aponévrose moyenne, la glande de Cowper, l'artère honteuse interne, l'artère bulbaire et des veines volumineuses.

La glande de Cowper n'est pas toujours située dans la même couche que le muscle de Guthrie ; ainsi que l'a fait justement observer Richet, on la rencontre parfois dans l'étage supérieur du périnée, c'est-à-dire entre le feuillet profond de l'aponévrose moyenne et le muscle de Wilson. Comme le sujet qui a servi pour cette préparation était précisément dans ce cas, je renvoie la description de cette glande à l'étude du plan suivant.

Le *feuillet profond* de l'aponévrose moyenne est ordinairement un peu moins épais que le feuillet superficiel ; ses insertions à la branche ischio-pubienne et au ligament sous-pubien n'offrent aucune particularité digne de remarque ; mais, d'après Denonvilliers, son bord postérieur ne se confondrait avec le feuillet superficiel que sur les parties latérales, tandis que, sur la ligne médiane, il se prolongerait en arrière et se perdrait sur la face antérieure du rectum. Sa face inférieure est séparée du feuillet superficiel par le muscle de Guthrie et les vaisseaux que je vais décrire dans un instant. On se souvient, sans doute, que sa face supérieure reçoit l'aponévrose inférieure du releveur de l'anus ; il en résulte que la ligne marquant la jonction de ces deux lames fibreuses subdivise la face supérieure de l'aponévrose moyenne en deux portions : tout ce qui est en avant de cette ligne forme le plancher de l'étage supérieur du périnée et se trouve en rapport avec les fibres les plus antérieures du releveur de l'anus, le muscle de Wilson, la portion musculeuse de l'urèthre et la prostate ; tout ce qui est en arrière fait partie de l'excavation ischio-rectale et constitue la face inférieure de cet angle dièdre que j'ai désigné sous le nom de *prolongement antérieur* de cette excavation (voy. p. 511).

Avant d'aller plus loin et pour bien fixer les idées, résumons ce qui précède. L'aponévrose périnéale moyenne forme un plan continu qui ferme le détroit inférieur du bassin, depuis la symphyse pubienne jusqu'à la ligne bi-sciatique ; ce plan n'est interrompu que par l'ouverture qui donne passage à l'urèthre. L'aponévrose superficielle est parallèle à l'aponévrose moyenne ; en se réunissant avec celle-ci derrière le muscle transverse, elle forme une gouttière dont la concavité, tournée en avant, embrasse le bord postérieur du muscle transverse. L'espace compris entre ces deux aponévroses renferme les corps caverneux, les muscles bulbo-caverneux, ischio-caverneux, transverse et le bulbe de l'urèthre. Cet espace est appelé *loge périnéale inférieure*. Il est fermé en bas par l'aponévrose superficielle, en haut par l'aponévrose moyenne, en arrière par la jonction de ces deux feuillets fibreux, latéralement par les deux branches ischio-pubiennes ; mais il se prolonge en avant jusqu'au gland de la verge, car nous savons que l'extrémité antérieure de l'aponévrose superficielle se continue avec la gaîne fibreuse du pénis. Enfin, il est subdivisé en plusieurs loges secondaires par les cloisons celluleuses interposées aux différents organes qu'il contient.

La connaissance de cette disposition va nous permettre de comprendre pourquoi les épanchements urineux s'étendent dans des directions différentes, suivant qu'ils sont situés au-dessus ou au-dessous de l'aponévrose moyenne. Le liquide s'est-il répandu dans la loge périnéale inférieure, c'est-à-dire entre cette dernière aponévrose et l'aponévrose superficielle? Il ne pourra s'étendre, latéralement, au delà des branches ischio-pubiennes, et par conséquent il ne gagnera pas la partie interne des cuisses. En arrière, la réunion des deux aponévroses derrière le transverse et surtout la résistance des tissus sous-cutanés l'empêcheront de dépasser la ligne bi-sciatique. Il sera donc forcé de se porter en avant et soulèvera la gaîne fibreuse de la verge, jusqu'au point où cette gaîne se fixe à l'extrémité antérieure des corps caverneux. C'est effectivement ainsi que les choses se passent dès le début de l'infiltration ; mais pour peu que l'ouverture accidentelle faite à l'urèthre présente un certain diamètre, l'urine s'épanche en quantité considérable et ne tarde pas à franchir ces limites. L'aponévrose périnéale superficielle n'offre généralement pas une très-grande résistance, et, lors même qu'elle est franchement fibreuse au niveau du triangle ischio-bulbaire, elle s'amincit toujours notablement au devant du pubis, en se continuant avec la couche sous-cutanée. Il en résulte que le liquide continuant à affluer, la gaîne de la verge cède sur ce point et l'urine s'infiltre aussitôt sous le tégument du pénis, au scrotum, puis elle passe au devant du pubis, gagne l'abdomen et se répand plus ou moins loin à la partie interne des cuisses ; mais elle n'arrive jamais dans la portion anale de la région à cause de la texture serrée des tissus sous-dermiques du creux ischio-rectal.

La marche des épanchements situés au-dessus de l'aponévrose moyenne ne pourra être bien comprise que lorsque j'aurai décrit, avec l'étage supérieur du périnée, l'aponévrose supérieure et l'aponévrose prostato-péritonéale. On peut néanmoins concevoir, dès à présent, que l'épaisseur et la résistance du plan formé par l'aponévrose moyenne empêchent le liquide de passer sous l'aponévrose superficielle. Bornons-nous à constater que ces épanchements cheminent, le plus souvent, d'avant en arrière, entre l'aponévrose moyenne et la face inférieure du releveur de l'anus ; ils gagnent le creux ischio-rectal et viennent se montrer sur les côtés de l'orifice anal.

Vaisseaux. — L'artère *honteuse interne* [1-1] longe la face interne de la tubérosité de l'ischion contre laquelle elle est maintenue appliquée par un dédoublement de l'aponévrose de l'obturateur interne ; il est donc indispensable d'ouvrir cette gaîne pour mettre le vaisseau à découvert. Elle se dirige d'arrière en avant et décrit une légère courbe à concavité supérieure, dont la partie moyenne se trouve à 3 centimètres et demi environ au-dessus du bord inférieur de la tubérosité sciatique. Arrivée au bord postérieur de l'aponévrose moyenne, elle s'engage entre les deux feuillets de cette aponévrose, et par conséquent dans le même plan que le muscle de Guthrie, accolée à la face interne de la branche ischio-pubienne qu'elle suit jusqu'au-dessous de la symphyse. C'est là qu'elle se termine par l'artère *dorsale de la verge* [2]. Le nerf honteux interne l'accompagne dans tout son parcours.

Ainsi fixé contre les os du bassin, le tronc de la honteuse interne ne saurait être attiré du côté de la ligne médiane, malgré les plus énergiques tractions, pendant l'opération de la taille. Si, d'autre part, on sait que ce tronc est situé à 3 centimètres et demi en dehors de l'anus, on s'expliquera difficilement qu'il puisse être intéressé par les instruments destinés à diviser le col de la vessie. J'avoue pour mon compte que, même en sachant que cet accident était arrivé à Physick et à Roux, j'étais disposé à le considérer presque comme une impossibilité. Une circonstance malheureuse m'en a démontré la réalité, et j'ai eu l'occasion de constater *de visu*, que l'artère honteuse interne, bien qu'elle occupât sa position normale, avait été entamée par le lithotome d'un opérateur dont l'habileté chirurgicale ne saurait être mise en question. Que faire en pareille occurrence ? La ligature dans la plaie n'est guère praticable à cause de la profondeur du vaisseau. La ligature médiate ne me paraît pas un moyen bien sûr. Resterait le tamponnement qu'on ferait bien, je crois, d'associer à la compression de l'aorte. Dans le cas auquel je viens de faire allusion, on était tellement loin de prévoir la lésion du tronc artériel, que l'hémorrhagie fut attribuée à l'une de ses branches et que le tamponnement seul fut employé, mais sans succès.

Il me paraît inutile de décrire ici toutes les anomalies de l'artère honteuse interne observées jusqu'à ce jour ; cette énumération serait sans aucun intérêt pratique, car rien n'indique, au début d'une opération de taille, à quelle disposition artérielle on va avoir affaire. D'ailleurs, ces anomalies sont extrêmement rares.

Les branches fournies par la honteuse interne depuis la tubérosité sciatique jusqu'à la symphyse pubienne sont : l'hémorrhoïdale inférieure, la périnéale superficielle, la transverse et la caverneuse ; les deux premières ont été étudiées précédemment. Quant à l'artère caverneuse, j'en parlerai à propos de la région pénienne.

L'artère *transverse du périnée* [3], ou artère *bulbeuse*, naît de la honteuse interne dans l'épaisseur de l'aponévrose moyenne, mais son origine n'est pas située au même niveau sur tous les sujets. Tantôt elle se détache du tronc au-dessus de l'extrémité sciatique du muscle transverse, et, pour atteindre le bulbe, elle se dirige obliquement en avant ; d'autres fois, elle est très-rapprochée de la symphyse pubienne. Des trois rameaux qu'elle fournit, deux sont transversaux et destinés au bulbe de l'urèthre ; ils naissent assez souvent isolément de la honteuse interne et constituent deux artères bulbeuses indépendantes. Le troisième chemine d'avant en arrière, et, après avoir perforé le feuillet inférieur de l'apouévrose moyenne, il va se perdre dans l'extrémité antérieure du sphincter externe de l'anus. Une incision oblique menée de la ligne médiane, à 3 centimètres en avant de l'anus, jusqu'au milieu de l'espace qui sépare cet orifice de la tubérosité sciatique, divise à coup sûr le rameau postérieur de l'artère transverse, ce qui est sans grande importance vu le petit volume de ce vaisseau ; mais elle laisse en avant les deux rameaux du bulbe et le tronc de l'artère (voy.

pl. 74, A)*. Cependant, de l'aveu de tous les chirurgiens, l'artère transverse est une de celles qu'on est le plus exposé à blesser en pratiquant une taille latérale ou une taille latéralisée, ce qui tient d'abord à ce que cette artère est quelquefois située plus en arrière qu'on ne le suppose, et aussi, il faut bien l'avouer, à ce que l'opérateur, en allant à la recherche du cathéter ou en incisant le col de la vessie, se rapproche par trop de la symphyse pubienne. Lorsque le vaisseau est peu volumineux, l'hémorrhagie qui résulte de sa section s'arrête spontanément ; mais on a vu des individus chez lesquels la bulbeuse était presque aussi considérable que la honteuse interne, et l'on comprend quelles peuvent être, dans ces cas, les suites d'un semblable accident.

On trouve dans l'épaisseur de l'aponévrose moyenne un assez grand nombre de *veines*, véritables sinus qui restent béants à la coupe, et dont le développement varie suivant l'âge du sujet. A peine accusées chez l'enfant, ces veines deviennent beaucoup plus nombreuses chez l'adulte ; mais elles acquièrent, surtout pendant la vieillesse, un volume considérable et forment un abondant plexus autour de la portion musculeuse de l'urèthre. Ce plexus s'étend ordinairement jusqu'à la prostate et à l'extrémité inférieure de la vessie. C'est pourquoi l'hémorrhagie, la phlébite et l'infection purulente, après la taille, sont infiniment plus à redouter chez le vieillard que chez l'adulte et surtout chez l'enfant. Quelques-unes de ces veines seulement suivent le trajet des artères bulbeuses et vont se jeter dans les veines honteuses internes ; les autres s'anastomosent largement avec les plexus périprostatiques, les veines hémorrhoïdales inférieures et les plexus de la racine de la verge.

Les *lymphatiques* profonds aboutissent presque tous aux ganglions pelviens.

7ᵉ et 8ᵉ *Plans*. — Après avoir détaché le feuillet supérieur de l'aponévrose moyenne de ses insertions à la branche ischio-pubienne, on découvre l'extrémité antérieure du releveur de l'anus et le muscle de Wilson. On constate de plus qu'à ce niveau la région périnéale est occupée tout entière par un plan musculaire unique, étendu du grand ligament sacro-sciatique à la symphyse pubienne. Ce plan se trouve constitué en arrière par le muscle ischio-coccygien, au milieu par le releveur de l'anus et en avant par le muscle de Wilson. Pl. 78.

(*) Le lecteur remarquera que l'extrémité postérieure du trait noir qui figure cette incision sur la planche 74, a été portée un peu trop en dehors, et qu'elle ne descend pas tout à fait assez bas.

Le muscle *ischio-coccygien* [a] se dirige du coccyx à l'épine sciatique et contracte des adhérences avec la partie interne du petit ligament sacro-sciatique. Son rôle physiologique se borne à compléter, en arrière, le diaphragme musculaire qui ferme le détroit inférieur du bassin.

Le *releveur de l'anus* [b] a déjà été étudié en grande partie à propos de l'excavation ischio-rectale. Ses insertions supérieures occupent les deux tiers antérieurs du pourtour de l'excavation pelvienne et se font à l'épine sciatique, à l'aponévrose de l'obturateur interne et à la face postérieure du corps du pubis. Ses fibres, dirigées en bas et en dedans, se portent vers le raphé médian du périnée et forment, ainsi que nous l'avons vu, une sorte d'entonnoir dont l'orifice anal représente l'ouverture inférieure. Les plus postérieures de ces fibres atteignent le coccyx ; d'autres, beaucoup plus nombreuses, embrassent l'extrémité inférieure du rectum et se continuent avec les fibres du sphincter externe. Les plus antérieures se fixent à un raphé fibreux médian, dont l'extrémité postérieure adhère à la face antérieure du rectum ; dirigées presque transversalement vers le pubis, ces dernières forment une espèce de sangle qui soutient la prostate. La face inférieure du releveur de l'anus est recouverte d'une mince aponévrose dont j'ai déjà dit un mot précédemment. En arrière, cette aponévrose tapisse la face inférieure du muscle ischio-coccygien, et se fixe au grand ligament sacro-sciatique ; au milieu de la région, cette lame celluleuse se prolonge sur le sphincter externe et se termine sur la face profonde du derme de l'orifice anal ; en avant, elle s'insère sur la face supérieure de l'aponévrose moyenne du périnée. Il en résulte que, par sa face inférieure, le muscle releveur de l'anus correspond au creux ischio-rectal dans ses deux tiers postérieurs, tandis que, dans son tiers antérieur, il est en rapport avec le feuillet profond de l'aponévrose moyenne.

Le *muscle de Wilson* [c] n'est pas considéré comme un muscle distinct par tous les anatomistes ; quelques auteurs le rattachent à la portion antérieure du releveur de l'anus, dont il ne serait qu'un prolongement; d'autres ne le décrivent même pas.

Ici, comme dans bien des cas, la raison de ces divergences se trouve, non point dans un défaut d'observation, mais dans la très-grande variabilité des dispositions anatomiques. Sur les sujets émaciés, le muscle de Wilson fait le plus souvent défaut ; il est même parfois bien difficile d'assigner une limite précise au bord antérieur du releveur de l'anus, dont les fibres pâles et décolorées se confondent avec le tissu conjonctif ambiant. Mais peut-on admettre que des descriptions faites d'après de pareils sujets soient l'expression exacte de ce que l'on observe pendant la vie, à l'état de santé? Évidemment non. Pour élucider cette question, il faut choisir des sujets vigoureux et, autant que possible, morts accidentellement. Dans ces conditions, une préparation faite avec soin donne toujours sensiblement les mêmes résultats, et l'on voit que, non-seulement le muscle de Wilson est indépendant du releveur de l'anus, mais encore qu'il est séparé de ce dernier par une lame fibreuse : l'aponévrose latérale de la prostate.

Cette indépendance des fibres pubio-uréthrales n'avait pas échappé aux anciens anatomistes tels que Sanctorini, Albinus, Soemmerring. Wilson, le premier, donna, en 1815, une description exacte du muscle qui porte son nom, mais cette description n'est pas tout à fait complète. En effet, pour lui, les fibres musculaires parties de chaque côté de la symphyse pubienne iraient se rejoindre seulement sur la face inférieure de la portion membraneuse de l'urèthre [*e*]; or, il est facile de voir que des fibres semblables unissent la face supérieure du canal à la face inférieure de la symphyse; c'est là ce que Wilson n'avait pas aperçu. En résumé, le muscle pubio-uréthral est principalement constitué par deux ordres de fibres; les unes vont de la face supérieure de l'urèthre à la symphyse pubienne, les autres vont de la face inférieure du même canal à la partie supérieure de la branche descendante du pubis. Les premières sont verticales, les secondes transversales. En outre, Denonvilliers a constaté que, chez certains sujets fortement musclés, quelques faisceaux musculaires se dirigent, soit vers la prostate, soit vers le rectum; il a nommé ces faisceaux *pubio-prostatiques* et *pubio-rectaux*.

Il suffit de connaître la direction et les insertions des fibres pubio-uréthrales pour voir que le muscle de Wilson n'est pas un sphincter de l'urèthre, comme on l'a avancé. Les fibres supérieures attirent vers la symphyse pubienne la paroi supérieure du canal; elles tendraient même à le dilater, si elles se contractaient seules; mais comme les fibres inférieures entrent simultanément en contraction et qu'elles l'emportent beaucoup en nombre sur les premières, il en résulte que l'urèthre est soulevé et comprimé contre le pubis. Le muscle de Wilson est donc un compresseur de l'urèthre; il expulse les dernières gouttes d'urine contenues dans le canal et participe à la projection du sperme pendant l'éjaculation. Contracté spasmodiquement, il diminue le calibre du canal au point de gêner ou d'empêcher complétement l'introduction des sondes. Peut-être joue-t-il un certain rôle dans l'érection, par la striction qu'il exerce sur la portion membraneuse ; mais il faut reconnaître que son action, dans ce cas, est bien peu efficace et ne saurait, en aucune façon, être comparée à celle du bulbo-caverneux. Indépendamment du muscle de Wilson, nous verrons plus loin que la portion membraneuse de l'urèthre est entourée, dans toute sa longueur, par une succession d'anneaux musculaires qui constituent un véritable sphincter. Des veines, en nombre variable, traversent les faisceaux musculaires pubio-uréthraux et s'abouchent largement dans les plexus périprostatiques. Comme les sinus de l'aponévrose moyenne, ces veines restent béantes à la coupe.

La *glande de Méry* ou *glande de Cowper* [*d*] n'occupe pas la même position sur tous les sujets. D'après Malgaigne, elle serait placée sur le côté du bulbe, entre l'aponévrose superficielle et l'aponévrose moyenne, c'est-à-dire dans la loge périnéale inférieure. Je ne nie pas que cette disposition ne puisse se rencontrer quelquefois, bien que je ne l'aie jamais vue, mais je crois que Malgaigne s'est trompé en la considérant comme normale, car elle doit être très-rare. Le plus souvent, la glande est située dans l'épaisseur de l'aponévrose moyenne et sur le même plan que le muscle de Guthrie dont les fibres l'enlacent de toute part. Enfin, dans un certain nombre de cas, nombre que je ne saurais préciser faute de recherches suffisantes, on trouve la glande de Cowper au-dessus de l'aponévrose moyenne, entre le feuillet profond de cette aponévrose et la face inférieure du muscle de Wilson. La figure 78 donne un bel exemple de cette disposition. Quel que soit son siége, ce petit organe présente à peu près le volume et la forme d'un pois ou mieux d'un noyau de cerise. Sa structure est celle des glandes en grappe. Son canal excréteur, d'autant plus long que la glande est plus profondément située, s'accole à la portion membraneuse de l'urèthre et vient s'ouvrir dans la portion spongieuse. La physiologie de la glande de Cowper est encore à faire.

Pour terminer, il me reste à décrire dans ses détails l'étage supérieur ou la *loge périnéale supérieure* dont nous connaissons déjà certaines parties. Avant d'entreprendre cette description, il n'est peut-être pas inutile de jeter un dernier coup d'œil sur ce qui précède. En commençant l'étude du périnée, nous avons vu la peau et la couche sous-cutanée former un plan continu sur tout l'ensemble de la région, depuis le coccyx jusqu'à la racine des bourses, et d'une tubérosité sciatique à l'autre. Plus profondément, nous venons, en dernier lieu, d'étudier un plan comparable au précédent pour l'étendue, car il remplit entièrement l'aire du détroit inférieur, du coccyx à la symphyse pubienne longitudinalement, d'un côté du bassin à l'autre, transversalement. Ce dernier plan, tout musculaire, est formé par le muscle ischio-coccygien, le releveur de l'anus et le muscle de Wilson. Entre ces deux plans vient s'insinuer une sorte de diaphragme de forme triangulaire, qui ferme l'espace compris entre la symphyse du pubis et les deux branches ischio-pubiennes, mais dont le bord postérieur ne va pas plus loin que la ligne bi-sciatique. Les parties qui constituent ce diaphragme sont, par ordre de superposition : 1° l'aponévrose superficielle; 2° un plan musculaire composé du bulbo-caverneux, de l'ischio-caverneux et du transverse; 3° les deux feuillets de l'aponévrose moyenne et les organes que ces deux feuillets renferment dans leur écartement. Si donc on voulait atteindre le releveur de l'anus en avant de la ligne bi-sciatique, il faudrait nécessairement intéresser, outre la peau et le *fascia superficialis*, les différentes couches qui constituent le diaphragme en question; tandis qu'en arrière de la ligne bi-sciatique, on arriverait directement sur le releveur de l'anus après avoir traversé la peau et les graisses du creux ischio-rectal. Enfin, je rappellerai que, par sa face supérieure, l'aponévrose moyenne reçoit l'aponévrose inférieure du releveur de l'anus.

Si l'on enlève l'extrémité antérieure du releveur de l'anus et le muscle de Wilson, on découvre la *prostate* [*f*]. Celle-ci enlevée, on aperçoit une aponévrose qui limite profondément la région périnéale et la sépare de la cavité du bassin; cette aponévrose est indifféremment désignée sous les dénominations de *fascia pelvia*, *aponévrose pelvienne*, *aponévrose supérieure du périnée*. Le *fascia pelvia* ne peut être bien étudié que par l'intérieur du bassin; toutefois, comme il est facile de comprendre sa disposition au niveau de la prostate et du releveur de l'anus, j'en dirai un mot ici. Examinée sur la ligne médiane, l'aponévrose supérieure du périnée tapisse la face supérieure de la prostate, mais sans former un véritable plan fibreux continu; elle n'est représentée que par un certain nombre de tractus étendus de la face postérieure de la symphyse pubienne au col de la vessie, et qui, pour cette raison, portent le nom de ligaments *pubio-vésicaux*, bien qu'on les désigne aussi quelquefois sous celui de ligaments *pubio-prostatiques*. Les espaces restés libres entre ces trousseaux fibreux servent au passage des veines qui, de la racine de la verge, vont au col de la vessie ou aux plexus prostatiques.

Après avoir tapissé la face supérieure de la prostate, l'aponévrose pelvienne gagne la face supérieure du releveur de l'anus qu'elle suit de dedans en dehors jusqu'à son insertion à l'aponévrose de l'obturateur interne. Le muscle releveur de l'anus est donc compris entre deux aponévroses : une inférieure, dont la marche et les insertions ont été indiquées plus haut; une supérieure, qui n'est autre chose que le *fascia pelvia*.

L'étage supérieur du périnée, ou loge périnéale supérieure, est limité en haut par l'aponévrose pelvienne, en bas par la face supérieure de l'aponévrose moyenne et en avant par la symphyse du pubis. En arrière, il suit la direction de la face postérieure de la prostate, c'est-à-dire qu'il est, comme cette face, oblique de haut en bas et d'arrière en avant. On a cru pendant longtemps que cette loge n'avait, dans ce sens, aucune limite précise et qu'elle se continuait jusqu'à la face antérieure du rectum; mais Denonvilliers a fait voir qu'elle est complétement close en arrière et séparée du rectum par une lame cellulo-fibreuse à laquelle il a donné le nom d'aponévrose *prostato-péritonéale*. Placée obliquement dans le même sens que la prostate, l'aponévrose prostato-péritonéale présente une face antéro-supérieure tournée vers la vessie et adhérente, en bas, à la face postérieure de la prostate, une face postéro-inférieure en rapport avec le rectum. Son bord inférieur se fixe au feuillet supérieur de l'aponévrose moyenne ; il mesure en largeur l'étendue transversale de la prostate. Son bord supérieur, beaucoup plus large, adhère au cul-de-sac recto-vésical du péritoine. Quant à ses bords latéraux, assez mal définis, ils se perdent dans le tissu conjonctif de la cavité pelvienne. Au reste, on se tromperait en considérant la lame prostato-péritonéale comme une véritable aponévrose; ce n'est qu'un tissu conjonctif tassé, une simple lame celluleuse tout à fait incapable d'opposer une barrière sérieuse à la marche des épanchements. Sur les côtés, la loge périnéale supérieure est limitée en bas par les insertions de l'aponévrose moyenne aux branches ischio-pubiennes, et en haut par les insertions du releveur de l'anus et du *fascia pelvia* à l'aponévrose de l'obturateur interne.

Les organes contenus dans l'étage supérieur du périnée sont : la prostate, une partie de la portion membraneuse de l'urèthre, le muscle de Wilson, l'extrémité antérieure du releveur de l'anus jusqu'au point où l'aponévrose inférieure de ce muscle se confond avec l'aponévrose moyenne du périnée, quelques artérioles peu importantes venues des vésicales et les plexus veineux prostatiques.

La loge périnéale supérieure est elle-même subdivisée en trois loges secondaires, une médiane et deux latérales, par deux cloisons aponévrotiques verticales étendues de la face inférieure du *fascia pelvia* à la face supérieure de l'aponévrose moyenne. Ces cloisons, décrites par Denonvilliers sous le nom d'*aponévroses latérales de la prostate* ou aponévroses *pubio-rectales*, s'insèrent, par leur bord supérieur, sur la face inférieure de l'aponévrose pelvienne, immédiatement en dehors de la prostate et dans tout l'espace compris entre le pubis et le rectum. Leur bord inférieur vient s'unir à la face supérieure de l'aponévrose moyenne, au point d'intersection de cette dernière aponévrose avec l'aponévrose inférieure du releveur de l'anus ; ce bord occupe toute l'étendue antéro-postérieure de l'aponévrose moyenne. Leur bord antérieur se fixe à la face postérieure du pubis, sur les côtés de la symphyse. Quand au bord postérieur, il va se perdre sur les faces latérales du rectum. Les aponévroses latérales de la prostate ne sont point absolument planes, mais fortement incurvées, de façon à présenter une concavité en dehors. Leur face interne est successivement en rapport, d'avant en arrière, avec le muscle de Wilson, puis avec la prostate et enfin avec les côtés du rectum. Leur face externe donne insertion aux fibres les plus antérieures du releveur de l'anus qu'elle sépare de la prostate, de la portion membraneuse de l'urèthre et du muscle de Wilson.

Bien que j'aie cherché à donner à cette description la plus grande clarté possible, il pourrait se faire, pourtant, que certains détails n'eussent pas été parfaitement compris. Or, dans une région aussi complexe que la région périnéale, il y a telles parties qu'aucune planche faite d'après nature ne saurait rendre. J'engage donc le lecteur à consulter la figure schématique ci-contre, qui représente une vue d'ensemble du périnée. Quelques mots d'explication faciliteront l'intelligence de cette figure.

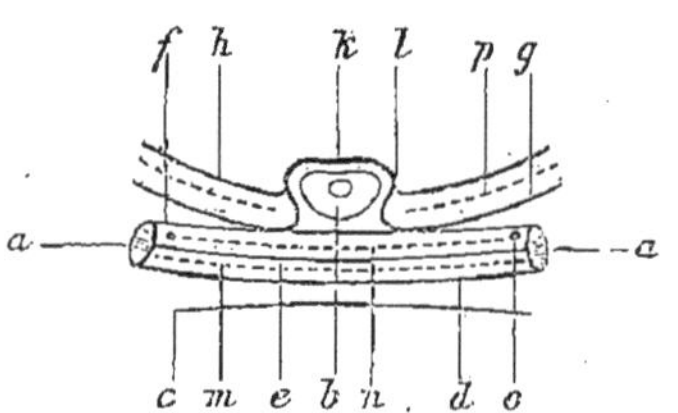

Coupe schématique du périnée suivant un plan transversal dirigé verticalement. Les plans aponévrotiques sont représentés par des lignes pleines, les plans musculaires par des lignes ponctuées (*).

Supposons que la région périnéale soit coupée par un plan trans-

(*) *a-a*, branches ischio-pubiennes ; *b*, prostate ; *c*, peau et couches sous-cutanées ; *d*, aponévrose superficielle (le feuillet profond du *fascia superficialis* n'a pas été figuré) ; *e*, feuillet superficiel de l'aponévrose moyenne ; *f*, feuillet profond de l'aponévrose moyenne ; *g*, aponévrose inférieure du releveur de l'anus ; *h*, portion du *fascia pelvia* qui forme l'aponévrose supérieure du releveur de l'anus ; *k*, portion du *fascia pelvia* qui recouvre la prostate (ligaments pubio-prostatiques) ; *l*, aponévrose latérale de la prostate ; *m*, plan musculaire superficiel formé par le bulbo-caverneux, l'ischio-caverneux et le transverse ; *n*, plan musculaire formé par le muscle de Guthrie ; *o*, artère honteuse interne ; *p*, muscle releveur de l'anus. — Le muscle de Wilson, contenu dans la loge prostatique et situé en avant de la prostate, n'a pas été figuré.

versal dirigé verticalement ou un peu obliquement en bas et en arrière; supposons, en outre, que ce plan intéresse l'extrémité antérieure de la prostate; enlevons le segment antérieur et examinons la coupe représentée par le segment postérieur d'une telle préparation. Nous y trouverons, en allant des parties superficielles aux parties profondes : 1° la peau et la couche sous-cutanée [c] recouvrant toute l'étendue de la région et gagnant, en dehors, la partie interne des cuisses; 2° le feuillet profond du *fascia superficialis*, inséré par ses deux extrémités latérales sur le bord antérieur des branches ischio-pubiennes (pour plus de simplicité, ce feuillet n'a pas été représenté); 3° l'aponévrose superficielle [*d*]; 4° un plan musculaire [*m*] formé par le bulbo-caverneux, l'ischio-caverneux et le transverse. Ce plan est subdivisé en autant de loges qu'il y a d'organes, par des cloisons verticales étendues de l'aponévrose superficielle à l'aponévrose moyenne; 5° le feuillet superficiel [*e*] de l'aponévrose moyenne; 6° un plan musculaire constitué par le muscle de Guthrie [*n*], ce plan renferme l'artère honteuse interne [*o*], l'artère du bulbe et très-souvent la glande de Cowper; 7° le feuillet profond [*f*] de l'aponévrose moyenne. Avant d'aller plus loin, remarquons que l'aponévrose superficielle, les deux feuillets de l'aponévrose moyenne et les deux plans musculaires interposés forment une sorte de lame dont la hauteur verticale est précisément égale à l'épaisseur des branches ischio-pubiennes et dont l'étendue transversale remplit complétement l'intervalle de ces deux branches.

Au-dessus de l'aponévrose moyenne, nous pénétrons dans l'étage supérieur du périnée. Cet étage est limité en bas par le feuillet supérieur de l'aponévrose moyenne sur la ligne médiane, et sur les côtés par l'aponévrose inférieure [*g*] du releveur de l'anus. En haut, le *fascia pelvia* [*k*] et l'aponévrose supérieure [*h*] du releveur de l'anus qui n'en est qu'une expansion, séparent le périnée de la cavité du bassin. Sur les côtés, l'étage supérieur se prolonge en dehors jusqu'au point d'insertion du releveur de l'anus [*p*] et de ses deux aponévroses, sur l'aponévrose de l'obturateur interne. Deux cloisons verticales [*l*] isolent la prostate; elles s'étendent du *fascia pelvia* au feuillet supérieur de l'aponévrose moyenne où elles se fixent au point d'intersection de cette dernière aponévrose avec l'aponévrose inférieure du releveur de l'anus.

Si le muscle de Wilson avait pu être représenté sur ce schéma, il aurait occupé la face interne de l'aponévrose latérale de la prostate, et n'aurait été séparé du releveur de l'anus que par l'épaisseur de ce feuillet fibreux. Le petit espace angulaire situé en dehors de la figure, au-dessus de la branche ischio-pubienne, entre l'aponévrose moyenne et l'aponévrose inférieure du releveur de l'anus, correspond au creux ischio-rectal.

En résumé, et comme je le disais un peu plus haut, l'étage supérieur du périnée est subdivisé en trois loges : deux loges latérales contenant seulement le muscle releveur de l'anus, une loge moyenne renfermant le muscle de Wilson, la portion membraneuse de l'urèthre, la prostate et les veines qui l'entourent. Cette dernière loge est essentiellement constituée par des plans fibreux, soudés entre eux par leurs bords, et circonscrivant une espèce de boîte, ou plutôt de capsule, désignée par les auteurs sous le nom de *cage prostatique*.

Après les détails dans lesquels je viens d'entrer, rien de plus simple que de comprendre la disposition de la cage prostatique. Sa paroi supérieure, percée de trous, est formée par le *fascia pelvia*, c'est-à-dire par les ligaments pubio-vésicaux ; sa paroi inférieure, par la face supérieure de l'aponévrose moyenne ; ses parois latérales, par les aponévroses latérales de la prostate. En avant, elle est limitée par la face postérieure de la symphyse pubienne. En arrière, elle est fermée par l'aponévrose prostato-péritonéale, lame cellulo-fibreuse dont la face antérieure adhère à la face postérieure de la prostate, et dont le bord inférieur vient se confondre avec le feuillet supérieur de l'aponévrose moyenne.

Il résulte de là que les abcès développés dans la loge prostatique sont bridés dans tous les sens et ne peuvent facilement se faire jour au dehors. Lorsque le pus provient d'un point de la prostate rapproché de l'urèthre, la terminaison la plus ordinaire de ces abcès est l'ouverture de la collection dans les voies urinaires. Dans les cas contraires, la matière purulente s'accumule dans la loge de la prostate et en distend les parois. La paroi antérieure, toute osseuse, ne saurait céder ; la paroi inférieure, formée par l'aponévrose moyenne, offre aussi une force de résistance trop considérable pour que le pus puisse la traverser. On a vu quelquefois la collection se vider dans le tissu sous-péritonéal à travers les ouvertures du *fascia pelvia*, mais il faut reconnaître que ce mode de terminaison, dont Richet a cité quelques exemples, est tout à fait exceptionnel. Le plus ordinairement, c'est la paroi postérieure qui cède, parce que l'aponévrose prostato-péritonéale présente son minimum d'épaisseur en bas. Le pus suit alors la face supérieure de l'aponévrose moyenne ; il passe en arrière du muscle transverse et vient faire saillie sur les côtés de l'anus. Parfois, ces abcès s'ouvrent dans le rectum. Il va sans dire que les épanchements de sang ou d'urine suivront une marche identique.

La région périnéale est sans contredit l'une des plus importantes du corps humain, sous le rapport de la migration des différents liquides épanchés ; mais combien l'intérêt qui s'attache à son étude ne s'accroît-il pas, lorsqu'on songe que les instruments du chirurgien doivent traverser de part en part le plancher du bassin dans la ponction de la vessie ou dans les différentes tailles périnéales. Cherchons donc à résoudre les deux problèmes suivants : Étant donnée une incision extérieure faite à la peau du périnée, quelles sont les parties que l'on intéresse pour arriver au col de la vessie? — Dans quelle direction doit-on cheminer pour éviter les organes essentiels?

Toutes les fois qu'on veut pratiquer une taille périnéale, on commence par introduire un cathéter dans la vessie, puis, incisant la peau du périnée, on se dirige, à travers les parties molles, sur ce cathéter conducteur, et l'on cherche à atteindre la portion membraneuse de l'urèthre entre la prostate et l'aponévrose moyenne, c'est-à-dire dans l'étage supérieur de la région. Il serait certainement très-avantageux de pouvoir connaître exactement, avant l'opération, l'épaisseur des parties molles à traverser ; malheureusement, le développement du pannicule adipeux sous-cutané est tellement variable, qu'il est impossible d'avoir, à ce sujet, autre chose qu'une évaluation approximative, lors même qu'au préalable on a pratiqué le toucher rectal avec le plus grand soin. On peut sans doute partir de cette donnée que, sur un homme d'embonpoint moyen, la portion membraneuse est éloignée de la peau de 3 à 4 centimètres ; mais il est évident que cela n'apprend rien eu égard au cas particulier auquel on a affaire. On voit souvent l'épaisseur du périnée atteindre 8 et même 10 centimètres ; de là la nécessité d'apprendre à se diriger sans le secours du cathéter.

Une fois la peau incisée, on agit entre l'urèthre et le rectum. Séparés en bas par tout l'espace qui s'étend de l'anus à la racine des bourses, ces deux organes se rapprochent en haut, et deviennent presque contigus au niveau de la prostate ; ils forment donc un angle à sinus antéro-inférieur, angle dans lequel le bistouri de l'opérateur pénètre, des parties superficielles vers les parties profondes. Dirigé trop en arrière, l'instrument peut atteindre le rectum, chez le vieillard surtout, où l'extrémité terminale de l'intestin présente un développement parfois énorme ; aussi faut-il provoquer l'évacuation complète du rectum avant toute taille périnéale. Il est tout aussi dangereux, si ce n'est plus, de se porter trop en avant, car en voulant éviter l'intestin, on court risque d'intéresser le bulbe. Rudimentaire pendant l'enfance, le bulbe prend un développement rapide à l'époque de la puberté ; chez l'adulte, son extrémité postérieure reste à 16 ou 18 millimètres en avant de l'anus ; mais, chez le vieillard, la distance qui sépare les deux organes n'est parfois que de 1 centimètre et ne dépasse jamais 15 millimètres. Une dernière circonstance vient encore augmenter la gravité de l'opération chez les sujets avancés en âge, c'est le développement considérable des sinus veineux de l'aponévrose moyenne et des plexus prostatiques ; les cas où l'ouverture de ces veines a donné lieu à des hémorrhagies mortelles ne sont pas très-rares, sans parler de la phlébite et de l'infection purulente qui peuvent en résulter. On sait que les enfants sont, pour ainsi dire, exempts de tous ces accidents.

Dans la taille médiane, l'incision suit le raphé périnéal ; l'opérateur ne divise que des organes peu importants et ne rencontre pas un seul vaisseau volumineux. Cette taille est justement préférée lorsqu'il s'agit d'un jeune sujet et d'un petit calcul. Elle serait difficilement praticable sur un adulte, à cause du volume du bulbe, et tout à fait inexécutable chez le vieillard.

Pour la taille latéralisée, on fait une incision (voy. pl. 74, A), dont le point de départ est sur le raphé périnéal, à 3 centimètres en avant de l'anus, et dont le point d'arrivée est situé au milieu de l'espace qui sépare l'anus de la tubérosité sciatique (il est bien entendu qu'il s'agit ici d'opérations pratiques sur des adultes). On coupe la peau, les couches sous-cutanées, l'aponévrose superficielle, et l'on pénètre dans la partie postérieure du triangle ischio-bulbaire, c'est-à-dire entre l'ischio-caverneux, le bulbo-caverneux et le transverse ; mais ce dernier muscle doit être bien souvent divisé, au moins dans sa moitié antérieure, sinon en totalité. On incise ensuite l'aponévrose moyenne et l'on coupe, du même coup, le rameau postérieur (rameau anal) de l'artère bulbeuse, ce qui n'a pas grand inconvénient sous le rapport de l'hémorrhagie. Arrivé à ce point, l'instrument est littéralement entouré de vaisseaux sanguins : en avant, c'est l'artère bulbeuse ; en arrière, l'hémorrhoïdale inférieure ; en dehors, la périnéale superficielle et la honteuse interne ; enfin, en dedans, c'est le bulbe de l'urèthre, organe éminemment vasculaire, dont la partie postérieure est presque toujours un peu entamée par la pointe du bistouri. L'aponévrose moyenne traversée, on pénètre dans l'étage supérieur du périnée, on divise les fibres les plus antérieures du releveur de l'anus, le muscle de Wilson, et l'on atteint la portion membraneuse de l'urèthre.

Après les incisions médianes et les incisions obliques, viennent les incisions transversales. Celle de Dupuytren, pour la taille latéralisée, a la forme d'un arc à concavité tournée du côté de l'anus. Les deux extrémités de l'arc s'arrêtent à égale distance, entre les tubérosités de l'ischion et l'ouverture anale, tandis que la partie moyenne passe à 12 ou 15 millimètres en avant de cette ouverture. Il est facile de comprendre, sans autre explication, quels sont les organes intéressés. Je ferai seulement observer qu'en agissant sur la ligne médiane, à 15 millimètres en avant de l'anus, on a souvent beaucoup de peine à passer derrière le bulbe de l'urèthre. En rapprochant l'incision cutanée de l'ouverture anale, dans la taille prérectale, Nélaton a fort heureusement vaincu cette difficulté; je reviendrai plus bas sur son procédé, auquel je n'hésite pas à donner la préférence.

Dans la taille par le *grand appareil*, les anciens chirurgiens ne faisaient pas autre chose que ce que je viens d'indiquer jusqu'ici, c'est-à-dire qu'après avoir atteint l'urèthre à travers le plancher périnéal, ils se bornaient à ouvrir ce canal en avant de la prostate. Une telle incision était évidemment insuffisante pour le passage d'un calcul vésical et pour le jeu des tenettes; aussi était-il nécessaire d'introduire dans la portion prostatique et dans le col de la vessie des instruments destinés à les dilater. On peut se faire une idée de la violence et du triste résultat de ces manœuvres en songeant au peu d'extensibilité de la portion intra-prostatique de l'urèthre. Toutes les expériences, toutes les recherches cadavériques, ont, en effet, démontré que cette prétendue dilatation que l'on croyait obtenir n'était qu'une déchirure de la prostate et du col de la vessie, bien plus dangereuse qu'une incision nette. On a, depuis longtemps, renoncé à ces pratiques irrationnelles, et l'opérateur, après avoir ouvert l'urèthre sur le cathéter, termine l'incision périnéale en divisant la prostate et le col de la vessie au moyen du lithotome caché. Il importe donc d'être bien fixé sur l'étendue des différents diamètres de la prostate, car, en dépassant les limites de cette glande, on ouvre nécessairement les plexus veineux qui l'entourent, et l'on s'expose à diviser les aponévroses qui forment la loge prostatique, d'où hémorrhagie, phlébite, et, dans le dernier cas, infiltration urineuse possible.

La prostate est à peine développée chez l'enfant; mais, par contre, elle acquiert, chez le vieillard, des dimensions considérables. Hypertrophie du lobe moyen, soulèvement de la muqueuse vésicale (luette de Lieutaud), lobes latéraux énormes, tantôt égaux, tantôt inégaux en volume, telles sont les modifications que l'on rencontre à un âge avancé; et ces altérations sont tellement fréquentes, qu'on peut les considérer comme normales, passé soixante ans. En somme, variabilité extrême dans les diamètres de la prostate; ainsi s'expliquent les divergences des auteurs et l'impossibilité d'arriver à une évaluation rigoureuse. D'après H. Bell, la largeur totale de la glande à sa base serait :

11 à 12	millimètres	de 2 à 4	ans.
12 à 15	—	de 5 à 10	ans.
14 à 17	—	de 10 à 12	ans.
17 à 20	—	de 12 à 15	ans.

Pour Velpeau, la prostate, mesurée chez l'adulte, présenterait une largeur maximum de 24 millimètres, tandis que, pour Richet, cette dimension irait jusqu'à 38 ou 42 millimètres. Quant au diamètre antéro-postérieur, il serait compris, d'après Velpeau, entre 18 et 30 millimètres. Ces mensurations n'ont, du reste, qu'un intérêt secondaire. Que fait-on dans une opération de taille? Une fois la portion membraneuse incisée, on introduit un lithotome dans la vessie et l'on divise la prostate de l'intérieur à l'extérieur, de l'urèthre aux parois de la cage prostatique. Ce qu'il importe de connaître, c'est moins le volume total de la glande que son épaisseur dans tel ou tel sens.

L'urèthre, en traversant la prostate, se rapproche beaucoup plus de la face antérieure que de la face postérieure; il en résulte que le diamètre médian supérieur de la glande est inférieur à tous les autres; seulement, comme ce n'est jamais en haut que l'on dirige les instruments, ce diamètre doit être négligé. Restent donc à examiner : 1° le diamètre médian postérieur, celui qu'on incise dans la taille médiane ; 2° le diamètre transversal (taille latérale) ; 3° le diamètre oblique en bas et en dehors (taille latéralisée). La taille bilatérale intéresse, non pas les deux diamètres transversaux, comme on pourrait le penser, mais les deux diamètres obliques; elle mérite plutôt le nom de taille bilatéralisée.

Voici les mesures adoptées aujourd'hui par les chirurgiens et les anatomistes :

		d'après Senn.		d'après Velpeau.	
Diamètre médian postérieur	chez l'adulte.	14 à 16	millimètres.	6 à 12	millimètres.
— transversal	—	18	—	10 à 16	—
— oblique	—	20 à 22	—	16 à 20	—

Ces chiffres, peu différents entre eux, me paraissent applicables à la généralité des cas.

Je ne crois pas qu'il y ait beaucoup à se préoccuper des dimensions du diamètre médian postérieur ; la prostate, incisée suivant ce diamètre, ne pourrait donner passage qu'à un calcul peu volumineux ; or, chez l'adulte, c'est à la lithotritie et non point à la taille qu'on a ordinairement recours en pareil cas. Chez les enfants, la taille médiane trouve sa raison d'être, mais nous savons qu'à cet âge de la vie l'hémorrhagie n'est point à redouter ; de plus, en incisant la prostate sur la ligne médiane, on ne fait que prolonger l'incision des parties molles périnéales ; les parois latérales de la cage prostatique restent intactes, et il n'y a pas de raison pour que l'urine s'infiltre dans le tissu conjonctif sous-péritonéal, à moins qu'on n'ait porté l'instrument trop en arrière, et qu'on n'ait largement divisé l'aponévrose prostato-péritonéale, ce qui n'est guère admissible.

La connaissance du diamètre transversal n'est pas non plus d'une grande utilité, car la taille latérale est aujourd'hui fort peu employée, si même elle l'est encore. C'est à la taille latéralisée ou à la taille bilatérale que l'on s'adresse de préférence, bien que le rôle de la lithotomie ait été considérablement réduit depuis l'invention de la lithotritie. Admettons, avec Senn, que le diamètre oblique de la prostate soit de 22 millimètres ; l'incision complète de ce diamètre, dans une taille latéralisée, nous donnerait une ouverture de 44 millimètres de circonférence, soit 14 millimètres de diamètre. Mais il est évident que ces 44 millimètres de pourtour ne représentent pas les dimensions exactes de l'ouverture obtenue, car la portion prostatique de l'urèthre entre pour une certaine part dans le contour de l'orifice de sortie du calcul ; il est donc nécessaire d'ajouter la circonférence de la muqueuse uréthrale à la double longueur de l'incision prostatique. En prenant comme diamètre de l'urèthre 5 millimètres, ce qui est loin d'être exagéré, on aura comme circonférence du canal 16 millimètres, qui, ajoutés au 44 précédemment obtenus, donneront 60 millimètres, pourtour total de l'orifice ; soit 19 à 20 millimètres de diamètre. On voit donc que l'incision du diamètre oblique de la prostate donne une ouverture par laquelle doit passer librement un calcul de 20 millimètres de diamètre. Mais ce n'est pas tout. La prostate n'est point un corps rigide ; elle cède, dans une certaine mesure, à la pression des instruments et permet le passage de calculs bien plus gros que l'on ne serait porté à le croire de prime abord. Sans doute, il ne faudrait pas pousser les choses à l'extrême, et s'imaginer qu'on pourra extraire par une taille latéralisée les pierres les plus volumineuses; ce serait s'exposer de gaieté de cœur à des accidents formidables. Mais je ne crois pas être taxé d'exagération en admettant que par des tractions modérées on obtient un tiers en sus des dimensions normales de l'ouverture, et cela sans déchirures et sans intéresser les parois de la cage prostatique. On peut donc amener assez facilement un calcul de 28 millimètres de diamètre.

Une remarque encore. Au moment de pratiquer une taille latéralisée, on décide que l'on incisera le diamètre oblique de la prostate dans une étendue de 22 millimètres, par exemple. On fixe le manche de l'instrument sur le chiffre 22, qui indique que la lame s'écarte de sa gaîne juste de 22 millimètres. On exécute l'opération à l'ordinaire, et l'on trouve que l'incision faite à la prostate est sensiblement plus courte que celle sur laquelle on comptait. La raison de cette différence est facile à comprendre. Le lithotome fermé ne remplit pas entièrement l'urèthre; lorsqu'on presse sur le ressort, la lame fait immédiatement saillie, mais elle parcourt toujours un certain espace avant de rencontrer la prostate; c'est autant de perdu pour l'incision et c'est ce dont il faut tenir compte.

Malgaigne, Richet après lui, prétendent que, dans toutes les tailles, on dépasse toujours les limites de la prostate, ce qui, selon eux, n'aurait pas grand inconvénient. Je suis loin de partager cette quiétude, et je ne crois pas qu'il soit indifférent d'ouvrir les veines péri-prostatiques ou de sectionner les aponévroses qui circonscrivent la glande. J'ai fait, à ce sujet, d'assez nombreuses recherches sur le cadavre et j'ai été étonné des résultats que j'obtenais. En donnant à la lame du lithotome un écartement de 35 millimètres, je n'ouvrais pas la loge prostatique; en exerçant les tractions les plus énergiques, je parvenais à extraire d'énormes calculs et je constatais, par la dissection, que la cage de la prostate était restée intacte. J'avais recueilli beaucoup de chiffres exacts, mais j'ai depuis longtemps renoncé à m'en servir, parce que je suis convaincu que l'on n'en peut rien tirer d'utile. En fait d'incisions, les expériences cadavériques ne sont, en aucune façon, comparables à ce qui se passe pendant la vie. Les tissus du cadavre sont mous, ils fuient devant les instruments au lieu de se laisser diviser par eux; les vaisseaux, presque toujours vides de sang, s'aplatissent et passent inaperçus; les lames fibro-celluleuses s'étirent et cèdent sous la traction. Sur le vivant rien de semblable, le plancher périnéal reste rigide et friable; alors même que les muscles sont relâchés par le collapsus chloroformique, le ton musculaire ne fait jamais défaut; le releveur de l'anus applique contre la prostate les aponévroses latérales de cette glande et les présente au tranchant de l'instrument; en un mot, les conditions sont toutes différentes.

La taille bilatérale incise les deux diamètres obliques de la prostate, qu'il s'agisse du procédé de Dupuytren ou du procédé prérectal de Nélaton. On ne dépasse généralement par les limites de la glande, en donnant aux lames du lithotome un écartement de 45 millimètres. Si l'incision ne suffisait pas, on pourrait, au lieu de l'agrandir, intéresser d'autres diamètres de la prostate et transformer la taille bilatérale en taille quadrilatérale. C'est, du reste, la seule façon rationnelle d'appliquer la taille quadrilatérale qu'on ne saurait ériger en méthode générale, comme le voulait Vidal. Sappey a calculé que l'ouverture maximum qu'on peut obtenir a 115 millimètres de circonférence ou un diamètre de 36 à 40 millimètres. Un calcul de pareille dimension traverserait sans grande difficulté le plancher périnéal, car le degré d'écartement des branches ischio-pubiennes est de 48 millimètres au niveau d'un plan qui passerait par la partie supérieure de la prostate, de 54 millimètres à la hauteur de la partie moyenne de cette glande, et de 60 millimètres au niveau de sa partie inférieure. Lorsque le diamètre du calcul atteint 5 centimètres, on peut encore tenter l'extraction par le périnée; mais au delà de cette limite, il est plus prudent de recourir à la taille hypogastrique.

Cavité du bassin chez l'homme.

9. L'étude de la cavité pelvienne est surtout intéressante au point de vue tocologique, aussi est-ce chez la femme que cette étude donne lieu à d'importantes considérations consignées à juste titre dans tous les traités d'accouchement. Chez l'homme, le rôle du bassin s'amoindrit, sa fonction physiologique s'efface et sa fonction mécanique, si je puis dire, reste seule en évidence : attache des membres inférieurs, transmission à ces membres du poids du tronc, protection de la vessie et d'une portion de l'intestin. J'exposerai plus bas la situation et les rapports des viscères contenus dans la cavité pelvienne; pour le moment, je veux seulement m'occuper des parois de cette cavité, et, pour éviter des répétitions inutiles, je ferai remarquer que la configuration de ces parois est, à peu de chose près, la même dans les deux sexes, ce qui me dispensera d'en faire une étude spéciale chez la femme.

Le bassin est subdivisé en deux cavités distinctes par une crête osseuse, le détroit supérieur, formée en avant et sur les côtés par l'os iliaque, en arrière par le promontoire ou l'angle sacro-vertébral. Tout ce qui est au-dessus de cette crête constitue le *grand bassin ;* la cavité qui est au-dessous et qui s'étend jusqu'au plancher périnéal porte le nom de *petit bassin.* Évasé supérieurement en entonnoir, largement ouvert en avant, le grand bassin est facilement accessible à travers les parois abdominales antérieures et latérales ; il comprend les fosses iliaques dont la description a déjà été exposée avec détail. Le petit bassin a la forme d'une sorte de cylindre ouvert en haut dans l'abdomen et fermé en bas par le périnée. Limité en avant par le pubis, en dehors par les os iliaques, en arrière par le sacrum et le coccyx, il présente, de toutes parts, aux violences extérieures, une résistance tellement efficace qu'il faut, pour en déterminer la rupture, les pressions les plus énergiques, telles que le passage de voitures pesamment chargées, etc. On sait que la suite la plus ordinaire d'une semblable lésion est la production de la solution de continuité dite *fracture double verticale,* fracture aujourd'hui devenue classique, grâce aux travaux de Malgaigne.

La paroi inférieure du petit bassin est seule composée exclusivement de parties molles, mais le rapprochement des cuisses diminue considérablement l'étendue transversale du périnée, de sorte que cette région est bien rarement atteinte par accident. Lorsqu'elle l'est, la violence s'épuise, le plus souvent, sur le plancher périnéal, sur le canal de l'urèthre, et la cavité pelvienne est préservée, à moins qu'il ne s'agisse d'une chute à califourchon sur une pointe aiguë.

Les seuls organes importants contenus dans le petit bassin sont la vessie et le rectum chez l'homme. Il faut y joindre, chez la femme, le vagin, l'utérus, les trompes et les ovaires. Le péritoine ne tapisse pas tous les points de la cavité pelvienne ; le bas-fond de la vessie, une portion des faces latérales de cet organe, la prostate, l'extrémité inférieure du rectum, sont dépourvus d'enveloppe séreuse ; de là des différences de gravité dans les blessures du bassin, selon qu'elles pénètrent dans la portion sus-péritonéale ou dans la portion sous-péritonéale.

Au-dessous de la séreuse, on rencontre partout un tissu conjonctif lâche, très-facile à déchirer, et au milieu duquel les liquides épanchés se répandent au loin. La présence de ce tissu donne au péritoine une grande mobilité, grâce à laquelle il s'accommode aux changements de volume de la vessie et du rectum. Sur un assez grand nombre de points, le tissu conjonctif sous-péritonéal s'infiltre de graisse et forme un véritable pannicule adipeux, dans l'obésité.

La cavité du petit bassin est revêtue, sur presque tout son pourtour, d'une aponévrose qui cache les organes plus profondément situés. Il me paraît toutefois préférable de décrire d'abord ces organes ; l'étude de l'aponévrose n'offrira plus ensuite aucune difficulté. En suivant la ligne médiane d'avant en arrière, on rencontre successivement : la symphyse pubienne [B], la prostate [*o*] et le col de la vessie, l'extrémité inférieure du rectum [*p*], la face antérieure du coccyx [F], puis celle du sacrum [E]. Sur les côtés, les parois sont constituées par le muscle obturateur interne et son aponévrose [*k*], le releveur de l'anus [*m*], l'ischio-coccygien et le pyramidal [*n*].

L'*obturateur interne* recouvre toute la face intra-pelvienne du trou sous-pubien, moins une petite portion restée libre à la partie supérieure. L'ouverture ainsi formée conduit dans un petit canal oblique d'arrière en avant et de dehors en dedans, limité en haut par une gouttière de la face inférieure du pubis, en bas par la membrane obturatrice et les deux muscles obturateurs ; ce canal porte le nom de *canal sous-pubien*; il donne passage aux vaisseaux et au nerf obturateurs. Le tissu conjonctif lâche, qui remplit le trou sous-pubien, établit une communication entre le tissu sous-péritonéal et les espaces intermusculaires profonds de la partie interne de la cuisse.

Le *releveur de l'anus* [*m*] forme, du côté du bassin, la face concave du diaphragme périnéal, dont la partie moyenne est occupée par le sphincter anal. Il s'étend, d'avant en arrière, de la symphyse pubienne au coccyx. Ses insertions supérieures se font : 1° en avant, sur les côtés de la symphyse pubienne ; 2° en arrière, sur l'épine sciatique ; 3° dans l'intervalle compris entre ces deux points, sur l'aponévrose de l'obturateur interne, suivant une ligne sensiblement parallèle au détroit supérieur du bassin. Toutes ses fibres dirigées en bas, en dedans et un peu en arrière, aboutissent : 1° aux parois latérales de la cage prostatique ; 2° sur les côtés de la vessie ; 3° à l'extrémité inférieure du rectum, où elles s'entrecroisent et se continuent avec celles du sphincter ; 4° entre le rectum et le coccyx où elles se fixent à un raphé fibreux médian ; 5° enfin à la face antérieure du coccyx et du sacrum.

L'*ischio-coccygien* complète, en arrière, le plancher du bassin. Il s'étend de l'épine sciatique et du petit ligament sacro-sciatique jusque sur les côtés du coccyx et même du sacrum.

Quant au *pyramidal* [*n*], né de la face antérieure du sacrum, où ses fibres s'insèrent dans les espaces qui séparent les trous sacrés antérieurs, il forme un faisceau conoïde, qui limite la cavité pelvienne en arrière et sort de cette cavité par la grande échancrure sciatique.

Chacun de ces muscles est recouvert d'une aponévrose propre, dont la disposition doit maintenant nous arrêter un instant.

L'*aponévrose de l'obturateur interne* [*k*] est une lame fibreuse résistante, appliquée par sa face profonde sur le muscle obturateur interne. Son bord supérieur se fixe au détroit supérieur du bassin, depuis la symphyse pubienne jusqu'à la grande échancrure sciatique. Son bord inférieur adhère au bord inférieur de la tubérosité sciatique. En avant, elle s'insère à la branche ischio-pubienne. En arrière, elle se termine sur l'épine sciatique et sur le bord inférieur du grand ligament sacro-sciatique. Les insertions supérieures du releveur de l'anus divisent l'aponévrose de l'obturateur interne en deux parties distinctes : 1° la portion de cette aponévrose située entre le releveur et le détroit supérieur du bassin se trouve contenue dans la cavité pelvienne dont elle constitue, à proprement parler, la paroi externe ; 2° la portion située au-dessous du releveur se rattache à la région périnéale et forme, comme nous l'avons vu plus haut, la paroi externe du creux ischio-rectal. C'est cette dernière portion qui maintient contre la tubérosité sciatique les vaisseaux et le nerf honteux internes.

L'*aponévrose supérieure du releveur de l'anus* est beaucoup plus forte que la lame celluleuse placée sous la face inférieure de ce muscle. Elle est épaisse, franchement fibreuse, facile à isoler par la dissection, et constitue, non pas une simple enveloppe musculaire, mais un plan aponévrotique parfaitement distinct, dont j'ai déjà dit quelques mots précédemment, en décrivant l'étage supérieur du périnée. On la désigne encore sous les noms d'*aponévrose périnéale supérieure* ou *profonde*, d'*aponévrose pelvienne*, de *fascia pelvia*. Elle s'insère, en haut, sur l'aponévrose de l'obturateur interne, suivant une ligne menée du bord inférieur du pubis à l'épine sciatique ; cette ligne est marquée, sur l'aponévrose de l'obturateur interne, par un épaississement fibreux très-prononcé. On peut la suivre en avant, jusque derrière le corps du pubis, où elle devient presque celluleuse, mais où elle se trouve renforcée par les trousseaux fibreux étendus du pubis au col de la vessie (ligaments pubio-vésicaux ou pubio-prostatiques). En arrière, elle aboutit au petit ligament sacro-sciatique et se continue, d'autre part, avec la gaîne du muscle ischio-coccygien qui la prolonge jusqu'au coccyx et à l'extrémité inférieure du sacrum. Enfin, étudiée sur la ligne médiane d'avant en arrière, l'aponévrose périnéale supérieure présente une disposition différente suivant les organes avec lesquels elle est en connexion : 1° entre la symphyse pubienne et la vessie, elle passe d'un côté à l'autre au-dessus de la prostate, et, renforcée par les ligaments pubio-vésicaux, elle forme la paroi supérieure de la loge prostatique ; 2° plus loin, elle s'amincit un peu et se perd sur les côtés du bas-fond de la vessie et sur l'extrémité inférieure du rectum ; 3° entre le rectum et le coccyx, elle se continue, sans ligne de démarcation, dans les deux moitiés latérales de la cavité pelvienne.

L'aponévrose qui fixe le pyramidal à la partie antérieure du sacrum est plus mince que la précédente; ses insertions ont lieu : en arrière, le long des trous sacrés antérieurs ; en avant, sur l'aponévrose de l'obturateur interne; en bas sur le petit ligament sacro-sciatique et en haut sur le pourtour de la grande échancrure sciatique. Remarquons seulement qu'il existe, à la partie la plus élevée de cette échancrure, un petit espace dans lequel la gaîne du pyramidal n'est pas en contact avec le bord tranchant de l'os iliaque. C'est par cet intervalle que s'échappent du bassin : l'artère fessière, les veines qui l'accompagnent et le nerf fessier supérieur. Un espace semblable, menagé entre le bord inférieur de la gaîne du pyramidal et l'aponévrose de l'ischio-coccygien, sert au passage des artères honteuse interne, ischiatique et du grand nerf sciatique.

En somme, si l'on cherche à réunir dans une vue d'ensemble les gaînes fibreuses que je viens d'indiquer, c'est-à-dire l'aponévrose du releveur de l'anus, celle de l'ischio-coccygien, celle du pyramidal et la portion de l'aponévrose de l'obturateur interne située au-dessus du releveur de l'anus, on peut considérer l'intérieur du bassin comme tapissé par une aponévrose unique dont la face profonde prend des points d'appui sur le détroit supérieur du bassin, sur l'épine sciatique, sur le petit ligament sacro-sciatique, sur le coccyx et le sacrum. Une petite portion de la cavité pelvienne est complétement dépourvue de ce revêtement aponévrotique, c'est la face antérieure du sacrum, dans tout l'espace qui sépare les trous sacrés antérieurs de chaque côté. Notons enfin que, par ses insertions au détroit supérieur, l'aponévrose pelvienne semble se continuer directement avec le *fascia iliaca*.

Si nous supposons un épanchement sanguin, urineux ou purulent siégeant au-dessus de l'aponévrose pelvienne, nous concevrons aisément qu'en vertu de la disposition même de cette aponévrose, le liquide ne pourra pas cheminer de haut en bas à travers le plancher périnéal ; mais il pourra librement gagner les parties latérales du bassin, grâce à l'extrême laxité du tissu conjonctif sous-péritonéal. De là, les collections liquides pénètrent dans la région iliaque et remontent parfois jusqu'à la région lombaire. On a même vu d'énormes thrombus du vagin s'étendre ainsi jusqu'au diaphragme.

En terminant cette description des parois du bassin, il me reste encore à signaler deux organes importants sinon par leur volume, au moins par leurs fonctions, je veux parler du canal déférent et de l'uretère. Le *canal déférent* [*q*] descend perpendiculairement à la branche horizontale du pubis et se dirige vers les parties latérales du plancher pelvien. L'*uretère* [*r*] après avoir croisé les vaisseaux iliaques, ainsi que nous l'avons vu plus haut, devient vertical et descend en arrière et un peu en dedans des vaisseaux hypogastriques, puis il marche horizontalement vers l'angle postérieur du trigone vésical. Protégés par leur petit volume autant que par leur situation profonde, ces deux organes sont bien rarement atteints par les violences extérieures.

VAISSEAUX. — L'artère *hypogastrique* [5] ou *iliaque interne*, destinée aux parois du bassin et à la plupart des organes qui remplissent cette cavité, présente un calibre sensiblement égal à celui de l'iliaque externe [5]. Née, comme cette dernière, de l'artère iliaque primitive [2], elle se porte d'abord obliquement en bas et en avant, puis s'enfonce verticalement dans le bassin au devant de la symphyse sacro-iliaque, en décrivant une légère courbe à concavité antérieure. Dans la majorité des cas, le tronc de l'hypogastrique est long d'un peu plus de 3 centimètres. Il atteint même parfois 4 centimètres, et l'on s'explique ainsi comment certains opérateurs, tels que Stevens, White et Mott ont pu le lier avec succès. D'autres fois, au contraire, le vaisseau n'a pas plus de 2 centimètres et demi, longueur tout à fait insuffisante pour la formation d'un caillot solide. Aussi peut-on établir en principe que, dans les hémorrhagies des artères fessière, ischiatique ou honteuse interne, la ligature de l'hypogastrique est une opération toujours très-hasardeuse, indépendamment des difficultés que la situation profonde du vaisseau crée à l'opérateur. Quant au procédé opératoire à employer, le meilleur est sans contredit celui d'Abernethy, modifié comme je l'ai indiqué plus haut à propos de l'artère iliaque primitive (voy. page 481 et suiv.). Le procédé de Crampton serait applicable à la rigueur, mais je rejette absolument ceux de Cooper et de Bogros qui ne peuvent conduire que sur l'iliaque externe et pas au delà. Situé au milieu d'un tissu conjonctif très-lâche, le tronc de l'hypogastrique ne peut être mis à découvert qu'après le décollement du péritoine dans une assez grande étendue. La veine hypogastrique longe sa face postérieure et lui est assez intimement accolée ; aussi faut-il user de quelques précautions pour éviter la lésion de la veine en séparant les deux vaisseaux.

Arrivée à la fin de son trajet, l'artère hypogastrique se subdivise en un bouquet de branches dont les unes se rendent aux parois du bassin, tandis que les autres sont destinées aux viscères contenus dans la cavité pelvienne. Les branches *pariétales* sont : l'ombilicale, l'iléo-lombaire, les sacrées latérales, la fessière, l'obturatrice, l'ischiatique et la honteuse interne. Les branches *viscérales* sont : les vésicales et l'hémorrhoïdale moyenne, auxquelles il faut ajouter, chez la femme, l'utérine et la vaginale. Plusieurs de ces artères n'ont pas une bien grande importance au point de vue des applications à la chirurgie, aussi me bornerai-je à rappeler seulement, en quelques mots, leur trajet et leur distribution.

L'*ombilicale* [6], devenue imperméable après la naissance, n'est plus représentée, chez l'adulte, que par un cordon fibreux accolé aux faces latérales de la vessie.

L'*iléo-lombaire*, ascendante dès son origine, gagne la région lombo-iliaque dans laquelle elle s'épuise.

Les *sacrées latérales* sont le plus souvent au nombre de deux de chaque côté ; elles fournissent surtout aux nerfs sacrés.

La *fessière* [11] est la plus volumineuse des branches de l'hypogastrique ; elle sort du bassin entre le bord supérieur du muscle pyramidal et la partie la plus élevée de la grande échancrure sciatique.

L'*obturatrice* [7] naît ordinairement sur la face antérieure de l'hypogastrique, au voisinage de l'ombilicale ; mais on la voit assez souvent provenir de l'iliaque externe, soit directement, soit, ce qui est plus fréquent, par un tronc commun avec l'épigastrique. Dans ce dernier cas, elle descend verticalement derrière la branche horizontale du pubis pour gagner le trou obturateur. Une variété d'origine beaucoup plus rare a été signalée par quelques anatomistes ; l'obturatrice naissait de l'artère fémorale et pénétrait dans le bassin par le canal crural. Lorsqu'elle provient de l'hypogastrique, elle se dirige horizontalement d'arrière en avant, longeant la paroi latérale du bassin, contre laquelle le péritoine la maintient appliquée. Deux veines collatérales l'accompagnent. Le nerf obturateur placé à peu de distance, soit au-dessous, soit au-dessus de l'artère, suit un trajet parallèle à celui des trois vaisseaux. Nerf, artère et veines, sont enveloppés d'un tissu conjonctif très-lâche et un peu adipeux. Trois branches naissent de l'obturatrice dans l'intérieur du bassin : 1° une petite branche destinée au muscle iliaque ; 2° la branche verticale [8] qui va s'anastomoser avec l'artère épigastrique et qui représente, à l'état rudimentaire, une des variétés d'origine de l'obturatrice ; 3° un petit rameau horizontal qui marche derrière le corps du pubis et s'anastomose, au niveau de la symphyse, avec un rameau semblable venu du côté opposé.

Après avoir parcouru le canal sous-pubien, l'obturatrice se divise en deux branches terminales. L'interne se distribue à l'obturateur externe, aux adducteurs, au pubis, au scrotum, et s'anastomose avec la circonflexe interne. L'externe fournit aux muscles obturateurs, à l'articulation coxo-fémorale et s'unit à l'artère ischiatique.

Les anomalies d'origine de l'artère obturatrice sont intéressantes à connaître pour le chirurgien, à cause des rapports de cette artère avec le collet du sac dans les cas de hernie inguinale, crurale ou obturatrice. J'aurai soin d'exposer, en décrivant la région inguino-crurale, ce qui est relatif aux deux premières espèces de hernie. La hernie sous-pubienne, infiniment plus rare, ne paraît avoir pris rang dans la science que depuis le travail de Garangeot, malgré l'observation antérieure de Duverney. Depuis les exemples cités par A. Cooper, J. Cloquet, Hesselbach, Maréchal, etc., cette espèce de déplacement est aujourd'hui parfaitement connue. On sait que l'intestin traverse de part en part le canal sous-pubien, refoulant au devant de lui le péritoine qui va former le sac herniaire et vient ordinairement faire saillie derrière le muscle obturateur externe. L'étranglement de semblables hernies pouvant obliger le chirurgien à intervenir, il importait, en cas de débridement, de connaître exactement la situation des vaisseaux et du nerf obturateur par rapport au collet du sac. Les premières recherches semblaient avoir établi que ces organes sont situés en dehors ; de là, le conseil de débrider en dedans donné par Dupuytren et A. Cooper. De nouvelles observations démontrèrent pourtant que les vaisseaux et le nerf correspondaient quelquefois au côté interne de la hernie. Enfin les dissections plus récentes de Demeaux et de Fiaux ont fait voir que le nerf obturateur reste ordinairement en dehors du collet du sac, tandis que les vaisseaux, d'abord situés en dehors, décrivent sur le sac lui-même un demi-tour de spire, pour venir se placer en dedans. Il en résulte qu'on est exposé à intéresser l'artère, dans quelque sens que l'on débride, ce qui doit évidemment engager à n'entreprendre l'opération qu'avec la plus grande circonspection.

L'*ischiatique* [9] et la *honteuse interne* [10] se portent directement en bas et semblent continuer le tronc de l'hypogastrique. La première traverse le plexus sacré, la seconde se borne à passer au-devant de ce plexus. Toutes deux sortent du bassin entre le bord inférieur du pyramidal et le petit ligament sacro-sciatique, en même temps que le grand nerf sciatique ; le nerf est situé en dehors, l'artère ischiatique au milieu et la honteuse interne en dedans. Cette dernière artère donne seule des branches dans l'intérieur du bassin ; c'est ainsi qu'elle fournit à la vessie, au rectum, à la prostate, aux vésicules séminales chez l'homme, au vagin chez la femme. L'artère hémorrhoïdale moyenne en provient quelquefois. Plus loin, la honteuse interne passe dans la région périnéale, où nous avons déjà suffisamment étudié son trajet. Une anomalie assez curieuse a été signalée par Burns : sur un sujet, cette artère ne sortait pas de la cavité du bassin par l'échancrure sciatique ; elle suivait les côtés du bas-fond de la vessie, traversait la partie supérieure de la prostate, et, une fois arrivée au périnée, se distribuait comme à l'ordinaire.

L'étude des branches viscérales de l'hypogastrique serait sans intérêt.

Nerfs. — Les uns proviennent des plexus hypogastriques du grand sympathique, ils se rendent aux viscères. Les autres appartiennent au système cérébro-spinal, ce sont : le nerf *lombo-sacré*, le nerf *obturateur* [17] et le *plexus sacré* [18-18].

Coupe verticale médiane du bassin chez l'homme.

80. De tous les moyens employés par les anatomistes, pour arriver à déterminer exactement les rapports des différents organes contenus dans la cavité du bassin, le meilleur est sans contredit celui qui consiste à exécuter des coupes à la scie sur des sujets congelés. Chez l'homme, une seule coupe suffit et l'on peut se contenter de diviser le sujet d'avant en arrière, suivant l'axe du corps. En examinant la préparation ainsi obtenue, on voit qu'il existe une disproportion très-notable, au point de vue de la hauteur, entre la paroi antérieure et la paroi postérieure du bassin, la première n'étant constituée que par la *symphyse pubienne* [B], tandis que la seconde est formée par le *sacrum* [EE] et le *coccyx* [F]. En avant et en arrière, les os sont recouverts d'une faible épaisseur de parties molles presque exclusivement constituée par la peau et le pannicule adipeux sous-cutané.

Notons toutefois que la masse musculaire des gouttières vertébrales prend naissance sur la face postérieure du sacrum, et que son épaisseur augmente à mesure qu'on se rapproche de la portion lombaire du rachis.

La face postérieure de la symphyse pubienne regarde en haut et en arrière ; la face antérieure du sacrum regarde en bas et en avant, de telle sorte que l'axe de la cavité pelvienne n'est point vertical, mais oblique de haut en bas et d'avant en arrière. Il résulte encore de cette obliquité que la pointe du coccyx est toujours plus élevée que le bord inférieur de la symphyse, et que la ligne coccy-pubienne, qui joint ces deux points, fait un angle avec l'horizon. D'après les frères Weber, cet angle serait, en moyenne, de 17 degrés. En bas, la cavité du bassin est fermée par le plancher périnéal traversé lui-même par le canal de l'urèthre et l'extrémité inférieure du rectum.

A proprement parler, les anses de l'*intestin grêle* [*bb*] ne doivent pas être considérées comme des organes intra-pelviens; cependant, il est bien rare qu'on n'en rencontre pas quelques-unes dans le bassin, car, grâce à leur extrême mobilité, elles s'insinuent dans tous les interstices et comblent tous les vides. Ce n'est que dans les cas de réplétion excessive de la vessie et du rectum que l'intestin grêle se trouve entièrement refoulé au-dessus du détroit supérieur.

Dans tout le reste de son étendue, la cavité pelvienne est occupée, chez l'homme, par des viscères qui, bien qu'unis anatomiquement par les connexions les plus intimes, n'en doivent pas moins être subdivisés, au point de vue physiologique, en deux groupes distincts : en avant la vessie, la prostate et le canal de l'urèthre, c'est-à-dire la plus grande partie de l'appareil génito-urinaire ; en arrière, le rectum, extrémité terminale de l'appareil digestif.

La *vessie* [*f*] est située sur la ligne médiane, derrière la symphyse pubienne, au-devant du rectum, au dessus de l'aponévrose pelvienne et au-dessous du péritoine qui n'en recouvre qu'une partie. Fixée au plancher du bassin par son fond et par son col, rattachée, d'autre part, à l'ombilic par l'ouraque, elle ne peut guère se déplacer en masse dans le sens antéro-postérieur. Cependant elle jouit d'une certaine mobilité dans le sens latéral et peut même atteindre l'anneau inguinal ou l'anneau crural. C'est principalement à travers le dernier de ces deux anneaux qu'on la voit parfois s'engager pour aller former, à l'aine, des tumeurs désignées sous le nom de *cystocèles*. Tout le monde connaît l'erreur commise par Pott qui, croyant avoir affaire à un abcès de l'aine, ouvrit une cystocèle, d'où sortit d'abord un flot d'urine, puis un calcul.

Les rapports de la vessie varient suivant son état de vacuité ou de plénitude. Lorsqu'elle est vide, elle est ramassée, pelotonnée sur elle-même et presque entièrement cachée derrière le pubis, où elle fait une petite saillie comparable à un champignon. Dans cet état, elle soulève à peine le péritoine et se trouve toujours à une certaine distance du rectum. On conçoit qu'en raison de son petit volume et de la protection efficace que lui offre la paroi antérieure du bassin, elle soit alors difficilement accessible aux causes vulnérantes.

Distendue par l'urine, elle se développe librement en haut, franchit le détroit supérieur, pénètre dans la cavité abdominale et remonte plus ou moins vers l'ombilic, qu'elle peut même dépasser dans les cas d'amplitude considérable. Le plus ordinairement, sa capacité maximum est de deux ou trois litres, mais on en a vu qui pouvaient contenir jusqu'à dix litres d'urine. Sa forme est alors celle d'un ovoïde dont la grosse extrémité ou *fond* est dirigée en bas et en arrière, et dont le *sommet* regarde en haut et en avant; son axe est assez exactement parallèle à celui du détroit supérieur du bassin.

En remontant vers l'abdomen, le sommet de la vessie refoule le péritoine, de sorte que, pendant sa distension, la face antérieure de l'organe est entièrement dépourvue de séreuse. Cette face répond, en bas, à l'aponévrose de l'obturateur interne et à la symphyse pubienne, à laquelle elle est unie par les ligaments *pubio-vésicaux;* plus haut, elle correspond à l'hypogastre ; un tissu conjonctif lâche, quelquefois adipeux, la sépare du *fascia transversalis*. De ces rapports résulte la possibilité d'explorer la face antérieure de la vessie par la palpation ou la percussion de la paroi abdominale; de là encore la pratique de la taille sus-pubienne ou de la ponction hypogastrique sans lésion du péritoine. Dans certains cas, pourtant, la séreuse ne remonte qu'incomplétement et forme un cul-de-sac entre la vessie et la paroi abdominale: d'un autre côté, on sait que, lorsque le réservoir de l'urine est atteint d'inflammation chronique, son tissu s'épaissit et devient beaucoup moins extensible, en même temps que le tissu conjonctif périphérique s'indure et empêche le développement de la vessie. C'est en se fondant sur ces considérations, et dans le but d'éviter à coup sûr l'ouverture du péritoine, que Pétrequin a donné le conseil de pratiquer la ponction hypogastrique immédiatement au-dessus du pubis. Cependant, il faut reconnaître que cette crainte est exagérée, car, si l'on se décide à faire la ponction, c'est que la vessie est distendue outre mesure; or, il est impossible, en pareil cas, que la séreuse n'ait pas été refoulée assez haut. En outre, on n'oubliera pas qu'il existe toujours, immédiatement au-dessus du pubis, un petit espace rempli de tissu conjonctif, dans lequel l'instrument peut s'égarer et au milieu duquel l'infiltration urineuse se ferait avec la plus grande facilité. En somme, le mieux est encore de suivre le conseil de Velpeau et de ponctionner la ligne blanche à 3 ou 4 centimètres du pubis. D'ailleurs, l'ouverture de la séreuse abdominale, soit pendant une ponction, soit pendant une taille hypogastrique, n'est pas nécessairement mortelle, bien qu'elle soit toujours un accident extrêmement fâcheux. J'ai déjà eu l'occasion de le dire plusieurs fois, ce qui fait surtout le danger, ce n'est pas la plaie pénétrante de l'abdomen, c'est l'épanchement intra-péritonéal qui peut s'ensuivre. Si celui-ci est prévenu, le malade peut fort bien guérir. Parmi les chirurgiens qui ont ouvert le péritoine en pratiquant la taille sus-pubienne, et dont les opérés n'ont pas succombé, Velpeau cite : Douglas, Thornill, F. Come, Souberbielle, Crozat et Léonardon.

Malgré la pratique et les beaux succès des opérateurs qui nous ont précédés, on ne saurait se dissimuler que la ponction hypogastrique ne remplit que très-imparfaitement son but; l'ouverture est bien loin de la partie déclive de l'organe et celui-ci se vide mal. On a proposé de ponctionner la vessie plus bas, en passant à travers la symphyse pubienne avec un trocart aplati ; mais cette opération, peu commode, n'est pas entrée dans la pratique. Voillemier a eu l'heureuse idée d'atteindre la partie inférieure du réservoir de l'urine en contournant le bord inférieur de la symphyse pubienne au moyen d'un trocart courbe dont la pointe traverse la peau, le ligament suspenseur de la verge et le plexus veineux de Sanctorini. En attirant la verge en bas, cette opération s'exécute facilement sur le cadavre, et l'on ponctionne constamment la face antérieure de la vessie à 5 ou 6 millimètres au-dessus de l'orifice interne du canal de l'urèthre. Le péritoine reste bien loin du champ de l'opération et l'on n'a aucune hémorrhagie à redouter. Pratiquée une fois sur le vivant par l'auteur, cette ponction *sous-pubienne* a eu les plus heureux résultats.

La face postérieure de la vessie est tapissée, dans toute sa hauteur, par le péritoine; celui-ci se réfléchit au niveau du bas-fond et se porte sur la face antérieure du rectum, en formant le cul-de-sac *vésico-rectal* [*h*] ou cul-de-sac inférieur. On rencontre presque toujours, dans ce cul-de-sac, des anses d'intestin grêle interposées à la vessie et au rectum. Les deux organes ne se touchent que lorsqu'ils sont considérablement distendus, encore ne sont-ils jamais que médiatement en contact, puisque leurs parois contiguës restent toujours séparées par un double feuillet de la séreuse.

Les faces latérales ne sont recouvertes par le péritoine que dans leur moitié postérieure; elles sont côtoyées en avant par les artères ombilicales ou les cordons fibreux qui les représentent, et en arrière par le canal déférent. En bas, elles reposent sur le *fascia pelvia* dont les sépare le tissu conjonctif sous-péritonéal.

La base de la vessie porte le nom de *bas-fond*. Elle s'étend depuis le col jusqu'au cul-de-sac recto-vésical du péritoine. En avant, elle recouvre la base de la prostate qui la soulève légèrement, ce qui lui donne une direction oblique d'avant en arrière et de haut en bas. Dans sa moitié antérieure, le bas-fond répond au *vésicules séminales* [*l*], réservoirs du sperme dont le grand axe est dirigé en avant et en dedans, de telle façon que les deux vésicules séminales forment, par leur réunion, un angle ouvert en arrière et dont le sommet aboutit à la base de la prostate. Les deux canaux déférents sont compris dans l'intérieur de cet angle. Dans sa moitié postérieure, le bas-fond est en contact avec le rectum, mais ce rapport présente quelques différences suivant que la vessie est vide ou distendue par l'urine. Dans l'état de vacuité, le péritoine descend jusqu'aux vésicules séminales et tapisse tout le bas-fond. Dans l'état de plénitude, le cul-de-sac péritonéal est soulevé et la base de la vessie n'est plus séparée du rectum que par l'aponévrose prostato-péritonéale. Celle-ci adhère intimement à la vessie, tandis qu'elle n'est unie au rectum que par un tissu conjonctif lâche qui en rend le décollement facile. Je rappelle ici que, par son bord supérieur, l'aponévrose prostato-péritonéale s'insère sur la face inférieure du cul-de-sac vésico-rectal.

La profondeur du bas-fond de la vessie varie beaucoup selon les sujets ; il est facile de comprendre qu'elle est en rapport direct avec le développement de la prostate. Chez le vieillard, où cette glande s'hypertrophie considérablement, la partie qui suit immédiatement le col vésical fait à l'intérieur de la vessie une forte saillie, tandis que la portion de l'organe qui correspond au rectum, forme une sorte de poche dans laquelle séjournent les calculs. En pareil cas, l'exploration faite avec une sonde ordinaire n'apprend rien, car, en raison de sa courbure, le bec de la sonde passe au-dessus des corps étrangers sans les atteindre. On obtient des résultats plus précis en introduisant le doigt dans le rectum et en poussant en avant le bas-fond de la vessie, de manière à porter les calculs contre le bec de l'instrument. Mais pour arriver à un diagnostic exact, rien ne vaut l'emploi d'une sonde à brusque courbure ou mieux d'un lithotriteur, dont l'extrémité peut être tournée dans tous les sens et facilement portée derrière la saillie du col vésical. Pour faciliter encore ces recherches, on aura soin d'élever le bassin du malade, afin que le calcul tombe naturellement entre les branches du brise-pierre, lorsque celui-ci appuiera sur le point déclive du bas-fond.

Le sommet de la vessie n'a point de rapports fixes, il s'élève plus ou moins, suivant que l'organe est plus ou moins distendu par l'urine. Un cordon fibreux, l'ouraque, vestige du pédicule de l'allantoïde, le rattache à l'ombilic. Dans les cas, assez rares d'ailleurs, où l'ouraque reste perméable après la naissance, il en résulte des fistules urinaires ombilicales. J. L. Petit, Cheselden, Highmore, Littre, Peu, Dupuytren, Velpeau, ont rapporté des exemples de cette anomalie.

Tout ce que je viens de dire des rapports de la vessie ne s'applique qu'à l'âge adulte. Chez l'enfant, le bassin est tellement étroit que le réservoir de l'urine ne peut s'y loger, le bas-fond n'est pour ainsi dire pas formé, la vessie se développe surtout dans le sens vertical, et elle est placée beaucoup plus haut derrière la paroi abdominale antérieure. Aussi la taille hypogastrique est-elle bien plus facile et infiniment moins dangereuse à exécuter sur les enfants.

Examinée à l'intérieur, la vessie présente une membrane muqueuse grisâtre ou violacée sur le cadavre, d'un rouge vif pendant la vie; cette membrane forme des plis très-nombreux, destinés à suffire à l'ampliation de l'organe et qui disparaissent complétement lorsque celui-ci est rempli de liquide. Du côté du bas-fond cependant, on observe une surface blanchâtre entièrement dépourvue de plis et de forme triangulaire, d'où le nom de *trigone vésical* sous lequel on la désigne. Le trigone est sensiblement plan et un peu incliné du col vers le fond de la vessie; il représente assez exactement un triangle équilatéral dont l'angle antérieur correspond à l'ouverture du col vésical et les deux angles postéro-latéraux à l'embouchure des uretères. Ces deux dernières ouvertures sont, comme on le sait, taillées très-obliquement dans l'épaisseur de la paroi vésicale, de telle sorte que les uretères rampent dans cette paroi sur une longueur de quelques millimètres avant de s'ouvrir à l'intérieur de la vessie. Il en résulte que la muqueuse forme, à ce niveau, une sorte de valvule qui permet l'abord de l'urine, mais s'oppose à son reflux du côté des uretères, d'autant plus énergiquement que la vessie est elle-même plus distendue. Il arrive parfois que des calculs rénaux s'arrêtent dans ce petit canal intra-pariétal et s'y enchatonnent. Entre les ouvertures des deux uretères, la muqueuse soulevée fait une saillie transversale qui constitue le bord postérieur du trigone et sépare cette surface du bas-fond proprement dit.

L'ouverture antérieure du trigone porte le nom de *col* de la vessie ; elle répond au commencement du canal de l'urèthre. Un espace de 25 à 28 millimètres la sépare ordinairement de la symphyse pubienne, chez l'adulte. Blandin évalue de 54 à 70 millimètres la distance du col vésical à la peau de la région périnéale, mais cette longueur est extrêmement variable et peut même aller jusqu'à 10 centimètres, chez les sujets dont le pannicule sous-cutané du périnée présente une grande épaisseur.

L'orifice du col est toujours situé un peu au-dessus du plan du trigone vésical ; il est arrondi chez l'enfant, en forme d'entonnoir chez l'adulte, où il est plus évasé en arrière qu'en avant. Son diamètre varie de 7 à 9 millimètres, de sorte qu'il peut permettre le passage de calculs assez volumineux ; d'ailleurs, par une dilatation graduée, on en augmente facilement le calibre. Chez certains vieillards, le lobe moyen de la prostate est tellement hypertrophié qu'il soulève la partie inférieure du col, ce qui donne à l'ouverture la forme d'une fente transversale ; la muqueuse forme alors un repli saillant connu, depuis Lieutaud, sous le nom de *luette vésicale*, et que l'on considérait autrefois comme normal. Ce n'est là, comme on le voit, qu'une disposition pathologique dont on avait beaucoup exagéré la fréquence et qui, du reste, est rarement portée au point de gêner le cathétérisme.

L'épithélium qui revêt tout l'intérieur de la vessie se compose de cellules remarquables surtout par leur très-grande variété de forme.

En dehors de la membrane muqueuse, les parois de la vessie sont constituées par une véritable tunique musculeuse à fibres lisses, dont l'épaisseur augmente considérablement dans les cas d'inflammation ancienne. Sur le corps de l'organe, la presque totalité des fibres musculaires est dirigée de l'ouraque vers le col ; on y observe quelques fibres circulaires et obliques, mais beaucoup moins abondantes que les précédentes. Lorsque les fibres verticales s'hypertrophient, leurs faisceaux forment des saillies longitudinales qui soulèvent la muqueuse ; c'est là ce que l'on nomme *vessie à colonnes*. Si l'hypertrophie porte à la fois sur les fibres verticales et les fibres circulaires, les saillies musculaires prennent une forme réticulée ; la muqueuse s'enfonce dans les espaces rectangulaires ou losangiques que ces saillies laissent entre elles, et l'on a la variété dite *vessie à cellules*. Il arrive par fois que les dépressions de la muqueuse sont assez profondes pour former de véritables poches dans lesquelles on a trouvé des calculs enchatonnés. Dans certains cas, la muqueuse fait hernie à travers les fibres musculaires, et le diverticulum qu'elle constitue ne communique plus avec la cavité vésicale que par une ouverture étroite. Tous les cas de vessie double rapportés par les auteurs sont probablement relatifs à cette disposition ; car il est à remarquer que la vessie surnuméraire manque toujours de fibres musculaires. Au niveau du trigone, le fond est lisse et composé d'un simple plan de fibres transversales ; on n'y observe jamais ni cellules ni colonnes. Un faisceau plus développé que les autres s'étend horizontalement entre les embouchures des deux uretères, et produit cette petite saillie de la muqueuse que j'indiquais il y a un instant.

Existe-t-il ou non un véritable *sphincter* au col vésical? Cette question, qui semble pourtant bien facile à résoudre, a déjà été agitée bien des fois, sans que les anatomistes soient arrivés à des conclusions identiques. Galien, Morgagni et les auteurs anciens décrivaient, sous le nom de sphincter, des fibres obliques qui, de la paroi postérieure de la vessie, descendent sur le bord supérieur de la prostate, et remplissent le sillon qui sépare cette glande de la vessie ; mais il est facile de comprendre, par la seule direction de ces fibres, qu'elles ne sauraient, en aucune façon, jouer le rôle d'un anneau constricteur. Bianchi, Lieutaud, Amussat, admettaient sans démonstration l'existence d'une valvule pylorique que personne n'a jamais rencontrée. Parmi les auteurs modernes, Mercier et Luschka placent le sphincter dans les fibres mêmes du col de la vessie, ce qui, à mon avis, n'est pas admissible. Manget le décrit dans la prostate, mais sa description n'est pas de nature à entraîner la conviction. Malgaigne, Sappey, Jarjavay, ne trouvent dans les fibres du col qu'un sphincter incomplet, et il est incontestable que les fibres musculaires de la portion cervicale de la vessie ne sont pas disposées de manière à empêcher la sortie d'un liquide. En réalité, le réservoir de l'urine manque de sphincter propre; ce qui en tient la place, ce sont les fibres musculaires de la prostate décrites par Luschka et Henle. En outre, la portion musculeuse de l'urèthre, les muscles de Guthrie et de Wilson, contribuent, par leurs contractions, à produire l'oblitération complète du canal.

A la hauteur des vésicules séminales, l'aponévrose prostato-péritonéale contient des fibres musculaires lisses, dont le rôle physiologique est encore inconnu.

La vessie reçoit des *artères* qui se ramifient dans ses différentes portions, et forment, dans la muqueuse, un réseau capillaire d'une extrême richesse. Ces artères, en nombre variable, proviennent soit du tronc, soit des branches de l'hypogastrique.

Les *veines* vésicales forment, autour du col, un plexus remarquable dont les branches principales se prolongent, en arrière, sous le bas-fond et se jettent dans les veines hypogastriques. En avant du col, ce lacis veineux prend le nom de *plexus de Sanctorini* [1-1]; il reçoit les veines dorsales de la verge et communique, d'autre part, avec les plexus veineux du périnée. Toutes ces veines sont dépourvues de valvules, de même que celles qui entourent l'extrémité inférieure du rectum. C'est là une circonstance fâcheuse qui favorise singulièrement la propagation de la phlébite et l'infection purulente; d'autant plus que dans les cas d'affections anciennes de la vessie ou de la prostate, ces vaisseaux acquièrent un calibre énorme.

Les *vaisseaux lymphatiques* se rendent aux ganglions placés sur le trajet de l'artère iliaque interne. — Les *nerfs* sont fournis par les plexus hypogastriques.

Le col est entouré d'un tissu conjonctif lâche, qui se prête très-facilement aux infiltrations d'urine et qui se continue avec le tissu sous-péritonéal.

Les lésions accidentelles de la vessie sont rares. Dans l'état de vacuité, le réservoir de l'urine, caché derrière le pubis, demeure à peu près inaccessible. Lorsqu'il est ouvert, on peut être à peu près certain qu'il était, au préalable, distendu par du liquide. La blessure est quelquefois produite par un instrument piquant, tel qu'une pointe de fleuret, poussé à travers la paroi abdominale antérieure. D'autres fois, et ces cas sont de beaucoup les plus nombreux, la cause vulnérante agit avec une violence considérable : ce sera, par exemple, un corps pesant qui déterminera, en même temps, une fracture du pubis, ou bien encore un projectile lancé par une arme à feu. Que la vessie ait été ouverte dans un but chirurgical ou qu'elle l'ait été par accident, la lésion seule de sa paroi suffit pour exposer le blessé à tous les dangers d'une infiltration d'urine dans le bassin. Mais combien la blessure ne sera-t-elle pas plus dangereuse encore, si la vessie est atteinte sur une de ses faces recouvertes par le péritoine, ou si elle est traversée de part en part, car alors l'urine passe dans la séreuse abdominale, et une péritonite suraiguë emporte le malade en quelques heures. Les anciens disaient : *Cui persecta vesica lethale.* Pris d'une manière générale, cet aphorisme est beaucoup trop absolu, puisqu'il exclut les opérations de taille hypogastrique; mais, appliqué aux blessures de la vessie par armes à feu, il conserve toute sa valeur, malgré quelques exemples de guérison cités par les auteurs. Quoi qu'on en dise, les faits comme celui de Bonet (*Sepulchret. anat.*) sont et demeureront toujours exceptionnels.

Quelle que soit la nature de l'agent vulnérant, la première, je dirais presque la seule indication à remplir, lorsque la vessie est ouverte, c'est d'y placer une sonde à demeure pour empêcher l'urine d'y séjourner. Suivant la juste remarque de Malgaigne, deux conditions peuvent, jusqu'à un certain point, s'opposer aux épanchements urineux : ou bien la plaie est très-étroite, et elle se referme par la seule contraction de la paroi vésicale, ou bien elle communique largement avec l'extérieur et donne un libre passage à l'urine. C'est principalement à la suite des tailles périnéales qu'il faut tenir compte de cette dernière considération, et laisser béante l'ouverture faite au périnée, au lieu de chercher à la réunir par la suture, comme l'avait conseillé F. Come et comme l'ont tenté quelques chirurgiens après lui. Lorsqu'une plaie porte à la fois sur le bas-fond de la vessie et sur la face antérieure du rectum, une fistule recto-vésicale en est souvent la suite.

La *prostate* [*m*] n'existe que chez l'homme ; elle embrasse le col de la vessie et se trouve située au niveau de la ligne coccy-pubienne qu'elle déborde inférieurement par son sommet. Ainsi que nous l'avons déjà vu, cette glande, rudimentaire chez l'enfant, se développe seulement à l'époque de la puberté, et s'hypertrophie ordinairement pendant la vieillesse. Elle présente, d'ailleurs, même chez des individus d'âge semblable, des différences de volume considérables. Depuis Winslow, on la compare, pour la forme, à une châtaigne dont la base serait en arrière et embrasserait le col vésical, tandis que le sommet, placé en avant, toucherait à la portion membraneuse de l'urèthre. Son axe est obliquement dirigé de haut en bas et d'arrière en avant, de sorte que sa face supérieure regarde en haut et en avant, sa face inférieure en bas et en arrière. Malgré les variations de volume de la prostate, on peut admettre que la hauteur moyenne de cette glande, à la base, est de 20 à 25 millimètres. L'étendue antéro-postérieure n'est pas la même sur les deux faces ; la base étant taillée obliquement, il en résulte que la face supérieure est beaucoup plus courte que la face inférieure. D'après Richet, dont les chiffres me paraissent bons à conserver, la longueur de la face supérieure est de 16 à 18 millimètres, celle de la face inférieure, de 25 à 32 millimètres. Je ne reviendrai pas sur ce que j'ai dit plus haut des différents diamètres.

La face *supérieure* ou *antérieure* est éloignée de la symphyse pubienne de 12 à 18 millimètres, mais, dans certains cas, cette distance peut aller jusqu'à 25 millimètres. Elle est en rapport avec un tissu conjonctif lâche, au milieu duquel rampent les veines de Sanctorini [1-1]. Les ligaments *pubio-vésicaux* [K] et l'aponévrose pelvienne établissent une limite entre cette face et la face antérieure de la vessie.

La face *inférieure* ou *postérieure* répond à la face antérieure du rectum, dont elle est séparée par l'aponévrose prostato-péritonéale. Comme le rectum décrit, en ce point, un coude saillant en avant, il en résulte que la prostate ne touche l'intestin que par sa base, tandis que son sommet s'en éloigne notablement.

La *base*, taillée en biseau, s'avance vers le bas-fond de la vessie; elle reçoit les conduits éjaculateurs.

Le *sommet* descend dans l'épaisseur de la région périnéale et s'arrête à 1 centimètre environ au-dessus de l'aponévrose moyenne.

Latéralement, la prostate est entourée par des plexus veineux et séparée du muscle releveur de l'anus par les cloisons aponévrotiques qui forment les parois latérales de la cage prostatique. De toutes parts, la glande adhère fortement aux lames fibreuses qui la circonscrivent.

L'urèthre traverse la prostate de la base au sommet, en se rapprochant beaucoup plus de la face antérieure que de la face postérieure. D'après Sappey, la portion de la glande qui est en avant du canal, est quatre ou cinq fois moins épaisse que celle qui est en arrière. Il est rare de trouver l'urèthre logé dans une simple gouttière creusée sur la face antérieure de la prostate, plus rare encore de rencontrer le canal près de la face postérieure de la glande.

Il serait hors de propos de décrire ici la structure complexe de la prostate. Son tissu blanchâtre, criant sous le scalpel, se compose de fibres musculaires parsemées de petites glandes en grappes. De ces glandules partent des conduits excréteurs aboutissant au *verumontanum* et s'ouvrant sur les côtés de cette crête, dans toute sa longueur. Les parois de l'urèthre adhèrent assez intimement au tissu de la prostate.

Le *canal de l'urèthre* s'étend du col de la vessie à l'extrémité de la verge. Il est d'abord contenu dans la prostate, puis logé dans l'épaisseur de la région périnéale; enfin, il parcourt, d'un bout à l'autre, la gouttière longitudinale formée par l'adossement des corps caverneux. On le divise ordinairement en trois portions : 1° une portion *prostatique*, étendue depuis le col de la vessie jusqu'au sommet de la prostate; 2° une portion *membraneuse* ou *musculeuse*, comprise entre le sommet de la prostate et le bulbe; 3° une portion *spongieuse* commençant au cul-de-sac du bulbe et se terminant à l'extrémité du gland. Mais cette division, admise par l'anatomie descriptive, perd beaucoup de son importance lorsqu'il s'agit d'applications chirurgicales. Les lésions de l'urèthre diffèrent essentiellement suivant qu'elles l'atteignent à la verge ou au périnée, tandis que les blessures de la portion intra-périnéale du canal présentent entre elles des caractères communs, bien qu'elles puissent porter, soit sur la prostate, soit sur le bulbe, soit entre ces deux points. Aussi, tous les auteurs d'anatomie chirurgicale, s'appuyant sur cette considération, préfèrent-ils, avec raison, diviser l'urèthre seulement en deux portions : une portion *périnéale* et une portion *pénienne*, dont la délimitation est assez exactement indiquée par l'insertion inférieure du ligament suspenseur de la verge.

Avant d'exposer les rapports de l'urèthre, il convient d'établir, aussi exactement que possible, la direction générale de ce canal, d'autant plus que les auteurs ne sont pas toujours d'accord entre eux, ce qui tient, je crois, aux différents modes de préparation employés. La dissection pure et simple des parties ne présente aucune garantie d'exactitude ; la fixation préalable des viscères, par des tiges métalliques, est certainement un meilleur moyen, bien que je ne lui accorde pas une confiance absolue ; le procédé de la congélation, tel qu'il a été employé avant moi par Pirogoff et par Legendre, est de beaucoup supérieur à tous les autres ; c'est donc à lui seul qu'il faut demander la solution des parties litigieuses du problème.

En examinant l'urèthre dans son ensemble, on voit que la portion pénienne est sensiblement rectiligne ; la portion périnéale, au contraire, est curviligne et décrit un arc dont la concavité, tournée en haut, embrasse la symphyse pubienne. Dans l'état de flaccidité, la verge pend au devant du scrotum, et les deux portions forment, en se réunissant, un angle à ouverture inférieure, dont le sommet correspond au ligament suspenseur de la verge [*n*]. Le canal tout entier présente alors la forme d'un *S* italique, forme que J. L. Petit avait adoptée pour les sondes à demeure. Mais, en raison de sa très-grande mobilité, la portion pénienne est susceptible de prendre toutes les inflexions et de s'adapter aux instruments de courbures les plus variées. Lorsque la verge est en érection, elle se relève et fait, avec l'abdomen, un angle d'environ 45 degrés. Dans cette position, le canal est rectiligne jusqu'un peu en avant de la symphyse pubienne, c'est-à-dire à peu près jusqu'au milieu du bulbe, puis il décrit une courbe dont la concavité regarde en haut et en avant. L'ensemble représente alors assez exactement la figure d'un pistolet renversé, dont la portion pénienne serait le canon, et dont la portion périnéale serait la crosse. C'est là précisément la forme que l'on donne à nos sondes de trousse, car il est de règle de relever la verge vers l'abdomen lorsqu'on veut pratiquer le cathétérisme.

Contrairement à la portion pénienne, la portion périnéale est à peu près immobile. Sans aucun doute, l'état de vacuité ou de plénitude de la vessie fait légèrement varier la position de la prostate; d'autre part, le rectum distendu peut refouler un peu cette glande vers le pubis; mais, en somme, ces déplacements sont tellement insignifiants qu'on peut les considérer comme nuls. En changeant la position de la verge, on fait varier l'angle que font entre elles les deux portions de l'urèthre; on arrive même à rendre le canal presque droit, en abaissant fortement la verge et en la tiraillant, mais jamais on ne peut obtenir un redressement complet, parce que la tension du ligament suspenseur s'y oppose. Néanmoins, chacun sait qu'il est facile d'effacer la courbure de la portion périnéale par l'introduction d'une tige rectiligne. Mais de ce que cette courbure disparaît, faut-il en conclure, avec Amussat, qu'elle n'existe pas? Certainement non. Les anatomistes sont d'accord sur ce point, et tous reconnaissent que dans sa portion postérieure, l'urèthre est incurvé d'une manière fixe et permanente; seulement, les opinions varient un peu lorsqu'il s'agit de déterminer le degré de cette courbure, c'est-à-dire la hauteur du col vésical, par rapport au point le plus déclive du canal. Si l'on se rappelle que la portion membraneuse de l'urèthre traverse l'aponévrose périnéale moyenne, à 10 ou 12 millimètres au-dessous de la symphyse pubienne, on en conclura sans peine que le canal est fixé en ce point d'une façon invariable, quelle que soit la position de la verge; les différences d'appréciation ne peuvent donc porter que sur le plus ou moins d'élévation de l'extrémité vésicale. D'après Richet, cette extrémité se trouverait constamment au niveau ou au-dessous de la ligne coccy-pubienne, et très-exceptionnellement au-dessus de cette ligne. Je ne mets nullement en doute l'exactitude de ce résultat dans un certain nombre de cas, mais je pense que généralement la courbure uréthrale est plus prononcée. Par contre, Blandin, Velpeau, Malgaigne, Jarjavay, prétendent que l'ouverture du col vésical correspond au milieu de la hauteur de la symphyse pubienne, de sorte qu'il y aurait une différence de niveau de 33 à 35 millimètres entre l'extrémité vésicale et le point le plus déclive du canal. Cette dernière évaluation me paraît exagérée en sens contraire, elle peut s'appliquer à quelques sujets, mais elle ne représente pas la moyenne. Sappey a trouvé, entre les deux extrémités de la portion périnéale, une distance verticale de 24 millimètres. Legendre a obtenu sensiblement le même résultat, et de mon côté, après avoir répété la préparation sur plusieurs sujets adultes, pris au hasard, j'ai constaté que la ligne horizontale, menée par l'orifice vésical de l'urèthre, allait passer à l'union du quart inférieur avec les trois quarts supérieurs de la symphyse, sauf quelques légères différences de niveau, suivant les individus. Chez les enfants, la courbure uréthrale est un peu plus prononcée, à cause de la brièveté relative du ligament suspenseur de la verge; aussi le cathétérisme rectiligne est-il toujours plus difficile à pratiquer sur les jeunes sujets. Chez les vieillards, au contraire, le ligament suspenseur est relâché, et la courbure du canal moins accusée; mais l'hypertrophie du lobe moyen de la prostate et la déviation de l'urèthre qui l'accompagne ordinairement, opposent à l'introduction des instruments rectilignes des difficultés d'un autre genre.

Jarjavay a signalé, dans la direction de l'urèthre, des inflexions latérales dont l'existence est fort contestable ; on peut dire, dans tous les cas, que si ces inflexions existent, elles sont à peine marquées, car sur une coupe médiane, il est impossible de constater une différence sensible entre les deux moitiés du canal.

La longueur de l'urèthre a été, comme sa direction, diversement évaluée : elle varie, en effet, dans des limites très-étendues, selon le procédé de mensuration employé. En tiraillant la verge sur le bassin, Wathely, Ducamp, Lallemand, ont obtenu des longueurs variant de 20 à 27 centimètres. Sabatier et Boyer, employant un procédé bien plus défectueux encore, enlevaient l'urèthre, l'étalaient sur une table et le mesuraient après l'avoir tiraillé; les mesures obtenues par ce moyen allaient de 27 à 33 centimètres. S'il s'agit de déterminer la profondeur à laquelle siége un rétrécissement ou la longueur à donner à une sonde, il faut évidemment tenir compte de l'élongation de la portion pénienne, car il est impossible d'opérer un cathétérisme explorateur sans tendre fortement la verge, de même qu'une sonde à demeure doit toujours être suffisamment longue pour se prêter à l'érection. On peut alors compter sur une distance de 22 ou 24 centimètres entre le méat et l'orifice du col vésical. Mais si l'on mesure le canal en place, la verge étant laissée libre et à l'état de flaccidité, les chiffres que l'on obtient sont bien inférieurs aux précédents; ils sont compris entre 13 et 18 centimètres. On rencontre parfois des urèthres qui n'ont que 12 centimètres ; par contre, Legendre en a mesuré un de 19 centimètres et demi; mais ce sont là des exceptions. Il est à remarquer que ces différences de longueur ne sont nullement proportionnelles, ni à la taille, ni à l'âge des individus. Elles tiennent, du reste, exclusivement au plus ou moins de développement du pénis, car la portion du canal comprise entre l'aponévrose moyenne et la prostate présente toujours, à très-peu de chose près, les mêmes dimensions, c'est-à-dire 4 centimètres environ.

Si l'on mesure isolément chacune des portions de l'urèthre, on trouve, pour la portion prostatique, une longueur variant de 15 à 25 millimètres. La portion membraneuse est plus courte, elle va de 11 à 18 millimètres. Quant à la portion pénienne, comprise entre 9 et 14 centimètres, lorsque la verge est à l'état de flaccidité, elle peut atteindre 18 et même 20 centimètres pendant l'érection.

Les rapports de l'urèthre doivent être étudiés séparément pour chacune des portions du canal ; je n'ai pas besoin d'insister pour faire comprendre combien ces rapports sont importants à connaître. La portion prostatique est dirigée d'arrière en avant et de haut en bas; sa direction, sensiblement rectiligne, est à peu près invariable, quelle que soit la forme des instruments que l'on y introduit. Comprise et comme incrustée dans l'intérieur de la prostate, elle n'a d'autres rapports que ceux de la glande elle-même.

La portion membraneuse s'étend depuis le sommet de la prostate jusqu'au collet du bulbe; elle est d'abord presque rectiligne et descendante. Arrivée à 10 ou 12 millimètres au-dessous de la symphyse pubienne, quelquefois 15, elle traverse l'aponévrose périnéale moyenne qui la maintient solidement et lui enlève toute mobilité. C'est à ce niveau qu'elle change de direction pour devenir curviligne et ascendante jusqu'à sa terminaison. Grace à cette direction de la portion membraneuse dans l'étage inférieur du périnée, on peut couper la verge près de sa racine sans que le jet de l'urine cesse d'être dirigé en haut.

Par sa face supérieure, la portion membraneuse est en rapport avec les fibres supérieures du muscle de Wilson qui la séparent de la symphyse pubienne. Par sa face inférieure, elle fait avec le rectum un angle d'environ 50 ou 60 degrés, ouvert en bas et en avant. Cet angle n'est lui-même qu'une partie d'un triangle beaucoup plus grand, le triangle *recto-uréthral*, sur lequel je veux un instant appeler l'attention.

Le triangle recto-uréthral est limité en avant par les portions prostatique et musculeuse de l'urèthre. Son côté postérieur est représenté par la face antérieure du rectum, qui fait en avant une saillie considérable au-dessus des sphincters, puis s'infléchit en arrière pour aboutir à l'anus. Sa base est formée par le raphé périnéal depuis l'anus jusqu'à la racine des bourses ; son sommet correspond au point où la prostate repose sur le rectum. On y rencontre successivement, en allant des parties superficielles aux parties profondes : 1° la peau ; 2° les couches sous-cutanées et le sphincter externe [*v*] ; 3° l'entre-croisement du bulbo-caverneux [*y*] avec le transverse [*x*] et le sphincter profond [*w*] ; 4° le cul-de sac du bulbe [*r*] ; 5° la portion musculeuse de l'urèthre ; 6° la prostate [*m*]. Sur un homme d'embonpoint moyen, on mesure 4 centimètres ou un peu plus du sommet du triangle au devant de l'anus et 30 ou 35 millimètres de la portion musculeuse au même point.

C'est dans ce triangle que manœuvre le chirurgien lorsqu'il veut pratiquer la taille *prérectale*, heureuse modification du procédé de Dupuytren imaginée par Nélaton. L'auteur recommande de faire à la peau une incision courbe, dont la partie moyenne tombe sur le raphé périnéal à 1 centimètre et demi en avant du bord antérieur de l'anus, et dont les deux extrémités arrivent à 2 centimètres des parties latérales de cet orifice (voy. pl. 74, B) ; mais on peut se contenter de faire, à 1 centimètre en avant de l'anus, une simple incision transversale, ainsi que l'a pratiqué Richet. Il s'agit de décoller la paroi antérieure du rectum et de la suivre jusqu'à ce que l'on rencontre le cathéter conducteur en avant de la prostate ; de cette façon, on ne perd pas le rectum de vue, on laisse le bulbe de l'urèthre en avant du champ de l'opération et l'on ne rencontre d'autre vaisseau que les hémorrhoïdales inférieures. Ici, plus que dans toutes les autres tailles, il est important de vider préalablement le rectum. On place le cathéter, on introduit l'indicateur gauche dans l'anus et l'on fait l'incision de la peau, comme il vient d'être dit. On saisit ensuite la lèvre postérieure de la plaie avec le pouce gauche, l'index restant dans le rectum ; on pince la paroi antérieure de l'intestin et on l'attire en arrière. Le sphincter se trouve ainsi tendu, on le sectionne transversalement. En continuant à diviser les tissus en avant du rectum, on arrive jusqu'à la prostate, sans même apercevoir le bulbe. On incise l'urèthre immédiatement en avant de la pointe de la prostate et l'on termine comme dans la taille bilatérale. Outre la sécurité qu'elle donne à l'opérateur, la taille prérectale permet d'extraire sans trop de difficulté des calculs volumineux, car elle se pratique dans la partie la plus large du périnée.

La portion spongieuse [*q*] de l'urèthre s'étend depuis le collet du bulbe jusqu'au gland; elle occupe la face inférieure des corps caverneux [o] de la verge et se termine, à ses deux extrémités, par deux renflements érectiles. Le renflement antérieur, le *gland* [p], n'existe que sur la face supérieure de l'urèthre; nous l'étudierons avec la région pénienne. Le renflement postérieur, le *bulbe* [r], n'occupe que la face inférieure du canal. A cause de la présence de ces deux renflements et de leur situation sur les deux faces opposées de l'urèthre, l'axe de la portion spongieuse et l'axe de la verge se croisent à angle aigu. Le bulbe présente, en arrière, une extrémité arrondie qui fait saillie au dessous de la portion musculeuse jusqu'à l'aponévrose périnéale moyenne; en avant, il s'amincit de plus en plus et se confond insensiblement avec le reste de la portion spongieuse. La portion du canal qui correspond au bulbe se dirige en avant et en haut jusqu'aux attaches du ligament suspenseur [n]: au delà de ce point l'urèthre appartient au pénis et n'a plus aucune direction fixe.

Il est à peu près impossible d'apprécier exactement le calibre de l'urèthre par le cathétérisme, d'autant plus que les différentes portions de ce canal sont loin d'avoir le même diamètre. On arrive également bien à cette détermination, soit en y coulant une matière solidifiable telle que du plâtre ou de la cire, qui en retient l'empreinte, soit en fendant le canal de bout en bout et en le mesurant directement. On constate ainsi que le méat a des dimensions très-variables; parfois aussi large que la fosse naviculaire, il est, dans certains cas, tellement étroit, qu'il faut le débrider pour pouvoir pratiquer le cathétérime ; dans tous les cas, c'est la portion la moins extensible de l'urèthre. En arrière du méat, la fosse naviculaire forme un renflement fusiforme, tout entier contenu dans le gland, et dont le point le plus large a 8 millimètres de diamètre. Chez certains sujets, la fosse naviculaire est à peine marquée. Jusqu'à la symphyse pubienne, la portion spongieuse est large de 6 millimètres. Elle se rétrécit un peu au niveau des attaches du ligament suspenseur, puis s'élargit de nouveau et forme, au bulbe, un renflement quelquefois plus considérable que la fosse naviculaire; cette dilatation porte principalement sur la face inférieure du canal. A l'union de la portion spongieuse avec la portion membraneuse existe un resserrement constant, nommé *collet du bulbe*, au niveau duquel siégent la plupart des rétrécissements de l'urèthre. Dans la portion membraneuse, le canal est cylindrique et moins large que dans la portion spongieuse; son calibre ne va pas au delà de 3 ou 4 millimètres, mais il est très-facilement dilatable. Enfin, dans la prostate, l'urèthre est large d'environ 5 millimètres;

on le trouve parfois renflé à son milieu, mais toujours beaucoup moins qu'au bulbe. Ainsi que nous l'avons vu plus haut, le diamètre du col vésical varie entre 8 et 10 millimètres. Quoique le point le plus rétréci de l'urèthre ait rarement plus de 4 millimètres, on peut, par la dilatation graduée, augmenter la largeur du canal bien au delà de ce que l'on pourrait supposer *à priori;* il est facile, après quelque temps d'exercice, d'introduire des bougies de 7, 8 et même 9 millimètres de diamètre.

Le canal de l'urèthre est revêtu à l'intérieur d'une membrane muqueuse rosée au gland, foncée au niveau du bulbe, rouge dans la portion membraneuse, blanche au corps de la verge et à la portion prostatique. Pendant l'existence d'une blennorrhagie, tout le canal prend une coloration rouge ou violacée. Même en dehors de toute inflammation, la muqueuse jouit d'une sensibilité telle, que la première introduction d'une sonde cause au malade une vive sensation de brûlure ; mais cette sensibilité n'est pas de longue durée, quelques séances de cathétérisme suffisent pour la faire disparaître. D'ailleurs, à l'état normal, le calibre de l'urèthre n'existe, pour ainsi dire, que virtuellement, car les parois sont partout en contact, sauf dans la portion comprise dans l'épaisseur du gland. Des plis longitudinaux de la muqueuse fournissent à l'ampliation du canal.

La membrane muqueuse de l'urèthre est mollasse, peu résistante et se déchire très-aisément ; il importe donc de pratiquer le cathétérisme lentement et avec le plus de douceur possible, d'autant que, normalement, la surface interne du canal présente une foule d'obstacles susceptibles d'arrêter le bec de la sonde. Le premier de ces obstacles occupe la paroi supérieure de l'urèthre ; c'est une valvule muqueuse signalée comme constante par A. Guérin, et qui, d'après lui, siégerait à 1 ou 2 centimètres du méat. D'après Jarjavay, la valvule de Guérin manque dans un septième des cas environ, et lorsqu'elle existe, sa distance du méat peut aller de 8 millimètres à 5 centimètres. On rencontre encore dans la portion spongieuse d'autres replis en forme de valvules dont le bord libre est dirigé en avant ; ces replis recouvrent les *lacunes de Morgagni*, petites cavités creusées obliquement dans la muqueuse et occupant parfois toute l'épaisseur de cette membrane. Les lacunes de Morgagni sont diversement distribuées dans la portion spongieuse, mais on les observe principalement sur la paroi supérieure du canal. D'autres petits orifices, en nombre considérable, correspondent aux conduits excréteurs des glandes muqueuses ou *glandes de Littre ;* ils siégent dans les deux premières portions de l'urèthre, mais abondent surtout dans la portion membraneuse. Notons, enfin, que les canaux excréteurs des glandes de Cowper, après avoir traversé très-obliquement la muqueuse uréthrale, viennent s'ouvrir dans la portion spongieuse, à 2 centimètres en avant du collet du bulbe. On les voit parfois aboutir plus près du méat, ainsi que l'ont constaté Cruveilhier et Gubler.

Dans la portion prostatique, la paroi inférieure du canal se trouve divisée en deux gouttières latérales par la saillie du *verumontanum*, crête longitudinale, dont l'extrémité antérieure empiète un peu sur la naissance de la portion membraneuse, et dont l'extrémité postérieure, renflée, s'arrête vers le milieu de la portion prostatique. Sur les côtés du *verumontanum* sont les ouvertures des conduits prostatiques, dans lesquelles s'amassent parfois de petits calculs. Les deux canaux éjaculateurs aboutissent en arrière des conduits prostatiques. Derrière la crête uréthrale et sur la ligne médiane, vient s'ouvrir une lacune nommée *utérus mâle* ou *utricule prostatique*, dont l'orifice est souvent assez large pour admettre l'extrémité d'une bougie de moyen calibre. Enfin, à l'entrée de la vessie, la *luette vésicale* forme une saillie transversale déterminée, soit par un développement anormal des fibres musculaires, soit par un gonflement pathologique du lobe moyen de la prostate.

Sous la muqueuse se trouve un tissu conjonctif dont l'inflammation chronique joue un grand rôle dans la pathogénie des coarctations uréthrales. Lorsque ce tissu s'enflamme pendant le cours d'une blennorrhagie aiguë, il s'indure, devient inextensible et s'oppose à l'expansion de la verge ; de là ces érections douloureuses, pendant lesquelles le pénis reste recourbé en bas et qui ont fait donner à cette complication de l'uréthrite le nom de *chaudepisse cordée*. On connaît cette pratique barbare qui consiste à relever la verge de force, ou, comme on dit, à *rompre la corde ;* c'est, en effet, une rupture de la paroi uréthrale que l'on produit, car les tissus indurés se déchirent plutôt qu'ils ne cèdent. Hémorrhagie parfois sérieuse au moment de la rupture, plus tard rétrécissement cicatriciel très-probable, tels sont les seuls bénéfices que les malades peuvent retirer de ce redressement forcé.

Les parois de l'urèthre présentent une structure très-différente, suivant la portion que l'on examine. Dans la portion spongieuse, le canal est constitué par un cylindre creux de tissu érectile limité, en dedans et en dehors, par deux lames cellulo-fibreuses qui s'écartent l'une de l'autre pour former le gland et le bulbe. Le tissu érectile étant lui-même composé, en très-grande partie, de sinus veineux, on s'explique comment les opérations exécutées sur cette portion, l'uréthrotomie notamment, sont quelquefois suivies de phlébite. La portion membraneuse répond aux muscles de Wilson et de Guthrie, mais elle contient en outre, dans l'épaisseur de sa paroi, une couche musculeuse dont les fibres superficielles sont longitudinales et les fibres profondes circulaires; ces dernières forment un véritable sphincter uréthral. C'est à juste titre qu'Amussat a imposé à cette portion de l'urèthre le nom de portion *musculeuse*.

Des artérioles très-nombreuses se ramifient dans le tissu conjonctif sous-muqueux et pénètrent de toute part les tissus érectiles de la verge. On trouve encore, dans ce tissu, un riche réseau de vaisseaux lymphatiques dont les troncs aboutissent presque tous aux ganglions de l'aine; on comprend ainsi pourquoi l'uréthrite et les ulcérations du canal peuvent donner lieu à des bubons inguinaux.

Ces données anatomiques étant posées, appliquons-les à la pratique, et voyons rapidement comment on peut pousser jusque dans la vessie des instruments de diverses formes. Supposons d'abord qu'il s'agisse d'exécuter le cathétérisme avec une sonde courbe ordinaire. Le premier obstacle est l'étroitesse du méat, et cette étroitesse est d'autant plus gênante qu'il n'y a pas à compter sur la dilatation ; le méat est, en effet, la partie la plus rigide de tout l'urèthre, quand il résiste, il faut l'inciser. En revanche, comme il correspond au point le plus étroit du canal, dès qu'on l'aura franchi, on peut être certain que l'instrument ira jusqu'au bout, à moins d'obstacles pathologiques. Au delà du méat, la valvule de Guérin et les lacunes de Morgagni peuvent arrêter le bec de la sonde; mais, comme ces anfractuosités siégent principalement sur la paroi supérieure de l'urèthre, on aura soin de suivre la paroi inférieure et l'on tendra la verge pour effacer, autant que possible, les plis de la muqueuse. On poussera directement en bas et sans faire d'efforts, jusqu'à ce qu'on arrive à la symphyse pubienne, qu'il s'agit de contourner de manière à comprendre l'arcade du pubis dans la concavité de l'instrument. C'est alors qu'on abaissera doucement le pavillon de la sonde, en se contentant de le guider avec l'index, la verge étant abandonnée à elle-même. Le bec de l'instrument franchira, pour ainsi dire, de lui-même les deux dernières portions du canal. Toutefois, deux difficultés peuvent se présenter au moment où l'on voudra contourner le pubis. Si la sonde n'a pas été suffisamment enfoncée, ou si elle présente une courbure exagérée, elle bute contre l'aponévrose moyenne et ne peut aller plus loin. Si, au contraire, le bec de l'instrument a été poussé trop bas, il s'engage dans le cul-de-sac du bulbe, et, pour peu qu'on fasse d'effort en abaissant le pavillon, on s'expose à faire fausse route. Pour éviter cet accident, on retirera légèrement la sonde, on tendra la verge afin de bien effacer les plis, et l'on dirigera l'instrument de manière que son bec suive la paroi supérieure de l'urèthre.

Dans certains cas, la contraction spasmodique du muscle de Wilson ou des fibres propres de l'urèthre rétrécit le calibre du canal, au point d'empêcher absolument la pénétration de la sonde. C'est principalement dans la portion musculeuse que l'on constate ce resserrement, mais il n'en faudrait pas conclure que cette portion est la seule où il puisse se produire. Il existe, dans les parois de l'urèthre, sur toute la longueur de la portion spongieuse, des fibres musculaires lisses dont la contraction suffit pour diminuer très-notablement le diamètre du canal. Au reste, il est rare que le spasme persiste plus de quelques instants. Sous une pression continue et modérée, les muscles se relâchent et la sonde ne tarde pas à pénétrer.

L'instrument peut être arrêté dans la dernière portion de l'urèthre, soit par le développement exagéré du lobe moyen de la prostate, soit par la saillie de la luette vésicale. On commencera par dégager le bec de la sonde, puis on cherchera à suivre la paroi supérieure du canal, en s'aidant au besoin avec la main placée sous le périnée ou le doigt introduit dans le rectum.

Pour le cathétérisme rectiligne, on poussera d'abord directement la sonde en tendant la verge ; si l'on suit bien exactement la paroi supérieure de l'urèthre, on arrive ordinairement sans obstacle jusqu'au milieu de la portion membraneuse. Pour franchir les deux dernières portions du canal, on abandonne la verge à elle-même et l'on continue à pousser doucement la sonde en abaissant son pavillon, jusqu'à ce que l'axe de l'instrument fasse, avec l'axe du corps, un angle de 45 degrés ; il n'est pas nécessaire d'abaisser la sonde jusqu'à ce qu'elle soit parallèle à l'axe du corps, ainsi que le voulait Amussat. Pendant le mouvement d'abaissement, le ligament suspenseur de la verge est nécessairement tiraillé plus ou moins, selon sa longueur ; on comprend que lorsqu'il est très-court, le cathétérisme rectiligne puisse devenir tout à fait impossible.

Pour terminer l'étude des organes contenus dans la cavité pelvienne, il me reste maintenant à décrire l'extrémité terminale de l'appareil digestif, le rectum.

Le *rectum* [*c*], étendu du détroit supérieur à l'anus [*e*], est bien loin d'être rectiligne comme son nom semblerait l'indiquer ; dans quelque sens qu'on l'examine, on trouve, en effet, qu'il décrit des sinuosités dont les unes, peu marquées, sont très-variables, tandis que les autres paraissent constantes; c'est de ces dernières seules que je veux m'occuper. Depuis le détroit supérieur, jusqu'au niveau de la prostate, le rectum décrit une courbe à concavité antérieure, sensiblement parallèle à celle de la face pelvienne du sacrum, puis il fait un coude saillant en avant et se dirige en bas et en arrière jusqu'à l'anus. Il présente donc, dans le sens antéro-postérieur, la figure d'un *S* italique dont la branche supérieure serait sept ou huit fois plus longue que l'inférieure ; cette disproportion entre les deux branches de l'*S* se trouve beaucoup atténuée chez certains sujets où l'angle saillant de l'intestin remonte jusqu'au bas-fond de la vessie. Pendant ce trajet, le rectum n'occupe pas la ligne médiane dans toute sa hauteur; parti du côté gauche de la colonne vertébrale, il se dirige d'abord de gauche à droite, puis de droite à gauche, et ne suit l'axe du corps qu'à partir de 5 ou 6 centimètres au-dessus de l'anus.

A l'exemple de tous les auteurs, j'adopterai la subdivision établie par Sanson et je décrirai dans le rectum trois portions : la première étendue de l'anus à l'extrémité antérieure de la prostate; la seconde comprise entre l'extrémité antérieure de la prostate et le cul-de-sac vésico-rectal du péritoine; la troisième partant de ce dernier point et aboutissant au détroit supérieur.

La première portion est la plus courte; elle n'a guère plus de 3 ou 4 centimètres. Elle est obliquement dirigée en bas et en arrière, et correspond aux deux sphincters ainsi qu'au releveur de l'anus; c'est elle qui remplit, sur la ligne médiane, l'espace compris entre les deux excavations ischio-rectales. A part l'espèce d'étui musculaire que lui forme le releveur de l'anus, cette partie de l'intestin est en rapport, en arrière, avec un tissu conjonctif lâche, souvent adipeux. En avant, elle regarde les portions musculeuse et prostatique de l'urèthre, s'en rapprochant d'autant plus que l'on pénètre plus profondément dans l'intérieur du périnée. Je crois inutile de m'appesantir sur ce rapport qui a été suffisamment développé plus haut, à propos du triangle recto-uréthral dont la première portion du rectum constitue le côté postérieur. Il importe d'avoir bien présente à l'esprit la direction de l'extrémité terminale de l'intestin, et de se rappeler que, pour pénétrer dans le rectum, les mèches, les suppositoires, le spéculum ani, etc., doivent d'abord être poussés en haut et en avant. On sait que, plusieurs fois, la canule d'une seringue, maladroitement dirigée, a perforé la paroi intestinale et porté le liquide médicamenteux dans le tissu conjonctif du bassin.

La seconde portion est ordinairement très-dilatée; elle forme une énorme ampoule [*d*] chez les sujets habituellement constipés. Elle se dirige en haut, en arrière, et présente une longueur de 7 à 8 centimètres. Par sa face postérieure, elle correspond à l'extrémité inférieure du sacrum [EE] et au coccyx [F]. Sa face antérieure, convexe, est en rapport avec le bas-fond de la vessie [*t*], les vésicules séminales [*l*], les canaux éjaculateurs et la prostate [*m*] dont elle est séparée par l'aponévrose prostato-péritonéale qui glisse au-devant d'elle sans lui adhérer. De ces rapports résulte la possibilité d'explorer, par le toucher rectal, la prostate, les vésicules séminales et la vessie ; on constate même, de cette façon, la réplétion du réservoir de l'urine beaucoup mieux que par le palper abdominal. Lorsque le rectum est revenu sur lui-même, il reste à une certaine distance de la prostate, et l'on doit nécessairement repousser sa paroi antérieure en avant, pour atteindre la glande; tandis que chez les gens dont l'ampoule rectale est volumineuse, la prostate se trouve, pour ainsi dire, logée dans une gouttière formée par la paroi antérieure de l'intestin. Il est donc de toute nécessité de vider le rectum avant d'entreprendre une taille périnéale, sans quoi l'on s'expose à l'intéresser pendant l'opération.

Une autre application de ces rapports anatomiques, c'est la ponction du bas-fond de la vessie par l'anus, telle que l'ont exécutée Fleurant de Lyon, Vacca, Scarpa, etc. Cette ponction est aujourd'hui généralement abandonnée, mais elle a donné autrefois de beaux succès.

Dans son procédé de taille recto-vésicale, Vacca Berlinghieri incisait la paroi antérieure du rectum en comprenant dans l'incision les deux sphincters, puis il ouvrait la prostate suivant son diamètre médian postérieur. L'ouverture donnée par ce procédé est presque toujours insuffisante. En outre, les conduits éjaculateurs sont tellement rapprochés à ce niveau que l'on en coupe nécessairement un ; on peut même atteindre une des deux vésicules séminales. Enfin, sur 25 opérés de Vacca, 6 conservèrent des fistules vésico-rectales inguérissables. Frappé de tous les inconvénients de ce procédé, Sanson chercha à lui en substituer un autre qui consistait, tout en conservant la même incision extérieure, à passer au-dessus de la prostate et à aller attaquer la vessie par son bas-fond ; mais il y renonça bientôt et finit par adopter celui de Vacca, moins dangereux encore que le sien. Maisonneuve a eu, plus récemment, l'ingénieuse idée d'atteindre la prostate par le rectum sans inciser l'anus et de pratiquer par cette voie, non plus la taille médiane, comme on le faisait avant lui, mais la taille bilatérale de Dupuytren qui donne une ouverture beaucoup plus large. Pratiquée une fois par l'auteur, cette opération a parfaitement réussi, mais l'opéré a conservé une fistule vésico-rectale.

La troisième portion du rectum est la plus longue. Elle répond, en avant, à la face postérieure de la vessie dont elle est séparée par le cul-de-sac péritonéal et très-souvent aussi par des anses intestinales descendues dans ce bas-fond. En arrière, elle suit la face antérieure du sacrum à laquelle elle est quelquefois unie par un *meso-rectum*. Cette portion de l'intestin plonge dans un tissu conjonctif lâche, au milieu duquel le pus chemine d'autant plus facilement qu'il tombe par son propre poids; c'est en suivant cette voie que les abcès par congestion venus du sacrum ou de la portion lombaire du rachis arrivent jusque sur les côtés de l'anus.

Il n'est pas sans intérêt de déterminer la situation exacte du cul-de-sac péritonéal par rapport à l'anus, à cause des opérations que l'on peut avoir à pratiquer sur l'extrémité inférieure du rectum. Chez l'enfant, le péritoine descend beaucoup plus bas que chez l'adulte, car il arrive toujours jusqu'au bas-fond de la vessie. A partir de quinze ou dix-huit ans, la hauteur du repli recto-vésical varie assez notablement suivant les individus. Legendre, mesurant sur quatre sujets la distance de ce repli à l'anus, a trouvé 6, 7, 8 et 10 centimètres. Sanson et Lisfranc évaluent cette distance à 108 millimètres ; d'après Blandin et Jarjavay, elle serait comprise entre 7 et 10 centimètres. En réalité, toutes ces mensurations sont exactes, d'où l'on peut conclure qu'il est possible d'enlever au moins 7 centimètres du rectum sans ouvrir la séreuse abdominale. Les belles opérations de Lisfranc et de Dupuytren prouvent que l'ablation peut comprendre 10 centimètres de l'intestin, si l'on abaisse fortement celui-ci et si l'on décolle un peu la séreuse. Je dois faire remarquer cependant que le péritoine est assez adhérent à la face antérieure du rectum, tandis qu'en arrière il n'existe qu'un tissu conjonctif facilement extensible ; aussi Denonvilliers recommande-t-il, avec raison, d'attaquer l'intestin par la partie postérieure, afin de pouvoir plus aisément l'abaisser. Chez la femme, l'opération offre moins de difficultés que chez l'homme, car le cul-de-sac utéro-rectal reste toujours à une distance considérable au-dessus du plancher périnéal. Mais, dans les deux sexes, l'ablation de l'extrémité inférieure du rectum s'accompagne d'une hémorrhagie formidable et entraîne presque constamment après elle l'incontinence des matières fécales ; je reviendrai sur ce fait dans un instant.

Au point de vue de sa structure, le rectum se rapproche beaucoup du reste du gros intestin, mais avec quelques modifications qu'il es bon de connaître. Le péritoine n'existe que dans la portion supérieure du rectum, où il forme une tunique plus ou moins complète, selon les cas ; les deux portions inférieures en sont dépourvues.

La tunique musculeuse est constituée, à l'extérieur, par des fibres longitudinales qui, au lieu de former trois bandelettes distinctes comme sur le côlon, sont uniformément disséminées autour de la circonférence de l'intestin ; par leur extrémité inférieure, ces fibres se confondent avec celles du releveur de l'anus et du sphincter externe. Plus profondément, on rencontre un plan composé de fibres circulaires ; celles-ci se rassemblent à 3 ou 4 centimètres au-dessus de l'anus, et forment un anneau désigné sous le nom de *sphincter interne* [*w.w*], recouvert lui-même en partie par le sphincter externe. Un petit plexus veineux s'insinue entre les deux muscles constricteurs du rectum.

La muqueuse est épaisse et très-lâchement unie aux parties sous-jacentes, ce qui l'expose aux *prolapsus* dont j'ai déjà parlé. Soulevée par les fibres longitudinales, elle forme des plis verticaux, les *colonnes* du rectum, aboutissant en bas, aux petites dépressions nommées *nids de pigeon*. Des follicules clos isolés et des glandes tubuleuses, en nombre incalculable, occupent l'épaisseur de cette membrane.

A 10 ou 11 centimètres au-dessus de l'anus, c'est-à-dire à peu près à la hauteur du cul-de-sac péritonéal, la muqueuse forme un ou deux plis transversaux très-improprement nommés *valvules de Houston*, et au-dessous desquels existerait, d'après Nélaton, un anneau musculaire appelé *sphincter supérieur*. Il suffit d'examiner un certain nombre de cadavres pour constater que les plis de Houston n'existent pas toujours ; en outre, lorsqu'ils existent, ils ne font jamais une saillie bien considérable, et rien n'autorise à les supposer capables d'arrêter le cours des fèces. Quant au sphincter supérieur, il est encore à démontrer. J'aurais volontiers passé ces subtilités sous silence, mais O'Beirne, s'appuyant sur des faits anatomiques fort contestables, en a déduit toute une théorie dont le principal mérite est d'être ingénieuse, mais qui n'en a pas moins séduit un de nos esprits les plus lucides, Malgaigne, de regrettable mémoire. La plupart des physiologistes s'accordent à considérer l'ampoule rectale comme le véritable réservoir des matières stercorales ; d'après O'Beirne, au contraire, le rectum serait toujours vide dans l'intervalle des selles, et les fèces s'accumuleraient dans l'*S* iliaque, où elles seraient retenues par le resserrement du sphincter supérieur. Pour répondre à cette assertion, il suffit de pratiquer le toucher rectal sur un individu qui n'a point été à la garde-robe depuis vingt-quatre heures. D'ailleurs, n'arrive-t-il pas très-souvent que, chez les femmes, on sent, avec le doigt, la paroi postérieure du vagin soulevée par les matières fécales retenues dans les portions inférieures du rectum? Une des conséquences de la théorie d'O'Beirne, c'est que les rétrécissements organiques du rectum commencent toujours par l'extrémité supérieure. Or, sur 43 rétrécissements organiques réunis par A. Bérard et Maslieurat-Lagémard, 30 siégeaient à la partie inférieure de l'intestin. J'ai eu pour ma part, dernièrement, l'occasion d'en examiner deux ; tous deux siégeaient à une très-petite distance de l'anus, et lorsqu'on les avait franchis avec le doigt, on sentait, au-dessus, la cavité de l'intestin parfaitement libre. C'est en admettant l'action efficace du sphincter supérieur qu'O'Beirne prétendait encore expliquer pourquoi les malades auxquels on a enlevé l'extrémité inférieure du rectum, n'ont pas d'incontinence de matières fécales. Ce à quoi l'on peut répondre avec Richet que, dans les moments qui suivent l'opération, l'incontinence est constante. Plus tard, la cicatrice rétrécit l'extrémité inférieure du rectum, et les opérés peuvent garder leurs matières, mais c'est à la condition que celles-ci seront solides. Dans ce cas même, le besoin de défécation se reproduit plusieurs fois dans la journée ; il est impérieux et doit être satisfait sur-le-champ.

Le rectum reçoit de la mésenterique inférieure, de l'hypogastrique et de la honteuse interne, les artères *hémorroïdales* supérieures, moyennes et inférieures. Aucune partie de l'intestin n'est plus riche en vaisseaux sanguins, surtout si l'on tient compte de ces abondants lacis veineux accumulés autour de la tunique musculeuse, dans l'épaisseur des parois et jusque sous la membrane muqueuse où ils donnent naissance aux tumeurs hémorrhoïdales.

Région périnéale chez la femme.

1er *Plan.* — Quand on considère les importantes modifications que la différence des sexes imprime à l'appareil génital, il semble que la région périnéale de la femme ne doive ressembler en rien à celle de l'homme. Cependant ces modifications, incontestables d'ailleurs, sont plutôt à la surface que dans le fond des choses. Typiquement, primordialement, l'appareil est le même dans les deux sexes ; les parties similaires y sont représentées de part et d'autre ; tout se résume dans une indépendance à peu près complète, chez la femme, entre les organes génitaux et les organes urinaires. Plaçons en avant de la cavité pelvienne la vessie et l'urèthre, organes urinaires ; en arrière, le rec- Pl. 8

tum et l'anus, organes défécateurs, interposons à ces deux systèmes l'utérus et le vagin, et, si nous avons une idée bien nette de la disposition du périnée chez l'homme, rien ne nous sera plus facile que d'en retrouver les divers éléments dans le sexe féminin.

Quelques auteurs ont voulu que le nom de *périnée* ne s'appliquât, chez la femme, qu'au petit espace compris entre l'anus et l'extrémité postérieure de la vulve; c'est là une délimitation inadmissible et sans aucune utilité pratique. Je conserverai ici les limites que j'ai établies chez l'homme, et je décrirai, sous le titre de *région périnéale*, tout le plancher du bassin, c'est-à-dire cet espace losangique étendu, d'arrière en avant du coccyx à l'arcade pubienne, et, latéralement, d'une tubérosité sciatique à l'autre. Cette surface est toujours plus grande chez la femme, où les deux diagonales du losange ont ordinairement 108 millimètres ; encore la diagonale antéro-postérieure est-elle susceptible d'une certaine élongation par suite de la mobilité du coccyx.

Comme dans l'autre sexe, l'exploration du périnée est impossible lorsque les cuisses sont rapprochées, car la région ne représente plus alors qu'une simple gouttière antéro-postérieure. On devra donc, pour l'étudier, placer le sujet sur le dos, le bassin élevé, les jambes fléchies sur les cuisses et celles-ci fléchies sur le bassin.

En suivant la ligne médiane de bas en haut, on rencontre, en avant du coccyx, l'*anus*, dont la forme ne diffère pas sensiblement dans les deux sexes. Chez la femme, le pourtour de cette ouverture est ordinairement dégarni de poils; l'ouverture elle-même serait toujours, d'après Ribes, plus superficielle et plus rapprochée de la ligne bisciatique, en raison de l'écartement plus grand des deux tubérosités de l'ischion. Ces assertions de Ribes ne me paraissent rien moins que démontrées; la situation plus ou moins profonde de l'orifice dépend évidemment, dans les deux sexes, du plus ou moins de saillie des fesses ; quant à sa position par rapport à la ligne bisciatique, j'ai cherché à la déterminer sur un assez grand nombre de femmes, et j'ai toujours trouvé l'anus à environ 2 centimètres en arrière de cette ligne.

Un pont cutané de 15 à 25 millimètres s'étend en avant de l'anus et le sépare d'une fente antéro-postérieure, la *vulve* ou l'*orifice vulvaire*, qui aboutit au-devant de la symphyse pubienne où elle est surmontée par une éminence graisseuse recouverte de poils. Cette éminence, dont j'ai dit un mot à propos de l'abdomen, porte le nom de *pénil* ou *mont de Vénus*.

La *vulve* comprend l'ensemble des parties génitales externes ; elle renferme, de plus, l'extrémité terminale du vagin et des voies urinaires.

Elle est limitée de chaque côté par deux replis saillants dirigés dans le sens antéro-postérieur et affectant la forme d'arcs dont les concavités se regardent. Ces replis, nommés *grandes lèvres* [*a-a*], sont réunis à leur partie postérieure par la *fourchette* [*b*], commissure cutanéo-muqueuse qui supporte, pendant les derniers instants de l'accouchement, tous les efforts de la tête du fœtus; aussi est-il bien rare de ne pas la voir éraillée, sinon complétement déchirée après un premier accouchement. La saillie des grandes lèvres diminue insensiblement d'arrière en avant, de telle sorte que leur extrémité antérieure finit par se confondre avec la partie inférieure du pénil où aucune commissure transversale ne les réunit. Le relief qu'elles font au périnée varie selon les sujets. Comparables au scrotum avec lequel on les a quelquefois confondues dans certains cas d'hypospadias, les grandes lèvres présentent une face externe, cutanée, fortement pigmentée et recouverte de poils dirigés de façon à venir s'entrecroiser sur la ligne médiane, lorsque les cuisses sont rapprochées; leur face interne, muqueuse, est complétement glabre.

En outr'ouvrant les grandes lèvres, on découvre les *petites lèvres* ou *nymphes* [*c-c*], replis muqueux sur leurs deux faces, et dirigés, comme les précédents, d'arrière en avant. Les nymphes commencent en arrière, de chaque côté de la fourchette, par une origine distincte. A mesure qu'elles avancent vers la partie antérieure de la vulve, elles se rapprochent l'une de l'autre et vont se réunir au-dessous de la symphyse pubienne ; mais, un peu avant leur réunion, chacune d'elles se bifurque, de telle façon que leur jonction s'opère à la fois au-dessus et au-dessous du clitoris. Celui-ci se trouve donc complétement enveloppé d'un véritable *prépuce* [*d*] analogue à celui du gland de la verge, mais entièrement muqueux, tandis que celui de l'homme est cutané sur sa face externe. Les anomalies de développement des grandes lèvres sont assez rares; rien n'est plus variable, au contraire, que les dimensions des nymphes ; il est fréquent de voir ces dernières assez grandes pour déborder et recouvrir en partie les premières. On est même, dans certains cas, obligé d'en exciser une partie, tellement elles deviennent gênantes par leur longueur. Dans certaines peuplades africaines, chez les Hottentots, par exemple, les petites lèvres, énormément développées, flottent au-dessous de la vulve et forment ce que l'on a appelé le *tablier*. Toutes les fois qu'elles débordent les grandes lèvres, leur bord libre, exposé à l'air et soumis à des frottements répétés, perd son apparence muqueuse et revêt les caractères de la peau, tout en conservant une coloration plus foncée.

Le *clitoris*, organe érectile, assimilable au corps caverneux de la verge, reste ordinairement caché dans la gaîne que lui forment les nymphes; mais, de même que celles-ci, il est sujet à une très-grande variabilité de développement; on sait que chez certains sujets, considérés à tort comme hermaphrodites, on a pu le confondre avec un pénis.

Au-dessous du clitoris, on voit, en écartant les petites lèvres, un espace triangulaire, limité en bas par le méat urinaire, et de chaque côté par les nymphes. Cet espace, désigné sous le nom de *vestibule*, avait autrefois une certaine importance en chirurgie; c'est dans l'aire de ce triangle que l'on portait les instruments pour pratiquer l'opération de la taille par la méthode de Celse, ou taille *vestibulaire*, opération qui paraît à peu près abandonnée aujourd'hui, malgré les efforts de Lisfranc pour la réhabiliter.

Le *méat* urinaire [*e*] se présente sous la forme d'une petite dépression entourée de tous côtés de tubercules muqueux. A l'état normal l'ouverture n'est pas béante et les parois de l'urèthre sont au contact. A 7 ou 8 millimètres au-dessous du méat, on aperçoit une petite saillie, ordinairement assez bien marquée pour qu'on puisse facilement la délimiter avec la pulpe du doigt ; cette saillie, qui correspond à la terminaison de la colonne antérieure du vagin, sert de point de ralliement lorsqu'on est obligé de pratiquer le cathétérisme chez la femme sans s'aider du sens de la vue, aussi importe-t-il d'être bien fixé sur sa position et sur la sensation qu'elle donne au toucher. En portant l'indicateur gauche sur la commissure postérieure de la vulve, la pulpe du doigt, ramenée de bas en haut, sent d'abord l'orifice inférieur du vagin, puis elle est arrêtée par la commissure antérieure de l'ouverture vulvo-vaginale, au niveau de laquelle se trouve précisément le petit tubercule dont il s'agit. Celui-ci étant reconnu, on dirige la face palmaire du doigt en avant, pendant qu'avec la main droite on fait glisser la sonde sur cette face.

Bien que ce procédé soit généralement adopté par les auteurs classiques, il ne conduit cependant pas toujours au but d'une manière infaillible, soit à cause de la mobilité du point de repaire, soit parce que celui-ci se trouve parfois situé plus bas qu'à l'ordinaire, ce qui dirige forcément le bec de la sonde vers le vagin. Au lieu de se guider sur le tubercule qui termine la colonne antérieure, il est préférable de fixer l'urèthre contre l'arcade pubienne, avec la face palmaire de l'indicateur gauche, tout en agissant, pour les autres temps, comme dans le procédé classique. On peut même, en usant de ce moyen, pratiquer le cathétérisme d'une seule main ; voici qu'elle est, dans ce cas, la marche à suivre, j'en dois la connaissance à mon ami le docteur Coste, de Montpellier. La sonde est tenue dans la paume de la main, le pavillon vers l'éminence thénar, le bec arrivant au niveau du pli qui sépare la seconde de la troisième phalange de l'indicateur étendu. Cette troisième phalange est introduite dans le vagin, la face palmaire tournée en haut, et fixe le méat contre l'arcade pubienne. Il suffit alors de pousser le pavillon avec l'éminence thénar, sans déranger la phalange fixatrice, pour faire pénétrer la sonde sûrement et avec la plus grande facilité dans le canal.

L'orifice *vulvo-vaginal* [*g*] s'étend de la fourchette à la partie inférieure du vestibule ; son ampleur varie selon les individus ; mais on peut dire, d'une manière générale, qu'il est d'autant plus large que les femmes ont eu plus d'enfants. Cet orifice est en partie fermé, chez les filles vierges, par l'*hymen* [*f*], sorte de diaphragme membraneux qui établit une limite entre la vulve et le vagin, et dont la forme la plus ordinaire est celle d'un anneau ou d'un croissant à concavité supérieure. Lorsque l'hymen est annulaire, l'ouverture centrale dont il est perforé peut être plus ou moins grande ; cette ouverture peut même faire entièrement défaut, ce qui oblige le chirurgien à intervenir, à l'époque de la puberté, pour donner issue au sang menstruel. Certaines femmes ont un hymen rudimentaire et pour ainsi dire nul. Chez d'autres, bien que cette membrane présente des dimensions ordinaires, la partie de l'orifice vaginal restée libre est néanmoins assez large pour permettre la copulation sans que l'hymen se déchire. Je me rappelle avoir examiné autrefois une femme arrivée presque au terme d'une première grossesse et atteinte d'un écoulement vaginal très-abondant. En voulant introduire le spéculum, je fus arrêté à la fourchette par une résistance inaccoutumée. Je cherchai à m'en rendre compte, et je ne fus pas médiocrement surpris de trouver l'hymen intact. Il me fut d'ailleurs extrêmement facile de passer par-dessus l'obstacle et de pratiquer mon examen comme à l'ordinaire. Quoique l'on trouve dans la science plusieurs faits semblables, on sait que ce n'est point habituellement ainsi que les choses se passent ; l'hymen ne résiste pas aux premiers rapprochements sexuels ; il se déchire et n'est plus désormais représenté que par ses débris : les *caroncules myrtiformes*. Celles-ci sont ordinairement au nombre de trois : une postérieure et deux latérales. Dans les cas de bifidité du vagin, l'orifice vulvo-vaginal est divisé, par une cloison médiane, en deux parties pourvues chacune d'un hymen. Il ne faudrait cependant pas conclure de là qu'une double ouverture de l'hymen correspond toujours à une duplicité des organes génitaux internes ; Courty a vu un hymen à deux orifices, sur un sujet dont le vagin était unique.

On a donné le nom *fosse naviculaire* à une petite dépression comprise entre la fourchette et l'hymen ou les caroncules myrtiformes. Cette dépression est toujours plus étendue chez les vierges que chez les femmes qui ont eu des enfants.

La *peau* du périnée présente, dans toute la région, des caractères identiques avec ceux que nous lui avons reconnus chez l'homme. Mince, peu adhérente, elle jouit d'une extrême souplesse. On peut se faire une idée de son extensibilité en songeant à l'énorme distension qu'elle subit lors de l'expulsion du fœtus. Elle passe à la partie interne des cuisses, à la région fessière, à la partie inférieure de l'abdomen comme chez l'homme, et, de plus, se continue, sur le bord convexe des grandes lèvres, avec la muqueuse de la vulve. Le tissu conjonctif qui la double se laisse aisément infiltrer, ce qui donne lieu à ces énormes tuméfactions que l'on observe parfois aux parties génitales de la femme.

La peau et la muqueuse de la vulve contiennent dans leur épaisseur une quantité innombrable de petites glandes qui forment une couche presque continue. Ces glandes sont de deux espèces : des glandes sébacées et des glandes muqueuses. Les premières sont très-nombreuses au pénil, aux grandes lèvres et aux plis génito-cruraux, c'est-à-dire sur les parties où les poils sont abondants, ce qui est l'ordinaire, puisque ces glandes sont annexées aux bulbes pilifères ; mais, par une exception remarquable, on en rencontre aussi dans des portions de la muqueuse où le système pileux fait défaut, telles que le clitoris et les petites lèvres ; la face externe des nymphes en renferme toujours une plus grande quantité que la face interne. Les glandes muqueuses, décrites autrefois par Regnier de Graaf et plus spécialement étudiées par Robert et Huguier, sont particulièrement réunies sur quelques points de la vulve où elles forment des groupes isolés. On les a désignées jusqu'à ces derniers temps sous le nom impropre de *follicules*. On les rencontre : 1° au vestibule (follicules vestibulaires), 2° sur tout le pourtour du méat et sur le tubercule placé au-dessous de cet orifice (follicules uréthraux), 3° sur la face interne des petites lèvres, de chaque côté du méat (follicules uréthraux latéraux), 4° au-dessous des caroncules myrtiformes supérieures ; ces dernières ne sont pas constantes. Enfin, sur les parties inférieures et latérales de l'entrée du vagin, au milieu des débris de l'hymen, on découvre un petit orifice qui correspond à l'extrémité du conduit excréteur de la glande de Bartholin. Cet orifice n'est pas toujours très-facile à voir, parce qu'il est souvent recouvert par un repli muqueux ; on le rend apparent, chez les femmes atteintes de bartholinite, en exerçant, avec le doigt, une pression de dedans en dehors sur la paroi latérale et inférieure du vagin, de manière à faire sourdre le liquide sécrété par la glande ; un stylet dirigé en bas, en arrière et en dehors, vers la tubérosité de l'ischion, parcourt facilement le canal excréteur dans toute sa longueur.

Les glandes sébacées sécrètent une humeur odorante dont l'accumulation, chez les sujets malpropres, occasionne des démangeaisons intolérables ; enflammées, elles donnent naissance à un écoulement puriforme analogue à celui de la balano-posthite, chez l'homme, et que l'on observe assez souvent sur les jeunes enfants. Des lotions fréquentes font disparaître en quelques jours le prurit et l'écoulement. Les soins de propreté sont d'autant plus indispensables à la femme que, chez elle, les parties génitales externes se composent d'une foule d'anfractuosités dans lesquelles séjournent forcément les liquides venus de la vulve, du vagin ou de la cavité utérine. La fourchette, à cause de sa situation déclive, devient le réceptacle naturel de tous ces liquides, aussi est-elle, plus souvent que les autres parties, le siége des chancres.

Parmi les affections que l'on rencontre fréquemment à la vulve, il faut citer en première ligne les plaques muqueuses et ces volumineuses végétations auxquelles leur forme a valu le nom de *choux-fleurs*. Les petites lèvres sont sujettes à s'enflammer, mais c'est surtout dans l'épaisseur des grandes lèvres que l'on voit se développer des abcès et des kystes de diverses sortes décrits jusqu'ici sous le nom peut-être un peu vague d'*hydrocèles*. Comparables au scrotum dont elles sont l'analogue, chez la femme, les grandes lèvres sont parfois affectées d'éléphantiasis, et l'on sait à quelles dimensions colossales peuvent parvenir les tumeurs de ce genre.

2e *Plan*. — *Côté gauche de la figure*. — Le tissu conjontif sous-cutané ne présente, en dehors de son extensibilité, aucune particularité qui mérite d'être mentionnée. Il va sans dire que ce tissu manque complétement dans les points où le sphincter externe [*e*] s'insère à la face profonde du derme. Pl. 82.

De même que chez l'homme, le *fascia superficialis* se compose de deux feuillets distincts. Le feuillet superficiel est lamelleux dans la portion génitale du périnée; il forme une toile mince qui se continue, en dehors, avec le fascia superficialis de la cuisse, et en avant avec la couche analogue du mont de Vénus et du pli inguinal. Son bord interne vient se perdre dans la saillie de la grande lèvre, où il contracte des adhérences avec les parties sous-jacentes, comme je le dirai dans un instant en décrivant le sac dartoïque. En arrière de la ligne bisciatique, ce feuillet perd ses caractères lamelleux ; il se résout en tractus blanchâtres, franchement fibreux, qui subdivisent en aréoles distinctes toute la masse du tissu adipeux ischio-rectal, [*b*], et vont, d'autre part, se continuer avec les trabécules sous-dermiques. Ainsi qu'on le voit, le premier feuillet du fascia superficialis ne contracte nulle part d'adhérence avec les os, il ne saurait donc limiter les épanchements dans aucun sens, si ce n'est pourtant en arrière, où la résistance des tissus sous-cutanés empêche les liquides de franchir la ligne bisciatique.

Il existe constamment, entre les deux feuillets du fascia superficialis, une petite couche de tissu adipeux qu'il est nécessaire d'enlever pour découvrir le feuillet profond [*c*]. Celui-ci n'est bien distinct que dans la moitié antérieure de la région, où il est toujours facile de le séparer du précédent. Il se prolonge en avant sous la graisse du pénil et peut être suivi à l'abdomen ; en arrière, il dégénère en tractus fibreux semblables à ceux du feuillet superficiel et confondus avec eux, dans le tissu adipeux ischio-rectal ; sur les côtés, il se fixe à la lèvre externe de la branche ischio-pubienne. En somme, deux lames séparées par une petite couche de graisse dans le triangle vulvaire ; dans le triangle anal, au contraire, une seule couche infiniment plus épaisse, puisqu'elle occupe toute la profondeur du creux ischio-rectal. Si l'on veut bien se rappeler ce que nous avons vu dans le périnée de l'homme, on reconnaîtra que la disposition du fascia superficialis est identique dans les deux sexes. Je dois cependant faire remarquer que le feuillet profond m'a toujours paru plus épais chez la femme que chez l'homme, et je suis porté à croire que c'est là une règle générale, car j'ai fait toutes mes recherches sur des hommes vigoureux, morts en pleine santé, tandis que je n'ai pas pu choisir avec autant de soin mes sujets féminins. Le feuillet profond est fibreux, assez opaque pour masquer la couleur des parties sous-jacentes et assez résistant pour brider les épanchements développés sous sa face profonde. Les liquides ainsi emprisonnés ne peuvent guère se porter en arrière, pour la raison que j'ai donnée plus haut ; il leur est tout à fait impossible de gagner la face interne des cuisses à cause des insertions du fascia superficialis à la branche ischio-pubienne ; la seule voie qui leur reste ouverte est en avant, du côté du pubis.

L'histoire du fascia superficialis ne serait pas complète, si je ne décrivais, en peu de mots, la disposition toute spéciale que présente cette membrane dans l'épaisseur de la grande lèvre. Si l'on procède attentivement à la dissection du périnée, en commençant au niveau de la branche ischio-pubienne et en rabattant successivement vers la ligne médiane les couches disséquées, on constate que les deux feuillets du fascia superficialis s'isolent facilement l'un de l'autre sur les parties latérales, mais qu'ils deviennent de moins en moins distincts à mesure que l'on marche vers le bord saillant de la grande lèvre, et qu'ils se confondent sur ce bord où ils ne sont plus séparés de la face profonde du derme muqueux que par une très-légère couche de tissu conjonctif filamenteux. Cette couche manque même entièrement dans la moitié postérieure de la grande lèvre. Enfin, après avoir enlevé le premier feuillet du fascia superficialis, tout en laissant en place le feuillet profond, on voit que la saillie de la grande lèvre est constituée par une sorte de renflement oblong, en forme de bouteille dont le fond est situé en bas, et dont le goulot correspond à l'anneau inguinal externe. Ce renflement n'est autre chose que l'enveloppe du ligament rond ; il a été surtout bien étudié par Broca, qui lui a imposé le nom de *sac dartoïque* [*d*], et qui le considère comme l'analogue du dartos de l'homme. A tout prendre, cette dénomination en vaut une autre ; cependant je ne crois pas qu'elle doive être prise au pied de la lettre, car, s'il y a là un sac complétement clos de toutes parts, ce qui, à mon avis, est incontestable, il s'en faut de beaucoup que ce sac soit uniquement formé par les fibres du dartos. Après avoir fait, sans parti pris, bon nombre de préparations, j'ai acquis la conviction que le renflement en question est constitué par le feuillet profond du fascia superficialis qui se dédouble à ce niveau pour envelopper le ligament rond. Le dartos entre toutefois pour une certaine part dans la formation de cette enveloppe ; sur les sujets vigoureux, on voit manifestement ses fibres s'étaler sur la surface extérieure du sac, mais il est toujours beaucoup moins développé chez la femme, et jamais il ne forme une membrane continue comme chez l'homme ; on n'y trouve que des fibres pâles et clair-semées dans les insterstices desquelles la paroi fibreuse est facilement visible.

Tous les auteurs s'accordent à dire que le sac dartoïque occupe toute la hauteur de la grande lèvre, et qu'il descend jusqu'au niveau de la fourchette. Cette disposition existait en effet sur le sujet qui nous a servi de modèle, mais je puis affirmer qu'elle n'est pas constante. Dans la moitié des cas environ, le fond du sac ne descend pas plus bas que le milieu de la grande lèvre. Je l'ai souvent trouvé à 2 ou 3 centimètres au devant de la fourchette. On a encore écrit que les fibres du dartos, arrivées au-dessous de la fourchette, se juxtaposaient à celles du côté opposé ; il ne m'a jamais été possible de les suivre jusque-là, quelque attention que j'y aie mise.

Le sac dartoïque est rempli par une pelote de tissu adipeux au milieu duquel cheminent les tractus fournis par le ligament rond. Celui-ci sort de l'abdomen par l'anneau inguinal externe, et envoie quelques faisceaux de fibres à l'épine du pubis, puis il descend dans le sac dartoïque et se termine par une extrémité pénicillée. Il était naturel d'admettre qu'au sortir de l'anneau inguinal, le ligament rond recevait une enveloppe fournie par un prolongement de l'aponévrose du grand oblique, ainsi que cela a lieu chez l'homme pour le cordon des vaisseaux spermatiques. On a même prétendu que cette lamelle formait un second sac inclus dans le premier, et contenant lui-même le ligament rond et le tissu adipeux qui l'englobe. Il ne m'est guère possible de voir dans cette conception autre chose qu'une hypothèse. En réalité, l'aponévrose du grand oblique se prolonge sur le ligament rond, mais la gaîne celluleuse qu'elle forme disparaît bientôt, sans qu'il soit possible d'en retrouver la moindre trace.

Le crémaster n'a aucun analogue chez la femme.

Vaisseaux et Nerfs. — Les couches sous-cutanées et le tégument sont alimentés par des artérioles peu importantes fournies principalement par la honteuse interne. Ces artérioles sont : 1° en arrière de la ligne bisciatique, des rameaux venus de l'*hémorrhoïdale inférieure* [1] ; 2° dans le triangle ischio-vulvaire, des branches de la *périnéale superficielle* [2], dirigées d'arrière en avant vers le pénil, où elles s'anastomosent avec des rameaux des *honteuses externes* [3]. Enfin quelques ramuscules, venus de l'épigastrique, perforent le sac dartoïque pour se distribuer au tégument cutanéo-muqueux de la grande lèvre. Insignifiantes par leur calibre, toutes ces branches artérielles peuvent être impunément ouvertes sans qu'il soit nécessaire de les lier.

A part les *veines* collatérales des artères, il existe, entre le derme et le fascia superficialis, un plexus veineux fort remarquable, dont les branches sont presque toujours visibles par transparence à travers la peau fine de la femme. J'ai déjà signalé l'existence d'un plexus semblable chez l'homme, mais c'est surtout dans le sexe féminin qu'on peut bien l'observer. Chez les femmes atteintes d'hémorrhoïdes (et l'on sait combien elles sont nombreuses), toutes les veines sous-cutanées situées entre l'anus et la fourchette acquièrent un calibre considérable.

Malgaigne avance que la grande lèvre contient dans son épaisseur un tissu érectile dont la blessure pourrait donner lieu à des hémorrhagies très-graves. Ce tissu n'avait encore, que je sache, été signalé par personne; je l'ai cherché, de mon côté, sans pouvoir le découvrir. J'ai trouvé des veines d'un certain volume, mais rien de plus.

Les *lymphatiques* superficiels du pourtour de l'anus et de la vulve aboutissent aux ganglions inguinaux ; ce qui explique pourquoi les inflammations superficielles de ces parties s'accompagnent d'engorgements ganglionnaires dans les aines.

Les *nerfs* présentent avec ceux de l'homme la plus grande analogie, aussi me bornerai-je à les signaler, sans entrer dans aucun détail sur leur trajet ou leur distribution. Ce sont : au périnée proprement dit, les branches du nerf *périnéal superficiel* [4]; dans le pli génito-crural, la branche *périnéale* [5] du petit nerf sciatique. Tous ces rameaux nerveux, exclusivement sensitifs, se distribuent à la peau du périnée et à la muqueuse de la vulve.

3e *Plan. — Côté droit de la figure.* — Au-dessous du fascia superficialis, la région périnéale peut être subdivisée en deux portions distinctes, séparées par la ligne bisciatique: une portion *anale* en arrière et une portion *génitale* en avant. Je ne m'arrêterai pas à décrire la portion anale, car elle ne diffère pas sensiblement dans les deux sexes, et je crois l'avoir étudiée d'une manière complète en parlant du périnée de l'homme. Je ne m'occuperai donc que de la portion génitale, c'est-à-dire de ce triangle limité de chaque côté par les deux branches ischio-pubiennes, en avant par la symphyse du pubis, et en arrière par la ligne qui joint les deux tubérosités de l'ischion. Cette surface est quelquefois désignée, chez la femme, sous le nom de triangle *ischio-vulvaire*.

Une couche peu épaisse, mais constante, de tissu conjonctif adipeux sépare le feuillet profond du fascia superficialis de l'*aponévrose superficielle* [*g*]. Celle-ci présente la forme d'un triangle dont le bord externe s'insère à la lèvre antérieure de la branche ischio-pubienne. Son bord postérieur remonte derrière le muscle transverse et va s'unir au bord postérieur de l'aponévrose moyenne. En avant, elle se perd dans la couche conjonctive qui entoure le clitoris et son ligament suspenseur. Enfin, sur la ligne médiane, elle passe d'un côté à l'autre de la région, entre la fourchette et l'anus ; tandis qu'au niveau de la vulve elle s'arrête sur le bord saillant de la grande lèvre, où elle se confond avec les deux feuillets du fascia superficialis. Je ne pense pas qu'il soit nécessaire d'insister bien longuement pour faire comprendre que l'aponévrose périnéale superficielle affecte une disposition identique dans les deux sexes ; la fente vulvaire l'interrompt en son milieu, je le veux bien, mais cela ne change rien au plan fondamental qui reste le même. Que l'on suppose les deux grandes lèvres rapprochées jusqu'au contact et soudées sur la ligne médiane, toute différence disparaît. Jarjavay décrit cette aponévrose sous le nom d'aponévrose *ischio-pubio-vulvaire ;* ce nom présente l'avantage de rappeler les insertions de la lame fibreuse, mais je ne voudrais pourtant pas le voir adopter, car il semble indiquer, chez la femme, quelque chose de spécial qui n'existe pas en réalité. Je m'en tiens donc à celui d'aponévrose superficielle.

L'aponévrose superficielle est toujours bien moins épaisse que le feuillet profond du fascia superficialis ; elle forme une simple lame celluleuse, à travers laquelle on aperçoit les muscles sous-jacents, et qui ne peut opposer aucun obstacle sérieux à la marche des épanchements. Les cloisons qui se détachent de sa face profonde isolent les muscles du triangle ischio-vulvaire et se rattachent à la face inférieure de l'aponévrose moyenne.

VAISSEAUX ET NERFS. — L'artère *périnéale superficielle* [2] et les nerfs du même nom cheminent dans ce plan, et n'offrent pas un bien grand intérêt. L'artère, toujours moins considérable que chez l'homme, se termine dans l'épaisseur de la grande lèvre.

3. 4e *Plan* (*). — Ici encore, je laisse de côté tout ce qui a trait au triangle ischio-coccygien, pour ne m'occuper que de la portion génitale.

Après avoir enlevé l'aponévrose superficielle, on arrive sur un plan musculaire dans lequel pénètre l'extrémité antérieure du sphincter anal [*c-c*], et dont les parties latérales comprennent, de chaque côté, trois muscles disposés en triangle : le transverse, l'ischio-clitoridien et le constricteur de la vulve.

Le *transverse* [*h-h*] ne diffère pas de celui de l'homme ; il se fixe,

(*) Par suite d'une erreur typographique, le texte explicatif placé en regard de cette planche porte 3e *plan* au lieu de 4e *plan* qu'il faut lire.

en dehors, à la tubérosité de l'ischion, et, en dedans, vers la partie antérieure du sphincter externe ; seulement je dois noter que, chez la femme, ses anomalies sont très-variées et tellement fréquentes, qu'elles représentent au moins la moitié des cas. Tantôt les fibres du transverse s'étendent, en avant, jusqu'à la symphyse pubienne ; d'autres fois, un faisceau se détache de la face profonde du muscle, pour se porter entre le vagin et le rectum, etc.

L'*ischio-clitoridien* [*g-g*] est l'analogue de l'ischio-caverneux ; il recouvre les racines du corps caverneux clitoridien et peut être aisément suivi jusque sur le clitoris.

Le *constricteur de la vulve* [*f-f*] représente, chez la femme, le bulbo-caverneux. En parcourant les ouvrages d'anatomie, on trouve des différences notables dans la description de l'extrémité postérieure de ce muscle. Pour les uns, les fibres du constricteur s'entrecroiseraient sur la ligne médiane, au-dessous de la fourchette, et se continueraient avec celles du sphincter de l'anus, de sorte que les deux muscles réunis figureraient un huit de chiffre ; en même temps, le transverse se subdiviserait en deux faisceaux continus, d'une part avec le constricteur, et d'autre part avec le sphincter. Pour d'autres auteurs, au contraire, les trois muscles restent complétement indépendants, et viennent isolément s'insérer sur un raphé fibreux placé de champ entre l'aponévrose superficielle et l'aponévrose moyenne. Je dois dire que ces deux manières de voir sont exactes. J'ai trouvé des cas où l'entrecroisement en huit de chiffre était des plus manifestes ; j'en ai trouvé d'autres où l'indépendance des trois muscles était aussi évidente. Enfin, on remarquera que le sujet sur lequel la préparation a été dessinée présentait une disposition intermédiaire, en ce sens que le constricteur et le sphincter restaient séparés par un raphé fibreux, tandis que le transverse se portait en arrière et se continuait tout entier avec le sphincter. Au reste, si j'ai insisté sur cette particularité, c'est plutôt en faveur de l'exactitude anatomique qu'au point de vue des applications à la chirurgie, car ce n'est pas en traversant le triangle ischio-vulvaire qu'on pratique l'opération de la taille chez la femme.

Quelles que soient ses insertions postérieures, le constricteur de la vulve se dirige de bas en haut et recouvre le bulbe du vagin, qu'il cache en totalité. Arrivé au devant de l'arcade pubienne, il se divise en deux faisceaux : l'un continue le trajet primitif du muscle, passe en avant du corps caverneux du clitoris qu'il croise presque perpendiculairement, remonte de chaque côté de la symphyse pubienne et va se perdre dans le mont de Vénus; l'autre se porte transversalement entre le clitoris et l'urèthre, et va s'unir, sur la ligne médiane, avec son congénère. On a signalé l'existence d'un autre faisceau horizontal aboutissant à la face supérieure du clitoris ; je l'ai quelquefois cherché, mais sans jamais pouvoir le rencontrer. Si l'on tient compte du petit nombre des fibres horizontales relativement à la force du faisceau sus-pubien, il est impossible d'admettre, comme on l'a avancé, que le constricteur de la vulve soit un muscle circulaire ou ellipsoïde, semblable aux autres muscles constricteurs, tels que l'orbiculaire des paupières ou le sphincter de l'anus. Cependant, au point de vue physiologique, il est incontestable que son action a pour résultat le resserrement de l'orifice vulvaire. Si cette action n'est pas toujours évidente dans les circonstances ordinaires, elle le devient lorsque le constricteur est pris de contracture spasmodique; on voit alors l'ouverture vulvo-vaginale rétrécie à un point tel que le coït n'est plus possible. Cette affection, fort douloureuse, est parfois idiopathique, mais elle est le plus souvent liée à l'existence d'une écorchure insignifiante, d'une fissure à peine visible. Elle est d'ailleurs identique avec le spasme du sphincter qui accompagne la fissure anale, et Michon a fait voir que le meilleur moyen d'en triompher consiste à employer la dilatation forcée.

84. 5e et 6e *Plans* (*). — L'*aponévrose moyenne* se compose de deux feuillets comprenant dans leur épaisseur des vaisseaux, des nerfs et très-souvent une glande. On prévoit déjà qu'elle doit beaucoup ressembler à celle de l'homme. Je dirai même, par avance, que toutes deux sont semblables, avec cette seule différence que, chez l'homme, l'aponévrose moyenne est percée d'une petite ouverture dans laquelle s'engage l'urèthre, tandis que, chez la femme, elle en présente une grande pour le passage du vagin et de l'urèthre réunis.

Le feuillet inférieur, décrit par Jarjavay sous le nom d'aponévrose *ischio-pubio-bulbaire*, s'insère, par son bord externe, à la branche ischio-pubienne, au-dessous de la racine des corps caverneux du clitoris ; il s'étend, en avant, jusqu'au ligament sous-pubien. En arrière, il contourne le bord postérieur du muscle transverse et se confond avec l'aponévrose superficielle, comme je l'ai expliqué plus haut (voy.

(*) Ici, comme pour la planche précédente, il y a une petite rectification à faire dans le texte explicatif de l'atlas ; les mots 4e *plan*, 5e *plan*, doivent être remplacés par 5e *plan*, 6e *plan*.

page 516). Entre le clitoris et l'urèthre, ce feuillet passe d'un côté à l'autre de la région ; il est recouvert, en ce point, par une légère couche conjonctive et par les veines bulbo-clitoridiennes, qui le séparent de l'aponévrose superficielle. Plus bas, à la hauteur de l'ouverture vaginale, il se dédouble au voisinage de la ligne médiane, et enveloppe complétement le bulbe du vagin.

Le feuillet supérieur est parallèle au précédent et se confond avec lui sur le bord postérieur du muscle transverse. Ses insertions externes se font, comme chez l'homme, au bord postérieur de la branche ischio-pubienne. Son bord interne passe derrière le bulbe et vient adhérer au pourtour du vagin, à un centimètre environ au-dessus de l'hymen ou des caroncules myrtiformes. Ses attaches justifient le nom d'aponévrose *ischio-pubio-vaginale* imposé par Jarjavay au feuillet profond de l'aponévrose moyenne.

Plusieurs organes sont compris dans l'écartement de ces deux lames fibreuses ; le bulbe du vagin, la glande vulvo-vaginale, des vaisseaux et des nerfs. Parmi ces organes, l'artère honteuse interne [1], le nerf de même nom, les artères bulbaires [2] et les veines volumineuses qui les accompagnent ne méritent qu'une simple mention ; vouloir les décrire avec détail serait s'exposer à répéter tout ce qui a été dit à propos du périnée de l'homme.

C'est vainement qu'on chercherait, dans l'épaisseur de l'aponévrose moyenne, quelque chose d'analogue au muscle de Guthrie ; pour ma part, je n'y ai jamais trouvé la moindre trace de fibres musculaires allant à l'urèthre, ce qui s'explique par le peu d'importance de ce canal chez la femme. En revanche, on y rencontre fréquemment un petit muscle *ischio-bulbaire,* étendu de l'ischion au bulbe du vagin.

Le *bulbe* [*d*] du vagin, organe essentiellement érectile, occupe les côtés de l'ouverture génitale, où il ressemble assez bien à une sangsue. Sa grosse extrémité, tournée en bas, descend à peu près jusqu'au niveau de la fourchette. Son extrémité amincie se dirige en haut et en dehors, de sorte que l'ensemble représente un V. Dans certains cas, cependant, chacune des moitiés du bulbe forme un arc à concavité tournée vers la ligne médiane. Il est entièrement recouvert par le muscle constricteur de la vulve, et se trouve séparé de la face profonde de ce muscle par le feuillet superficiel de l'aponévrose moyenne, qui l'entoure et fait corps avec lui. Ses artères [2], au nombre de deux ou trois, proviennent de la honteuse interne ; leur distribution est analogue à celle de l'artère transverse chez l'homme. Ses veines forment, entre les deux feuillets de l'aponévrose moyenne, des sinus plus ou moins volumineux, suivant les sujets.

La glande *vulvo-vaginale* [*e*] souvent appelée *glande de Bartholin*, du nom de cet anatomiste, se trouve mentionnée dans les descriptions de Cowper, de Duverney, de Morgagni, de Garengeot, etc. ; elle a été surtout étudiée plus récemment par Tiedemann et par Huguier. Elle est quelquefois située entre l'aponévrose superficielle et l'aponévrose moyenne ; mais, le plus souvent, il faut, pour la découvrir, diviser, en arrière du bulbe, le feuillet superficiel de cette dernière aponévrose. Elle occuperait donc, dans l'épaisseur de l'aponévrose moyenne, la même position que la glande de Cowper chez l'homme. Je dois ajouter que jamais, à ma connaissance, elle n'a été rencontrée dans l'étage supérieur du périnée, ainsi que cela arrive assez souvent pour la glande de Cowper. Quoi qu'il en soit, elle est placée en arrière de la vulve, dans l'angle rentrant formé par le vagin en avant et le rectum en arrière. Variable dans son volume, elle atteint souvent la grosseur d'une amande d'abricot. Par son aspect, elle se rapproche beaucoup de la glande lacrymale, dont elle présente la structure en grappe. Son conduit excréteur, long de 12 à 15 millimètres, se dirige en haut, un peu en dedans, et va s'ouvrir à la partie latérale et inférieure de l'orifice vaginal. J'ai indiqué plus haut dans quel sens devait être dirigé l'instrument explorateur, pour pénétrer jusqu'au fond de ce conduit.

La glande vulvo-vaginale devient parfois le siége d'une inflammation chronique connue des pathologistes sous le nom de *bartholinite ;* elle sécrète alors un liquide lactescent, plus ou moins abondant, qu'on fait sourdre en comprimant la paroi latérale du vagin. Son inflammation aiguë occasionne des abcès de la grande lèvre. Certains kystes de ce repli paraissent avoir pour origine l'oblitération du conduit excréteur de la glande.

Le muscle *releveur de l'anus* [*b*] ne diffère point de celui de l'homme quant à ses insertions au bassin et à sa direction ; ses fibres vont se fixer, en bas, au col de la vessie, au vagin et au rectum. Notons toutefois que le muscle de Wilson n'existe pas chez la femme, et se trouve seulement représenté par deux petits faisceaux que l'extrémité antérieure du releveur de l'anus envoie vers l'urèthre.

Si l'on enlève le releveur de l'anus, on aperçoit le col de la vessie, le vagin et des plexus veineux communiquant avec le bulbe et les veines clitoridiennes par des branches qui traversent l'aponévrose moyenne. Inutile d'ajouter qu'il n'existe, chez la femme, ni prostate, ni rien d'analogue à la loge prostatique. Quant à l'aponévrose supérieure ou *fascia pelvia*, elle tapisse l'intérieur du bassin comme chez l'homme, seulement elle est largement ouverte pour le passage du vagin.

En résumé, la disposition du périnée est, fondamentalement, la même dans les deux sexes. On y rencontre de part et d'autre : 1° un premier plan formé par la peau et les deux feuillets du fascia superficialis ; 2° l'étage inférieur, limité en bas par l'aponévrose superficielle, en haut par l'aponévrose moyenne, et renfermant les muscles ischio-clitoridien (ischio-caverneux), constricteur de la vulve (bulbo-caverneux) et transverse ; 3° les deux feuillets de l'aponévrose moyenne et les organes qu'ils contiennent ; 4° un étage supérieur correspondant à l'extrémité vésicale de l'urèthre et à la face supérieure du fascia pelvia ; notons cependant que l'absence de la prostate, chez la femme, diminue beaucoup la hauteur de cet étage sur la ligne médiane, de sorte que l'aponévrose moyenne et l'aponévrose supérieure ne sont séparées que par le canal de l'urèthre et les plexus veineux qui l'entourent. Pour le creux ischio-rectal, l'identité est absolue. Je renvoie donc le lecteur à la description que j'en ai donnée plus haut (voy. pages 507 et suiv.).

Coupe verticale médiane du bassin chez la femme.

Si l'étude de la cavité pelvienne offre quelque intérêt chez l'homme, combien cette étude ne devient-elle pas plus intéressante encore lorsqu'elle s'applique au sexe féminin ! Un appareil nouveau, dont le rôle physiologique est considérable, l'appareil génital, vient séparer la vessie du rectum et modifie notablement les rapports de ces organes. Les parois même du bassin, bien que présentant la même constitution anatomique que chez l'homme, acquièrent, chez la femme, une importance qu'elles sont loin d'avoir dans l'autre sexe, car c'est d'après la connaissance de leurs différentes dimensions que l'accoucheur doit établir sa ligne de conduite. Ces parois sont étudiées avec soin et minutieusement décrites dans tous les traités de tocologie ; il me suffira d'indiquer ici le résultat de quelques mensurations avant d'aborder la description des viscères contenus dans le bassin. Pl. 85.

Chez une femme bien conformée, la hauteur de la symphyse pubienne [B] est de 4 centimètres et demi ; celle de la face postérieure du bassin, depuis le promontoire [D] jusqu'à l'extrémité du coccyx [F-F], est de 13 à 14 centimètres, quand on suit la courbe de la face antérieure du sacrum, et seulement de 11 centimètres quand on mesure la corde de l'arc formé par cette courbe. Latéralement, la hauteur verticale des parois est comprise entre 9 et 10 centimètres. Le diamètre antéro-postérieur du détroit supérieur varie très-peu ; il est ordinairement de 107 à 108 millimètres. Celui du détroit inférieur est beaucoup plus variable, il peut aller depuis 82 ou 83 millimètres jusqu'à 105 ou 106 ; mais ces différences ont moins d'importance qu'on ne pourrait le supposer ; elles tiennent simplement à ce que la pointe du coccyx est plus ou moins projetée en avant ; or, on sait qu'aux approches de l'accouchement, le coccyx jouit d'une certaine mobilité et qu'il peut être repoussé en arrière d'une quantité suffisante pour ramener les détroits aux mêmes dimensions antéro-postérieures. D'après Nægelé, le plan du détroit supérieur fait avec l'horizon un angle de 60 degrés ; de telle sorte que la perpendiculaire élevée au milieu de ce plan, c'est-à-dire l'axe du détroit supérieur, atteindrait, en bas, la dernière vertèbre sacrée et aboutirait, en haut, vers l'ombilic. Le plan du détroit inférieur est bien moins oblique ; il ne fait, avec l'horizon, qu'un angle de 11 degrés environ. Ceci établi, il est facile de voir dans quel sens doivent être dirigées les tractions, lorsqu'on veut faire franchir ces différents détroits à un corps provenant de la cavité utérine.

Les viscères contenus dans le bassin sont : 1° en avant, la vessie et le canal de l'urèthre ; 2° à la partie moyenne, les ovaires, les trompes, l'utérus et le vagin ; 3° en arrière, le rectum. On y rencontre, en outre, comme chez l'homme, des anses intestinales dans tous les espaces restés vacants, et notamment dans les replis du péritoine. Je me propose d'étudier successivement les trois appareils : urinaire, génital et défécateur, à l'exception toutefois des trompes et des ovaires, dont les rapports ne peuvent être bien compris que sur une coupe transversale du bassin.

La *vessie* [*f*] de la femme est généralement plus arrondie que celle de l'homme ; elle présente aussi plus de capacité que chez ce dernier, ce qu'il faut sans doute attribuer à ce que nos habitudes sociales obligent les femmes à la vider moins fréquemment. Cette règle n'a d'ailleurs rien d'absolu et elle est sujette à de nombreuses exceptions. Soulevée par le vagin, la vessie descend toujours moins bas chez la femme, aussi sa face postérieure est-elle, tout entière, recouverte par le péritoine. Les rapports de l'extrémité supérieure sont les mêmes dans les deux sexes, mais ils sont ici beaucoup moins importants à connaître, à cause de la rareté relative des rétentions d'urine ; il est sans exemple qu'on ait eu à pratiquer sur une femme la ponction ou la taille hypogastrique.

Son extrémité inférieure forme un plan régulièrement incliné dont la partie déclive aboutit à l'embouchure de l'urèthre [*h*] ; on n'y observe point cette saillie antérieure occasionnée par la présence de la prostate chez l'homme, non plus que la dépression plus ou moins profonde qui fait suite au trigone. En un mot, la vessie de la femme n'a point de bas-fond, à proprement parler. Cette face inférieure est en rapport avec une petite portion de l'extrémité inférieure de l'utérus ; plus bas, elle s'accole à la paroi antérieure du vagin et constitue, avec elle, la cloison *vésico-vaginale* [*k*]. Le contact des deux organes est d'autant plus intime qu'il n'existe, sous la vessie, ni canaux déférents, ni vésicules séminales ; seules, les artères ombilicales longent les faces latérales du réservoir de l'urine.

Le *col* de la vessie occupe la partie déclive ; il est caché derrière la symphyse pubienne, à laquelle le rattachent les ligaments *pubio-vésicaux* [*g*] ; ceux-ci sont assez lâches pour lui permettre de se déplacer dans une certaine mesure. Entre le col et la symphyse, on trouve un tissu conjonctif lâche, au milieu duquel s'entrelacent les branches [1] d'un plexus veineux analogue au plexus de Sanctorini. Ce plexus entoure le col vésical et communique avec les veines clitoridiennes et avec le bulbe du vagin. Enfin, latéralement, les insertions antérieures du releveur de l'anus s'avancent jusqu'à l'extrémité vésicale de l'urèthre.

L'*urèthre* [*h*] de la femme représente seulement la portion intrapérinéale de celui de l'homme ; mais il est tellement uniforme, dans toute son étendue, qu'il est impossible de le subdiviser en plusieurs parties distinctes. Sa longueur est comprise entre 25 et 35 millimètres, soit, en moyenne, 3 centimètres. Dans certains cas exceptionnels, elle peut aller jusqu'à 4 centimètres. A l'état normal, l'urèthre décrit une légère courbe à concavité supérieure, mais toujours beaucoup moins prononcée que celle des portions musculeuse et prostatique chez l'homme ; on peut même, au point de vue pratique, le considérer comme droit, car rien n'est plus facile que de faire pénétrer des instruments rectilignes jusque dans la vessie. La mobilité dont jouit le col vésical permet cependant quelques changements dans cette direction ; lorsque la vessie est pleine d'urine, par exemple, elle s'élève au-dessus du pubis, entraînant avec elle l'extrémité postérieure de l'urèthre, ce qui augmente la courbure du canal. Les déviations de l'utérus ont une influence encore plus marquée sur cette courbure ; la rétroversion utérine la redresse presque entièrement. Je ne mentionne que pour mémoire ces cas, très-rares d'ailleurs, dans lesquels la vessie, faisant hernie dans le vagin, repousse l'urèthre vers le pubis et le rend convexe en avant.

Logé dans une gouttière [l] de la paroi supérieure du vagin, le canal de l'urèthre semble comme incrusté dans cette paroi ; il s'en éloigne cependant, un peu avant d'arriver au col de la vessie, et s'en trouve séparé par un tissu conjonctif sillonné de veines [2]. Des veines semblables [1] recouvrent sa face antérieure et ses faces latérales, de telle façon qu'il en est complétement entouré ; aussi doit-on s'attendre à avoir une hémorrhagie abondante, toutes les fois qu'en incisant le canal de dedans en dehors, on dépassera l'épaisseur de ses parois ; et cela, dans quelque sens que l'on incise. Ouvert en arrière dans la vessie, l'urèthre se termine du côté de la vulve par le méat, petit orifice dont j'ai indiqué la forme et la situation exacte au-dessous du vestibule.

La muqueuse qui tapisse l'intérieur du canal se continue, d'une part, avec la muqueuse de la vulve et, d'autre part, avec la membrane interne de la vessie. Elle est partout lisse et d'un aspect uniforme ; on n'y observe ni lacunes, ni valvules. Inutile d'ajouter que la saillie transversale formée, chez l'homme, par le relief du lobe moyen de la prostate, n'existe pas chez la femme. Cette membrane, lâchement unie aux parties sous-jacentes, forme parfois une sorte de prolapsus, dont on n'obtient la guérison qu'en excisant le bourrelet saillant au dehors. L'uréthrite est relativement rare chez la femme, mais elle cède assez facilement à l'emploi des balsamiques, contrairement aux autres écoulements fournis, soit par le vagin, soit par l'utérus, soit par les glandes vulvo-vaginales.

En dehors de la muqueuse, les parois de l'urèthre sont constituées par une membrane fibreuse sur laquelle s'étale une couche peu développée de fibres musculaires lisses, indépendamment des faisceaux striés fournis par le releveur de l'anus. On n'y rencontre rien d'analogue à cette suite d'anneaux musculeux qui entourent la portion membraneuse de l'urèthre chez l'homme et qui, réunis aux fibres prostatiques et au muscle de Wilson, constituent un puissant sphincter uréthral. Aussi, bien que la femme soit astreinte à conserver ses urines quelquefois pendant très-longtemps, elle ne le fait pourtant qu'avec une extrême difficulté et au prix d'une souffrance réelle. Chez elle, le besoin, lorsqu'il se manifeste, est toujours impérieux, et l'on sait avec quelle facilité l'urine s'échappe pendant la toux ou le rire.

Le méat est la partie la plus étroite du canal ; à partir de ce poin l'urèthre s'élargit graduellement ; puis il se rétrécit de nouveau en avant du col de la vessie. Quant à son calibre, il est assez difficile de l'évaluer exactement ; tout ce que l'on peut dire, c'est que l'urèthre de la femme est extrêmement dilatable, à tel point qu'avec quelques ménagements il est aisé d'y introduire, non-seulement les lithotriteurs les plus volumineux, mais encore l'index tout entier ou des tenettes de moyenne grosseur.

C'est grâce à cette extensibilité que l'on est si rarement conduit à pratiquer la taille chez la femme ; car on peut extraire par l'urèthre, sans aucune incision, des calculs de 2 centimètres de diamètre et même davantage ; d'ailleurs, la lithotritie est d'une exécution si facile qu'il est toujours préférable d'y avoir recours à l'exclusion de tout autre méthode. Il peut arriver cependant qu'une opération sanglante devienne nécessaire, la lithotritie et l'extraction directe par l'urèthre étant également impraticables ; supposons, par exemple, que la vessie contienne un corps anguleux, irrégulier de forme, réfractaire au broiement par sa nature, ou bien encore une pierre mûrale volumineuse et extrêmement dure, comme je l'ai observé il n'y a pas bien longtemps. Il s'agissait, dans ce cas, d'un calcul de 23 millimètres de diamètre qu'on aurait certainement pu faire passer par l'urèthre d'une femme adulte, mais beaucoup trop gros pour traverser le canal d'une enfant de douze ans, très-petite de taille. J'essayai la lithotritie, mais la pierre était tellement dure qu'après deux séances infructueuses, où nous avions fait usage des instruments les plus solides, il fallut y renoncer. Ceci m'amène à dire un mot des différentes espèces de tailles vésicales applicables à la femme.

L'idée de la taille vestibulaire paraît très-ancienne ; mais Lisfranc, en établissant le manuel de cette opération d'une manière précise, se l'est, pour ainsi dire, appropriée. Il est facile de comprendre sur quel principe elle repose, en examinant une coupe antéro-postérieure du bassin. La portion de la face antérieure de la vessie qui avoisine le col correspond au vestibule, dont elle est distante de 3 à 4 centimètres. On doit donc inciser la vulve entre le clitoris et le méat, et diviser les tissus jusqu'à ce qu'on ait atteint la face antérieure du réservoir de l'urine. J'ai déjà eu l'occasion d'apprécier cette opération, défectueuse à plus d'un titre : insuffisance de l'incision extérieure, nécessité de faire passer le calcul par le point où les deux branches ischio-pubiennes sont très-rapprochées, possibilité d'infiltration urineuse dans le bassin, telles sont les raisons pour lesquelles la taille vestibulaire ne doit pas être pratiquée sur le vivant.

En tenant compte des rapports du vagin avec le bas-fond de la vessie, on comprend la possibilité d'extraire un calcul par une incision faite à la cloison vésico-vaginale ; cette cloison est en effet peu épaisse, elle est d'un accès facile, l'adhérence des deux organes prévient l'infiltration urineuse, et, sauf quelques veines d'assez petit calibre, on n'intéresse aucun vaisseau important. Cette opération, sans danger par elle-même, a déjà été pratiquée un assez grand nombre de fois, et jamais elle n'a été suivie de mort ; elle expose seulement les malades à conserver une fistule vésico-vaginale dont on peut toujours, il est vrai, tenter plus tard la guérison. Néanmoins, c'est là un inconvénient sérieux, bien que, trois fois sur quatre, la formation de la fistule ait été prévenue par la suture. La taille uréthrale est de beaucoup préférable ; en incisant la paroi supérieure du canal jusqu'au ligament sous-pubien, on peut en abaisser considérablement la paroi inférieure, et l'on obtient, par une dilatation graduée, une voie suffisamment large pour la plupart des calculs. Il ne faut cependant pas oublier que l'urèthre est entouré de plexus veineux qui donnent du sang en abondance, quel que soit le sens de l'incision ; mais il est rare que l'hémorrhagie ne s'arrête pas d'elle-même au bout d'un certain temps. Cette taille est presque toujours suivie d'une incontinence d'urine parfois permanente, mais le plus souvent de courte durée.

Les organes génitaux sont compris entre l'appareil urinaire et le rectum ; je les décrirai tels qu'ils se présentent sur une coupe médiane, c'est-à-dire que je parlerai seulement ici du vagin et de l'utérus.

Le *vagin* [*o*] s'étend de la vulve au col de l'utérus ; il forme comme une espèce de tube ou de manchon intermédiaire entre l'extérieur et les organes génitaux internes, et donnant passage au sang menstruel, aux différents liquides issus de la cavité utérine et au produit de la conception. Destiné, en outre, à recevoir la verge pendant les rapprochements sexuels, il constitue, à proprement parler, l'organe copulateur femelle. Sa direction générale serait indiquée par une ligne oblique en haut et en arrière, faisant, avec l'horizontale, un angle d'environ 60 degrés. D'après la plupart des auteurs, il figurerait un arc à concavité tournée en haut et en avant ; d'où l'on conclut que pour enfoncer le spéculum jusqu'au col de l'utérus, il faut d'abord le pousser en arrière, jusqu'à ce que l'on ait franchi la vulve, puis abaisser le manche de l'instrument de manière à ramener en avant et en haut l'extrémité opposée, comme si l'on voulait lui faire suivre la courbure du sacrum. Cependant, si cette direction du vagin est fréquente, je dois ajouter qu'elle est loin d'être générale. Dans les différentes coupes qu'il a exécutées, Legendre a trouvé que le vagin est presque rectiligne et présenterait plutôt une légère convexité antérieure; de mon côté, j'ai obtenu les mêmes résultats, ce qui me porterait à penser qu'on arrive bien plus sûrement sur le col en dirigeant l'extrémité du spéculum en arrière et en bas. En somme, la direction du vagin n'est pas la même chez toutes les femmes, et l'on peut rencontrer des cas où les plus habiles praticiens se trouvent eux-mêmes embarrassés. Le plus ou moins de hauteur de la symphyse pubienne suffit pour modifier notablement cette direction ; lorsque la symphyse descend très-bas, l'orifice vulvo-vaginal est porté en arrière, de sorte que le spéculum doit être dirigé tout à fait en haut, quelquefois même un peu en avant.

Le vagin se termine, du côté de la vulve et du côté de l'utérus, par deux extrémités arrondies, et plus étroites que la partie moyenne du canal. L'extrémité vulvaire est de toutes les portions du vagin la moins dilatable ; elle forme un anneau élastique ou plutôt contractile qui résiste bien plus que l'hymen, lors des premiers rapprochements sexuels, et qu'il est parfois nécessaire d'inciser pendant l'accouchement, pour donner passage à la tête du fœtus. Dans le cours de certaines vaginites intenses, sous l'influence des fissures de la muqueuse vulvo-vaginale, l'anneau vulvaire est souvent atteint d'un resserrement spasmodique tel, que l'introduction du doigt provoque les plus atroces douleurs. En revanche, cet anneau perd son ressort après quelques accouchements ou par l'abus du coït. L'extrémité supérieure s'insère circulairement sur le pourtour du col utérin, mais sans former aucune espèce d'anneau élastique. Le plus souvent, cette extrémité du vagin est légèrement rétrécie ; d'autres fois le rétrécissement n'est pas sensible ; enfin, chez certaines femmes, il existe, à ce niveau, une dilatation ampullaire plus ou moins considérable. Cette dilatation a été regardée comme normale par quelques auteurs, mais il est à remarquer qu'on ne la rencontre à aucune époque de la vie chez les filles vierges. Elle se développe surtout chez les femmes qui ont abusé du coït, et paraît occasionnée par le refoulement de la muqueuse vaginale pendant les rapprochements sexuels ; elle siége entre le col et la paroi postérieure du vagin, où elle forme une sorte de poche copulatrice.

Cylindrique à ses deux extrémités, le vagin présente, dans tout le reste de son étendue, un aplatissement antéro-postérieur assez prononcé pour que la paroi antérieure vienne, normalement, se mettre en contact avec la paroi postérieure. Il faut donc, lorsqu'on emploie un spéculum à deux valves pour découvrir le col, tourner l'instrument de façon qu'une des valves regarde en avant et l'autre en arrière; car, si on les plaçait latéralement, la paroi antérieure du vagin viendrait s'appliquer contre la paroi postérieure, et il serait impossible de rien voir. Une autre conséquence de ce contact habituel, c'est qu'il faut avoir le soin de maintenir les parois du vagin écartées par le tamponnement ou tout autre moyen, lorsqu'il existe des ulcérations ou même de simples érosions de la muqueuse ; sans cette précaution, on s'exposerait à voir ces parois contracter des adhérences plus ou moins étendues, et toujours très-fâcheuses.

Pour se faire une idée de l'extensibilité des parois vaginales, il suffit de se rappeler que le vagin doit donner passage au fœtus pendant l'accouchement ; cette extensibilité est telle que lorsqu'il s'agit d'arrêter une hémorrhagie par le tamponnement, il faut, pour obtenir une compression suffisante, introduire une quantité de charpie bien plus considérable qu'on ne le supposerait *à priori*. Il importe cependant de ne pas tomber dans l'excès, en bourrant le vagin outre mesure, car, par le fait même de la dilatabilité des parois vaginales, on finirait ainsi par comprimer la vessie et le rectum.

Il est difficile d'arriver à quelque chose de précis relativement à la longueur du vagin ; aussi les évaluations varient-elles suivant les auteurs. P. Dubois donne au vagin 12 centimètres, longueur énorme et certainement exceptionnelle ; Velpeau lui en donne 6 ou 7 seulement ; Richet s'arrête au chiffre intermédiaire de 8 ou 10 centimètres. Sur des coupes congelées, Legendre l'a trouvé long de 6 centimètres sur une jeune fille de dix-huit ans, de 7 centimètres et demi sur une femme de trente ans, et de 9 centimètres et demi sur une femme de trente-cinq ans, morte immédiatement après l'accouchement. Je ne mets nullement en doute l'exactitude de toutes ces mensurations, mais je prétends qu'elles n'ont aucune valeur pratique. Pourquoi vouloir fixer d'une manière absolue une chose éminemment variable, non-seulement sur des femmes différentes d'âge et de taille, mais encore sur la même femme selon telle ou telle circonstance ? N'oublions pas que les parois du vagin sont extrêmement extensibles et non moins élastiques. L'utérus est-il placé très-bas ? Le vagin sera d'autant plus court, et inversement. On examine une femme couchée et l'on trouve que le vagin a telle longueur ; on fait tenir la malade debout et l'on constate que le col est plus facilement accessible ; on la fait accroupir et l'on trouve que le vagin est encore plus court que dans les deux cas précédents. Alors même que le col est à 6 ou 7 centimètres de l'orifice vulvaire, le vagin peut cependant recevoir un spéculum de 10 à 12 centimètres ou un membre viril plus long encore. Dans les cas ordinaires, la femme étant couchée, on arrive assez facilement à toucher le col de l'utérus avec l'extrémité de l'index, en étendant les trois autres doigts le long de la rainure interfessière et en poussant sur la fourchette avec la commissure interdigitale. Lorsque l'utérus est placé très-haut ou que les parties molles extérieures font une saillie trop considérable, il est parfois impossible d'atteindre le col, même en exerçant une pression sur l'hypogastre pour abaisser la matrice. Il faut alors pratiquer le toucher la femme étant debout, et l'on réussit généralement, à moins d'une disposition tout à fait anormale.

Quelles que soient les dimensions moyennes du vagin, il est bon de savoir que toutes les faces de ce conduit n'ont pas une égale longueur. La paroi antérieure, presque rectiligne, s'insère beaucoup moins haut sur le col de l'utérus que la paroi postérieure, de sorte qu'en pratiquant le toucher, on arrive beaucoup plus facilement sur la lèvre antérieure du col. D'après madame Boivin, les longueurs des deux parois du vagin sont entre elles dans le rapport de 3 à 5. En outre, la paroi postérieure est très-notablement incurvée; elle devient même tout à fait verticale au voisinage du col, surtout chez les femmes qui n'ont pas eu d'enfants; il en résulte qu'elle forme, à ce niveau, une espèce de cul-de-sac contre lequel vient buter la tête du fœtus, pendant l'accouchement. Dans la plupart des cas, tout se borne à un temps d'arrêt plus ou moins long dans le travail; mais il arrive parfois que la paroi postérieure du vagin, distendue outre mesure, finit par céder ; le fœtus s'engage alors dans la cloison recto-vaginale et va sortir au périnée, entre la vulve et l'anus. Ce mode d'accouchement, par une ouverture accidentelle faite au périnée, est très-rare; Depaul et Stolz, entre autres, en ont cité de curieux exemples.

La paroi antérieure du vagin est en rapport avec la vessie [*f*], dans une étendue qui varie un peu suivant les individus. En général, la vessie correspond au vagin par tout son bas-fond, c'est-à-dire par une surface qui mesure 25 ou 30 millimètres en tous sens; mais dans certains cas, les dimensions de cette surface n'excèdent pas 2 centimètres. L'épaisseur de la cloison *vésico-vaginale* [*k*] est d'environ 3 millimètres, aussi est-il très-facile d'explorer le bas-fond de la vessie et d'y constater la présence des corps étrangers, à travers la paroi antérieure du vagin. Le tissu conjonctif qui réunit les deux organes est assez serré pour que la vessie et le vagin s'entraînent mutuellement dans leurs déplacements ; cependant, cette adhérence peut être aisément vaincue pendant une opération, soit avec les doigts, soit avec l'instrument tranchant. Si le peu d'épaisseur de la cloison vésico-vaginale est une condition avantageuse dans certains cas, il en est d'autres, au contraire, où cette disposition devient, pour la femme, une occasion de maladie et d'infirmité. Chacun sait combien sont fréquentes les fistules vésico-vaginales ; tantôt c'est un calcul ou tout autre corps étranger qui passe directement dans le vagin, à travers le bas-fond de la vessie ; tantôt c'est un pessaire oublié qui parcourt la même voie en sens inverse ; le plus souvent, c'est la tête fœtale qui séjourne trop longtemps dans l'excavation et comprime la cloison vésico-vaginale jusqu'à mortification complète.

Je n'ai pas à revenir sur ce que j'ai dit plus haut des rapports de l'urèthre [*h*] avec la paroi antérieure du vagin. Je rappellerai seulement que, si l'on rencontre quelque difficulté dans la pratique du cathétérisme vésical, il est toujours facile de sentir et de diriger la sonde à travers la cloison *uréthro-vaginale* [*l*].

La paroi postérieure du vagin est séparée du rectum [*q*] par un espace dont l'étendue antéro-postérieure n'est pas la même à toutes les hauteurs. Au niveau du col de l'utérus, la cloison *recto-vaginale* [*p*] n'a guère plus de 3 ou 4 millimètres d'épaisseur ; mais plus bas, les deux organes s'écartent l'un de l'autre et forment un triangle *recto-vaginal*, analogue au triangle recto- uréthral de l'homme, mais dont la base, comprise entre la fourchette et l'anus, ne mesure que 20 à 25 millimètres. Le tissu conjonctif qui remplit cet espace est d'autant plus lâche qu'on l'examine plus inférieurement, mais à aucune hauteur il n'est assez serré pour mettre obstacle au glissement du vagin sur le rectum et *vice versa*. On peut donc abaisser très-fortement le vagin sans que l'intestin l'accompagne.

Les faces latérales du vagin sont en rapport, en bas, avec le constricteur de la vulve, le bulbe et les racines du clitoris. Plus haut, elles reçoivent les insertions de l'aponévrose périnéale moyenne, du muscle releveur de l'anus, et fixent les lames musculo-celluleuses qui constituent la charpente des ligaments larges. Elles sont, de plus, côtoyées par les artères vaginales et entourées par un lacis de grosses veines dont l'ouverture peut donner lieu à des tumeurs sanguines parfois très-considérables. J'ai déjà indiqué ces *thrombus* du vagin, et j'ai fait observer que lorsque le sang s'épanchait en abondance, il arrivait à envahir tout le tissu sous-péritonéal du petit bassin et des régions lumbo-iliaques, jusqu'au diaphragme. On comprend combien il est important de ne point faire d'incisions profondes sur les parois latérales du vagin, puisqu'on risquerait d'ouvrir ces vaisseaux. En avant et en arrière du vagin, les veines sont toujours moins volumineuses ; mais la présence de la vessie et du rectum exposé à un autre danger.

Le vagin est tapissé d'une membrane muqueuse rosée, en continuité d'une part avec celle de la vulve et d'autre part avec celle du col utérin. On y observe un grand nombre de plis longitudinaux appelés *colonnes* du vagin et principalement accusés sur la paroi antérieure, où ils forment une saillie plus marquée que partout ailleurs. Nous savons que cette colonne antérieure se termine, du côté de la vulve, par un petit tubercule placé à quelques millimètres au-dessous du méat urinaire. D'autres replis transversaux viennent croiser perpendiculairement les premiers et forment, avec eux, au voisinage de l'orifice vulvaire, une figure assez régulière à laquelle on a donné le nom de *lyre du vagin.*

La muqueuse est recouverte d'une couche très-épaisse d'épithélium pavimenteux dont les cellules se renouvellent incessamment et avec une grande rapidité; cet épithélium cesse brusquement au pourtour de l'ouverture du col.

Chez toutes les femmes, la surface du vagin sécrète un liquide acide souvent lactescent, contenant en suspension de nombreux débris d'épithélium. Il était naturel de supposer que ce liquide tirait son origine de glandules disséminées dans l'épaisseur de la muqueuse vaginale. C'est ainsi que P. Dubois, Huschke, Jarjavay, Jamain, Richet, Fano, Huguier, A. Guérin, Cruveilhier, etc., raisonnant par analogie, admettent l'existence de ces glandes comme un fait démontré. Malheureusement l'examen direct n'est pas venu confirmer cette hypothèse; Robin, Tyler Smith, Mandl, Morel, Kölliker, Sappey, Courty, ont vainement cherché ces glandules sans jamais pouvoir les rencontrer ailleurs qu'à la vulve et à la surface du col ultérin. La muqueuse vaginale présente donc, à cet égard, une exception remarquable.

L'épaisseur totale des parois du vagin est en moyenne de 3 millimètres. Au-dessous de la muqueuse, ces parois sont constituées par une tunique musculeuse entourée elle-même d'une enveloppe cellulo-fibreuse. Cette dernière est assez mince et n'offre rien de particulier à signaler. Quant à la tunique musculeuse, elle comprend, à elle seule, presque toute l'épaisseur des parois vaginales et se compose de deux plans de fibres superposées. Les fibres superficielles sont longitudinales ; elles vont des branches ischio-pubiennes à l'utérus et aux ligaments utéro-sacrés. Les fibres profondes sont en partie obliques et en partie circulaires ; elle sont en contact avec le tissu sous-muqueux. Il est bien démontré aujourd'hui que les fibres musculaires du vagin s'hypertrophient pendant la grossesse.

L'extrémité vulvaire du vagin se trouve entourée par deux muscles constricteurs formant deux anneaux distincts, spécialement étudiés et bien décrits par Luschka. Le plus superficiel de ces deux muscles nous est déjà connu : c'est le constricteur de la vulve, entièrement composé de fibres striées et compris dans l'étage inférieur du périnée avec le transverse et l'ischio-clitoridien. L'autre est plus profond et peut être appelé *sphincter du vagin ;* il ne figure pas dans la description, pourtant si complète, de Kobelt. Il forme un anneau situé immédiatement derrière le bulbe et séparé du *constrictor-cunni* par cet organe érectile. Sa partie supérieure se compose de fibres lisses en continuité avec les fibres circulaires du vagin et avec les fibres lisses des ligaments larges ; plus bas, il contient des fibres striées d'autant plus nombreuses qu'on se rapproche davantage de la vulve. On voit donc qu'il existe au niveau de l'orifice vulvo-vaginal, non pas un anneau élastique, comme on l'a dit si souvent, mais un double sphincter dont chaque partie peut, isolément, être atteinte de contracture spasmodique.

L'*utérus* [*m*], organe creux destiné à la gestation, est situé dans le bassin, entre la vessie et le rectum. Surmonté et comme coiffé par le péritoine et les circonvolutions de l'intestin grêle [*b*], adhérent en bas au vagin, il est suspendu aux parois de la cavité pelvienne par des ligaments assez lâches pour lui permettre une certaine mobilité dans tous les sens. En examinant une coupe antéro-postérieure, on remarque que l'utérus est, en quelque sorte, perdu au milieu des autres viscères et qu'il se trouve à une distance notable de la paroi abdominale antérieure. Cette seule considération suffit pour nous rendre compte du peu d'action des bandages hypogastriques contre les antéflexions et les antéversions utérines. On comprend encore combien il est nécessaire de déprimer fortement la paroi antérieure du ventre pour explorer la matrice en dehors de l'état de grossesse. Inutile d'ajouter que l'exploration devient tout à fait illusoire, si l'on n'a pas la précaution de vider préalablement la vessie.

La forme de l'utérus subit d'assez nombreuses modifications, que lui impriment non-seulement l'âge, mais encore l'état physiologique du sujet. Sur la femme adulte et dans des conditions normales, il représente un corps conoïde, aplati d'avant en arrière, dont le fond arrondi regarde en haut et dont le sommet tronqué est dirigé en bas. On le compare à une poire tapée, et c'est là, sans contredit, une des comparaisons anatomiques les plus heureuses. Un sillon circulaire, à peine apparent en arrière, mais assez prononcé en avant et sur les côtés, le divise en deux parties superposées, le *corps* [*n*] et le *col* [*n'*]. La portion intermédiaire, rétrécie, porte le nom d'*isthme*. Le corps est conoïde, aplati sur sa face antérieure, plus convexe en arrière, où une saillie médiane linéaire le divise en deux moitiés latérales. Le col est cylindrique et un peu renflé à sa partie moyenne. Il est à remarquer, d'ailleurs, que l'isthme n'occupe pas le même niveau à tous les âges, de là des différences dans les hauteurs relatives du corps et du col. Chez les enfants, l'isthme est située à peu près au milieu de l'organe, de telle sorte que le corps et le col sont également longs. A l'époque de la puberté, le corps se développe, en peu de temps, beaucoup plus que le col, et l'isthme occupe l'union du tiers inférieur avec le tiers moyen. Enfin, dans la vieillesse, malgré l'atrophie que subit tout l'organe, le corps conserve toujours sur le col une prédominance sensible.

Plus encore que la forme, le volume de l'utérus présente, même à l'état normal, de telles différences d'un sujet à l'autre, qu'il est bien difficile de dire où commence l'état pathologique. Je n'entrerai donc pas, à ce sujet, dans de grands détails, et je renvoie le lecteur aux ouvrages spéciaux de gynécologie, où sont insérées de longues colonnes de chiffres dont l'utilité pratique ne me semble pas évidente. D'après Courty, la longueur de l'utérus varie de 60 à 70 ou 80 millimètres, sa largeur de 35 à 45 millimètres et son épaisseur de 20 à 25 millimètres. De ces trois dimensions, la moins variable est le diamètre antéro-postérieur. A l'approche des règles, tous ces différents diamètres augmentent.

Il est assez souvent nécessaire, dans la pratique, d'évaluer les dimensions de la matrice avec une certaine approximation. On le fait ordinairement en introduisant un doigt dans le vagin, jusqu'au col, et en palpant le fond de l'organe à travers l'hypogastre ; mais il n'est pas nécessaire d'insister pour faire comprendre qu'un pareil moyen ne fournit que des résultats par trop incertains. L'hystérométrie directe est de beaucoup préférable, car elle donne du premier coup, et d'une manière exacte, la longueur de la cavité utérine. Il suffira donc, pour connaître la longueur totale de l'organe, d'ajouter au chiffre obtenu l'épaisseur présumée de la paroi au niveau du fond. Cette épaisseur varie de 5 à 15 millimètres, comme limites extrêmes, mais sur la plupart des sujets bien conformés elle est d'environ 10 millimètres; quant aux diamètres transversaux, il est à peu près impossible de les évaluer sur le vivant.

Le poids de l'utérus varie dans les mêmes conditions que la forme et le volume; il est en moyenne de 45 grammes.

Considéré dans son ensemble, l'axe de l'utérus coïncide sensiblement avec celui du détroit supérieur du bassin ; il forme, avec l'axe du vagin, un angle ouvert en avant et arrondi à son sommet, angle que suit le fœtus en parcourant la concavité du sacrum. C'est donc dans la direction de l'axe du bassin, c'est-à-dire en bas et en arrière, que doivent être faites les tractions destinées à extraire un corps de la cavité utérine ; pour l'extraction du délivre, par exemple, on tirera dans la direction de l'anus, jusqu'à ce que le placenta ait franchi le col.

Si maintenant nous examinons comparativement l'axe du corps et l'axe du col, nous verrons que ces deux axes ne sont nullement sur le prolongement d'une même droite, comme l'ont écrit pendant longtemps tous les auteurs classiques ; le col seul reste parallèle au sacrum, tandis que le corps est sensiblement incliné en avant. En réalité, on peut considérer comme normale une légère antéflexion, ou plutôt une légère *antécourbure*, suivant l'expression d'Aran. Chez le fœtus et pendant le jeune âge, l'antéflexion est encore bien plus prononcée que chez l'adulte ; elle diminue à mesure que l'organe se développe, mais elle ne disparaît jamais complétement, du moins dans la généralité des cas. Chez certaines femmes, il existe même une antéversion assez prononcée, en dehors de toute espèce d'état morbide. Au reste, chacun sait que de toutes les inclinaisons utérines, l'antéversion est la plus fréquente ; la rétroversion est, au contraire, beaucoup plus rare. Faut-il, avec Richet, considérer cette antéflexion constante comme une conséquence de la constriction excessive exercée par les corsets ? Appliquée à la femme adulte, cette raison semble plausible, car il est incontestable que le refoulement des viscères abdominaux augmente la pression des anses intestinales sur le fond de l'utérus. Mais elle perd toute sa valeur si l'on songe que chez le fœtus et chez l'enfant, l'antéflexion est plus marquée qu'après la puberté. A part cette antéflexion ordinaire, le fond de l'utérus présente, normalement, une légère inclinaison à droite; cette obliquité s'exagère beaucoup pendant la grossesse, mais même en dehors de l'état de gestation, elle est quelquefois portée à un haut degré, sans qu'il en résulte aucun symptôme fâcheux. Je me hâte d'ajouter que ces cas ne sont point la règle ; dans quelque sens qu'ils se produisent, les déplacements utérins un peu prononcés occasionnent des troubles morbides, dans le détail desquels je ne puis évidemment pas entrer, mais qui nécessitent une intervention active et surtout prolongée des soins médicaux.

La face antérieure de l'utérus correspond à la face postérieure de la vessie ; elle est en grande partie recouverte par le péritoine. Celui-ci ne descend pas au devant du col ; arrivé au niveau de l'isthme, il abandonne la matrice et se porte sur la face postérieure de la vessie, en formant le cul-de-sac *vésico-utérin* [*d*]. En raison de la longueur du col dans le jeune âge, le cul-de-sac vésico-utérin est toujours plus élevé chez la petite fille que chez la femme adulte. Après la puberté, il reste encore séparé du vagin par un intervalle qui varie de 1 centimètre et demi à 3 centimètres. On mesure, en général, 6 ou 8 centimètres depuis le point déclive de ce cul-de-sac jusqu'à la vulve. En somme, la face antérieure de l'utérus et la face postérieure de la vessie ne sont que médiatement en rapport, puisque les deux organes restent toujours séparés par un double feuillet du péritoine, indépendamment des anses intestinales qui occupent le fond du cul-de-sac, toutes les fois que la vessie n'est pas très-distendue. Au niveau du col, les rapports sont plus intimes, et l'utérus se trouve uni à la face postérieure du réservoir de l'urine par une couche de tissu conjonctif, dont la hauteur verticale est d'environ 12 ou 15 millimètres. Cette disposition a été très-heureusement mise à profit par Jobert, pour la guérison de certaines fistules vésico-vaginales réputées jusque-là incurables. En incisant profondément le sillon vagino-utérin antérieur, l'habile chirurgien de l'Hôtel-Dieu a pu mobiliser la portion postérieure de la cloison vésico-vaginale, et amener au contact les lèvres de solutions de continuité très-étendues.

Des communications anormales peuvent s'établir entre la vessie et la cavité du col. Toutefois, ces fistules vésico-utérines sont infiniment plus rares que les fistules vésico-vaginales.

L'état de vacuité ou de plénitude du réservoir de l'urine n'est pas sans avoir une certaine influence sur la position de l'utérus. Nous savons que lorsque la vessie est vide, la matrice est ordinairement en antéflexion ; à mesure que la vessie se remplit, elle remonte et repousse l'utérus qui se redresse peu à peu. Elle peut même renverser la matrice en arrière, lorsqu'elle renferme une quantité considérable d'urine. D'autre part, on comprend que la rétroversion utérine réagisse d'une manière fâcheuse sur les organes urinaires ; car, lorsque le fond de l'utérus est renversé en arrière, le col, porté en avant, comprime toujours plus ou moins le bas-fond de la vessie ; de là ténesme vésical, difficulté dans la miction, etc. Notons enfin, comme dernière conséquence de ces rapports, l'extrême facilité avec laquelle les cancers de l'utérus envahissent le bas-fond de la vessie.

La face postérieure de l'utérus se trouve toujours à une certaine distance du rectum, au niveau du corps, sauf le cas de rétroversion ; elle s'en rapproche sensiblement en bas, au niveau du col, mais sans jamais s'appliquer sur l'intestin, dont elle reste séparée par le péritoine et par des circonvolutions de l'intestin grêle. La séreuse abdominale tapisse non-seulement la face postérieure tout entière de l'utérus, mais elle descend même jusque derrière le vagin, dont elle revêt le cinquième ou le quart supérieur. Il en résulte que le cul-de-sac *utéro-rectal* [*e*] descend toujours beaucoup plus bas que le cul-de-sac utéro-vésical, puisque celui-ci s'arrête à la hauteur de l'isthme. Le premier de ces deux culs-de-sac serait plus justement nommé *vagino-rectal;* il est séparé de la peau par un intervalle de 5 à 6 centimètres ; exceptionnellement, cette distance peut aller à 8 ou 9 centimètres. La présence du péritoine ajoute un danger de plus aux incisions profondes faites sur la portion la plus reculée de la face postérieure du vagin ; aussi doit-on être très-réservé lorsqu'il s'agit d'aller extirper une tumeur implantée un peu haut sur la lèvre postérieure du col. Je pourrais citer nombre de cas où une perforation s'est produite entre les mains des plus habiles chirurgiens. C'est pour la même raison qu'il ne faut jamais employer, sur le col de l'utérus, des caustiques dont on ne limite pas facilement l'action. Dans l'hydropisie ascite, le cul-de-sac utéro-rectal distendu fait parfois, au fond du vagin, une saillie très-appréciable ; tous les auteurs ont noté la possibilité de donner issue au liquide de l'hydropisie par cette voie, mais j'ignore si cette opération a jamais été pratiquée. Ce qui est plus certain, c'est l'existence de *hernies vaginales*, l'intestin poussant au devant de lui le cul-de-sac péritonéal et soulevant la paroi postérieure du vagin ; ces hernies sont, à la vérité, fort rares, mais il en existe des exemples authentiques rapportés par Garengeot, Verdier, Hoin, Sandifort et Heister. Enfin, dans un cas curieux cité par Jobert, cette partie s'est rompue et a permis la sortie d'un kyste de l'ovaire.

Le bord supérieur de l'utérus correspond aux anses intestinales qui le recouvrent de toute part ; il est entièrement tapissé par le péritoine. A moins de développement pathologique, ce bord n'arrive pas au niveau du détroit supérieur, lorsque la cavité utérine est vide ; cependant, comme il dépasse un peu le plan horizontal passant au-dessus de la symphyse pubienne, on conçoit la possibilité de l'explorer par la palpation à travers la paroi abdominale antérieure. Mais il ne faut pas se faire illusion sur les résultats de cette exploration. J'ai déjà dit plus haut combien ces résultats sont incertains, même lorsqu'on prend la précaution de déprimer l'hypogastre d'une main, pendant qu'avec l'autre on pratique le toucher vaginal. On arrive ainsi, tout au plus, à délimiter vaguement le fond de l'utérus sur les sujets maigres; tandis que sur les femmes un peu obèses, il est absolument impossible de rien sentir, quelque habitude que l'on ait de ces manœuvres.

Les bords latéraux de l'utérus répondent aux ligaments larges; ils sont côtoyés par les artères utérines.

L'extrémité inférieure forme le *col;* c'est la seule portion de la matrice directement accessible à la vue et au toucher, celle sur laquelle le chirurgien porte ses instruments, aussi est-il indispensable de la bien connaître. En réalité, la proéminence arrondie que l'on aperçoit dans le fond du vagin, lorsqu'on pratique l'examen au spéculum, n'est pas le col tout entier; les parois vaginales s'insérant à peu près vers le tiers supérieur de la hauteur du col, celui-ci se trouve subdivisé en deux portions : une portion sus-vaginale inaccessible à la vue, et une portion intra-vaginale, plus considérable que la précédente et sur laquelle j'appellerai plus spécialement l'attention. Remarquons, en outre, que la séparation entre ces deux portions n'est pas marquée par une simple ligne circulaire; ainsi que l'a fait voir Lisfranc, l'insertion du vagin se fait sur une assez large surface, de sorte que l'on peut, en décollant la paroi vaginale, enlever une grande partie du col sans ouvrir le cul-de-sac utéro-rectal. Nous savons d'ailleurs que le sinus utéro-vaginal antérieur est toujours moins profond que le postérieur.

La portion intra-vaginale du col regarde en bas et un peu en arrière; lorsque cette inclinaison s'exagère, comme dans l'antéversion prononcée, le col vient arc-bouter contre la paroi postérieure du vagin et fait un angle droit avec elle.

Recouvert d'une muqueuse lisse et rosée, le col fait, à l'intérieur du vagin, une saillie qu'on évalue en moyenne à 10 ou 12 millimètres, mais qui peut aller beaucoup plus loin, suivant les conditions particulières du sujet que l'on examine. Relativement énorme chez l'enfant, légèrement pointu ou tout à fait conique chez les nullipares, il s'aplatit sensiblement pendant la grossesse et toutes les fois que l'utérus augmente de volume. L'abus du coït, les grossesses répétées ont pour effet constant la diminution de sa saillie. Cazeaux a constaté que sur deux femmes ayant eu, l'une dix-sept, l'autre dix-neuf enfants, le col ne faisait plus la moindre proéminence dans le vagin.

Un orifice quelquefois arrondi chez les vierges, mais presque toujours en forme de fente transversale, divise l'extrémité du col en deux lèvres réunies par des commissures épaisses ; l'ensemble porte le nom de *museau de tanche.* Il est rare qu'après un premier accouchement l'orifice du col n'ait pas été déchiré sur plusieurs points de son pourtour. Quant aux dimensions de cet orifice, elles sont toujours plus considérables chez la femme qui a fait des enfants que chez la nullipare. Sa largeur varie :

D'après Huschke, de 4 à 7 millimètres chez les vierges, de 15 à 18 millimètres chez les multipares.

D'après Guyon, de 6 à 8 millimètres chez les vierges, de 10 à 15 millimètres chez les multipares.

Les deux lèvres du museau de tanche ne font pas également saillie à l'intérieur du vagin. La lèvre antérieure est la plus saillante, la plus basse et surtout la plus aisée à découvrir, à cause de la direction du col en arrière. La lèvre postérieure, bien que moins proéminente, est cependant la plus longue, parce que l'insertion du vagin remonte plus haut en arrière du col qu'en avant. Je rappelle que pour atteindre sûrement le museau de tanche, il est préférable de suivre, avec le doigt, la paroi postérieure du vagin. La sensation que fait éprouver à l'index l'extrémité du col est une de celles que l'on n'oublie pas après l'avoir perçue une première fois ; Antoine Dubois la comparait, avec beaucoup de raison, à la sensation que l'on éprouve lorsqu'on touche l'extrémité du lobule du nez.

La *cavité* de l'utérus [*n*], très-petite relativement au volume total de l'organe, diffère sensiblement par ses dimensions, suivant qu'on l'examine chez l'enfant, chez la nullipare ou chez la multipare. Elle représente un canal aplati d'avant en arrière, large au niveau du corps, étroit à l'intérieur du col, avec un étranglement marqué à la hauteur de l'isthme. Sa longueur totale serait, d'après Sappey :

Chez les nullipares 52 millimètres, dont 22 pour le corps, 25 pour le col et 5 pour l'isthme.

Chez les multipares 57 millimètres, dont 28 pour le corps, 24 pour le col et 5 pour l'isthme.

Mais il est possible, ainsi que le fait observer Courty, de trouver ces longueurs un peu plus considérables, surtout pour le corps, chez la multipare, sans qu'il y ait maladie. Cette remarque se trouve confirmée par les recherches de Richet, qui a rencontré normalement la cavité utérine longue de 59 millimètres sur un assez grand nombre de sujets. En somme, des grossesses répétées augmentent la longueur totale de la cavité, mais l'accroissement porte exclusivement sur le corps, tandis que, pour le col, on trouve une diminution constante. La longueur de l'isthme n'est pas non plus la même sur toutes les femmes. Guyon a constaté qu'elle pouvait varier de 5 à 11 millimètres; mais il ne paraît exister aucun rapport entre ces variations et le nombre des grossesses.

Dans le sens antéro-postérieur, les dimensions de la cavité utérine sont extrêmement restreintes; les parois opposées sont presque au contact, à tel point qu'on a de la peine à y mouvoir une tige très-fine. La capacité de cette cavité, mesurée avec beaucoup de soin par Sappey, est de 2 à 3 centimètres cubes chez les nullipares et de 3 à 5 chez les multipares. Guyon, reprenant ces recherches, a trouvé, de son côté, 3 à 5 centimètres cubes pour les nullipares et 5 à 8 pour les multipares, chiffres un peu plus élevés qui s'expliquent par la façon différente dont il a procédé. En poussant, avec une certaine force, des injections solidifiables dans l'utérus, il a forcément distendu un peu la cavité, tandis que Sappey s'est contenté d'y couler du mercure, sans employer aucun excès de pression. Quoi qu'il en soit, on voit que l'utérus ne saurait contenir une quantité bien considérable de liquide, sans que celui-ci coure le risque de passer dans les trompes et, de là, dans le péritoine, ce qui est toujours un danger réel.

La cavité du corps existe à peine chez le fœtus; elle devient triangulaire chez la jeune fille et chez la femme nullipare. Les deux parois opposées sont planes et lisses. Les trois côtés du triangle ont la forme d'arcs se regardant par leur convexité. A chacun des deux angles supérieurs viennent aboutir les orifices des trompes; l'angle inférieur correspond à l'ouverture supérieure de la cavité du col. Les orifices des trompes sont très-petits, ils admettent à peine une soie de sanglier et sont garnis de plicatures qui font suite à celles de la muqueuse tubaire. Ces plicatures forment, par leur adossement, le seul obstacle au passage d'un liquide de la cavité du corps dans celle de la trompe. Il faut cependant ajouter que, très-souvent, les orifices sont obstrués par des mucosités qui jouent le role de bouchon protecteur; mais rien n'autorise à admettre l'existence de cette prétendue valvule signalée autrefois par de Graaf et Wharton. Chez la multipare, la cavité est plus ample, ses parois sont plus éloignées, les bords restent rarement convexes, ils devienneut souvent rectilignes et même concaves lorsque le nombre des grossesses a été considérable.

La cavité du col [n'] est fusiforme dans le sens vertical, et aplatie d'avant en arrière. Relativement très-grande chez l'enfant, elle est toujours bien plus petite que celle du corps chez la femme pubère. Sa paroi antérieure et sa paroi postérieure présentent chacune une saillie médiane sur laquelle viennent aboutir, de chaque côté, des saillies obliques; disposition à laquelle on a donné le nom d'*arbre de vie*. L'arbre postérieur ne commence qu'à 5 ou 6 millimètres au-dessus de l'orifice inférieur du col; à mesure qu'il s'élève, il devient plus saillant et se dévie un peu à gauche. L'arbre antérieur, au contraire, est dévié à droite, de sorte que les deux parois opposées du col s'emboîtent réciproquement, et cela, d'autant mieux qu'on les examine sur un point plus élevé. Ainsi que l'a fait voir Guyon, l'emboîtement est tellement exact au niveau de l'isthme, sur une longueur de 5 millimètres, qu'il n'y a pas, à proprement parler, de cavité perméable en ce point, et qu'on éprouve parfois de très-grandes difficultés à y introduire un cathéter ordinaire de 2 millimètres, surtout chez les vierges et les nullipares. Des fibres musculaires, disposées en sphincter autour de ce détroit, viennent encore augmenter, par leurs contractions, les difficultés du cathétérisme. Une fois le rétrécissement franchi, l'instrument pénètre aisément jusqu'au fond de l'utérus. Chez une multipare, à l'état normal, on introduit assez facilement une sonde de femme dans la cavité du col, mais il faut toujours un cathéter plus petit pour traverser l'isthme. L'orifice supérieur du col se rétrécit de plus en plus après la ménopause, et finit quelquefois par s'oblitérer entièrement; ce fait, signalé autrefois par Mayer de Bonn, Breschet et Velpeau, a été vérifié par Guyon, qui, en examinant 22 femmes de 55 à 70 ans, en a trouvé 13 sur lesquelles cette ouverture était complétement fermée.

L'orifice externe est plus étroit que la cavité du col; j'ai déjà parlé de sa forme et indiqué la disposition des deux lèvres qui le circonscrivent. Parfois le col est imperforé, vice de conformation qui nécessite une intervention chirurgicale pour assurer l'écoulement des menstrues. D'autres fois, l'orifice est à peine apparent et doit être agrandi; l'atrésie de cet orifice peut tenir, dans certains cas, à une cause pathologique; c'est ainsi qu'on la voit succéder à la formation de brides cicatricielles, après la guérison de certaines ulcérations. Lorsque le col est conique, l'ouverture est ordinairement située au sommet du cône, mais elle se trouve quelquefois placée en avant ou en arrière. Il est rare que cet orifice s'oblitère pendant la vieillesse.

Si l'on étudie l'utérus au point de vue de la structure, on trouve : en dehors, une membrane séreuse, le péritoine, assez intimement adhérente aux tissus sous-jacents, mais n'enveloppant qu'une portion limitée de l'organe ; à l'intérieur de la cavité, une membrane muqueuse dont je dirai quelques mots dans un instant. Entre ces deux membranes, les parois utérines sont constituées, à l'état de vacuité, par un tissu dur, blanchâtre, d'apparence fibreuse, mais qui, malgré cet aspect, n'en est pas moins, comme le dit Courty, un véritable appareil contractile et érectile à la fois. D'après Sappey, l'épaisseur de ces parois est, en moyenne, de 10 millimètres au niveau du fond ; elle descend à 8 millimètres, au voisinage de l'insertion des trompes, et varie de 12 à 15 millimètres, suivant les points, le long des bords latéraux. Leur tissu propre se compose de fibres musculaires lisses, formant trois couches superposées et diversement entrecroisées, dont la connaissance complète est due aux travaux de Weitbrecht, de Boivin, de Dugès, d'Hélie, de Pajot, de Deville, de Rouget, etc. Entrer dans le détail de cette exposition serait sortir du cadre que je me suis imposé. Qu'il me suffise de dire qu'au niveau de l'ouverture supérieure du col, ces fibres forment un sphincter annulaire dont l'action, pendant le cathérérisme utérin, vient d'être signalée, tandis que, dans l'intérieur du col, elles affectent des directions obliques et verticales en rapport avec les nervures de l'arbre de vie. Il est à remarquer que le tissu de toute cette portion cervicale paraît plus rouge à la coupe et plus congestionné que celui du corps.

Le tissu musculaire de l'utérus se compose, à l'état de vacuité, de fibres lisses, dont chacune mesure de $0^{mm},05$ à $0^{mm},07$ de long. Pendant la grossesse, il se fait un développement considérable de nouvelles fibres musculaires ; en outre, chacune des fibres préexistantes s'hypertrophie au point de mesurer dix fois sa longueur primitive. Après l'accouchement, l'atrophie ramène ces éléments à leur état normal. Au reste, le tissu musculaire de l'utérus est toujours dans une sorte d'équilibre instable, au moins pendant toute la durée de la puberté ; à chaque période menstruelle, il acquiert un nouveau développement, pour revenir à son point de départ dans l'intervalle des règles. Les fibres lisses sont reliées entre elles par un tissu conjonctif qu'il est toujours possible de démontrer, même en dehors de la grossesse.

On doit à Rouget la connaissance de ce fait, que le tissu de l'utérus, à part sa structure musculaire, est encore un véritable tissu érectile. Les artères qui le traversent, au lieu de se diviser dichotomiquement, sont garnies, à leur pourtour, de bouquets vasculaires composés chacun de 3 à 10 branches tout à fait analogues aux artères hélicines des autres tissus érectiles de l'organisme. Ces branches traversent librement les sinus utérins et, après avoir décrit d'innombrables circonvolutions, viennent se terminer dans les trabécules musculaires. On peut déterminer artificiellement, sur le cadavre, l'érection de l'utérus et des ovaires, en poussant une injection par les veines ovariques ; à mesure que l'injection pénètre, on voit ces organes, jusque-là flasques et pendants, se gonfler, devenir turgides et acquérir un volume de moitié plus considérable qu'auparavant.

La muqueuse qui tapisse l'intérieur de la cavité utérine est intimement unie aux tissus sous-jacents, dont elle ne se distingue ni par sa densité, ni par sa coloration, pendant l'état de vacuité de l'utérus ; aussi est-elle restée longtemps méconnue des anatomistes. C'est seulement à chaque période menstruelle, et surtout pendant la grossesse, qu'elle s'hypertrophie et prend des caractères nettement tranchés. Coste, le premier, démontra, d'une manière certaine, l'existence de cette membrane, dont l'étude anatomique et histologique a été complétée, depuis, par les recherches de Courty, de Ch. Robin, de Colin, de A. Richard, etc. Grâce à ces travaux, on connaît aujourd'hui la structure de la muqueuse utérine à l'état normal, les modifications qu'elle subit à l'époque des règles, sa transformation en membrane caduque pendant la grossesse et sa régénération après l'accouchement.

Dans le corps de l'utérus, cette membrane présente son maximum d'épaisseur vers la partie moyenne de l'organe, où elle aurait, d'après Coste, de 3 à 6 millimètres ; elle s'amincit considérablement vers les orifices des trompes. Elle est lisse, sans papilles ni villosités, mais criblée d'une multitude de petites ouvertures, visibles à l'œil nu, correspondant à autant de glandes tubuleuses contenues dans l'épaisseur de la muqueuse. Ces glandes sont quelquefois assez longues pour atteindre le tissu musculaire, par leur extrémité terminée en cul-de-sac. Elles participent à l'hypertrophie générale de l'organe pendant la gestation, et deviennent parfois le point de départ des écoulements leucorrhéiques, mais beaucoup moins souvent que les glandes du col. Dans l'intervalle des glandes, le derme muqueux est constitué par un tissu conjonctif renfermant un très-grand nombre de noyaux ; c'est, en quelque sorte, un tissu à l'état embryonnaire, toujours prêt à se développer, lorsque les circonstances l'exigent. Le tout est revêtu, en temps ordinaire, d'un épithélium à cils vibratiles, dont les cellules deviennent pavimenteuses pendant la grossesse, lorsque la muqueuse utérine se transforme en caduque. A l'époque de la menstruation, la muqueuse se boursoufle, elle devient mollasse, inégale, recouverte de plis nombreux, violacée, gorgée de sang et parsemée de taches ecchymotiques ; son épaisseur augmente et peut atteindre, exceptionnellement, 8 ou 10 millimètres. La sécrétion des glandes augmente toujours sensiblement, quelques jours avant l'apparition des règles, et reste encore très-abondante, quelques jours après leur cessation.

Dans le col, la muqueuse est beaucoup plus mince que dans le corps, mais elle adhère aussi intimement aux tissus sous jacents ; son épaisseur ne va pas au delà de 1 ou 2 millimètres. Elle conserve, même pendant la menstruation, une coloration rosée, bien qu'elle soit alors plus vascularisée qu'à l'ordinaire. Elle est ridée à la surface et composée d'un tissu conjonctif, dans lequel prédominent les éléments embryonnaires. L'épithélium qui la recouvre est constitué par des cellules coniques à cils vibratiles. Cette membrane contient, comme celle du corps, un très-grand nombre de glandules, considérées autrefois comme des glandes tubuleuses, mais qu'il faut ranger dans la catégorie des glandes en grappe, ainsi que l'a fait voir Sappey. Les conduits excréteurs de ces glandules viennent s'ouvrir, dans toute la longueur du col, au fond des sillons qui séparent les branches de l'arbre de vie ; il s'en écoule un liquide toujours alcalin, tandis que celui du vagin est acide. Ce mucus épaissi forme, chez le fœtus et parfois chez l'adulte, pendant la grossesse, un bouchon gélatineux qui remplit entièrement la cavité du col. L'hypertrophie de ces glandules donne naissance à de petits kystes transparents, considérés autrefois, à tort, comme des ovules, et désignés sous le nom impropre d'*œufs de Naboth*. Lorsque le canal excréteur est oblitéré, ces kystes peuvent acquérir un volume considérable et former cette sorte de tumeur nommée par Huguier *polypes folliculaires*. Les écoulements leucorrhéiques sont principalement dus à l'hypersécrétion des glandes du col, et l'on sait avec quelle ténacité désespérante le catarrhe utérin résiste parfois, même à l'application d'agents modificateurs portés directement dans la cavité du col ; on s'expliquera ces insuccès en songeant que les orifices des petits canaux excréteurs, profondément enfouis au milieu des plicatures de l'arbre de vie, se dérobent, pour la plupart, à l'action immédiate des topiques.

Les vices de conformation de l'utérus ou de ses annexes sont très-variés, mais leur étude détaillée m'entraînerait beaucoup trop loin, et leur simple énumération serait sans intérêt. Tous se rapportent, du reste, à des arrêts de développement. Sur certains sujets, on a vu les organes génitaux internes faire entièrement défaut. Je me rappelle, pour ma part, avoir disséqué, pendant le cours de mes études, une femme extérieurement bien conformée, et dont les mamelles étaient normalement développées, mais chez laquelle il n'existait que la vulve et la partie inférieure du vagin terminée en cul-de-sac ; l'utérus et son col, les trompes, les ovaires manquaient, et la vessie affectait, avec le rectum, les mêmes rapports que chez l'homme.

Je me suis efforcé d'exposer d'une manière complète les connexions du vagin et de l'utérus ; aussi n'aurai-je que peu de chose à dire du *rectum* [*q*] chez la femme. On peut, comme chez l'homme, diviser l'extrémité terminale du tube digestif en trois portions. La première s'étend de l'anus [*r*] au point où l'intestin s'adosse à la paroi postérieure du vagin ; elle est longue de 4 centimètres et se dirige de bas en haut et d'arrière en avant. La seconde est curviligne et longue de 6 ou 8 centimètres ; elle se continue, en bas, avec la première, et se termine, en haut, au niveau du cul-de-sac utéro-rectal. La troisième va jusqu'à la symphyse sacro-iliaque ; sa longueur varie de 13 centimètres et demi à 16 centimètres ; elle est directement située derrière la face postérieure de l'utérus ; aussi est-il possible, par le toucher rectal, d'apprécier tous les changements de volume de la matrice, et de sentir les corps fibreux implantés dans la paroi postérieure de cet organe. On conçoit que la compression de l'intestin par l'utérus puisse donner lieu au ténesme rectal, et même, si elle est prononcée, à la rétention des matières fécales. Par contre, l'accumulation des fèces, dans les deux portions inférieures du rectum, peut comprimer le vagin et même l'urèthre.

Latéralement, le rectum est en contact avec les ligaments utéro-sacrés. En arrière, il affecte, par rapport au sacrum et au coccyx, la même disposition que chez l'homme.

Coupe transversale du bassin chez la femme.

L'examen d'une coupe transversale du bassin fait bien comprendre par quels moyens l'utérus est maintenu en place dans la cavité pelvienne ; il permet, en outre, d'étudier, dans leurs rapports normaux, les annexes de l'utérus, c'est-à-dire les ligaments ronds, les ovaires et les trompes. En jetant les yeux sur une pareille coupe, on voit que le bassin est limité en avant par la symphyse pubienne, ou plutôt par l'insertion inférieure des deux muscles droits [*a-a*] sur le corps du pubis ; en arrière, par le sacrum [C], et latéralement, par le corps de l'ischion [B-B]. Entre la partie antérieure de l'ischion et la symphyse pubienne, se voit une portion du canal inguinal, sous laquelle on rencontrerait la branche horizontale du pubis. En arrière, l'espace compris entre le bord postérieur de l'ischion et les côtés du sacrum, correspond à la grande échancrure sciatique; on y remarque les branches descendantes de l'artère hypogastrique [*p-p*] et les nerfs du plexus sacré [*q-q*]. Tels sont les organes qui limitent la cavité pelvienne.

Les parties molles extérieures au bassin n'ont pas une égale épaisseur partout. Au devant du pubis, la paroi n'est formée que par la peau et le tissu adipeux du mont de Vénus; mais c'est surtout en arrière du sacrum, sur la ligne médiane, que le tégument est presque immédiatement appliqué sur le squelette.

Latéralement, au contraire, d'épaisses masses musculaires et adipeuses viennent matelasser le bassin, jouant ainsi le rôle de coussinet protecteur contre les violences extérieures; elles contiennent les muscles de la fesse et ceux qui se rendent du bassin au grand trochanter fémoral. Enfin, en avant de l'os iliaque, on voit une région, la région inguino-crurale, dont la description sera faite en son lieu, et dans laquelle on rencontre : le muscle couturier [*d-d*], le psoas [*b-b*], l'artère crurale [*m-m*], la veine crurale [*n-n*], le nerf du même nom [*o-o*], et les ganglions lymphatiques [D-D] du pli inguinal.

La coupe de la cavité pelvienne présente une forme elliptique ou un peu ovale. J'en ai déjà indiqué, précédemment, les principales dimensions. Son diamètre transversal, d'une cavité cotyloïde à l'autre, est d'environ 108 millimètres; la présence du muscle obturateur interne [*l-l*] ne diminue cette longueur que d'une bien petite quantité. On y remarque, sur la ligne médiane : la vessie, l'utérus et le rectum; toutefois, ces trois organes ne sont pas, à proprement parler, contenus dans la même loge, et voici comment : De chaque côté de l'utérus, part un repli du péritoine, le *ligament large*, dont le bord interne se fixe aux bords latéraux du vagin et de l'utérus, et dont le bord externe aboutit à la paroi latérale du bassin. Le bord inférieur du ligament large adhère au plancher périnéal, tandis que son bord supérieur flotte librement à la hauteur du fond de la matrice. Je ne fais qu'indiquer ici ces particularités, sur lesquelles je compte revenir dans un instant; mais il est facile d'en conclure que la matrice et les deux ligaments larges forment une sorte de cloison verticale qui divise la cavité du bassin en deux loges distinctes : une antérieure, contenant la vessie, et une postérieure, occupée par le rectum. Il va sans dire qu'au-dessus de l'utérus, et partant, au-dessus des ligaments larges, la cloison n'existe plus, et la cavité redevient unique.

Pour éviter des répétitions inutiles, je laisserai de côté ce qui est relatif à la *vessie* [r] et au *rectum* [z]; je m'occuperai donc exclusivement des moyens de fixité de l'utérus et de l'étude des annexes : ovaire et trompe.

L'*utérus* [u], en forme de cône, reposant sur son extrémité la plus étroite, serait dans un état constant d'instabilité, s'il n'était relié aux parois du bassin par des ligaments spéciaux qui en assurent l'immobilité, au moins dans une certaine mesure. Il est incontestable, comme le fait observer Malgaigne, que les anses intestinales, logées dans toutes les anfractuosités du bassin, soutiennent aussi la matrice de tous côtés et contribuent à en prévenir les déplacements. Mais on ne saurait prétendre, comme on l'a fait quelquefois, que le vagin remplisse le même but. Il suffit de se rappeler la mollesse, la flaccidité de ce conduit, pour comprendre combien est irrationnelle cette opération, qui consiste à rétrécir le vagin pour guérir le prolapsus utérin. Pour empêcher le déplacement de se reproduire, il faudrait pouvoir soutenir le vagin à son tour ; mais je n'insiste pas, car cette pratique est aujourd'hui justement abandonnée.

La matrice est fixée par son col en avant et en arrière, par son corps sur les côtés. Les ligaments antérieurs du col se dirigent vers la vessie ; on les nomme ligaments *vésicaux-utérins ;* mais on ne peut pas dire qu'il y ait là, en réalité, de véritables ligaments, comme on l'entend ordinairement ; le col n'est guère relié à la vessie que par des adhérences celluleuses, au-dessus desquelles s'étale le cul-de-sac vésico-utérin du péritoine. Néanmoins, il est certain que ces adhérences, en rattachant le col au pubis, l'empêchent de se porter en arrière.

Les ligaments postérieurs sont indifféremment appelés ligaments *utéro-sacrés* ou *ligaments de Douglas*. Ils naissent en arrière du col, au niveau de l'insertion postérieure du vagin, puis ils se dirigent en arrière, formant une double saillie en forme d'arc à concavité supérieure, et vont se fixer à la troisième pièce du sacrum, immédiatement en dedans de la symphyse sacro-iliaque. On peut souvent les suivre jusqu'à la dernière vertèbre lombaire, ce qui leur a fait imposer, par Huguier, le nom de ligaments *utéro-lombaires*. En traversant, d'avant en arrière, le plancher du bassin, ils soulèvent le bord inférieur du ligament large correspondant, et déterminent, de chaque côté du cul-de-sac utéro-rectal du péritoine, la formation d'un repli séreux, nommé *pli de Douglas*. Les ligaments utéro-sacrés sont presque entièrement constitués par des fibres musculaires lisses venues de la face postérieure de l'utérus. Ils fixent le col en arrière et l'empêchent de s'abaisser, mais ils cèdent peu à peu sous une traction modérée et soutenue, ce qui permet d'amener le col jusqu'à l'entrée de la vulve dans certaines opérations. Inutile d'ajouter que leur relâchement prédispose au prolapsus utérin.

En faisant abstraction des autres moyens de suspension de l'utérus, et en considérant seulement les ligaments insérés en avant et en arrière du col, on voit qu'il y a là comme une espèce d'anneau suspenseur qui s'oppose également soit à l'ascension, soit à la descente de l'organe, mais qui lui permet d'osciller autour de ce point dans toutes les directions. Or, comme cet anneau correspond à la partie supérieure du col, et que, d'autre part, le corps et le col forment un tout rigide, il en résulte que lorque le fond de la matrice oscille dans un sens, la portion intra-vaginale du col oscille précisément en sens opposé. En vertu de ce mouvement de bascule, le col se porte en arrière pendant l'antéversion, en avant pendant la rétroversion, à droite lorsque le fond est en latéro-version du côté gauche, et *vice versâ*. On pourrait, avec quelque justesse, comparer cette disposition au mode de suspension employé à bord des navires pour maintenir les lampes toujours verticales, malgré le roulis. Ai-je besoin d'ajouter que l'utérus devient de plus en plus mobile après des grossesses répétées?

Les moyens d'union du corps sont surtout importants à connaître : ils sont constitués par les *ligaments larges*, replis péritonéaux dont j'ai brièvement indiqué, plus haut, la direction générale, mais dont je dois maintenant compléter l'étude. Les ligaments larges sont tendus des parties latérales du vagin et de l'utérus aux parois du bassin. Ils sont formés par l'adossement de deux feuillets du péritoine dont l'un passe en avant et l'autre en arrière de l'utérus. Réunis à la matrice, ils constituent une cloison verticale qui partage la cavité du bassin en deux loges indépendantes : une loge antérieure, vésicale ; une loge postérieure, rectale. Leur forme est irrégulièrement quadrilatère. Leur bord interne semble se détacher des faces latérales du vagin et de l'utérus, mais en réalité les deux feuillets qui le composent passent en avant et en arrière de ces organes, pour se continuer dans le ligament large du côté opposé. Leur bord externe se dirige vers la paroi latérale du bassin, au niveau de la partie moyenne du corps de l'ischion ; mais un peu avant d'y arriver, ses deux feuillets s'écartent et prennent des directions différentes : le feuillet antérieur se porte en avant et va se confondre avec le péritoine qui limite la loge vésicale; le feuillet postérieur se dirige en arrière et va tapisser les parois de la loge rectale. Le bord inférieur, convexe, s'insère au plancher du bassin ; mais, de même qu'au bord externe, ses deux feuillets se dissocient un peu au-dessus de leur insertion, l'antérieur allant du côté de la vessie et le postérieur vers le cul-de-sac utéro-rectal. La ligne suivant laquelle ce bord adhère à la paroi inférieure du bassin, correspond à la ligne bisciatique et partage la face supérieure du périnée en deux portions inégales représentant assez exactement la portion génitale et la portion anale de cette région. Le bord supérieur des ligaments larges est libre ; il forme trois replis séreux ou *ailerons* dans l'épaisseur desquels sont compris : le ligament rond en avant, la trompe au milieu, l'ovaire et son ligament en arrière.

Entre les deux feuillets du péritoine, ces ligaments sont constitués par une lame blanchâtre considérée jusqu'à ces derniers temps comme une charpente fibreuse, mais qui n'est autre chose qu'un plan de fibres musculaires lisses. Ces fibres, en continuité manifeste avec les fibres musculaires superficielles de l'utérus, forment une large membrane dont les éléments sont diversement entrecroisés, une sorte de réseau dans les mailles duquel sont contenus et englobés les organes compris dans l'épaisseur du ligament large. Les interstices des fibres musculaires sont occupés par un tissu conjonctif lâche, se continuant, en bas, avec le tissu placé autour des ligaments sacro-sciatiques et, par conséquent, avec le tissu conjonctif profond de la fesse. C'est en suivant cette voie que les épanchements sanguins ou les abcès des ligaments larges peuvent fuser au-dessous du grand fessier ; on voit aussi quelquefois les thrombus, développés primitivement sur les parties latérales du vagin, aller former de vastes ecchymoses au-dessous du bord inférieur de ce muscle.

Abstraction faite de leur contractilité, les ligaments larges maintiennent l'utérus de chaque côté et s'opposent à ses déplacements latéraux ; en outre, la tension de leur lame antérieure empêche la matrice de se porter en arrière, de même que la tension de leur lame postérieure l'empêche de se porter en avant. Mais il en est de ces ligaments comme de ceux que j'ai précédemment décrits ; la grossesse les distend et leur fait perdre leur ressort, aussi les rencontre-t-on toujours plus ou moins relâchés, chez les femmes qui ont eu plusieurs enfants.

Chaque ligament large contient, entre ses deux feuillets séreux, et au milieu même de sa couche musculeuse, des organes variés dont j'ai maintenant à dire un mot, pour compléter l'étude de la cavité pelvienne. Ces organes sont : 1° le ligament rond, cordon musculaire destiné à fixer le fond de l'utérus ; 2° l'ovaire et la trompe, parties essentielles dont les fonctions se rattachent à l'ovulation ; 3° le corps de Rosenmüller ; 4° des vaisseaux et des nerfs.

Les *ligaments ronds* [*v-v*] sont compris dans l'aileron antérieur du ligament large ; ils partent de chaque côté du fond de l'utérus, en avant et un peu au-dessus de la trompe. D'abord dirigés en avant et en dehors, ils gagnent le détroit supérieur du bassin, puis se recourbent en dedans et s'engagent dans l'orifice interne du canal inguinal. Après avoir parcouru ce canal dans toute sa longueur, comme le fait le cordon des vaisseaux spermatiques chez l'homme, ils sortent par l'orifice externe et vont se terminer dans l'épaisseur de la grande lèvre, ou plutôt, comme nous l'avons vu, dans le sac dartoïque, par une extrémité pénicillée. Quelques fibres, détachées de leur partie moyenne, se fixent à la paroi inférieure du canal inguinal ; un autre faisceau, dont l'existence a été contestée par plusieurs anatomistes, notamment par Cruveilhier, s'insère à l'épine du pubis. Les ligaments ronds ne sont nullement constitués par du tissu fibreux, ainsi qu'on l'a cru pendant longtemps ; toutes leurs fibres proviennent des parties latérales de la matrice et sont de nature musculaire. Ils jouissent donc d'une certaine contractilité et peuvent être considérés comme de véritables ligaments actifs. Leur raccourcissement détermine l'antéflexion ou l'antéversion ; leur allongement ou leur relâchement permet la rétroflexion ou la rétroversion ; enfin leur inégalité de longueur favorise les inflexions latérales de la matrice. De même que le cordon des vaisseaux spermatiques, chaque ligament rond est accompagné, chez le fœtus, d'un prolongement du péritoine, le *canal de Nuck*, qui s'oblitère à une époque variable et qui parfois reste perméable pendant toute la vie ; ai-je besoin d'ajouter que, dans ce dernier cas, le sac dartoïque peut devenir le siége, soit de hernies, soit de collections séreuses identiques avec les hydrocèles congénitales de la tunique vaginale chez l'homme ?

L'*ovaire* [*x-y*] occupe l'aileron postérieur du ligament large et se relie à l'utérus par un cordon ligamenteux entièrement composé de fibres musculaires lisses, en continuité directe avec celles de la face postérieure de la matrice. Il représente un corps ovoïde, de dimensions variables suivant les sujets, mais assez généralement comparable à une amande pour le volume. Au reste, l'ovaire, comme les autres annexes de l'utérus, prend un surcroît d'activité pendant la gestation. Libre et flottant dans l'intérieur du bassin, il n'y occupe aucune position fixe, à moins que des adhérences morbides ne le soudent aux parois de la matrice, ainsi qu'on l'observe quelquefois ; il est, le plus souvent, entouré de circonvolutions intestinales qui le maintiennent à égale distance de la vessie et du rectum. Sa grande mobilité lui permet de se déplacer et de s'engager dans une des ouvertures de la paroi abdominale, pour aller faire hernie au dehors ; c'est ainsi qu'on l'a rencontré dans le canal crural, dans l'anneau ombilical, et même dans l'échancrure ischiatique, comme le prouvent les faits cités par Papeu de Gœttingue et par Camper. Mais, de toutes ces hernies de l'ovaire, les plus fréquentes sont celles qui se font par le canal inguinal ; Bessière en publia la première observation au XVIIe siècle; Deneux, Murat, Pott, en ont rapporté des exemples remarquables, et Cruveilhier les a observées en assez grand nombre sur les vieilles femmes de la Salpêtrière. Il est rare que la trompe n'accompagne pas l'ovaire dans tous ces déplacements, ce qui se comprend aisément, puisque ces deux organes sont reliés l'un à l'autre.

D'après les recherches récentes de Rouget, l'ovaire se compose de deux parties distinctes : 1° une partie centrale, correspondant au hile et formant comme une sorte de bulbe de nature spongieuse et érectile ; 2° une partie périphérique, blanchâtre, dans laquelle se développent les vésicules de Graaf. On sait que cette seconde portion n'attend pas la puberté pour entrer en activité, car on trouve déjà les ovules en très-grand nombre chez l'enfant.

La *trompe* [*w*] est un tube flexueux, long d'environ 12 centimètres, et situé dans l'aileron moyen du ligament large. Dirigé d'abord transversalement, il se contourne, dans sa moitié externe, et décrit une courbe dont la concavité regarde en arrière, en dedans et en bas. Sa portion la plus étroite se fixe au niveau de la corne de l'utérus. En s'éloignant de la matrice, la trompe augmente graduellement de volume et se termine par une extrémité libre, frangée à son pourtour, appelée *pavillon* à cause de sa forme évasée. Le pavillon flotte dans le bassin, mais il est rattaché à l'ovaire par une languette musculeuse, le *ligament* de la trompe. De même que le volume extérieur, le calibre intérieur de la trompe va en augmentant, depuis l'extrémité adhérente jusqu'au pavillon. Au voisinage de la matrice, les parois sont très-épaisses et le canal presque capillaire, disposition qui rappelle celle du conduit déférent chez l'homme ; plus loin, le calibre s'accroît en même temps que l'épaisseur des parois diminue, de telle sorte que celles-ci restent affaissées sur plus de la moitié de la longueur de la trompe. L'ouverture utérine (*ostium uterinum*) n'a guère plus de 1 millimètre et demi de diamètre ; l'orifice externe (*ostium abdominale*) s'ouvre au milieu du pavillon et communique directement avec la cavité péritonéale ; il est habituellement assez large pour admettre une plume à écrire. Il n'est pas rare de rencontrer, sur d'autres points du conduit, des ouvertures anormales constituant autant de pavillons accessoires ; cette particularité, signalée par G. Richard, est une condition fâcheuse pour la fécondation et pour le transport de l'œuf fécondé. Je ne veux point entrer ici dans le domaine de la physiologie pure ni m'étendre longuement sur les phénomènes si intéressants, liés à l'ovulation. Qu'il me soit seulement permis de rappeler que, comme tube conducteur, la trompe a une double fonction à remplir : d'une part, livrer passage aux spermatozoïdes depuis l'utérus jusqu'à l'œuf à féconder ; d'autre part, conduire celui-ci, fécondé ou non, depuis l'ovaire jusqu'à la cavité utérine. Il faut donc, pour que cette double fonction s'exécute régulièrement, que le pavillon puisse librement se porter sur le point de l'ovaire où siége l'ovule à féconder ou à transporter. S'il est fixé en un point quelconque du péritoine par des adhérences pathologiques, l'œuf mis en liberté ne peut pénétrer dans la trompe, il tombe dans la cavité du péritoine et peut donner lieu à une grossesse abdominale, si la fécondation a déjà eu lieu. Dans le cas contraire, il est résorbé ou devient le point de départ d'un kyste.

La communication directe de la trompe avec l'intérieur de la séreuse abdominale peut permettre au liquide contenu dans l'utérus de refluer jusque dans le péritoine et d'y occasionner des accidents d'une extrême gravité. J'ai déjà appelé l'attention sur ce point et j'ai signalé tout le danger des injections intra-utérines. En principe, je crois qu'il est prudent de s'en abstenir ; toutefois, si l'on veut les employer, on fera bien de pousser tout au plus 2 ou 3 grammes de liquide, avec beaucoup de douceur, et en introduisant dans le col une canule très-étroite, pour permettre le libre retour du liquide entre la canule et les parois. Quant aux injections vaginales, elles sont tout à fait inoffensives ; en poussant une injection par la cavité du col, Guyon a pu faire facilement pénétrer le liquide dans les trompes, mais il n'y a jamais réussi en injectant par la vulve, alors même qu'il avait lié le vagin sur la canule de la seringue.

La structure de la trompe est essentiellement musculeuse ; les fibres lisses qui la composent sont disposées sur deux plans : un plan superficiel, formé de fibres longitudinales, et un plan profond, constitué par des fibres circulaires. Ces fibres déterminent, par leur contraction, des mouvements péristaltiques bien évidents, sur les animaux qu'on sacrifie pendant l'ovulation. A l'extérieur, elle est entourée de tous côtés par les fibres musculaires des ligaments larges. A l'intérieur, elle est garnie d'une membrane muqueuse dont la surface forme des plis longitudinaux, et dont l'épaisseur renferme des glandes tubuleuses décrites par Hennig. Cette muqueuse se continue, d'un côté, avec la muqueuse utérine et de l'autre avec le péritoine, sur le bord libre du pavillon ; elle est recouverte d'un épithélium vibratile dont les cils se meuvent du pavillon vers l'utérus, direction en rapport avec la marche suivie par l'ovule.

On trouve encore dans les ligaments larges, au voisinage de l'ovaire, un petit organe désigné sous le nom de *corps de Rosenmüller* et composé exclusivement de petits tubes, derniers vestiges des corps de Wolff. Cet organe, dont les fonctions sont nulles chez l'adulte, peut devenir le point de départ de kystes susceptibles d'acquérir un volume considérable, mais qui restent ordinairement uniloculaires ; tandis que les kystes formés par les vésicules de Graaf sont, le plus souvent, composés de plusieurs loges.

Les *artères* destinées à l'utérus et au vagin gagnent leur destination en cheminant entre les feuillets des ligaments larges ; sur l'utérus pas plus que sur l'intestin, les vaisseaux ne perforent le péritoine pour atteindre les organes.

L'artère *ovarienne* ou *utéro-ovarienne* représente la spermatique chez la femme ; comme cette dernière, elle provient de l'aorte. Elle gagne l'angle supérieur de l'utérus et descend le long des bords latéraux où elle s'anastomose avec l'*utérine*. Celle-ci, toujours volumineuse, décrit de très-nombreuses flexuosités qui s'exagèrent encore pendant la grossesse. Elle atteint la paroi latérale du vagin et remonte sur les côtés du corps de l'utérus. La *vaginale*, située beaucoup plus bas, fournit deux rameaux principaux : un pour le col de la vessie et le canal de l'urèthre, un autre pour le bulbe du vagin.

Les *veines*, très-nombreuses, adhèrent au tissu de la matrice comme les veines sus-hépatiques au tissu du foie. Peu apparentes à la coupe, hors l'état de gestation, elles le deviennent davantage à l'époque menstruelle et surtout pendant la grossesse, où elles acquièrent un calibre énorme et méritent le nom de *sinus* utérins, sous lequel on les désigne alors. Elles émergent le long des bords latéraux de l'utérus et forment, dans l'épaisseur des ligaments larges, des plexus fort remarquables dont les branches inférieures se rendent aux veines hypogastriques, tandis que les branches supérieures aboutissent à droite dans la veine cave, à gauche dans la veine rénale, comme les branches des plexus pampiniformes de l'homme. Elles sont plongées au milieu des fibres musculaires qui forment la charpente des ligaments larges. Il est probable, ainsi que l'avance Richet, que la plupart des hémato-cèles péri-utérines sont dues à la rupture de quelques-unes de ces veines devenues variqueuses ; cette opinion est d'autant plus vraisemblable que les branches des plexus ovariens du côté gauche sont très-souvent dilatées, ce qu'il faut attribuer à la compression exercée par l'*S* iliaque du côlon.

Les *lymphatiques* suivent le trajet des vaisseaux sanguins ; ceux de la partie inférieure de l'utérus aboutissent aux ganglions pelviens latéraux ; ceux de la partie supérieure se rendent aux ganglions lombaires. Cruikshank et Cruveilhier, après lui, les ont rencontrés pleins de pus, chez des femmes mortes de métro-péritonite, après l'accouchement.

Les *nerfs* de l'utérus proviennent des plexus lombo-aortiques, et particulièrement des plexus ovariques et hypogastriques ; ils sont grêles, relativement peu nombreux ; de là le peu de sensibilité de la matrice dans les circonstances ordinaires. Chez la plupart des femmes, le col est absolument insensible au toucher et même à la douleur, ce qui avait fait supposer que cette portion de l'organe était dépourvue de nerfs. Mais cette conclusion peu rigoureuse n'a pas été justifiée par les faits ; les nerfs du col ont été trouvés par Longet, Rendu, Froment, Boullard. D'ailleurs, on sait que si l'insensibilité du museau de tanche est fréquente, elle n'est pas générale. Enfin, les recherches précises de Boullard, de Rendu et de Snow Beck ont démontré que les nerfs utérins ne sont pas susceptibles de s'hypertrophier pendant la grossesse, ainsi que l'ont prétendu W. Hunter, Robert Lee et Ludovic Hirschfeld.

Régions pénienne et scrotale.

1er *Plan. — Côté gauche de la figure.* — Pour des motifs sur lesquels je crois inutile de revenir, je réunirai dans un seul paragraphe les deux régions du pénis et du scrotum. La région *pubienne*, décrite séparément par quelques auteurs, ne m'occupera pas ; cette petite région sans importance se confond avec les parois de la cavité pelvienne, et doit être suffisamment connue du lecteur, après toutes les considérations qui précèdent. Au surplus, s'il restait encore quelques particularités à signaler, j'aurais soin de les indiquer chemin faisant. Pl. 87

Le *pénis*, ou *verge*, est suspendu à la symphyse pubienne, avec laquelle sa racine semble se confondre, au-dessous du pénil et au-dessus du scrotum. Son corps allongé se termine, à son extrémité libre, par une saillie conoïde un peu renflée, le *gland*, dont la base élargie porte le nom de *couronne* [C], et dont le sommet est percé d'un orifice par lequel le canal de l'urèthre s'ouvre à l'extérieur ; cet orifice est appelé *méat urinaire* [D]. Le gland, recouvert d'une muqueuse très-fine, se trouve plus ou moins caché sous un repli de la peau nommé *prépuce* [B] ; sa couronne est séparée des corps caverneux par le sillon *balano-préputial*, gouttière circulaire interrompue seulement, sur la face inférieure du gland, par le *frein*.

Organe affecté à l'émission de l'urine et surtout à la copulation, le pénis subit des modifications considérables dans son volume, sa longueur et sa direction, suivant qu'il est flasque ou à l'état d'érection. Il présente, en outre, dans son développement, de très-grandes différences individuelles. A l'état de flaccidité, il pend au-devant du scrotum et affecte une forme cylindrique. Pendant l'érection, il s'allonge, devient dur, rigide et se relève contre l'abdomen ou reste horizontal. Il prend alors la forme d'un prisme triangulaire, parfois rectiligne, souvent un peu concave sur sa face supérieure, dont les arêtes mousses et arrondies sont constituées : latéralement par les corps caverneux, inférieurement par la portion spongieuse de l'urèthre.

Le *scrotum*, désigné aussi sous le nom de *bourses*, se présente sous l'aspect d'un sac allongé verticalement, un peu aplati d'avant en arrière, suspendu au-dessous du pubis, et dont le fond pend librement entre les cuisses, au devant de la région périnéale. Un raphé médian continu, en arrière, avec celui du périnée, divise le scrotum en deux parties. Chez le fœtus, avant la descente des testicules, les bourses sont arrondies et presque collées contre le pubis. La présence des glandes séminales chez l'enfant, après la naissance, augmente notablement le volume du scrotum ; mais pendant les premières années de la vie, la portion adhérente du sac reste toujours plus élargie que le fond. Chez l'adulte, les testicules ayant pris un développement rapide, à l'époque de la puberté, le fond du scrotum se renfle, tandis que son extrémité supérieure, relativement étroite, forme une espèce de goulot nommé *collet*. Dans la vieillesse, malgré l'atrophie des glandes, la forme générale du sac ne change pas sensiblement. Le froid, les excitations vénériennes, produisent, dans l'enveloppe scrotale, une corrugation, pendant laquelle le tégument se contracte et se recouvre de rides disposées en forme d'arcs à concavité supérieure. Par contre, après une longue station debout, par la chaleur, pendant la vieillesse ou à la suite d'une longue maladie, le scrotum se relâche et acquiert une ampleur disproportionnée au volume des testicules. En général, le testicule droit descend moins bas que le gauche, de telle sorte que les deux glandes, situées à des niveaux différents, échappent plus facilement à la compression pendant le rapprochement des cuisses. Cette disposition est-elle congéniale, est-elle acquise? Tient-elle, ainsi que le voulait Blandin, à la compression que l'*S* iliaque du côlon exerce sur les vaisseaux spermatiques du côté gauche et à l'allongement qui en résulte? Ou bien faut-il l'attribuer à l'usage de nos vêtements et à l'habitude de porter le scrotum toujours du même côté? Voilà ce qu'il est assez difficile de décider. Quoi qu'il en soit, elle paraît se modifier dans certaines circonstances pathologiques, puisque sur soixante-cinq individus atteints de hernies, Malgaigne en a trouvé vingt et un chez lesquels le testicule droit descendait plus bas que le gauche.

La *peau* du pénis porte le nom de *fourreau* de la verge. Elle est fine, transparente, extrêmement mobile sur les parties sous-jacentes, ce qui lui permet de se prêter aux changements de volume que subit l'organe pendant l'érection. Grâce à cette mobilité, on peut sans peine amener au contact les lèvres d'une solution de continuité; mais en revanche, il faut prévenir, autant que possible, les érections pendant toute la durée de la cicatrisation, sous peine de voir les sutures déchirées et le succès compromis. Cette extrême mobilité de la peau de la verge doit encore être prise en considération lorsqu'on veut pratiquer l'amputation du pénis; car, si l'on se contente d'attirer la verge à soi et si l'on coupe tous les tissus au même niveau, la peau, en vertu de son élasticité, se rétractera ensuite d'autant plus que la traction préalable aura été plus énergique. La rétraction du tégument peut même être assez considérable pour laisser à découvert toute la portion horizontale des corps caverneux, jusqu'au pubis. Pour prévenir cet accident, Blandin conseillait de laisser la verge pendante et de ne faire la section qu'après avoir fait maintenir les téguments, dans leurs rapports normaux, par un aide. Aujourd'hui, grâce à l'écraseur linéaire, toutes ces précautions sont superflues; l'instrument agit sans déranger la position respective des tissus, et l'on a toujours assez de peau pour recouvrir le moignon.

Sur la face dorsale de la verge, le tégument forme des saillies longitudinales, bleuâtres, dues à la présence des veines dorsales. Il arrive parfois, dans le cours de certaines uréthrites, que ces veines, atteintes de phlébite, se transforment en cordons pleins, facilement appréciables au toucher. La circulation de retour se trouve entravée par l'imperméabilité momentanée de ces vaisseaux, et l'on voit se développer une infiltration séreuse, d'autant plus abondante que le tissu conjonctif sous-cutané se laisse aisément distendre. On sait que dans l'anasarque liée aux maladies du cœur, la verge prend souvent des proportions monstrueuses.

Dans presque toute son étendue, le tégument du pénis est glabre; on n'y rencontre quelques poils clair-semés que vers la racine de la verge où ces poils font suite à ceux du pubis. Par une exception remarquable, analogue à celle que j'ai déjà signalée dans les parties génitales externes de la femme, aux nymphes et au clitoris, la couronne du gland, bien que totalement dépourvue de poils, est garnie d'un très-grand nombre de glandes sébacées, dites *glandes de Tyson*, sécrétant une humeur odorante et onctueuse, le *smegma preputialis*. On rencontre aussi, dans les papilles dermiques du gland, des corpuscules du tact ou *corpuscules de Meissner*, semblables à ceux du bord libre des lèvres.

Le fourreau de la verge est toujours plus épais vers la racine que vers l'extrémité libre de l'organe. Dans cette dernière portion, il s'avance plus ou moins loin sur le gland, parfois dépassant à peine la couronne, d'autres fois, au contraire, recouvrant complétement le gland et le dérobant à la vue. Quoique de dimensions très-variables, le *prépuce* est toujours constitué de la même façon chez tous les individus. Après s'être avancée au-devant de la couronne du gland, la peau se réfléchit de dehors en dedans et s'adosse à elle-même, formant ainsi deux petits manchons concentriques: l'un extérieur cutané, continu avec le fourreau de la verge; l'autre intérieur, muqueux, en rapport avec le premier par sa surface externe, tandis que sa surface interne s'applique sur le gland. Le bord antérieur de ce manchon muqueux se confond graduellement avec le fourreau de la verge, sur l'extrémité libre du prépuce ou *limbe* préputial. Son bord postérieur se fixe à la lèvre postérieure de la gouttière balano-préputiale, pour se continuer avec la muqueuse du gland; on ne saurait mieux comparer cette disposition qu'à l'insertion de la muqueuse vaginale autour du col de l'utérus. Notons toutefois qu'à la face inférieure de la verge, la muqueuse du prépuce est unie au gland, sur toute sa longueur, par un double repli muqueux nommé *frein* ou *filet* de la verge. Le frein est quelquefois trop court; il gêne alors l'érection en bridant la partie inférieure du gland et en l'empêchant de se développer; un simple coup de ciseau débarrasse les malades de cette petite infirmité. Le prépuce est donc formé par un feuillet cutané et un feuillet muqueux; entre ces deux feuillets se trouve compris un tissu conjonctif tellement lâche, qu'il permet au prépuce de se dédoubler, pendant l'érection, pour découvrir le gland. Ce tissu fait suite au tissu sous-dermique du fourreau de la verge et, comme lui, ne s'infiltre jamais de graisse.

Lorsque le prépuce est court, la muqueuse du gland, habituellement découverte et soumise au frottement des vêtements, perd peu à peu ses caractères, pour revêtir ceux de la peau ; elle se recouvre alors d'une couche épaisse d'épithélium qui la préserve, jusqu'à un certain point, des maladies contagieuses. Lorsque le gland reste constamment caché sous le prépuce, sa muqueuse est rosée, luisante et enduite du smegma dont l'accumulation devient une cause de balanite, chez les sujets malpropres. Des lotions fréquentes, l'interposition d'un linge fin, au besoin une cautérisation légère au nitrate d'argent, font rapidement justice de cette affection plus gênante que grave ; cependant malgré leur peu de profondeur, les ulcérations de la balano-posthite ont parfois une conséquence assez sérieuse, leur cicatrisation pouvant amener, entre le gland et la face interne du prépuce, des adhérences très-pénibles à détruire, lorsqu'elles sont un peu étendues.

Une étroitesse exagérée du limbe préputial empêche le gland de se découvrir entièrement, même pendant l'érection ; on dit alors qu'il y a *phimosis*. Cette disposition est normale chez tous les enfants, mais on peut la considérer comme exceptionnelle chez l'adulte, car le gland prend ordinairement un développement rapide à l'époque de la puberté. Outre le phimosis *congénital*, il n'est par rare d'observer un phimosis *accidentel* après la cicatrisation des chancres du limbe préputial. Dans certains cas, l'ouverture du prépuce est tellement étroite que l'urine s'écoule difficilement au dehors, ce qui donne lieu quelquefois à la formation de calculs derrière la couronne du gland. Ces calculs présentent ordinairement une composition mixte, c'est-à-dire qu'ils sont constitués à la fois par des dépôts urineux et par de la matière grasse, mélangée de cellules épithéliales. Leur diagnostic, pas plus que leur extraction, ne présente, du reste, aucune difficulté. A un degré un peu prononcé, le phimosis devient une véritable infirmité qui met obstacle aux fonctions de reproduction, en empêchant l'érection ou en la rendant très-douloureuse ; aussi les malades qui en sont atteints demandent-ils, le plus souvent, à en être délivrés par une opération. Si la longueur du prépuce n'est pas trop exubérante, on peut se contenter d'une simple incision ou de l'excision d'un lambeau en forme de V ; mais avec un phimosis très-développé, ces moyens ne suffisent pas, ils ont surtout l'inconvénient de laisser, de chaque côté du gland, deux lambeaux carrés, disgracieux par leur forme et gênants par leur ampleur. Il faut alors s'adresser à un procédé plus radical, la circoncision. On s'est beaucoup ingénié, à toutes les époques, pour trouver des instruments qui permissent d'opérer, en un seul temps, et au même niveau, la section du feuillet cutané et du feuillet muqueux. Je ne nie pas que la chose ne soit réalisable en coupant de l'intérieur à l'extérieur, de la muqueuse à la peau ; mais si l'on divise les tissus des parties superficielles aux parties profondes, comme on le fait ordinairement, je maintiens qu'elle est tout à fait impossible. Il me sera d'ailleurs bien facile de le démontrer. Lorsque l'on veut pratiquer la circoncision, on laisse la verge en repos et l'on commence par tracer à l'encre un trait circulaire ou elliptique, indiquant sur quelle partie du tégument portera l'incision ; le trait correspond à la couronne du gland ou un peu en avant. Mais pour pouvoir diviser le prépuce d'un seul coup, soit avec les ciseaux, soit avec le bistouri, il faut nécessairement que la section soit faite en avant du gland. On allonge donc le prépuce, jusqu'à ce que le trait marqué ait dépassé l'extrémité de la verge, et on le maintient dans cette position avec des pinces. Or, que s'est-il passé pendant ce mouvement de translation ? La peau, très-mobile, a facilement cheminé, mais elle s'est déplacée seule. La muqueuse, fixée à la couronne du gland par son extrémité postérieure, ne peut point subir de déplacement semblable ; tout au plus s'est-elle allongée de quelques millimètres, et encore ferai-je remarquer que lorsque le phimosis est ancien, la muqueuse est épaisse, presque cartilagineuse et nullement extensible. La section faite, la peau se rétracte et découvre la muqueuse intacte, de sorte qu'après avoir dédoublé le prépuce, on se trouve n'en avoir enlevé que le feuillet cutané, et qu'il faut couper la muqueuse dans un second temps. Un procédé plus simple que le précédent consiste à faire, avec des ciseaux, une section longitudinale sur le dos de la verge et à exciser ensuite les deux lambeaux latéraux, en suivant la couronne du gland.

Lorsque avec un phimosis congénital ou accidentel, on fait sortir de force le gland par l'ouverture du limbe préputial, on produit un *paraphimosis*. Le pourtour de l'orifice, très-peu extensible, joue alors le rôle d'un anneau constricteur autour de la couronne du gland, et l'on observe les phénomènes ordinaires de l'étranglement, depuis un léger gonflement œdémateux jusqu'à la gangrène. C'est assez dire que les conséquences d'un paraphimosis peuvent être des plus graves. Quel que soit le volume du gonflement, il y a toujours avantage à tenter la réduction, en s'aidant d'une compression modérée et au besoin des réfrigérants, pour diminuer l'œdème. En cas d'échec, reste le débridement, qu'on tâchera de faire le moins étendu possible, en se rappelant que l'anneau constricteur est uniquement formé par la muqueuse du prépuce.

Dans la région scrotale, la *peau* forme l'enveloppe extérieure des bourses, celle à laquelle on a plus spécialement réservé le nom de *scrotum*. Elle présente toujours une coloration plus foncée que celle des autres parties du corps ; elle est même presque noire chez certains individus, mais perd peu à peu ses caractères en passant dans les régions voisines : en avant, au devant du pubis, en arrière à la région périnéale et sur les côtés à la partie interne des cuisses. On y observe des poils rares, obliquement implantés, dont les bulbes font, sur le tégument, autant de petites saillies coniques. A ces bulbes sont jointes des glandes sébacées sécrétant une humeur odorante, et surtout abondantes sur les côtés du scrotum et dans le pli inguino-scrotal. Constamment humectée par cette humeur, la peau se rapproche beaucoup, par sa mollesse, des membranes muqueuses, principalement chez les individus malpropres ; aussi est-elle assez souvent le siége de plaques muqueuses et de cette variété d'eczéma nommée *intertrigo*. On n'oubliera pas de raser toujours les poils du scrotum aussi exactement que possible, avant d'entreprendre une opération sur les bourses.

La peau du scrotum est mince, lâche, très-extensible ; elle ressemble beaucoup, sous ce rapport, à la peau des paupières. Sa minceur la rend transparente, propriété qu'on utilise pour le diagnostic de certains kystes, notamment des hydrocèles. Sa mobilité lui permet de glisser jusque sur la verge pour fournir à l'ampliation de cet organe pendant l'érection ; d'autre part, comme la peau des régions voisines est elle-même très-peu adhérente, on voit celle-ci se rapprocher de la ligne médiane, par le fait de la cicatrisation, et venir reconstituer un véritable scrotum, dans les cas où les enveloppes des testicules ont été complétement détruites par la gangrène. Grâce à son extensibilité, le scrotum se prête au développement de tumeurs quelquefois énormes ; mais une distension trop longtemps prolongée lui enlève son élasticité et l'empêche de revenir sur lui-même après l'opération. Il convient donc d'en enlever une portion, toutes les fois qu'il y aura lieu de craindre la formation de clapiers purulents. Cette pratique est d'autant plus importante que la peau du scrotum a une grande tendance à se retourner en dedans, pour peu qu'elle ne soit pas strictement maintenue.

Parmi les maladies dont le tégument des bourses est le plus souvent affecté, je signalerai, indépendamment des plaques muqueuses que j'ai déjà indiquées, le *cancer des ramoneurs*, épithélioma du scrotum analogue à celui des lèvres, et l'*éléphantiasis*, hypertrophie générale de la peau, dont le développement peut atteindre des dimensions incroyables, témoin les cas rapportés par tous les auteurs classiques et notamment celui de Delpech, dans lequel cet illustre chirurgien alla retrouver les parties génitales intactes, au milieu d'une énorme masse charnue pesant 36 kilogrammes. Enfin, on observe assez souvent des chancres sur la face antérieure du scrotum, ce qui s'explique aisément, puisque cette partie des bourses vient s'appliquer contre la fourchette pendant le coït.

2e *Plan. — Côté droit de la figure.* — Au-dessous de la peau et du tissu conjonctif, la verge est enveloppée d'une *gaîne*, ou si l'on veut, d'une sorte d'étui cellulo-fibreux [*b*], comprenant dans son intérieur les corps caverneux et la portion pénienne de l'urèthre. Cette gaîne fibreuse, déjà indiquée autrefois par Colles et plus récemment étudiée par Gardon Buck et Velpeau, n'est pas également résistante dans toute son étendue. Plus épaisse en avant, elle s'amincit très-sensiblement et devient presque celluleuse en haut, au voisinage de la symphyse pubienne, aussi est-ce surtout dans ce point qu'elle se laisse traverser par les épanchements venus de la loge périnéale inférieure ou de la portion spongieuse de l'urèthre. Son extrémité antérieure vient adhérer, d'une manière très-intime, au pourtour de la base du gland et à l'extrémité antérieure des corps caverneux. Son extrémité postérieure se continue, sans ligne de démarcation, avec l'aponévrose périnéale superficielle, ainsi que je l'ai indiqué plus haut en décrivant la région du périnée chez l'homme (voy. pages 506 et 518). Sa face externe est en contact avec le tissu conjonctif sous-cutané ; elle reçoit, vers la base de la verge, les insertions inférieures du *ligament suspenseur*, sorte de lame fibreuse constituée par un tissu conjonctif très-riche en fibres élastiques, et dont l'extrémité supérieure adhère au devant de la symphyse pubienne. Sa face profonde est assez lâchement unie aux organes sous-jacents, excepté en avant, où elle se fusionne avec l'enveloppe fibreuse des corps caverneux. D'après Gardon Buck, il s'en détacherait une lame fibreuse qui, s'interposant aux corps caverneux et à l'urèthre, formerait, pour ce dernier canal, une gaîne indépendante. J'ai plusieurs fois cherché à vérifier cette assertion de l'anatomiste américain, mais de même que Richet, j'ai toujours trouvé la face supérieure de l'urèthre adhérente à la face inférieure des corps caverneux, sans l'interposition du moindre feuillet celluleux. En résumé, la gaîne en question forme, au-dessus du fourreau de la verge, un manchon commun à tous les organes constituant le pénis, manchon fermé en avant par ses adhérences au pourtour du gland et largement ouvert, en arrière, dans la loge périnéale inférieure.

En poursuivant la dissection de ce plan sur le scrotum, on trouve, au-dessous de la peau, une couche continue, d'apparence rougeâtre ou jaunâtre, connue sous le nom de *dartos* [*a-a*]. Plusieurs anatomistes, Malgaigne entre autres, admettent, entre le dartos et le tégument, l'existence d'un *fascia superficialis* bien distinct ; il me semble qu'il y a là une exagération. Si l'on dissèque attentivement les parties, on constate que la face profonde du derme est doublée d'une couche de tissu conjonctif parfaitement isolable, au niveau du collet des bourses, et à laquelle convient le nom de fascia superficialis. Cette couche se continue, d'ailleurs, manifestement avec le fascia superficialis de l'abdomen en avant, et du périnée en arrière. Mais à mesure que l'on descend dans le scrotum, ce tissu conjonctif devient de plus en plus rare; il disparaît même complétement, un peu avant d'arriver au fond des bourses. En même temps, on voit que les fibres du dartos prennent, sur le derme cutané, des insertions d'autant plus nombreuses qu'on les étudie plus bas. Il est facile de comprendre que les choses soient ainsi disposées, en se plaçant simplement au point de vue physiologique ; car les mouvements vermiculaires du scrotum sont produits par les contractions du dartos, et il serait impossible de s'expliquer les plicatures toutes spéciales de la peau, sans une union directe entre les éléments contractiles et la face profonde du tégument.

Quoi qu'il en soit, le dartos forme une membrane continue, peu apparente sur les sujets émaciés, mais toujours bien visible sur les individus vigoureux. On peut la suivre, en avant, jusque sur l'aponévrose du muscle grand oblique, où ses fibres s'insèrent au pourtour de l'anneau inguinal externe, et sur la ligne blanche abdominale à une hauteur variable au-dessous de l'ombilic. Nous avons vu, précédemment, que son extrémité postérieure se perd dans les tissus sous-cutanés du périnée, en avant de l'anus. Sur les côtés, il se termine dans le fascia superficialis de la partie interne de la cuisse. Tandis que la peau du scrotum constitue une enveloppe commune aux deux testicules, le dartos fournit, à chaque glande séminale, une loge distincte dont la paroi interne s'adosse à celle du côté opposé, pour former la *cloison du dartos*.

Le dartos est constitué par des filaments rougeâtres dont la contractilité évidente n'avait pas échappé aux premiers observateurs, mais dont la véritable nature est restée pendant longtemps méconnue.

Dire, avec Cruveilhier, que cette membrane est formée d'un tissu spécial, *dartoïque*, c'est se payer de mots et reculer la difficulté sans la résoudre ; prétendre, avec d'autres, qu'elle se compose de tissu cellulaire élastique contractile, c'est supposer gratuitement l'existence d'un nouvel élément jusqu'à présent inconnu des histologistes. L'examen microscopique démontre que les fibres du dartos ne sont autre chose que des fibres musculaires lisses, identiques avec celles de l'utérus ou de la tunique musculeuse de l'intestin. On remarquera, du reste, que les mouvements vermiculaires du scrotum ressemblent beaucoup aux mouvements péristaltiques de l'intestin ; ils sont lents et ondulés, comme tous ceux que produisent les fibres musculaires lisses.

Vaisseaux. — Les tissus sous-cutanés de la verge et du scrotum ne sont parcourus que par des artérioles insignifiantes dont quelques-unes proviennent des *honteuses externes* [1]. Je signalerai toutefois, à la région scrotale, un vaisseau plus important, *l'artère de la cloison* du dartos, branche terminale de la périnéale superficielle. Mais l'artère la plus volumineuse des parties génitales externes de l'homme est la *dorsale de la verge* [2]. Faisant suite à la honteuse interne, dont elle est souvent la seule branche de terminaison, la dorsale gagne la face supérieure du pénis en passant entre la symphyse du pubis et les racines des corps caverneux ; après avoir traversé le ligament suspenseur, elle se loge dans un dédoublement de l'enveloppe fibreuse du pénis et se dirige d'arrière en avant, sur la face dorsale du corps caverneux correspondant, jusqu'à la base du gland, autour de laquelle elle forme une espèce de couronne. Les rameaux qu'elle fournit à la peau de la verge sont tous de très-petit calibre ; aussi est-il bien rare que l'hémorrhagie produite pendant l'opération du phimosis ne s'arrête pas d'elle-même. En revanche, ces rameaux sont très-nombreux, de même que les artérioles sous-cutanées du scrotum, et cette grande vascularité favorise singulièrement la réunion des lambeaux, après les opérations.

Toutes les *veines* du gland viennent former, en arrière de la couronne, un petit plexus d'où partent les deux veines *dorsales* [4] de la verge. Celles-ci cheminent parallèlement aux artères de même nom, recevant, sur leur parcours, des branches venues des corps caverneux ; mais au lieu d'accompagner les artères le long de la branche ischio-pubienne, elles continuent leur trajet d'avant en arrière, passent au milieu des fibres du ligament suspenseur, puis sous la symphyse pubienne et s'abouchent dans les veines de Santorini. Sur un assez grand nombre de sujets, les deux veines dorsales se fusionnent en une seule, presque dès leur origine.

Il existe, à la racine de la verge, un riche plexus veineux (voy. pl. 88-2) bien décrit par Kobelt, et auquel aboutissent toutes les veines superficielles du scrotum. De ce plexus partent les veines collatérales de l'artère honteuse interne. Quant aux veines superficielles du scrotum, elles rampent sous la peau et sont facilement visibles par transparence, à travers le tégument. On donnait autrefois le nom de *varicocèle* à la dilatation anormale de ces veines, réservant celui de *cirsocèle* pour les varices du cordon des vaisseaux spermatiques. Cette dernière dénomination est aujourd'hui abandonnée, et l'on appelle indistinctement varicocèle ces deux espèces de dilatations veineuses. Au reste, il faut reconnaître que les varices superficielles des bourses sont extrêmement rares; pour mon compte personnel, après avoir visité, pendant plusieurs années, un très-grand nombre de jeunes gens dans les conseils de révision, je n'ai jamais eu l'occasion d'en voir un seul exemple.

Les *lymphatiques* de la verge et du scrotum sont très-abondants ; ils forment des réseaux serrés sous la peau des bourses, sous la muqueuse du gland et sous le tégument du prépuce. Ceux du scrotum se jettent dans les ganglions les plus internes du pli inguinal. Ceux du pénis se réunissent et forment, de chaque côté, un ou deux troncs, rarement plus, qui longent la veine dorsale jusqu'à la racine de la verge, et gagnent les ganglions inguinaux. Il existe souvent, dans l'épaisseur du pénil et sous le tégument de la partie inférieure de l'abdomen, quelques petits ganglions lymphatiques auxquels se rendent des vaisseaux venus de la verge. Ces ganglions sont susceptibles de s'enflammer, comme ceux du pli inguinal, sous l'influence des lésions superficielles du pénis. Parmi les complications de l'uréthrite aiguë, j'ai cité plus haut la phlébite des veines dorsales; l'angioleucite de la verge est non moins fréquente. Lorsqu'il ne s'agit que d'une simple blennorrhagie, l'inflammation des lymphatiques n'est pas, en général, de longue durée, et n'entraîne à sa suite aucune conséquence fâcheuse. Il n'en est pas de même, lorsque le point de départ de la lymphite est un chancre mou, chancre auto-inoculable, comme on le sait. Dans les cas ordinaires, l'absorption du pus chancreux par les lymphatiques détermine, dans l'aine, l'apparition d'un bubon virulent; mais il arrive parfois que la matière purulente s'arrête après un certain parcours et occasionne, sur un point de la verge, un petit abcès dont l'ouverture donne naissance à un chancre. Cet abcès devient le point de départ d'un second situé un peu plus loin, et ainsi de suite, jusqu'au ganglion inguinal qui s'abcède à son tour ; de sorte que le trajet du vaisseau lymphatique se trouve ainsi dessiné par une, deux, quelquefois trois ulcérations de même nature que la première.

Nerfs. — Les rameaux nerveux destinés au scrotum sont fournis par le nerf périnéal superficiel et par la branche périnéale du *petit sciatique;* ceux de la verge proviennent du nerf *dorsal* [5] ou branche *pénienne* du nerf honteux interne. Le trajet de ce dernier nerf est le même que celui de l'artère dorsale dont il est satellite ; sa distribution se fait à toutes les portions du tégument de la verge et au gland. On connaît l'exquise sensibilité dont sont douées les parties génitales externes de l'homme ; cette sensibilité doit certainement être attribuée, en partie, au très-grand nombre de branches nerveuses qui se ramifient dans l'épaisseur de la peau, mais je crois qu'il faut aussi faire entrer en ligne de compte le peu d'épaisseur du revêtement épithélial superposé aux papilles dermiques.

3e *Plan.* — *Côté gauche de la figure.* — La verge, débarrassée de sa gaîne fibreuse, présente à l'étude : supérieurement et latéralement, les corps caverneux ; inférieurement, la portion pénienne de l'urèthre.

Les *corps caverneux* [*d*] naissent à la région périnéale, sur la lèvre interne de la branche ischio-pubienne, où leurs racines sont recouvertes par l'extrémité postérieure du muscle ischio-caverneux. Convergents dans leur portion ascendante, ils se réunissent au-dessous de l'arcade pubienne et marchent accolés dans le corps de la verge, présentant une disposition qu'on a justement comparée à celle des canons d'un fusil double. Leur extrémité antérieure, conique, s'enfonce dans la face postérieure du gland taillée en cupule pour les recevoir ; des adhérences fibreuses très-résistantes les unissent à cette face. Par leur juxtaposition, les deux corps caverneux laissent, entre eux, deux gouttières longitudinales : l'une sur la face supérieure et l'autre sur la face inférieure de la verge ; seulement, comme les corps caverneux ne sont pas absolument cylindriques, il s'ensuit que ces deux gouttières sont très-inégales en grandeur. La gouttière supérieure, à peine marquée, quelquefois nulle, est occupée par les vaisseaux dorsaux de la verge. La gouttière inférieure, beaucoup plus large, loge la portion spongieuse de la verge, moins le gland et le bulbe (*).

(*) Pour ces détails, le lecteur pourra consulter la figure 2 de la planche 87, pour laquelle je n'ai pas cru devoir faire une description spéciale.

Chaque corps caverneux est limité par une enveloppe fibreuse, élastique, épaisse et assez résistante pour qu'on puisse suspendre un cadavre par le pénis sans qu'elle se déchire. A l'intérieur se trouve un tissu érectile dont les trabécules renferment une grande quantité de fibres élastiques et quelques éléments musculaires lisses. Comme toutes les vacuoles de ce tissu communiquent entre elles, comme, en outre, la cloison qui sépare les deux corps caverneux, sur la ligne médiane, est percée d'assez nombreuses ouvertures, il en résulte qu'il n'y a, pour ainsi dire, qu'un seul corps caverneux, et qu'on peut gonfler la totalité de l'organe, en poussant une injection par une ouverture faite en un point quelconque de l'un des deux corps érectiles. De là, l'injection remplit facilement les veines dorsales de la verge et les plexus veineux du périnée qui, comme nous l'avons vu, sont dépourvus de valvules. Le gland lui-même participe à l'injection générale, à cause des communications veineuses qui l'unissent à la partie antérieure des corps caverneux ; ces communications, signalées autrefois par Bichat, ont été niées depuis par beaucoup d'anatomistes, mais elles ont été mises hors de doute par Kobelt. Les artères caverneuses suivent les trabécules inter-aréolaires et s'y subdivisent en artères *hélicines*, disposition commune à tous les tissus érectiles de l'économie.

Au point de vue de la copulation, les corps caverneux sont, sans contredit, la portion essentielle de la verge ; leur intégrité est-elle compromise? l'érection en sera d'autant gênée. C'est ainsi que, lorsque l'un des deux corps érectiles a été entamé par une blessure ou une ulcération, le tissu de cicatrice n'étant plus perméable au sang, le pénis prend une forme coudée, dès qu'il entre en turgescence. Une ossification partielle de l'enveloppe fibreuse, un épaississement inflammatoire de cette enveloppe, sur un point limité, produisent le même résultat. On prétend que malgré leur solidité, les corps caverneux ont pu se rompre pendant le coït ; on conçoit, à la rigueur, que l'excès de distension déterminé par une érection violente, puisse rendre la membrane extérieure plus fragile ; cependant, avant d'accepter ces faits sans contrôle, il y aurait peut être lieu de se demander s'ils sont bien authentiques.

La *portion spongieuse* [*c*], aussi nommée *corps spongieux* de l'urèthre, occupe la gouttière médiane inférieure formée par l'accolement des deux corps caverneux. Sa face inférieure fait, au-dessous de ces derniers, une saillie longitudinale tellement superficielle qu'il est facile de sentir, à travers la peau, des calculs ou des corps étrangers, et même d'apprécier, par le tact, l'étendue d'un rétrécissement de l'urèthre, d'une induration chancreuse siégeant dans cette portion du canal.

Dans la persuation que l'urèthre était peu adhérent à la face inférieure des corps caverneux, Barthélemy avait donné, d'après les indications de Belmas, le conseil d'introduire toujours une sonde dans le canal, avant de pratiquer l'amputation de la verge. On supposait que l'urèthre devait se rétracter plus que le corps caverneux, et l'on se ménageait, ainsi, le moyen de retrouver plus sûrement le bout postérieur du canal. Est-il besoin d'ajouter que cette précaution est tout à fait inutile, car le fait anatomique sur lequel elle s'appuie n'est point exact. N'avons-nous pas vu, il y a un instant, que la face supérieure de la portion pénienne de l'urèthre adhère à la face inférieure des corps caverneux d'une manière si intime qu'il est difficile de l'en séparer, même par la dissection? La rétraction doit donc porter également sur tous les tissus érectiles de la verge. D'ailleurs, tous les chirurgiens qui ont exécuté l'opération savent qu'il en est bien réellement ainsi dans la pratique, et que l'on n'éprouve pas la moindre difficulté à retrouver le canal, après l'amputation. Cette rétraction isolée de l'urèthre ne serait guère possible que si la section portait immédiatement en avant du pubis, au point où le canal devient indépendant des corps caverneux ; mais je ne sache pas que, même dans ce cas, elle ait été observée plus d'une fois, je veux parler du fait, cité partout, de Rennes de Bergerac.

La portion pénienne de l'urèthre est cylindrique à sa partie moyenne. Constituée par du tissu spongieux semblable à celui des corps caverneux, elle devient turgide, pendant l'érection, et forme, à la partie inférieure de la verge, une saillie longitudinale dure et élastique à la fois. A chacune de ses extrémités, le tissu spongieux s'accumule et donne naissance à deux renflements : le *bulbe* et le *gland* [*a*], dont il ne me reste que bien peu de chose à dire, après l'exposé qui précède. Je rappellerai seulement que le premier occupe la partie inférieure du canal et se trouve, en quelque sorte, incrusté dans le feuillet, inférieur de l'aponévrose périnéale moyenne, à 15 millimètres en avant de l'anus ; tandis que le second se développe dans l'épaisseur de la paroi supérieure de l'urèthre. Le gland présente, en arrière, une base élargie, fortement adhérente à l'extrémité antérieure des corps caverneux, mais débordant, sur tout son pourtour, de manière à constituer la *couronne*. Celle-ci n'est point perpendiculaire à l'axe du cylindre représenté par le pénis ; elle se dirige de haut en bas et d'arrière en avant, se continuant, sur la face inférieure du gland, avec un sillon longitudinal occupé par le *frein* [*b*]. L'urèthre vient s'ouvrir immédiatement en avant de ce sillon, par le *méat* urinaire, fente antéropostérieure limitée par deux lèvres latérales légèrement proéminentes. Le méat correspond ordinairement à l'extrémité pointue du gland, mais il est à remarquer que cette extrémité se trouve plus rapprochée de la face inférieure que de la face supérieure du pénis. Cette disposition s'explique d'elle-même, par la situation du gland sur la paroi supérieure de l'urèthre. Dans l'*hypospadias*, le canal n'arrive pas jusqu'à l'extrémité de la verge; il s'ouvre soit à la base du gland, ce qui est le cas le plus fréquent, soit en un point quelconque de la face inférieure du pénis, quelquefois même immédiatement au devant de la racine des bourses, auquel cas toute la portion pénienne de l'urèthre fait défaut. Dans l'*epispadias*, le canal aboutit sur la face supérieure de la verge; ce vice de conformation, beaucoup plus rare que le précédent, coïncide très-souvent avec une exstrophie de la vessie. Cruveilhier a vu, une fois, un canal spécial, résultant de la fusion des deux conduits éjaculateurs, logé dans la gouttière supérieure des corps caverneux, et tout à fait indépendant de l'urèthre ; ce cas est probablement unique dans la science.

Examinée au point de vue de sa structure, la portion spongieuse de l'urèthre se compose, dans toute son étendue, d'un tissu aréolaire comparable à celui des corps caverneux. Il semblerait même que, pour le bulbe, l'analogie soit complète ; car Guthrie et Kobelt ont trouvé, dans ce renflement, une cloison fibreuse médiane, bien prononcée en arrière, mais à peine accusée en avant. Cette cloison ne met, du reste, aucun obstacle au passage de l'injection d'un côté à l'autre. En avant de la verge et au voisinage du gland, les aréoles vasculaires sont bien moins développées que dans la moitié postérieure du canal. Au gland, la portion centrale de l'organe reste spongieuse, mais la portion périphérique prend une structure franchement vasculaire; on y observe des veines nombreuses, bien connues seulement depuis les travaux de Moreschi, de Kobelt et de Jarjavay, affectant une disposition plexiforme, et unies à la partie antérieure des corps caverneux par des anastomoses récurrentes.

En raison de cette texture spongieuse et vasculaire, on comprend que les sections transversales du corps de la verge s'accompagnent d'une hémorrhagie abondante : écoulement en nappe par toute la surface des tissus érectiles, écoulement en jet par l'extrémité des artères dorsales et caverneuses. La ligature des artères caverneuses ne présente pas autant de difficulté qu'on pourrait le supposer *à priori*, parce que ces artères se rétractent toujours moins que le tissu qui les entoure, de sorte qu'elles restent saillantes et faciles à saisir. Par contre, les artères dorsales, situées superficiellement, mais au milieu d'une couche extrêmement lâche, disparaissent au fond de la plaie et nécessitent parfois quelques recherches. Quant à l'hémorrhagie en nappe, on l'arrête, le plus souvent, au moyen de poudres absorbantes, ou au besoin en touchant la surface de section avec le cautère actuel. On voit néanmoins que l'amputation de la verge, pratiquée avec l'instrument tranchant, demande des précautions et présente, sinon des dangers sérieux, au moins quelque incertitude dans ses résultats immédiats. La section avec l'écraseur n'a pas ces inconvénients; elle exige un peu plus de temps, il est vrai, mais elle met toujours à l'abri de l'hémorrhagie; en outre, comme je le disais plus haut, elle permet de diviser toutes les parties au même niveau et de se ménager une quantité suffisante de téguments pour recouvrir la surface du moignon. La richesse vasculaire de tous les éléments du pénis est telle, qu'on peut, avec avantage, tenter la réunion immédiate, non-seulement dans les plaies superficielles, mais encore lorsque les corps caverneux sont intéressés; Arlaud et Védrenne ont obtenu chacun un beau succès, en procédant ainsi.

On sait combien les épithéliomas sont fréquents à la verge, et quel développement rapide ils prennent chez certains sujets. Malgré cette marche envahissante, la dégénérescence morbide reste parfois très-longtemps limitée à la peau, avant d'atteindre l'enveloppe fibreuse des tissus spongieux. Il est donc important, avant d'entreprendre une opération, de déterminer exactement les limites du mal; car il est possible dans ce cas, comme dans l'éléphantiasis, d'enlever tous les tissus malades, en énucléant et en respectant les portions essentielles du pénis.

Je rappelle, en terminant, que le muscle *bulbo-caverneux* embrasse le bulbe de l'urèthre et l'extrémité postérieure de la portion spongieuse. En général, les deux moitiés de ce muscle aboutissent aux faces latérales des corps caverneux; mais si l'on consulte les ouvrages d'anatomie, on y trouvera mentionnée, sous le nom de *muscle de Houston*, une petite languette musculaire située sur le prolongement de chacun des faisceaux du bulbo-caverneux et allant s'insérer sur les côtés du ligament suspenseur de la verge, après avoir contourné la face externe et la face supérieure des corps caverneux. Je suis obligé de donner cette description d'après les auteurs, car j'ai souvent cherché le muscle de Houston sans jamais pouvoir le découvrir. Ces petites languettes charnues ont-elles toute l'importance qu'on a voulu leur donner ? Elles formeraient, d'après Kobelt, une boutonnière dont la contraction étreindrait la racine de la verge et jouerait un grand rôle dans l'érection. Sans nul doute il doit en être ainsi, lorsqu'elles existent, mais les cas où on les rencontre sont tellement exceptionnels, qu'on ne saurait les prendre en considération pour l'établissement d'une théorie physiologique.

Si maintenant nous passons à l'étude de la région scrotale, nous y trouverons une texture anatomique beaucoup plus compliquée qu'à la verge. Au-dessous du dartos, c'est d'abord une mince lame celluleuse, détachée du pourtour de l'anneau inguinal, et que Velpeau a décrite comme une tunique *fibro-celluleuse* spéciale, mais qu'il est, en réalité, bien difficile de poursuivre jusqu'au fond des bourses. En somme, cette lame n'a aucune espèce d'importance.

Vient ensuite la tunique *musculeuse* ou tunique *érythroïde*, constituée par un muscle spécial, le *crémaster*. On se tromperait en pensant que le crémaster forme un plan musculaire continu. Sur les sujets émaciés, il ne se compose que de fibres pâles et clair-semées ; mais, même chez les individus les plus vigoureux, ses fibres laissent toujours, entre elles, des espaces libres dans lesquels on aperçoit la tunique fibreuse sous-jacente. A son extrémité supérieure, ce muscle provient de deux faisceaux distincts. Le faisceau interne [*e*] s'insère à l'épine du pubis ; quoi qu'en dise Cruveilhier, l'existence de ce faisceau ne me paraît pas constante. Le faisceau externe [*f*] naît de la face supérieure de l'arcade crurale, en dehors du cordon spermatique. Ces deux faisceaux, bientôt réunis, forment une espèce de tube musculaire autour du cordon, mais après un assez court trajet, leurs fibres se dissocient, comme je viens de le dire. Outre ce muscle propre, la tunique érythroïde renferme encore un certain nombre de fibres arciformes, ou plutôt d'anses musculaires [*g*] à concavité supérieure, dont les deux extrémités remontent dans le canal inguinal et dont la convexité descend plus ou moins bas ; quelques-unes atteignent le fond du scrotum. Il est à remarquer que ces anses sont toutes rassemblées en avant du cordon, ce qui s'explique par leur mode de formation ; nous verrons, en effet, qu'elles sont constituées par les fibres les plus inférieures du petit oblique et du transverse, entraînées hors de l'abdomen, au moment de la descente du testicule. Toutes ces fibres musculaires sont innervées par les rameaux du nerf ilio-scrotal.

La tunique musculeuse a pour action de soulever le testicule vers l'anneau inguinal ; lorsqu'elle se contracte vigoureusement, l'application de la glande contre l'anneau peut être assez forte pour occasionner une vive douleur. Les mouvements produits par le crémaster ne doivent pas être confondus avec ceux que déterminent les contractions du dartos; tandis que le premier de ces deux muscles n'agit que sur le testicule, le second, au contraire, agit sur la peau seule. Il est très-facile de mettre cette double action en évidence. Si, dans une chambre un peu froide, on découvre un individu couché, l'action de l'air frais fait immédiatement contracter le dartos, et l'on observe, sur le scrotum, un mouvement vermiculaire, lent, ondulé, accompagné du froncement de la peau ; mais le testicule ne change nullement de position. Qu'on vienne alors à toucher brusquement le pli de l'aine ou le bas du ventre avec un corps froid, ou même simplement avec le doigt, le crémaster se contracte vivement par action réflexe, et l'on voit aussitôt le testicule soulevé en masse, sans que le tégument l'accompagne dans son mouvement ascensionnel. L'introduction d'une bougie dans l'urèthre provoque très-souvent les contractions du crémaster.

Lorsqu'on pratique l'ablation d'un testicule, il faut avoir soin de ne point abandonner le cordon à lui-même, avant d'en avoir lié les vaisseaux ; autrement la rétraction du crémaster l'entraîne dans l'abdomen, et il peut en résulter une hémorrhagie interne qui, bien que se faisant en dehors du péritoine, ne laisse pas que d'avoir ses dangers. Quelques chirurgiens lient le cordon en masse avant d'en opérer la section ; mais, outre que cette ligature comprime mal les vaisseaux, elle a l'inconvénient de séjourner indéfiniment dans la plaie et d'y entretenir une suppuration interminable. Je ne conseillerai pas de suivre l'exemple de Malgaigne : couper le cordon sans s'inquiéter de l'hémorrhagie, le laisser remonter dans l'anneau inguinal et appliquer sur celui-ci un bandage herniaire, c'est là une pratique qui peut réussir, mais que je considérerai, jusqu'à preuve contraire, comme hasardeuse, sinon comme téméraire. J'aimerais encore mieux l'écrasement linéaire du cordon, comme l'a proposé Chassaignac, s'il n'allongeait outre mesure l'opération et s'il ne laissait le cordon rentrer dans le canal inguinal, où l'on aurait beaucoup de peine à l'aller chercher, en cas d'hémorrhagie. Voici comment je procède : une fois la tumeur mise à nu, je traverse le cordon avec un gros fil plié en plusieurs doubles, je confie ce fil à un aide qui le maintient solidement et empêche ainsi le cordon de remonter dans l'abdomen ; puis je pratique la section à l'ordinaire et je lie, l'un après l'autre, tous les vaisseaux qui donnent ; de cette façon, l'hémorrhagie est sûrement prévenue et les ligatures tombent généralement après un temps très-court.

Les fibres de la tunique musculeuse s'étalent sur une membrane fibreuse qui leur sert de soutien et comme de charpente. Cette *tunique fibreuse* [*h*] commence en arrière de la paroi abdominale, où elle se continue manifestement avec le *fascia transversalis;* elle traverse le canal inguinal et forme, autour du cordon, une gaîne cylindrique dont la partie inférieure, dilatée en ampoule, loge le testicule. A l'état normal, elle se compose d'un tissu feutré, franchement fibreux, et assez résistant; mais elle acquiert une épaisseur considérable dans certaines circonstances pathologiques, notamment dans les cas de hernie inguinale. Par sa face superficielle, elle est en rapport, d'abord avec les parois du canal inguinal, puis avec les fibres musculaires de la tunique érythroïde. Sa face profonde est séparée des éléments du cordon par un tissu conjonctif lâche interposé à ces divers éléments, et au milieu duquel se développent les kystes désignés sous le nom d'*hydropisies enkystées* du cordon. Ce tissu conjonctif n'est lui-même qu'une continuation du tissu sous-péritonéal.

Les différentes tuniques que nous venons d'étudier, peau, dartos, crémaster et tunique fibreuse, forment quatre gaînes concentriques, communes à la fois au cordon et au testicule. Les deux premières adhèrent entre elles, mais elles sont séparées du crémaster par un tissu conjonctif extrêmement lâche; aussi est-il très-facile, dans l'ablation du sarcocèle, d'énucléer ensemble le crémaster et la tumeur, lorsqu'on a incisé la peau et le dartos. Infiltré par la sérosité de l'œdème, ce tissu conjonctif se laisse distendre presque indéfiniment; mais en même temps que le volume des bourses augmente, la circulation sanguine des enveloppes se trouve de plus en plus gênée; de là des gangrènes par excès de distension. C'est qu'en effet, si les vaisseaux du scrotum sont nombreux, ils sont, en revanche, de très-petit calibre et s'oblitèrent aisément. On sait avec quelle déplorable fréquence se produisait autrefois le sphacèle, alors qu'on employait les injections vineuses dans le traitement de l'hydrocèle; il suffisait que quelques gouttes de liquide pénétrassent entre les enveloppes scrotales, pour que la mortification s'ensuivît. C'est en raison de cet accident qu'on a substitué aux injections vineuses les injections iodées, qui ont l'avantage d'être résorbées. Cependant, si la gangrène est rare avec l'iode, il n'en faudrait pas conclure qu'elle ne puisse jamais survenir. Il m'est arrivé deux fois, en peu de temps, à la suite d'une petite infiltration dans le tissu cellulaire, d'avoir des eschares, limitées il est vrai, mais suffisantes pour prouver que l'iode n'est pas aussi inoffensif qu'on a bien voulu le dire. Inutile d'ajouter qu'avec une infiltration urineuse, le sphacèle se produit fatalement, à moins qu'on ne prévienne, au plus tôt, le séjour du liquide par de larges débridements.

Lorsqu'on connaît bien la disposition et la structure des tuniques scrotales, on s'imagine généralement que, pendant l'opération d'une hernie étranglée, chacune d'elles se présente avec ses caractères bien tranchés, de sorte qu'il n'y aurait point de difficulté à reconnaître le moment précis où l'on arrive sur le sac herniaire. C'est là une erreur contre laquelle je ne saurais trop mettre en garde les commençants. Dans certains cas, l'inflammation a fait adhérer tous les tissus, et l'on découvre le péritoine après quelques coups de bistouri ; d'autres fois, au contraire, les tuniques sont restées distinctes, mais en pénétrant dans leurs interstices, la sonde cannelée subdivise le tissu conjonctif en plusieurs feuillets. J'ai vu des opérateurs habiles couper ainsi successivement cinq ou six lames, toutes semblables d'aspect, avant d'atteindre le sac. Dans tous les cas, il ne faut pas s'attendre à trouver là rien d'analogue à ce que l'on observe dans la dissection d'un sujet sain.

4ᵉ *Plan.* — *Côté droit de la figure.*—La face profonde de la tunique fibreuse est séparée du testicule par une membrane séreuse appelée *tunique vaginale* [*k*]. Celle-ci est identique, de tout point, avec les autres membranes séreuses de l'économie, c'est-à-dire qu'elle présente deux feuillets dont l'un, *pariétal*, tapisse la face profonde de la tunique fibreuse, et dont l'autre, *viscéral*, recouvre la glande et l'épididyme. Ces deux feuillets sont en contact par leur surface interne, tandis que leur surface externe s'applique sur les différents organes que je viens d'énumérer. Le testicule est donc en dehors de la vaginale, de même que l'intestin est en dehors de la cavité du péritoine ; les vaisseaux qui le pénètrent arrivent directement à son bord supérieur, sans avoir besoin de traverser la séreuse.

Le feuillet pariétal de la tunique vaginale forme une membrane conjonctive distincte, revêtue d'épithélium pavimenteux sur sa face interne ; en se réfléchissant pour aller tapisser l'épididyme, il décrit, sur l'extrémité inférieure du cordon, un cul-de-sac annulaire dont le fond remonte plus ou moins haut suivant les sujets, mais dont la partie interne est toujours plus élevée que la partie externe. Plus bas, la séreuse recouvre l'épididyme et en applique les deux extrémités contre le testicule, tandis qu'à la partie moyenne, elle l'entoure complétement et lui forme un petit mésentère qui laisse une certaine mobilité au corps de l'épididyme. Enfin, au niveau de la glande, il n'est plus possible de démontrer, par la dissection, l'existence d'un feuillet séreux isolable, la surface de l'albuginée n'étant plus recouverte que par une sorte de vernis épithélial, manifestement destiné à favoriser le glissement.

A l'état normal, la cavité de la vaginale, comme les autres cavités séreuses, ne contient aucun liquide ; c'est seulement en vertu de circonstances pathologiques bien difficiles à préciser, dans la plupart des cas, que la sérosité distend peu à peu cette membrane et donne naissance aux tumeurs désignées sous le nom d'*hydrocèles*. La forme la plus ordinaire des hydrocèles est celle d'un ovoïde à grosse extrémité inférieure; mais, dans certains cas, elles sont bilobées et comme étranglées à leur partie moyenne. Cette disposition en bissac est attribuée, par certains auteurs, à un épaississement circulaire de la tunique fibreuse qui se laisserait moins distendre à ce niveau ; mais elle est surtout due à la présence de culs-de-sac, de diverticulums de la vaginale déjà indiqués par A. Cooper et Curling, mais bien étudiés par Béraud. D'après ce dernier chirurgien, ces diverticulums sont constants et au nombre de trois : un funiculaire, un épididymaire et un testiculaire. Je ferai remarquer, en outre, que la séreuse présente son maximum d'ampleur en avant et en dehors, de sorte que c'est surtout dans ce sens qu'elle cède à la pression excentrique du liquide ; aussi est-ce ordinairement en arrière et en dedans de la tumeur que l'on trouve le testicule. Quant à la situation de la glande par rapport au sommet de la poche, on comprend qu'elle doit nécessairement varier avec la quantité du liquide et aussi avec la position plus ou moins élevée, sur le cordon, du cul-de-sac supérieur de la vaginale.

Le peu d'épaisseur des tuniques scrotales permet, généralement, d'apprécier la transparence de l'hydrocèle ; toutefois ce caractère peut manquer, soit que la vaginale se trouve épaissie par un dépôt de fausses membranes, soit que le liquide contenu dans la poche présente lui-même une coloration foncée. Quand la tumeur est constituée par du sang, elle prend le nom d'*hématocèle*, et reconnaît pour cause une contusion des bourses. Abandonnée à elle-même, l'hématocèle vaginale se résorbe parfois incomplétement; la partie liquide du sang disparaît seule, tandis que la partie fibrineuse, non résorbée, se convertit en petits corps hordéiformes, donnant au toucher une sensation toute spéciale de crépitation. Je n'ai pas besoin d'ajouter que sous l'influence d'une violence extérieure, l'épanchement sanguin peut se faire, non-seulement à l'intérieur de la séreuse testiculaire, mais encore entre les différentes tuniques du scrotum où il forme des hématocèles *intra-*

pariétales ou *interstitielles*. Je laisse aux traités de pathologie le soin de décrire la marche et le traitement de ces diverses tumeurs.

On peut admettre, comme règle générale, que l'injection iodée amène la guérison de l'hydrocèle, en déterminant l'adhérence des deux feuillets de la vaginale. Toutefois, Hutin a démontré que cette règle n'est pas sans exception et que, dans certains cas, l'hydropisie peut être radicalement guérie, sans oblitération de la cavité séreuse.

L'*albuginée* est la dernière des membranes que l'on rencontre dans les bourses ; on peut même dire qu'elle n'appartient pas, à proprement parler, aux enveloppes du testicule, car elle fait partie intégrante de la glande, comme la capsule de Glisson fait partie du foie, envoyant, par sa face profonde, des trabécules qui s'insinuent entre les éléments sécréteurs et les subdivisent en lobules séparés. Luisante et polie à l'extérieur, d'un aspect bleuâtre, elle constitue une membrane fibreuse épaisse et tout à fait comparable à la sclérotique, ce qui lui a fait donner, par quelques anatomistes, le nom de tunique *scléreuse*. On pourrait encore la comparer à la dure-mère, avec laquelle elle a plus d'une analogie, celle, entre autres, de contenir des vaisseaux sanguins [*o*] dans son épaisseur. Son inextensibilité, presque absolue, devient une cause d'atroces douleurs dans les orchites parenchymateuses, lorsque la glande tend à prendre un développement rapide. C'est pour remédier à cette espèce d'étranglement et procurer un soulagement immédiat, que Vidal avait proposé de pratiquer sur l'albuginée des ponctions multiples et même des débridements étendus, tout à fait sans danger, d'après lui. Malgré ses affirmations, son exemple n'a cependant pas entraîné un bien grand nombre d'imitateurs. Est-ce timidité de la part des chirurgiens ? Est-ce parce que les cas dans lesquels sa méthode est applicable se présentent rarement ? Peut-être ces deux suppositions sont-elles également vraies. Au surplus, l'albuginée ne résiste que lorsque le mouvement d'expansion est brusque ; sous une pression lente, au contraire, elle se laisse distendre peu à peu, et finit par envelopper d'énormes sarcocèles, sans avoir cédé sur aucun point de sa surface et sans avoir occasionné de douleurs appréciables.

Enveloppé par l'albuginée, le *testicule* [*l*] représente un ovoïde sensiblement aplati dans le sens latéral ; son grand axe, dirigé en bas et en arrière, est long d'environ 6 centimètres ; son diamètre antéro-postérieur mesure 3 centimètres, et son diamètre transverse 2 centimètres seulement. Son poids varie de 20 à 30 grammes. Inutile de faire observer que ces nombres n'ont rien d'absolu, le volume et le poids de la glande présentant des différences assez notables, selon les individus. Le testicule gauche est presque toujours un peu plus gros que le droit ; le contraire ne s'observe qu'exceptionnellement. Pendant l'enfance, les deux testicules sont, en quelque sorte, à l'état de sommeil ; leur activité s'éveille à la puberté, pour diminuer au déclin de la vie ; mais, par une bizarrerie dont la cause nous échappe, on voit parfois des sujets, bien conformés d'ailleurs, chez lesquels les glandes séminales restent toujours à l'état rudimentaire. Il n'est pas d'année où l'on n'observe, dans les conseils de révision, quelque exemple de cet arrêt de développement.

La consistance du testicule est toute spéciale ; c'est une rénittence, une élasticité particulière, qu'il est bon de bien connaître pour le diagnostic des tumeurs des bourses, en n'oubliant pas, toutefois, que, chez les vieillards, la glande séminale est toujours sensiblement ramollie. On la trouve même parfois comme fluctuante, chez certains adultes, et j'insiste sur ce détail, car il ne faudrait pas la prendre pour un kyste et aller l'inciser. Un très-bon moyen de distinguer le testicule dans une tumeur complexe du scrotum, c'est de comprimer successivement, entre deux doigts, les différentes parties constituantes de la tumeur. La compression d'un kyste, d'un sac herniaire, etc., n'occasionne aucune sensation spéciale ; mais, dès qu'on saisit la glande, on détermine, à l'instant, une douleur insoutenable, d'un caractère indéfinissable, avec tendance à la syncope, et que les malades les plus inintelligents n'hésitent pas à rapporter à son véritable siége. C'est ainsi qu'on a pu vérifier ces prétendues monstruosités, dans lesquelles deux testicules paraissaient exister d'un même côté, et constater que l'une des deux tumeurs n'était autre chose qu'un ancien sac herniaire oblitéré à son collet, ou une hernie épiploïque.

Le testicule est une glande tubuleuse ; son parenchyme se compose de tubes, le plus souvent indépendants, quelquefois réunis par des anastomoses latérales, terminés en cul-de-sac à leur extrémité libre, pelotonnés sur eux-mêmes de manière à constituer des lobes pyramidaux, dont la base regarde du côté de l'albuginée. Les trabécules émanées de la face interne de la coque fibreuse isolent ces lobules les uns des autres et soutiennent les vaisseaux destinés aux éléments sécréteurs. On prétend que la maladie kystique se développe à l'intérieur des canalicules spermatiques ; sans nier l'exactitude de cette assertion, je me demande si elle repose sur des études histologiques suffisantes. Ce qui est certain, c'est que, sauf l'adénome, toutes les autres affections observées jusqu'ici dans le testicule, cancer, tumeurs fibreuses, enchondromes, ont leur point de départ dans les trabécules interlobulaires. On sait qu'après la région parotidienne, le testicule est la partie du corps où se développe le plus fréquemment l'enchondrome des parties molles. Dans la maladie connue sous le nom de *testicule syphilitique*, la glande augmente ou n'augmente pas de volume, mais elle renferme constamment, dans son parenchyme, des noyaux durs, fibreux, constitués par une hyperplasie du tissu conjonctif trabéculaire. Par son développement excessif, ce tissu conjonctif de nouvelle formation peut comprimer d'abord, puis atrophier les tubes glandulaires. En un mot, le testicule syphilitique est une véritable *cirrhose* de la glande séminale.

Il est singulier de voir combien les blessures du testicule sont peu fréquentes ; le scrotum est assez souvent atteint, ouvert même, mais il semble que la glande jouisse d'une sorte d'immunité relative qu'elle doit sans doute à son petit volume, à sa mobilité et peut-être aussi à l'élasticité et à la résistance de son enveloppe fibreuse. J'ai eu l'occasion d'observer plusieurs plaies des bourses par coup de feu, mais jamais je n'ai vu le testicule atteint. Néanmoins, l'albuginée peut être ouverte ; les canalicules spermatiques viennent alors se montrer dans la plaie, sous forme de petits pelotons filamenteux, auxquels on devra bien se garder de toucher. Il est bon d'être prévenu de ce fait, car l'on a vu des praticiens ignorants *dévider* ainsi (qu'on me passe l'expression) tout un testicule, sans savoir au juste à quoi ils avaient affaire ; c'est du moins ce que raconte J. L. Petit.

Les tubes séminifères se dirigent tous vers la moitié antérieure du bord supérieur de la glande. Après s'être anastomosés entre eux, ils traversent, au nombre de dix à vingt, un épaississement fibreux de l'albuginée, creusé de vacuoles et nommé *corps d'Highmore*, au delà duquel ils ne forment plus qu'un seul tube. Celui-ci présente une longueur considérable, car, d'après l'évaluation de Monro, s'il était déployé en ligne droite, il aurait plus de 10 mètres ; seulement il se replie un très-grand nombre de fois en huit de chiffre, et décrit d'innombrables circonvolutions, reliées entre elles par un tissu conjonctif très-fin. Il en résulte un corps allongé, vermiforme, l'*épididyme* [*m*], qui coiffe le bord supérieur du testicule, à la manière d'un cimier de casque. L'épididyme empiète un peu sur la face externe de la glande, de sorte qu'en ouvrant la vaginale par le côté interne, on ne l'aperçoit pas tout d'abord. Il commence par un renflement appelé *tête*, qui fait suite au corps d'Highmore, et se termine, en arrière du testicule, par un autre renflement nommé *queue*, toujours moins volumineux que le premier. La portion intermédiaire ou *corps* est rattachée à la glande séminale par un repli de la vaginale en forme de mésentère. Le *vas aberrans* est un petit diverticulum de l'épididyme, enroulé plusieurs fois sur lui-même. Enfin, on observe, en avant et un peu au-dessous de la tête de l'épididyme, un petit corps jaunâtre, arrondi, du volume d'un pois, composé de vésicules graisseuses comme les franges synoviales des articulations. Ce corps, connu pendant longtemps sous le nom d'*hydatide de Morgagni*, a reçu, de Huschke, celui d'*appendice testiculaire*; il a été récemment étudié avec soin par Gosselin, qui le considère comme étant souvent le point de départ des kystes épididymaires.

L'épididyme n'est pas toujours situé en arrière du testicule; il occupe parfois le bord antérieur de la glande, tantôt d'un seul côté, rarement des deux côtés à la fois. Je ne saurais préciser exactement la fréquence de cette anomalie ; tout ce que je puis dire, c'est que, lorsque j'ai cherché à la constater, j'en ai toujours rencontré un ou deux exemples sur un service de cent malades. Il ne faut pas perdre de vue la possibilité de cette inversion, pour retrouver la glande au milieu d'une tumeur dont on veut déterminer le siége. On sait, par exemple, que l'affection nommée improprement *orchite blennorrhagique* est presque toujours localisé dans l'épididyme; celui-ci forme une tumeur dure, volumineuse, dans la face antérieure de laquelle le testicule resté sain se trouve, pour ainsi dire, enchatonné. Mais il est bien certain que s'il y a inversion, la glande devra se trouver en arrière, et c'est ce dont il faudra s'assurer, avant de conclure à une orchite parenchymateuse. Il est rare que l'orchite blennorrhagique ne laisse pas après elle, à la queue de l'épididyme, une induration qui persiste ordinairement pendant plusieurs mois, et qui peut même, parfois, déterminer une oblitération permanente du conduit épididymaire, ainsi que je l'ai constaté, à l'amphithéâtre, sur quelques sujets.

Le canal déférent fait directement suite à la queue de l'épididyme et s'en dégage en arrière du bord supérieur du testicule. D'abord très-flexueux, il remonte le long de la face postérieure de l'épididyme, dont il est séparé par les vaisseaux et nerfs spermatiques; puis il fait partie du cordon et se dirige vers l'anneau inguinal externe.

Les autres éléments du cordon spermatique sont : 1° l'artère *spermatique*, qui provient de l'aorte et se subdivise en deux rameaux, un testiculaire et un épididymaire; 2° l'artère *déférentielle*, branche de l'hypogastrique; 3° la *funiculaire*, branche de l'épigastrique; 4° des *veines* nombreuses formant les plexus pampiniformes; 5° des *lym-*

phatiques, dont les troncs accompagnent les vaisseaux sanguins et aboutissent aux ganglions lombaires, d'où il résulte que ces ganglions deviennent douloureux dans l'orchite, s'engorgent et peuvent dégénérer sous l'influence d'un sarcocèle. (On n'a point oublié, sans doute, que les lymphatiques du scrotum vont aux ganglions inguinaux. La glande a donc une circulation sanguine et lymphatique sans relation avec celle de ses enveloppes) ; 6° le plexus nerveux *spermatique*, qui vient lui-même du plexus rénal et enlace l'artère spermatique ; 7° la branche interne du nerf *inguinal interne* du plexus lombaire. Le tout est réuni par un tissu conjonctif lâche dont j'ai déjà parlé.

On peut, à travers la peau et par la simple pression des doigts, se rendre un compte assez exact de l'état de ces divers éléments. Rien n'est plus facile, par exemple, que d'apprécier le volume des veines d'un varicocèle. Mais ce que l'on distingue le mieux, c'est le canal déférent, cordon régulièrement cylindrique et d'une très-grande dureté, qu'il doit à la petitesse de son calibre et à l'épaisseur relativement considérable de ses parois. Ces caractères nettement tranchés permettaient de séparer, à coup sûr, le conduit spermatique des vaisseaux sanguins, à l'époque où l'on pratiquait encore les opérations pour la cure radicale du varicocèle.

Une dernière remarque en terminant ; elle est relative à la circulation sanguine du testicule. Les trois artères du cordon, arrivées à l'extrémité de leur trajet, s'unissent par des anastomoses suffisantes pour qu'une injection, médiocrement fine, poussée par l'une d'elles, revienne par les deux autres. Connaissant ce fait, comment admettre, avec Maunoir, que la ligature de la spermatique seule puisse amener l'atrophie ou la gangrène d'un sarcocèle ? C'est toutes les artères du cordon qu'il faudrait lier et non pas une seule. Maunoir lui-même l'avait bien compris, puisque dans les trois cas où il essaya d'appliquer sa méthode, il fut obligé d'étreindre plusieurs vaisseaux, et ne put, malgré cette précaution, obtenir plus d'un succès. On se fera une idée de la facilité avec laquelle se rétablit le cours du sang, quand on saura qu'Amussat, après avoir lié les trois artères du cordon pour guérir un varicocèle volumineux, obtint une atrophie du testicule et seulement une guérison temporaire du varicocèle.

Le lecteur aura sans doute remarqué que, dans la description des régions de la tête et du tronc, j'ai toujours négligé la partie relative au développement ; cette omission est volontaire. Il m'a semblé inutile de surcharger ce livre de détails sans intérêt pratique et tout à fait en dehors de l'anatomie appliquée. Mais, lorsqu'il s'agit de la région scrotale, je n'ai plus les mêmes raisons de m'abstenir. Les affections congénitales sont fréquentes au scrotum, et ces affections empruntent leurs caractères tout spéciaux à l'évolution de la glande séminale, pendant la vie intra-utérine. Je dois donc, sous peine d'être incomplet, entrer dans quelques développements sur le mode de formation du testicule et sur sa migration, chez le fœtus.

Rappelons-nous bien, d'abord, quels sont les différents plans qui constituent la région des bourses chez l'adulte. Ce sont, par ordre de superposition : 1° la peau ou scrotum ; 2° une couche conjonctive incomplète, représentant le *fascia superficialis* sur certains points ; 3° le dartos ; 4° une lamelle celluleuse attachée au pourtour de l'anneau inguinal externe ; 5° la tunique musculeuse ou érythroïde ; 6° la tunique fibreuse commune au cordon et au testicule ; 7° la vaginale avec ses deux feuillets ; 8° enfin l'albuginée, la glande, l'épididyme et le cordon, qu'on peut considérer comme un seul tout : l'appareil glandulaire. Ceci posé, suivons le développement du testicule et voyons comment les enveloppes scrotales se rattachent aux différentes couches de la paroi abdominale antérieure.

L'appareil génital externe, représenté chez l'homme par les enveloppes scrotales et le pénis, chez la femme par la vulve, se développe sur le feuillet externe du blastoderme ; il n'a, dans le principe, aucune relation avec l'appareil génital interne, puisque celui-ci prend naissance dans le blastème interposé aux deux feuillets blastodermiques. Nous avons vu plus haut que, chez l'homme, cette indépendance du testicule et des enveloppes persiste pendant toute la vie. Au trente-cinquième jour, le corps de Wolff est bien apparent ; il occupe les parties latérales de la colonne vertébrale, sur toute la longueur de la cavité thoraco-abdominale. Vers la fin du deuxième mois, cet organe commence à s'atrophier, en même temps qu'on voit apparaître deux nouveaux corps. L'un, situé le long du bord interne du corps de Wolff, est le testicule ou l'ovaire, selon le sexe ; l'autre, placé contre le bord externe du même organe, sera le spermiducte (canal déférent) ou l'oviducte (trompe de Fallope). Chez la femelle, la trompe et l'ovaire restent séparés et le corps de Wolff n'est plus représenté, après la naissance, que par l'organe de Rosenmüller. Chez le mâle, au contraire, le spermiducte se réunit au testicule ; leur jonction paraît s'effectuer par la partie moyenne du corps de Wolff, qui persiste et forme les canaux efférents allant du testicule à l'épididyme. L'absence de réunion entre la glande et son conduit excréteur rend bien compte des cas dans lesquels on a trouvé le testicule atrophié et complétement isolé du canal déférent. Quant aux autres tubes du corps de Wolff, les uns forment le *vas aberrans* ou les *vasa aberrantia*, car il peut y en avoir plusieurs; d'autres paraissent constituer un amas de petites vésicules situé en avant des vaisseaux spermatiques, entre l'épididyme et le point de réflexion de la vaginale sur le cordon, et décrit par Giraldès sous le nom de *corps innominé*. Il est probable que ce petit corps est souvent le point de départ des kystes du cordon, mais il est difficile d'admettre qu'il en soit le siége exclusif; les collections séreuses peuvent certainement se former, soit dans les *vasa aberrantia*, soit dans l'hydatide de Morgagni; il en est même qui se développent manifestement dans le tissu conjonctif interposé aux éléments du cordon.

Vers dix ou douze semaines, on constate qu'il existe, au-dessous du testicule, une sorte de ligament fixé par son extrémité supérieure à la queue de l'épididyme et s'insérant en bas sur le pubis; ce ligament, nommé *gubernaculum testis*, prendra plus tard une structure musculaire.

Ainsi donc, vers la fin du troisième mois, le testicule, situé dans l'abdomen, simule un ovaire; il occupe les côtés de la colonne lombaire au-dessous du rein, la tête de l'épididyme dirigée en haut, la queue en bas. Le péritoine, placé au-devant de lui, le recouvre en grande partie et se trouve soulevé par le *gubernaculum testis*. C'est à cette époque que la glande séminale commence à quitter sa position primitive. Quelle est la cause de ce déplacement? Par quel mécanisme se produit-il? Voilà des questions que je ne saurais aborder sans me laisser entraîner trop loin de mon but; aussi les laisserai-je de côté, d'autant plus volontiers qu'elles ne me paraissent pas encore résolues d'une manière bien positive par les hommes spéciaux. Nul doute que la contraction du *gubernaculum testis* n'attire le testicule jusqu'à l'anneau inguinal interne; mais, en admettant même que cette contraction fasse franchir à la glande le canal inguinal tout entier, il reste toujours à expliquer en vertu de quelle force celle-ci chemine jusqu'au fond du scrotum, à moins qu'on ne suppose, avec quelques auteurs, et contrairement à la vérité anatomique, que le *gubernaculum testis* s'insère au fond des bourses. Quoi qu'il en soit, le testicule descend peu à peu le long de la fosse iliaque, entraînant avec lui les vaisseaux spermatiques qui s'allongent au fur et à mesure. Vers le septième mois, la glande atteint l'anneau inguinal interne, après avoir refoulé devant elle le péritoine qui l'entoure de tous côtés, sauf au niveau du hile.

Bien que je n'aie pas encore décrit la portion inguinale de l'abdomen, il sera cependant facile de comprendre quelles sont les couches composant la paroi abdominale antérieure, à la hauteur du canal inguinal. Ces couches sont, en allant des parties superficielles aux parties profondes : 1° la peau; 2° le *fascia superficialis* et le dartos; 3° l'aponévrose du grand oblique; 4° l'extrémité inférieure des muscles petit oblique et transverse; 5° le *fascia transversalis;* 6° le péritoine. N'oublions pas, toutefois, que la peau et le dartos constituent déjà le scrotum, avant la descente du testicule. A part ces deux couches, la glande devra donc refouler successivement toutes les autres au devant d'elle, puis s'en coiffer pour atteindre le fond des bourses.

A la fin du septième mois, le testicule, enveloppé d'un feuillet *viscéral* du péritoine, s'engage dans l'anneau inguinal externe, en déprimant le feuillet *pariétal* de la séreuse et le *fascia transversalis*, celui-ci devant, plus tard, constituer la tunique fibreuse commune. Pendant le courant du huitième mois, il parcourt le canal inguinal, rencontrant le bord inférieur des muscles petit oblique et transverse, intimement confondus à ce niveau, et entraînant avec lui quelques-unes de leurs fibres; celles-ci vont former ces anses musculaires que nous avons vues renforcer le crémaster. Arrivée à l'anneau inguinal externe, la glande est arrêtée par une lame qui ferme complétement cet orifice, et qui représente l'aponévrose du grand oblique, amincie et presque celluleuse en ce point; ce feuillet est refoulé à son tour. Enfin, une fois hors du canal inguinal, elle continue son trajet descendant et gagne le fond des bourses, soit à la fin du huitième mois, soit pendant le courant du neuvième, car la migration se termine à une époque un peu différente selon les sujets. Quant au *gubernaculum testis*, on s'accorde généralement à admettre qu'il a été retourné en doigt de gant, pendant cette dernière période, et qu'il va constituer le crémaster; je sais que cette interprétation peut être contestée, mais je me déclare incompétent pour résoudre la question.

En résumé, sauf la peau et le dartos, toutes les autres enveloppes du testicule ne sont pas autre chose que les diverses couches de la paroi abdominale, déprimées en *infundibulum* par une pression exercée de haut en bas. Mais ce n'est pas tout. Lorsque la glande séminale est arrivée au fond du scrotum, le feuillet pariétal et le feuillet viscéral du péritoine sont complétement distincts l'un de l'autre; le premier représente un véritable sac herniaire, tandis que le second est comparable à l'enveloppe péritonéale de l'intestin. Entre les deux existe un canal, en forme de manchon, qui entoure le cordon et fait directement communiquer l'intérieur de la vaginale avec la cavité du péritoine. Bientôt, des adhérences s'établissent entre ces deux feuillets, tant du côté du testicule que du côté de l'abdomen, et la communication entre les deux cavités est interrompue. En bas, la soudure se fait à une distance variable de la glande ; en haut, la jonction des deux lames séreuses s'opère d'abord au-dessous de l'anneau inguinal, mais l'infundibulum qui en résulte remonte peu à peu jusque derrière la paroi abdominale où il ne se trouve plus représenté que par une petite fossette, la fossette *inguinale externe*, dont la description se rattache à l'étude de la région inguino-crurale.

Le canal de communication entre la vaginale et le péritoine n'est pas toujours oblitéré à la naissance ; il ne le serait même, d'après Camper, que sur un tiers des sujets environ. Mais, à moins d'anomalie, l'oblitération est toujours complète chez les enfants de six mois. En raison de la persistance de cette communication pendant les premiers mois de la vie, il semble tout naturel de supposer que l'intestin, trouvant une voie ouverte, doive nécessairement s'y engager pour aller former, dans le scrotum, une hernie congénitale ; cependant, il est aujourd'hui bien démontré que cette espèce de hernie est beaucoup plus rare qu'on ne le croyait autrefois. Il n'en est pas moins vrai que la non-oblitération du canal est une prédisposition fâcheuse ; aussi voit-on assez souvent, dans ces cas, la hernie se produire à une époque plus ou moins reculée. A coup sûr, rien ne mérite moins le nom de hernie *congénitale* que ce déplacement de l'intestin survenant parfois chez l'adulte ; mais qu'on ne s'y trompe pas, si cette expression est incontestablement défectueuse, elle prend, en pathologie, un sens tout spécial, en rapport avec les caractères particuliers des tumeurs auxquelles elle s'applique. En effet, au point de vue des symptômes et de l'anatomie pathologique, il existe une différence fondamentale entre la hernie *congénitale* et la hernie dite *acquise*. Dans les deux cas, l'intestin passe en avant des éléments du cordon, puisque ceux-ci se dirigent vers la fosse iliaque, en arrière du péritoine ; mais dans la hernie congénitale, l'anse herniée se trouve dans la même poche que le testicule, elle peut donc aller jusqu'au fond du scrotum, laissant la glande à sa partie postérieure. Dans la hernie acquise, au contraire, le cul-de-sac supérieur de la vaginale ne permet pas à l'intestin de descendre aussi bas que le testicule, et les deux organes restent toujours séparés par une cloison formée par l'adossement du sac herniaire et de la vaginale.

Au lieu d'une hernie, c'est, d'autres fois, une collection séreuse qui se développe dans l'intérieur de la cavité vagino-péritonéale, de là des *hydrocèles congénitales*. Ai-je besoin d'ajouter que le liquide de cette espèce d'hydrocèle peut être facilement refoulé dans l'abdomen, lorsque le malade est dans le décubitus dorsal et que le doigt, appliqué sur l'anneau inguinal, l'empêche de redescendre? Les chirurgiens ne sont pas encore d'accord pour savoir s'il convient ou non d'opérer l'hydrocèle congénitale par la ponction et l'injection iodée. La crainte de voir pénétrer le liquide de l'injection dans l'abdomen, la possibilité d'une inflammation consécutive, étendue jusqu'au péritoine, arrêtent parfois la main des plus hardis. J'avoue que cette dernière considération a bien son importance; quant à la première, elle est sans valeur, car on peut toujours, sûrement, empêcher le liquide de passer dans le ventre, en exerçant une compression exacte sur l'anneau inguinal. Quoi qu'il en soit, je pense qu'il est plus prudent d'appliquer un brayer pendant quelques mois, pour provoquer l'oblitération du canal de communication et d'opérer après, s'il y a lieu.

La persistance du canal dans un point intermédiaire donne lieu à la formation de cavités séreuses isolées, susceptibles de s'enflammer et de devenir le point de départ de certains kystes du cordon.

Le testicule ne parcourt pas toujours son trajet normal. Guincourt, Vidal, Eckardt, l'ont rencontré dans le canal crural; Hunter l'a vu, chez deux sujets, faire saillie au périnée, sur les côtés de l'anus; Curling et Vidal ont observé chacun un cas semblable. D'autres fois, la glande séjourne indéfiniment dans l'abdomen, ou bien elle s'arrête dans le canal inguinal, ou bien encore elle reste en partie engagée dans l'anneau inguinal externe où elle contracte des adhérences. Toutes ces ectopies testiculaires ont fait, dans ces derniers temps, l'objet des intéressantes études de Curling, Vidal, Ricord, Rennes, Follin, Lecomte et Godart. L'*anorchidie*, c'est-à-dire l'absence complète de deux testicules, soit au dehors, soit au dedans, doit être considérée comme un fait des plus rares, et encore doit-on se demander si dans ces cas il n'y avait pas eu plutôt atrophie qu'absence congénitale des deux glandes. De ce qu'un individu a le scrotum vide, on aurait tort de conclure que les testicules manquent; car ils sont, le plus souvent, retenus dans l'abdomen, et l'on a affaire, non plus à une anorchidie, mais à une *cryptorchidie*, ce qui est bien différent. En effet, tandis qu'il ne saurait y avoir le moindre doute sur la stérilité de l'anorchide, le cryptorchide, au contraire, peut être parfaitement apte à la génération, l'ectopie de la glande n'amenant pas nécessairement son atrophie, ainsi que le prouvent les exemples cités par Follin et Cloquet. Il faut reconnaître pourtant que, le plus souvent, les testicules, arrêtés en chemin, restent petits, ratatinés et impropres à remplir leur fonction. L'inclusion inguinale double serait, d'après Gosselin, une condition plus probable de stérilité que l'inclusion abdominale. Cependant, un jeune homme observé dernièrement par Beigel, et chez lequel les deux testicules étaient arrêtés dans l'aine, pouvait facilement se livrer au coït avec des éjaculations normales; en outre, le sperme, examiné au microscope, a présenté tous les indices d'une virilité non douteuse.

La *monorchidie* s'observe beaucoup plus fréquemment que les deux variétés précédentes. Ici l'un des deux testicules reste inclus, l'autre occupant sa position ordinaire dans le scrotum. Il résulterait des recherches de Follin que l'inclusion atteint plus souvent le testicule droit que le gauche, sans qu'on puisse en donner une raison plausible. Le testicule inclus peut se développer normalement ou s'atrophier; l'autre présente, presque toujours, une hypertrophie sensible, ainsi que l'ont noté Rennes, Follin, Cruveilhier et Blandin. Un testicule, engagé dans le canal inguinal ou arrêté à l'anneau, a pu quelquefois être pris pour une hernie. Dans les circonstances ordinaires l'erreur est grossière; mais, dans certaines conditions pathologiques, elle s'explique : lorsque le testicule engagé s'enflamme, par exemple, il donne lieu à des symptômes qui simulent, à s'y méprendre, ceux d'une hernie étranglée. Il est, du reste, assez curieux de voir la glande séminale, située hors de sa position normale, subir les mêmes affections que si elle occupait son siége ordinaire, jusqu'à l'orchite blennorrhagique.

Un testicule engagé dans l'anneau peut n'y pas rester toute la vie ; sous l'influence d'un effort violent, la glande, brusquement chassée, franchit parfois l'orifice et descend dans le scrotum. Il est rare qu'elle n'y soit pas accompagnée par une anse intestinale ou une portion de l'épiploon, ce qui se comprend sans peine, vu la dilatation de l'anneau inguinal. Ces hernies présentent les signes des hernies congénitales ou des hernies acquises, selon que la vaginale conserve ou non sa communication avec le péritoine.

Pour en finir avec cette description déjà bien longue, il me reste à mentionner, en quelques mots, un vice de conformation, dont l'existence a pu induire en erreur, relativement au véritable sexe des individus. Ce vice de conformation s'explique tout naturellement par un arrêt de développement. On sait que le scrotum se développe par deux moitiés latérales, dont la réunion, sur la ligne médiane, forme le raphé. Chez l'embryon, ces deux moitiés sont séparées par le *cloaque*, ouverture commune aux organes urinaires, aux organes génitaux et à l'extrémité terminale du tube digestif. Lorsque la réunion ne se fait pas, les deux moitiés du scrotum représentent deux grandes lèvres, d'autant plus exactement que les testicules restent généralement dans l'abdomen. Entre ces deux replis cutanés, la verge, rudimentaire et réduite à ses corps caverneux, simule un clitoris. En même temps, et pour compléter la similitude, l'urèthre, atteint d'hypospadias, manque de portion pénienne et s'ouvre à la racine de la verge. Mais il va sans dire qu'en écartant les deux moitiés de cette espèce de fente vulvaire on ne rencontre rien qui ressemble à un vagin.

www.ingramcontent.com/pod-product-compliance
Ingram Content Group UK Ltd.
Pitfield, Milton Keynes, MK11 3LW, UK
UKHW012140240726
13966UKWH00001B/72